Begutachtung der Haltungs-
und Bewegungsorgane

Begutachtung der Haltungs- und Bewegungsorgane

Herausgegeben von
Gerhard Rompe und Arnold Erlenkämper

Mit Beiträgen von

A. Erlenkämper
J. M. Fitzek
D. Heinzelmann
H. Hess
L. Lukoschek
J. Roggatz
G. Rompe

J. D. Rompe
D. Sabo
L. Schilgen
F. Schröter
E. Seifert
P. Simon
J. Thürauf

3., überarbeitete und erweiterte Auflage
29 Abbildungen, 13 Tabellen

1998
Georg Thieme Verlag Stuttgart · New York

Die Deutsche Bibliothek – CIP-Einheitsaufnahme

Begutachtung der Haltungs- und Bewegungsorgane /
hrsg. von Gerhard Rompe und Arnold Erlenkämper. Mit Beitr. von A. Erlenkämper ... – 3., überarb.
und erw. Aufl. – Stuttgart ; New York : Thieme,
1998

Zeichnungen:
Rolf Köder, Stuttgart und
Friedrich Hartmann, Nagold

Umschlaggrafik:
Martina Berge, Erbach/Ernsbach

1. Auflage 1978
2. Auflage 1992

Wichtiger Hinweis:
Wie jede Wissenschaft ist die Medizin ständigen
Entwicklungen unterworfen. Forschung und klinische Erfahrung erweitern unsere Erkenntnisse,
insbesondere was Behandlung und medikamentöse Therapie anbelangt. Soweit in diesem Werk eine
Dosierung oder eine Applikation erwähnt wird,
darf der Leser zwar darauf vertrauen, daß Autoren,
Herausgeber und Verlag große Sorgfalt darauf verwandt haben, daß diese Angabe **dem Wissensstand bei Fertigstellung des Werkes** entspricht.

Für Angaben über Dosierungsanweisungen und
Applikationsformen kann vom Verlag jedoch keine
Gewähr übernommen werden. **Jeder Benutzer ist
angehalten,** durch sorgfältige Prüfung der Beipackzettel der verwendeten Präparate und gegebenenfalls nach Konsultation eines Spezialisten festzustellen, ob die dort gegebene Empfehlung für
Dosierungen oder die Beachtung von Kontraindikationen gegenüber der Angabe in diesem Buch
abweicht. Eine solche Prüfung ist besonders wichtig bei selten verwendeten Präparaten oder solchen, die neu auf den Markt gebracht worden sind.
Jede Dosierung oder Applikation erfolgt auf eigene Gefahr des Benutzers. Autoren und Verlag
appellieren an jeden Benutzer, ihm etwa auffallende Ungenauigkeiten dem Verlag mitzuteilen.

© 1978, 1998 Georg Thieme Verlag,
Rüdigerstraße 14, D-70469 Stuttgart
Printed in Germany

Satz: Mitterweger Werksatz GmbH,
Plankstadt
Druck: Gulde-Druck GmbH, Tübingen

ISBN 3-13-559203-0   1 2 3 4 5 6

Vorwort

Seit der 2. Auflage hat das Sozialrecht zahlreiche Änderungen erfahren, und auch die medizinisch-wissenschaftlichen Auffassungen zu manchen Einzelfragen der Begutachtung haben sich seitdem fortentwickelt oder neu ergeben, so daß eine Neuauflage des Werkes geboten erschien.

So war die gesetzliche Pflegeversicherung (SGB XI) mit ihren juristischen und medizinischen Aspekten neu aufzunehmen und die gesetzliche Unfallversicherung wegen ihrer Neuordnung und Übernahme in das Sozialgesetzbuch (SGB VII) neu zu bearbeiten. Auch haben sich Rechtsprechung und Rechtslehre vor allem zur Beurteilung ursächlicher Zusammenhänge in wichtigen Einzelfragen fortentwickelt und Anlaß zu einer umfassenden Neubearbeitung der „Juristischen Grundlagen" gegeben.

Der medizinische Bereich wurde um Kapitel zu Osteoporose, Knochentumoren, entzündlichrheumatischen Gelenkerkrankungen, Tauglichkeit von Fahrerlaubnisbewerbern und zu den bandscheibenbedingten Erkrankungen der Wirbelsäule erweitert. Der tabellarische Teil der Bewertungsvorschläge für die verschiedenen Begutachtungsdisziplinen wurde nicht nur handlich an das Ende des Buches verlagert, sondern auch durch eine Synopse aktueller Begutachtungsvorschläge im Rahmen der Gliedertaxe der privaten Unfallversicherung erweitert.

Andererseits haben sich die wissenschaftlichen Meinungen in den Bereichen Medizin und Sozialrecht zu Einzelfragen der Begutachtung unterschiedlich entwickelt. Vor allem die Rechtsprechung hat für manche Fragen der Zusammenhangsbeurteilung neue Akzente gesetzt, die den gewachsenen Auffassungen der medizinischen Wissenschaft nicht immer entsprechen und die deswegen nicht immer auf uneingeschränkte Akzeptanz stoßen. Um hier der weiteren wissenschaftlichen Diskussion in beiden Bereichen mit dem Ziel, wieder zu mehr Gemeinsamkeit in den Auffassungen zu finden, Anstoß und Auftrieb zu geben, wurde bewußt auf eine volle Integration der nach dem gegenwärtigen Stand der Rechtsprechung geltenden rechtlichen Begutachtungsmaßstäbe in den medizinischen Teil verzichtet. So können sich in dieser Auflage erstmals unterschiedliche Auffassungen und Darstellungen zu einzelnen Begutachtungsfragen zeigen.

Wir hoffen, auch mit dieser 3. Auflage den in Klinik und Praxis gutachtlich tätigen Ärzten umfassende, dem neuesten Stand von Medizin und Recht entsprechende Orientierungsdaten zu den medizinisch wie rechtlich bedeutsamen Aspekten für die Begutachtung der Haltungs- und Bewegungsorgane in die Hand zu geben.

Wieder haben wir dem Verlag zu danken, der uns auch für diese Auflage jede erdenkliche Unterstützung zukommen ließ, und dem Kreis der uns freundlich verbundenen Mitarbeiter, die ihre speziellen Kenntnisse und Erfahrungen dem Werk nutzbar gemacht haben. Neben zahlreichen ungenannten Helfern gilt unser besonderer Dank auch jetzt wieder den Mitgliedern des Arbeitskreises „Begutachtungsfragen" der Deutschen Gesellschaft für Orthopädie und Traumatologie.

Heidelberg/Celle,   Gerhard Rompe
im Dezember 1997   Arnold Erlenkämper

Autorenverzeichnis

Erlenkämper, A.
Vorsitzender Richter
am Landessozialgericht a.D.
Breitscheidstr. 13
29223 Celle

Fitzek, J. M., Dr. med.
Facharzt für Orthopädie – Rheumatologie –
Physikalische Medizin
Riehlerstr. 17
50668 Köln

Heinzelmann, D., Dr. med.
Ärztin für Orthopädie
MDK Baden-Württemberg
Friedrich-Weinbrenner-Str. 49
69126 Heidelberg

Hess, H., Prof. Dr. med.
Chefarzt der Orthopädischen Abteilung
St. Elisabeth-Klinik
Kapuzinerstr. 1
66740 Saarlouis

Lukoschek, L., Priv.-Doz. Dr. med.
Orthopädische Universitätsklinik
Schlierbacher Landstr. 200a
69118 Heidelberg

Roggatz, J., Prof. Dr. med.
Facharzt für Orthopädie – Sportmedizin –
Physikalische Therapie
Andernacherstr. 50
56648 Saffig

Rompe, G., Prof. Dr. med.
Orthopädische Universitätsklinik
Schlierbacher Landstr. 200a
69118 Heidelberg

Rompe, J. D., Priv.-Doz. Dr. med.
Orthopädische Universitätsklinik
Langenbeckstr. 1
55101 Mainz

Sabo, D., Dr. med.
Orthopädische Universitätsklinik
Schlierbacher Landstr. 200a
69118 Heidelberg

Schilgen, L., Dr. med.
Ltd. Reg.-Med.-Dir.
Leiter der Orthopädischen
Versorgungsstelle Dortmund
privat: Hittorfstr. 46
48149 Münster/Westf.

Schröter, F., Dr. med.
Institut für Medizinische Begutachtung
Landgraf-Karl-Str. 21
34131 Kassel

Seifert, E., Dr. med.
Landesgesundheitsamt Baden-Württemberg
Hoppenlaustr. 7
70174 Stuttgart

Simon, P., Dr. med. †
Landesarzt für Behinderte a.D.

Thürauf, J., Prof. Dr. med.
Reg.-Med.-Dir.
Landesgesundheitsamt Baden-Württemberg
Postfach 10 29 42
70025 Stuttgart

Inhaltsverzeichnis

Medizinische Aspekte

Abkürzungen

aA	anderer Ansicht
aaO	am angegebenen Ort
Abs.	Absatz
a.F.	alter Fassung
AFG	Arbeitsförderungsgesetz
AHB	Anschluß-Heilbehandlung
Alg	Arbeitslosengeld
ALG	Gesetz über die Alterssicherung der Landwirte
Alhi	Arbeitslosenhilfe
AlhiVO	Arbeitslosenhilfeverordnung
Anhaltspunkte	Anhaltspunkte für die ärztliche Gutachtertätigkeit im sozEntschR und nach dem SchwbG
Anm	Anmerkung
AOK	Allgemeine Ortskrankenkasse
ARA	Akademie Amerikanischer Rheumatologen
Art.	Artikel
ATL	Aktivitäten des täglichen Lebens
ATZG	Altersteilzeitgesetz
AU	Arbeitsunfähigkeit
Aufl.	Auflage
AUB	Allgemeine Unfallversicherungsbedingungen
AVB	Allgemeine Versicherungsbedingungen
AVG	Angestelltenversicherungsgesetz a.F.
BEG	Bundesentschädigungsgesetz
BfA	Bundesversicherungsanstalt für Angestellte
BG	Berufsgenossenschaft
BGB	Bürgerliches Gesetzbuch
BGBl	Bundesgesetzblatt
BGH	Bundesgerichtshof
BGHSt	Entscheidungen des Bundesgerichtshofs in Strafsachen
BGHZ	Entscheidungen des Bundesgerichtshofs in Zivilsachen
BK	Berufskrankheit
BKGG	Bundeskindergeldgesetz
BKK	Betriebskrankenkasse
BKVO	Berufskrankheitenverordnung
BMAuS	Bundesministerium für Arbeit und Sozialordnung
Brackmann	Brackmann, Handbuch der Sozialversicherung einschließlich des SGB
Breith	Breithaupt (Entscheidungssammlung)
BRi	Begutachtungsrichtlinien
BSeuchG	Bundesseuchengesetz
BSG	Bundessozialgericht
BSGE	Amtliche Entscheidungssammlung des BSG
BSHG	Bundessozialhilfegesetz
Buchholz	Entscheidungssammlung des BVerwG

BVerfG	Bundesverfassungsgericht
BVerwG	Bundesverwaltungsgericht
BVFG	Bundesvertriebenengesetz
BVG	Bundesversorgungsgesetz
CFS	Chronic fatigue syndrome
d.h.	das heißt
DM	Dermatomyositis
DVO	Durchführungsverordnung
EinglH	Eingliederungshilfe
EinglHVO	Eingliederungshilfeverordnung
Erlenkämper	Erlenkämper, Sozialrecht
Erlenkämper/ Fichte	Erlenkämper/Fichte, Sozialrecht
EStG	Einkommensteuergesetz
EU	Europäische Union
EULAR	Europäische Liga gegen Rheuma
EWG	Europäische Wirtschaftsgemeinschaft
f.	folgende Seite
FBA	Finger-Boden-Abstand
ff.	folgende Seiten
FMS	Fibromyalgiesyndrom
FRG	Fremdrentengesetz
GAL	Gesetz über eine Altershilfe für Landwirte
GdB	Grad der Behinderung
ges., gesetzl.	gesetzlich(e)
GEZS	Gesetz über die Entschädigung von Zeugen und Sachverständigen
GG	Grundgesetz
ggf.	gegebenenfalls
GKV	Gesetzliche Krankenversicherung
GOÄ	Gebührenordnung für Ärzte
GPV	Gesetzliche Pflegeversicherung
GRV	Gesetzliche Rentenversicherung
GUV	Gesetzliche Unfallversicherung
HzPfl	Hilfe zur Pflege
HzU	Hilfe zum Lebensunterhalt (nach dem BSHG)
i.d.F.	in der Fassung
i.d.R.	in der Regel
IKK	Innungskrankenkasse
i.S.	im Sinn
i.V.m.	in Verbindung mit
KassKomm	Niesel (Hrsg.), Sozialversicherungsrecht (Kasseler Kommentar)
KfzHV	Kraftfahrzeughilfeverordnung
KOV	Kriegsopferversorgung

Krauskopf	Krauskopf, Soziale Kranken- und Pflegeversicherung	RentV	Rentenversicherung
KrV	Krankenversicherung	RKG	Reichsknappschaftgesetz a.F.
KSVG	Künstlersozialversicherungsgesetz (Gesetz über die Sozialversicherung der selbständigen Künstler und Publizisten)	RRG	Rentenreformgesetz
		Rspr.	Rechtsprechung
		RV	Rentenversicherung
		RVO	Reichsversicherungsordnung
KVdL	(Gesetz über die) Krankenversicherung der Landwirte	S.	Seite
		s.	siehe
KVdR	Krankenversicherung der Rentner	SchwbG	Schwerbehindertengesetz
KVLG	Gesetz über die Krankenversicherung der Landwirte	SchwbR	Schwerbehindertenrecht
		SER	Soziales Entschädigungsrecht
		SG	Sozialgericht
Lauterbach	Lauterbach, Watermann, Gesetzliche Unfallversicherung	SGb	Sozialgerichtsbarkeit (auch: Zeitschrift „Die Sozialgerichtsbarkeit")
LSG	Landessozialgericht	SGB	Sozialgesetzbuch
LVA	Landesversicherungsanstalt	SGG	Sozialgerichtsgesetz
		SLE	systemischer Lupus erythematodes
MB/KK	Musterbedingungen für die Krankheitskostenversicherung	sog.	sogenannt(e)
		sozEntschR	soziales Entschädigungsrecht
MB/KT	Musterbedingungen für die Krankentagegeldversicherung	SozR	Entscheidungssammlung des Bundessozialgerichts
MB/PV	Musterbedingungen für die private Pflegekrankenversicherung	std.Rspr.	ständige Rechtsprechung
		StVG	Straßenverkehrsgesetz
MCTD	Mixed connective tissue diseases	StVZO	Straßenverkehrszulassungsordnung
MdE	Minderung der Erwerbsfähigkeit	SVG	Soldatenversorgungsgesetz
MDK	Medizinischer Dienst der Krankenkasse	SV	Sozialversicherung
Med.Sach.	Zeitschrift „Der medizinische Sachverständige"		
		TEP	Totalendoprothese
Meso	Medizin im Sozialrecht (Entscheidungssammlung)		
		u.a.	unter anderem
Meyer-Ladewig	Meyer-Ladewig, SGG	UV	Unfallversicherung
MRT	Magnetic resonance tomography (magnetische Resonanztomographie)		
		VerwVG	Verwaltungsverfahrensgesetz der KOV
MuSchG	Mutterschutzgesetz	vgl.	vergleiche
m.w.N.	mit weiteren Nachweisen	v.H.	vom Hundert (= %)
		VO	Verordnung
n.F.	neue(r) Fassung	Vorbem.	Vorbemerkung
NLG	Nervenleitungsgeschwindigkeit	VV	Verwaltungsvorschrift
NMR	Nuclear magnetic resonance (Kernspinresonanz)	VwGO	Verwaltungsgerichtsordnung
		VwVfG	Verwaltungsverfahrensgesetz
OEG	Opferentschädigungsgesetz	*Wilke*	Wilke, Soziales Entschädigungsrecht
OrthV/BVG	Verordnung über die Versorgung mit Hilfsmitteln und über Ersatzleistungen nach dem BVG	W-Rente	Witwen- und/oder Witwerrente
		z.B.	zum Beispiel
OrthV/GUV	Verordnung über die orthopädische Versorgung Unfallverletzter	ZDG	Zivildienstgesetz
		ZDv	Zentrale Dienstvorschrift
OVG	Oberverwaltungsgericht	ZPO	Zivilprozeßordnung
		ZSEG	Zeugen-Sachverständigen-Entschädigungsgesetz
PflRi	Pflegerichtlinien der Spitzenverbände der Pflegekassen	z.T.	zum Teil
PKV	Private Krankenversicherung	z.Zt.	zur Zeit
PM	Polydermatomyositis		
PPV	Private Pflegepflichtversicherung	>	größer als
PUV	Private Unfallversicherung	<	kleiner als
Rdz.	Randziffer	➤	weitere Hinweise s. Sachverzeichnis
RehaG, RehaAnglG	Rehabilitations-Angleichungsgesetz		

Juristische Grundlagen

1 Arzt und Recht

A. Erlenkämper

Zahlreiche Regelungen in unserem Rechtsleben – Gesetze, Verordnungen, aber auch Versicherungsbedingungen und -verträge – knüpfen an Tatbestände an, die durch Krankheit und hierdurch bedingte Leistungseinbußen geprägt sind und deren Inhalt bzw Voraussetzungen von den Leistungsträgern und Gerichten ohne sachverständige Mitwirkung des Arztes daher nicht festgestellt und verwirklicht werden können.

Dies gilt in besonderer Weise für das Sozialrecht. Zahlreiche Sozialleistungen – zB Krankengeld, Renten der GRV, GUV und des sozEntschR – können ohne ärztliche Mitwirkung nicht festgestellt werden. Aber auch in anderen Bereichen – zB bei Ansprüchen aus privaten Versicherungen, bei Schadensersatzansprüchen wegen Körperverletzungen ua nach Verkehrsunfällen – kann das Recht ohne sachkundige ärztliche Beratung und Mithilfe insbesondere durch Begutachtung von Krankheit, Behinderung, Unfall- und sonstigen Verletzungsfolgen, Minderung der Erwerbsfähigkeit (auch als MdE, GdB oder Invaliditätsgrad), Rehabilitationsmöglichkeiten usw nicht umgesetzt und verwirklicht werden. Hier ist es Aufgabe des als Gutachter tätigen Arztes, den Juristen in Verwaltung und Gerichtsbarkeiten als Helfer und Berater zur Seite zu stehen.

Das Tätigwerden insbesondere als beratender oder begutachtender Arzt erfordert daher neben den eigentlichen medizinischen Kenntnissen und Erfahrungen ein breites Spektrum auch an rechtlichem, insbesondere sozialrechtlichem Wissen. Der in diesem Bereich tätig werdende Arzt muß, will er seiner Verantwortung auch insoweit gerecht werden, die gutachtlich relevanten Rechtsbegriffe ebenso kennen wie die Voraussetzungen und Grenzen der rechtlichen Ansprüche, Leistungen und Maßnahmen, um die es jeweils geht, und die Maßstäbe, die Rechtsordnung und Rechtsprechung zu ihrem Umsetzen in die Praxis gesetzt haben. Daß dieses Wissen in der ärztlichen Ausbildung nicht immer ausreichend vermittelt wird, ist ein bedauerliches Defizit. Die Weiterbildung für die Zusatzbezeichnung „Sozialmedizin", wie sie in den letzten Jahren von den Landesärztekammern und den ihnen angeschlossenen besonderen sozialmedizinischen Akademien angeboten wird, beginnt, dieses Defizit auszufüllen. Das Angebot wird aber – leider – vorwiegend nur von Ärzten bestimmter Sozialleistungsträger genutzt, kaum von den Ärzten in Klinik und Praxis.

Dem vorliegenden Werk, das in erster Linie für den gutachtlich tätigen Arzt bestimmt ist, wird daher eine Einführung in die für die Begutachtung wichtigsten zentralen Rechtsbegriffe und die Rechtslehren über den ursächlichen Zusammenhang, ein Überblick über die für die Begutachtung bedeutsamen Rechtsgebiete und die Rechtsstellung des Arztes als Gutachter vorangestellt. Im Vordergrund wird das Sozialrecht stehen, das auch in der Praxis die überwiegende Bedeutung hat. Auf andere Rechtsbereiche, die für die Begutachtung von Bedeutung sind, insbesondere die PUV und das Haftpflichtrecht, wird jedoch gleichfalls eingegangen.

2 Zentrale Rechtsbegriffe

A. Erlenkämper

2.1 Versicherungsfall, Leistungsfall

Der für Leistungsansprüche vor allem aus der Sozialversicherung wichtige Begriff des Versicherungsfalls wird im Gesetz zwar wiederholt gebraucht, aber nicht erläutert.

Der **Versicherungsfall** ist ein bestimmtes Ereignis im Leben des Versicherten, das spezifische Gefährdungen oder Nachteile für diesen realisiert, gegen die die Versicherung Schutz gewähren und deren Eintritt die Leistungspflicht jedenfalls dem Grunde nach auslösen soll.[1] Gekennzeichnet wird der Versicherungsfall durch den Eintritt eines sozialen Bedarfs oder doch eines besonderen sozialen Betroffenseins, also eines jener Wechselfälle des Lebens, durch die der Versicherte, seine Angehörigen oder Hinterbliebenen ohne Hilfe von außen in wirtschaftliche Not oder doch sozialen Rückstand geraten würde, zu deren Bewältigung er daher der Hilfe durch die Gemeinschaft bedarf und vor denen die jeweilige Versicherung gerade schützen soll.

Wechselfälle dieser Art sind die typischen, teilweise sogar wiederkehrenden Bedarfsfälle (Risiken) im Leben eines jeden Versicherten wie Krankheit, Arbeitslosigkeit, Unfall, Herabsinken der Erwerbsfähigkeit, Alter oder Tod. Sie müssen nicht unbedingt unvorhersehbar und unvermeidbar sein. Auch wenn das Ereignis vorhersehbar ist (zB Erreichung der Altersgrenze, Arbeitslosigkeit durch bevorstehende Schließung des Betriebes), wenn es fahrlässig (zB beim Wegeunfall) oder gar vorsätzlich (zB durch Umgehung einer Arbeitsschutzvorrichtung) herbeigeführt wird, schließt das den Versicherungsfall nicht grundsätzlich aus. Andererseits darf ein „Versicherungsfall" natürlich nicht absichtlich herbeigeführt werden, also nur in der Absicht, soziale Leistungen zu erhalten (zB Selbstverstümmelung); denn dann handelt es sich nicht um einen solchen Wechselfall, gegen den die Versicherung Schutz gewähren soll.

Der Eintritt eines entsprechenden Versicherungsfalls ist zwar Voraussetzung für die Gewährung von Leistungen; er begründet für sich allein aber noch keinen konkreten Anspruch auf

bestimmte Leistungen, sondern nur ein Stammrecht. Für den konkreten **Leistungsfall** müssen vielmehr idR weitere Voraussetzungen versicherungsrechtlicher Art hinzutreten.

So begründet krankheitsbedingte Arbeitsunfähigkeit für sich allein noch keinen Anspruch auf Krankengeld aus der GKV; ua muß die Lohnfortzahlung beendet und die sog Aussteuerfrist darf noch nicht erschöpft sein. Krankheitsbedingte Berufs- oder Erwerbsunfähigkeit löst nicht automatisch einen entsprechenden Rentenanspruch aus der GRV aus; ua müssen die Wartezeit und die weiteren versicherungsrechtlichen Voraussetzungen erfüllt sein. Ein Arbeitsunfall oder eine Berufskrankheit zieht keinen Anspruch auf Rente aus der GUV nach sich, wenn keine dauerhafte Minderung der Erwerbsfähigkeit zurückgeblieben ist.

Auch die **Privatversicherung** kennt den Begriff des Versicherungsfalls, vor allem in der privaten Krankenversicherung.

So ist Versicherungsfall für die private Krankheitskosten- und Krankenhaustagegeldversicherung nach § 1 Abs 2 MB/KK die medizinisch notwendige Heilbehandlung einer versicherten Person wegen Krankheit oder Unfallfolgen, für die Krankentagegeldversicherung nach § 1 Abs 2 MB/KT die medizinisch notwendige Heilbehandlung einer versicherten Person wegen Krankheit oder Unfallfolgen, in deren Verlauf Arbeitsunfähigkeit ärztlich festgestellt wird.

Auch in der Privatversicherung ist der Versicherungsfall mit dem Leistungsfall nicht identisch.

So wird Ersatz von Aufwendungen für Heilbehandlung ua nur gewährt, soweit der Versicherungsschutz reicht, sofern die Wartezeiten erfüllt sind und keine Einschränkung der Leistungspflicht besteht. Krankentagegeld wird ua nur gewährt, wenn die Wartezeiten erfüllt sind, der Versicherungsfall in Deutschland eingetreten ist und das Krankentagegeld zusammen mit vergleichbaren anderen Leistungen das Nettoeinkommen nicht übersteigt.

2.2 Unfall

Der Unfallbegriff hat im Rechtssystem, insbesondere im Sozialrecht, große Bedeutung. Die Gewährung zahlreicher Leistungen ist hiervon abhängig.

---

[1] vgl ua BSGE 20, 40, 50; 22, 123; 32, 270, 272; BSG SozR RVO § 1276 Nr 2; *Brackmann* S 666r; *Erlenkämper/Fichte* S 9, jeweils mwN

Das gilt nicht nur für GUV und PUV, sondern auch für das sozEntschR. Selbst in der GRV ist er von Bedeutung.[1]

Für die GUV ist der **Unfall** in § 8 Abs 1 SGB VII sowie in Literatur und Rechtsprechung definiert als ein zeitlich begrenztes, von außen auf den menschlichen Körper schädigend einwirkendes, unfreiwilliges Ereignis, das zu einem Gesundheitsschaden (bzw zum Tod) führt.[2] Diese Definition gilt grundsätzlich auch für die PUV (s unten).

Das **Sozialrecht** sieht den Unfallbegriff – anders als die PUV (s unten) – **sehr weit**.

Nach dem Schutzzweck des Gesetzes (S 44) soll der Versicherungs- bzw Versorgungsschutz hier grundsätzlich alle schädigenden Ereignisse erfassen, die „infolge" der geschützten Tätigkeit, dh verursacht durch diese, eintreten und zu einem Gesundheitsschaden führen. Insbesondere die GUV erstreckt den Versicherungsschutz (entgegen vielfacher sozialmedizinischer Ansicht in Literatur und Begutachtungspraxis) über die von außen kommenden physische Gewalteinwirkungen hinaus auch auf zahlreiche andere schädigende Einwirkungen aus der versicherten Tätigkeit, die zu einem Gesundheitsschaden führen, sofern sich diese innerhalb einer Arbeitsschicht ereignen (s unten).[3]

Der Unfallbegriff des Sozialrechts ist also mit dem **medizinischen Begriff des Traumas** nicht unbedingt identisch: Zahlreiche Belastungen und Einwirkungen aus den versicherten (GUV) bzw sonstwie geschützten Tätigkeiten (sozEntschR) wie zB Stolpern und Stürzen oder kontrollierte Kraftanstrengungen beim Heben und Tragen, die zu Gesundheitsschäden führen, gelten sozialrechtlich als Unfall, auch wenn sie aus medizinischer Sicht kein Trauma darstellen, wie umgekehrt manche Vorgänge, die medizinisch als Trauma gesehen werden (zB Husten, Niesen beim Bandscheibenvorfall), kein Unfall im Rechtssinn sind.

Das **Unfallereignis** ist überwiegend ein außergewöhnlicher, auffallender, eindrucksvoller Vorgang, der meist schlagartig auftritt und an dem Unfallcharakter des Geschehens keinen Zweifel aufkommen läßt.

Das Unfallereignis kann aber auch unauffälliger eintreten. So gelten als Unfall zB auch Ausgleiten, Umknicken, Stolpern, Fallen (mit allen Abstützungsversuchen), ferner Kraftanstrengungen wie zB Heben, Tragen und Bewegen schwerer Lasten mit dadurch bewirkten Verrenkungen, Zerrungen, Muskel-, Sehnen-[4] und Menis-

kusrissen[5] oder Bandscheibenvorfällen, und zwar auch dann, wenn es sich um betriebsübliche Geschehnisse bzw Belastungen handelt (s unten). Als Unfall gelten ferner zB schleichende Vergiftungen, Erfrierungen, wiederholte Insektenstiche und selbst außergewöhnliche körperliche Belastungen,[6] wenn sie innerhalb kurzer Zeit (in der GUV: während *einer* Arbeitsschicht) eintreten; entsteht der Schaden dagegen infolge wiederholter derartige Einwirkungen bei verschiedenen, zeitlich auseinander liegenden Gelegenheiten (in der GUV: in *mehreren* Arbeitsschichten), liegt ein Unfall nicht vor. In der GUV kommt dann allenfalls eine Berufskrankheit (S 138) in Betracht.

Voraussetzung ist insbesondere nicht, daß eine **außergewöhnliche Belastung,** ein **besonderes betriebliches Risiko** oder eine **erhöhte Betriebsgefahr** vorgelegen hat.

Ein Unfall kann durchaus durch die *gewöhnlichen* betrieblichen Belastungen und bei *betriebs- bzw dienstüblicher Tätigkeit,* wenn hierdurch ein Gesundheitsschaden eintritt.[7] Die Annahme eines (Arbeits-) Unfalls erfordert somit entgegen verbreiteter sozialmedizinischer Ansicht[8] bei Vorliegen der sonstigen Voraussetzung nicht, daß eine erhöhte Betriebsgefahr[9] oder eine außergewöhnliche, betriebs- bzw dienstunübliche Belastung vorgelegen hat, und auch nicht, daß die Einwirkung den Körper (zB die Muskel-Sehnen-Strukturen) unvorbereitet und unkoordiniert getroffen hat.

Kommt es daher zB beim Anheben eines schweren Gegenstandes zu einem Muskel-, Sehnen- bzw Meniskusriß oder einem Bandscheibenvorfall, so liegt ein Unfall vor, auch wenn die Kraftanstrengung bei betriebsüblicher Tätigkeit und durch gewohnte Belastungen und durchaus vorbereitet (also nicht plötzlich-unerwartet) einsetzt und die betroffenen Organstrukturen nicht unplanmäßig und unkoordiniert trifft.[10] Der Versicherungsschutz besteht nicht nur, wenn von der geschützten Tätigkeit eine erhöhte Gefahr für den Schadenseintritt ausgeht, sondern auch gegenüber den sog Gefahren des täglichen Lebens,[11] jenen Einwirkungen also, die im unversicherten Alltagsleben ebenso vorkommen wie bei versicherten oder sonstwie geschützten Tätigkeiten.

Ohne Relevanz für die sozialrechtliche Beurteilung und damit auch für das sozialmedizinische

---

[1] vgl ua § 53 Abs 1 SGB VI

[2] vgl ua *Brackmann* S 479; *Erlenkämper/Fichte* S 33; *Lauterbach* § 548 Anm 3; *Wilke* § 1 BVG Rdz 18, jeweils mwN; Anhaltspunkte Nr 37 S 139

[3] BSG SGb 1981, 484; BSG SozR 2200 § 1252 Nr 6 mwN; LSG Celle Breith 1991, 462; *Brackmann* S 479 ff; *Lauterbach* § 548 Anm 3 und 24 ff

[4] BSG 06.12.1989 – 2 RU 7/89 – Meso B 240/123

[5] LSG Saarbrücken 23.01.1992 – L 2 U 38/91 Meso B 240/139

[6] LSG Celle aaO

[7] BSG 9, 222; BSG SozR RVO § 838 Nr 1; *Brackmann* S 480o; *Erlenkämper/Fichte* S 35; *Lauterbach* § 548 Anm 3 und 24 ff

[8] vgl zB in jüngerer Zeit *Ludolph*/Spohr, BG 1994, 68; *Lohsträter/Ludolph* BG 1995, 268; *Ludolph/Weber/Besig* BG 1995, 563

[9] stdRspr; vgl ua BSG SozR 2200 § 548 Nr 75, 84, 91; SozR 3-2200 § 548 Nr 4

[10] vgl den sog Bizepssehnenfall: BSG 06.12.1989 – 2 RU 7/89 – Meso B 240/123; ebenso LSG Saarbrücken 23.01.1992 – L 2 U 38/91 – Meso B 240/139

[11] BSG SozR 3-2200 § 548 Nr 4

Gutachten ist die Frage, ob die Unfalleinwirkung **generell geeignet** war, den eingetretenen Gesundheitsschaden zu bewirken (S 46).

Im Gegensatz zur zivilrechtlichen Adäquanzlehre (S 42) kennt das Sozialrecht keine Begrenzung der Haftung auf adäquate, generell zur Herbeiführung ein solchen Schadens geeignete Ursachen. Hat eine als Unfall zu charakterisierende Einwirkung stattgefunden und mit hinreichender Wahrscheinlichkeit eine conditio sine qua non für den streitigen Gesundheitsschaden gebildet, darf daher die Anerkennung der Unfallfolgen nicht mit der Begründung abgelehnt werden, das Unfallereignis sei generell nicht geeignet gewesen, diesen Schaden zu verursachen.

Die Einwirkung muß idR **von außen** auf den Betroffenen erfolgen, soll ein Unfall vorliegen.

Auch dieses Merkmal ist nicht eng auszulegen. Vor allem die GUV sieht den Unfallbegriff auch insoweit sehr weit. Insbesondere ist nicht erforderlich, daß die Einwirkung von außen her auf den Betroffenen zukommt; auch sog Eigenbewegungen wie Ausgleiten, Umknicken, Stolpern oder Fallen gelten als von außen kommend,[12] ebenso Kraftanstrengungen wie Heben, Tragen und Bewegen schwerer Lasten und ähnliche Belastungen durch die geschützte Tätigkeit.[13]

Das Merkmal „von außen" dient vor allem der Abgrenzung zu Ereignissen aus **innerer Ursache**.[14]

Krankheitsereignisse, die zB durch Herzinfarkt oder Kreislaufkollaps, epileptischern Anfall, Alkohol- oder Medikamenteneinwirkung eintreten, sind idR kein Unfall, es sei denn, daß sie ihrerseits durch schädigende Einwirkungen von außen (zB Überanstrengung, Hitze, Sauerstoffmangel, Schock usw) mit verursacht worden sind. Sie können aber zu einem Unfall führen wie zB der Herzinfarkt am Lenkrad eines Kfz mit anschließendem Zusammenstoß auf einem versicherten Weg,[15] der Kreislaufkollaps, durch den der Betroffene auf einer Treppe stürzt[16] oder in eine laufende Maschine gerät, der Schwindelanfall, der zum Sturz vom Baugerüst führt.

Ob ein solcher Unfall allein wesentlich auf der inneren Ursache oder (auch) iS einer wesentlichen Teilursache auf dem geschützten Risiko (versicherte Tätigkeit, Dienstverrichtung, Wegegefahr usw) beruht, ist bei der Beurteilung der haftungsbegründenden Kausalität nach den Maßstäben der sozialrechtlichen Kausalitätslehre (S 43) zu prüfen. Dabei muß die innere Ursache, wie stets bei Kausalitätsbeurteilungen, voll bewiesen sein;

die Möglichkeit und selbst eine gewisse Wahrscheinlichkeit, daß eine innere Ursache kausal wirksam gewesen sein könnte, reicht nicht aus.[17]

Die Unfalleinwirkung muß nicht unbedingt **körperlicher Art** sein.

Auch *psychische Einwirkungen* können, wenn sie als plötzliche gravierende Ereignisse (zB heftiges Erschrecken oder Schock infolge schwerwiegender betrieblicher Ereignisse, auch zB durch einen Verkehrsunfall auf einem versicherten Weg) eintreten, einen Unfall bilden.[18]

Die Einwirkung muß ferner im allgemeinen **unfreiwillig** erfolgen.

Einem absichtlich selbst herbeigeführtem Ereignis fehlt schon das Charakteristikum der Einwirkung von außen. So ist die Selbstverstümmelung oder die mit Einwilligung erfolgende Amputation kein Unfall. Auch wer sein Kfz zur Vermeidung eines Zusammenstoßes freiwillig in den Graben lenkt, erleidet insoweit begrifflich keinen Unfall; ein Unfallereignis wird aber idR in der plötzlich eingetretenen Verkehrssituation liegen, die zu dem Verhalten geführt hat,[19] oder in dem anschließenden Umkippen des Wagens, Aufprall auf einen Baum usw.[20]

Die Freiwilligkeit der konkreten unfallbringenden Tätigkeit steht der Annahme eines Unfalls vor allem dann nicht entgegen, wenn diese gerade Gegenstand des geschützten Risikos ist (zB Kriegsdienst nach dem BVG, Feuerwehr usw, Hilfeleistung iS des § 2 Abs 1 Nr 11 bis 13 SGB VII). Dies gilt auch, wenn im Rahmen einer grundsätzlich geschützten Tätigkeit freiwillig eine Verrichtung (zB Versuch des Haltens eines abrutschenden schweren Gegenstands oder einer fallenden Person) vorgenommen wird, die nicht unbedingt zu den Dienstbzw Arbeitspflichten gehört hätte.

Fahrlässiges Handeln des Betroffenen schließt die Annahme eines Unfalls im allgemeinen nicht aus, selbst grob fahrlässiges Verhalten nicht. Wer wegen einer (selbst groben) Fahrlässigkeit mit der Hand in die Kreissäge gerät, erleidet einen Unfall, betreibt keine Selbstverstümmelung. Das gilt selbst bei verbotswidrigem Handeln (zB Nichttragen vorgeschriebener Arbeitsschutzkleidung, Beseitigen einer Arbeitsschutzvorrichtung, Übertretung von Verkehrsvorschriften usw), § 7 Abs 2 SGB VII.

Selbst *vorsätzliches Handeln* schließt den Unfallcharakter nicht unbedingt aus: Es kommt darauf an, ob sich der Vorsatz nur auf die Handlung oder auch den Erfolg erstreckt. Wer zB mit seinem Kfz vorsätzlich bei Rot eine Ampelkreuzung oder einen Bahnübergang überfährt in der Hoffnung, er werde es noch rechtzeitig schaffen, erleidet einen Unfall, wenn es doch zum Zusammenstoß kommt. Gleiches gilt für Rauchen oder Hantieren mit of-

---

[12] BSG SozR 2200 § 550 Nr 35 mwN

[13] BSG 9, 222; BSG SozR RVO § 838 Nr 1; *Brackmann* S 480o; *Erlenkämper/Fichte* S 35; *Lauterbach* § 548 Anm 3 und 24 ff

[14] BSG Breith 1982, 23; *Brackmann* S 480o; *Lauterbach* § 548 Anm 28

[15] BSG SozR 2200 § 555 Nr 2; BSG 05.08.1987 – 9b RU 16/86 – Meso B 90/82

[16] BSG SozR 2200 § 548 Nr 75

[17] BSG SozR 2200 § 548 Nr 75, 81; BSG SozR 3-2200 § 548 Nr 11; BSG 27.11.1986 – 2 RU 10/86 – NJW 1988, 2638; *Erlenkämper/Fichte* S 36 mwN

[18] BSG SozR 2200 § 1252 Nr 6; LSG Celle Breith 1991, 462, jeweils mwN

[19] *Brackmann* S 479b; vgl auch BSG Breith 1983, 591

[20] BSG Breith 1983, 591; *Brackmann* S 479c

fenem Feuer im Gefahrenbereich brennbarer Gase und ähnliche Verhaltensweisen. In all solchen Fällen ist der Vorsatz nicht auf die Herbeiführung des Unfallereignisses gerichtet; es besteht gerade die – falsche – Hoffnung, es werde zu einem Unfall nicht kommen. Ist der Vorsatz dagegen auf die Unfallfolge selbst gerichtet wie zB bei der Selbstverstümmelung oder beim Suizid, liegt schon begrifflich ein Unfall nicht vor.

Bei vorsätzlichem wie fahrlässigem Handeln des Betroffenen wird im Rahmen der Kausalitätsprüfung allerdings weiterhin zu fragen sein, inwieweit der Unfall ursächlich auf dem geschützten Risiko (versicherte Tätigkeit bzw Wege, Dienstverrichtung usw) beruht und inwieweit zB nach dem Gesichtspunkt der *selbstgeschaffenen Gefahr* (S 66) auf seinem eigenen Handeln. Die Beurteilung dieser Rechtsfrage obliegt jedoch weitgehend der Verwaltung bzw den Gerichten, kaum dem ärztlichen Gutachter.

Die Einwirkung muß weiterhin **plötzlich**, jedenfalls aber zeitlich eng begrenzt (in der GUV: innerhalb einer Arbeitsschicht) erfolgen, soll sie als Unfall gelten. Körperschäden, die durch länger andauernde Einwirkungen oder erst durch die Summationswirkung mehrerer, auf einen längeren Zeitraum (in der GUV: mehr als eine Arbeitsschicht) verteilten Einzeleinwirkungen verursacht werden, bilden keinen Unfall.[21]

Das Ereignis muß aber nicht unbedingt schlagartig einsetzen. Es können auch etwas länger dauernde oder summierend stattfindende Einwirkungen sein,[22] zB mehrfache Insektenstiche, die erst durch ihre Summation den Tod bewirken, Strahlen, giftige Gase oder Flüssigkeiten, die erst durch die längere Einwirkung einen Gesundheitsschaden bewirken, auch außergewöhnliche körperliche Anstrengungen, die erst durch ihre Dauer oder in ihrer Summation einen Gesundheitsschaden oder den Tod herbeiführen,[23] sofern sie innerhalb einer Arbeitsschicht geschehen.

Die Einwirkungen müssen auch, sollen sie rechtlich relevant sein, zu einem bleibenden **Gesundheitsschaden** führen. Dem Gesundheitsschaden steht vielfach der Verlust oder die Beschädigung eines Körperersatzstückes oder eines Hilfsmittels gleich (so jetzt ausdrücklich §§ 8 Abs 3 SGB VII, 8b BVG).

Das gilt aber nur für das Sozialrecht und die PUV, nicht aber für das übrige Zivilrecht (zB Schadensersatzansprüche für Sachschäden aus Verkehrsunfall usw). Sachschäden und Aufwendungsersatz kennt die GUV jedoch nach bestimmten Hilfeleistungen, § 13 SGB VII.

Der bleibenden Gesundheitsschadens ist zwar dem Unfallbegriff als solchem nicht immanent.

Ähnlich wie nicht jede Krankheit im medizinischem Sinn auch im Rechtsinn Bedeutung hat (S 8), erlangt auch nicht jeder Unfall sozialrechtliche Relevanz. Ereignisse, die nur Sachschaden bewirken (zB bei Wegeunfällen am Auto), oder Ereignisse, die keinen dauerhaften Gesundheitsschaden hinterlassen, insbesondere weder Arbeitsunfähigkeit noch MdE bewirken (zB unwesentliche Prellung, geringfügige Schnitt- oder Schürfverletzung), sind keine Unfälle iS des Sozialrechts.

Kommt es später durch eine Komplikation (zB Infektion der zunächst unbedeutenden Wunde) zu einem bleibenden Gesundheitsschaden, kann das ursprünglich irrelevante Ereignis nachträglich doch zum rechtlich wesentlichen Unfall erstarken.

Gesundheitsschäden in diesem Sinn sind aber nicht nur Brüche, Verletzungen oder ähnliche organische Gesundheitsstörungen. Auch **Schäden im psychischen Bereich** (zB durch Schockeinwirkung[24] oder als mittelbare Unfallfolge, S 64) zählen hierzu.

Mittelbare psychische Unfallfolgen, die auch Unfallchirurgen und Orthopäden beachten und auf deren Vorliegen sie ggf in Berichten, Gutachten usw hinweisen sollten, können zB vorliegen, wenn der Verletzte die körperlichen Unfallfolgen und/oder ihre wirtschaftlichen Auswirkungen psychisch nicht bewältigt und sich hieraus Depressionen oder Psychosen von selbständigem Krankheitswert entwickeln.

Der **Dienstunfall des Beamten** wird in § 31 Beamtenversorgungsgesetz definiert als ein auf äußerer Einwirkung beruhendes plötzliches, örtlich und zeitlich bestimmbares, einen Körperschäden verursachendes Ereignis, das in Ausübung oder infolge des Dienstes eingetreten ist.

Die Definition entspricht damit inhaltlich weitgehend dem Unfallbegriff des Sozialrechts. Zum Körperschaden gehören auch hier alle körperlichen und auch psychischen Gesundheitsschäden, sofern sie auf äußeren Einwirkungen beruhen. Der Begriff ist aber – ähnlich wie im sozEntschR (S 152) – insoweit weiter, als nicht nur Gesundheitsörungen „infolge des Dienstes", sondern auch solche, die „in Ausübung des Dienstes" eingetreten sind. Für die Kausalität zwischen Dienst und Gesundheitsschaden gelten die Maßstäbe der sozialrechtlichen Kausalitätslehre entsprechend.[25]

Zum **Dienstunfall von Soldaten** s S 153.

In der **privaten Unfallversicherung** gelten ähnliche Maßstäbe wie im Sozialrecht. Diese sind in den Allgemeinen Unfallbedingungen (AUB[26]) aber wesentlich dezidierter festgeschrieben und zT deutlich enger als in der GUV (S 88).

---

[21] *Brackmann* S 479h; *Lauterbach* § 548 Anm 3
[22] BSG SGb 1981, 484
[23] so ua LSG Celle 26.09.1984 – L 6 U 362/83 –

[24] BSG SozR 3800 § 1 Nr 1; SozR 2200 § 1252 Nr 6
[25] BVerwGE 7, 48; 26, 332; so auch BGH NJW 1957, 223
[26] in der Neufassung von 1988

Ein **Unfall** iS der AUB liegt vor, wenn der Versicherte durch ein plötzlich von außen auf seinen Körper wirkendes Ereignis (Unfallereignis) unfreiwillig eine Gesundheitsschädigung erleidet, § 1.III AUB. Als Unfall gilt auch, wenn durch eine erhöhte Kraftanstrengung an Gliedmaßen oder Wirbelsäule ein Gelenk verrenkt wird oder Muskeln, Sehnen, Bänder oder Kapseln gezerrt oder zerrissen werden,[27] § 1.IV AUB.

Dagegen sind hier krankhafte Störungen infolge *psychischer Reaktionen* vom Versicherungsschutz ausgeschlossen, gleichgültig, wodurch diese verursacht worden sind.

Eine *Kraftanstrengung* liegt auch vor, wenn bei einer sog Eigenbewegung, dh einer in vollem Umfang gesteuerten Kraftanstrengung, plötzlich ein vom Versicherten nicht beherrschtes und unfreiwilliges Geschehen eintritt, das für den Gesundheitsschaden zumindest mitursächlich wird, nicht dagegen, wenn er bei einer solchen Eigenbewegung eine Verletzung erleidet, ohne daß diese durch ein äußeres Ereignis beeinflußt wird.[28]

Gerade bei den Kraftanstrengungen bestehen damit deutliche Unterschiede vor allem zur GUV. Der insoweit deutlich engere Unfallbegriff der PUV darf daher auf das Sozialrecht nicht übertragen werden.

Zu den gemäß § 2 AUB vom Versicherungsschutz ausgeschlossenen Unfällen siehe S 88.

2.3   Krankheit und verwandte Begriffe

Krankheit im medizinischen und im Rechtssinn – vor allem iS des Sozialrechts – sind keine identischen Begriffe.

In **medizinischem Sinn** ist Krankheit *jeder* regelwidriger Körper- oder Geisteszustand, der von der Norm abweicht, die durch das Leitbild des gesunden Menschen geprägt ist.

Im **Rechtssinn** gilt zwar zunächst der gleiche Begriff. Hier ist eine Regelwidrigkeit im medizinischen Sinn für sich allein idR aber noch nicht relevant. Rechtliche Bedeutung erlangt sie erst, wenn sie ein gewisses „krankmachendes" Ausmaß, einen „Krankheitswert" erreicht.

Die hochentwickelten Methoden der modernen medizinisch-wissenschaftlichen Diagnostik machen heute vielfach Regelwidrigkeiten im medizinischen Sinn schon sichtbar, längst bevor diese nach außen hin „krankmachend" in Erscheinung treten. Im Rechtsinn kann Krankheit aber idR erst angenommen werden, wenn der regelwidrige Prozeß auch klinisch-funktionell manifest geworden ist und/oder zu Funktionsstörungen bzw Beschwerden führt, die – je nach Rechtsgebiet – Behandlungsbedürftigkeit oder Beeinträchtigung der Arbeits- bzw Erwerbsfähigkeit bewirken.

Ua ist der reine **Krankheitsverdacht** damit noch keine Krankheit im Rechtssinn und kann Ansprüche auf Sozialleistungen idR noch nicht begründen. Ausnahmen gelten insoweit für die GKV bis zur Klärung des Verdachts.

Des weiteren besteht **Krankheit im Rechtssinn** nur dort, wo sie Grundlage für weitere Rechtsfolgen ist. Zur medizinischen Regelwidrigkeit müssen daher idR weitere – nach Rechtsgebieten unterschiedliche – Voraussetzungen hinzutreten. Es gibt daher keine Krankheit im Rechtssinn schlechthin, wie es auch früher zB keine „Krankheit iS der RVO" gab.

In der **GKV** (S 103) ist unter Krankheit nur ein regelwidriger Körper- oder Geisteszustand zu verstehen, der die Notwendigkeit ärztlicher Krankenbehandlung oder – zugleich oder allein – Arbeitsunfähigkeit begründet. Im Vordergrund steht hier die akute Erkrankung, die nur vorübergehende Behandlungsbedürftigkeit und/oder Arbeitsunfähigkeit bewirkt.

Die **GUV** (S 132) entschädigt als Unfallfolgen nicht nur akute Krankheiten, sondern auch Gebrechen, körperliche oder geistige Defektzustände und vergleichbare Verletzungsfolgen. Auf Behandlungsbedürftigkeit und Arbeitsunfähigkeit kommt es hier begrifflich nicht an; diese lösen nur bestimmte Leistungsfälle (zB Heilbehandlung, Verletztengeld) aus. Auch das Bestehen einer MdE ist für die Anerkennung eines vorliegenden Gesundheitsschadens als Unfallfolge nicht erforderlich, sondern nur Voraussetzung für die Gewährung von Rente.

Eine **Berufskrankheit** iS des § 9 SGB VII (S 138; früher: § 551 RVO) liegt nicht erst vor, wenn sie Behandlungsbedürftigkeit bzw Arbeitsunfähigkeit oder eine MdE bewirkt, sondern schon dann, wenn sie als Krankheit klinisch-funktionell manifest oder doch pathologisch eindeutig identifizierbar ist (S 142). Hier kann im Rahmen der Vorbeugung auch schon die Gefahr, daß eine Berufskrankheit entsteht oder wiederauflebt, von rechtlicher Bedeutung sein (§ 3 BKVO, S 143).

In der **GRV** (S 124) kommt es auf Behandlungsbedürftigkeit, Arbeitsunfähigkeit oder MdE überhaupt nicht an. Hier ist für die Renten wegen verminderter Erwerbsfähigkeit als Krankheit bzw Behinderung rechtserheblich nur ein solcher Zustand, der die Erwerbsfähigkeit des Versicherten erheblich und dauerhaft mindert

---

[27] Darunter fiel nach den bis 1988 geltenden AUB auch der traumatisch bedingte Bandscheibenvorfall: BGH VersR 1989, 73. Jetzt sind Bandscheibenschädigungen durch § 2.III.2 AUB ausgeschlossen. Der Bandscheibenvorfall gilt auch nicht als Verrenkung, und die Bandscheiben gehören nicht zu den Geweben iS des § 1.IV AUB: OLG Hamm VersR 1995, 774; OLG Karlsruhe VersR 1995, 774

[28] BGH VersR 1989, 73; OLG Hamm VersR 1995, 774

(S 124) oder – im Rahmen der Rehabilitation – gefährdet. Neben Krankheiten im engeren Sinn gehören hierzu auch andere Behinderungen wie Gebrechen und Schwächen der körperlichen und geistigen Kräfte, und zwar unabhängig davon, ob sie zB auf Krankheit, Unfall oder altersphysiologischen Veränderungen beruhen.

In der **GPV** wird Pflegebedürftigkeit nur durch dort näher umrissene Krankheiten oder Behinderungen begründet, § 14 SGB XI (S 113).

Für das **sozEntschR** (S 155) gilt weitgehend das gleiche wie für die GUV. Der Krankheitsbegriff umfaßt auch hier alle „gesundheitlichen Folgen der Schädigung" (§ 1 Abs 1 BVG) und „Gesundheitsstörungen" (§ 1 Abs 3 BVG). Auf Behandlungsbedürftigkeit oder Arbeitsunfähigkeit kommt es auch hier idR (Ausnahme: Heil- und Krankenbehandlung, Versorgungskrankengeld) begrifflich nicht an. Das Vorliegen einer MdE ist hier gleichfalls für die Anerkennung einer Gesundheitsstörung als Schädigungsfolge nicht erforderlich, sondern nur für die Gewährung von Beschädigtenrente.

Das **Rehabilitationsrecht** (S 38) setzt nicht unbedingt einen funktionell bereits bestehenden Gesundheitsschaden („Behinderung") voraus, sondern läßt vielfach eine drohende Behinderung genügen.

Die **PKV** (S 92) geht grundsätzlich vom gleichen Krankheitsbegriff wie die GKV aus. Der Versicherungsfall setzt aber nur im Fall der medizinisch notwendigen Heilbehandlung ein und endet mit dem Ende der Behandlungsbedürftigkeit.

Arbeitsrecht und **öffentliches Dienstrecht** verstehen unter Krankheit im Rahmen der Entgeltfortzahlung nur eine Arbeits- bzw Dienstunfähigkeit begründende Erkrankung.

Im **Zivil- und Strafrecht** einschließlich des Prozeßrechts gilt als Krankheit idR gleichfalls nur ein klinisch-funktionell manifester Prozeß ohne Bindung an Behandlungsbedürftigkeit und Arbeits-, Berufs- oder Erwerbsunfähigkeit.

Krankheit im Rechtsinn ist nicht nur die organische Krankheit (regelwidriger Körperzustand), sondern auch die **geistige und seelische Erkrankung**.

Der in der Praxis vielfach verwendete Begriff der **Gesundheitsstörung** oder des **Gesundheitsschadens** (vgl zB §§ 8, 26 SGB VII; 1, 10 BVG) wird häufig mit dem der Krankheit identisch, kann aber auch weiter sein und neben Krankheiten auch Dauerschäden ohne akuten Krankheitswert (zB Gebrechen, Amputationen, Verstümmelungen, Lähmungen und sonstige dauerhafte Verletzungsfolgen, Kriegsbeschädigung, allgemeine körperliche oder geistige Schwäche) mit umfassen.

Gebrechen (zB §§ 41, 45 BVG; § 8 AUB) sind von der Regel abweichende körperliche oder geistige Defektzustände, deren Entwicklung im wesentlichen abgeschlossen und mit deren Fortbestand für nicht absehbare Zeit zu rechnen ist, wie zB

Gliedverluste, Verkrüppelungen, Verstümmelungen, Lähmungen usw.

Altersphysiologische **Schwächen der körperlichen oder geistigen Kräfte** sind idR keine Krankheit im Rechtsinn. Als solche gelten sie nur, wenn sie echte Regelwidrigkeiten gegenüber der altersgerechten Norm des Gesunden darstellen, zB als Folgezustände von Krankheiten oder Verletzungen, oder wenn sie Behandlungsbedürftigkeit bzw Arbeitsunfähigkeit bewirken.

Etwas anderes gilt hier für die GRV. Denn entsprechend dem Wortlaut der §§ 1236, 1246, 1247 RVO aF können auch solche Schwächen für sich allein oder im Zusammenwirken mit anderen Krankheiten oder Gebrechen Berufs- oder Erwerbsunfähigkeit bewirken oder Grund zu Rehabilitationsmaßnahmen geben. Die Änderung der Definition in den §§ 43, 44 SGB VI („.... wegen Krankheit oder Behinderung ...") hat insoweit keine Änderung bewirkt.

2.4 Behinderung, Schwerbehinderung

Das Sozialrecht verwendet den Begriff der Behinderung zwar vielfach, hat ihn aber nur im SchwbG gesetzlich definiert.

Behinderung iS des SchwbR ist die Auswirkung einer nicht nur vorübergehenden Funktionsbeeinträchtigung, die auf einem regelwidrig körperlich, geistigen oder seelischen Zustand beruht, § 3 Abs 1 SchwbG, und die die Erwerbsfähigkeit oder die Fähigkeit zur Eingliederung in Arbeit, Beruf und Gesellschaft dauerhaft und in erheblichem Umfang beeinträchtigt.

Dieser Begriff gilt auch sonst im Sozialrecht.[1]

Schwerbehinderte iS des SchwbR sind Behinderte mit einem GdB (S 166) von wenigstens 50, § 1 SchwbG.

Den Schwerbehinderten stehen gleich Schwerbeschädigte des sozEntschR (§ 31 BVG, S 160) und Schwerverletzte der GUV (§ 57 SGB VII, S 147), § 3 Abs 1 Satz 3 SchwbG.
Behinderte mit einem GdB von weniger als 50, aber wenigstens 30 können unter bestimmten Voraussetzungen einem Schwerbehinderten gleichgestellt werden, § 2 SchwbG (S 166).

Im SchwbR gilt als Behinderung aber nur eine Regelwidrigkeit, die von dem für das Lebensal-

---

[1] BSG Breith 1982, 2; LSG Celle Breith 1983, 156

ter typischen Zustand, der altersphysiologischen Norm,[2] abweicht, § 3 Abs 1 Satz 2 SchwbG.

Diese Einschränkung gilt aber nur für das SchwbR, nicht auch zB für die GPV und für die GRV mit dem dort ua in den §§ 43, 44 SGB VI verwendeten Begriff der Behinderung.

Im **übrigen Sozialrecht** hat der Begriff der Behinderung Bedeutung ua:

– bei der Rente wegen Berufs- oder Erwerbsunfähigkeit nach den §§ 43, 44 SGB VI
– bei Leistungen für Kinder, die wegen körperlicher, geistiger oder seelischer Behinderung außerstande ist, sich selbst zu unterhalten, so ua für die Waisenrenten der GRV (§ 48 Abs 4 SGB VI) und der GUV (§ 67 SGB VII), für Waisenrenten (§ 45 BVG; dort noch: „Gebrechen") und Kinderzuschläge (§ 33b BVG) des sozEntschR sowie für das Kindergeld (§ 2 Abs 2 BKGG).

Im Rahmen **Sozialhilfe** wird Eingliederungshilfe Personen gewährt, die nicht nur vorübergehend körperlich, geistig oder seelisch wesentlich behindert sind; den Behinderten stehen gleich Personen, die von einer Behinderung bedroht sind, § 39 BSHG.

In der hierzu ergangenen EinglHVO sind zahlreiche typische körperliche, geistige und seelische Behinderungen aufgezählt, §§ 1 bis 5 EinglHVO.

Im **Zivilrecht** kann das Vormundschaftsgericht für Behinderte, die aufgrund einer psychischen Krankheit oder einer körperlichen, geistigen oder seelischer Behinderung ihre Angelegenheiten ganz oder teilweise nicht selbst besorgen können, einen **Betreuer** bestellen (§§ 1896 ff BGB, s unten).

2.5   Gebrechlichkeit

Den Begriff der Gebrechlichkeit kennt sowohl das Sozial- wie auch das Bürgerliche Recht (Zivilrecht), wenn auch unter völlig unterschiedlichen Aspekten.

Im **Sozialrecht** bewirkt Gebrechlichkeit ua, daß Leistungen für Kinder über die normalen Endtermine hinaus weitergewährt werden, wenn das Kind wegen körperlicher, geistiger oder seelischer Gebrechen bzw Behinderungen außerstande ist, sich selbst zu unterhalten (s oben).

Im **Zivilrecht** kann das Vormundschaftsgericht einen **Betreuer** (früher: Gebrechlichkeitspfle-

ger) bestellen, wenn ein Volljähriger auf Grund einer psychischen Krankheit oder einer körperlichen, geistigen oder seelischen Behinderung seine Angelegenheiten ganz oder teilweise nicht besorgen kann, § 1896 BGB.[1]

Soweit der Volljährige auf Grund einer körperlichen Behinderung seine Angelegenheiten nicht besorgen kann, darf der Betreuer nur auf Antrag des Volljährigen bestellt werden, es sei denn, daß dieser seinen Willen nicht kundtun kann. Ein Betreuer darf nur für Aufgabenkreise bestellt werden, in denen die Betreuung erforderlich ist. Die Betreuung ist nicht erforderlich, soweit die Angelegenheiten des Volljährigen durch einen Bevollmächtigten oder durch andere Hilfen, bei denen kein gesetzlicher Vertreter bestellt wird, ebenso gut wie durch einen Betreuer besorgt werden können, § 1896 Abs 2 BGB.

Innerhalb seines Aufgabenkreise hat der Betreuer auch dazu beizutragen, daß Möglichkeiten genutzt werden, die Krankheit oder Behinderung des Betreuten zu beseitigen, zu bessern, ihre Verschlimmerung zu verhüten oder ihre Folgen zu mildern, § 1901 Abs 3 BGB. Andererseits bedarf die Einwilligung der Betreuers in eine Untersuchung des Gesundheitszustandes, eine Heilbehandlung oder einen ärztlichen Eingriff der Genehmigung des Vormundschaftsgericht, wenn die begründete Gefahr besteht, daß der Betreute auf Grund der Maßnahme stirbt oder einen schweren und länger dauernden gesundheitlichen Schaden erleidet. Hierzu muß das Vormundschaftsgericht ggf ein ärztliches Gutachten einholen. Ohne eine solche Genehmigung darf die Maßnahme nur durchgeführt werden, wenn mit dem Aufschub Gefahr verbunden ist, § 1904 BGB.

2.6   Arbeitsunfähigkeit

Im Sozialrecht hat der Begriff Bedeutung vor allem in der GKV als Voraussetzung für die Gewährung von Krankengeld, in der GUV für die Zahlung von Verletztengeld und im sozEntschR von Versorgungskrankengeld, strahlt aber auch in zahlreiche andere Rechtsbereiche aus.

So ist zB im Rehabilitationsrecht die Gewährung von Übergangsgeld ua davon abhängig, daß während der Rehabilitationsmaßnahmen Arbeitsunfähigkeit besteht. Relevant ist der Begriff auch für das Arbeitsrecht, hier vor allem für die Entgeltfortzahlung wegen krankheitsbedingter Arbeitsunfähigkeit.

Der Begriff ist in all diesen Rechtsbereichen weitgehend identisch.

---

[2] *Anhaltspunkte* Nr 18 S 24

[1] Die frühere Gebrechlichkeitspflegschaft (§§ 1910 BGB aF) ist ebenso wie die frühere Vormundschaft ua wegen Geisteskrankheit (§§ 1896 ff BGB aF) seit 1992 entfallen und durch das Rechtsinstitut der Betreuung (§§ 1896 BGB nF) ersetzt worden.

Arbeitsunfähig iS der GKV (und der übrigen Rechtsgebiete) ist, wer infolge einer Erkrankung nicht oder nur mit der Gefahr, seinen Zustand zu verschlimmern, seine bisherige Erwerbstätigkeit weiterverrichten kann. Arbeitsunfähigkeit besteht auch, wenn infolge eines Krankheitszustandes, der für sich allein noch keine Arbeitsunfähigkeit bedingt, absehbar ist, daß aus einer weiteren Ausübung der Erwerbstätigkeit Gefahren für die Gesundheit erwachsen, die Arbeitsunfähigkeit unmittelbar hervorrufen.[1]

Unter der **bisherigen Erwerbstätigkeit** ist grundsätzlich nur die unmittelbar vor der Erkrankung verrichtete konkrete Tätigkeit zu verstehen; eine Verweisung auf andere, insbesondere unterwertige Tätigkeiten ist – jedenfalls innerhalb der laufenden Blockfrist (S 108) – idR nicht zulässig.

Nur wenn der Versicherte seine letzte Erwerbstätigkeit infolge der Erkrankung *dauerhaft* nicht mehr verrichten kann oder seinen bisherigen Arbeitsplatz – gleich aus welchen Gründen – ohnehin verloren hat, kommt es nach Ablauf der ersten Blockfrist nicht mehr auf die zuletzt konkret ausgeübte Erwerbstätigkeit an, sondern auf die *Art der verrichteten Tätigkeit*. Kann der Versicherte eine seiner bisherigen Tätigkeit ähnliche, qualitativ annähernd gleichwertige, körperlich aber leichtere Arbeit (wieder) verrichten, besteht dann keine Arbeitsunfähigkeit mehr.[2] Das gilt erst recht, wenn er eine solche andere Tätigkeit tatsächlich aufnimmt, nicht aber auch schon dann, wenn er sich für eine solche andere Tätigkeit lediglich arbeitsuchend meldet.[3] Bei Versicherten, die bei Eintritt der Arbeitsunfähigkeit arbeitslos sind, ist Maßstab nicht die zuletzt ausgeübte Erwerbstätigkeit, sondern der Tätigkeitsbereich, der für eine Vermittlung des Arbeitslosen in Betracht kommt.[4]

Besteht **dauerhafte Arbeitsunfähigkeit** für die zuletzt ausgeübte Erwerbstätigkeit und hat der Versicherte deswegen seinen bisherigen Arbeitsplatz verloren, ist es vorrangige Aufgabe der beteiligten Sozialleistungsträger, aber auch der behandelnden Ärzte, einen solchen Versicherten durch entsprechende Maßnahmen der medizinischen und beruflichen **Rehabilitation** (S 36) wieder angemessen in das Erwerbsleben einzugliedern, §§ 1 ff RehaAnglG.

Hierfür ist nach dem Willen des Gesetzes frühestmöglich – also sobald die dauerhafte Unfähigkeit zur weiteren Verrichtung der bisherigen Erwerbstätigkeit abzusehen ist – ein **Gesamtplan zur Rehabilitation** aufzustellen (§ 5 Abs 3 RehaAnglG, S 38). Durch ein sog Ausfeiern bis zum Ende der sog Aussteuerfrist (Blockfrist, S 108) und ein Abwarten mit der Einleitung der notwendigen Eingliederungsmaßnahmen bis dahin würde vielfach eine nicht zuletzt für die weitere soziopsychologische Entwicklung entscheidende Zeit versäumt.

Arbeitsunfähigkeit ist vielfach kein absoluter, sondern ein relativer Zustand.

Zwar gibt es Erkrankungen, die jedwede Erwerbstätigkeit ausschließen (zB schwere fieberhafte Grippe, akute Lungenentzündung, Herzinfarkt). Zahlreiche andere Krankheiten (zB mit Gehgips versorgter Unterschenkelbruch, Meniskusschaden, Sehnenscheidenentzündung eines Arms) werden nicht *alle* beruflichen Tätigkeiten ausschließen (zB nicht zahlreiche Schreibtischarbeiten in kaufmännischen bzw Verwaltungsbereichen), sondern nur solche, die im Beispiel dauerndes Gehen oder Stehen bzw den dauernden Einsatz des erkrankten Armes erfordern. Es ist daher stets zu prüfen, ob die konkrete Erkrankung mit ihren funktionellen Auswirkungen die *konkrete letzte Tätigkeit* ausschließt oder nicht.

Deswegen ist es vor der ärztlichen Bescheinigung von Arbeitsunfähigkeit zwingend erforderlich, daß der Arzt sich über den Inhalt und die Leistungsanforderungen der maßgebenden Tätigkeit genau informiert (s unten).

Die Arbeitsunfähigkeit ist ein in sich geschlossener, nicht teilbarer Zustand.

In der GKV gibt es also – anders als zT in der PKV – keine abgestufte (völlige, teilweise, verminderte) Arbeitsunfähigkeit.

Neu ist hierzu aber die Regelung des § 74 SGB V: Können arbeitsunfähige Versicherte ihre bisherige Tätigkeit – noch oder wieder – teilweise verrichten und können sie durch **stufenweise Wiederaufnahme** ihrer Tätigkeit voraussichtlich besser wieder in das Erwerbsleben eingegliedert werden, soll der Arzt auf der Bescheinigung über die Arbeitsunfähigkeit Art und Umfang der möglichen Tätigkeiten angeben und dabei in geeigneten Fällen die Stellungnahme des Betriebsarztes oder mit Zustimmung der Krankenkasse die Stellungnahme des Medizinischen

---

[1] stdRspr; vgl ua BSGE 5, 283, 288; 19, 179, 182; 26, 288, 290; 32, 18, 20; BSG SozR 2200 § 182 Nr 96; SozR 3-2200 § 182 Nr 9; BSG 02.02.1983 – 3 RK 43/81 -; *Erlenkämper/Fichte* S 22; *Krauskopf* § 44 SGB V Rdnr 13; *Peters* § 44 Rdz 46 ff; vgl auch die Richtlinien des Bundesausschusses der Ärzte und Krankenkassen über die Beurteilung der Arbeitsunfähigkeit und die Maßnahmen zur stufenweise Wiedereingliederung

[2] stdRspr; vgl ua BSG SozR 2200 § 182 Nr 12, 34, 96, 104; BSG SozR 3-2200 § 182 Nr 9; *Erlenkämper/Fichte* S 22; *Krauskopf* § 44 SGB V Rdz 9 ff; *Peters* § 44 Rdz 46 ff

[3] LSG Celle SozVers 1990, 55; vgl auch BSG SozR 4100 § 158 Nr 6

[4] Ziffer 4. der Richtlinien des Bundesausschusses der Ärzte und Krankenkassen über die Beurteilung der Arbeitsunfähigkeit und die Maßnahmen zur stufenweise Wiedereingliederung

Dienstes (§ 275 SGB V) einholen.[5] Entsprechendes gilt für Maßnahmen der Arbeits- und Belastungserprobung im Rahmen der Rehabilitation (§§ 10 RehaAnglG, 42 SGB V, 15 SGB VI, 27 SGB VII)

Der Zustand der Arbeitsunfähigkeit und damit der Anspruch auf Kranken- bzw Verletztengeld wird durch eine solche stufenweise Wiederaufnahme einer Tätigkeit aber nicht beseitigt. Die Arbeitsunfähigkeit endet erst, wenn wieder eine volle Arbeitsfähigkeit besteht, der Versicherte also seine maßgebende Erwerbstätigkeit wieder voll verrichten kann. Allerdings wird das durch die stufenweise Aufnahme der Tätigkeit erzielte Arbeitsentgelt auf das Krankengeld angerechnet, § 49 SGB V (S 109).

Die Arbeitsunfähigkeit muß idR **durch eine Krankheit** (S 8) verursacht sein.

Als Ursache genügt aber zB auch der Verlust einer Brille oder die Beschädigung einer Prothese bis zur Wiederbeschaffung bzw Reparatur, sofern kein Ersatz vorhanden ist.

Auf die Behandlungsbedürftigkeit der Krankheit kommt es dagegen nicht an. Arbeitsunfähigkeit kann auch zur Verhinderung der drohenden Verschlimmerung einer Krankheit oder während der Rekonvaleszenz zur notwendigen Schonung oder Verhinderung eines Rückfalls bestehen.

Die **Feststellung der Arbeitsunfähigkeit** erfolgt idR durch den behandelnden (Vertrags-) Arzt.

Die Feststellung darf nur aufgrund einer ärztlichen Untersuchung erfolgen.[6] Insbesondere darf mit Rücksicht auf die weitreichenden wirtschaftlichen Folgen für Arbeitgeber und Krankenkassen die Feststellung nicht allein aufgrund einer telefonischen Mitteilung des Versicherten oder seiner Angehörigen getroffen werden. Bei der Feststellung der Arbeitsunfähigkeit ist die maßgebende Erwerbstätigkeit (s oben) zu berücksichtigen; der Arzt muß sich daher ggf über die Art dieser Tätigkeit und der daraus erwachsenden Belastungen vergewissern.[7] Für zurückliegende Zeiten darf Arbeitsunfähigkeit grundsätzlich nicht bescheinigt werden.[8]

Die Bescheinigung von Arbeitsunfähigkeit durch den behandelnden Arzt ist Voraussetzung für die Entgeltfortzahlung durch den Arbeitgeber und (später) für das Krankengeld. Sie ist idR zwar für den Arbeitgeber, nicht aber unbedingt auch für die Krankenkasse hinsichtlich des Anspruchs auf Krankengeld bindend. Bei Zweifeln am tatsächlichen Bestehen von Arbeitsunfähigkeit kann die Krankenkasse – auch auf Antrag des Arbeitgebers – jedoch eine gutachtliche Stellungnahme des Medizinischen Dienstes beiziehen (S 110).

Der Begriff der Arbeitsunfähigkeit ist im übrigen ein **Rechtsbegriff**, dessen Voraussetzungen (zB hinsichtlich der maßgebenden bisherigen Erwerbstätigkeit) anhand ärztlich erhobener Befunde letztlich von der Krankenkasse und im Streitfall von den Gerichten festzustellen sind.[9] Die Bescheinigung mit der ärztlichen Feststellung der Arbeitsunfähigkeit hat daher letztlich (nur) die Bedeutung eines medizinischen Gutachtens, das die Grundlage für die über den Krankengeldbezug zu treffende Entscheidung entweder der Krankenkasse oder des Gerichts bildet.[10]

Die **private Krankenversicherung** (PKV) bietet Versicherungsschutz gegen Verdienstausfall als Folge von Krankheiten oder Unfällen, soweit dadurch Arbeitsunfähigkeit bewirkt wird, § 1 Abs 1 MB/KT 94.

Arbeitsunfähigkeit iS der PKV liegt vor, wenn der Versicherte seine berufliche Tätigkeit nach objektivem medizinischem Befund vorübergehend in keiner Weise ausüben kann, sie auch nicht ausübt und keiner anderweitigen Erwerbstätigkeit nachgeht, § 1 Abs 3 MB/KT 94.

Die Leistungspflicht endet hier ua mit dem Eintritt von Berufsunfähigkeit, §§ 7, 15.b MB/KT 94. Diese liegt – abweichend von den sonstigen Begriffen der Berufsunfähigkeit auch in der Privatversicherung (s unten) – vor, wenn die versicherte Person nach medizinischem Befund im bisher ausgeübten Beruf auf nicht absehbare Zeit mehr als 50 % erwerbsunfähig ist. Besteht jedoch zu diesem Zeitpunkt in einem bereits eingetretenen Versicherungsfall Arbeitsunfähigkeit, so endet das Versicherungsverhältnis nicht vor dem Zeitpunkt, bis zu dem der Versicherer die tariflichen Leistungen für diese Arbeitsunfähigkeit zu erbringen hat, spätestens aber 3 Monate nach Eintritt der Berufsunfähigkeit.

---

[5] vgl hierzu Ziffer 26. ff der Richtlinien des Bundesausschusses der Ärzte und Krankenkassen über die Beurteilung der Arbeitsunfähigkeit und die Maßnahmen zur stufenweise Wiedereingliederung

[6] Ziffer 11. der Richtlinien des Bundesausschusses der Ärzte und Krankenkassen über die Beurteilung der Arbeitsunfähigkeit und die Maßnahmen zur stufenweise Wiedereingliederung

[7] Ziffer 2. der Richtlinien des Bundesausschusses der Ärzte und Krankenkassen über die Beurteilung der Arbeitsunfähigkeit und die Maßnahmen zur stufenweise Wiedereingliederung

[8] Ziffer 15. der Richtlinien des Bundesausschusses der Ärzte und Krankenkassen über die Beurteilung der Arbeitsunfähigkeit und die Maßnahmen zur stufenweise Wiedereingliederung

---

[9] *Krauskopf* § 44 SGB V Rdz 18; *Peters* § 44 Rdz 53
[10] BSG SozR 2200 § 182 Nr 84; § 216 Nr 8

2.7 Dienstunfähigkeit

Dienstunfähigkeit iS des Beamtenrechts liegt vor, wenn der Beamte infolge eines körperlichen Gebrechens oder wegen Schwäche seiner körperlichen oder geistigen Kräfte zur Erfüllung seiner Dienstpflichten dauernd unfähig ist oder infolge einer Erkrankung innerhalb von sechs Monaten mehr als drei Monate keinen Dienst getan hat und keine Aussicht besteht, daß volle Dienstfähigkeit innerhalb weiterer sechs Monate eintreten wird, § 42 Bundesbeamtengesetz. Gleiches gilt über § 26 des Beamtenrechts-Rahmengesetzes auch für die Beamten der Länder, Gemeinden und sonstigen öffentlich-rechtlichen Körperschaften und Anstalten.

Gegenüber der Berufs- und Erwerbsunfähigkeit iS der GRV fehlt der Bezug auf eine bestimmte Leistungsgrenze und die Verweisungsmöglichkeit auf andere Tätigkeiten. Dauernde Dienstunfähigkeit bedeutet daher keinesfalls gleichzeitig auch Berufs- oder gar Erwerbsunfähigkeit. Sie ist eher einer dauernden Arbeitsunfähigkeit vergleichbar.

2.8 Erwerbsunfähigkeit

Im Sozialrecht hat der Begriff Bedeutung vor allem in der GRV als Voraussetzung für die Gewährung von Rente wegen Erwerbsunfähigkeit, strahlt aber auch in zahlreiche andere Bestimmungen aus.

Erwerbsunfähig iS der GRV (und aller Regelungen, die hierauf Bezug nehmen) sind Versicherte, die wegen Krankheit oder Behinderung auf nicht absehbare Zeit außerstande sind, eine Erwerbstätigkeit in gewisser Regelmäßigkeit auszuüben oder Erwerbseinkommen zu erzielen, das 1/7 der monatlichen Bezugsgröße[1] übersteigt. Erwerbsunfähig sind auch Versicherte nach § 1 Nr. 2 SGB VI (bestimmte Behinderte, die wegen Art oder Schwere der Behinderung nicht auf dem allgemeinen Arbeitsmarkt tätig sein können, § 44 Abs 2 SGB VI (S 127).

Diese Gesetzesfassung durch das Rentenreformgesetz 1992 entspricht nach Wortlaut und Inhalt weitgehend dem früheren Recht (Abs 2 der §§ 24 AVG, 1247 RVO aF). Die Rechtsprechung zum alten Recht hat daher weiterhin Gültigkeit.

Erwerbsunfähig ist nicht, wer eine selbständige Tätigkeit ausübt oder eine Tätigkeit ohne Berücksichtigung der jeweiligen Arbeitsmarktlage noch vollschichtig ausüben kann, § 44 Abs 2 Satz 2 SGB VI.

Rente wegen Erwerbsunfähigkeit wird seit 1996 nur noch geleistet, wenn die Hinzuverdienstgrenze (1/7 der monatlichen Bezugsgröße[1]) nicht überschritten wird. Wird die Hinzuverdienstgrenze überschritten, wird die Rente nur in Höhe der Rente wegen Berufsunfähigkeit geleistet, sofern Erwerbsunfähigkeit (angesichts des Hinzuverdienstes) überhaupt noch vorliegt, §§ 44 Abs 5, 96a SGB VI.

Die Rechtsprechung hat den Tatbestand der Erwerbsunfähigkeit – anders als in der GUV und im sozEntschR hinsichtlich der MdE – nicht abstrakt, sondern konkret ausgelegt (sog konkrete Betrachtungsweise, S 128).

Diese **konkrete Betrachtungsweise** bedeutet: Erwerbsunfähigkeit iS der GRV liegt nicht nur vor, wenn der Versicherte infolge Krankheit oder Behinderung *völlig* außerstande ist, mehr als einer geringfügigen lohnbringenden Erwerbstätigkeit nachzugehen. Sie besteht schon dann, wenn dem Versicherten im konkreten Fall infolge einer durch Krankheit oder Behinderung bestehenden erheblichen Einschränkung seiner Erwerbsfähigkeit der **Arbeitsmarkt praktisch verschlossen** ist.

Das ist insbesondere der Fall, wenn zwar noch eine gewisse Erwerbsfähigkeit vorhanden ist, die bei *abstrakter* Betrachtung noch eine mehr als nur geringfügige Erwerbstätigkeit (zB für 4 bis 6 Stunden arbeitstäglich) ermöglichen würde, wenn aber bei *konkreter* Betrachtung eine solche Erwerbstätigkeit nicht mehr realisierbar ist, weil Arbeitsplätze, auf denen der Versicherte seine restliche Erwerbsfähigkeit lohnbringend verwerten könnte, auf dem allgemeinen Arbeitsmarkt nicht oder doch nicht in nennenswerter Zahl vorhanden sind.

Damit sind Versicherten, die aus Gesundheitsgründen **nicht mehr vollschichtig** arbeiten können, in aller Regel erwerbsunfähig, es sei denn, daß sie einen Teilzeitarbeitsplatz tatsächlich innehaben. Das gilt aber auch für solche Versicherten, denen wegen der Art und Schwere der Behinderungen der Arbeitsmarkt in anderer Weise praktisch verschlossen ist (S 128). Der Frage, ob der Versicherte noch vollschichtig arbeiten kann oder nicht mehr, kommt daher vielfach eine besondere Bedeutung bei der sozialmedizinischen Begutachtung zu.

Andererseits ist für die Beurteilung der Frage, ob eine Erwerbstätigkeit noch ausgeübt werden kann, ausschließlich auf die Erwerbs*fähigkeit*, also auf die noch bestehenden gesundheitlichen Kräfte abzustellen, nicht auch darauf, ob angesichts der Verhältnisse des Arbeitsmarkts eine konkrete Chance besteht, einen zumutbaren Arbeitsplatz auch tatsächlich zu erhalten. Daher ist ein Versicherter, der hiernach auf dem allgemeinen Arbeitsmarkt noch vollschichtig arbeiten könnte, aber keinen seinem Restleistungsvermögen entsprechenden Arbeitsplatz finden kann, nach der ständigen Rechtsprechung des Bundessozialgerichts arbeitslos, aber nicht

---

[1] Monatliche Bezugsgröße 1997
in den alten Bundesländern: 4.270,- DM; 1/7 = 610,- DM
in den neuen Bundesländern 3.640,- DM; 1/7 = 520,- DM

erwerbsunfähig. Das ist durch die 1996 neu eingefügte Bestimmung des § 44 Abs 2 Satz 2 Nr 2 SGB VI (s oben) jetzt auch gesetzlich festgeschrieben.

Eine Beeinträchtigung der Erwerbsfähigkeit ist rechtlich nur insoweit von Bedeutung, wie sie auf **Krankheit oder Behinderung** beruht.

Andere Ursachen (zB Inanspruchnahme durch familiäre Verpflichtungen, Schwierigkeiten bei der Arbeitsvermittlung) können Erwerbsunfähigkeit nicht begründen.

Zum **Begriff der Krankheit** s S 8.

Der **Begriff der Behinderung** in § 44 Abs 2 Satz 1 SGB VI deckt sich hier nicht voll mit dem des SchwbG (S 9).

Dort werden wegen der besonderen Rechtsfolgen und Vergünstigungen nur solche Behinderungen berücksichtigt, die über das Maß normaler altersentsprechender Veränderungen hinausgehen, § 3 Abs 1 Satz 2 SchwbG. In der GRV sind dagegen entsprechend dem Wortlaut der früheren §§ 24 AVG, 1247 RVO aF weiterhin auch (altersphysiologische) Schwächen der körperlichen und geistigen Kräfte zu berücksichtigen, wenn sie für sich allein oder in Zusammenwirken mit anderen Krankheiten und Behinderungen die Erwerbsfähigkeit erheblich beeinträchtigen.

Die **Beurteilung der Erwerbsunfähigkeit** hat nicht nach dem Ausmaß der bestehenden Krankheiten und Behinderungen, sondern nach der **verbliebenen Erwerbsfähigkeit** des Versicherten zu erfolgen, also danach, welche Tätigkeiten dem einzelnen Versicherten nach seinen Kräften und Fähigkeiten auf dem *gesamten* allgemeinen Arbeitsmarkt noch möglich sind, also nach *allen* für ihn noch bestehenden Erwerbsmöglichkeiten.

Anders als bei der Berufsunfähigkeit (S 15) gibt es hier keinen Berufsschutz und grundsätzlich keine Beschränkung der Verweisungsmöglichkeit. Erwerbsunfähig ist also nur, wer aus Gesundheitsgründen praktisch überhaupt keine Erwerbstätigkeit mehr ausüben, nicht mehr als nur geringfügige Einkünfte aus einer Erwerbstätigkeit erzielen kann oder wem der Arbeitsmarkt infolge Krankheit oder Behinderung praktisch verschlossen ist.

Eine **anerkannte MdE** (bzw ein GdB) der GUV, des sozEntschR oder des SchwbG ist für die Beurteilung der Frage, ob Erwerbsunfähigkeit vorliegt, dagegen ebenso irrelevant wie eine entsprechende Anerkennung in einer Privatversicherung (s unten). In ärztlichen Gutachten, die für die GRV erstattet werden, sollte daher bei der Beurteilung der restlichen Erwerbsfähigkeit jede Bezugnahme auf MdE oder GdB vermieden werden.

Selbst eine bestehende MdE um 100 vH bedeutet nicht unbedingt die völlige Unfähigkeit zu weiterer Erwerbstätigkeit und zur Erzielung weiteren Erwerbseinkommens iS der GRV. Denn die MdE bewertet den bestehenden Gesundheitsschaden abstrakt und damit weitgehend losgelöst von der konkreten Einbuße an Erwerbsfähigkeit und Erwerbseinkommen (S 18).

Auch bei „Verlust der Erwerbsfähigkeit" iS des § 56 Abs 3 SGB VII (früher: § 581 Abs 2 Nr 1 RVO) oder wenn der Beschädigte iS des § 31 Abs 3 BVG „als erwerbsunfähig gilt" (MdE höher als 90 vH), ist er als Versicherter der GRV damit nicht quasi automatisch auch erwerbsunfähig, ja oft nicht einmal berufsunfähig.

Kann der Betroffene zB trotz Verlust beider Beine im Unterschenkel (MdE: 100 vH) seine frühere Tätigkeit (zB im Verwaltungs- oder kaufmännischen Bereich) weiter ausüben oder wird ein Unfallblinder (MdE gleichfalls 100 vH) zu einer anderen Tätigkeit (zB als Telefonist) mit Erfolg umgeschult, ist er nicht (mehr) erwerbsunfähig, ggf nicht einmal berufsunfähig.

Die **GUV** verwendet den Begriff der **„völligen Erwerbsunfähigkeit"**, wenn der Versicherte aufgrund vorliegender Behinderungen bei abstrakter Betrachtung tatsächlich *völlig* unfähig ist, irgendeiner – wenn auch noch so geringfügigen oder kurzzeitigen – Erwerbstätigkeit nachzugehen und ein – wenn auch nur geringfügiges – Erwerbseinkommen zu erzielen.

Die Entschädigungssystematik der GUV ermöglicht selbst dann, wenn – wie in den vorstehenden Beispielen – bereits eine MdE um 100 vH vorliegt, aber irgendwelche (auch nur geringfügige oder kurzzeitige) Erwerbstätigkeiten doch noch möglich sind, die Feststellung einer weiteren MdE aufgrund eines erneuten Arbeitsunfalls. Dies gilt aber nicht, wenn der Versicherte bereits „völlig erwerbsunfähig" war und so *keinerlei* Erwerbseinkommen mehr hätte erzielen können, das durch die Unfallrente zu ersetzen wäre. § 56 SGB VI erfordert für die Gewährung einer Rente, daß der Versicherte durch den Arbeitsunfall bzw die Berufskrankheit in seiner Erwerbsfähigkeit gemindert bleibt; das setzt voraus, daß eine solche Erwerbsfähigkeit im Zeitpunkt des Versicherungsfalls noch bestanden hat. War eine solche Erwerbsfähigkeit aber nicht mehr vorhanden, weil der Versicherte bereits „völlig erwerbsunfähig" war, kann auch keine (weitere) Unfallrente mehr gezahlt werden.

Soweit das **sozEntschR** ua in § 31 BVG von Rente **„bei Erwerbsunfähigkeit"** spricht, ist nicht die Erwerbsunfähigkeit der GRV oder die „völlige Erwerbsunfähigkeit" iS der GUV gemeint, sondern eine MdE um 100 vH; nach § 31 Abs 3 Satz 2 BVG gilt in diesem Sinn als erwerbsunfähig (auch), wer in seiner Erwerbsfähigkeit um mehr als 90 vH beeinträchtigt ist.

Das **Lastenausgleichsrecht** verwendet gleichfalls den Begriff der Erwerbsunfähigkeit; dieser entspricht aber nicht der Erwerbsunfähigkeit der GRV, sonder eher der Berufsunfähigkeit.

Die **Privatversicherungen** bieten Versicherungen gegen Erwerbsunfähigkeit überwiegend als Zusatzversicherung (mit Beitragsbefreiung und/oder Zusatzrente) zur privaten Lebensversicherung an.

Erwerbsunfähig ist dort der Versicherte, der infolge Krankheit, Körperverletzung oder Kräfteverfalls, die ärztlich nachzuweisen sind, voraussichtlich dauernd eine Erwerbstätigkeit in gewisser Regelmäßigkeit nicht mehr ausüben oder nicht mehr als geringfügige Einkünfte durch Erwerbstätigkeit erzielen kann.

Die Erwerbsfähigkeit ist hier aber – anders als in der GRV – abstrakt zu beurteilen. Sie steht daher der dauernden Arbeitsunfähigkeit näher.

Erwerbsunfähigkeit liegt hier – vergleichbar mit der Zeitrente der GRV (S 129) – aber auch vor, wenn der Versicherte mindestens 6 Monate lang ununterbrochen infolge Krankheit, Körperverletzung oder Kräfteverfall, die ärztlich nachzuweisen sind, außerstande gewesen ist, eine Erwerbstätigkeit in gewisser Regelmäßigkeit auszuüben oder mehr als nur geringfügige Einkünfte durch Erwerbstätigkeit zu erzielen, und dieser Zustand im Zeitpunkt der Feststellung fortbesteht.

Die im **zivilen Haftpflichtrecht** (S 86) bedeutungsvolle **Aufhebung oder Minderung der Erwerbsfähigkeit** (§ 843 BGB) hat mit dem Begriff der Erwerbsunfähigkeit nichts gemein. In Haftpflichtgutachten sollte daher dieser Begriff vor allem in seiner sozialrechtlichen Ausprägung unbedingt vermieden werden.

Denn im zivilen Schadensersatzrecht ist der durch eine Aufhebung oder Minderung der Erwerbsfähigkeit verursachte Vermögensschaden stets konkret zu berechnen. Es kommt dort also nicht auf die abstrakte Einbuße an Erwerbs*fähigkeit* an, sondern auf den konkreten Vermögensschaden, den der Geschädigte infolge der Aufhebung oder Minderung seiner Erwerbsfähigkeit insbesondere durch Ausfall an Arbeits- oder sonstigem Erwerbseinkommen konkret erleidet.

2.9 Berufsunfähigkeit

Berufsunfähig iS der GRV (und aller Bestimmungen, die hierauf Bezug nehmen) sind Versicherte, deren Erwerbsfähigkeit wegen Krankheit oder Behinderung auf weniger als die Hälfte derjenigen von körperlich, geistig und seelisch gesunden Versicherten mit ähnlicher Ausbildung und gleichwertigen Kenntnissen und Fähigkeiten herabgesunken ist. Der Kreis der Tätigkeiten, nach denen die Erwerbsfähigkeit zu beurteilen ist, umfaßt alle Tätigkeiten, die den Kräften und Fähigkeiten des Versicherten entsprechen und ihm unter Berücksichtigung der Dauer und des Umfangs seiner Ausbildung sowie seines bisherigen Berufs und der besonderen Anforderungen der bisherigen Berufstätigkeit zugemutet werden können, § 43 Abs 2 SGB VI.

Auch diese Gesetzesfassung durch das Rentenreformgesetz 1992 entspricht nach Wortlaut und Inhalt weitgehend dem früheren Recht (Abs 2 der §§ 23 AVG, 1246 RVO aF). Die Rechtsprechung zum alten Recht hat daher auch hier weiterhin Gültigkeit.

Berufsunfähig ist nicht, wer eine zumutbare Tätigkeit vollschichtig ausüben kann; dabei ist die jeweilige Arbeitsmarktlage nicht zu berücksichtigen, § 43 Abs 1 Satz 2 SGB VI.

Eine Rente wegen Berufsunfähigkeit wird seit 1996 zudem nur noch in Abhängigkeit von der Höhe eines etwaigen Hinzuverdienstes geleistet, entweder in voller Höhe, in Höhe von zwei Dritteln oder in Höhe von einem Drittel, §§ 43 Abs 5, 96a SGB VI.

Zumutbar ist stets eine Tätigkeit, für die der Versicherte durch **Leistungen zur beruflichen Rehabilitation** mit Erfolg ausgebildet oder umgeschult worden, § 43 Abs 2 Satz 2 SGB VI.

Das gilt einerseits unabhängig davon, ob der Umschulungsberuf qualitativ dem bisherigen Beruf entspricht oder nicht und ob es dem Versicherten gelingt, in diesem Beruf einen Arbeitsplatz zu erhalten. Liegt andererseits die Ausbildung bzw Umschulung bereits längere Zeit zurück, hat der Versicherte den Umschulungsberuf nicht oder lange nicht mehr ausgeübt und entsprechen seine früher einmal erworbenen Kenntnissen und Fähigkeiten den heutigen Anforderungen in diesem Beruf nicht mehr, so kann der Versicherte nicht (mehr) darauf verwiesen werden.

Berufsunfähigkeit liegt (entgegen einem nicht nur in ärztlichen Kreisen verbreiteten Irrtum) nicht schon vor, wenn der Versicherte seine letzte berufliche Tätigkeit infolge Krankheit oder Behinderung nicht mehr ausüben kann. Maßgebend sind vielmehr der *bisherige Beruf* insgesamt und zusätzlich der Kreis der Tätigkeiten, auf die er nach Maßgabe des in diesem bisherigen Beruf erworbenen Berufsschutzes zumutbar verwiesen werden kann, die sog Verweisungstätigkeiten (s unten).

Es kommt also zunächst darauf an, ob der Versicherte in seinem **bisherigen Beruf** noch tätig sein kann oder nicht mehr.

Maßgebend sind hierfür nicht die Anforderungen *des letzten Arbeitsplatzes*, sondern des bisherigen Berufs *insgesamt*. Kann der Versicherte zwar die Anforderungen seines letzten Arbeitsplatzes gesundheitlich nicht mehr erfüllen, kann er aber auf anderen Arbeitsplätzen typische Arbeiten seines bisherigen Berufs noch verrichten, ist er schon deswegen nicht berufsunfähig.

Aber auch, wenn er in seinem bisherigen Beruf insgesamt infolge Krankheit oder Behinderung nicht mehr arbeiten kann, ist er allein deswegen noch nicht berufsunfähig. Denn der Kreis der Tätigkeiten, nach denen seine Erwerbsfähigkeit zu beurteilen ist, umfaßt weiterhin *alle* – also auch berufsfremde – Tätigkeiten, die seinen (gesundheitlichen) Kräften und (beruflichen) Kenntnissen und Fähigkeiten entsprechen, sofern sie ihm mit Rücksicht auf seinen bisherigen Beruf und die darin erreichte Stellung sozial zumutbar sind, die sog **Verweisungstätigkeiten**. Zur Bestimmung des qualitativen Werts des bisherigen Berufs und der danach zumutbaren Verweisungstätigkeiten hat das Bundessozialgericht in stdRspr ein *Mehrstufenschema* entwickelt (S 126).

Daher sind zB gelernte Maurer, Schlosser, Dreher, Elektriker usw, aber auch Ärzte, Ingenieure, Krankenschwestern oder gelernte Kaufleute nicht schon allein deswegen berufsunfähig, weil sie die Arbeiten ihres bisherigen Tätigkeitbereichs nicht mehr verrichten können. Zunächst ist zu prüfen, ob sie auf anderen Arbeitsplätzen ihres bisherigen Berufs noch arbeiten können. Ist das zu verneinen, kommt es darauf an, welche anderen zumutbaren (Verweisungs-) Tätigkeiten sie noch ausüben können. Berufsunfähigkeit liegt nur vor, wenn sie *weder* Arbeiten im Rahmen ihres bisherigen Berufs *noch* solche zumutbaren Verweisungstätigkeiten verrichten können.

Das gilt auch für selbständige Tätige (zB Ärzte, Rechtsanwälte, Unternehmer, Handwerksmeister, Hebammen, Krankengymnasten usw), sofern sie überhaupt in die GRV eingebunden sind bzw die besonderen versicherungsrechtlichen Voraussetzungen (S 123) für eine Rentengewährung erfüllen. Auch sie müssen sich, wenn sie ihren bisherigen Beruf infolge Krankheit usw nicht mehr ausüben können, auf andere, rechtlich zumutbare Tätigkeiten – ggf auch in abhängiger Stellung – verweisen lassen, bevor ein Anspruch auf Rente wegen Berufsunfähigkeit entsteht.

Ob Berufsunfähigkeit vorliegt, ist somit nicht allein und nicht einmal primär eine medizinische, sondern eine **rechtliche Frage**.

Selbstredend ist das Ausmaß der funktionellen Behinderungen und des verbliebenen Leistungsvermögens ausschließlich vom ärztlichen Gutachter zu beurteilen.

Die Entscheidung über die weiteren Fragen, was nämlich der rechtlich maßgebende „bisherige Beruf" ist, welche Einsatzmöglichkeiten innerhalb dieses Berufs auch für behinderte Versicherte noch bestehen, ob und ggf welche Verweisungstätigkeiten nach dem qualitativen Wert dieses bisherigen Berufs sozial zumutbar, in der Praxis des Erwerbslebens auch tatsächlich vorhanden, inwieweit verwertbare Kenntnisse und Fähigkeiten für die Ausübung derartiger Verweisungstätigkeiten (noch) gegeben sind und ob die nach den ärztlichen Gutachten vorhandene Resterwerbsfähigkeit hierfür ausreicht, ist dagegen ausschließlich den Versicherungsträger bzw Gerichten vorbehalten, nicht Aufgabe der begutachtenden Ärzte.

Der Arzt sollte es daher tunlichst vermeiden, in Bescheinigungen, Berichten und vor allem in Gutachten und sonstigen Stellungnahmen aus seiner Beurteilung des verbliebenen Leistungsvermögens selbst Schlußfolgerungen auf das Vorliegen von Berufsunfähigkeit zu ziehen. Denn für diese rechtliche Würdigung sind zu zahlreiche außermedizinische Umstände maßgebend.

Das **„Herabsinken der Erwerbsfähigkeit"** ist hier gleichfalls nicht abstrakt, sondern **konkret zu beurteilen**.

Es kommt auch hier darauf an, ob der einzelne Versicherte mit dem ihm verbliebenen Leistungsvermögen in seinem Beruf oder einer sozial zumutbaren Verweisungstätigkeit tatsächlich noch vollschichtig arbeiten und so mehr als die Hälfte des Erwerbseinkommens eines vergleichbaren gesunden Versicherten erwerben kann. Könnte er zwar bei *abstrakter* Betrachtung noch im bisherigen Beruf oder einer zumutbaren Verweisungstätigkeit arbeiten, aber nicht mehr vollschichtig, ist bei der gebotenen *konkreten Betrachtung* eine regelmäßige Erwerbstätigkeit nicht mehr realisierbar, weil Arbeitsplätze, auf denen er diese seine restliche Erwerbsfähigkeit lohnbringend verwerten könnte, auf dem Arbeitsmarkt derzeit noch oder doch nicht in nennenswerter Zahl vorhanden sind. Er ist also berufsunfähig. Etwas anderes gilt nur, wenn der Versicherte einen zumutbaren Teilzeitarbeitsplatz tatsächlich innehat.

Der Frage, ob der Versicherte noch **vollschichtig arbeiten** kann oder nicht mehr, kommt daher auch hier eine besondere Bedeutung bei der sozialmedizinischen Begutachtung zu.

Andererseits ist für die Beurteilung der Frage, ob der bisherige Beruf oder eine zumutbare Verweisungstätigkeit noch ausgeübt werden kann, auch hier ausschließlich auf die Erwerbs*fähigkeit*, also auf die noch bestehenden gesundheitlichen Kräfte und beruflichen Fähigkeiten abzustellen, nicht auch darauf, ob angesichts der Verhältnisse des Arbeitsmarkts eine konkrete Chance besteht, einen zumutbaren Arbeitsplatz auch tatsächlich zu erhalten. Daher ist ein Versicherter, der hiernach in seinem Beruf oder einer zumutbaren Verweisungstätigkeit noch vollschichtig arbeiten, aber keinen behinderungsgerechten Arbeitsplatz finden kann, nach der ständigen Rechtsprechung des Bundessozialgerichts arbeitslos, aber nicht berufsunfähig. Das ist durch die 1996 neu eingefügte Bestimmung des § 43 Abs 1 Satz 3 SGB VI (s oben) jetzt auch gesetzlich festgeschrieben.

Eine **anerkannte MdE** (bzw ein GdB) der GUV, des sozEntschR oder des SchwbG von 50 vH (oder mehr) ist auch hier für die Beurteilung der Frage, ob Berufsunfähigkeit vorliegt, ebenso irrelevant wie eine entsprechende Anerkennung in einer Privatversicherung (s unten). In ärztlichen Gutachten und sonstigen Stellungnahmen für die GRV sollte daher jede Bezugnahme auf MdE oder GdB tunlichst vermieden werden, vor allem aber jede Schlußfolgerung etwa dahin, daß ja eine MdE um 50 vH oder mehr (bzw ein entsprechender GdB) anerkannt sei und daher Berufsunfähigkeit vorliege.

Die Berufsunfähigkeit iS der Privatversicherung (s unten) ist vom Wortlaut her der Berufsunfähigkeit iS der GRV zwar ähnlich. Die Anerkennung einer solchen Berufsunfähigkeit indiziert aber gleichfalls nicht das Vorliegen von Berufsunfähigkeit auch iS der GRV.

Die **Privatversicherungen** bieten Versicherungen gegen vollständige oder teilweise Berufsunfähigkeit überwiegend als Zusatzversicherung (mit Beitragsbefreiung und/oder Zusatzrente) bei der privaten Lebensversicherung an (S 92).

Vollständige Berufsunfähigkeit liegt hiernach vor, wenn der Versicherte infolge Krankheit, Körperverletzung oder Kräfteverfalls, die ärztlich objektiv nachzuweisen sind, voraussichtlich dauernd außerstande ist, seinen Beruf oder eine andere Tätigkeit auszuüben, die aufgrund seiner Ausbildung und Erfahrung ausgeübt werden kann und seiner bisherigen Lebensstellung entspricht.

Teilweise Berufsunfähigkeit liegt vor, wenn die vorstehend genannten Voraussetzungen nur in einem bestimmten Grad voraussichtlich dauernd erfüllt sind.

Ist der Versicherte mindestens 6 Monate lang ununterbrochen infolge Krankheit, Körperverletzung oder Kräfteverfall, die ärztlich nachzuweisen sind, außerstande gewesen, seinen Beruf oder eine andere Tätigkeit auszuüben, die aufgrund seiner Ausbildung und Erfahrung ausgeübt werden kann und seiner bisherigen Lebensstellung entspricht, so gilt die Fortdauer dieses Zustandes als vollständige oder teilweise Berufsunfähigkeit.

Im Rahmen der **Krankentagegeldversicherung** bei Arbeitsunfähigkeit (S 92) ist die **Berufsunfähigkeit** dagegen anders definiert, § 15 Buchst b MB/KT 94. Berufsunfähigkeit in diesem Sinn liegt – abweichend von den sonstigen Begriffen der Berufsunfähigkeit – vor, wenn die versicherte Person nach medizinischem Befund im bisher ausgeübten Beruf auf nicht absehbare Zeit mehr als 50 % erwerbsunfähig ist.

Hinsichtlich der rechtlichen Bedeutung einer „Minderung der Erwerbsfähigkeit" iS des **zivilen Haftpflichtrechts** s oben S 15.

2.10 Minderung der Erwerbsfähigkeit (MdE, GdB; Grad der Invalidität iS der PUV)

Wenn im Sozialrecht von einer Minderung der Erwerbsfähigkeit in der Abkürzung „**MdE**" gesprochen wird, so handelt es sich um die vor allem in den Rechtsbereichen der GUV und des sozEntschR, aber auch im Entschädigungsrecht des BEG für die Höhe der Rentenleistungen maßgebende, in Prozentsätzen auszudrückende Beeinträchtigung der vollen Erwerbsfähigkeit im allgemeinen Erwerbsleben infolge eines bestehenden Gesundheitsschadens.

Für das **Schwerbehindertenrecht** hat das SchwbG in seiner Neufassung von 1986 dagegen den früher auch dort verwendeten MdE-Begriff durch einen eigenen „**Grad der Behinderung**" (**GdB**) ersetzt.

Dieser entspricht inhaltlich jedoch weitgehend dem allgemeinen MdE-Begriff, § 3 Abs 3 SchwbG. Wesentlicher Unterschied zur MdE: Als iS einer Behinderung regelwidrig gilt hier nur der Zustand, der von dem für das Lebensalter typischen abweicht, § 3 Abs 1 Satz 2 SchwbG (S 166).

Der in der **privaten Unfallversicherung** verwendete Begriff des „**Grades der Invalidität**" ist mit dem der MdE nicht identisch, sondern richtet sich nach eigenständigen Regeln (S 23).

Soweit im **zivilen Haftpflichtrecht** eine Aufhebung oder Minderung der Erwerbsfähigkeit von Bedeutung ist (§ 843 BGB), ist hier nicht die abstrakte MdE iS der nachfolgenden Ausführungen gemeint.

Denn für den Schadensersatzanspruch nach § 843 BGB kommt es nicht auf Verlust an körperlicher Integrität und auch nicht auf eine abstrakte Einbuße an Erwerbs*fähigkeit* an, sondern allein auf den *konkreten Vermögensschaden*, auf die konkrete Einbuße an Arbeits-

oder sonstigem Erwerbs*einkommen* infolge der Schädigung (S 85). Die abstrakten MdE-Sätze des Sozialrechts sind hierfür ebenso ohne jede rechtliche oder praktische Bedeutung wie die Invaliditätsgrade der PUV. Die Verwendung dieser Begriffe sollte daher in Haftpflichtgutachten tunlichst vermieden werden.

2.10.1 Begriff der MdE

Erwerbsfähigkeit bedeutet die Fähigkeit des Betroffenen, sich unter Ausnutzung aller Arbeitsgelegenheiten, die ihm im gesamten Erwerbsleben offenstehen, einen Erwerb zu verschaffen. Die gesundheitlich bedingte Minderung dieser Fähigkeit, ausgedrückt in Prozentsätzen, ist die MdE sein.[1]

Die **MdE** richtet sich nach den in Wortlaut und Inhalt weitgehend übereinstimmenden §§ 56 Abs 2 SGB VII, 30 Abs 1 BVG nach dem Umfang der sich aus der Beeinträchtigung des körperlichen und geistigen Leistungsvermögens ergebenden verminderten Arbeitsmöglichkeiten auf dem gesamten Gebiet des Erwerbslebens. Dabei sind seelische Begleiterscheinungen und/oder außergewöhnliche Schmerzen besonders zu berücksichtigen.[2] Bei jugendlichen Versicherten wird die Minderung der Erwerbsfähigkeit nach den Auswirkungen bemessen, die sich bei Erwachsenen mit gleichem Gesundheitsschaden ergeben würden, §§ 56 Abs 2 Satz 2 SGB VII, § 30 Abs 1 Satz 4 BVG.

Bei der Bemessung der Minderung der Erwerbsfähigkeit werden Nachteile berücksichtigt, die die Versicherten dadurch erleiden, daß sie bestimmte von ihnen erworbene besondere berufliche Kenntnisse und Erfahrungen infolge des Versicherungsfalls nicht mehr oder nur noch in vermindertem Umfang nutzen können, soweit solche Nachteile nicht durch sonstige Fähigkeiten, deren Nutzung ihnen zugemutet werden kann, ausgeglichen werden, §§ 56 Abs 2 Satz 3 SGB VII (früher: § 581 Abs 2 RVO), 30 Abs 2 BVG (s unten).

Eigentlich sollten jedenfalls im gesamten Sozialrecht die medizinischen Bewertungsmaßstäbe der MdE für alle Teilbereiche gleich sein. Insbesondere gibt es keine zwingenden sachlichen Gründe für unterschiedliche MdE-Sätze in der GUV und im sozEntschR.[3]

In der Praxis werden infolge nicht rechtzeitig harmonisierter Entwicklungen in den verschiedenen Rechts-

bereichen gleiche Gesundheitsschäden in der GUV und im sozEntschR jedoch vielfach unterschiedlich bewertet: Das sozEntschR billigt in den „Anhaltspunkten", ausgehend von den Mindestsätzen für bestimmte erhebliche äußere Körperschäden in der VV Nr 5 zu § 30 BVG (S 160) als Vergleichsmaßstab,[4] für zahlreiche Gesundheitsschäden höhere MdE-Sätze zu als die GUV.[5]

2.10.2 Abstrakter Schadensausgleich, individuelle Bewertung

Die Rentenleistungen der GUV und des sozEntschR sind – anders als zB der zivilrechtliche Schadensersatzanspruch nach § 843 BGB – nicht unmittelbar auf den Ausgleich eines konkreten wirtschaftlichen Schadens ausgerichtet, sondern primär auf die Einbuße an Erwerbsfähigkeit im *gesamten* Bereich des Erwerbslebens. Daher ist die MdE – anders als die Beeinträchtigung der Erwerbsfähigkeit bei Berufs- und Erwerbsunfähigkeit iS der GRV – **abstrakt festzustellen**, also losgelöst von den konkreten Erwerbsverhältnissen des Einzelfalls. Eine gleiche Behinderung hat somit bei allen Betroffenen – von den Ausnahmefällen der §§ 56 Abs 2 Satz 3 SGB VII, 30 Abs 2 BVG (s unten) abgesehen – zu einer gleich hohen MdE zu führen.

Unerheblich für die Höhe der (medizinischen) MdE ist daher, ob und in welchem Umfang der Betroffene wegen der erlittenen Schädigung tatsächlich vermindert arbeitet und geringeres Erwerbseinkommen erzielt, ob er seine restliche Erwerbsfähigkeit de facto auf dem Arbeitsmarkt überhaupt noch lohnbringend verwerten kann, ob er unabhängig von dem streitigen Gesundheitsschaden etwa wegen seines Alters oder anderer Leiden ohnehin nicht mehr arbeiten würde oder ob er zB als Kind, Schüler oder Student auch ohne das schädigende Ereignis ohne Arbeit und Erwerbseinkommen sein würde.

Für die Bemessung der MdE darf es daher keinen Unterschied machen, ob der Betroffene zB trotz einer Oberschenkelamputation (MdE: 60 bzw 70 vH) als Verwaltungs- oder kaufmännischer Angestellter an seinen früheren Arbeitsplatz zurückkehrt, sein volles bisheriges Erwerbseinkommen weiterbezieht und dadurch einen konkreten Schaden überhaupt nicht erleidet, oder ob er zB wegen des Verlustes oder der Lähmung eines oder mehrerer Finger (MdE: 10 bis 40 vH) seine bisherige Tätigkeit zB als Chirurg, Uhrmacher, Feinmechaniker, Elektroniker, technischer Zeichner usw nicht mehr ausüben kann und einen neuen anderen Arbeitsplatz nicht mehr findet. Auch bei Behinderten, die durch Rehabilitationsmaßnahmen wirtschaftlich und sozial wieder voll eingegliedert sind oder sogar einen beruflichen Aufstieg erfahren haben, ist die MdE ausschließlich nach diesen abstrakten Gesichtspunkten zu beurteilen.

---

[1] stdRspr; vgl ua BSGE 1, 174; BSG SozR 2200 § 581 Nr 22, 28; *Brackmann* S 566yl; *Erlenkämper/Fichte* S 39; *Lauterbach* § 581 Anm 5, jeweils mwN
[2] so ausdrücklich § 30 Abs 1 Satz 1, 2. Halbsatz BVG
[3] *Erlenkämper/Rompe*, MedSach 1984, 112

[4] vgl hierzu kritisch: *Erlenkämper/Rompe* aaO und *Erlenkämper/Fichte* S 45, jeweils mwN
[5] vgl hierzu die Synopse S 419 ff

Im Ergebnis führt diese abstrakte MdE-Bewertung zu einer Entschädigung nach dem **Grad der Versehrtheit**, des Verlustes an anatomischer Integrität und funktioneller Intaktheit, nicht nach der Einbuße an *Erwerbs*fähigkeit.[6]

Soweit dieses Abstraktionsprinzip hinsichtlich der Entschädigung einer Modifizierung bedurfte, ist dies bei der Ausgestaltung der Entschädigungsleistungen geschehen (zB im sozEntschR durch die Trennung zwischen Grund- und Ausgleichsrente und einen besonderen Berufsschadensausgleich, in der GUV ua durch die Abhängigkeit der Rente vom vorher erzielten Jahresarbeitsverdienst).

Zur Gewährleistung einer gleichen und im gerechten Verhältnis zueinander stehenden Bewertung von Gesundheitsschäden sind in zahlreichen amtlichen,[7] halbamtlichen[8] und nichtamtlichen Quellen **Erfahrungssätze zur Höhe der MdE** entwickelt worden, die im vorliegenden Werk für die Haltungs- und Bewegungsorgane zusammengefaßt und ergänzt werden (S 417 ff).

Diese Erfahrungssätze sind für die ärztliche Beurteilung der MdE zwar nicht unmittelbar verbindlich. Wegen der verfassungsrechtlich gebotenen Gleichbehandlung gleichgelagerter Fälle (Art 3 GG) sollte hiervon ohne gewichtige Gründe des konkreten Einzelfalls aber nicht abgewichen werden.[9]

In der **PUV** sind in den AUB für bestimmte Gesundheitsschäden feste Invaliditätsgrade festgelegt, die unter Ausschluß des Nachweises eines individuellen höheren oder geringeren Grades gelten, § 7.I.2 AUB.

Die Bewertung erfolgt hier ausschließlich nach solchen abstrakten Gesichtspunkten. Auch werden hier Vorschäden am selben Organ nach eigenen Maßstäben berücksichtigt (S 23).

Im gesamten **Sozialrecht** ist dagegen abstrakt nur das Prinzip der Schadensfeststellung. Im übrigen folgen hier MdE und GdB dem **Gebot der individuellen Bewertung** und sind nach den konkreten Verhältnissen des jeweiligen Einzelfalls festzustellen.

Ausgangspunkt für die Bewertung der MdE bildet hier die **individuelle Erwerbsfähigkeit** des Betroffenen unmittelbar vor Eintritt des schädigenden Ereignisses; denn diese ist es, die durch den Arbeitsunfall oder die sonstige Schädigungseinwirkung gemindert wird.[10] Sie ist daher bei der Beurteilung der MdE stets mit 100 vH anzusetzen, auch wenn sie durch frühere Krankheit, Unfallfolgen usw objektiv bereits herabgesetzt war.

Maßgebend ist also nicht, inwieweit die Erwerbsfähigkeit gegenüber einer gesunden oder altersentsprechenden Vergleichsperson herabgesunken oder eine vorher bereits bestehende Einschränkung der Erwerbsfähigkeit durch das jetzige schädigende Ereignis weiter herabgesetzt worden ist, sondern allein, in welchem Ausmaß die unmittelbar vor dem schädigenden Ereignis bestehende – ggf bereits geminderte – individuelle Erwerbsfähigkeit durch dieses (weiter) vermindert worden ist.

War also zB ein Versicherter der GUV vor Eintritt des Arbeitsunfalls durch eine frühere Erkrankung (zB Herzinfarkt, MdE 70 vH) in seiner Erwerbsfähigkeit bereits erheblich gemindert und hat er durch den jetzigen Arbeitsunfall ein Bein verloren (MdE: 60 vH), so ist die individuelle Erwerbsfähigkeit unmittelbar vor dem Arbeitsunfall trotz der aufgrund des Herzinfarkts erheblich geminderten Erwerbsfähigkeit mit 100 vH anzusetzen mit dem Ergebnis, daß die Arbeitsunfallfolge – wie bei jedem Gesunden auch – mit einer MdE um 60 vH zu bewerten ist.

Die abstrakten Bewertungsmaßstäbe der allgemeinen Erfahrungssätze gelten aber nur für den Normalfall und schließen die Feststellung einer **individuellen höheren oder geringeren MdE** in besonders gelagerten Einzelfällen nicht aus.

So kann von den allgemeinen Erfahrungswerten nach oben ua abgewichen werden, wenn sich die Funktionsverhältnisse im Verletzungsbereich im Einzelfall als besonders ungünstig darstellen.

Sind zB nach einer Oberschenkelamputation (Normal-MdE in der GUV: 60 vH; im sozEntschR: 70 vH) die Stumpfverhältnisse besonders ungünstig, neigt also zB der Stumpf zu rezidivierenden Entzündungen oder Neurombildungen und kann deswegen die Prothese nicht oder nur gelegentlich getragen werden, wird dies idR Veranlassung geben, die MdE individuell höher zu bewerten als normal. Dies gilt auch, wenn es im Verletzungsbereich durch ungünstige Narbenverhältnisse und/oder Nervenverletzungen zu außergewöhnlichen Schmerzen oder sonstigen Funktionsbeeinträchtigungen kommt, die von der Normal-MdE erkennbar nicht

---

[6] so ua auch *Wilke* § 30 Rdz 1 ff mwN; *Anhaltspunkte* Nr 18 S 24

[7] insbesondere die VV Nr 5 zu § 30 BVG

[8] insbesondere die *Anhaltspunkte*

[9] stdRspr; vgl ua BSG SozR 2200 § 581 Nr 5, 15, 23; SozR 3100 § 30 Nr 8, 13

[10] Einhellige Meinung; vgl ua BSG 5, 232; 9, 104; 43, 208; BSG SozR 2200 § 580 Nr 5, § 622 Nr 21; *Brackmann* S 568b; *Erlenkämper/Fichte* S 39; *Lauterbach* § 581 Anm 5

mitumfaßt werden. Eine höhere Bewertung kommt ferner in Betracht, wenn sich die Unfall- bzw Schädigungsfolgen mit den Auswirkungen eines Vorschadens funktionell überlagern und deswegen die Erwerbsfähigkeit des Betroffenen stärker als normal beeinträchtigen (S 24).

Besonders günstige Funktionsverhältnisse gestatten eine niedrigere Bewertung der MdE dagegen nicht.

Die Erfahrungswerte gelten als Mindestsätze, die grundsätzlich nicht unterschritten werden dürfen. Eine niedrigere Bewertung der MdE kommt daher allenfalls in Betracht, wenn die substantielle und/oder funktionelle Einbuße im Ausnahmefall erheblich geringer ist als im Normalfall, insbesondere, wenn das schädigende Ereignis den Gesundheitsschaden nicht hervorgerufen, sondern nur verschlimmert hat (S 63) oder wenn sich die Unfall- bzw Schädigungsfolgen wegen eines Vorschadens am geschädigten Organ bzw Organsystem deutlich geringer auswirken (S 24).

Bei dem Prinzip der abstrakten Schadensfeststellung liegt es auf der Hand, daß der gleiche Gesundheitsschaden verschiedene Verletzte unterschiedlich stark betreffen kann. Das Gebot der individuellen Bewertung der MdE macht es daher gelegentlich erforderlich, auch besondere **Nachteile im Beruf** bzw ein **besonderes berufliches Betroffensein** zu berücksichtigen. Die Einzelgesetze sehen daher die Möglichkeit zur Erhöhung der MdE aus diesem Grunde vor.

So bestimmt für die **GUV** § 56 Abs 2 Satz 3 SGB VII (früher: § 581 Abs 2 RVO), daß Nachteile, die der Verletzte dadurch erleidet, daß er bestimmte von ihm erworbene besondere berufliche Kenntnisse und Erfahrungen infolge des Versicherungsfalls nicht mehr oder nur noch in vermindertem Umfang nutzen kann, bei der Bemessung der MdE zu berücksichtigen sind, soweit sie nicht durch sonstige Fähigkeiten, deren Nutzung ihm zugemutet werden kann, ausgeglichen werden (S 147).

Für das **sozEntschR** bestimmt § 30 Abs 2 BVG, daß die MdE höher zu bewerten ist, wenn der Beschädigte durch die Art der Schädigungsfolgen in seinem vor der Schädigung ausgeübten, begonnenen oder nachweisbar angestrebten oder in dem Beruf besonders betroffen ist, den er nach Eintritt der Schädigung ausgeübt hat oder noch ausübt (S 161).

Die **PUV** gestattet die Berücksichtigung eines solchen beruflichen Betroffenseins hingegen nicht. Hier bestimmen die AUB, daß die festen Invaliditätsgrade an Gliedmaßen und Sinnesorganen „unter Ausschluß des Nachweises einer höheren oder geringeren Invalidität" gelten und die übrigen Unfallfolgen „unter ausschließlicher Berücksichtigung medizinischer Gesichtspunkte" zu bewerten sind, § 7.I.2.a bzw c AUB.

Die Höherbewertung der MdE aus dem Gesichtspunkt des besonderen beruflichen Betroffenseins ist aber ausschließliche Aufgabe der Verwaltung bzw der Gerichte, nicht des ärztlichen Gutachters.

Der begutachtende Arzt sollte aber ggf auf das Vorliegen eines solchen Sachverhalts hinweisen, vor allem, wenn ein solches berufliches Betroffensein für den medizinischen Laien nicht ohne weiteres erkennbar ist.

Die **Bemessung der MdE** erfolgt in Prozentsätzen, die idR durch 10 teilbar sein sollten. Ausnahmen gelten in der GUV für die Sätze 15 und 25 vH, vereinzelt auch noch 33 1/2 und 66 2/3 vH.

Eine exakte Bemessung der MdE ist auch dann erforderlich, wenn diese normalerweise keinen Rentenanspruch auslöst (Mindest-MdE in der GUV: 20 vH; im sozEntschR: infolge der Aufrundung 25 vH; auch für den Dienstunfall von Beamten beträgt die Schwelle 25 vH), aber größer als 10 vH ist.

Denn auch eine solche MdE kann rechtliche Bedeutung erlangen, einmal durch die Verbindlichkeit der Feststellung nach § 4 Abs 2 SchwbG (S 167), zum anderen, weil diese in der GUV bei einem weiteren (früheren oder späteren) Arbeitsunfall als sog **Stütz-MdE** zur Begründung eines Rentenanspruchs auch bei geringerer MdE führen kann.

Denn nach § 56 Abs 1 Satz 2 SGB VII (früher: § 581 Abs 3 RVO) ist für jeden – früheren und/oder späteren – Versicherungsfall Rente zu gewähren, wenn die Erwerbsfähigkeit des Verletzten infolge *mehrerer* Versicherungsfälle gemindert ist, die MdE für den einzelnen Versicherungsfall aber wenigstens 10 und zusammen wenigstens 20 vH erreicht; dabei stehen Versicherungsfällen der GUV gleich Unfälle oder Entschädigungsfälle nach den Beamtengesetzen, dem sozEntschR und entsprechenden anderen Gesetzen (zB BEG). Auch wenn die nunmehrigen Unfallfolgen nur eine MdE unter 20 vH bewirken, können sie also nur in Verbindung mit derartigen früheren (oder späteren) Schädigungen ggf zu einer (oder gar mehreren) Unfallrenten führen.

In die Bewertung einzubeziehen sind nur **Dauerschäden**, keine vorübergehenden Zustände.

In der **GUV** erhält der Verletzte Rente idR nur, wenn die zu entschädigende MdE über die (jetzt) 26. Woche nach dem Unfall hinaus andauert, § 56 Abs 1 SGB VII (früher: 13. Woche, § 580 Abs 1 RVO).

Im **sozEntschR** sind vorübergehende, den Zeitraum von 6 Monaten nicht überdauernde Gesundheitsstörungen oder Verschlimmerungen bei der Bemessung der MdE nicht zu berücksichtigen, § 30 Abs 1 Satz 3 und 4 BVG.

Gleiches gilt für den GdB im **SchwbR**, § 3 Abs 1 Satz 2 SchwbG.

Bei rasch und/oder häufig **wechselnden Befunden**, die eine Bewertung nach getrennten Zeitabschnitten nicht möglich machen (zB bei chronischer Osteomyelitis), ist die MdE nach einem Durchschnittswert zu bemessen, der dann einheitlich gilt.[12]

Dieser Durchschnittswert darf aber nicht zu niedrig angesetzt werden. Dies gilt vor allem, wenn die Zeiten mit starker Beeinträchtigung der Erwerbsfähigkeit überwiegen, aber auch, wenn in den symptomarmen Zeiten eine lohnbringende Verwertung der dann zeitweise bestehenden höheren Erwerbsfähigkeit praktisch nicht möglich ist.

Die Bewertung der MdE darf bei Erst-, vor allem aber bei Nachuntersuchungen nicht allein auf **„gesicherte ärztliche Erfahrung"** gestützt werden.

Insbesondere darf nicht argumentiert werden, nach gesicherter ärztlicher Erfahrung aus einer Vielzahl gleichgelagerter Fälle würden die ursprünglichen unfall- bzw schädigungsbedingten Beschwerden nach einer gewissen Zeit abklingen und könnten daher auch im streitigen Fall nicht mehr vorliegen; etwaige dennoch als fortbestehend geklagte Beschwerden müßten somit in unfall- bzw schädigungsunabhängigen (zB anlage-, degenerativ oder psychogen bedingten) Umständen begründet sein und würden eine unfall- bzw schädigungsbedingte MdE nicht mehr bewirken.[13]

Soll der Wegfall der unfall- bzw schädigungsbedingten Beschwerden und der hierdurch ursprünglich bewirkten MdE rechtlich haltbar begründet werden, bedarf es vielmehr des Nachweises iS des sog Vollbeweises (S 71), daß dies nicht nur entsprechend der allgemeinen ärztlichen Erfahrung bei einer Vielzahl *anderer* Patienten, sondern auch *konkret* bei *diesem* Betroffenen tatsächlich der Fall ist. Die *allgemeine* ärztliche Erfahrung kann hierfür ein wichtiges Indiz sein, ersetzt für sich allein den rechtlich notwendigen schlüssigen Beweis der Änderung im individuellen Einzelfall jedoch nicht.[14]

Kann daher eine wesentliche Änderung des ursprünglich gegebenen objektiven Zustands- bzw Beschwerdebildes nicht überzeugend nachgewiesen werden, darf eine Herabsetzung der MdE nur vorgenommen werden, wenn sich eine sog *Änderung der Wesensgrundlage des Leidens* (S 68) feststellen läßt.

Die **definitive Feststellung der MdE** in ihrer für die Rentenleistung maßgeblichen Höhe ist letztlich Aufgabe des zuständigen Sozialleistungsträgers bzw des Gerichts.

Denn die Frage nach der Höhe der MdE ist nicht ausschließlich medizinischer Natur.[15] Dies gilt vor allem, wenn es um die Bewertung der Gesamt-MdE aus mehreren Unfall- bzw Schädi-

gungsfolgen oder um die Frage geht, ob eine funktionelle Überlagerung mit Vorschäden oder ein besonderes berufliches Betroffensein zu berücksichtigen ist.

Die ärztliche Schätzung der MdE ist selbstredend eine wichtige und unverzichtbare Grundlage für diese definitive Entscheidung, von der nicht ohne wichtigen Grund abgewichen werden darf. Liegen aber zB unterschiedliche MdE-Schätzungen verschiedener Gutachter vor oder hat der einzelne Gutachter die maßgebenden rechtlichen Maßstäbe für die Bewertung der MdE zB hinsichtlich der Gesamt-MdE oder der Berücksichtigung bestehender Vorschäden nicht oder nicht zutreffend berücksichtigt, sind Verwaltung bzw Gericht gehalten, die MdE unter Berücksichtigung des Gesamtergebnisses des Verfahrens definitiv zu bewerten.[16]

2.10.3 Gesamt-MdE

Hat ein Arbeitsunfall mehrere in sich selbständige Gesundheitsstörungen (zB eine Patellafraktur *und* eine Nervenschädigung) bewirkt oder sind – wie im sozEntschR, nach dem SchwbG oder dem BEG – mehrere vorliegende Gesundheitsschäden aus verschiedenen Schädigungsereignissen in ihrer Gesamtwirkung zu bewerten, ist eine **Gesamt-MdE** für alle vorliegenden Unfall- bzw Schädigungsfolgen (bzw ein **Gesamt-GdB** aller Behinderungen) zu bilden.[17]

Dies kann – anders als in der PUV (s unten) – nicht einfach durch eine Addition der für die einzelnen Gesundheitsschäden maßgebenden MdE-Grade (der sog Einzel-MdE's) geschehen. Entscheidend ist vielmehr, in welchem Maß die Summe aller Auswirkungen der entschädigungspflichtigen Gesundheitsschäden die Erwerbsfähigkeit des Betroffenen mindert und in welchem Ausmaß seine Erwerbsfähigkeit trotz der vorhandenen Unfall- bzw Schädigungsfolgen noch erhalten ist. Die auf diese Weise zu bestimmende Gesamt-MdE kann höher (zB bei wechselseitiger Verstärkung der einzelnen Gesundheitsschäden), wird aber vielfach niedriger sein als das Additionsergebnis der Einzel-MdE's.

Betreffen diese mehreren Gesundheitsschäden verschiedene ärztliche Fachgebiete (zB Orthopädie *und* Neurologie oder innere Medizin), und beurteilt jeder Gutachter nur die vorliegenden Gesundheitsschäden seines Fachgebiets, muß eine Gesamtbeurteilung der MdE herbeigeführt werden. Diese kann durch einen fachübergreifenden Hauptgutachter (zB Sozialmediziner), kann aber auch in der Weise erfolgen, daß der Gutachter, in dessen Fachbereich die schwerwiegendsten Ge-

[12] LSG Stuttgart Breith 1979, 689; vgl auch *Anhaltspunkte* Nr 18 (5) S 31
[13] BSG SozR 3200 § 81 Nr 3
[14] BSG SozR 3200 § 81 Nr 3
[15] BSG SozR 2200 § 581 Nr 5; *Brackmann* S 570a

[16] BSG SozR 2200 § 581 Nr 9
[17] so ausdrücklich VV Nr 4 zu § 30 BVG

sundheitsschäden fallen, mit der Bewertung der Gesamt-MdE unter Mitberücksichtigung der Gutachten aus den anderen Fachbereiche beauftragt wird.

Bei der **Bewertung der Gesamt-MdE** kommt es auf eine Gesamtschau aller maßgebenden Unfall- bzw Schädigungsfolgen oder Behinderungen an. Die Gesamt-MdE ist daher nach den Auswirkungen der Funktionsbeeinträchtigungen in ihrer Gesamtheit unter Berücksichtigung ihrer wechselseitigen Beziehungen festzustellen.[18]

Entscheidend ist insoweit:[19]

– inwieweit die Auswirkungen der einzelnen Gesundheitsstörungen voneinander unabhängig sind und verschiedene Funktionsbereiche des Betroffenen und damit verschiedene für die Erwerbsfähigkeit bedeutsame Bereiche betreffen,
– inwieweit sich ein Gesundheitsschaden auf den anderen besonders nachteilig auswirkt (zB bei paarigen Organen),
– inwieweit sich die Auswirkungen der einzelnen Gesundheitsschäden überschneiden,
– inwieweit sich das Ausmaß eines Gesundheitsschadens durch andere Gesundheitsschäden (zB Vorschäden, S 24) verstärkt,
– in welchem Ausmaß eine Erwerbsfähigkeit trotz der Summe der zu berücksichtigenden Gesundheitsschäden erhalten bleibt.

Vielfach wird es zweckmäßig sein, von dem Schaden mit der größten Einzel-MdE auszugehen und zu prüfen, inwieweit diese MdE durch die übrigen Gesundheitsschäden weiter erhöht wird.[20]

In der **GUV** gibt es eine Gesamt*rente* schon seit 1963 nicht mehr. Hier wird jeder Versicherungsfall gesondert behandelt und entschädigt, auch wenn derselbe Versicherungsträger zuständig ist.

Mehrere Versicherungsfälle führen hier daher ggf zu mehreren Renten, und infolge des Abstraktionsprinzips der Entschädigung können diese mehreren Renten zu MdE-Sätzen von zusammen mehr als 100 vH führen.[21]

Vor allem dürfen hier – anders als im sozEntschR (s unten) – Einzel-MdE's aus *verschiedenen* Versicherungsfällen nicht zu *einer* Gesamt-MdE zusammengezogen werden, und zwar auch dann nicht, wenn ein Organ nacheinander von mehreren Versicherungsfällen betroffen wird und/oder derselbe UV-Träger für die Entschädigung zuständig ist.[22] Hat dagegen *ein* Versicherungsfall zu *mehreren* in sich selbständigen Gesundheitsschäden

(zB Verlust einer Hand, Versteifung eines Kniegelenks) geführt, sind *alle* Folgen dieses *einen* Versicherungsfalls in *einer* Gesamt-MdE zusammenzufassen.

Im **sozEntschR** ist dagegen dann, wenn mehrere – auch zeitlich weit auseinander liegende – Schädigungsereignisse vorliegen oder zB zu einer alten Schädigung nach dem BVG oder des SVG jetzt eine solche iS des OEG oder ein Impfschaden hinzutritt, stets aus *allen* bestehenden Schädigungsfolgen eine gemeinsame Gesamt-MdE zu bilden.[23]

Eine neu hinzutretende Schädigungsfolge – auch eine solche aus einem anderen Teilgebiet des sozEntschR – bewirkt somit eine Änderung der Verhältnisse iS des § 48 SGB X, die zu einer Neufeststellung des *einen* Entschädigungsanspruchs zu führen hat, keinen neuen, selbständigen „Entschädigungsfall". Entsprechendes gilt bei einer wesentlichen Änderung der Verhältnisse (§ 48 SGB X) durch Besserung oder Verschlimmerung von Schädigungsfolgen der einzelnen Teilbereiche.

Auch das **SchwbR** mit seinem GdB kennt, wenn mehrere Einzelbehinderungen vorliegen oder hinzutreten, nur *einen* Gesamt-GdB, § 4 Abs 3 SchwbG.

Daher ist auch hier also, wenn eine wesentliche Änderung in den Verhältnissen eintritt (zB Behinderungen neu hinzutreten oder wegfallen), *ein* neuer Gesamt-GdB nach Maßgabe der eingetretenen Änderung zu bilden.

In der **PUV** sind die Invaliditätsgrade, die sich aus *mehreren* Unfällen ergeben, – insoweit ähnlich wie in der GUV – einzeln zu ermitteln und zu entschädigen.

Dagegen sind – völlig anders als im gesamten Sozialrecht – die Invaliditätsgrade, die sich aus *einem* Unfall mit Beeinträchtigung *mehrerer* körperlicher oder geistiger Funktionen ergeben, stets *im Wege der Addition* zusammenzurechnen, § 7.I.2.d AUB.

2.10.4   Bezugszeitpunkt der Bewertung

Den Bezugszeitpunkt für die MdE-Bewertung hat der Zeitpunkt zu bilden, in dem der Gesundheitsschaden eingetreten ist bzw erstmals als ein zumindest einstweilen abgeschlossener Dauerzustand vorliegt. Das wird idR der Zeitpunkt des Wegfalls der Arbeitsunfähigkeit oder, wenn der Wiedereintritt von Arbeitsfähigkeit nicht zu erwarten ist, der Abschluß der Heilbe-

---

[18] so ausdrücklich § 4 Abs 3 SchwbG
[19] vgl *Anhaltspunkte* Nr 19 (3) S 34
[20] vgl *Anhaltspunkte* Nr 19 (3) S 34
[21] vgl das Beispiel bei *Erlenkämper/Fichte* S 43
[22] BSG SozR Nr 5, 16 zu § 581 RVO; BSG SozR 2200 § 581 Nr 21

[23] so ausdrücklich zB §§ 84 Abs 3 SVG, 47 Abs 8 ZDG, 3 Abs 1 OEG; 54 Abs 1 BSeuchG

handlung sein.[24] Denn maßgebend für die Feststellung des Schadens sind die Verhältnisse, die bei Eintritt der Schädigung bestanden haben; durch sie allein wird der Schaden bestimmt und begrenzt.[25]

Liegt bei der erstmaligen Feststellung der MdE das schädigende Ereignis bereits länger zurück, ist die MdE daher zunächst zurückzubeziehen auf den Zeitpunkt, in dem die Unfall- bzw Schädigungsfolgen in diesem Sinn erstmalig abgeschlossen vorgelegen haben. Sodann ist zu prüfen, ob und ggf in welcher Weise sich der Schaden seitdem verändert hat, vor allem, ob etwaige spätere Verschlimmerungen oder sonstige Folgeschäden ursächlich wesentlich noch auf die ursprüngliche Schädigung zurückzuführen sind oder nicht mehr und inwieweit dementsprechend der nunmehrige Zustand in seiner Gesamtheit (noch) unfall- bzw schädigungsbedingt und entsprechend zu bewerten ist.

2.10.5 Grad der Invalidität iS der privaten Unfallversicherung

In der **PUV** richtet sich die Höhe der Unfallentschädigung nicht nach diesen MdE-Sätzen, sondern nach einem eigenständigen **Grad der Invalidität**, § 7.I.2. AUB (S 90).

Hierhin dürfen die vorgenannten Regeln und Maßstäbe zur MdE also nicht übertragen werden.

Hier gelten für den Verlust oder die Funktionsunfähigkeit bestimmter Gliedmaßen und Sinnesorgane unter Ausschluß des Nachweises einer individuell höheren oder geringeren Invalidität **feste Invaliditätsgrade**, § 7.I.2.a AUB.[26] Bei Teilverlust oder nur teilweiser Funktionsbeeinträchtigung eines dieser Körperteile oder Sinnesorgane wird ein entsprechender Teil dieses Invaliditätsgrades angesetzt, § 7.I.2.b AUB.[27] Werden durch den Unfall Körperteile oder Sinnesorgane betroffen, deren Verlust oder Funktionsunfähigkeit in dieser „Gliedertaxe" nicht ausdrücklich geregelt ist, so ist maßgebend, inwieweit die normale körperliche oder geistige Leistungsfähigkeit unter ausschließlicher Berücksichtigung medizinischer Gesichtspunkte beeinträchtigt ist, § 7.I.2.d AUB.

Wird durch den Unfall eine körperliche oder geistige Funktion betroffen, die schon vorher dauernd beeinträchtigt war, so wird ein Abzug in

Höhe dieser Vorinvalidität vorgenommen, die nach § 7.I.2 zu bemessen ist, § 7.I.3 AUB. Haben Krankheiten oder Gebrechen bei der durch ein Unfallereignis hervorgerufenen Gesundheitsschädigung oder deren Folgen mitgewirkt, so wird die Leistung – im Gegensatz zu den Regeln des Sozialrechts – entsprechend dem Anteil der Krankheit oder des Gebrechens gekürzt, wenn dieser Anteil mindestens 25 vH beträgt, § 8 AUB.

Haben mehrere (versicherte) Unfälle stattgefunden, sind diese einzeln und unabhängig voneinander zu entschädigen. Bei einer solchen Konstellation ist auch hier denkbar, daß die Einzelgrade die Summe von 100 vH überschreiten. Allerdings ist dann die Vorschrift des § 7.I.3 AUB zu beachten, nach der, wenn durch den (konkreten) Unfall eine körperliche oder geistige Funktion betroffen wird, die schon vorher dauernd beeinträchtigt war, ein Abzug in Höhe dieser sog Vorinvalidität nach Maßgabe des § 7.I.2 AUB vorzunehmen ist.

Bestimmte Gesundheitsstörungen – ua (mit Ausnahmen) Infektionen und Vergiftungen, ferner Bauch- und Unterleibsbrüche, sofern sie nicht durch einen versicherten Unfall entstanden sind, sowie Schädigungen an Bandscheiben,[28] sofern nicht ein versichertes Unfallereignis die überwiegende Ursache ist – und psychische Reaktionen gleich welcher Ursache sind von vornherein von der Versicherung ausgeschlossen und dürfen daher bei der Bemessung des Invaliditätsgrades nicht berücksichtigt werden, § 2.II.IV AUB (S 88).

2.11 Vorschaden, Parallelschaden, Folgeschaden, Nachschaden

Die Folgen eines Versicherungsfalls iS der GUV oder einer Schädigung iS des sozEntschR sind häufig nicht die einzigen vorliegenden Gesundheitsstörungen, und die Einwirkungen aus den geschützten Risikobereichen nicht die einzigen Ursachen, die bei ihrer Entstehung mitgewirkt haben.

Schädigende Einwirkungen aus der privaten Lebenssphäre (zB Sport, Hobbyarbeiten) können neben den Einwirkungen aus den geschützten

---

[24] so für die GUV ausdrücklich § 72 Abs 1 SGB VII iVm § 46 SGB VII (früher: § 580 Abs 2 und 3 RVO)

[25] BSG 17, 114; 19, 201; 22, 82

[26] vgl hierzu im einzelnen S 94

[27] zB 1/2 Beinwert; 1/4 Armwert; vgl hierzu im einzelnen S 94 und 412 sowie die Synopse S 417 ff

[28] Nach den alten AUB waren Bandscheibenvorfälle nicht ausgeschlossen, vgl BGH VersR 1989, 73

Risikobereichen an dem Eintritt des Schadens mitgewirkt haben (Parallelschaden).

Andere Gesundheitsstörungen (Folgen früherer Unfälle, Krankheiten, Gebrechen, degenerative Vorschädigungen usw) können schon vor dem schädigenden Ereignis bestanden haben (Vorschaden im weiteren Sinn), an dem Eintritt des jetzt streitigen Körperschadens ursächlich beteiligt sein (Fall der konkurrierenden Kausalität) und dessen funktionelle Auswirkungen verändern (Vorschaden im engeren Sinn).

Noch andere Gesundheitsstörungen können den Unfall- bzw Schädigungsfolgen zeitlich nachfolgen (Folgeschaden) und durch diese wesentlich (mit-) verursacht sein (mittelbarer Schaden) oder sich in ihren funktionellen Auswirkungen mit den Unfall- bzw Schädigungsfolgen mischen (Nachschaden im engeren Sinn).

Je nach ihrer Beziehung zu den Unfall- bzw Schädigungsfolgen und dem Ausmaß der funktionellen Überschneidungen können sich unterschiedliche Rechtsfolgen ergeben, die auch im sozialmedizinischen Gutachten beachtet werden müssen.

2.11.1 Vorschaden

Unfall- bzw Schädigungseinwirkungen treffen nicht immer nur Gesunde. Häufig ergibt sich aus bereits vorliegenden ärztlichen oder sonstigen Unterlagen, Anamnese oder Befund, daß der Betroffene schon vor Eintritt des nunmehr streitigen Schädigungsereignisses durch vorausgegangene Krankheit, Folgen früherer Unfälle oder auch degenerative Prozesse vorgeschädigt war (Vorschädigung, Vorschaden im weiteren Sinn; auch als Vorerwerbsschaden, Vorerwerbsminderung, Vorerwerbsbeschränkung bezeichnet). Ein derartiger Vorschaden kann in den einzelnen Sozialrechtsbereichen unterschiedliche Bedeutung haben.

In der **GKV** ist ein solcher Vorschaden idR ohne rechtliche Bedeutung. Die Krankenkasse hat grundsätzlich auch für Behandlungsbedürftigkeit und Arbeitsunfähigkeit aus solchen Gesundheitsschäden einzutreten, die schon vor Eintritt in die Versicherung bestanden haben.
In der **GRV** können Vorschäden, die bereits bei Eintritt in die Versicherung bestanden haben (zB angeborene, frühkindlich oder juvenil erworbene Schäden), als sog *eingebrachte Leiden* für sich allein Berufs- oder Erwerbsunfähigkeit idR nicht bewirken (S 124).

In der **GUV**, im **sozEntschR** wie auch in der **PUV** kann ein solcher Vorschaden dagegen erhebliche rechtliche Konsequenzen bewirken.

2.11.1.1 Vorschaden und Kausalität im Sozialrecht

Im Rahmen der Kausalitätsbeurteilung von Arbeits- oder Dienstunfällen – entsprechendes gilt für andere Versicherungsfälle bzw Schädigungen - kann der Vorschaden im mehrfacher Hinsicht von Bedeutung sein:

– Eine im Zeitpunkt des Unfalls bereits manifeste Vorschädigung kann ursächlich zu dem jetzt streitigen Gesundheitsschaden beigetragen haben: Die Rechtsfolgen richten sich nach den Grundsätzen der konkurrierenden Kausalität (S 47) und ggf des mittelbaren Schadens (S 64).
– Durch das Unfallereignis kann ein im Zeitpunkt seines Eintritts bereits manifester Gesundheitsschaden (sog Grundleiden) lediglich verschlimmert worden sein: Die Rechtsfolgen bestimmen sich nach den Grundsätzen über Entstehung und Verschlimmerung (S 63).
– Durch das Unfallereignis kann eine bis dahin klinisch-funktionell noch nicht manifeste Schadensanlage manifestiert worden sein; die Rechtsfolgen ergeben sich aus den Grundsätzen über die Beurteilung anlagebedingter Leiden (S 57).

2.11.1.2 Vorschaden und MdE im Sozialrecht

Darüber hinaus ist der Vorschaden bei der **Bewertung der MdE** für eingetretene Gesundheitsschäden durch Versicherungsfälle der GUV bzw Schädigungen iS des sozEntschR zu beachten: Überlagern sich die funktionellen Auswirkungen der Unfallfolgen – entsprechendes gilt für Folgezustände von Berufskrankheiten und Schädigungen iS des sozEntschR - mit denen eines Vorschadens, kann sich wegen der rechtlich gebotenen individuellen Bewertung der MdE (S 19) die Notwendigkeit einer anderen – höheren oder geringeren - Einschätzung der MdE durch die Unfall- bzw Schädigungsfolgen ergeben.[1]

Das ist die Hauptproblematik des Vorschadens, der **Vorschaden im engeren Sinn**.[2]

Ohne unmittelbare rechtliche Bedeutung ist hier – anders als in der PUV - allerdings die Frage, ob und ggf

---

[1] BSGE 5, 232; 9, 104; 21, 63; BSG SozR BVG § 30 Nr 21; *Brackmann* S 568c; *Erlenkämper/Fichte* S 56; *Lauterbach* § 581 Anm 5.b, jeweils mwN
[2] vgl hierzu im einzelnen *Erlenkämper/Fichte* S 56 ff; vgl *Anhaltspunkte* Nr. 48 S 194

in welchem Ausmaß die Erwerbsfähigkeit des Betroffenen infolge des Vorschadens bereits vor Eintritt des schädigenden Ereignisses gemindert war. Denn insoweit ist dieser durch das Sozialrecht in dem Gesundheitszustand geschützt, in dem er sich bei Eintritt des schädigenden Ereignisses befunden hat, also unter Einschluß aller früheren Krankheiten mit ihren Folgen und konstitutionell oder degenerativ bedingten Schadensanlagen (S 44). Es ist also auch dann, wenn seine Erwerbsfähigkeit infolge des Vorschadens bereits deutlich gemindert war, bei der Bewertung der MdE aus den nunmehr streitigen Unfall- bzw Schädigungsfolgen stets von dieser verminderten Erwerbsfähigkeit als der maßgebenden vollen 100%igen Erwerbsfähigkeit auszugehen, so daß ein bestehender Vorschaden insoweit nicht zu einer geringeren Einschätzung der nunmehr streitigen MdE führen darf (S 19).

Es wird aber ohne weitere Erläuterung einleuchten, daß zB der unfall- bzw schädigungsbedingte Verlust eines Armes oder Beines diese maßgebende Erwerbsfähigkeit des Betroffenen ungleich stärker beeinträchtigt als normal, wenn dieser zuvor infolge eines Vorschadens bereits den anderen Arm oder das andere Bein verloren hatte.

Aber auch in weniger spektakulären Fällen sind Überschneidungen von Funktionsausfällen aus Vorschäden und nunmehrigen Unfall- bzw Schädigungsfolgen in Betracht zu ziehen und ggf bei der Bewertung der MdE zu berücksichtigen.

So kann zB der Verlust einzelner Finger, die (Teil-) Versteifung von Gelenken oder eine sonstige Beeinträchtigung der Funktion einer Hand als Vorschaden ebenso Anlaß für eine Höherbewertung einer Unfallverletzung an derselben oder auch der anderen Hand geben wie ein (auch degenerativ bedingter) Vorschaden an der Wirbelsäule für die unfallbedingte Verletzung des Achsenorgans im selben oder einem anderen Segment oder auch an den Extremitäten, wenn sich die Unfallfolgen wegen der funktionellen Überlagerung mit den Auswirkungen des Vorschadens zB durch den Verlust sonst bestehender Kompensationsmöglichkeiten stärker auswirken. Auch Vorschäden an inneren Organen, zentrale oder periphere Nervenschädigungen und selbst Vorschäden im psychiatrischen Bereich (zB wenn infolge Debilität usw eine objektiv mögliche prothetische Versorgung scheitert) können Veranlassung zu einer Höherbewertung der MdE geben, wenn sich deswegen die Unfall- bzw Schädigungsfolgen stärker auswirken als normal.[3]

Andererseits kann ein bestehender Vorschaden auch zu einer geringeren Bewertung der unfall- bzw schädigungsbedingten MdE Anlaß geben oder gar die Annahme rechtfertigen, daß trotz weiterer Beeinträchtigung der anatomischen Integrität eine (weitere) MdE durch die Unfall- bzw Schädigungsfolgen nicht bewirkt worden ist.

War zB ein unfall- bzw schädigungsbedingt im Oberschenkel amputiertes Bein durch eine frühere Erkrankung oder einen Privatunfall bereits teilamputiert oder infolge Kinderlähmung, Contergan-Schaden usw verkrüppelt, versteift oder sonstwie in seiner Gebrauchsfähigkeit erheblich eingeschränkt, so liegt auch hier auf der Hand, daß sich die Einbuße an Substanz, Funktion und Erwerbsfähigkeit infolge der Schädigung geringer auswirkt als bei einem Gesunden.

In Extremfällen ist sogar denkbar, daß trotz eines solchen weiteren Substanzverlustes keine weitergehende MdE bewirkt wird als sie infolge des Vorschadens bereits bestanden hat. War zB die Extremität gebrauchsunfähig verkrüppelt und/oder durch motorische oder sensible Nervenläsionen praktisch funktionsunfähig, kann dem funktionell bedeutungslosen anatomischen Verlust durch die Amputation uU sogar ein Gewinn gegenüberstehen: Sind dadurch die früheren Nervenschmerzen behoben und/oder kann der Stumpf nunmehr prothetisch versorgt werden, so kann sich die Gesamtfunktion jetzt sogar günstiger darstellen als vor dem Schädigungsereignis. Wenn auch dem Sozialrecht der Gedanke eines Vorteilsausgleichs ansonsten fremd ist, kann eine solche Situation doch eine Einschätzung dahin rechtfertigen, daß hier die individuelle Erwerbsfähigkeit trotz des weiteren anatomischen Substanzverlustes nicht (weiter) vermindert worden ist.[4]

Neben diesen Regelfällen des sog **stabilen Vorschadens**, also eines im wesentlichen gleichbleibenden Befundes, gibt es noch die Fallgruppe des **labilen Vorschadens**. Von einem solchen spricht man, wenn der Vorschaden über den Zeitpunkt des schädigenden Vorgangs (Unfall usw) bzw der ersten Rentengewährung hinaus weiterwirkt, aber nicht konstant bleibt, sondern Änderungen unterworfen ist.[5] In Fällen dieser Art ergeben sich für verschiedene Fallgruppen unterschiedliche Konsequenzen für die MdE-Bewertung.

Bestehen stark wechselnde Befunde seitens des Vorschadens (zB bei chronischer Osteomyelitis) mit entsprechend wechselnden Auswirkungen auf die Erwerbsfähigkeit aus den Unfall- bzw Schädigungsfolgen, ist die MdE – allgemeinen Grundsätzen entsprechend - nach einem einheitlich geltenden Durchschnittswert zu bestimmen (S 20).

Erfährt der Vorschaden in der Zeit zwischen schädigendem Ereignis (Unfall usw) und erster Rentenfeststellung eine unfall- bzw schädigungsunabhängige Verschlimmerung (zB Refraktur), ist diese Verschlimmerung ein schädigungsunabhängiger Nachschaden (S 31); bei der MdE-Bewertung darf nur das Ausmaß an Vor-

---

[3] vgl hierzu im einzelnen *Erlenkämper/Fichte* S 58 ff; *Erlenkämper* Orth Praxis 1975, 730

[4] vgl hierzu im einzelnen *Erlenkämper/Fichte* S 58
[5] *Erlenkämper/Fichte* S 59 mwN

schaden berücksichtigt werden, das bei Eintritt des schädigenden Ereignisses bereits bestanden hat. Dies gilt erst recht, wenn sich der Vorschaden schädigungsunabhängig erst nach der ersten Rentenfeststellung verschlimmert.

Hat sich der Vorschaden, der ursprünglich zu einer höheren MdE-Bewertung Anlaß hätte geben können, in der Zeit zwischen dem schädigenden Ereignis und der ersten Rentenfeststellung gebessert, ist das Ausmaß des Vorschadens und seiner funktionellen Wechselwirkungen mit den Unfall- bzw Schädigungsfolgen bei Rentenbeginn maßgebend. Bessert sich der Vorschaden *nach* der ersten Rentenfeststellung und verringert sich dadurch das Ausmaß der funktionellen Überlagerung oder fällt diese sogar ganz weg, so führt dies rechtlich wegen der Auswirkungen auf die Höhe der schädigungsbedingten MdE und damit der Entschädigungsleistung zu einer wesentliche Änderung iS des § 48 SGB X (S 187) mit der Folge, daß eine Neufeststellung (Herabsetzung oder Entziehung) der Rente in Betracht kommt.

Die Möglichkeiten der funktionellen Überlagerung der Auswirkungen solcher Vorschäden mit denen der Unfall- bzw Schädigungsfolgen sind, wie schon die angeführten Beispiele zeigen, vielfältig[6] und bedürfen in der Begutachtungspraxis sorgfältiger Beachtung. Insoweit obliegt dem begutachtenden Arzt eine besondere Verantwortung. Denn Leistungsträger und Gericht werden ohne die sachgerechte Mitwirkung der ärztliche Gutachter häufig gar nicht erkennen können, daß derartige funktionelle Überlagerungen vorliegen.

Voraussetzung für jede andere – höhere oder geringere - Bewertung der schädigungsbedingten MdE wegen eines bestehenden Vorschadens ist aber stets, daß tatsächlich eine **funktionelle Überlagerung** zwischen den Unfall- bzw Schädigungsfolgen und dem Vorschaden besteht, diese ein erhebliches Ausmaß besitzt und tatsächlich dazu führt, daß sich die Unfall- bzw Schädigungsfolgen wegen des bestehenden Vorschadens deutlich anders auswirken als bei einem vorher Gesunden. Besteht eine solche funktionelle Überschneidung überhaupt nicht oder ist sie nur geringfügig, ergibt sich also infolge des Vorschadens keine deutlich andere – stärkere oder geringere - Beeinträchtigung der Erwerbsfähigkeit gegenüber einem vorher Gesunden, kommt eine andere Bewertung der MdE nicht in Betracht.

Stößt zB die unfallbedingte Amputation einer Extremität auf den Verlust einer Niere, auf einen Herzfehler oder eine Lungen-Tbc als Vorschaden, so wird eine derartige funktionelle Überlagerung in aller Regel nicht ge-

geben sein mit der Folge, daß zu einer von den Normalsätzen abweichenden Bewertung der MdE kein Anlaß besteht. Auch dann, wenn sich die Auswirkungen aus Vor- und Unfallschaden nur geringfügig überlagern (zB Bewegungseinschränkung im Handgelenk als Vorschaden, Verlust des Kleinfingers als Unfallschaden) wird man im allgemeinen zu einer anderen Bewertung der MdE nicht kommen können.

Ist nach diesen Grundsätzen eine andere – höhere oder niedrigere - MdE grundsätzlich in Betracht zu ziehen, so bereitet die zutreffende und gerechte **Einschätzung der MdE** aus den Unfall- bzw Schädigungsfolgen nicht selten erhebliche Schwierigkeiten.

Auch dem ärztlichen Gutachter bietet sich bei der Untersuchung vielfach ja nur das Ergebnis, die Summe der Funktionsstörungen aus Unfall- bzw Schädigungsfolge *und* Vorschaden dar, eine häufig untrennbare Durchmischung der Auswirkungen schädigungsbedingter und schädigungsunabhängiger Genese. Aus diesem Gesamtbefund, der als solcher MdE-mäßig relativ leicht einzuschätzen sein wird, soll nun der unfallbzw schädigungsbedingte Anteil an den bestehenden Funktionsbeeinträchtigungen herausgefiltert und mit einer MdE bewertet werden.

Hat zB bei dem Betroffenen eine Versteifung eines Fußes (MdE: 30 vH) als Vorschaden bestanden und muß das Bein infolge eines Arbeitsunfalls im Oberschenkel amputiert werden (Normal-MdE in der GUV: 60 vH), wie soll dieser weitere Verlust an Substanz und Funktionsfähigkeit bewertet werden: Voll (60 vH), mit 50, 40 oder gar nur mit 30 vH?

Oder: Die Amputation eines Beines im Unterschenkel als Unfallfolge (Normal-MdE in der GUV: 40 vH) trifft auf eines Versteifung im Hüftgelenk (MdE: 30 vH) als Vorschaden. Der Unterschenkelverlust wird hier idR wegen der größeren Schwierigkeiten bei der funktionsgerechten prothetischen Versorgung höher zu bewerten sein als normal. Aber wie hoch: Mit 50, 60 oder gar mit 70 oder 80 vH?

Sicherlich wird in einer Reihe von Fällen das Ausmaß der unfall- bzw schädigungsbedingten MdE durch einen Vergleich mit gesicherten Bewertungen für ähnlich schwerwiegende Funktionsbehinderungen zu ermitteln sein. Zahlreiche andere Fälle, in denen ein solcher unmittelbarer Vergleich nicht möglich ist, begründen die Gefahr, daß der gleiche Sachverhalt von verschiedenen Gutachtern infolge unterschiedlicher Ansatzpunkte, Erwägungen und Beurteilungskriterien verschieden bewertet wird, ohne daß sich die Richtigkeit oder Unrichtigkeit der einen wie der anderen Schätzung objektiv begründen oder gar beweisen läßt. Daß derartige

---

[6] Eingehender: *Erlenkämper/Fichte* aaO

Unterschiede für das Rechtsleben nicht tragbar sind, aus Gründen der Rechtsstaatlichkeit und der Gleichheit vor dem Gesetz vielmehr gewährleistet werden muß, daß gleiche Sachverhalte auch von verschiedenen Gutachtern im wesentlichen – also im üblichen, unvermeidbaren Schwankungsbereich aller Schätzungen – gleich bewertet werden, bedarf keiner näheren Begründung.

Als besonders geeignetes Hilfsmittel für die Ermittlung der MdE bei funktionellen Überlagerungen von Unfall- bzw Schädigungsfolgen mit Vorschäden bietet sich – entgegen mancher Kritik – nach wie vor die **Lohmüllersche Formel**[7] an.

Diese lautet:

$$x = \frac{(y - z) \times 100}{a}$$

Dabei ist: x = Grad der zu ermittelnden MdE
y = Grad der nach dem Unfall bestehenden Gesamt-MdE
z = Grad der MdE aufgrund des Vorschadens
a = Grad der vorherigen Erwerbsfähigkeit

Oder, vereinfachend ausgedrückt:

$$x = \frac{(\text{Gesamt-MdE ./. Vorschaden}) \times 100}{100 ./. \text{Vorschaden}}$$

Die Anwendung sei anhand früherer Beispiele erläutert:

Trifft eine unfallbedingte Unterschenkelamputation (MdE: 40 vH) auf eine Hüftgelenksversteifung (MdE: 30 vH) als Vorschaden und besteht am geschädigten Bein jetzt eine MdE um 70 vH, so würde die unfallbedingte MdE nach Lohmüller betragen:

$$x = \frac{(70 - 30) \times 100}{100 - 30} = \frac{4000}{70} = 57 \text{ vH}$$

In gleicher Weise bestimmt sich die MdE, wenn der Vorschaden zu einer niedrigeren Einschätzung Anlaß gibt:

Muß ein durch die Versteifung eines Fußes (MdE: 30 vH) vorgeschädigtes Bein unfallbedingt im Oberschenkel amputiert werden (MdE normal: 60 vH), so beträgt die unfallbedingte MdE nach Lohmüller:

$$x = \frac{(60 - 30) \times 100}{100 - 30} = \frac{3000}{70} = 43 \text{ vH}$$

Die Lohmüllersche Formel vermeidet die häufig erhebliche Schwierigkeit, bei der Bewertung der Unfall- bzw Schädigungsfolgen die anschließend bestehende Summe an Funktionsstörungen danach trennen zu müssen, inwieweit sie durch das schädigende Ereignis und inwieweit sie durch den Vorschaden bewirkt sind. Ausgangspunkt für ihre Anwendung sind Kriterien, die relativ leicht zu schätzen und deren Bewertung leichter nachvollziehbar ist: Die vor dem Unfall bestehende MdE (bzw verbliebene Resterwerbsfähigkeit) und jene „Gesamt-MdE", die jetzt durch die Summationswirkung von Vorschaden und Unfall- bzw Schädigungsfolgen am Organ bzw Organsystem besteht.

Die Lohmüllersche Formel, so nachvollziehbare und praktisch brauchbare Ergebnisse sie auch bringt, darf aber stets nur als **Hilfsmittel** bei Bewertung der MdE durch den ärztlichen Gutachter eingesetzt werden.

Vor allem darf sich der ärztliche Gutachter bei der Anwendung der Lohmüllerschen Formel nicht mit einer reinen Errechnung der MdE mittels der Formel begnügen.[8] Vielmehr muß er anhand der gesamten Umstände des Einzelfalls kritisch überprüfen, ob die Vorgabe aus der Formel den tatsächlichen Verhältnissen gerecht wird oder ob – über die ohnehin durchweg erforderliche Auf- oder Abrundung hinaus - eine Korrektur erforderlich ist.

Richtig angewendet, erweist sich diese Formel also als **nützliche Hilfe** für den Gutachter bei der schwierigen Aufgabe, in solchen Fällen die richtige unfall- bzw schädigungsbedingte MdE zu schätzen und, wie es der Grundsatz der abstrakten Schadensberechnung (S 18) ebenso gebietet wie Gleichbehandlungsgebot und Rechtsstaatprinzip des Grundgesetzes, die MdE bei gleichgelagerten Sachverhalten stets gleich hoch zu bewerten und die Grundlagen der Bewertung transparent und nachvollziehbar zu machen.

Die Brauchbarkeit der Lohmüllerschen Formel und die Zulässigkeit ihrer Anwendung ist allerdings nicht unbestritten.[9]

Vor allem die Berufsgenossenschaften und die ihnen nahestehenden Ärzte und Autoren lehnen ihre Anwendung durchweg als „reine Errechnung" der MdE ab.[10]

Diese Haltung verdient jedoch keine Billigung.[11] Denn

---

[7] *Lohmüller* SozVers 1950, 1283

[8] ua BSGE 9, 104, 110; 21, 630
[9] vgl ua *Brackmann* S 568c mwN
[10] so ua *Lauterbach* § 581 Anm 5; *Asanger*, Heft 1 der Schriftenreihe des Berufsgenossenschaftlichen Forschungsinstituts für Traumatologie 1976 S 29 mwN
[11] *Erlenkämper/Fichte* S 62

die Lohmüllersche Formel erleichtert – ausreichend kritisch angewendet – in solchen Fällen nicht nur eine gerechte und vor allem gleichmäßige Bewertung gleicher Schäden erheblich, sondern macht auch die Beurteilungsmaßstäbe transparent und nachvollziehbar; sie vermeidet so Willkür bei der Beurteilung und ermöglicht die Nachprüfung der Bewertungskriterien wie auch der Ergebnisse durch die Leistungsträger und ihre Prüfärzte sowie ggf durch die Gerichte und ihre Sachverständigen.

Ihre Anwendung schränkt die freie Beurteilung des Schadens durch den Gutachter im übrigen nicht mehr ein als zB die „Anhaltspunkte" oder andere gebräuchliche Literaturvorschläge für die MdE-Bewertung feststehender Gesundheitsschäden, von denen der Gutachter gleichfalls nicht ohne wichtigen Grund abweichen soll. Auch das Bundessozialgericht hat ihre Anwendung – entgegen vielfacher Behauptung – wiederholt gebilligt und die durch ihre Verwendung gewonnene Beweisergebnisse unbeanstandet gelassen.[12]

Auch unabhängig hiervon ist für die MdE-Beurteilung bei Vorschäden von besonderer Wichtigkeit, daß die **Maßstäbe und Beurteilungskriterien**, nach denen er die MdE in diesen Vorschadensfällen bewertet wird, transparent gemacht werden und das gewonnene Ergebnis eingehend begründet wird, damit die Leistungsträger bzw Gerichte die Beurteilung nachvollziehen und überprüfen können.

Das gilt vor allem, wenn das gewonnene Ergebnis von dem der Lohmüllerschen Formel abweicht, gleichgültig, ob diese zur Einschätzung der MdE herangezogen worden ist oder nicht.

2.11.1.3 Vorschaden in der privaten Unfallversicherung

Die **PUV** behandelt den Vorschaden demgegenüber völlig anders:

Bei der **Festsetzung des Grades der Invalidität** wird nach § 7.I.3 AUB, wenn durch den Unfall eine körperliche oder geistige Funktion betroffen wird, die schon vorher dauernd beeinträchtigt war, ein Abzug in Höhe dieser Vorinvalidität vorgenommen, die nach § 7.I.2 AUB zu bemessen ist. Nach § 8 AUB wird ferner, wenn Krankheiten oder Gebrechen bei der durch ein Unfallereignis hervorgerufenen Gesundheitsschädigung oder deren Folgen mitgewirkt haben, die Leistung entsprechend dem Anteil der Krankheit oder des Gebrechens gekürzt, wenn dieser Anteil mindestens 25 vH beträgt (S 89).

Im Rahmen der **Kausalitätsbeurteilung** ist hier vorab zu fragen, ob der Vorschaden an der Entstehung des Un-

fallschadens überhaupt adäquat beteiligt war. Dafür bedarf es auch hier der Feststellung im Wege des Vollbeweises (S 71), daß ein entsprechender Vorschaden in tatsächlicher Hinsicht vorgelegen hat, der an der Entstehung des nunmehrigen Unfallschadens ursächlich beteiligt war. Steht eine solche Beteiligung fest, ist der Anteil – anders als im Sozialrecht – weiterhin zu quantifizieren: Beträgt der kausale Anteil des Vorschadens weniger als 25 vH, ist er nicht rechtserheblich und muß außer Betracht bleiben; beträgt er 25 vH oder mehr, so ist die Leistung entsprechend dem quantitativen Anteil der Vorschadens an der Entstehung des streitigen Gesundheitsschadens zu kürzen. Aufgabe des ärztlichen Gutachters ist es insoweit aber nur, die kausal adäquate Beteiligung des Vorschadens überhaupt und ggf das quantitative Ausmaß festzustellen (zB Beteiligung zu 10, 30, 50 oder 70 vH).

Bei der **Feststellung des Invaliditätsgrades** darf weiterhin nicht auf eine funktionelle Überlagerung von Vor- und Unfallschaden abgestellt werden.

Insbesondere darf hier – anders als im Sozialrecht – der Invaliditätsgrad nicht deswegen höher bewertet werden, weil sich der Unfallschaden wegen eines Vorschadens stärker auswirkt als bei einem Gesunden.[13] Vielmehr ist, wenn die Funktion des unfallgeschädigten Organs oder Organsystems durch den Vorschaden bereits beeinträchtigt war, von dem nach den allgemeinen Grundsätzen (§ 7.I.2 AUB) festzustellenden Invaliditätsgrad ein Abzug in Höhe der nach den gleichen Grundsätzen zu bestimmenden Vorinvalidität vorzunehmen.

Der Gutachter sollte daher in diesem Zusammenhang zunächst den „normalen" Invaliditätsgrad nach § 7.I.2 AUB und erst dann den durch den Vorschaden bewirkten Invaliditätsgrad nach Maßgabe dieser Bestimmungen feststellen. Die Vornahme des Abzuges ist eigentlich Aufgabe der Versicherungsgesellschaft, nicht des Gutachters.

2.11.2 Parallelschaden

Gelegentlich liegt zwischen dem Beginn der schädigenden Einwirkungen und dem Eintritt des Gesundheitsschadens eine erhebliche Zeitspanne, und es ist naheliegend, daß der Betroffene in dieser Zeit auch anderen exogenen Einflüssen oder endogenen Entwicklungen unterworfen ist. Das gilt vor allem für Berufskrankheiten, die durch längerdauernde schädigende Einwirkungen der Arbeitswelt geprägt sind, aber auch für manche Schädigungsfolgen iS des soz EntschR. Fälle dieser Art werden als sog Parallelschaden (auch: paralleler Vorschaden oder Nebenschaden) diskutiert.[14]

---

[12] so ua BSG 9, 104, 110; 21, 633

[13] § 7.I.2 AUB: „... unter Ausschluß des Nachweises einer höheren oder geringeren Invalidität ..."
[14] *Gramberg-Danielsen* BG 1981, 457

Ein für den Bereich der Orthopädie typisches und praktisch bedeutsames Beispiel ist der „Meniskusschaden nach mehrjährigen andauernden oder häufig wiederkehrenden, die Kniegelenke überdurchschnittlich belastenden Tätigkeiten".[15] Hier werden vielfach neben den Einwirkungen aus der versicherten Tätigkeit solche aus der privaten Lebenssphäre (im haftungsbegründenden Bereich zB Sport, Hobby- oder außerberufliche Arbeiten) parallel an der Verursachung des Schadens beteiligt sein: Im haftungsausfüllenden Bereich kommen insoweit auch endogene Entwicklungen von (konstitutionell oder degenerativ bedingten) Schadensanlagen in Betracht.

Hier erhebt sich die Frage, wie die verschiedenen parallel wirkenden – teils schädigungsbedingten, teils schädigungsunabhängigen - Einwirkungen im haftungsbegründenden wie im haftungsausfüllenden Bereich rechtlich einzuordnen und zu bewerten sind.

In Fällen dieser Art handelt es sich – entgegen dem Anschein aus der Bezeichnung - nicht um einen eigenständigen parallelen *Schaden*, sondern um parallel wirkende Schaden*ursachen*. Die rechtliche Bewertung dieser Fälle hat daher nach kausalitätsrechtlichen Gesichtspunkten und den Kriterien über die **konkurrierende Kausalität** (S 47) bei der Beurteilung multikausal bedingter Schäden zu folgen. Der Parallelschaden ist insoweit – anders als der Vor- oder Nachschaden – kein Sonderfall, der eine von den allgemeinen Grundsätzen abweichende rechtliche Beurteilung erfordert oder nur ermöglicht, weder bei der Beurteilung der Kausalität noch bei der Bewertung der MdE. Insbesondere unterliegt er auch den allgemeinen Grundsätzen über die Beweisanforderungen und die Beweislast des Kausalitätsrechts (S 69).

Erfüllt im früheren Beispiel der Meniskusschaden die Listenvoraussetzungen der BK Nr 2102, greift jetzt allerdings die neue Bestimmung des § 9 Abs 3 SGB VII: Können keine konkrete Anhaltspunkte für eine berufsfremde Verursachung nicht festgestellt werden, wird kraft Gesetzes vermutet, daß die Erkrankung durch die versicherte Tätigkeit verursacht worden ist (S 139).

Bestehen konkreten Anhaltspunkte, daß die Erkrankung durch parallel wirkende berufsfremde Einflüsse im haftungsbegründenden oder haftungsausfüllenden Bereich überwiegend (S 50) verursacht worden ist, bleibt es bei den auch bisher schon geltenden Grundsätzen. Der ursächliche Zusammenhang mit den schädigenden Einwirkungen der versicherten Tätigkeit einerseits und den berufsfremden Einflüssen andererseits ist dann nach den Grundsätzen der konkurrierenden Kausalität zu beurteilen.

---

[15] BK-Nr 2102; die frühere Beschränkung auf mindestens dreijährige regelmäßige Tätigkeit unter Tage ist bereits 1988 entfallen.

War der Versicherte im Bespiel des Meniskusschadens, bevor er den schädigenden Einwirkungen aus der kniebelastenden Tätigkeit ausgesetzt wurde, kniegesund oder läßt sich doch das vorherige Bestehen einer Meniskopathie als Krankheit im Rechtssinn nicht ausreichend sicher nachweisen, kommt auch bei solchen parallel wirkenden Schädigungseinflüssen stets nur die Anerkennung der BK iS der Entstehung in Betracht (S 63). Eine Anerkennung iS der Verschlimmerung darf nur diskutiert werden, wenn das Leiden als sog Grundleiden bei Beginn der kniebelastenden Berufstätigkeit – qualitativ identisch - als Krankheit auch im Rechtssinn bereits nachweisbar bestanden und durch die versicherte Tätigkeit tatsächlich (nur) eine Verschlimmerung erfahren hat (S 63).

2.11.3 Folgeschaden (Nachschaden im weiteren Sinn)

Sind Unfall- oder Schädigungsfolgen im Bereich der GUV oder des sozEntschR anerkannt, wird der Gesamt-Gesundheitszustand im weiteren Zeitablauf idR Änderungen unterworfen sein. Kommt es hierbei zu einem Mehr an Gesundheitsschäden, lassen sich hinsichtlich der sozialrechtlichen Auswirkungen folgende Gruppen unterscheiden:

– Verschlimmerung der anerkannten Unfall- bzw Schädigungsfolgen: An dem durch die Schädigung betroffenen Organ bzw Organsystem tritt eines Verschlimmerung des anerkannten Gesundheitsschadens ein, für die die frühere Schädigung zumindest eine wesentliche Teilursache bildet.

– Mittelbarer Schaden (S 64): Neben die anerkannten Unfall- bzw Schädigungsfolgen tritt ein weiterer, qualitativ mit dem bisherigen Schaden nicht identischer Gesundheitsschaden, für dessen Eintritt die frühere Schädigung oder ihre Folgen zumindest eine wesentliche Teilursache bildet.

– Unfall- bzw schädigungsunabhängiger Folgeschaden: Neben die anerkannten Unfall- bzw Schädigungsfolgen tritt ein weiterer, mit diesen qualitativ nicht identischer Gesundheitsschaden, für dessen Entstehung die frühere Schädigung oder ihre Folgen keine oder keine wesentliche (Teil-) Ursache bilden und dessen Auswirkungen sich auch mit den anerkannten Unfall- bzw Schädigungsfolgen funktionell nicht überlagern (Nachschaden im weiteren Sinn).

– Nachschaden im engeren Sinn (S 31): Neben die anerkannten Unfall- bzw Schädigungsfolgen tritt ein weiterer, mit diesen qualitativ nicht identischer Gesundheitsschaden, für dessen Entstehung die frühere Schädigung zwar keine oder keine wesentliche Teilursache bildet, dessen Auswirkungen sich aber mit denen der anerkannten Unfall- bzw Schädigungsfolgen funktionell überlagern und so dazu führen, daß sich die Beeinträchtigung der Erwerbsfähigkeit aus diesen Unfall- bzw Schädigungsfolgen jetzt stärker auswirkt als vor dem Eintritt des Nachschadens.

Die **Verschlimmerung anerkannter Unfall- oder Schädigungsfolgen** ist dabei rechtlich strikt zu trennen einmal von der Anerkennungsform (Kausalitätsform) „Verschlimmerung", zum anderen vom mittelbaren Schaden.

Die *Kausalitätsform „Verschlimmerung"* liegt vor, wenn bei Eintritt des Unfalls oder der sonstigen Schädigung an dem betroffenen Organ oder Organsystem der jetzt streitige Gesundheitsschaden bereits als Krankheit im Rechtssinn vorgelegen und das Schädigungsereignis den Leidensumfang lediglich vermehrt, eben verschlimmert hat (S 63).

Bei der *Verschlimmerung anerkannter Unfall- oder Schädigungsfolgen* geht es dagegen um eine quantitative Vermehrung von Gesundheitsschäden, deren Kausalität, bisheriger Umfang und MdE bereits bindend festgestellt sind, die sich seitdem aber verschlimmert haben. In Abgrenzung zum mittelbaren Schaden liegt eine solche Verschlimmerung nur vor, wenn und soweit diese die anerkannte Unfall- oder Schädigungsfolge bei qualitativer Identität quantitativ vermehrt, also zB stärkere Funktionsstörungen des anerkannten Schadens bewirkt hat.

Kommt es dagegen infolge der früheren Schädigung bzw ihrer Folgen zu Sekundärschäden, die mit den anerkannten Unfall- oder Schädigungsfolge qualitativ nicht mehr identisch sind (zB sekundäre Arthrose eines funktionell abhängigen Gelenks; Osteomyelitis nach offener Fraktur; andere Komplikationsfolgen wie zB die sog Spritzen-Hepatitis), liegt der Fall eines *mittelbaren Schadens* vor, nicht der einer Verschlimmerung, auch wenn sich das Gesamtbild der Folgen aus der früheren Schädigung dadurch „verschlimmert" hat.

Die Verschlimmerung anerkannter Unfall- oder Schädigungsfolgen wird idR zu einer Neufeststellung des Schadens, insbesondere der hierdurch bewirkten MdE und der davon abhängigen Rente nach § 48 SGB X (S 187) führen.

Voraussetzung für eine solche Neufeststellung ist einmal, daß die eingetretene Verschlimmerung eine *wesentliche* Änderung der Verhältnisse iS des § 48 SGB X bewirkt hat. Das ist nicht der Fall, wenn die funktionellen Auswirkungen einer tatsächlich eingetretenen Verschlimmerung unbedeutend sind, insbesondere, wenn sie eine um wenigstens 5 vH[16] höhere MdE und damit einen höheren Rentenanspruch nicht begründen.

Voraussetzung für eine solche Neufeststellung ist weiterhin, daß die frühere Schädigung bzw ihre Folgen zumindest eine *wesentliche Teilursache* iS der sozialrechtlichen Kausalitätslehre für den Eintritt der Verschlimmerung bildet.

Ist die Verschlimmerung ausschließliche Folge der dem Leiden innewohnenden natürlichen Entwicklung (zB Weiterentwicklung einer unfall- bzw schädigungsbedingten Bewegungseinschränkung oder Arthrose), liegt die wesentliche Verursachung durch die ursprüngliche Schädigung auf der Hand. Dann darf auch eine früher etwa zu Unrecht bindend festgestellte Kausalität zwischen der Schädigung und dem Gesundheitsschaden nicht erneut in Frage gestellt werden, auch nicht in der Weise, daß gesagt wird, die Verschlimmerung beruhe nicht auf der ursprünglichen Schädigung, weil diese nach neueren Erkenntnissen schon den ursprünglichen Schaden nicht oder doch nicht rechtlich wesentlich verursacht habe.

Waren dagegen schädigungsunabhängige exogene Einwirkungen (zB erneuter Privatunfall) für den Eintritt der Verschlimmerung von rechtlich überwiegender Bedeutung, kann die Verschlimmerung zu einer Neufeststellung nicht führen. Dies kann vor allem der Fall sein, wenn die Unfall- bzw Schädigungsfolgen bereits nur iS der Verschlimmerung (als Kausalitätsform) anerkannt waren und sich das - ja nicht als Unfall- bzw Schädigungsfolge anerkannte - sog Grundleiden (S 64) infolge schädigungsunabhängiger endogener oder exogener Einflüsse verschlimmert hat, die Schädigung aus dem geschützten Risikobereich an diesem Geschehen aber ursächlich nicht oder nicht mehr wesentlich beteiligt war.

Der **mittelbare Schaden** (S 163) erfordert seinerseits eine sorgfältige begriffliche Scheidung von der Verschlimmerung, auch wenn sich das Gesamtbild als eine „Verschlimmerung" der ursprünglichen Unfall- bzw Schädigungsfolge darstellen mag.

Der Eintritt einer echten, den Schaden nur in quantitativer Hinsicht vermehrenden Verschlimmerung wird häufig nur zu einer Neufeststellung der MdE bzw der hiervon abhängigen Rente führen, nicht unbedingt auch zu einer Neufeststellung der bestehenden Unfall- bzw Schädigungsfolgen, da sich diese ja nicht in ihrer qualitativen Identität, sondern nur in ihrer Quantität geändert haben (Ausnahme zB: „Versteifung" statt bisher „Bewegungseinschränkung" eines geschädigten Gelenks).

Das Hinzutreten eines mittelbare Schaden erfordert dagegen über die Neufeststellung von MdE und Rente hinaus eine Erweiterung in der Bezeichnung der bisher anerkannten Unfall- bzw Schädigungsfolgen um den als mittelbarer Schaden zu wertenden weiteren Gesundheitsschaden.

Im übrigen müssen auch für den mittelbaren Schaden das frühere schädigende Ereignis (Unfall usw) bzw die hierdurch bewirkten Folgen zumindest eine wesentliche Teilursache iS der sozialrechtlichen Kausalitätslehre sowohl im haftungsbegründenden wie auch im haftungsausfüllenden Bereich bilden. Auch hier ist aber nicht er-

---

[16] so jetzt ausdrücklich § 73 Abs 3 SGB VII

forderlich, daß die frühere Schädigung die alleinige oder doch allein wesentliche Ursache für den Eintritt des mittelbaren Schadens bildet. Haben andere, schädigungsunabhängige Kausalfaktoren exogener oder endogener Art wesentlich mitgewirkt, schließen sie die rechtliche Wesentlichkeit der Kausalität aus der früheren Schädigung nur aus, wenn diese bei der gebotenen objektiven, vernünftigen und lebensnahen Würdigung in ihrer Bedeutung für den Eintritt des mittelbaren Schadens so eindeutig überwiegen, daß sie als dessen tatsächlich und rechtlich allein wesentliche Ursache gewertet werden müssen (S 50).

Der **unfall- bzw schädigungsunabhängige Folgeschaden**[17] (Nachschaden im weiteren Sinn) hat keine Rechtswirkungen auf die anerkannten Unfall- bzw Schädigungsfolgen oder die hierdurch bewirkte MdE.

Er kann insbesondere zu einer Neufeststellung wegen wesentlicher Änderung der Verhältnisse nach § 48 SGB X nicht führen. Denn hinsichtlich der Unfall- bzw Schädigungsfolgen hat sich ja nichts geändert.

Überlagern sich jedoch die funktionellen Auswirkungen eines solchen schädigungsunabhängigen Nachschadens mit denen bestehender Unfall- bzw Schädigungsfolgen, spricht man von einem Nachschaden (im engeren Sinn).

2.11.4 Nachschaden

In der **GUV** und im **sozEntschR** führt dieser Nachschaden (im engeren Sinn) dann zu rechtlichen Problemen, wenn sich die Auswirkungen des neuen, unfall- bzw schädigungsunabhängigen Gesundheitsschadens mit den früheren anerkannten Unfall- bzw Schädigungsfolgen funktionell in der Weise überlagern, daß sich die Beeinträchtigung der Erwerbsfähigkeit aus diesen früheren Unfall- bzw Schädigungsfolgen infolge dieser Überlagerung deutlich erhöht.

Im Bereich der Orthopädie ist ein typisches Beispiel hierfür der Fall, daß der Betroffene nach unfall- bzw schädigungsbedingtem Verlust des rechten Beines im Oberschenkel späterhin durch eine kausal hiervon unabhängige Erkrankung (zB Endangitis obliterans) oder einen Privatunfall, der auch keinen mittelbaren Schaden bildet, zusätzlich das linke Bein verliert.

Hier liegt es auf der Hand, daß sich der frühere unfall- bzw schädigungsbedingte Verlust des rechten Beines durch das Hinzutreten des Nachschadens jetzt ungleich stärker auswirkt als vorher.

Als Problemlösung sollte sich hier – ähnlich wie beim Vorschaden - eine der Mehrbeeinträchtigung der Erwerbsfähigkeit entsprechende Höherbewertung der MdE aus den bestehenden Unfall- bzw Schädigungsfolgen anbieten.

Eine solche Höherbewertung der MdE bei Eintritt von Nachschäden hat das Bundessozialgericht bisher jedoch in ständiger Rechtsprechung verworfen, in der GUV ebenso wie im sozEntschR.[18]

Es hat wiederholt entschieden, daß die MdE aus den Unfall- bzw Schädigungsfolgen nicht höher zu bewerten sei, wenn nach der Schädigung ein neues, schädigungsunabhängiges Leiden als Nachschaden hinzutrete und die Schädigung sich deshalb jetzt stärker auswirke als zZt ihres Eintritts. Eine wesentliche Änderung der Verhältnisse (§ 48 SGB X) liege nur vor, wenn sich das durch Unfall- oder Schädigungseinflüsse hervorgerufene Leiden verschlimmere oder bessere, nicht aber, wenn in dem davon unabhängigen Zustand des Betroffenen eine Änderung eintrete. Deswegen rechtfertige zB bei dem Verlust eines Auges durch Wehrdienst oder Arbeitsunfall die spätere, davon unabhängige Erblindung auch des anderen Auges keine höhere Bewertung der MdE.

Diese Rechtsprechung ist im Schrifttum allerdings auf herbe Kritik und fast einmütige Ablehnung gestoßen.[19]

Sie berücksichtigt insbesondere nicht, daß – auch bei isolierter Betrachtung der Unfall- bzw Schädigungsfolgen - die gesundheitlichen Folgen der Schädigung, die entschädigt werden sollen, durchaus eine Änderung erfahren können, wenn nämlich die funktionellen Auswirkungen der bestehenden Unfall- bzw Schädigungsfolgen durch diejenigen eines Nachschadens überlagert und verstärkt werden und dadurch das Maß der Beeinträchtigung der Erwerbsfähigkeit aus den früheren Unfall- bzw Schädigungsfolgen wesentlich verändert wird.

2.12 Hilflosigkeit, Pflegebedürftigkeit, Schwerpflegebedürftigkeit

Hilflosigkeit und **Pflegebedürftigkeit** sind Voraussetzung ua für die Gewährung von Pflege, Pflegegeld und Pflegezulage aus der GPV (§§ 14 ff SGB XI, S 112 ff), der GUV (§ 44 SGB VII; früher: § 558 RVO, S 145), dem sozEntschR (§ 35 BVG, S 162) und der Sozialhilfe (§§ 68, 69 BSHG).

---

[17] Der Begriff „Folgeschäden" wird gelegentlich als Synonym für den „mittelbaren Schaden" verwendet. Das sollte im Interesse einer gemeinsamen Sprachdisziplin vermieden werden.

[18] BSGE 17, 99; 17, 114; 19, 201; 23, 188; 27, 75; 27, 142; 41,70; 47, 123; BSG SozR 3100 § 30 Nr 79 (Herabsetzung der Kompensationsfähigkeit durch altersbedingte Leiden)

[19] vgl *Erlenkämper/Fichte* S 68 mwN

Hilflosigkeit gehört auch zu den gesundheitlichen Merkmalen, die ggf nach § 4 Abs 4 und 5 SchwbG festzustellen und Voraussetzung ua für die Inanspruchnahme eines erhöhten Pauschbetrags nach § 33b Abs 3 Satz 2 EStG (S 167 und 169) sind.

Die Bestimmungen der GKV über Leistungen bei **Schwerpflegebedürftigkeit** (§§ 53 ff SGB V aF), erst 1989 durch das Gesundheitsreformgesetz eingeführt, sind 1995 durch die GPV abgelöst worden und entfallen. Die Leistungen der häuslichen Krankenpflege nach § 37 SGB V (S 107) bleiben von der GPV dagegen unberührt, § 13 Abs 2 SGB XI.

Leider sind die **Begriffe der Hilflosigkeit und Pflegebedürftigkeit** nicht für alle Rechtsbereiche gleichlautend definiert.

Mit der Einführung der GPV ist es aber jedenfalls zwischen GPV und Sozialhilfe zu einer weitgehend übereinstimmenden Regelung gekommen. In GUV und sozEntschR ist der Begriff der Hilflosigkeit zwar geringfügig verändert (s unten), aber nicht voll an die Bestimmungen der GPV angepaßt worden. Auch hier dürften die Definitionen der GPV aber künftig einen gewissen Anhalt für die Beurteilung geben.

IS der **GPV** pflegebedürftig sind gemäß § 14 Abs 1 SGB XI Personen, die wegen einer körperlichen, geistigen oder seelischen Krankheit oder Behinderung für die gewöhnlichen und regelmäßig wiederkehrenden Verrichtungen im Ablauf des täglichen Lebens auf Dauer, voraussichtlich für mindestens 6 Monate, in erheblichem Maße der Hilfe bedürfen (S 113).

Die Spitzenverbände der Krankenkassen (als Pflegekassen) haben hierzu mit gesetzlicher Ermächtigung (§ 17 SGB XI) die Pflegebedürftigkeits-Richtlinien (PflRi) vom 07.11.1994 idF vom 21.12.1995 über die Abgrenzung der Merkmale der Pflegebedürftigkeit und der Pflegestufen sowie zum Verfahren der Feststellung der Pflegebedürftigkeit beschlossen (S 112);[1] ergänzend hat der Bundesverband der Pflegekassen eine umfangreiche „Begutachtungsanleitung Pflegebedürftigkeit gemäß SGB XI" vom 29.05.1995 herausgegeben.[2]

Für die Gewährung der **Leistungen** (S 115) werden die pflegebedürftige Personen einer der folgenden Pflegestufen zugeordnet, § 15 SGB XI:

- erheblich Pflegebedürftige (Pflegestufe I),
- Schwerpflegebedürftige (Pflegestufe II),
- Schwerstpflegebedürftige (Pflegestufe III).

Kriterien für die Zuordnung zu einer der drei Pflegestufen sind vor allem die Häufigkeit des Hilfebedarfs und der zeitliche Aufwand für die Pflege. Geringfügiger oder nur kurzzeitig anfallender Hilfebedarf oder Hilfebedürftigkeit nur bei der hauswirtschaftlichen Versorgung führt nicht zur Anerkennung von Pflegebedürftigkeit, Ziffer 4.1 PflRi.

Pflegebedürftigkeit auf Dauer liegt vor, wenn sich die eingeschränkten oder nicht vorhandenen Fähigkeiten der hilfebedürftigen Person zur Ausübung der genannten Verrichtungen voraussichtlich innerhalb von 6 Monaten nach Eintritt der Hilfebedürftigkeit im Sinn des § 14 SGB XI nicht (zB durch rehabilitative Maßnahmen) wiederherstellen lassen; Pflegebedürftigkeit auf Dauer ist auch gegeben, wenn der Hilfebedarf nur deshalb nicht über 6 Monate hinausgeht, weil die zu erwartende Lebensspanne voraussichtlich weniger als sechs Monate beträgt, Ziffer 3.2 PflRi.

Die Pflegebedürftigkeit muß darauf beruhen, daß die Fähigkeit, bestimmte Verrichtungen (s unten) im Ablauf des täglichen Lebens auszuüben, eingeschränkt oder nicht (mehr) vorhanden ist. Maßstab der Beurteilung der Pflegebedürftigkeit sind daher ausschließlich die Fähigkeiten zur Ausübung dieser Verrichtungen und nicht Art oder Schwere vorliegender Erkrankungen (wie zB Krebs oder Aids) oder Behinderungen (wie zB Taubheit, Blindheit, Lähmung). Pflegebedürftigkeit ist aber auch dann gegeben, wenn der Pflegebedürftige die Verrichtung zwar motorisch ausüben, jedoch deren Notwendigkeit nicht erkennen oder nicht in sinnvolles zweckgerichtetes Handeln umsetzen kann (z.B. bei Antriebs- und Gedächtnisstörungen, verminderter Orientierung in der Wohnung oder Umgebung, bei Verwechseln oder Nichterkennen vertrauter Personen sowie bei Störungen der emotionalen Kontrolle), Ziffer 3.3 PflRi.

In der **Sozialhilfe** erhalten nach § 68 Abs 1 BSHG Hilfe zur Pflege Personen, die wegen einer körperlichen, geistigen oder seelischen Krankheit oder Behinderung für die gewöhnlichen und regelmäßig wiederkehrenden Verrichtungen im Ablauf des täglichen Lebens auf Dauer, voraussichtlich für mindestens 6 Monate, in erheblichem oder höherem Maße der Hilfe bedürfen.

Hier erhalten – anders als in der Pflegeversicherung – Kranke und Behinderte Hilfe zur Pflege auch, wenn sie voraussichtlich für weniger als sechs Monate der Hilfe bedürfen oder einen geringeren Hilfebedarf haben, § 68 Abs 1 Satz 2 BSHG. Im übrigen finden die PflRi zur Bestimmung des Begriffs der Pflegebedürftigkeit und zur Abgrenzung, Höhe und Anpassung der Pflegegelder entsprechende Anwendung, § 68 Abs 6 BSHG. Auch sind die Entscheidungen der Pflegekassen über das Ausmaß der Pflegebedürftigkeit nach dem SGB XI der Entscheidung im Rahmen der Hilfe zur Pflege zugrunde zu legen, soweit sie auf Tatsachen beruhen, die bei beiden Entscheidungen zu berücksichtigen sind, § 68a BSHG.

Krankheiten oder Behinderungen iS der GPV und der Sozialhilfe sind vor allem, §§ 14 Abs 2 SGB XI, 68 Abs 2 BSHG:

- Verluste, Lähmungen oder andere Funktionsstörungen am Stütz- und Bewegungsapparat,
- Funktionsstörungen der inneren Organe oder der Sinnesorgane,
- Störungen des Zentralnervensystems wie Antriebs-, Gedächtnis- oder Orientierungsstö-

---

[1] abgedruckt ua bei *Hauck/Wilde* C 460
[2] abgedruckt ua bei *Hauck/Wilde* C 401

rungen sowie endogene Psychosen, Neurosen oder geistige Behinderungen.

sowie für den Bereich der Sozialhilfe zusätzlich:

– andere Krankheiten oder Behinderungen, infolge derer Personen pflegebedürftig iS des § 68 Abs 1 BSHG sind.

Gewöhnliche und regelmäßig wiederkehrende Verrichtungen sind, §§ 14 Abs 3 SGB XI, 68 Abs 1 BSHG:

– im Bereich der Körperpflege das Waschen, Duschen, Baden, die Zahnpflege, das Kämmen, Rasieren, die Darm- oder Blasenentleerung,
– im Bereich der Ernährung das mundgerechte Zubereiten oder die Aufnahme der Nahrung,
– im Bereich der Mobilität das selbständige Aufstehen und Zu-Bett-Gehen, An- und Auskleiden, Gehen, Stehen, Treppensteigen oder das Verlassen und Wiederaufsuchen der Wohnung,
– im Bereich der hauswirtschaftlichen Versorgung das Einkaufen, Kochen, Reinigen der Wohnung, Spülen, Wechseln und Waschen der Wäsche und Kleidung oder das Beheizen.

Die **Hilfe** besteht in der Unterstützung, in der teilweisen oder vollständigen Übernahme der Verrichtungen im Ablauf des täglichen Lebens oder in der Beaufsichtigung oder Anleitung mit dem Ziel der eigenständigen Übernahme dieser Verrichtungen, §§ 14 Abs 3 SGB XI, 68 Abs 3 BSHG.

Die Hilfe muß durch Unterstützung bei den pflegerelevanten Verrichtungen des täglichen Lebens, der teilweisen oder vollständigen Übernahme dieser Verrichtungen, der Beaufsichtigung der Ausführung dieser Verrichtungen oder der Anleitung zur Selbstvornahme durch die Pflegeperson erforderlich sein, Ziffer 3.5 PflRi. Pflegebedürftige Kinder sind zur Feststellung des Hilfebedarfs mit einem gesunden Kind gleichen Alters zu vergleichen, Ziffer 4.2 PflRi.

Hilfebedürftigkeit nur bei der hauswirtschaftlichen Versorgung soll in der GPV aber nicht zur Anerkennung von Pflegebedürftigkeit führen, Ziffer 4.1 PflRi.

Für die **GUV** bestimmt § 44 SGB VII nunmehr, daß Pflegeleistungen (Pflegegeld, Stellung einer Pflegekraft, Heimpflege) zu gewähren sind, wenn der Versicherte infolge eines Versicherungsfalls so hilflos ist, daß er für die gewöhnlichen und regelmäßig wiederkehrenden Verrichtungen im Ablauf des täglichen Lebens in erheblichem Umfang der Hilfe bedarf.

Das Gesetz umschreibt (anders als die GPV und die Sozialhilfe) den Begriff der Hilflosigkeit, die hierfür in Betracht kommenden Krankheiten bzw Behinderungen sowie Art und Umfang der wiederkehrenden Verrichtungen selbst nicht näher. Die neuen Definitionen der Pflegeversicherung dürften auch hier künftig einen gewissen Anhalt vor allem hinsichtlich der wiederkehrenden Verrichtungen geben. Eine Beschränkung auf die in den §§ 14 Abs 2 SGB XI, 68 Abs 2 BSHG genannten Krankheiten und Behinderungen ist hier aber nicht zulässig. Auch sind die Pflegestufen der GPV für die Bemessung des Pflegegeldes (§ 44 Abs 2 SGB VII) hier ohne Bedeutung. Der Ausschluß von Pflegebedürftigkeit ua für alleinigen Hilfebedarf bei der hauswirtschaftlichen Versorgung in der GPV dürfte hier gleichfalls nicht greifen.

Hilflos iS des **sozEntschR** ist jetzt (in geringfügiger Abwandlung des bisher geltenden Rechts) der Beschädigte, wenn er für eine Reihe von häufig und regelmäßig wiederkehrenden Verrichtungen zur Sicherung seiner persönlichen Existenz im Ablauf eines jeden Tages fremder Hilfe dauernd bedarf; diese Voraussetzungen sind auch erfüllt, wenn die Hilfe in Form einer Überwachung oder Anleitung zu diesen Verrichtungen erforderlich ist oder wenn die Hilfe zwar nicht dauernd geleistet werden muß, jedoch eine ständige Bereitschaft zur Hilfeleistung erforderlich ist, § 35 Abs 1 BVG (S 162)[2a].

Auch § 35 BVG umschreibt (anders als die GPV und die Sozialhilfe) den Begriff der Hilflosigkeit, die hierfür in Betracht kommenden Krankheiten bzw Behinderungen sowie Art und Umfang der wiederkehrenden Verrichtungen selbst nicht näher. Eine Beschränkung auf die in den §§ 14 Abs 2 SGB XI, 68 Abs 2 BSHG genannten Krankheiten und Behinderungen ist auch hier nicht zulässig. So erhalten – anders als in der GPV - Pflegezulage unabhängig vom tatsächlichen Ausmaß der Pflegebedürftigkeit ua Blinde und andere erheblich Sehbehinderte, erwerbsunfähige Hirnbeschädigte sowie Doppeltamputierte.[3] Im übrigen dürften aber die neuen Definitionen der GPV, die hinsichtlich der wiederkehrenden Verrichtungen mit der bisherigen Rechtsprechung zum Begriff der Hilflosigkeit in § 35 BVG aF weitgehend übereinstimmen, künftig einen gewissen Anhalt geben. Der Ausschluß von Pflegebedürftigkeit ua bei alleinigem Hilfebedarf bei der hauswirtschaftlichen Versorgung dürfte hier aber gleichfalls nicht greifen. Auch hinsichtlich der Pflegestufen gelten hier eigenständige Bestimmungen (S 162).

Für das **Einkommensteuerrechts** gilt die gleiche Definition wie in § 35 BVG, § 33b Abs 6 Satz 2 EStG.

Die Feststellung der Hilflosigkeit erfolgt hier durch das Versorgungsamt nach dem SchwbG durch Zuerkennung des Merkzeichens „H" als sog Nachteilsausgleich (S 167).

[2a] vgl auch *Anhaltspunkt* Nr 21 S 36
[3] § 35 Abs 1 Satz 4 BVG und die VV Nr 7 ff zu § 35 BVG; vgl auch *Anhaltspunkte* Nr 50 S 199

Den **Begriffen der Hilflosigkeit und der Pflege-bedürftigkeit** ist in allen Rechtsbereichen als Voraussetzung gemeinsam, daß der Betroffene *infolge Krankheit oder Behinderung* für die gewöhnlichen und regelmäßig wiederkehrenden Verrichtungen im Ablauf des täglichen Lebens in erheblichem Umfang fremde Hilfe dauernd benötigt.

Welche Arten von Krankheiten und Behinderungen Hilflosigkeit bzw Pflegebedürftigkeit begründen können und was zu den gewöhnlichen und regelmäßig wiederkehrende Verrichtungen gehört, ist jetzt in den §§ 14 SGB XI, 68 BSHG für diese Rechtsbereiche subtil aufgelistet. Die dortigen Regelungen können jedenfalls hinsichtlich der wiederkehrenden Verrichtungen gewisse Anhaltspunkte auch für die anderen Rechtsbereichen geben.

Der Begriff der Behinderung (S 9) umfaßt hier – anders als im SchwbR - als „geistige Behinderung" auch die (nicht schon krankhafte) Altersschwäche und das altersphysiologische Nachlassen der geistigen Kräfte, wenn sie mit entsprechenden Funktionsstörungen einhergehen und Hilfebedürftigkeit (mit-) verursachen.

Die gewöhnlichen und wiederkehrenden Verrichtungen müssen zum **regelmäßigen Ablauf des täglichen Lebens** gehören.

Die Unfähigkeit zu Verrichtungen, die nur gelegentlich anfallen (wie zB Haarewaschen, Schneiden von Finger- und Fußnägeln, Gehen bei Eis und Schnee, Theaterbesuch, Reisen usw) oder in größeren Abständen wiederkehren (zB Arztbesuche, Friseur), begründet daher für sich allein Hilflosigkeit und Pflegebedürftigkeit nicht. Auch gröbere Hausarbeiten, Reparatur- und Renovierungsarbeiten, Berufstätigkeit oder gar die Versorgung eines ganzen Haushalts gehören nicht zu diesen Verrichtungen. Selbst (Heim-) Dialyse-Patienten gelten allein deswegen idR nicht als hilflos iS des Sozialrechts.[4] Andererseits steht der Annahme von Hilflosigkeit und Pflegebedürftigkeit nicht entgegen, wenn der Betroffene wegen des Aufenthalts in einem Kindergarten für Behinderte, einer Sonderschule oder einer Werkstatt für Behinderte für mehrere Stunden täglich im häuslichen Bereich keinen Pflegeaufwand verursacht. [5]

Die fremde Hilfe muß auch **in erheblichem Umfang** benötigt werden.

Die Hilfebedürftigkeit nur zu einzelnen Verrichtungen (zB Frisieren, Rasieren, Verbinden von Wunden) löst Hilflosigkeit oder Pflegebedürftigkeit für sich allein noch nicht aus.[6] Andererseits muß die Hilfeleistung nicht ständig erforderlich sein; es genügt die Notwendigkeit einer dauernden Bereitschaft[7] oder Überwachung bzw Anleitung zu den täglichen Verrichtungen,

§§ 14 Abs 3 SGB XI, 35 Abs 1 Satz 3 BVG, 68 Abs 3 BSHG. Eine solche Notwendigkeit ist nicht schon gegeben, wenn lediglich eine gelegentliche Möglichkeit oder Gefahr der Hilfebedürftigkeit besteht (zB bei seltenen epileptischen Anfällen), im allgemeinen die wiederkehrenden Verrichtungen des täglichen Lebens jedoch ohne fremde Hilfe möglich sind.

Der Umstand, daß Ehefrau oder Kinder die nötige Hilfe leisten, steht der Annahme von Hilflosigkeit und Pflegebedürftigkeit nicht entgegen.[8]

Hilflosigkeit bzw Pflegebedürftigkeit müssen ferner idR ein **dauerhafter Zustand** sein. Nur gelegentliche oder kurzzeitige Zustände der Hilfebedürftigkeit reichen nicht aus.[9]

§§ 14 Abs 1 SGB XI, 68 Abs 1 BSHG bestimmen idR als Mindestdauer einen Zeitraum von 6 Monaten; nach § 68 Abs 1 Satz 2 BSHG kann in der Sozialhilfe Hilfe zur Pflege aber auch für kürzere Zeiträume in Betracht kommen. § 35 BVG hat schon nach bisherigem Recht eine Beschränkung auf einen Zeitraum von 6 Monaten nicht gekannt; Hilflosigkeit kann hier schon anerkannt werden, wenn diese für einen Zeitraum von mehr als einem Monat besteht.[10]

Die **Beurteilung** der Frage, ob Hilflosigkeit und Pflegebedürftigkeit vorliegt, hat nicht allein aufgrund ärztlicher Schlußfolgerungen zu erfolgen, sondern anhand der ärztlichen Befunde aufgrund der allgemeinen Lebenserfahrung unter sorgfältiger Abwägung aller Umstände des Einzelfalls.[11]

Auch in der GPV hat die Begutachtung nicht nur durch Ärzte, sondern erforderlichenfalls auch durch Pflegefachkräfte zu erfolgen, Ziffer 5.5 PflRi.

Allein die Zuerkennung des **gesundheitlichen Merkmals „H"** (= hilflos) gemäß § 4 Abs 4 SchwbG (S 167) begründet noch keinen Anspruch auf Leistungen wegen Pflegebedürftigkeit.[12]

Gegenüber § 33b Abs 6 EStG, der den Begriff der Hilflosigkeit für das Merkzeichen „H" definiert, setzen die Ansprüche auf Pflegeleistungen in den anderen Rechtsbereichen idR ein gesteigertes Maß an Hilfebedürftigkeit voraus, so daß die Zuerkennung des Merkzeichens „H" nicht unmittelbar die Anerkennung von Hilflosigkeit und Pflegebedürftigkeit auch in diesen anderen Rechtsbereichen nach sich zieht. Andererseits sind die Entscheidungen der Versorgungsämter über die gesundheitlichen Voraussetzungen für die Inanspruchnahme

---

[4] BSG SozR 3875 § 3 Nr 2
[5] BSG 09.03.1994 – 3/1 RK 7/93 – DOK 1996, 599; BSG 14.12.1994 – 3 RK 7/94 -
[6] BSGE 20, 205; BSG Breith 1965, 681
[7] OVG Münster ZfS/SGB 1992, 20

[8] BSG SozR Nr 2 zu § 558 RVO; OVG Münster aaO
[9] BSGE 8, 97; *Anhaltspunkte* Nr 21 S 37
[10] VV Nr 11 zu § 35 BVG aF
[11] so ausdrücklich VV Nr 1 zu § 35 BVG; SozR BVG § 35 Nr 7; BVerfG Buchholz 436.0 § 69 Nr 3, 9; vgl auch *Anhaltspunkte* Nr 21 S 37
[12] BVerwG Buchholz 436.0 § 69 Nr 17; BSG SozR 3-2500 § 53 Nr 2

eines Nachteilsausgleichs (wie hier für das Merkzeichen „H") Statusentscheidungen; diese sind bei der Prüfung inhaltsgleicher Tatbestandsvoraussetzungen in anderen Gesetzen für die jeweils zuständigen anderen Verwaltungsbehörden bindend. [13] So ist zB das Versorgungsamt nicht befugt, die Hilflosigkeit einer Person unterschiedlich zu beurteilen je nachdem, ob es über Hilflosigkeit nach dem SchwbG iVm § 33b EStG oder über die Pflegezulage nach § 35 BVG entscheidet. [14]

In der **GUV** und im **sozEntschR** muß die Hilflosigkeit zudem „infolge" eines Versicherungsfalls (§ 44 SGB VII) bzw einer Schädigung (§ 35 BVG) eingetreten sein.

Es ist aber nicht erforderlich, daß Unfall bzw Schädigung die alleinige oder allein wesentliche Ursache sind; es genügt, daß sie zumindest eine wesentliche Teilursache iS der sozialrechtlichen Kausalitätslehre (S 47) für die eingetretene Hilflosigkeit bilden. Insbesondere kommt es nicht darauf an, ob die Unfall- bzw. Schädigungsfolgen die zeitlich letzte, die Hilflosigkeit auslösende Ursache sind. [15]

Maßgebend für die Beurteilung ist der Zeitpunkt, in dem die Hilflosigkeit bzw Pflegebedürftigkeit eingetreten ist. Daher besteht Anspruch auf Pflege bzw Pflegezulage in der GUV und im sozEntschR auch dann, wenn die Hilflosigkeit erst durch einen sog Nachschaden ausgelöst wird.

Hat zB der Betroffene durch einen Arbeitsunfall zunächst das eine und später durch eine unfallunabhängige Erkrankung auch das andere Bein verloren, so besteht die Hilflosigkeit „infolge eines Arbeitsunfalls", weil dieser zumindest eine wesentliche Teilursache für den jetzt eingetretenen Zustand der Hilflosigkeit bildet. Gleiches gilt, wenn unfall- bzw schädigungsunabhängige Erkrankungen wie zB Gefäßkrankheiten oder Polyarthrosen das weitere Tragen von Prothesen oder Benutzen von Armstützen unmöglich machen. Auch Alterserscheinungen mit dem dadurch bewirkten Nachlassen der Kompensationskräfte können eine rechtlich relevante Hilflosigkeit auslösen, sofern die frühere Schädigung zumindest eine wesentliche Teilursache der entstandenen Hilflosigkeit bildet. [16]

Hat dagegen der Nachschaden die Hilflosigkeit eindeutig überwiegend und dadurch allein wesentlich iS der sozialrechtlichen Kausalitätslehre bewirkt bzw gesteigert, so kann die zwar bestehende, rechtlich dann aber nicht relevante Kausalität mit den früheren Unfall- bzw Schädigungsfolgen einen (höheren) Anspruch auf Pflege bzw Pflegezulage daher nicht begründen.

Auch die **private Krankenversicherung** versichert das Risiko der Pflegebedürftigkeit (S 93).

Personen, die bei einem privaten Krankenversicherungsunternehmen gegen Krankheit mit Anspruch auf allgemeine Krankenhausleistungen versichert sind, sind idR verpflichtet, bei diesem Unternehmen zur Absicherung des Risikos der Pflegebedürftigkeit für sich und ihre Familienangehörigen einen entsprechenden Versicherungsvertrag abzuschließen und aufrecht zu erhalten. Der Vertrag muß Leistungen vorsehen, die nach Art und Umfang den Leistungen der GPV gleichwertig sind, § 23 SGB XI. Dies gilt auch für Personen, die nach beamtenrechtlichen Vorschriften oder Grundsätzen bei Pflegebedürftigkeit Anspruch auf Beihilfe haben; sie sind zum Abschluß einer entsprechenden anteiligen beihilfekonformen Versicherung verpflichtet, § 23 Abs 3 SGB XI.

Die private Krankenversicherung ist ua verpflichtet, bei der Feststellung der Pflegebedürftigkeit sowie bei der Zuordnung zu einer Pflegestufe dieselben Maßstäbe wie in der GPV anzulegen, § 23 Abs 6 SGB XI.

In der **PUV** besteht dagegen ein Leistungsausschluß für pflegebedürftige Personen, § 3 AUB.

Nicht versicherbar und trotz Beitragszahlung nicht versichert sind hier ua dauernd pflegebedürftige Personen, § 3.I AUB; ein ursprünglich bestehender Versicherungsschutz erlischt, sobald der Versicherte infolge Eintritts von Pflegebedürftigkeit nicht mehr versicherbar ist, § 3.II AUB.

Pflegebedürftig in diesem Sinn ist, wer für die Verrichtungen des täglichen Lebens überwiegend fremder Hilfe bedarf, § 3.I Abs 2 AUB.

2.13 Arbeitslosigkeit, Verfügbarkeit

Der Begriff der Arbeitslosigkeit ist von Bedeutung vor allem im Arbeitsförderungsrecht (SGB III, S 97) als Leistungsvoraussetzung für Entgeltersatzleistungen, insbesondere für Arbeitslosengeld (Alg) und Arbeitslosenhilfe (Alhi).

Das früher im Arbeitsförderungsgesetz (AFG) geregelte Recht ist mit Wirkung ab 01.01.1998 neu geregelt und als SGB III in das Sozialgesetzbuch übernommen worden.

Arbeitslos ist ein Arbeitnehmer, der vorübergehend nicht in einem Beschäftigungsverhältnis steht, eine versicherungspflichtige Beschäftigung sucht und für die Vermittlungsbemühungen des Arbeitsamtes verfügbar ist, §§ 118, 119 SGB III (S 100).

Die Ausübung einer geringfügigen Beschäftigung schließt Arbeitslosigkeit nicht aus. Übt ein Arbeitnehmer aber mehrere geringfügige Beschäftigungen aus, so schließt dies die Arbeitslosigkeit aus, wenn die Beschäftigungen zusammengerechnet die Geringfügigkeitsgrenze überschreiten.

Eine selbständige Tätigkeit und eine Tätigkeit als mithelfender Familienangehöriger stehen einer Beschäftigung gleich.

---

[13] BVerwGE 90, 65; BSG SozR 3100 § 35 Nr 16; 3-3870 § 4 Nr 4; BSG 08.03.1995 – 9 RV 9/94 -
[14] BSG 08.03.1995 – 9 RV 9/94 -
[15] stRspr; vgl BSG SozR BVG § 35 Nr 9; *Brackmann* S 560o
[16] *Brackmann* S 560p mwN

Verfügbar für die Vermittlungsbemühungen des Arbeitsamtes ist, wer arbeitsfähig und seiner Arbeitsfähigkeit entsprechend arbeitsbereit ist, § 119 Abs 2 SGB III.

Arbeitsfähig ist ein Arbeitsloser, der eine versicherungspflichtige Beschäftigung unter den üblichen Bedingungen des für ihn in Betracht kommenden Arbeitsmarktes aufnehmen und ausüben, an Maßnahmen zur beruflichen Eingliederung in das Erwerbsleben teilnehmen sowie Vorschlägen des Arbeitsamtes zur beruflichen Eingliederung zeit- und ortsnah Folge leisten kann und darf, § 119 Abs 3 SGB III (S 100).

Arbeitsbereit ist der Arbeitslose auch dann, wenn er bereit oder in der Lage ist, unter den üblichen Bedingungen des für ihn in Betracht kommenden Arbeitsmarktes ua nur zumutbare Beschäftigungen oder nur versicherungspflichtige Beschäftigungen mit bestimmter Dauer, Lage und Verteilung der Arbeitszeit aufzunehmen und auszuüben, wenn dies wegen der Betreuung und Erziehung eines aufsichtsbedürftigen Kindes oder Pflege eines pflegebedürftigen Angehörigen erforderlich ist, oder nur versicherungspflichtige Teilzeitbeschäftigungen aufzunehmen und auszuüben, wenn auch das Arbeitslosengeld nach einer Teilzeitbeschäftigung bemessen worden ist, § 119 Abs 4 SGB III (S 100),

Im Interesse der Nahtlosigkeit der Sozialleistungen hat Anspruch auf Alg auch, wer allein deshalb nicht arbeitslos ist, weil er wegen einer mehr als sechsmonatigen **Minderung seiner Leistungsfähigkeit** versicherungspflichtige Beschäftigungen nicht unter den Bedingungen ausüben kann, die auf dem für ihn in Betracht kommenden Arbeitsmarkt ohne Berücksichtigung der Minderung der Leistungsfähigkeit üblich sind, wenn weder Berufsunfähigkeit noch Erwerbsunfähigkeit im Sinne der GRV festgestellt worden ist, § 125 SGB III (S 100).

Die Feststellung, ob Berufs- oder Erwerbsunfähigkeit vorliegt, trifft aber der zuständige Träger der GRV, nicht das Arbeitsamt oder der Arbeitsamtsarzt, § 125 Abs 1 SGB III.

Wird ein Arbeitsloser während des Bezugs von Alg **infolge Krankheit unverschuldet arbeitsunfähig** oder wird er während des Bezugs von Alg auf Kosten der Krankenkasse stationär behandelt, verliert er dadurch den Anspruch auf Alg für die Zeit der Arbeitsunfähigkeit oder stationären Behandlung bis zur Dauer von sechs Wochen (Leistungsfortzahlung) nicht, § 126 Abs 1 SGB III (S 101).

Nach Ablauf der Leistungsfortzahlung nach dem SGB III zahlt die Krankenkasse Krankengeld, sofern die Anspruchsvoraussetzungen hierfür (noch) erfüllt sind, § 44 SGB V.

Für die **sozialmedizinische Begutachtung** stehen im Vordergrund Fragen um die gesundheitliche Leistungsfähigkeit im Rahmen der Arbeitsvermittlung, aber auch bei der Verfügbarkeit und bei Verhängung einer Sperrzeit.

Im Rahmen der **Arbeitsvermittlung** werden Gutachten vom Arbeitsamt (bzw in nachfolgenden gerichtlichen Verfahren) angefordert, um die gesundheitlichen Voraussetzungen für die Vermittelbarkeit in bestimmte Tätigkeiten festzustellen. Hier ist idR ein positives und negatives Leistungsbild zu erstellen.

Bei der **Verfügbarkeit** geht es überwiegend um die Fragen, ob der Arbeitslose aus gesundheitlichen Gründen *überhaupt* noch für eine Beschäftigung unter den üblichen Bedingungen des für ihn in Betracht kommenden Arbeitsmarkts arbeitsfähig ist, ob er eine *bestimmte* konkret benannte Beschäftigung nach seinen gesundheitlichen Kräften noch verrichten kann oder nicht mehr und ob eine für ihn vorgesehene Beschäftigung danach aus gesundheitlichen Gründen zumutbar ist oder nicht.

Bei der Verhängung einer **Sperrzeit** (S 101) geht es vorwiegend darum, ob der Arbeitslose das vorhergehende Beschäftigungsverhältnis aus einem wichtigen Grund gelöst hat (zB weil die Leistungsanforderungen dieses Beschäftigungsverhältnisses seine gesundheitlichen Kräfte überfordert haben), oder ob der Arbeitslose eine ihm angebotene Arbeit nicht angenommen oder nicht angetreten hat, weil auch hier die Leistungsanforderungen seine gesundheitlichen Kräfte überstiegen haben.

Gelegentlich geht es auch um die Frage, ob der Arbeitslose bei Beginn der Arbeitslosigkeit bereits arbeitsunfähig krank war. Denn dann ist das Krankengeld uU höher als das Alg.

2.14   Rehabilitation

Nach dem 2. Weltkrieg, besonders seit dem Rehabilitations-Angleichungsgesetz (RehaAnglG) von 1974, ist das Bewußtsein über die Notwendigkeit von Rehabilitation – der dauerhaften Wiedereingliederung Behinderter in Arbeit, Beruf und Gesellschaft – und der alte Grundsatz „Rehabilitation geht vor Rente" verstärkt in das öffentliche Bewußtsein gerückt.

Besondere Verantwortung für die Einleitung einer erforderlichen Rehabilitation, insbesondere für eine rechtzeitige **Aufklärung und Beratung,** trifft den behandelnden Arzt in Klinik und Praxis.

Denn er ist es ja zumeist, der Art, Schwere und Tragweite einer eingetretenen oder drohenden Behinderung als erster erkennt und die wahrscheinliche weitere Entwicklung am ehesten übersehen kann. Die möglichst frühzeitige Aufklärung und Beratung des Behinderten – ggf auch der Angehörigen und bei Kindern der Eltern – über die Behinderung und ihre Entwicklung sowie die Möglichkeiten und Notwendigkeiten der medizinischen und beruflichen Rehabilitation und die frühzeitige Ausrichtung der Behandlung, aber auch von Einsicht und Willen aller Beteiligten auf diese Rehabilitation sind Aufgaben von ganz eminenter ethischer und sozialer Bedeutung. Es ist eine gesicherte Erfahrung der Praxis, daß die (Wieder-) Eingliederung eines Behinderten in Beruf und Arbeit um so schwieriger wird, je später diese Beratung und die Einleitung der notwendigen Maßnahmen einsetzt und je länger dadurch das Insuffizienzbewußtsein in ihm wachsen kann.

Das Gesetz begründet daher zur Sicherung der notwendigen Rehabilitation **Beratungs-, Mitwirkungs- und Meldepflichten** des Arztes.

Nach §§ 1, 40 ff, 20, 73 SGB V, 125 BSHG sind die behandelnden (Vertrags-) Ärzte verpflichtet, die erforderlichen rehabilitativen Maßnahmen einzuleiten und durchzuführen, den Behinderten (bzw die Eltern) über die nach Art und Schwere der Behinderung geeigneten Rehabilitationsmaßnahmen ärztlich zu beraten insbesondere mit dem Ziel, bei dem Behinderten die Einsicht in die Notwendigkeit einer Rehabilitation zu wecken und zu fördern.[1]

Mitteilungs- bzw Meldepflichten bestehen insbesondere, § 125 BSHG, und zwar so früh wie möglich:
- bei nicht nur vorübergehender erheblicher Beeinträchtigung der Bewegungsfähigkeit, die auf dem Fehlen oder auf Funktionsstörungen von Gliedmaßen oder auf anderen Ursachen beruht,
- bei Mißbildungen, Entstellungen und Rückgratverkrümmungen, wenn die Behinderung erheblich ist,
- bei nicht nur vorübergehender erheblicher Beeinträchtigung der Seh-, Hör- und Sprachfähigkeit,
- bei nicht nur vorübergehender erheblicher Beeinträchtigung der körperlichen, geistigen oder seelischen Kräfte,
- bei drohenden Behinderungen dieser Art,

sowie ferner bei Berufskrankheiten (§§ 20 Abs 1 SGB V, 202 SGB VII, 4, 5 BKVO) und berufsbedingten gesundheitlichen Gefährdungen (§ 20 Abs 1 SGB V)

2.14.1 Gesetzliche Grundlagen, Zuständigkeit

Leider gibt es für die Rehabilitation Behinderter noch kein eigenes, die Materie abschließend regelndes Gesetz und keine einheitliche Zuständigkeit, obwohl gerade Rehabilitation eigentlich „aus einem Guß" betrieben werden müßte.

Zwar ist 1974 das **Rehabilitations-Angleichungsgesetz** (RehaAnglG) in Kraft getreten, das die medizinischen, berufsfördernden und ergänzenden Leistungen zur Rehabilitation in der Sozialversicherung, nach dem Arbeitsförderungsrecht und im sozEntschR weitgehend vereinheitlicht hat. Leider noch nicht einbezogen in diese Angleichung sind die Leistungen der Sozialhilfe. Der Gesetzgeber ist zwar bemüht, die bisher noch über

verschiedene Gesetze verstreuten Bestimmungen des Rehabilitationsrecht weiter zu vereinheitlichen und in einem neuen Teil des Sozialgesetzbuches, dem SGB IX, zusammenzufassen. Die Bemühungen stagnieren derzeit aber.

Auch das RehaAnglG hat keine völlig einheitlichen Anspruchsnormen und vor allem keine übergreifenden Organisationsformen für die Rehabilitation und ihre Begutachtung geschaffen. Für die Ansprüche des einzelnen Behinderten bleiben daher weiterhin die – lediglich angeglichenen – Vorschriften der jeweiligen Einzelgesetze und die danach begründeten Zuständigkeiten maßgebend. Daher bleiben für die Rehabilitationsansprüche des einzelnen Behinderten einstweilen die Vorschriften der jeweiligen Einzelgesetze maßgebend, § 9 Abs 1 RehaAnglG.

So sind weiterhin zuständig:
- die Krankenkassen für die medizinische Rehabilitation im Rahmen der GKV, §§ 40 ff SGB V, sofern kein anderer Leistungsträger zuständig ist,
- die Unfallversicherungträger für die medizinische und berufliche Rehabilitation nach Arbeitsunfällen und bei Berufskrankheiten, §§ 27 ff SGB VII (früher: §§ 556 ff RVO),
- die Rentenversicherungsträger für die medizinische und berufliche Rehabilitation ihrer Versicherten, § 9 SGB VI, aber nur unter weiteren Voraussetzungen (§§ 10, 11 SGB VI),
- die landwirtschaftlichen Krankenkassen und Alterskassen für die medizinische und berufliche Rehabilitation ihrer Versicherten, §§ 8 ff KVLG 1989, 7 ff ALG,
- die Arbeitsämter für die berufliche Rehabilitation, soweit kein anderer Träger zuständig ist, §§ 97 ff SGB III,
- die Versorgungsämter für die medizinische Rehabilitation der nach dem sozEntschR berechtigten Personen im Rahmen der Heil- und Krankenbehandlung sowie der orthopädischen Versorgung, §§ 10 ff und 13 ff BVG,
- die Träger der Kriegsopferfürsorge für die berufliche Rehabilitation der nach dem sozEntschR berechtigten Personen, §§ 25 ff BVG,
- die Sozialhilfeträger für die medizinische und berufliche Rehabilitation der Behinderten, die weder aus der Sozialversicherung noch nach dem SGB III oder dem BVG Anspruch auf entsprechende Leistungen haben, insbesondere also Kinder und Jugendliche, §§ 39 ff BSHG.

2.14.2 Grundzüge der Rehabilitation

Ziel und Zweck aller Maßnahmen und Leistungen zur Rehabilitation ist es, den körperlich, geistig oder seelisch Behinderten oder von Behinderung Bedrohten möglichst auf Dauer in Arbeit, Beruf und Gesellschaft einzugliedern, §§ 1 RehaAnglG, 39 Abs 3 BSHG.

---

[1] vgl hierzu auch die sog Rehabilitations-Richtlinien des Bundesausschusses der Ärzte und Krankenkassen

Renten wegen Minderung der Erwerbsfähigkeit sollen daher idR erst bewilligt werden, wenn zuvor Maßnahmen zur Rehabilitation durchgeführt worden sind oder wenn ein Erfolg solcher Maßnahmen nicht zu erwarten ist, § 7 Abs 1 RehaAnglG (**„Rehabilitation geht vor Rente"**).

Die Rehabilitationsträger haben ua dem Behinderten alle sachdienlichen Auskünfte über die Rehabilitationsmöglichkeiten zu erteilen und ihn im Rahmen ihrer Zuständigkeit rechtzeitig und umfassend zu beraten, § 3 Abs 2 RehaAnglG. Sie sind zu **enger Zusammenarbeit** verpflichtet, § 5 Abs 1 RehaAnglG.

Sie haben ua auf die **frühzeitige Einleitung** und zügige Durchführung der gebotenen Maßnahmen hinzuwirken, bei Einleitung, während der Durchführung und nach Abschluß von medizinischen Maßnahmen jeweils zu prüfen, ob und ggf welche (weiteren) berufsfördernden Maßnahmen in Betracht kommen und ggf dem zuständigen Träger entsprechende Mitteilung zu machen, § 4 Abs 2 und 3 RehaAnglG, und in geeigneten Fällen einen **Gesamtplan zur Rehabilitation** aufzustellen, § 5 Abs 3 RehaAnglG.

Bei **Unklarheit über die Zuständigkeit** oder wenn die unverzügliche Einleitung der erforderlichen Maßnahmen aus anderen Gründen gefährdet ist, hat in Fällen von medizinischen Maßnahmen der zuständige Rentenversicherungsträger, in Fällen berufsfördernder Maßnahmen das zuständige Arbeitsamt **vorläufige Leistungen** zu erbringen, § 6 Abs 2 RehaAnglG.

Alle Maßnahmen der Rehabilitation bedürfen der **Zustimmung des Behinderten**, § 4 Abs 1 RehaAnglG.

Er ist aber verpflichtet, bei ihrer Durchführung nach Kräften mitzuwirken, §§ 4 Abs 1 Satz 2 RehaAnglG, 63 bis 65 SGB I. Ihm können daher bei Verletzung seiner Mitwirkungspflichten andere Leistungen (zB Renten, Alg, Alhi) ganz oder teilweise versagt oder entzogen werden, § 66 SGB I (S 96).

2.14.3 Maßnahmen und Leistungen zur Rehabilitation

Die Leistungen zur Rehabilitation umfassen:
- medizinische Leistungen,
- berufsfördernde Leistungen sowie
- ergänzende Leistungen und
- Leistungen zur sozialen Rehabilitation.[2]

Die Maßnahmen zur Rehabilitation sind durchweg **Sachleistungen**. Art, Umfang und Durchführung der Maßnahmen sowie die Rehabilitationseinrichtung bestimmt der Leistungsträger unter Beachtung der Grundsätze von Wirtschaftlichkeit und Sparsamkeit idR nach pflichtgemäßem Ermessen. Der Behinderte hat also idR keinen unbedingten Rechtsanspruch auf Durchführung von Rehabilitationsmaßnahmen, insbesondere nicht von bestimmten Maßnahmen oder in bestimmten Einrichtungen. Vor allem in der Sozialversicherung *kann* der Leistungsträger solche Maßnahmen gewähren, *muß* dies aber nicht unbedingt und nicht in jedem Fall.

Führt der Behinderte solche Maßnahmen ohne vorherige Zustimmung des Rehabilitationsträgers selbst durch, kann er eine nachträgliche Erstattung der Kosten idR nicht verlangen.

Die **medizinischen Maßnahmen zur Rehabilitation**[3] sollen alle Hilfen umfassen, die erforderlich sind, um drohenden Behinderungen vorzubeugen und bestehende Behinderungen zu beseitigen, zu bessern oder eine Verschlimmerung zu verhüten, § 10 RehaAnglG, insbesondere:
- ärztliche Behandlung,
- Arznei- und Verbandmittel,
- Heilmittel einschließlich Krankengymnastik, Bewegungs-, Sprach- und Beschäftigungstherapie,
- Ausstattung mit Körperersatzstücken, orthopädischen und anderen Hilfsmitteln einschließlich der Anpassung, notwendigen Änderungen, Instandhaltung, Ersatzbeschaffung sowie der Ausbildung im Gebrauch,
- Belastungserprobung und Arbeitstherapie,

auch in Krankenhäusern, Kur- und Spezialeinrichtungen einschließlich der erforderlichen Unterkunft und Verpflegung.

Die **berufsfördernden Leistungen zur Rehabilitation** sollen alle Hilfen umfassen, die erforderlich sind, um die Erwerbsfähigkeit des Behinderten entsprechend seiner Leistungsfähigkeit zu erhalten, zu bessern, herzustellen oder wiederherzustellen und ihn hierdurch möglichst auf Dauer beruflich einzugliedern, § 11 RehaAnglG.[4] Bei der Auswahl der berufsfördernden Maßnahmen sind Eignung, Neigung und bisherige Tätigkeit des Behinderten angemessen zu berücksichtigen. Hilfen können auch zum beruflichen Aufstieg erbracht werden.

---

[2] vgl zu letzteren jetzt §§ 39 ff SGB VII (wohl in Vorgriff auf das künftige SGB IX)

[3] vgl hierzu *Erlenkämper/Fichte* S 552
[4] vgl hierzu *Erlenkämper/Fichte* S 553

Berufsfördernde Leistungen sind insbesondere:

- Hilfen zur Erhaltung oder Erlangung eines Arbeitsplatzes einschließlich Leistungen zur Förderung der Arbeitsaufnahme sowie Eingliederungshilfen an Arbeitgeber,
- Berufsfindung und Arbeitserprobung sowie ggf Berufsvorbereitung einschließlich einer wegen der Behinderung erforderlichen Grundausbildung,
- berufliche Anpassung, Fortbildung, Ausbildung und Umschulung einschließlich eines zur Teilnahme an diesen Maßnahmen erforderlichen schulischen Abschlusses,
- sonstige Hilfen der Arbeits- und Berufsförderung, um Behinderten eine angemessene und geeignete Erwerbs- oder Berufstätigkeit auf dem allgemeinen Arbeitsmarkt oder in einer Werkstatt für Behinderte zu ermöglichen,

einschließlich der erforderlichen Kosten für Unterkunft und Verpflegung, wenn eine auswärtige Unterbringung notwendig ist.

Als **ergänzende Leistungen** sollen erbracht werden, § 12 RehaAnglG:[5]

- (Versorgungs-) Krankengeld, Verletztengeld oder Übergangsgeld,
- Beiträge zur GKV, GPV, GRV, GUV und zur Arbeitslosenversicherung,
- Übernahme weiterer erforderlicher Kosten, ua für Prüfungsgebühren, Lernmittel, Arbeitskleidung, Arbeitsgeräte,
- Übernahme der erforderlichen Reisekosten, auch für Familienheimfahrten,
- Behindertensport in Gruppen unter ärztlicher Betreuung,
- Haushaltshilfe, wenn der Behinderte wegen der Teilnahme an einer Maßnahme außerhalb des eigenen Haushalts untergebracht ist und ihm deshalb die Weiterführung seines Haushalts nicht möglich ist, eine andere Person des Haushalts diesen nicht weiterführen kann und im Haushalt ein Kind lebt, das das 12. Lebensjahr noch nicht vollendet hat oder das behindert und auf Hilfe angewiesen ist,
- sonstige Leistungen, die unter Berücksichtigung von Art oder Schwere der Behinderung erforderlich sind, um das Ziel der Rehabilitation zu erreichen oder zu sichern.

Der Behinderte erhält, § 13 RehaAnglG:

- während **medizinischer Maßnahmen** zur Rehabilitation (Versorgungs-) Krankengeld bzw. Verletztengeld,
- während **berufsfördernder Maßnahmen** Übergangsgeld, wenn er arbeitsunfähig iS der GKV ist oder wegen Teilnahme an der Maßnahme keine ganztägigen Erwerbstätigkeit ausüben kann.

Die Höhe der Leistungen richtet sich nach den jeweiligen Einzelgesetzen (§ 47 SGB V, §§ 47 bis 51 SGB VII, §§ 16a, 26a BVG). Die Regelungen des § 13 RehaAnglG zur Höhe der Leistungen sind offenbar nicht mehr aktualisiert worden.

Zu den berufsfördernde Maßnahmen, ggf zu den ergänzenden oder sozialen[6] Leistungen, gehört auch die **Kraftfahrzeughilfe**.[7]

Diese wird gewährt, wenn der Behinderte infolge seiner Behinderung nicht nur vorübergehend auf die Benutzung eines Kfz angewiesen ist, um seinen Arbeits- oder Ausbildungsort zu erreichen, oder wenn er infolge seiner Behinderung nur auf diese Weise beruflich eingegliedert werden kann, § 3 KfzHV. § 40 SGB VII bestimmt für die GUV etwas abweichend, daß Kfz-Hilfe zu leisten ist, wenn der Versicherte infolge Art oder Schwere des Gesundheitsschadens nicht nur vorübergehend auf die Benutzung eines Kfz angewiesen ist, um die Eingliederung in das Berufsleben oder die Teilnahme am Leben in der Gemeinschaft zu ermöglichen.

Hierzu ist 1987 die **Kraftfahrzeughilfe-Verordnung** (KfzHV) ergangen, die die bis dahin geltenden, zT unterschiedlichen Richtlinien der einzelnen Rehabilitationsträger ersetzt.

Gefördert werden die Beschaffung (auch Ersatzbeschaffung) und die behindertengerechte Zusatzausstattung des Kfz, ggf auch die Erlangung der Fahrerlaubnis. Die Hilfe wird idR als Zuschuß nach Maßgabe des Einkommens des Behinderten gewährt; die Kosten für die behindertengerechte Zusatzausstattung und deren Reparatur werden stets voll übernommen. Die Kosten des Betriebs und der Instandhaltung sind vom Behinderten jedoch stets selbst zu tragen.

Ergänzend gelten für **Versicherte der GUV** die Bestimmungen der VO über die orthopädische Versorgung Unfallverletzter (OrthVO, S 144), für **Beschädigte des sozEntschR** die der VO über die orthopädische Versorgung (OrthV, S 159) fort. Hiernach sind nicht nur weitergehende Zuschüsse und Darlehen zur (Wieder-) Beschaffung, sondern ggf auch zu den Kosten für Instandhaltung und Garage möglich.

Literatur

Bereiter-Hahn, W., H. Schieke, G. Mehrtens, Gesetzliche Unfallversicherung (Stand: 1996), Schmidt, Berlin

Bley, H., H. Kreikebohm: Sozialrecht, 7. Auflage 1993, Luchterhand, Neuwied

Bley, H., W. Gitter ua: Sozialgesetzbuch, Sozialversicherung (Gesamtkommentar; Stand: 1996), Chmielorz, Wiesbaden

Brackmann, K.: Handbuch der Sozialversicherung einschließlich des SGB, 11. Auflage (Stand: 1992), Chmielorz, Wiesbaden

Anhaltspunkte für die ärztliche Gutachtertätigkeit im sozEntschR und nach dem SchwbG 1996, herausgegeben vom Bundesministerium für Arbeit und Sozialordnung

Erlenkämper, A., W. Fichte: Sozialrecht, 3. Auflage 1995, Heymanns, Köln

---

[5] vgl hierzu *Erlenkämper/Fichte* S 556

[6] so jetzt §§ 39, 40 SGB VII

[7] vgl hierzu *Erlenkämper/Fichte* S 561

Gitter, W., Sozialrecht, 3. Auflage 1992, Beck, München

Hauck, K., H. Haines: Sozialgesetzbuch (Stand: 1996), Schmidt, Berlin

Lauterbach, H., F Watermann: Gesetzliche Unfallversicherung, 3. Auflage (Stand: 1996), Kohlhammer, Stuttgart

Niesel, K. (Hrsg): Sozialversicherungsrecht (Kasseler Kommentar, Stand: 1996), Beck, München

Palandt, O.: BGB, 56. Auflage 1997, Beck, München

Peters, H.: Handbuch der Krankenversicherung (Stand 1997) Kohlhammer,Stuttgart

Schönberger, A., G. Mehrtens, H. Valentin: Arbeitsunfall und Berufskrankheit, 5. Auflage 1993, Schmidt, Berlin

Wilke, Soziales Entschädigungsrecht, 7. Auflage 1992, Beck, München

3 Ursächlicher Zusammenhang

A. Erlenkämper

3.1 Allgemeines

Zahlreiche Ansprüche im Rechtsleben – im Sozialrecht ebenso wie im Zivil- und Strafrecht und in der PUV – hängen davon ab, ob ein bestimmter Erfolg – im hier interessierenden Bereich vorwiegend ein Gesundheitsschaden – ursächlich auf einem bestimmten Ereignis beruht.

So muß zB im Zivilrecht der Schaden aus einer Vertragsverletzung oder einer unerlaubten Handlung ursächlich auf einem solchen Verhalten, im Strafrecht der strafbare Erfolg (Körperverletzung, Vermögensschaden beim Betrug usw) ursächlich auf einem entsprechenden Handeln des Täters beruhen.

Im Sozialrecht bestehen zB Ansprüche auf Rente aus der GUV nur für einen Gesundheitsschaden, der „infolge eines Versicherungsfalls" (§ 56 SGB VII; früher: § 581 RVO) eingetreten ist, oder auf Beschädigtenrente des sozEntschR nur, wenn ein Gesundheitsschaden ua „durch eine militärische ... Dienstverrichtung ..." (§ 1 Abs 1 BVG), „durch eine Wehrdienstverrichtung ..." (§ 81 Abs 1 SVG) usw verursacht worden ist.

Auch in der PUV ist Voraussetzung, daß der Unfall zu einer Invalidität „geführt", diese also verursacht hat.

3.1.1 Innerer Zusammenhang, haftungsbegründende und haftungsausfüllende Kausalität

Dieser Ursachenzusammenhang muß idR in mehrfacher Hinsicht bestehen[1]:

– als sog *innerer Zusammenhang,*
– als *haftungsbegründende* Kausalität und
– als *haftungsausfüllende* Kausalität.

Sowohl dieser innere Zusammenhang wie auch beide Kausalketten müssen gegeben sein, soll ein bestehender Gesundheitsschaden als Haftpflichtschaden, Unfall- oder Schädigungsfolge anerkannt werden und eine Entschädigung hierfür gewährt werden.[2]

Vor der Beurteilung der eigentlichen Kausalität ist vor allem im Sozialrecht zunächst zu prüfen, ob das schadenbringende Ereignis mit der versicherten oder sonstwie geschützten Tätigkeit in einem sog **inneren Zusammenhang** steht.[3]

Dabei geht es um die Frage, ob das schadenbringende Ereignis (zB Unfall) der versicherten bzw sonstwie geschützten Tätigkeit zuzurechnen ist. Der innere Zusammenhang ist wertend zu ermitteln. Es ist zu untersuchen, ob die schadenbringende Handlung innerhalb der Grenze liegt, bis zu welcher der Haftpflicht-, Versicherungs- oder Versorgungsschutz reicht.[4] Diese Zuordnung ist aber Aufgabe des Leistungsträgers bzw des Gerichts, nicht des begutachtenden Arztes.

Im Zivilrecht wird diese Frage im Rahmen der Adäquanz des ursächlichen Zusammenhangs entschieden (sog Zurechnungszusammenhang[5]).

Die **haftungsbegründende Kausalität** betrifft den ursächlichen Zusammenhang im Sozialrecht und der PUV zwischen der versicherten bzw geschützten Tätigkeit oder dem geschützten Weg und der schädigenden Einwirkung (zB Unfall), im Zivilrecht zwischen dem konkreten schadenbringenden Verhalten (zB der Vorfahrtsverletzung des Schädigers) und der eingetretenen Rechtsgutverletzung (zB Zusammenstoß).

So kann in der PUV und im Sozialrecht ein Unfall, eine Berufskrankheit oder eine Schädigung iS des BVG nur in Betracht kommen, wenn die schädigende Einwirkung ursächlich auf der geschützten Tätigkeit beruht. Ob eine solche geschützte Tätigkeit vorgelegen hat, ist aber idR vom Leistungsträger bzw Gericht zu prüfen und zu entscheiden, nicht vom begutachtenden Arzt. Ausnahmen können bei der sog inneren Ursache in Betracht kommen (S 10).

Die **haftungsausfüllende Kausalität** betrifft den weiterhin erforderlichen Kausalzusammenhang zwischen der schädigenden Einwirkung (Rechtsgutverletzung, Unfall oder sonstige Einwirkung) und dem enstandenen (Gesundheits-)Schaden.

---

[1] vgl hierzu die anschauliche Grafik bei *Schönberger/Mehrtens/Valentin* S 58
[2] *Brackmann* S 479h; *Erlenkämper/Fichte* S 73; *Lauterbach* § 548 Anm 5; *Palandt* Anm 5 vor § 249

[3] *Brackmann* S 486c; GesamtKomm § 548 Anm 4; *Erlenkämper/Fichte* S 73; *Lauterbach* § 548 Anm 3, 8 und 13 ff; *Palandt* Vorbem vor § 249 Anm 5; *Schönberger/Mehrtens/Valentin* S 58
[4] stRspr; vgl ua BSGE 58, 76; 61, 127; BSG SozR 2200 § 548 Nr 60, 62, 70, 71, 84; SozR 3-2200 § 548 Nr 19; *Brackmann* S 486c
[5] *Palandt* Vorbem vor § 249 Anm 5

Ein Schadenersatz bzw eine Entschädigungsleistung kommt nur in Betracht, wenn der streitige (Gesundheits-) Schaden auch tatsächlich auf der schädigenden Einwirkung beruht und nicht durch andere Ursachen bewirkt wird.

Diese haftungsausfüllende Kausalität zu beurteilen, ist die wesentliche Aufgabe des medizinischen Gutachters.

3.1.2   Die „conditio sine qua non"

Ursache (auch: Mit-, Teilursache) im logischen – oder, wie es gelegentlich ausgedrückt wird, im naturwissenschaftlich-philosophischem – Sinn ist jede Bedingung, die nicht hinweggedacht werden kann, ohne daß gleichzeitig der Erfolg entfiele, die sog **conditio sine qua non.**

So muß im Rahmen der haftungsbegründenden Kausalität im Sozialrecht und in der PUV eine versicherungs- bzw versorgungsrechtlich geschützte Tätigkeit stets eine solche conditio sine qua non für das Unfallereignis bzw die schädigende Einwirkung und bei der haftungsausfüllenden Kausalität dieses Unfallereignis (oder eine sonstige schädigende Einwirkung) eine conditio sine qua non des streitigen Gesundheitsschadens bilden, soll eine eine Anerkennung und Entschädigung als Unfall- bzw Schädigungsfolge in Betracht kommen.

Kann zB im Haftpflichtrecht das Handeln des Schädigers, im Sozialrecht das Schädigungsereignis hinweggedacht werden, ohne daß der streitige (Gesundheits-) Schaden entfallen würde, oder – anders ausgedrückt – würde der streitige Schaden nach Art und Ausprägung auch ohne diese schädigenden Einwirkungen bestehen, erübrigen sich alle weiteren Überlegungen.

Andererseits kann nicht jede *irgendwie geartete* ursächliche Verknüpfung zwischen der geschützten Tätigkeit, dem Schädigungsereignis und dem bestehenden Gesundheitsschaden genügen, um den Haftpflicht- bzw Entschädigungsanspruch auszulösen. Denn das würde zu einer kaum abgrenzbaren Ausweitung des Haftungsumfangs und damit zu Ergebnissen führen, die von der Rechtsordnung nicht gewollt sind und mit einem vernünftigen Rechtsempfinden nicht in Einklang stünden.

Denkt zB ein in der GUV versicherter Arbeitnehmer während seines Sonntagsspaziergangs so lebhaft über betriebliche Probleme nach, daß er auf Bodenunebenheiten nicht achtet, stolpert und sich ein Bein bricht, so bildet die versicherte Tätigkeit sicherlich eine conditio sine qua non für den erlittenen Unfallschaden. Ebenso sicher ist aber, daß ein solch entfernter ursächlicher Zusammenhang nicht ausreichen kann, eine Unfallentschädigung auszulösen.

Aus der Vielzahl der möglichen Bedingungen muß daher eine Auswahl getroffen werden, eine Auswahl derjenigen Bedingungen, die zu dem eingetretenen Schaden in einer dem Schutzzweck des jeweiligen Gesetzes entsprechenden Beziehung stehen.

Für die einzelnen Rechtsgebiete haben Rechtsprechung und Rechtslehre zu diesem Zweck – leider – unterschiedliche Maßstäbe für die Beurteilung des ursächlichen Zusammenhangs entwickelt.

Diese **verschiedenen Kausalitätslehren** mit ihren zT im Wortlaut, aber nicht inhaltlich übereinstimmenden Begriffen erschweren nicht zuletzt die medizinische Begutachtung. Gutachter, die diese Unterschiede nicht kennen, erliegen leicht der Gefahr, die Begriffe und unterschiedlichen Beurteilungsmaßstäbe zu vermischen oder zu verwechseln und so unzutreffend einzusetzen. Das zeigt auch die Beschäftigung mit der sozialmedizinischen Literatur und den dort zu einzelnen Krankheiten und Verletzungsfolgen entwickelten Beurteilungsmaßstäben. Vor allem werden immer wieder Begriffe der zivilrechtlichen Adäquanzlehre und der PUV mit denen der sozialrechtlichen Kausalitätslehre vermischt.

Daher ist es von besonderer Bedeutung, daß jeder gutachtlich tätig werdende Arzt diese Unterschiede genau kennt und seine Beurteilung ausschließlich nach den für das jeweilige Rechtsgebiet maßgebenden Kausalitätsbegriffen und -maßstäben ausrichtet.

3.2   Strafrecht, Zivilrecht (einschließlich PUV), Entschädigungsrecht (BEG)

3.2.1   Strafrecht

Nur im Strafrecht gilt die sog **Äquivalenzlehre**.

Nach ihr ist grundsätzlich jede conditio sine qua non Ursache im Rechtssinn.[1] Der Täter ist jedoch nur strafbar, wenn sein den strafbaren Erfolg verursachendes Handeln auch rechtswidrig und schuldhaft war.

2.2.2   Zivilrecht (einschließlich PUV)

Im Zivilrecht und damit im Haftpflichtrecht gilt dagegen die sog **Adäquanzlehre**. Hiernach ist nur diejenige conditio sine qua non auch Ursa-

---

[1] vgl ua *Dreher*, StGB, 46. Aufl. Anm 17 vor § 13 StGB mwN

che im Rechtssinn, die dem Schaden adäquat, dh erfahrungsgemäß allgemein geeignet ist, einen derartigen Schaden herbeizuführen.[2]

Adäquat iS dieser Lehre ist eine conditio sine qua non nur, wenn sie allgemein und nicht nur unter besonders eigenartigen Umständen geeignet ist, einen Erfolg wie den eingetretenen herbeizuführen (S 83). Ob dies der Fall ist, muß aufgrund einer objektiven nachträglichen Prognose beurteilt werden. Auch hier ist die Haftung für den eingetretenen Erfolg darüber hinaus durch die idR weiterhin erforderliche Rechtswidrigkeit der schadenbringenden Handlung und das Verschulden des Verursachers (Ausnahme: sog Gefährdungshaftung) sowie ggf das mitwirkende Verschulden des Geschädigten weiter eingegrenzt.[3]

Besteht ein adäquater Kausalzusammenhang, ist es unerheblich, ob der Schaden nicht allein durch das streitige Ereignis herbeigeführt worden ist, zur Entstehung des Schadens vielmehr notwendig ein anderes Ereignis erforderlich war (Fall der konkurrierenden Kausalität, im Zivilrecht auch als Gesamtkausalität bezeichnet).[4]

Die zivilrechtliche Adäquanzlehre gilt – wenn auch mit Modifikationen – gleichfalls für die **PUV**.

Daher genügt es für die Bejahung eines rechtserheblichen Ursachenzusammenhangs auch hier, daß die dem Versicherungsschutz unterliegende Ursache nur *eine* von mehreren Bedingungen ist, sofern diese dem Schaden adäquat ist. Dies gilt auch für mitwirkende Schadensanlagen.[5]

Haben jedoch Krankheiten oder Gebrechen bei der Entstehung des durch ein Unfallereignis hervorgerufenen Gesundheitsschädigung oder deren Folgen mitgewirkt, so wird die Leistung aufgrund der Allgemeinen Versicherungsbedingungen (AUB) entsprechend dem Anteil der Krankheit oder des Gebrechens gekürzt, wenn dieser wenigstens 25 vH beträgt, § 8 AUB (S 89).

3.2.3   Entschädigungsrecht (BEG)

Auch für das Entschädigungsrecht des BEG gilt im Grundsatz die zivilrechtliche Adäquanzlehre.[6]

Diese hat allerdings Modifikationen erfahren. So muß der Schaden verfolgungseigentümlich sein, dh er muß aus einer besonderen, gegenüber Nichtverfolgten erhöhten Gefahrenlage erwachsen sein.[7] Vor allem für die Beurteilung der wesentlichen Mitverursachung anlagebedingter Leiden (S 57) gelten weitgehend dieselben Grundsätze wie im Sozialrecht.[8]

3.2.4   Sozialrechtliche Kausalitätslehre

Für den Bereich des Sozialrechts, hier insbesondere für die GUV und das sozEntschR, hat das Bundessozialgericht in Fortführung der Rechtsprechung des früheren Reichsversicherungsamts und des Reichsversorgungsgerichts die **Kausalitätslehre von der wesentlichen Bedingung** entwickelt.

3.3   Sozialrechtliche Kausalitätslehre

3.3.1   Wesentliche Bedingung

Nach der sozialrechtlichen Kausalitätslehre[1] sind als Ursache im Rechtssinn nicht *alle* Bedingungen eines Erfolges zu werten, einerlei mit welcher Art und Schwere sie zu ihm beigetragen haben, sondern unter Abwägung ihres verschiedenen Wertes nur – aber auch alle – die Bedingungen, die wegen ihrer besonderen Beziehung zum Erfolg zu dessen Eintritt *wesentlich* mitgewirkt haben.[2] Dieser Rechtsprechung ist auch die sozialrechtliche Literatur einhellig gefolgt.[3]

Nach der sozialrechtlichen Kausalitätslehre kommt es somit – anders als im Zivilrecht und der dort geltenden Adäquanzlehre – nicht darauf an, ob der eingetretene Gesundheitsschaden eine adäquate, eine „geeignete" (S 46) Folge des Schädigungsereignisses ist.[4]

Für die **wesentliche Bedingung** - genauer: für die Voraussetzungen, unter denen eine Bedingung als wesentlich zu werten ist oder nicht – gibt es eine klarere, konkretere Definition nicht.

Die Rechtsprechung hat eine solche auch mit Vorbedacht vermieden. So wünschenswert eine genauere Abgrenzung, eine stärkere Konkretisierung von Kriterien gerade auch für den Sozialmediziner wäre, ist eine solche bei der unüberschaubaren Vielfalt denkbarer Schädigungssachverhalte letztlich doch nie möglich und deswegen auch nicht erstrebenswert. Die Entscheidung darüber, ob eine bestimmte Bedingung zum Erfolg wesentlich beigetragen hat oder nicht und ob eine zumindest eine wesentliche (Teil-) Ursache im Rechtssinn bildet oder nicht, ist letztlich immer eine Wertentscheidung im Einzelfall und kann als solche nicht generell und abstrakt getroffen werden, sondern nur konkret anhand der Umstände des jeweiligen Einzelfalls durch eine vernünftige, lebensnahe Würdigung

---

[2] vgl ua *Palandt* Anm 5 vor § 249 mwN

[3] *Palandt* aaO

[4] *Palandt* aaO

[5] *Palandt* aaO

[6] *Blessin/Gießler*, BEG-Schlußgesetz, § 1 Anm III

[7] *Blessin/Gießler*, aaO Anm III 3.b.bb

[8] *Blessin/Gießler* aaO § 28 Anm 3.b mwN

[1] Diese gilt inhaltlich auch für das Dienstunfallrecht der Beamten

[2] stdRspr; vgl ua BSGE 1, 71; 1, 180; 1, 268; 3, 240; 7, 53; 11, 50; 12, 242; 38, 127; 42, 42

[3] vgl ua *Brackmann* S 480e; *Erlenkämper*/Fichte S 75; *Lauterbach* § 548 Anm 8; *Wilke* § 1 BVG Rdz 66 ff, jeweils mwN

[4] vgl ua BSG 2200 § 548 Nr 91

des gesamten maßgebenden Sachverhalts unter Berücksichtigung des Schutzzwecks der anzuwendenden Normen.[5]

Insbesondere im Rahmen der *haftungsbegründenden Kausalität* hat sich hierdurch eine zT recht kasuistische Rechtsprechung herausgebildet, die immer wieder Modifikationen aufgrund der besonderen Umstände des jeweiligen Einzelfalls erfährt.

Im Rahmen der *haftungsausfüllenden Kausalität* und damit im sozialmedizinisch relevanten Bereich bestehen diese Schwierigkeiten nicht im selben Maß. Hier liegt die Problematik mehr darin, daß manche Bereiche der Sozialmedizin – hier vor allem Unfallmedizin und Orthopädie – die weitere Entwicklung der Rechtsprechung zu den maßgebenden Kausalitätsfragen nicht ausreichend verfolgt haben und sich daher die im sozialmedizinische Schrifttum und der ihr folgenden Begutachtungspraxis vertretenen Beurteilungsmaßstäbe mit den geltenden sozialrechtlichen Grundsätzen nicht immer decken.[6] Das kann zu unrichtigen Einzelfallgutachten und, weil die Juristen in Verwaltung und Gerichten die rechtliche Unrichtigkeit mangels ausreichender medizinischer Fachkenntnisse vielfach nicht zu durchschauen vermögen, zu sachlich unrichtigen Entscheidungen führen.

Zu beachten ist hier insbesondere, daß Ausgangspunkt für die Beurteilung des ursächlichen Zusammenhangs – entgegen verbreiteten sozialmedizinischen Denkansätzen[7] – die geschützte Tätigkeit und die von ihr ausgehenden schädigenden Einwirkungen zu bilden haben. Denn für die Prüfung, ob ein Gesundheitsschaden nach den Bestimmungen der GUV bzw des sozEntschR zu entschädigen ist, hat rechtlich im Vordergrund die Frage zu stehen, ob eine solche geschützte Tätigkeit mit ihren schädigenden Einwirkungen von wesentlicher ursächlicher Bedeutung für seine Entstehung gewesen ist, nicht primär, ob es sich hierbei zB um die Manifestation eines anlagebedingten Leidens handelt.

Vor allem, wenn auch schädigungsunabhängige Faktoren (zB eine Schadensanlage) an der Entstehung des Gesundheitsschadens ursächlich mitbeteiligt gewesen sind, darf die Prüfung daher nicht in der Weise erfolgen, daß primär seine Entwicklung auf dem Boden einer solchen Schadensanlage geprüft und gewürdigt und erst dann gefragt wird, ob angesichts der ursächlichen Bedeutung dieser Schadensanlage eine wesentliche Verur-

sachung (auch) durch die schädigenden Einwirkungen hinreichend wahrscheinlich sei. Vielmehr ist primär zu fragen, ob die schädigenden Einwirkungen eine conditio sine qua non für den Schadenseintritt bilden, und erst dann abzuwägen, ob auch andere, schädigungsunabhängige Ursachen an der Entstehung des Schadens mitgewirkt haben und in welchem Verhältnis diese schädigenden Einwirkungen zu evtl mitwirkenden unfall- bzw schädigungsunabhängigen Faktoren stehen.

Entscheidend für die Frage der Wesentlichkeit ist die **Qualität** der mitwirkenden Bedingungen, nicht ihre *Quantität* oder gar ihre zeitliche Reihenfolge.

Daher kann im Sozialrecht – anders als in der PUV (S 88) – auch eine quantitativ (prozentual) weniger bedeutsame Bedingung für den Eintritt des Erfolges doch von qualitativ erheblicher und damit rechtlich wesentlicher Bedeutung sein.[8] Es kommt somit weder darauf an, ob die Einwirkungen aus dem geschützten Risikobereich zu 25, 50 oder 75 vH an der Entstehung des Schadens beteiligt waren (eine solche Quantifizierung der ursächlichen Anteile läßt sich mit Anspruch auf Genauigkeit ohnehin nicht vornehmen), noch darauf, ob sie die zeitlich letzte, den Schaden auslösende Ursache bilden. Die Frage, ob eine Ursache für den Erfolg, dh für den Eintritt des Schadens wesentlich ist, beurteilt sich vielmehr individuell nach ihrem Wert und ihrer Bedeutung für das Zustandekommen des Erfolges im konkreten Einzelfall. Haben mehrere Ursachen an der Entstehung des Schadens mitgewirkt, ist vergleichend zu bewerten, welche von ihnen in etwa gleichwertig und welche wegen ihrer geringen Wirkung für den eingetretenen Schaden derart unbedeutend sind, daß sie praktisch außer Betracht bleiben müssen.[9]

Von zentraler Bedeutung ist die Frage nach der Wesentlichkeit einer dem geschützten Risikobereich entstammenden Ursache in Fällen der konkurrierenden Kausalität (s unten) mit ihren für die sozialmedizinische Begutachtung wichtigsten Anwendungsbereichen, der Beurteilung von Gelegenheitsursachen (S 52) sowie von Anlageleiden (S 57).

3.3.1.1 Der Schutzzweck des Gesetzes

Die entscheidende Hilfe für eine auch rechtlich zutreffende Beurteilung der Wesentlichkeit einer Bedingung gibt der **Schutzzweck des Gesetzes**.[10]

Aufgabe der verschiedenen Bereiche des Sozialrechts – hier insbesondere die GUV und das sozEntschR – ist es, für die in Ausübung einer versi-

[5] stdRspr; vgl ua BSGE 1, 71; 11, 50; BSG SozR 2200 § 548 Nr 35, 42; § 550 Nr 14, 26; *Brackmann* S 480h; *Erlenkämper/Fichte* S 75

[6] vgl hierzu *Erlenkämper* BG 1996, 846 und SGb 1997, 355

[7] vgl hierzu *Erlenkämper* BG 1996, 846 und SGb 1997, 355

[8] BSG SozR Nr 6 zu § 589 RVO; *Brackmann* S 480gl mwN

[9] so ua BSG SozR 3-2200 § 548 Nr 4; BSG 25.11.1992 – 2 RU 40/91 – Meso B 330/63

[10] *Brackmann* S 480i mwN

cherten oder sonstwie geschützten Tätigkeit erlittenen Gesundheitsschäden die vom Gesetz vorgesehenen Leistungen zu gewährleisten.

Deswegen hat auch die geschützte Tätigkeit und die von ihr ausgehende Schädigung und nicht die Krankheit und ihre Entwicklung – entgegen verbreiteten sozialmedizinischen Denkansätzen[11] – den Ausgangspunkt für die Beurteilung des ursächlichen Zusammenhangs zu bilden.

Dieser Aufgabenstellung ist als **Grundprinzip** immanent, daß jeder Gesundheitsschaden, den der Betroffene infolge einer geschützten Tätigkeit – dh durch diese iS der sozialrechtlichen Kausalitätslehre wesentlich (mit-) verursacht – erleidet, auch tatsächlich entschädigt wird.[12] § 2 Abs 2 SGB I bestimmt ausdrücklich, daß bei der Auslegung und Anwendung aller Rechtsvorschriften des Sozialrechts sicherzustellen ist, daß die sozialen Rechte möglichst weitgehend verwirklicht werden, und § 17 SGB I verpflichtet die Leistungsträger ua, darauf hinzuwirken, daß jeder Berechtigte die ihm zustehenden Sozialleistungen auch tatsächlich erhält.

Dieses Grundprinzip gilt auch für den **sozialmedizinischen Gutachter**, der durch einen entsprechenden Auftrag von Leistungsträgern oder Gerichten in den Prozeß der Rechtsanwendung eingebunden ist. Auch er ist also gesetzlich verpflichtet, seine Aufgabe so zu verrichten, daß die Rechte, Ansprüche und Leistungen, die das Gesetz vorsieht, für den Versicherten möglichst weitgehend verwirklicht werden. Daher ist es nicht Aufgabe der Sozialmedizin, Kriterien für eine möglichst weitgehende Ausgrenzung von Leistungsansprüchen zu entwickeln.

Beruht ein schädigendes Ereignis (bzw eine andere schädigende Einwirkung) iS der conditio sine qua non auf einer rechtlich geschützten Tätigkeit und bildet dieses schädigende Ereignis iS der condition sine qua non eine Ursache für den Eintritt eines Gesundheitsschadens, sind diese Bedingungen daher idR auch als **wesentliche Bedingungen** zu werten, weil sie wegen ihrer nahen Beziehung zum Erfolg zu dessen Eintritt wesentlich beigetragen haben.

Für **Berufskrankheiten** bestimmt jetzt § 9 Abs 3 SGB VII sogar ausdrücklich: Erkranken Versicherte, die infolge der besonderen Bedingungen ihrer versicherten Tätigkeit in erhöhtem Maße der Gefahr der Erkrankung an einer in der BKVO genannten Berufskrankheit ausgesetzt waren, an einer solchen Krankheit und können Anhaltspunkte für eine Verursachung außerhalb der versicherten Tätigkeit nicht festgestellt werden, wird vermu-

tet, daß diese infolge der versicherten Tätigkeit verursacht worden ist. Damit wird eine gesetzliche Vermutung für eine rechtlich wesentliche Verursachung durch die versicherte Tätigkeit begründet. Diese Vermutung gilt allerdings nicht, wenn konkrete Anhaltspunkte für eine berufsfremde Verursachung festgestellt sind; dann verbleibt es bei den allgemeinen Grundsätzen der sozialrechtlichen Kausalitätslehre.[13]

Weiterhin gehört zu den zwar ungeschriebenen, aber tragenden Grundsätzen von GUV und sozEntschR, daß der einzelne Betroffene durch die Rechtsordnung in dem **Gesundheitszustand geschützt** wird, in dem er sich bei Eintritt des schädigenden Ereignisses (bzw der schädigenden Einwirkungen) befunden hat.[14]

In den **Schutz des Sozialrechts eingeschlossen** sind daher auch alle im Schädigungszeitpunkt bereits bestehenden Krankheiten, Gebrechen und sonstigen Vorschädigungen mit ihren Auswirkungen, alle hierauf beruhenden oder sonstwie begründeten Krankheitsdispositionen und alle konstitutionell oder degenerativ bedingten Schadensanlagen oder sonstigen Schwächen. Auch – und gerade – der minderbelastbare Mensch, der infolge früherer Krankheit, konstitutioneller Schwäche oder degenerativer Schadensanlage der Gefahr einer Schädigung leichter erliegt als der „normale", robuste Gesunde, bedarf des Schutzes der Solidargemeinschaft, wenn er schädigenden Einwirkungen aus Beruf, Wehrdienst usw ausgesetzt wird und dadurch zu Schaden kommt. Dann soll er den Schutz des Gesetzes *erfahren*, nicht davon *ausgeschlossen* werden.

Auch aus diesem Gesichtspunkt sind Arbeitsbzw Dienstunfälle oder sonstige schädigende Einwirkungen aus einer rechtlich geschützten Tätigkeit, die eine conditio sine qua non für einen bestehenden Gesundheitsschaden bilden, in aller Regel auch als eine *wesentliche Bedingung* zu werten. Denn sie tragen wegen ihrer engen Beziehung zum Erfolg zu dessen Eintritt wesentlich bei, auch wenn im Einzelfall schädigungsunabhängige Ursachen wie zB eine Schadensanlage an der Entstehung des Schadens gleichfalls wesentlich mitwirken.

---

[11] vgl hierzu *Erlenkämper* BG 1996, 846 und SGb 1997, 355

[12] *Erlenkämper*/Fichte S 76

[13] vgl zu den Einzelheiten *Erlenkämper* SGb 1997, 503; Erstkomm SGB VII § 9 Anm 3

[14] BSGE 5, 232; 9, 104; BSG SozR 3100 § 1 Nr 3; BSG Breith 1964, 850; BSG 22.03.1983 -2 RU 22/81- Meso B 70/126; *Brackmann* S 480i; *Erlenkämper/Fichte* S 76; *Lauterbach* § 581 Anm 5

Im Sozialrecht darf daher im Rahmen der haftungsausfüllenden Kausalität einer Schädigungseinwirkung die Bedeutung einer rechtlich wesentlichen Bedingung nicht pauschal mit der Begründung abgesprochen werden, diese habe angesichts von Auswirkungen vorbestehender Krankheiten oder Behinderungen, konstitutionell oder degenerativ bedingter Schadensanlagen des Betroffenen keine wesentliche Bedingung für den eingetretenen Schaden gebildet. Denn hinsichtlich derartiger Schadensanlagen ist er durch die Rechtsordnung geschützt. Die Frage, ob die schädigenden Einwirkungen den Schaden wesentlich (mit-) bedingt haben, ist vielmehr im Gegenteil auf dem Boden des Gesundheitszustandes und der individuellen Konstitution des konkret Betroffenen im Zeitpunkt der Schädigung und somit danach zu beurteilen, ob bei *diesem* Betroffenen angesichts *seiner* individuellen Gesundheitsverhältnisse die schädigenden Einwirkungen für die Entstehung des Schadens von wesentlicher ursächlicher Bedeutung gewesen sind, auch wenn sie bei einem Gesunden nicht zu einem solchen Gesundheitsschaden geführt hätte.

Daher darf zB nicht argumentiert werden, bei sog anlagebedingten Leiden (S 57) handele es sich um eine unfall- bzw schädigungsunabhängige Manifestierung einer bestehenden Schadensanlage, auch wenn diese „bei Gelegenheit" zB eines Arbeitsunfalls erfolgt ist.[15] Ist die Manifestation durch den Arbeitsunfall erfolgt, bildet dieser also eine conditio sine qua non für den Eintritt des streitigen Gesundheitsschadens, ist dieser idR auch eine *wesentliche* Bedingung für den Schadenseintritt. Denn nach dem Schutzzweck des Gesetzes ist ein Gesundheitsschaden, der durch die versicherte Tätigkeit (mit-) verursacht worden ist, grundsätzlich zu entschädigen, auch wenn er bei anderer, unversicherter Gelegenheit hätte eintreten können.[16]

Dies gilt jetzt gemäß § 9 Abs 3 SGB VII (s oben) in besonderer Weise für Berufskrankheiten. Bestehen hier keine konkreten Anhaltspunkte für eine Verursachung außerhalb der versicherten Tätigkeit, wird sogar gesetzlich vermutet, daß sie durch die versicherte Tätigkeit wesentlich verursacht worden sind, sofern die besonderen Listenvoraussetzungen der einzelnen Berufskrankheiten erfüllt sind.

3.3.1.2   Die „geeignete Ursache"

Im Sozialrecht ist es auch – im Gegensatz zu zahlreichen sozialmedizinischen Veröffentlichungen – nicht von Bedeutung, ob ein bestimmtes (Unfall-) Ereignis medizinisch als **generell geeignet** angesehen wird, den bestehenden Gesundheitsschaden zu bewirken, und schon gar nicht, einen entsprechenden Schaden bei einem vorher Gesunden hervorzurufen.

Das gilt besonders für Berufskrankheiten. Bei diesen ist eine „generelle Eignung" schon durch die Aufnahme in die BK-Liste gem § 9 Abs 1 SGB VII verbindlich aner-

kannt,[17] so daß eine generelle Eignung für einzelne Berufskrankheiten aus medizinischen Gründen im ärztlichen Gutachten und damit eine Wahrscheinlichkeit des ursächlichen Zusammenhangs nicht mehr verneint werden darf. Durch § 9 Abs 3 SGB VII wird zudem jetzt kraft Gesetzes vermutet, daß die Erkrankung durch die versicherte Tätigkeit verursacht worden ist, wenn die Listenvoraussetzungen der einzelnen Berufskrankheit erfüllt sind und keine konkreten Anhaltspunkte für eine Verursachung außerhalb der versicherten Tätigkeit festgestellt sind.[17a]

Eine solche generalisierende, auf allgemeine ärztliche Erfahrung gestützte Betrachtung, die auf die Adäquanz zwischen dem schädigenden Ereignis und dem eingetretenen Schaden abhebt, ist typisch für das Zivilrecht und für die dort gewollte Beschränkung der Haftung auf adäquate Schäden. Dem Sozialrecht ist sie dagegen wesensfremd; sie wäre nicht mit dem Gebot der individualisierenden Prüfung vereinbar.[18]

Hier kommt es daher nicht darauf an, ob ein bestimmter Kausalverlauf als *generell* geeignet angesehen wird, den eingetretenen Schaden hervorzurufen, sondern ob *im konkreten Einzelfall* Einwirkungen aus dem geschützten Risikobereich mit hinreichender Wahrscheinlichkeit eine conditio sine qua non hierfür bilden und eine – ua unter Beachtung des Schutzzwecks des Gesetzes – wesentliche Bedingung hierfür gesetzt haben. Anders als im Zivilrecht sind daher im Sozialrecht auch anomale Geschehensabläufe und außergewöhnliche Wirkungsmechanismen zu berücksichtigen.[19]

Ob ein bestimmtes (Unfall-) Ereignis als generell geeignet angesehen wird, den streitigen Gesundheitsschaden zu bewirken, ist daher für die Antwort auf die Frage, ob der (Arbeits-) Unfall eine wesentliche Bedingung bildet oder nicht, ohne jede rechtliche Relevanz, wenn das Ereignis mit hinreichender Wahrscheinlichkeit eine conditio sine qua non für den Eintritt des Gesundheitsschadens gesetzt hat.

Gleichwohl wird in der sozialmedizinischen Literatur wie auch in Einzelgutachten auch dann, wenn der Gesundheitsschaden offensichtlich zB durch ein Unfallereignis ausgelöst worden ist, nicht nur vereinzelt argumentiert, ein ursächlicher Zusammenhang sei nicht hinreichend wahrscheinlich, weil die schädigenden Einwirkungen *generell* nicht geeignet seien, einen Schaden wie der vorliegenden zu bewirken.[20] Nach den Grundsätzen der sozialrechtlichen Kausalitätslehre ist rechtserheb-

---

[15] so zB *Ludolph/Spohr* BG 1994, 68
[16] vgl ua BSG SozR 2200 § 548 Nr 75

[17] vgl Erstkomm SGB VII § 9 Anm 3; Brandenburg BG 1993, 791
[17a] vgl hierzu im einzelnen *Erlenkämper* SGb 1997, 503
[18] vgl ua BSG SozR 3200 § 81 Nr 3 mwN; SozR 2200 § 548 Nr 91
[19] BSG SozR 2200 § 548 Nr 91; Gitter BG 1996, 95, 97 mwN
[20] so zB *Ludolph* Gutachtenkolloquium Bd 8 S 129, 131

lich aber allein, ob das Unfallereignis mit hinreichender Wahrscheinlichkeit den streitigen Gesundheitsschaden *tatsächlich* ausgelöst, dh tatsächlich eine conditio sine qua non für seine Entstehung gesetzt hat. Ist der Gesundheitsschaden bei einer geschützten Tätigkeit eingetreten, wird das vielfach schon ein Indiz für die Wahrscheinlichkeit auch eines ursächlichen Zusammenhangs bilden. Besteht die hinreichende Wahrscheinlichkeit eines solchen ursächlichen Zusammenhangs, kommt es nur noch auf die Frage an, ob der Unfall auch von *wesentlicher* (mit-) ursächlicher Bedeutung für den eingetretenen Schaden ist. Ob er *generell geeignet* war, einen Schaden wie den vorliegenden zu bewirken, ist hierfür ohne jede Bedeutung, wenn er ihn *tatsächlich* bewirkt bzw mitbewirkt *hat*.

Die Frage, ob das angeschuldigte (Unfall-) Ereignis zur Verursachung des streitigen Gesundheitsschadens *völlig* ungeeignet war, kann sich daher nur bei der Prüfung erheben, ob dieses mit der erforderlichen Wahrscheinlichkeit überhaupt eine conditio sine qua non für die Entstehung des Schadens gebildet hat. Soll das angenommen werden, bedarf es aber einer überzeugenden Begründung, daß und aus welchen Gründen ein ursächlicher Zusammenhang schon iS der conditio sine qua non nicht hinreichend wahrscheinlich sein soll, wenn der streitige Gesundheitsschaden tatsächlich in Ausübung einer versicherten oder sonstwie geschützten Tätigkeit eingetreten ist. Insbesondere darf in einem solchen Zusammenhang nicht argumentiert werden, ein ursächlicher Zusammenhang mit den schädigenden Einwirkungen sei zu verneinen, weil es sich bei dem Schaden um die Manifestation einer unfall- bzw schädigungsunabhängig bestehenden Schadensanlage handele und deswegen ein ursächlicher Zusammenhang mit den betrieblichen Einwirkungen nicht wahrscheinlich sei.

3.1.2   Konkurrierende Kausalität

Häufig sind die Einwirkungen aus den gesetzlich geschützten Bereichen nicht die alleinige Ursache, die alleinige conditio sine qua non für den Eintritt des Schadens; zahlreiche andere (sog schädigungsunabhängige) Faktoren können vielfach nicht hinweggedacht werden, ohne daß der Erfolg – der streitige Gesundheitsschaden – entfiele.

Im haftungsbegründenden Bereich können dies ua sog innere Ursachen (S 6), Einwirkungen aus dem unversicherten Privatleben (zB Sport, Urlaub, Hobby- oder andere unversicherte Tätigkeiten) oder auch sog selbstgeschaffene Gefahren (S 66) sein.

Im haftungsausfüllenden Bereich sind es vor allem Auswirkungen früherer Krankheiten bzw Unfälle oder konstitutionell bzw degenerativ bedingte Schadensanlagen (S 57), die zur Entstehung des streitigen Gesundheitsschadens beitragen.

Diese anderen Bedingungen sind von vornherein auszuscheiden, wenn sie zu dem Erfolg in keiner besonders engen Beziehung stehen, für ihn im Hinblick auf den streitigen Anspruch also unbedeutend und nicht wesentlich sind.

Andererseits gibt es zahlreiche Konstellationen, in denen solche schädigungsunabhängige Ursachen – für sich betrachtet – gleichfalls wesentlich für den Eintritt des Erfolges sind. Man spricht dann von **konkurrierender Kausalität** (auch: multikausaler, multifaktoreller oder plurikausaler Kausalität). Bei einer solchen Konstellation erhebt sich die Frage nach dem rechtlichen Verhältnis solcher verschiedener mitwirkender Kausalreihen.

Für diese Fallgruppe hat das Bundessozialgericht in ständiger Rechtsprechung entschieden:[1] Haben mehrere Bedingungen zu einem Erfolg wesentlich beigetragen, so sind sie rechtlich **gleichwertig nebeneinander stehende Mitursachen**, wenn sie in ihrer Bedeutung und Tragweite für den Eintritt des Erfolges annähernd gleichwertig sind. Nur wenn einer dieser Bedingungen gegenüber den anderen mitwirkenden Bedingungen eine überragende Bedeutung zukommt, ist diese allein Ursache im Rechtssinn. Die Frage, ob eine Bedingung für den Erfolg wesentlich ist, beurteilt sich nach ihrem Wert und ihrer Bedeutung für das Zustandekommen des Erfolges. Haben mehrere Bedingungen an der Entstehung des Schadens mitgewirkt, ist vergleichend zu bewerten, welche von ihnen in etwa gleichwertig und welche demgegenüber derart unbedeutend sind, daß sie außer Betracht bleiben müssen.[2]

Man kann diese etwas **abstrakte Definition** etwas verständlicher etwa so ausdrücken:

Für die Bejahung eines rechtlich wesentlichen ursächlichen Zusammenhangs ist nicht erforderlich, daß die schädigenden Einwirkungen die alleinige, überwiegende oder doch allein wesentliche Bedingung für den Eintritt des Gesundheitsschadens bilden. Es können neben diesen schädigenden Einwirkungen vielmehr durchaus auch andere, schädigungsunabhängige Kausalfaktoren an der Entstehung des Schadens mitgewirkt haben, und zwar nicht nur entfernt, sondern – für sich betrachtet – gleichfalls wesentlich. Diese verschiedenen Kausalreihen stehen zunächst als „**annähernd gleichwertige Mitursachen (Teilursachen)**" nebeneinander mit der Folge, daß jede dieser Mitursachen den Schaden

---

[1] stdRspr seit BSGE 1, 157; vgl auch VV Nr 3 zu § 1 BVG
[2] so ua BSG 25.11.1992 – 2 RU 40/91 – Meso B 330/63

iS der sozialrechtlichen Kausalitätslehre rechtlich wesentlich verursacht, die schädigenden Einwirkungen also eine wesentliche Teilursache bilden.

Dabei ist „annähernd gleichwertig" nicht als quantitatives Maß zu sehen; auch eine prozentual geringer einzuschätzende Bedingung kann doch für den Erfolg von erheblicher qualitativer Bedeutung und somit eine rechtlich wesentliche Ursache sein.[3] Mit seiner Formulierung, es müsse vergleichend bewertet werden, welcher Kausalreihen etwa gleichwertig und welche demgegenüber derart unbedeutend sind, daß sie außer Betracht bleiben müssen,[4] hat das Bundessozialgericht deutlich gemacht, daß die unfall- bzw schädigungsbedingten Kausalfaktoren, die eine conditio sine qua non für den Schadenseintritt bilden, idR als rechtlich wesentliche (Teil-) Ursache einzustufen sind, auch wenn sie quantitativ in geringerem Ausmaß an der Entstehung des Schadens beteiligt sind, und als rechtlich nicht wesentlich nur beurteilt werden dürfen, wenn sie für den Eintritt des Erfolges wirklich unbedeutend sind.

Die schädigenden Einwirkungen sind daher stets als „annähernd gleichwertige Mitursache" und damit als wesentliche Teilursache zu werten, wenn nicht überzeugend festgestellt werden kann, daß sie gegenüber den schädigungsunabhängigen Ursachen unbedeutend sind.

Haben neben den schädigenden Einwirkungen aus den sozialrechtlich geschützten Bereichen auch schädigungsunabhängige Ursachen (im haftungsbegründenden Bereich zB eine innere Ursache oder eine selbstgeschaffene Gefahr, im haftungsausfüllenden Bereich zB eine Schadensanlage) an dem Schaden in wesentlicher Weise mitgewirkt, muß daher stets eine **Abwägung der Bedeutung und Tragweite** der einzelnen Kausalreihen für den Eintritt des Schadens vorgenommen werden (s unten S 50).

Voraussetzung für die Annahme eines Falles der konkurrierenden Kausalität ist stets, daß die verschiedenen Kausalreihen, deren ursächliche Beteiligung in Erwägung gezogen wird, in ihren **tatsächlichen Grundlagen iS des sog Vollbeweises** nachgewiesen sind.[5]

Das gilt einmal für die **schädigungsbedingten Kausalfaktoren** (die sog anspruchsbegründenden Tatsachen) im Bereich sowohl der haftungsbegründenden wie auch der haftungsausfüllenden Kausalität. So muß zB bei Arbeits- und Dienstunfällen ua ein Unfallereignis infolge einer geschützten Tätigkeit, müssen bei Berufskrankheiten die besonderen Anspruchsvoraussetzungen (sog Listenvoraussetzungen und -vorbehalte) der Anlage zur BKVO stets iS eines solchen Vollbeweises nachgewiesen sein.

Dieser Nachweis ist idR aber nicht Aufgabe des begutachtenden Arztes, sondern des Leistungsträgers bzw des Gerichts. Dem Gutachter sind idR Art und Ausmaß der schädigenden Einwirkungen (zB Art und Ausmaß des Unfallereignisses bzw der schädigenden Einwirkungen iS der BKVO) mit den hierfür relevanten Einzelheiten als sog Anknüpfungstatsachen vorzugeben. Ist dies nicht geschehen, darf der Gutachter die hierzu erforderlichen Feststellungen nicht selbst treffen, sondern muß sie vom Leistungsträger bzw Gericht vor Erstellung seines Gutachtens anfordern. Insbesondere ist es nicht seine Aufgabe, Feststellungen zu derartigen außermedizinischen Tatsachen zu treffen und zB die Glaubwürdigkeit der Angaben des Betroffenen und ggf von Zeugen zum Unfallhergang usw zu würdigen und seiner Beurteilung zugrunde zu legen.

Andererseits sollte der Gutachter diese Vorgaben auf ihre sozialmedizinische Schlüssigkeit überprüfen und ggf vor abschließender Erstattung des Gutachtens zB auf seine von den bisherigen Feststellungen abweichende Meinung zB über den Unfallhergang aufgrund einer anderen, glauhaft erscheinenden Unfallschilderung des Probanden mit entsprechender Begründung hinweisen oder zB dartun, daß das Unfallereignis in der bisher festgestellten Weise aus medizinischen oder biomechanischen Gründen so nicht stattgefunden haben könne oder insoweit doch erhebliche Zweifel bestehen. Ist der Schaden anläßlich einer geschützten Tätigkeit entstanden, muß auch geprüft werden, ob dieser nicht auf eine andere als die bisher angenommene Weise durch die geschützte Tätigkeit und die von ihr ausgehenden schädigenden Einwirkungen bewirkt worden ist.

Der Gutachter sollte gleichfalls darauf hinweisen, wenn sich im Rahmen seiner Anamnese Anhaltspunkte dafür ergeben, daß neben den schädigenden Einwirkungen auch bisher nicht bekannte Einwirkungen schädigungsunabhängiger Art (zB Sport, Hobby- oder sonstige Tätigkeiten) an der Entstehung des Schadens beteiligt sind, und den Leistungsträger veranlassen, auch insoweit die nötigen Feststellungen über die tatsächlichen Grundlagen zu treffen.

Einer Feststellung der tatsächlichen Grundlagen iS des Vollbeweises bedürfen aber auch alle **schädigungunabhängigen Kausalfaktoren**, deren ursächliche Mitwirkung bei der Entstehung des Schadens in Erwägung gezogen werden soll. Auch sie müssen in ihren tatsächlichen Grundlagen iS dieses Vollbeweises nachgewiesen sein.[6]

Das gilt auch für die als wesentliche (Mit-) Ursache in Erwägung gezogenen Schadensanlagen (S 57), die häufig

---

[3] BSG SozR Nr 6 zu § 589 RVO; *Brackmann* S 480gl mwN
[4] BSG 25.11.1992 – 2 RU 40/91 – Meso B 330/63
[5] vgl hierzu im einzelnen unten S 73ff

[6] stdRspr; vgl ua BSG SozR 2200 § 548 Nr 27; BSG Breith 1988, 194

medizinisch nur schwer nachzuweisen sind.[7] Annahmen, Vermutungen oder Hypothesen, Möglichkeiten und selbst eine gewisse Wahrscheinlichkeit vermögen den erforderlichen Vollbeweis nicht zu ersetzen, auch nicht ein Rückgriff auf allgemeines ärztliches Erfahrungswissen, wenn es sich nicht auf nachgewiesene Befunde des konkreten Einzelfalls stützt.[8] Läßt sich das Vorliegen solcher schädigungsunabhängigen Faktoren schon vom Tatsächlichen her nicht ausreichend sicher feststellen und überzeugend nachweisen, so stellt sich – so das Bundessozialgericht wiederholt wörtlich – gar nicht erst die Frage, ob sie Ursache im Rechtssinn sein könnten.[9] Unbewiesene hypothetische Ursachen dürfen daher auch nicht auf dem Umweg über den Begriff der Gelegenheitsursache in die Betrachtung einbezogen werden.[10]

Wird also zB bei einer Kniescheibenluxation erwogen, eine habituelle Bandinstabilität habe an dem Eintritt der Verrenkung wesentlich mitgewirkt, so bedarf es grundsätzlich des Vollbeweises, daß und in welchem Ausmaß der Bandapparat des Betroffenen tatsächlich vorgeschädigt war. Gleiches gilt bei Annahme anderer Vorschädigungen und Schadensanlagen (zB Meniskopathie, Osteoporose, degenerative Schadensanlagen zB bei Muskel- und Sehnenrissen,[11] Bandscheibenvorfällen,[12] anlagebedingte Bindegewebsschwäche usw).

Die Logik dieser rechtlichen Systematik liegt jedenfalls für den Juristen auf der Hand:

In einer Vielzahl von Fällen kann die *Möglichkeit* oder gar eine gewisse Wahrscheinlichkeit nicht ausgeschlossen werden, daß auch derartige schädigungsunabhängige Faktoren an dem Eintritt des Schadens ursächlich wesentlich beteiligt waren. Allein auf solche hypothetischen Möglichkeiten darf die Beurteilung eines Ursachenzusammenhangs aber nicht gestützt werden. Gründe der Rechtsstaatlichkeit, der Rechtssicherheit, der Durchsichtigkeit und Nachvollziehbarkeit der Beurteilung verlangen rechtlich zwingend, daß die Entscheidungen der Leistungsträger und der Gerichte nur auf Tatsachen gestützt werden, die iS eines Vollbeweises nachgewiesen sind. In diese Entscheidungen dürfen daher auch über das sozialmedizinische Gutachten keine Erwägungen hinsichtlich der Mitwirkung und kausalen Bedeutung solcher schädigungsunabhängigen Faktoren einfließen, die in ihren tatsächlichen Grundlagen für den konkreten Einzelfall nicht voll bewiesen sind. Mit Recht hat das Bundessozialgericht gerade hinsichtlich mitwirkender Schadensanlagen wiederholt ausdrücklich entschieden, daß ein nur *möglicher* Kausalfaktor in

die Kausalitätsprüfung nicht einbezogen werden darf, wenn er in seinen tatsächlichen Grundlagen nicht iS eines solchen Vollbeweises nachgewiesen ist.[13]

Stehen die mitwirkenden Kausalreihen – die schädigungsbedingten wie die schädigungsunabhängigen – in ihren tatsächlichen Grundlagen in diesem Sinn fest, ist weiter zu fragen, ob sie – jede für sich – **mit hinreichender Wahrscheinlichkeit** (S 69) eine conditio sine qua non für den Eintritt des Schadens bilden, dh ob sie nicht hinweggedacht werden können, ohne daß der Erfolg – der streitige Gesundheitsschaden – entfallen würde.

Haben Faktoren – schädigungsbedingte wie schädigungsunabhängige – zwar *möglicherweise* bei der Entstehung des Schadens mitgewirkt, läßt sich aber nicht mit zumindest hinreichender *Wahrscheinlichkeit* feststellen, daß sie eine conditio sine qua non für seine Entstehung gebildet haben, stellt sich gleichfalls gar nicht erst die Frage, ob sie eine wesentliche Teilursache gewesen sein könnten, auch dann nicht, wenn sie in ihren tatsächlichen Grundlagen iS des Vollbeweises nachgewiesen sind.

Kann nämlich nicht hinreichend wahrscheinlich gemacht werden, daß sie eine unersetzliche Bedingung für den Eintritt des Schadens gesetzt haben, wäre der Schaden vielmehr auch dann eingetreten, wenn sie nicht vorhanden gewesen wären, bilden sie keine conditio sine qua non und können daher als (mögliche) wesentliche Teilursache nicht diskutiert werden.

Das gilt – für die schädigungsbedingten ebenso wie für die schädigungsunabhängigen Kausalfaktoren – auch dann, wenn über die Ursächlichkeit dieser Faktoren in der medizinischen Wissenschaft keine ausreichend gesicherten Erkenntnisse bestehen, so daß die Wahrscheinlichkeit eines ursächlichen Zusammenhangs aus diesem Grund nicht bejaht werden kann.[14]

---

[7] vgl hierzu S 64 mwN; *Erlenkämper,* MedSach 1991, 39 und Gutachtenkolloquium Bd 8 Seite 119, 125 sowie BG 1996, 846 und SGb 1997, 355

[8] vgl hierzu in anderem Zusammenhang BSG SozR 3200 § 81 Nr 3

[9] stdRspr; vgl ua BSG SozR 2200 § 550 Nr 75; BSG 24.02.1988 – 2 RU 30/87 Meso B 290/141; 06.12.1989 – 2 RU 7/89 – Meso B 240/123

[10] BSG SozR 3-2200 § 548 Nr 4

[11] BSG 06.12.1989 – 2 RU 7/89 – Meso B 240/123

[12] vgl hierzu *Erlenkämper* SGb 1997, 355

[13] stdRspr; vgl ua BSGE 61, 127, 130; BSG SozR 2200 § 548 Nr 84 und § 550 Nr 75; SozR 3-2200 § 548 Nr 4, 11; BSG 04.12.1991 – 2 RU 14/91 – Meso B 90/93, BSG 06.12.1989 – 2 RU 7/89 – Meso B 240/123 und BSG 24.02.1988 – 2 RU 30/87 -, Meso B 290/141; *Erlenkämper/Fichte* S 89 ff und 131 ff

[14] vgl hierzu in anderem Zusammenhang BSG 26.10.1994 – 9 RVg 3/93 -, NJW 1995, 1640.
Ist aber eine Krankheit als Berufskrankheit in die Anlage zur BKVO aufgenommen worden, gilt hier die (neue) Rechtsvermutung des § 9 Abs 3 SGB VII (S 143). Dann können verbleibende wissenschaftliche Zweifel an der Richtigkeit der Entscheidung des Verordnungsgebers die Wahrscheinlichkeit des ursächlichen Zusammenhangs im Einzelfall nicht infrage stellen (vgl Erstkomm SGB VII § 9 Anm 3; *Brandenburg* BG 1993, 791; zu den neuen BK's Nr 2108 bis 2110 auch: *Erlenkämper* BG 1996, 846).

Beispiele: Hat ein Sturz aus großer Höhe zu Frakturen geführt, besteht aber gleichzeitig eine Osteoporose der betroffenen Gliedmaßen, wird diese Osteoporose idR keine conditio sine qua non für die Fraktur bilden, wenn diese Frakturen angesichts von Art und Schwere der Unfalleinwirkung wahrscheinlich auch ohne die Osteoporose eingetreten wäre. Zumindest wäre die Osteoporose angesichts der Schwere der Unfalleinwirkungen nicht von *wesentlicher* ursächlicher Bedeutung (s unten).

Oder: Besteht eine Epikondylitis infolge entsprechender beruflicher Belastungen und wird sie als Berufskrankheit (Nr 2101) diskutiert, darf der ursächliche Zusammenhang nicht allein deswegen verneint werden, weil an der Entstehung der Erkrankung *möglicherweise* andere, schädigungsunabhängige Faktoren (zB eine Schadensanlage) beteiligt sind, wenn die Ursächlichkeit solcher schädigungsunabhängigen Faktoren medizinisch-wissenschaftlich nicht hinreichend gesichert, sondern nur eine Hypothese ist.

Oder: Besteht nach einem grundsätzlich versicherten (Schul-) Unfall eine akute infantile Hemiplegie, ist im Rahmen der haftungsausfüllenden Kausalität nach dem Gesamtergebnis des Verfahrens aber nicht hinreichend wahrscheinlich, sondern *nur möglich*, daß dieser Gesundheitsschaden auf den Schulunfall zurückzuführen ist, so kann das Bestehen einer haftungsausfüllenden Kausalität nicht angenommen werden, auch dann nicht, wenn andere, möglicherweise sogar als überwiegend in Betracht kommende unfallunabhängige Ursachen in ihren tatsächlichen Grundlagen nicht feststellbar sind, selbst dann nicht, wenn eine solche schädigungsunabhängige Ursache (hier: cerebro-vasculäre Vorerkrankung) zwar erwiesen ist, als Ursache jedoch gleichfalls nur möglich, aber nicht hinreichend wahrscheinlich ist.[15]

Eine Besonderheit gilt jetzt gemäß § 9 Abs 3 SGB VII für **Berufskrankheiten**. Hier wird gesetzlich vermutet, daß sie durch die versicherte Tätigkeit verursacht worden sind, sofern die besonderen Voraussetzungen (Listenvoraussetzungen und -vorbehalte) der BKVO erfüllt sind und keine konkreten Anhaltspunkte für eine Verursachung außerhalb der versicherten Tätigkeit festgestellt sind (S 139).

Sind *keine* derartigen Anhaltspunkte für eine berufsfremde Verursachung festgestellt, ersetzt die gesetzliche Vermutung jede weitere Prüfung des ursächlichen Zusammenhangs. *Bestehen* solche Anhaltspunkte, verbleibt es jedoch bei den Grundsätzen der sozialrechtlichen Kausalitätslehre, dh es muß nach diesen Grundsätzen geprüft werden, ob die schädigenden Einwirkungen der versicherten Tätigkeit mit hinreichender Wahrscheinlichkeit zumindest eine wesentliche Teilursache für den Eintritt der Erkrankung bilden.[16]

Sind die einzelnen an der Entstehung des Schadens mitwirkenden Kausalreihen in ihren tat-sächlichen Grundlagen als vorliegend nachgewiesen und bilden sie auch mit hinreichender Wahrscheinlichkeit eine conditio sine qua non für den Eintritt des streitigen Gesundheitsschadens, so ist weiterhin zu fragen, ob sie auch – für sich gesehen – eine **wesentliche Bedingung** iS der sozialrechtlichen Kausalitätslehre für den Eintritt des Schadens bilden.

Hierfür ist erforderlich, daß sie zu dem eingetretenen Erfolg in einer besonders engen Beziehung stehen (S 43). Es genügt also nicht, daß sie zu dem Schaden *irgendwie* beigetragen haben. Sie müssen vielmehr – für sich gesehen – an dem Eintritt des Gesundheitsschadens *wesentlich* mitgewirkt haben.

Bildet ein auf einer geschützten Tätigkeit beruhendes schädigendes Ereignis (zB Unfall) oder eine sonstige schädigende Einwirkung eine conditio sine qua non für den Eintritt des Schadens, ist diese nach dem Schutzzweck des Gesetzes (S 44) idR auch eine *wesentliche* Bedingung dieses Schadens zu werten.

Haben nach alledem **mehrere Kausalreihen** - teils schädigungsbedingte, teils schädigungsunabhängige – mit hinreichender Wahrscheinlichkeit zur Entstehung des Schadens wesentlich beigetragen, muß sodann **eine Abwägung von Bedeutung und Tragweite** dieser einzelnen Kausalreihen für den Eintritt des Erfolges einsetzen. Insbesondere muß geprüft werden, ob diese verschiedenen Kausalreihen in ihrer ursächlichen Bedeutung iS der Rechtsprechung des Bundessozialgerichts „annähernd gleichwertig" sind oder ob eine von ihnen an Bedeutung so eindeutig überwiegt, daß sie als die allein wesentliche Ursache gewertet werden muß, weil die anderen mitwirkenden Kausalfaktoren wegen ihrer geringen ursächlichen Wirkung derart unbedeutend sind, daß sie außer Betracht bleiben müssen.[17]

Dieser Abwägung dürfen keine praxisfernen Hypothesen und keine an einseitigen („Es kann nicht sein, was nicht sein soll") Meinungen, an (zB fiskalischen) Belangen oder (vermeintlichen) Gruppeninteressen ausgerichteten Maßstäbe und auch keine von rein medizinischen Überlegungen geprägte, mit den rechtlichen Grundsätzen nicht übereinstimmenden Kriterien zugrunde gelegt werden. Sie hat vielmehr nach einer an Inhalt und Schutzzweck der maßgebenden gesetzlichen Vorschriften orientierten objektiven, vernünftigen, an die praktische Er-

---

[15] vgl BSG SozR 3-2200 § 548 Nr 11
[16] vgl Erstkomm SGB VII § 9 Anm 3 mwN; *Erlenkämper* SGB 1997, 503

[17] so ua BSG SozR 3-2200 § 548 Nr 4; BSG 25.11.1992 – 2 RU 40/91 – Meso B 330/63

fahrung des Arbeitslebens anknüpfenden Betrachtungsweise zu erfolgen.[18]

Insbesondere ist zB eine Verneinung des ursächlichen Zusammenhangs zwischen der versicherten Tätigkeit und dem Unfall (haftungsbegründende Kausalität) sowie zwischen dem auf der versicherten Tätigkeit beruhenden Unfall und dem dadurch entstandenen Gesundheitsschaden (haftungsausfüllende Kausalität) nicht zulässig, ohne daß eine solche Abwägung von Bedeutung und Tragweite der mitwirkenden Ursachen nach den Grundsätzen der sozialrechtlichen Kausalitätslehre vorgenommen worden ist.[19]

Sozialmedizinische Gutachten, die die Wahrscheinlichkeit eines ursächlich wesentlichen Zusammenhangs von vornherein etwa mit der Begründung verneinen, es habe keine „geeignete Ursache" (S 46) vorgelegen oder es handele sich bei dem streitigen Gesundheitsschaden um die Manifestation eines anlagebedingten Leidens, die nur „bei Gelegenheit" des schädigenden Ereignisses erfolgt sei (S 55), und die infolge dessen keine individuelle Abwägung der ursächlichen Bedeutung der einzelnen mitwirkenden Kausalfaktoren vornehmen, sind rechtlich nicht schlüssig. Das gleiche gilt für Gutachter, die ihre Abwägung etwa auf die Erwägung stützen, eine Belastung der Berufsgenossenschaft mit Entschädigungsleistungen für Unfall- oder BK-Folgen der vorliegenden Art sei nicht zumutbar.

Von besonderer Bedeutung ist auch hier der **Schutzzweck des Gesetzes** (S 44),[20] der vor allem in schwierigen Grenzfällen den Ausschlag zu geben hat.

Ergibt diese Abwägung, daß eine dieser Kausalreihen an Bedeutung für den Eintritt des Schadens eindeutig überwiegt und die übrigen mitwirkenden Kausalreihen demgegenüber derart unbedeutend sind, daß sie außer Betracht bleiben müssen, ist sie die rechtlich allein wesentliche Ursache; die anderen, iS einer conditio sine qua non zwar ursächlich beteiligten, rechtlich aber nicht wesentlichen Faktoren sind auszuscheiden.

Kann jedoch nicht eindeutig festgestellt und überzeugend begründet werden, daß eine dieser mitwirkenden Kausalreihen so eindeutig überwiegt, daß die anderen mitwirkenden Kausalfaktoren demgegenüber als unbedeutend gewichtet werden müssen, so sind alle Kausalreihen als rechtlich gleichwertig, als „annähernd gleichwertige Mitursachen" zu werten (S 47).

Hat also zB bei einem Arbeitsunfall eine Schadensanlage an der Entstehung des Gesundheitsschadens mitgewirkt, läßt sich unter Berücksichtigung des Schutzzwecks des Gesetzes aber nicht überzeugend feststellen, daß diese Schadensanlage in ihrer ursächlichen Bedeutung eindeutig überwiegt und die Einwirkungen aus der geschützten Tätigkeit demgegenüber praktisch bedeutungslos sind, hat dies zur Folge, daß die mitwirkende Schadensanlage die ursächliche Wesentlichkeit des Arbeitsunfalls nicht ausschließt; dieser bildet dann zumindest eine für die Entschädigung ausreichende wesentliche Teilursache für den Eintritt des Schadens.

Nur wenn sich wirklich überzeugend begründen läßt, daß die Schadensanlage den Arbeitsunfall auch unter Berücksichtigung des Schutzzwecks des Gesetzes bei der gebotenen objektiven, vernünftigen und lebensnahen Würdigung an Bedeutung so eindeutig überwiegt, daß sie als die tatsächlich und rechtlich allein wesentliche Ursache des Schadens angesehen werden muß, weil die ursächliche Bedeutung des Arbeitsunfalls als praktisch unbedeutend gewichtet werden muß, dann – aber nur dann – verdrängt sie die gleichwohl iS der conditio sine qua non bestehende, rechtlich aber nicht wesentliche Kausalität des Arbeitsunfalls mit der Folge, daß eine iS der sozialrechtlichen Kausalitätslehre rechtserhebliche schädigungsbedingte Kausalität zum Arbeitsunfall nicht vorliegt. Das ist nach der Rechtsprechung des Bundessozialgerichts regelmäßig nur dann anzunehmen, wenn die aus der Schadensanlage erwachsende Krankheitsdisposition nachweisbar bereits so stark ausgeprägt und so leicht ansprechbar war, daß der jetzt bestehende Gesundheitsschaden wahrscheinlich auch ohne das schädigende Ereignis zu annähernd gleicher Zeit und in annähernd gleicher Schwere durch ein anderes – beliebig austauschbares – Ereignis des täglichen Lebens ausgelöst worden wäre.[21]

In jedem Fall ist die Kausalität für den **gesamten Schaden stets einheitlich** zu beurteilen. Die Folgen von Unfällen oder sonstigen schädigenden Einwirkungen sind daher stets auch dann **voll zu entschädigen**, wenn solche schädigenden Einwirkungen nur eine wesentliche Teilursache neben anderen, gleichfalls wesentlich mitwirkenden Ursachen sind („Alles-oder-Nichts-Prinzip").

Vor allem ist – anders als zB in der PUV (§ 8 AUB, S 89) und im zivilen Schadensersatzrecht (§ 254 BGB, S 84) – eine irgendwie geartete Schadensteilung – etwa prozentual nach Ausmaß oder Bedeutung der mitwirkenden Kausalfaktoren, durch Anerkennung oder Entschädigung nur eines Teils des Gesamtschadens, Berücksichtigung von mitwirkendem Verschulden oder durch die Wahl besonderer Verursachungsformen (Anerken-

---

[18] *Brackmann* S 480h; *Erlenkämper/Fichte* S 85, jeweils mwN

[19] stdRspr; vgl aus neuerer Zeit zB BSG SozR 3-2200 § 548 Nr 4

[20] *Brackmann* S 480i; *Erlenkämper/Fichte* S 76, jeweils mwN

[21] stdRspr; vgl BSG Breith 1968, 823; BSG SozR 2200 § 589 Nr 10; BSG 06.12.1989 – 2 RU 7/89 – Meso B 240/123, jeweils mwN; vgl hinsichtlich der sog Gelegenheitsursache auch S 52, hinsichtlich der Beurteilung anlagebedingter Leiden S 57.

nung „nur iS der Verschlimmerung", S 63) – im Bereich des Sozialrechts nicht zulässig.[22]

Die **abschließende kausale Wertung** ist im übrigen – ähnlich wie bei der MdE – letztlich Aufgabe der Leistungsträger bzw Gerichte. Diese haben daher die ihnen vorgelegten Gutachten daraufhin zu prüfen und zu würdigen, ob die Maßstäbe der sozialrechtlichen Kausalitätslehre zutreffend angewendet worden sind, insbesondere, ob die tatsächlichen Grundlagen ausreichend sicher nachgewiesen sind, eine hinreichende Wahrscheinlichkeit des ursächlichen Zusammenhangs für die einzelnen mitwirkenden Kausalreihen rechtlich zutreffend angenommen oder verneint worden ist und ob die Abwägung der Bedeutung der verschiedenen mitwirkenden Kausalreihen in tatsächlicher und rechtlicher Hinsicht individuell und umfassend erfolgt ist, und abschließend selbständig zu entscheiden, ob nach alledem der Ursachenzusammenhang im konkreten Einzelfall zu bejahen ist oder nicht.

Da Verwaltungsbeamte bzw Richter in aller Regel über die vor allem im haftungsausfüllenden Bereich notwendigen medizinischen Kenntnisse für die Feststellung sowie die Abwägung und Beurteilung der hier mitwirkenden Kausalreihen selbst nicht verfügen, kommt den ärztlichen Gutachten über die Zusammenhangsfrage bei der Entscheidung besondere Bedeutung zu, die auch eine hohe Verantwortung des Gutachters begründen.

Eine umfassende, auch rechtlich schlüssige und überzeugende *Begründung* ist gerade bei Zusammenhangsgutachten besonders wichtig, damit Verwaltung bzw Gericht eine solche Überprüfung vornehmen und ihre Entscheidung mit gutem Gewissen darauf stützen können. Gutachten, die von nicht nachgewiesenen Tatsachen ausgehen, die die maßgebenden Rechtsbegriffen nicht zugrunde legen bzw diese unrichtig anwenden oder die apodiktische Behauptungen aufstellen, ohne diese in tatsächlicher wie rechtlicher Hinsicht ausreichend schlüssig und überzeugend zu untermauern, dürfen der Entscheidung nicht zugrunde gelegt werden.[23] Auch müssen für den Fall, daß der streitige Anspruch durch Widerspruch, Klage oder Berufung weiterverfolgt wird, spätere Instanzen (und ihre ärztlichen Sachverständigen) ersehen und nachvollziehen können, welche (bewiesenen) Tatsachen, welche rechtlichen Maßstäbe und welche Erwägungen der Beurteilung bisher zugrunde gelegt worden sind, und bei widersprechenden Beurteilungen des ursächlichen Zusammenhangs in verschiedenen Gutachten selbst verantwortlich entscheiden können, ob dieser anzunehmen ist oder nicht.

3.3.3   Die sog Gelegenheitsursache

Ist der Gesundheitsschaden bzw das ihn verursachende Schädigungsereignis (Unfall usw) zwar infolge einer versicherten oder sonstwie geschützten Tätigkeit eingetreten, bildet diese Tätigkeit aber nicht zumindest eine wesentliche Teilursache iS der sozialrechtlichen Kausalitätslehre hierfür, weil andere, schädigungsunabhängige Kausalfaktoren an Bedeutung eindeutig überwiegen, wird das schädigende Ereignis vielfach als **Gelegenheitsursache** bezeichnet.[1]

Die schädigenden Einwirkungen aus dem geschützten Risikobereich sind zwar conditio sine qua non für den Eintritt des Schadens, weil sie nicht hinweggedacht werden können, ohne daß auch der Schaden entfiele. Die anderen, schädigungsunabhängigen Kausalfaktoren überwiegen bei der nach den Grundsätzen der konkurrierenden Kausalität vorzunehmenden Abwägung an Bedeutung jedoch so eindeutig, daß sie als die rechtlich allein wesentliche Ursache des Schadens gewichtet werden müssen, weil die Schädigungseinwirkung demgegenüber praktisch bedeutungslos ist. Der Schaden ist zwar *„bei Gelegenheit"* einer geschützten Tätigkeit entstanden, durch diese aber nicht wesentlich verursacht.

Die Gelegenheitsursache ist kein selbständiger Begriff, kein eigenständiges Rechtsinstitut, das eigenständigen Regeln unterliegt, sondern ein **Anwendungsfall der konkurrierenden Kausalität** (oben S 47). Diese Grundsätze sind auch bei der Prüfung, ob eine Gelegenheitsursache vorliegt, uneingeschränkt anzuwenden.

Der Begriff der Gelegenheitsursache sollte daher in der Praxis **tunlichst gemieden** werden.[2]

Denn einmal verleitet er dazu, bei entsprechenden Fallkonstellationen vorschnell eine Gelegenheitsursache als gegeben anzunehmen und nicht exakt nach den Grundsätzen der konkurrierenden Kausalität durchzuprüfen. Auch solche Konstellationen müssen aber stets unmittelbar und ausschließlich unter Anwendung dieser Grundsätze diskutiert und beurteilt werden.

Zum anderen wird der Begriff im praktischen Rechtsleben vielfach als Reizwort empfunden, vor allem von den betroffenen Versicherten und ihren Rechtsvertretern; denn dieser Begriff wird regelmäßig verwendet, um Folgen von Arbeitsunfällen, Berufskrankheiten oder sonstigen schädigenden Einwirkungen von der Entschädigung durch GUV oder sozEntschR auszugrenzen mit der Begründung, der streitige Gesundheitsschaden sei nur „bei Gelegenheit" einer versicherten oder sonstwie geschützten Tätigkeit entstanden, vielfach auch, ohne daß die rechtlichen Voraussetzungen im einzelnen exakt durchgeprüft worden sind.

---

[22] stdRspr; vgl ua BSGE 25, 49; 30, 45; 41, 80; BSG Breith 1989, 734; 1990, 897
[23] vgl ua BSG 06.12.1989 – 2 RU 7/89 – Meso B 240/123

[1] vgl hierzu auch *Erlenkämper* MedSach 1991, 39 und SGb 1997, 355
[2] *Erlenkämper* SGb 1997, 355, 359

Beruht also das schädigende Ereignis ursächlich auf einer Tätigkeit aus einem geschützten Risikobereich und hat dieses den Gesundheitsschaden iS einer conditio sine qua non bewirkt, soll aber erwogen werden, das Schädigungsereignis sei nur eine unwesentliche Gelegenheitsursache, muß die Prüfung der Kausalität wie in allen anderen Fällen der konkurrierenden Kausalität vorgenommen werden. Es müssen daher die mitwirkenden Kausalreihen – die Einwirkungen aus den geschützten Risikobereichen einerseits, die schädigungsunabhängigen Kausalfaktoren andererseits – in ihren tatsächlichen Grundlagen festgestellt und in ihrer individuellen ursächlichen Bedeutung für den Eintritt des streitigen Schadens gegeneinander abgewogen werden.

Insbesondere darf insoweit keine pauschale Beurteilung etwa dahin erfolgen, die schädigenden Einwirkungen aus den geschützten Risikobereichen seien nur als unwesentliche Gelegenheitsursache zu werten, zB weil es sich um Einwirkungen handele, wie sie auch im unversicherten Alltagsleben vorkommen, oder weil sich hier eine unfallunabhängige Schadensanlage „bei Gelegenheit" einer versicherten Tätigkeit manifestiert habe. Die Verneinung des ursächlichen Zusammenhangs aus dem Gesichtspunkt der Gelegenheitsursache ist nur zulässig, wenn zuvor zwischen zwischen den in Betracht kommenden und sicher feststehenden Ursachen eine Abwägung iS der sozialrechtlichen Kausalitätslehre vorgenommen worden ist.[3]

Angesichts des auch hier geltenden allgemeinen **Schutzzwecks des Gesetzes** (S 44) liegt es von vornherein auf der Hand, daß in der Praxis mit dem Begriff der Gelegenheitsursache und seiner Rechtsfolge – dem Ausschluß einer Entschädigung für den solcherweise eingetretenen Schaden – **vorsichtig und behutsam** umgegangen werden muß.

Denn dem Sozialrecht ist als Grundprinzip immanent, daß ein Gesundheitsschaden, der infolge einer versicherten oder sonstwie geschützten Tätigkeit eingetreten ist, grundsätzlich auch entschädigt wird (S 45). Die Anwendung des Begriffs der Gelegenheitsursache führt aber dazu, daß ein Schaden, der durch eine solche geschützte Tätigkeit verursacht worden ist, nicht entschädigt wird. Der Begriff der Gelegenheitsursache darf also nur dazu dienen, solche Fälle von der Entschädigung auszuschließen, in denen die geschützte Tätigkeit bzw das darauf beruhende (Unfall-) Ereignis tatsächlich keine wesentliche ursächliche Bedeutung für den Eintritt des Gesundheitsschadens besitzt, sondern hierfür praktisch bedeutungslos war.[4]

Vor allem im **haftungsbegründenden Bereich** gibt es zahllose (Unfall-) Ereignisse, die sowohl im unversicherten Privatleben wie auch infolge versicherter oder sonstwie geschützter Tätigkeiten vorkommen. GUV und sozEntschR sollen aber gerade die Ereignisse erfassen und entschädigen, die infolge einer geschützten Tätigkeit eintreten und einen Gesundheitsschaden verursachen, also unabhängig von der Frage, ob ähnliches auch im privaten Bereich hätte geschehen können.[5]

So gehört zB das Heben und Tragen von Lasten, Stolpern, Ausgleiten, Umknicken, Fallen, aber auch zB der Verkehrsunfall zu den Vorkommnissen, die sowohl bei einer geschützten Tätigkeit wie auch im privaten Leben eintreten können. Treten solche Ereignisse infolge der geschützten Tätigkeit ein, sind sie in aller Regel auch als Arbeits- bzw Dienstunfall zu werten. Hier kann die rechtlich wesentliche Kausalität aus dem geschützten Risikobereich nicht mit der Argumentation ausgeschlossen werden, hier habe sich keine erhöhte Betriebsgefahr realisiert,[6] ein gleichartiges Ereignis hätte auch im privaten Lebensbereich eintreten können, die geschützte Tätigkeit sei daher nur Gelegenheitsursache. Denn andernfalls würde der sozialrechtliche Schutz für eine Vielzahl von Unfällen und anderen schädigenden Einwirkungen, die nach dem Schutzzweck des Gesetzes entschädigt werden sollen, auf diese Weise ausgehebelt werden können. Das Bundessozialgericht hat hierzu in einem Fall des Sturzes auf einer Treppe[7] ausdrücklich entschieden, allein der Umstand, daß der Versicherte einen ähnlichen Unfall auch andernorts hätte erleiden können, sei rechtsunerheblich; liege der erforderliche Zusammenhang mit einer Betriebstätigkeit vor, könne der Versicherungsschutz nicht verneint werden, weil ein solcher Unfall auch im privaten Lebensbereich hätte geschehen können, und im Fall eines Wespenstichs,[8] die Betriebstätigkeit sei nicht nur dann eine wesentliche Bedingung iS der sozialrechtlichen Kausalitätslehre, wenn von ihr eine erhöhte Gefahr für die Entstehung des Unfalls ausgehe; der Versicherungsschutz bestehe auch gegenüber den sog Gefahren des täglichen Lebens.[9]

Gleiches gilt für die **haftungsausfüllende Kausalität** und damit für den sozialmedizinisch besonders bedeutsamen Bereich.[10]

Hier ergibt sich die Problematik vor allem, wenn erwogen wird, eine durch frühere Krankheit, Unfall oder sonstige Vorschädigung, aber auch konstitutionell oder degenerativ bedingte Scha-

---

[3] so ausdrücklich BSG SozR 3-2200 § 548 Nr 4
[4] BSG 25.11.1992 – 2 RU 40/91 – Meso B 330/63

[5] BSG SozR 2200 § 548 Nr 86
[6] BSG SozR 3-2200 § 548 Nr 4
[7] BSG Breithaupt 1986, 387, 390; 1988, 813, 814
[8] BSG SozR 3-2200 § 548 Nr 4
[9] so auch BSG SozR 2200 § 548 Nr 75; *Brackmann* S 479f und 480o, jeweils mwN
[10] stdRspr; vgl ua BSG SozR 3-2200 § 548 Nr 4

densanlage[11] sei die allein wesentliche Ursache, der streitige Gesundheitsschaden habe sich nur „bei Gelegenheit" der versicherten Tätigkeit manifestiert.

Hierzu hat das Bundessozialgericht in ständiger Rechtsprechung entschieden: Eine solche Schadensanlage darf idR als überwiegende und damit rechtlich allein wesentliche Ursache nur dann gewertet werden, wenn sie nachweisbar bereits so stark ausgeprägt und so leicht ansprechbar gewesen ist, daß es zur Auslösung des Gesundheitsschadens nicht der besonderen, in ihrer Art unersetzlichen äußeren Einwirkungen aus der geschützten Tätigkeit bedurft hat, sondern nur noch eines relativ geringfügigen Anstoßes durch Belastungen, wie sie – beliebig austauschbar – auch im unversicherten Alltagsleben ständig vorkommen, und der Schaden daher auch ohne die äußeren Einwirkungen aus der geschützten Tätigkeit wahrscheinlich zu annähernd derselben Zeit eingetreten wäre.[12]

Bei der gebotenen individuellen Beurteilung und Abwägung, ob die Einwirkungen aus dem geschützten Risikobereich (noch) eine wesentliche Teilursache oder (nur) eine Gelegenheitsursache bilden, ist auch hier vor allem der **Schutzzweck des Gesetzes** zu beachten (S 44).

Hiernach ist dem Sozialrecht als Grundprinzip immanent, daß grundsätzlich jeder Gesundheitsschaden, der durch eine geschützte Tätigkeit verursacht worden ist, auch tatsächlich entschädigt wird. Eine solche Verursachung liegt nach den Grundsätzen der konkurrierenden Kausalität (oben S 47) nicht nur vor, wenn die schädigenden Einwirkungen aus der geschützten Tätigkeit die alleinige oder doch allein wesentliche Ursache bilden, sondern auch dann, wenn an seiner Entstehung andere, schädigungsunabhängige Kausalfaktoren ursächlich mitbeteiligt waren, sofern jene an Bedeutung und Tragweite nicht eindeutig überwiegen und und die ursächliche Bedeutung der geschützten Tätigkeit demgegenüber als unbedeutend zurücktreten muß.

Weiterhin gehört es zu den tragenden Grundsätzen des Sozialrechts, daß der einzelne Betroffene durch die Rechtsordnung in dem Gesundheitszustand geschützt wird, in dem er sich bei Eintritt des schädigenden Ereignisses befunden hat (S 45). In diesen Schutz eingeschlossen sind daher auch alle in diesem Zeitpunkt bereits bestehenden Krankheiten, Behinderungen und sonstigen Vorschädigungen mit ihren Auswirkungen und alle hierdurch oder konstitutionell bzw degenerativ bedingten Schadensanlagen. Auch – und gerade – der minderbelastbare Mensch, der infolge früherer Krankheit, konstitutioneller oder degenerativer Schadensanlagen der Gefahr einer Schädigung leichter erliegt als der „normale", robuste Gesunde, bedarf ja des Schutzes des Gesetzes, wenn er schädigenden Einwirkungen aus Beruf, Wehrdienst usw ausgesetzt wird und dadurch zu Schaden kommt.

Nur wenn diese Schadensanlage so stark ausgeprägt und so leicht ansprechbar war, daß es tatsächlich zu ihrer Auslösung nur noch eines geringfügigen Anstoßes durch Belastungen bedurft, wie sie auch im alltäglichen Leben ständig vorkommen, darf angesichts dieses Schutzzwecks des Gesetzes in Erwägung gezogen werden, das den Schaden tatsächlich auslösende Ereignis sei nur Gelegenheitsursache und damit keine wesentliche Bedingung iS der sozialrechtlichen Kausalitätslehre.

Einer Schädigungseinwirkung darf daher die Bedeutung einer rechtlich wesentlichen Teilursache nicht pauschal mit der Begründung abgesprochen werden, der Schaden sei in Manifestierung einer bestehenden Schadensanlage eingetreten, wesentliche Bedingung für den eingetretenen Schaden bilde daher diese Schadensanlage, nicht die schädigende Einwirkung. Schädigungseinwirkung und Schadensanlage sind vielmehr zwei Kausalreihen, die nach den Grundsätzen der konkurrierenden Kausalität (S 47) zunächst als „annähernd gleichwertige Mitursachen" nebeneinander stehen und in ihrer ursächlichen Bedeutung für den Eintritt des Schadens gegeneinander abzuwägen sind. Diese Abwägung hat aber individuell und damit auf dem Boden der Konstitution des konkret Betroffenen und somit danach zu erfolgen, ob bei *diesem* Betroffenen angesichts *seiner* individuellen Konstitution das Schädigungsereignis für die Entstehung des Schadens von wesentlicher ursächlicher Bedeutung gewesen ist oder nicht, vor allem also nicht danach, ob das Schädigungsereignis generell geeignet war, einen gleichartigen Schaden auch bei einem Gesunden zu bewirken.

Gerade wenn der Betroffene durch eine solche Schadensanlage in seiner Konstitution geschwächt und so für den Eintritt des Gesundheitsschadens besonders disponiert war, wird das Schädigungsereignis für ihn in aller Regel von wesentlicher ursächlicher Bedeutung für den

---

[11] zur Schadensanlage und zu den sog anlagebedingten Leiden s auch S 57

[12] stdRspr; vgl ua BSG SozR 2200 § 548 Nr 75, 84, 91, jeweils mwN
In der Entscheidung SozR 3-2200 § 548 Nr 4 hat der 8. Senat des BSG sogar erwogen, auch bei der Verwendung des Begriffs der Gelegenheitsursache müßten derartige hypothetische (gedachte) Ursachenverläufe außer Betracht bleiben; denn bei den rechtserheblichen Ursachen iS der sozialrechtlichen Kausalitätslehre dürfe es stets nur um tatsächliche Vorgänge gehen, also um Verläufe, die vorhanden sind, hypothetische (angenommene) Ursachen hätten daher von vornherein aus der Betrachtung auszuscheiden.

Schadenseintritt sein, auch wenn das Schädigungsereignis bei einem Gesunden zu einem solchen Gesundheitsschaden nicht geführt hätte.

Entgegen – trotz langjährig gefestigter Rechtsprechung und Rechtslehre – immer noch verbreiteter sozialmedizinischer Ansicht in Literatur und Begutachtungspraxis steht daher der Umstand, daß derartige Schadensanlagen an der Entstehung des Schadens ursächlich wesentlich beteiligt sind , der Annahme eines rechtlich wesentlichen Zusammenhangs mit der geschützten Tätigkeit nicht generell und von vornherein entgegen.

Es darf daher nicht argumentiert werden, bei Gesundheitsschäden wie zB Meniskus- oder Rotatorenmanschettenläsionen, Bandscheibenvorfällen, Muskel- oder Sehnenrissen handele es sich stets nur um die schädigungsunabhängige Manifestierung einer Schadensanlage, auch wenn diese „bei Gelegenheit" eines Schädigungsereignisses (zB Arbeitsunfall) erfolgt ist, weil sich hier kein betriebsbedingtes Risiko verwirklicht habe.[13] Sicherlich sind solche Gesundheitsschäden (auch) anlagebedingt. Sind sie aber durch ein Schädigungsereignis ausgelöst worden, sind Schädigungsereignis und Schadensanlage in jedem Einzelfall hinsichtlich ihrer ursächliche Bedeutung für den Eintritt des Gesundheitsschadens individuell abzuwägen. Dabei ist als Wertungsmaßstab zu beachten, daß nach dem Schutzzweck des Gesetzes der Betroffene in dem Gesundheitszustand geschützt ist, in dem er sich im Zeitpunkt der Schädigung befunden hat, also unter Einschluß aller bestehenden Schadensanlagen, und daß jeder Gesundheitsschaden, der unter ursächlicher Beteiligung einer versicherten oder sonstwie geschützten Tätigkeit eingetreten ist, grundsätzlich zu entschädigen ist. Die Annahme einer Gelegenheitsursache ist daher nur zulässig, wenn im Rahmen der gebotenen Abwägung überzeugend dargetan werden, daß im konkreten Einzelfall die Schadensanlage an Bedeutung für den Eintritt des Gesundheitsschadens eindeutig überwiegt, weil der Schaden wahrscheinlich auch durch beliebig austauschbare Belastungen des Alltagslebens zu annähernd gleicher Zeit eingetreten wäre.

Derartige Schadensanlagen bedürfen zudem wie alle Kausalfaktoren, deren ursächliche Mitwirkung bei der Entstehung des Schadens in Erwägung gezogen wird, stets des **Vollbeweises ihrer tatsächlichen Grundlagen** (S 71), soll sich überhaupt die Frage ihrer rechtlich wesentlichen Mitwirkung stellen.[14]

Hier werden aber nicht selten Beweisschwierigkeiten einsetzen. Denn eine Schadensanlage wird sich einem

solchen Vollbeweis vielfach entziehen, weil sie ja nur etwas „Angelegtes" und somit noch nicht real existent ist. Gleichwohl kann die Rechtsordnung auf einen solchen Beweis nicht verzichten; denn den Entscheidungen der Leistungsträger und der Gerichte dürfen aus rechtsstaatlichen Gründen nur Tatsachen zugrunde gelegt werden, die iS eines solchen Vollbeweises nachgewiesen sind. Annahmen, Hypothesen[15] oder sonstige Vermutungen, auch wenn sie eine „gute Möglichkeit" und selbst eine „gewisse Wahrscheinlichkeit"[16] begründen, vermögen diesen erforderlichen Beweis nicht zu ersetzen,[17] auch nicht ein Rückgriff auf allgemeines ärztliches Erfahrungswissen, wenn es sich nicht auf nachgewiesene Befunde des konkreten Einzelfalls stützt.[18] Läßt sich das Vorliegen einer Schadensanlage daher schon vom Tatsächlichen her nicht ausreichend sicher feststellen und überzeugend nachweisen, stellt sich – so das Bundessozialgericht wiederholt wörtlich – gar nicht erst die Frage, ob sie Ursache im Rechtssinn sein könnte.[19] Unbewiesene hypothetische Ursachen dürfen auch nicht auf dem Umweg über den Begriff der Gelegenheitsursache in die Betrachtung einbezogen werden.[20]

Für die Prüfung, ob eine Gelegenheitsursache vorliegt, reicht weiterhin nicht aus, *daß* eine Schadensanlage nachweisbar vorliegt und an der Entstehung des Gesundheitsschadens ursächlich wesentlich beteiligt ist. Es muß darüber hinaus das **Ausmaß der Schadensanlage** für den individuellen Einzelfall iS des Vollbeweises bewiesen, also nachgewiesen sein, daß die hieraus erwachsenden Krankheitsdisposition tatsächlich bereits so stark ausgeprägt und so leicht ansprechbar war, daß der jetzt bestehende Gesundheitsschaden wahrscheinlich auch ohne das schädigende Ereignis zu annähernd gleicher Zeit und in annähernd gleicher Schwere durch ein anderes – beliebig austauschbares – Ereignis des täglichen Lebens ausgelöst worden wäre.[21] Denn nur dann ist vom Schutzzweck des Gesetzes her eine Beurteilung dahin zu rechtfertigen, daß die Schadensanlage an Bedeutung klar über-

---

[13] so zB *Ludolph/Spohr* BG 1994, 68

[14] stdRspr; vgl ua BSGE 61, 127, 130; BSG SozR 2200 § 548 Nr 84; SozR 3-2200 § 548 Nr 11 und § 550 Nr 8: BSG 24.02.1988 -2 RU 30/87- Meso B 290/141 und 06.12.1989–2 RU 7/89 -Meso B 240/123

[15] BSG SozR 3-2200 § 548 Nr 4

[16] BSG SozR 2200 § 548 Nr 84, 91; SozR 3850 § 51 Nr 9

[17] stdRspr; vgl ua BSG SozR 2200 § 550 Nr 75; BSG 24.02.1988–2 RU 30/87 Meso B 290/143 und 06.12.1989 – 2 RU 7/89 – Meso B 240/123

[18] vgl hierzu BSG SozR 3200 § 81 Nr 3; *Erlenkämper*, Gutachtenkolloqium Bd 8 S 119, 125

[19] stdRspr; vgl ua BSG 24.02.1988–2 RU 30/87 Meso B 290/143 und 06.12.1989 – 2 RU 7/89 – Meso B 240/123

[20] BSG SozR 3-2200 § 548 Nr 4

[21] stdRspr; vgl ua BSG SozR 2200 § 548 Nr 75, 84, 91, § 550 Nr 75, § 589 Nr 14; SozR 3-2200 § 548 Nr 4, jeweils mwN; BSG Breith 1968, 823; BSG 06.12.1989 – 2 RU 7/89 – Meso B 240/123, jeweils mwN

wiegt und so die allein wesentliche Bedingung für den Eintritt des Schadens bildet.

Denn vor allem bei Arbeits- und Dienstunfällen ist der Gesundheitsschaden ja de facto durch das Schädigungsereignis ausgelöst worden, nicht durch eine jener beliebig austauschbaren Belastungen des Alltagslebens, denen der Versicherte vorher tagtäglich ausgesetzt war, ohne daß sie den Schaden bewirkt haben. Häufig – wenn nicht sogar regelmäßig – wird sich daher die Annahme aufdrängen, daß der Gesundheitsschaden allein aufgrund der alltäglichen Belastungen – wie bisher – überhaupt nicht oder doch erst sehr viel später eingetreten wäre. Daher bedarf es stets schwerwiegender und überzeugender Argumente des konkreten Einzelfalls, wenn beurteilt werden soll, die Schadensanlage überwiege an Bedeutung und das schädigende Ereignis sei nur Gelegenheitsursache.

Bei dieser erforderlichen individuellen Abwägung der ursächlichen Bedeutung von Schädigungsereignis und Schadensanlage reicht die Erwägung nicht aus, der tatsächlich durch ein schädigendes Ereignis verursachte streitige Gesundheitsschaden habe infolge der Schadensanlage auch durch eine solche beliebig austauschbare Belastung des Alltagslebens eintreten *können.*

Denn eine solche Erwägung eröffnet in aller Regel allenfalls eine hypothetische *Möglichkeit,* daß es auch ohne das konkrete Schädigungsereignis zu einem gleichartigen Schaden hätte kommen können. Unbewiesene Hypothesen dürfen den Entscheidungen der Leistungsträger und Gerichte und damit auch den sozialmedizinischen Gutachten jedoch nicht zugrunde gelegt werden (S 72).

Eine solche hypothetische *Möglichkeit* kann für sich allein vor allem nicht die Aussage rechtfertigen, daß der Schaden wahrscheinlich auch ohne das konkrete Schädigungsereignis *tatsächlich eingetreten* wäre. Aber nur unter einem solchen Aspekt läßt sich – wieder nach dem Schutzzweck des Gesetzes – eine Wertung des Schädigungsereignisses als nicht wesentliche Gelegenheitsursache rechtfertigen. Es muß daher zumindest *überwiegend wahrscheinlich* sein, daß der jetzt bestehende Gesundheitsschaden auch ohne das konkrete schädigende Ereignis zu annähernd gleicher Zeit und in annähernd gleicher Schwere allein aufgrund der Schadensanlage durch eine andere – beliebig austauschbares – Einwirkung des täglichen Lebens ausgelöst worden wäre.[22]

Wird also zB bei einem Sehnenriß erwogen, der Unfall sei nur Gelegenheitsursache, kann die Wesentlichkeit des Unfallereignisses für den Eintritt des Schadens nicht generell zB mit der Begründung verneint werden, eine Sehne reiße nach gesicherter ärztlicher Erfahrung nur, wenn sie entsprechend schwerwiegend (zB degenerativ) vorgeschädigt sei. Auch wenn der Nachweis einer solchen Degeneration geführt werden kann, ist der Gesundheitsschaden ja *durch ein versichertes Ereignis* eingetreten, nicht durch eine jener beliebig austauschbaren Belastungen des Alltagslebens, denen der Betroffene vorher schon ständig ausgesetzt war. Das begründet in aller Regel Zweifel, ob der Schaden auch ohne das konkrete Unfallereignis zu annähernd Zeit eingetreten wäre. Die Wesentlichkeit des Unfallereignisses darf in solchen Fällen daher nur verneint werden, wenn mit überzeugenden Argumenten dargetan werden kann, daß die Schadensanlage tatsächlich so ausgeprägt, schon so weit fortgeschritten und so leicht ansprechbar war, daß der Schaden mit hoher Wahrscheinlichkeit auch ohne das konkrete Unfallereignis durch normale Alltagsbelastungen zu annähernd gleicher Zeit und in annähernd gleicher Ausprägung eingetreten wäre.[23]

Kriterien für die Feststellung, ob der streitige Gesundheitsschäden mit einer solchen Wahrscheinlichkeit auch ohne die schädigende Einwirkung zu annähernd gleicher Zeit und in annähernd gleicher Schwere eingetreten wäre, sind allgemein nicht zu bestimmen. Denn die maßgeblichen individuellen Verhältnisse sind regelmäßig zu unterschiedlich. Gleichwohl können folgende Überlegungen einen gewissen Anhaltspunkt geben:[24]

In Betracht zu ziehen sind einmal Art und Ausprägung der (nachzuweisenden) Schadensanlage, insbesondere das individuelle Maß ihrer Ansprechbarkeit für den Eintritt des konkreten Schadens, zum anderen Art und Schwere der schädigenden Einwirkungen aus der geschützten Tätigkeit:

Je gravierender die Schadensanlage, ihre Ansprechbarkeit und die dadurch begründete Schadensdisposition einerseits und je geringer und mit Belastungen auch aus dem unversicherten Alltagsleben vergleichbarer die schädigenden Einwirkungen aus der geschützten Tätigkeit andererseits sind, um so eher wird sich eine Wahrscheinlichkeit dahin begründen lassen, daß der streitige Gesundheitsschaden auch ohne die Einwirkungen aus der geschützten Tätigkeit zu annähernd gleicher Zeit und in annähernd gleichem Ausmaß eingetreten wäre.

Umgekehrt wird eine Gelegenheitsursache um so eher zu verneinen sein, je geringer die Krankheitsdisposition aus der Schadensanlage und ihre Ansprechbarkeit nachweisbar ausgeprägt waren und so einen baldigen

---

[22] stdRspr; vgl BSG SozR 2200 § 589 Nr 10; BSG 06.12.1989 – 2 RU 7/89 – Meso B 240/123, jeweils mwN; vlg im einzelnen *Erlenkämper* SGb 1997, 355, 361

[23] stdRspr; vgl BSG Breith 1968, 823; BSG SozR 2200 § 589 Nr 10; BSG 06.12.1989 – 2 RU 7/89 – Meso B 240/123, jeweils mwN

[24] *Erlenkämper* Gutachtenkolloquium Bd 8 S 119, 126; *Erlenkämper* SGb 1997, 355, 360

Eintritt des Gesundheitsschadens auch durch alltägliche Belastungen wahrscheinlich machen, je gravierender andererseits die schädigenden Einwirkungen aus der geschützten Tätigkeit waren, je seltener gleichartige Einwirkungen auch im unversicherten Alltagsbereich vorkommen, je weniger sie nach Art und Schwere normalen alltäglichen Belastungen entsprechen und je weniger somit insgesamt wahrscheinlich ist, daß ein gleicher Gesundheitsschaden auch ohne die Einwirkungen aus der geschützten Tätigkeit alsbald eingetreten wäre.

Angesichts dieser hohen Anforderungen des Sozialrechts bedarf es in jedem **sozialmedizinischen Gutachten** besonders sorgfältiger Prüfung und Diskussion dieser Wechselwirkungen und ihrer ursächlichen Bedeutung, soll eine Gelegenheitsursache angenommen und damit eine rechtlich wesentliche Kausalität der schädigungsbedingten Einwirkungen verneint werden.

Von entscheidender Wichtigkeit ist das rechtssystematisch erforderliche schrittweise Vorgehen bei der Prüfung:[25] Zunächst sind Art und Ausmaß der Schadensanlage, ihre individuelle Ansprechbarkeit und die daraus erwachsende Krankheitsdisposition in ihren tatsächlichen Grundlagen iS des Vollbeweises nachzuweisen. Auch wenn an diesen Nachweis keine überzogenen Anforderungen zu stellen sind (S 73), so reichen doch Vermutungen, Unterstellungen, Annahmen oder sonstige Hypothesen hier – wie stets im Sozialrecht – nicht aus. Kann dieser Beweis nicht überzeugend geführt werden, stellt sich nach der Rechtsprechung des Bundessozialgerichts „nicht einmal die Frage", ob die Schadensanlage Ursache oder gar überwiegende Ursache und das Schädigungsereignis nur Gelegenheitsursache ist. Nur wenn sie nach Art und Ausmaß in dieser Weise sicher feststeht, dürfen Schädigungsereignis und Schadensanlage in ihrer ursächlichen Bedeutung gegeneinander abgewogen werden.

Gutachten, die diesen Anforderungen nicht gerecht werden, sind rechtlich nicht schlüssig. Denn die Annahme einer Gelegenheitsursache und damit die Verneinung eines rechtlich wesentlichen ursächlichen Zusammenhangs zwischen den schädigenden Einwirkungen und dem streitigen Gesundheitsschaden ist nur zulässig, wenn die mitwirkenden Kausalfaktoren in ihren tatsächlichen Grundlagen sicher feststehen, in ihrer ursächlichen Bedeutung nach den Grundsätzen der sozialrechtlichen Kausalitätslehre

tatsächlich abgewogen worden sind[26] und Maßstäbe, Gründe und Ergebnisse dieser Abwägung im Gutachten dargelegt werden.

3.3.4 Schadensanlage und „anlagebedingtes Leiden"

Viele Krankheiten und sonstigen Gesundheitsschäden sind in ihrer Entstehung multikausaler Natur, das Produkt des Zusammenwirkens vielfältiger Ursachen aus dem endogenen wie dem exogenen Bereich. Die Erfahrung zeigt denn auch immer wieder, daß bestimmte exogene Einwirkungen, die eine Vielzahl von Personen treffen, nur bei einigen wenigen zur Entstehung von Gesundheitsschäden führen. Dies gilt nicht nur allgemein für Infektionen, sondern auch für zahlreiche Berufskrankheiten und selbst für Unfälle. Denn auch hier bewirken gleichartige äußere Einwirkungen nur bei einem Teil der Betroffenen Brüche, Luxationen, Muskel-, Bänder- oder Sehnenrisse, Meniskusläsionen, Sehnenansatz- oder bandscheibenbedingte Erkrankungen usw, bei anderen hingegen nicht. Es ist daher offensichtlich, daß in solchen Fällen neben den äußeren Einwirkungen eine in der individuellen Konstitution liegende **Schadensanlage** bei der Entstehung des Schadens mitwirkt, ohne die der Schaden nicht entstehen würde. Man spricht dann von **anlagebedingten Leiden**.[1]

Diese Schadensanlage, diese individuell erhöhte Krankheitsdisposition kann auf einer allgemeinen endogen bzw konstitutionell vorgegebenen Veranlagung (zB Bindegewebsschwäche) beruhen, sie kann aber auch Folge angeborener oder erworbener Vorschädigungen (zB Morbus Bechterew, Amputationen, erhebliche Verkürzungen oder Deformierungen von Extremitäten, Coxarthrosen, Fehlstellungen usw) oder degenerativer Prozesse sein.

Die vielfältigen Verursachungsmöglichkeiten eines Gesundheitsschadens durch solche Schadensanlagen, Art und Ausmaß ihres Zusammenwirkens untereinander und mit schädigenden Einwirkungen sowohl aus den geschützten Risikobereichen wie auch den unversicherten Privatbereichen (zB Sport, Hobbyarbeiten, aber auch Belastungen des normalen Alltagslebens) und die Mechanismen, die letztlich zur Auslösung des konkreten Krankheitsbildes führen, sind auch heute vielfach noch nicht voll erforscht und lassen so häufig nur Raum für Hypothesen hinsichtlich Art und Bedeutung ihrer ursächlichen Beteiligung, nicht aber für exakte, den juristischen Beweisanforderungen standhaltende Feststellungen über die im konkreten Einzelfall nachweisbar kausal wirksamen Tatsachen.

---

[25] vgl hierzu S 75 und die Schemata S 76 ff

[26] BSG SozR 3-2200 § 548 Nr 4
[1] vgl hierzu *Erlenkämper* SGb 1997, 355

Der Umgang mit den Begriffen „Schadensanlage" und „anlagebedingten Leiden" bereitet daher in der Praxis nach wie vor **Schwierigkeiten**.

Vor allem von den Betroffenen und ihren Rechtsvertreter werden sie vielfach geradezu als Reizworte empfunden. Denn diese Begriffe werden regelmäßig verwendet, um Folgen von Arbeitsunfällen, Berufskrankheiten oder sonstigen Schädigungen von der Entschädigung durch GUV oder sozEntschR auszugrenzen.

Schwierigkeiten bestehen vielfach auch zwischen Ärzten und Juristen. Diese beruhen auf **unterschiedlichen Denkansätzen** von Teilen der Sozialmedizin und dem Sozialrecht bei der rechtlichen Einordnung und Bewertung anlagebedingter Leiden.[2]

Vor allem Orthopäden und Unfallmediziner sehen anlagebedingte Leiden an den Haltungs- und Bewegungsorganen durchweg als Ergebnis und Endpunkt eines altersbedingt normalen degenerativen Prozesses und damit als Manifestierung von etwas im Menschen von Natur aus Angelegtes, eben einer Schadensanlage. Auch wenn der Schaden unter ursächlicher Beteiligung („bei Gelegenheit") schädigender Einwirkungen aus einer geschützten Tätigkeit entstanden ist, manifestiere sich hier idR ein solcher anlagebedingter bzw degenerativer Prozeß, verwirkliche sich dagegen kein versichertes Risiko.[3]

Diese Schadensanlage ist bei einer solchen Beurteilung aber vielfach nach Art und Ausprägung nicht individuell nachgewiesen, sondern wird, allgemeiner ärztlicher Erfahrung folgend, als vorliegend unterstellt, und es wird vielfach nur geprüft, ob und inwieweit die schädigenden Einwirkungen aus den geschützten Risikobereichen diesen anlagebedingten Prozeß beeinflußt haben. Der Schutzzweck des Gesetzes (S 44) wird vielfach nicht beachtet und gelegentlich sogar als „Ohrwurm" abqualifiziert.[4] Unter solchen Prämissen wird der Schadensanlage vielfach die allein wesentliche ursächliche Bedeutung für die Entstehung des streitigen Gesundheitsschadens beigemessen. Die Einwirkungen aus der versicherten oder sonstwie geschützten Tätigkeit werden so häufig als nicht wesentliche (Gelegenheits-) Ursache bewertet oder als wesentliche Teilursache nur anerkannt, wenn sie besonders gravierend waren, wenn die pathologischen Veränderungen das altersentspre-chend zu erwartende Ausmaß deutlich übersteigen und/oder bestimmte Schadensmuster bewirkt haben.[5]

Dieser Denkansatz entspricht aber nicht den sozialrechtlichen Kriterien, wie sie insbesondere von der Rechtsprechung des Bundessozialgerichts für die rechtliche Bewertung anlagebedingter Leiden entwickelt worden sind.

Das **Sozialrecht** geht nicht von der Schadensanlage, sondern entsprechend dem Inhalt und Schutzzweck der hier maßgebenden sozialrechtlichen Normen von den schädigenden Einwirkungen aus und fragt, ob *diese* den Schaden (mit-) verursacht, dh mit hinreichender Wahrscheinlichkeit eine conditio sine qua non für seine Entstehung gesetzt haben. Wird diese Frage bejaht, bilden diese Einwirkungen nach dem Schutzzweck des Gesetzes (S 44) idR auch zumindest eine *wesentliche Teilursache* des Gesundheitsschadens.

Eine andere Beurteilung ist sozialrechtlich nur zulässig, wenn die Schadensanlage an Bedeutung für den Schadenseintritt so eindeutig überwiegt, daß die schädigenden Einwirkungen demgegenüber als bedeutungslos zurücktreten, die Schadensanlage also als die allein wesentliche Ursache gewertet werden kann und muß. Das ist nach der Rechtsprechung idR nur zulässig, wenn die Schadensanlage so stark ausgeprägt und so leicht ansprechbar war, daß es zur Auslösung akuter Erscheinungen keiner besonderen, in ihrer Art unersetzlicher äußerer Einwirkungen aus der versicherten Tätigkeit bedurft hat, sondern der Gesundheitsschaden wahrscheinlich auch ohne diese Einwirkungen durch beliebig austauschbare Belastungen des unversicherten Alltagslebens zu annähernd gleicher Zeit und in annähernd gleicher Schwere entstanden wäre.[6] Voraussetzung dafür ist vor allem, daß die Schadensanlage, deren ursächlich wesentliche oder gar überwiegende Bedeutung für den Schadenseintritt erwogen wird, in ihren tatsächlichen Grundlagen nachgewiesen ist.

---

[2] vgl hierzu *Erlenkämper* aaO und BG 1996, 846
[3] so ua *Ludolph* MedSach 1991, 44; *Ludolph/Spohr* BG 1994, 68; ähnlich *Ludolph* Gutachtenkolloquium Bd 8 S 129, 131
[4] so ua *Ludolph/Spohr* BG 1994, 68

[5] vgl zB zu den neuen BK's 2108 bis 2110: *Ludolph*/Schröter BG 1993, 738; *Ludolph/Spohr*, BG 1994, 68; *Ludolph/ Spohr/Echtermeyer* BG 1994, 349; *Lohsträter/Ludolph* BG 1995, 268; *Hansis/Heinz/ Bruns/Rinke* BG 1995, 433; *Ludolph/Weber/Besig* BG 1995, 563
[6] stdRspr; vgl ua BSG SozR 2200 § 548 Nr 75, 84, 91; § 589 Nr 10; SozR 3-2200 § 548 Nr 4, 11; BSG 06.12.1989 – 2 RU 7/89 – Meso B 240/123, 04.12.1991 – 2 RU 14/91 – Meso B 90/86; *Brackmann* S 488s; *Lauterbach* § 548 Anm 28, jeweils mwN

Angesichts dieser unterschiedlichen Denkansätze ist für alle Beteiligten – Gutachter wie Leistungsträger, Betroffene wie Gerichte – erhöhte kritische Aufmerksamkeit geboten, wenn es um die Beurteilung anlagebedingter Leiden geht. Denn die für diese Beurteilung maßgebenden Kriterien werden letztlich vom Sozial*recht* bestimmt, nicht von der Sozial*medizin*. Sozialmedizinisch tätige Gutachter sind daher gehalten, ihre Beurteilungsmaßstäbe an den sozialrechtlich maßgebenden Kriterien auszurichten. Dies gilt vor allem, wenn bei der Abwägung im Rahmen der konkurrierenden Kausalität erwogen werden soll, derartigen Schadenanlagen die alleinige oder doch eindeutig überwiegende ursächliche Bedeutung gegenüber den Einwirkungen aus den rechtlich geschützten Risikobereichen beizumessen, das Schädigungsereignis dagegen nur als rechtlich unwesentliche sog Gelegenheitsursache zu werten. Sozialmedizinische Gutachten, die diesen sozialrechtlichen Maßstäben nicht folgen, sind rechtlich nicht schlüssig.

Für die **Beurteilung von Anlageleiden** hinsichtlich ihres ursächlichen Zusammenhangs mit schädigenden Einwirkungen gelten die allgemeinen Grundsätze der sozialrechtlichen Kausalitätslehre, insbesondere der konkurrierenden Kausalität (S 47) sowie zu den Beweisanforderungen (S 69), uneingeschränkt.

Die Beurteilung von Schadensanlagen ist damit – ähnlich wie die sog Gelegenheitsursache (S 52), mit der auch sonst inhaltlich zahlreiche Gemeinsamkeiten bestehen – nicht eigenständigen Regeln unterworfen.

Nach diesen Grundsätzen gilt die Schadensanlage zunächst, einer ungezwungen-natürlichen Betrachtung folgend, nur als **Ursache** einer Krankheit, nicht als Krankheit selbst.[7] Schon vom Wortsinn her ist sie ja nur etwas „Angelegtes", etwas Potentielles, das, um einen Gesundheitsschaden zu bewirken, noch der Auslösung durch andere Faktoren bedarf. Erfolgt diese Auslösung durch eine Ursache aus einem geschützten Risikobereich, liegt daher ein Fall der **konkurrierenden Kausalität** (S 47) vor.

Das gilt auch, wenn die Schadensanlage aus einer manifesten Vorschädigung – zB einer bereits vorliegende Krankheit oder der Folge eines früheren Unfalls – resultiert, einer Vorschädigung, die aber an dem durch das nunmehrige schädigende Ereignis betroffenen Organ noch nicht zu krankhaften Veränderungen geführt hatte. *Beispiel*: Der Betroffene leidet an einem seit Jahren kli-

nisch manifesten Diabetes mellitus. Bei einer versicherten (oder sonstwie geschützten) Tätigkeit fällt ihm ein schwerer Gegenstand auf den Fuß. Infolge der Vorschädigung kommt es zu Komplikationen im Heilungsverlauf mit der Folge einer Unterschenkelamputation. Hier bildet die Vorschädigung eine Schadensanlage und eine mitwirkende Ursache für den schließlich eingetretenen Gesundheitsschaden, den Verlust des Unterschenkels. *Oder*: Der Betroffene leidet an einer Osteoporose mit deutlicher Kalksalzminderung des gesamten Skelettsystems und ersten Deckplatteneinbrüchen im BWS-Bereich, aber ohne bisherige Frakturen oder sonstige klinisch relevante Funktionsstörungen der Extremitäten. Kommt es infolge einer Unfalleinwirkung, die ohne die Osteoporose wahrscheinlich zu einer Fraktur nicht geführt hätte, nunmehr zu einer Fraktur zB eines Armes oder Beines, so ist die an anderen Organsystemen bereits manifeste Osteoporose für diese Fraktur eine Schadensanlage, keine Krankheit, die durch die Unfalleinwirkung lediglich verschlimmert worden ist.[8]

Soll erwogen werden, daß die Schadensanlage gegenüber den schädigenden Einwirkungen aus der geschützten Tätigkeit von ursächlich wesentlicher oder gar überwiegender Bedeutung für den Eintritt des Schadens war, muß sie zunächst nach Art und Ausmaß, insbesondere nach dem Maß ihrer individuellen Ansprechbarkeit, für den konkret zu beurteilenden Einzelfall in ihren **tatsächlichen Grundlagen** iS des Vollbeweises (S 71) sicher nachgewiesen sein; sonst stellt sich nach der Rechtsprechung des Bundessozialgerichts „erst gar nicht die Frage", ob sie überhaupt Ursache im Rechtssinn sein könnte.[9]

Ist die Schadensanlage Ausdruck und Folge einer manifesten Vorschädigung oder einer sonstigen pathologisch eindeutig feststellbaren Veränderung (wie im Beispiel der Diabetes mellitus oder die Osteoporose, aber auch zB Coxarthrosen, Morbus Bechterew, Amputationen, erhebliche Verkürzungen oder Deformierungen von Extremitäten, angeborene oder erworbene Fehlstellungen im Bereich der Hüften, des Beckens oder der Wirbelsäule, massive primäre Torsionen und/oder Skoliosen usw), wird der Vollbeweis der daraus resultierenden Schadensanlage idR keine wesentlichen Schwierigkeiten bereiten.

Ist die Schadensanlage dagegen rein konstitutionell oder degenerativ bedingt, werden nicht selten Beweisschwierigkeiten einsetzen. Denn eine solche Schadensanlage wird sich einem Vollbeweis nicht selten entziehen, weil sie ja nur etwas „Angelegtes" und somit noch nicht etwas real Existentes und damit Beweisbares ist. Gleichwohl kann die Rechtsordnung auf einen solchen Beweis nicht verzichten; denn den Entscheidungen der Leistungsträger und der Gerichte dürfen aus rechtsstaat-

---

[7] BSGE 5, 232; 9, 104; BSG SozR 3100 § 1 Nr 3; *Brackmann* S 488s; *Erlenkämper/Fichte* S 132, jeweils mwN

[8] ähnlich auch *Ludolph/Spohr* BG 1994, 68

[9] stdRspr; vgl ua BSG 61,127, 130; BSG SozR 2200 § 548 Nr 84 und § 550 Nr 8; BSG SozR 3-2200 § 548 Nr 11; BSG 06.12.1989 – 2 RU 7/89 – Meso B 240/123

lichen Gründen nur Tatsachen zugrunde gelegt werden, die iS eines solchen Vollbeweises nachgewiesen sind (S 71). Annahmen, Vermutungen oder Hypothesen, gute Möglichkeiten und selbst eine gewisse Wahrscheinlichkeit vermögen hier wie im gesamten Kausalitätsrecht diesen erforderlichen Beweis nicht zu ersetzen,[10] auch nicht ein Rückgriff auf allgemeines ärztliches Erfahrungswissen, wenn es sich nicht auf nachgewiesene Umstände des konkreten Einzelfalls stützt.[11] Läßt sich daher das Vorliegen einer Schadensanlage vom Tatsächlichen her nicht ausreichend sicher feststellen und überzeugend nachweisen, darf sich gar nicht erst die Frage stellen, ob sie Ursache im Rechtssinn sein könnte.[12] Denn unbewiesene bzw nicht beweisbare Schadensanlagen sind als hypothetische Ursachen nach der sozialrechtlichen Kausalitätslehre nicht rechtserheblich; sie können insbesondere die Unfalleinwirkungen als tatsächlich vorhandene Ursache nicht aus dem Weg räumen, auch nicht auf dem Umweg über den Begriff der Gelegenheitsursache.[13]

Auch wenn die Schadensanlage in ihren tatsächlichen Grundlagen in diesem Sinn nachgewiesen ist, muß ihre ursächliche Beteiligung an dem Eintritt des Schadens zumindest **hinreichend wahrscheinlich** sein. Dazu gehört auch, daß gesicherte medizinisch-wissenschaftliche Erkenntnisse über den ursächlichen Zusammenhang zwischen der Schadensanlage und dem Gesundheitsschaden vorliegen.

Hypothesen einzelner Gutachter, die wissenschaftlich nicht allgemein anerkannt sind, vermögen eine solche Wahrscheinlichkeit daher nicht zu begründen. [14]

Eine Besonderheit besteht insoweit jetzt für **Berufskrankheiten**. Hier gilt seit dem 01.01.1997 die **gesetzliche Vermutung** des neuen § 9 Abs 3 SGB VII: Erkranken Versicherte, die infolge der besonderen Bedingungen ihrer versicherten Tätigkeit in erhöhtem Maße der Gefahr einer Erkrankung an einer in der BKVO genannten Berufskrankheit ausgesetzt waren, an einer solchen Krankheit und können Anhaltspunkte für eine Verursachung außerhalb der versicherten Tätigkeit nicht festgestellt werden, wird vermutet, daß diese infolge der versicherten Tätigkeit verursacht worden ist.[15]

Hier ist jetzt also eine Diskussion über die Wahrscheinlichkeit des ursächlichen Zusammenhangs mit den Einwirkungen aus der versicherten Tätigkeit wegen einer mitwirkenden Schadensanlage nicht mehr zulässig, wenn eine Erkrankung iS der BKVO vorliegt, die besonderen Bedingungen der versicherten Tätigkeit in erhöhtem Maße die Gefahr einer Erkrankung an dieser BK begründet haben und konkrete Anhaltspunkte für eine berufsfremde Verursachung (hier: durch eine Schadensanlage) nicht feststellbar sind. Die gesetzliche Vermutung ersetzt dann die Prüfung der Wahrscheinlichkeit des ursächlichen Zusammenhangs und der Frage, ob die schädigenden Einwirkungen rechtlich wesentlich sind.

Bestehen jedoch solche konkrete Anhaltspunkte für eine berufsfremde Verursachung, greift die gesetzliche Vermutung nicht. Der ursächliche Zusammenhang ist dann nach den allgemeinen Kausalitätsgrundsätzen zu beurteilen.

Stehen Art und Ausmaß der Schadensanlage sicher fest und ist der ursächliche Zusammenhang zwischen der Schadensanlage und dem konkreten Gesundheitsschaden hinreichend wahrscheinlich, bilden schädigende Einwirkungen und Schadensanlage zwei Kausalreihen, die zunächst einmal als „annähernd gleichwertige Mitursachen" (S 47) nebeneinander stehen. In einem weiteren Schritt ist dann die ursächliche Bedeutung dieser mitwirkenden Kausalreihen für den Eintritt des Schadens individuell abzuwägen (S 50). Bei dieser Abwägung ist zu prüfen, ob die schädigenden Einwirkungen zumindest eine wesentliche Teilursache iS der sozialrechtlichen Kausalitätslehre bildet, oder ob die Schadensanlage an Bedeutung für die Entstehung des Gesundheitsschadens so eindeutig überwiegt, daß sie als die allein wesentliche Ursache des Schadens gewichtet werden muß, weil die auslösende Ursache aus dem geschützten Risikobereich derart unbedeutend ist, daß sie außer Betracht bleiben muß[16] und tatsächlich nur als eine Gelegenheitsursache zu werten ist.

Bei der Beurteilung der Frage, welche ursächliche Bedeutung derartigen Schadensanlagen zuzumessen ist, muß auch – und gerade hier – der **Schutzzweck des Gesetzes** (S 44) beachtet werden, insbesondere das Prinzip, daß der einzelne Betroffene durch die Rechtsordnung in dem Gesundheitszustand geschützt wird, in dem er sich

---

[10] stdRspr; vgl ua BSG SozR 2200 § 548 Nr 75, 84, 91, § 550 Nr 75; SozR 3-2200 § 548 Nr 4; BSG 06.12.1989 – 2 RU 7/89 – Meso B 240/123

[11] vgl hierzu in anderem Zusammenhang BSG SozR 3200 § 81 Nr 3; *Erlenkämper* Gutachtenkolloquium Bd 8 S 119, 125

[12] stdRspr; vgl ua BSG 61,127, 130; BSG SozR 2200 § 548 Nr 84 und § 550 Nr 8, 75; BSG SozR 3-2200 § 548 Nr 11; BSG 24.02.1987 – 2 RU 20/87 Meso B 290/143 und 06.12.1989 – 2 RU 7/89 – Meso B 240/123

[13] so BSG SozR 3-2200 § 548 Nr 4

[14] vgl hierzu BSG 31.01.1984 – 2 RU 67/82 -; BSG NJW 1995, 1640

[15] vgl hierzu S 143 und *Erlenkämper* SGb 1997, 503

[16] so ua BSG 25.11.1992 – 2 RU 40/91 -, Meso B 330/63

bei Eintritt des schädigenden Ereignisses befunden hat.[17]

Von diesem Schutzzweck her darf einer Schädigungseinwirkung aus den geschützten Risikobereichen die rechtliche Qualität einer wesentlichen Teilursache nicht von vornherein mit der Begründung abgesprochen werden, der Gesundheitsschaden habe nur infolge einer solchen Schadensanlage eintreten können, hier habe sich kein versichertes Risiko realisiert, ein Gesunder hätte einen solchen Schaden nicht erlitten; die Schädigungseinwirkung habe daher keine wesentliche Bedeutung für den eingetretenen Schaden. Es darf auch nicht argumentiert werden, bei dem Eintritt eines anlagebedingten Gesundheitsschadens handele es sich stets um die unfall- bzw schädigungsunabhängige Manifestierung der Schadensanlage, die nur „bei Gelegenheit" einer schädigenden Einwirkung eintrete.[18]

Die Frage, ob diese Einwirkungen den Schaden wesentlich bedingt haben, ist im Gegenteil auf dem Boden der individuellen Konstitution des konkret Betroffenen und somit danach zu beurteilen, ob bei *diesem* Betroffenen angesichts *seiner* individuellen Konstitution das schädigende Ereignis für die Entstehung des Schadens von wesentlicher ursächlicher Bedeutung gewesen ist oder nicht. Gerade wenn der Betroffene durch eine solche Schadensanlage in seiner Konstitution geschwächt und so für den Eintritt des Gesundheitsschadens besonders disponiert war, wird das Schädigungsereignis *für ihn* durchweg von wesentlicher ursächlicher Bedeutung für den Schadenseintritt sein, auch – und gerade – wenn es bei einem „Gesunden" nicht zu einem solchen Gesundheitsschaden geführt hätte.

Angesichts dieses Schutzzwecks des Gesetzes darf der Schadensanlage somit die Bedeutung einer überwiegenden Ursache nur zugesprochen werden, wenn diese nachweisbar so stark ausgeprägt und so leicht ansprechbar war, daß es zur Auslösung des Gesundheitsschadens nicht der besonderen, in ihrer Art unersetzlichen äußeren Einwirkungen aus der geschützten Tätigkeit bedurft hat, sondern der Schaden wahrscheinlich auch durch andere, alltäglich vorkommende Einwirkungen des unversicherten Alltagslebens zu derselben Zeit eingetreten wäre.[19]

Das Bundessozialgericht hat seine Rechtsprechung einmal wie folgt zusammengefaßt:[20]

„Hat das als Arbeitsunfall zu qualifizierende Unfallereignis in kausaler Konkurrenz mit einer Krankheitsanlage (hier: degenerativer Vorschaden) den Körperschaden herbeigeführt, richtet sich die Beurteilung danach, ob das Unfallereignis wesentliche Bedingung für das Entstehen des Körperschadens war oder ob die Krankheitsanlage von überragender Bedeutung und damit alleinige Ursache war. Hierbei ist darauf abzustellen, ob die Krankheitsanlage so stark und so leicht ansprechbar war, daß es zur Auslösung akuter Erscheinungen keiner besonderen, in ihrer Art unersetzlicher äußerer Einwirkungen bedurfte, sondern jedes andere alltäglich vorkommende ähnlich gelagerte Ereignis zu derselben Zeit die Erscheinungen ausgelöst hätte. ...

Um diese wertende Gegenüberstellung vornehmen zu können, müssen die konkurrierenden Ursachen sicher feststehen; kann eine Ursache nicht sicher festgestellt werden, ergibt sich nicht einmal die Frage, ob sie auch nur als conditio sine qua non in Betracht zu ziehen ist."

Bei konsequenter Beachtung dieser Rechtsgrundsätze wird der Schadensanlage – entgegen verbreiteter sozialmedizinischer Begutachtungspraxis – nur **vergleichsweise selten** eine so überwiegende Bedeutung beigemessen werden können, daß die schädigenden Einwirkungen, die den Gesundheitsschaden tatsächlich ausgelöst haben, in ihrer ursächlichen Bedeutung tatsächlich als unbedeutend zurückgedrängt werden.

Auch im übrigen bereitet der kausalrechtlich zutreffende **Umgang mit der Schadensanlage** in der Praxis immer noch Schwierigkeiten.

In solchen Fällen ist auch heute noch gelegentlich die Neigung anzutreffen, einen (auch) anlagebedingten Gesundheitsschaden nur teilweise, insbesondere nur „im Sinn der Verschlimmerung" anzuerkennen und/oder die Entschädigungspflicht – ähnlich wie in der PUV (S 89) – auf den mutmaßlich unfall- bzw schädigungsbedingten Ursachenanteil des Leidens zu begrenzen. Das führt zu Ergebnissen, die dem geltenden Sozialrecht eindeutig nicht entsprechen.[21]

Auch für die Beurteilung sog Anlageleiden gelten vielmehr die allgemeinen Grundsätze der sozialrechtlichen Kausalitätslehre über die Anerkennung iS **der Entstehung oder der Verschlimmerung** (S 63).

---

[17] stdRspr; vgl ua BSGE 5, 232; 9, 104; BSG SozR 3100 § 1 Nr 3; BSG Breith 1964, 850; BSG 22.03. 1983 -2 RU 22/ 81- Meso B 70/126; *Erlenkämper/Fichte* S 134; *Lauterbach* § 581 Anm 5

[18] so ua *Ludolph* MedSach 1991, 44; *Ludolph/Spohr* BG 1994, 68; ähnlich *Ludolph* Gutachtenkolloquium Bd 8 S 129, 131

[19] stdRspr; vgl ua BSG SozR 2200 § 548 Nr 75, 84, 91; BSG SozR 2200 § 589 Nr 10; BSG SozR 3-2200 § 548 Nr 4; BSG 06.12.1989 – 2 RU 7/89 – Meso B , jeweils mwN

[20] sog Bizepssehnen-Urteil vom 06.12.1989 – 2 RU 7/89 – Meso B 240/123

[21] so auch zutreffend *Ludolph/Spohr* BG 1994, 68

Ist daher das Anlageleiden durch die Schädigung „hervorgerufen", erstmalig als Krankheit im Rechtssinn (S 8) manifestiert worden, darf ausnahmslos nur eine **Anerkennung iS der Entstehung** (S 63) erfolgen. Bei der weiteren Zusammenhangsbeurteilung ist nur zu prüfen, ob die schädigende Einwirkung aus dem geschützten Risikobereich auch zumindest eine wesentliche Teilursache iS der sozialrechtlichen Kausalitätslehre bildet oder die Schadensanlage an Bedeutung eindeutig überwiegt.

Ohne konkrete rechtliche Bedeutung ist dabei der vielfach verwendete Begriff der „Auslösung einer Schadensanlage". Dieser Begriff beschreibt lediglich einen bestimmten tatsächlichen Vorgang, enthält aus sich heraus aber keine Wertung. Ob der eine Schadensanlage „auslösende" Kausalfaktor zumindest eine wesentliche Teilursache iS der sozialrechtlichen Kausalitätslehre darstellt oder nicht, ist vielmehr in Abwägung der Bedeutung aller mitwirkenden Ursachen zu beurteilen.

Führt diese Abwägung dazu, daß die schädigungsbedingten Kausalfaktoren zumindest eine wesentliche Teilursache iS der sozialrechtlichen Kausalitätsnormen bilden, muß auch ein anlagebedingter Gesundheitsschaden als Unfall- bzw Schädigungsfolge anerkannt und entschädigt werden, und zwar **in seiner Gesamtheit** („Alles- oder Nichts-Prinzip", S 51).

Insbesondere ist auch hier – wie stets im Sozialrecht und anders als in der PUV (S 89) – eine irgendwie geartete Schadenteilung je nachdem, inwieweit der Schaden auf den anlagebedingten und den schädigungsbedingten Ursachen beruht, unzulässig, weder bei der Wahl der Anerkennungsform (Entstehung oder Verschlimmerung) noch bei der MdE-Bewertung.[22]

Führt diese Abwägung hingegen dazu, daß der Schadensanlage die eindeutig überwiegende und damit rechtlich allein wesentliche Bedeutung für die Entstehung des Schadens zukommt, schließt diese Feststellung eine rechtserhebliche Kausalität der schädigenden Einwirkungen völlig aus. In solchen Fällen darf der Schaden überhaupt nicht als Unfall- bzw Schädigungsfolge anerkannt und entschädigt werden, auch nicht „nur iS der Verschlimmerung".

Eine **Anerkennung iS der Verschlimmerung** kommt daher auch hier – wie stets im Sozialrecht – nur dann in Betracht, wenn sich aufgrund der Schadensanlage bereits physische (oder psychische) Veränderungen entwickelt

hatten,[23] die Schadensanlage sich also bereits vor Eintritt der schädigenden Einwirkungen als Krankheit im Rechtssinn (S 8) manifestiert hatte und die schädigenden Einwirkungen dieses Krankheitsgeschehen lediglich verschlimmert haben.

Ein Problem bereitet aber vielfach die praktische Schwierigkeit, die Kausalitätsformen der Entstehung oder Verschlimmerung im *tatsächlichen* Bereich abzugrenzen, also mit der erforderlichen Sicherheit festzustellen, ob der Prozeß schon vor Eintritt der Schädigung aus dem Stadium des nur Angelegten herausgetreten war und sich bereits als Krankheit im Rechtssinn manifestiert hatte. Denn eine Anerkennung iS der Verschlimmerung darf stets nur erfolgen, wenn überzeugend nachgewiesen ist, daß das sog Grundleiden bei Eintritt des schädigenden Ereignisses bereits als Krankheit im Rechtssinn manifest war (S 63).

Die Grenze zwischen Entstehung und Verschlimmerung, zwischen dem „Noch-Gesunden" und dem „Schon-Kranken", ist jedoch häufig fließend und nicht immer leicht bestimmbar. Vor allem die gerade bei anlagebedingten Gesundheitsschäden häufig schleichende Entwicklung erschwert die genaue Fixierung des Zeitpunktes, in dem sich die Anlage zur Krankheit auch im Rechtssinn manifestiert.

Denn im Sozialrecht ist Krankheit nicht schon jede pathologische Veränderung, jede Regelwidrigkeit im medizinischen Sinn; Krankheit im sozialrechtlichen Sinn liegt idR nur bzw erst dann vor, wenn dieser regelwidrige Zustand zu auch klinisch faßbaren Veränderungen und/oder funktionellen Beeinträchtigungen geführt hat (S 8). Daher sind erste beginnende oder sonstwie geringfügige, funktionell noch bedeutungslose und klinisch stumme pathologische Befunde, die mit den hochentwickelten Methoden der modernen medizinisch-technischen Diagnostik schon erfaßbar sein mögen, aber noch keine „krankmachenden" Auswirkungen besitzen, noch keine Krankheit, kein Gesundheitsschaden im Rechtsinn, der Veranlassung zu einer Anerkennung nur iS der Verschlimmerung geben könnte. Krankheit iS des Sozialrechts beginnt erst dort, wo auch tatsächlich ein klinisch und/oder funktionell manifester „krankmachender" Gesundheitsschaden vorliegt, der Gesundheitsschaden also aus dem Stadium des nur Angelegten bzw des klinisch stummen Befundes herausgetreten ist. Auch – und gerade – bei den sog Anlageleiden darf daher eine Anerkennung iS der Verschlimmerung nur erfolgen, wenn mit der erforderlichen Sicherheit festgestellt werden kann, daß das streitige Leiden im Zeitpunkt des schädigenden Ereignisses bereits als Krankheit auch im Rechtssinn manifest bestanden hat und durch die schädigenden Einwirkungen wirklich nur verschlimmert worden ist.

---

[22] stdRspr; vgl ua BSG Breith 1989, 734; 1990, 897. Nur für das Entschädigungsrecht des BEG gelten zT andere Grundsätze, vgl S 177

[23] BSG SozR 3100 § 1 Nr 3 mwN; vgl hierzu eingehender *Erlenkämper/Fichte* S 138

3.3.5 Entstehung und Verschlimmerung

Schädigende Einwirkungen iS der GUV oder des sozEntschR können Gesundheitsschäden in zweifacher Hinsicht verursachen: Sie können den Gesundheitsschaden erstmalig hervorrufen, erstmalig zu Entstehung bringen; sie können aber auch auf eine bereits bestehende Krankheit, einen bereits manifesten Gesundheitsschaden treffen und diesen lediglich verschlimmern.[1]

So klar diese Unterscheidung vom Begrifflichen her erscheinen mag, so groß sind die praktischen Schwierigkeiten in ihrer Anwendung.

Denn die **Grenze zwischen Entstehung und Verschlimmerung**, zwischen dem „Noch-Gesunden" und dem „Schon-Kranken" ist fließend und nicht immer leicht bestimmbar. Vor allem bei sog Anlageleiden (S 57) kann die genaue Fixierung des Zeitpunkts, in dem die bloße medizinische Unregelmäßigkeit zur Krankheit auch im Rechtssinn erstarkt ist, schwierig sein. Denn iS des Sozialrechts ist Krankheit (S 8) nicht schon jede pathologische Veränderung, jede Regelwidrigkeit im medizinischen Sinn; Krankheit im sozialrechtlichen Sinn liegt nur bzw erst dann vor, wenn der regelwidrige Zustand zu auch klinisch faßbaren Beschwerden und/oder funktionellen Beeinträchtigungen führt und dadurch Behandlungsbedürftigkeit und/oder eine Beeinträchtigung von Arbeits- oder Erwerbsfähigkeit auslöst.

Daher sind beginnende oder sonstwie geringfügige, funktionell noch bedeutungslose und klinisch stumme Befunde, die mit den hochentwickelten Methoden der modernen medizinisch-technischen Diagnostik zwar schon erfaßbar sein mögen, aber noch keine „krankmachenden" Auswirkungen besitzen, nur eine Schadensanlage, die Ursache einer Krankheit bilden können, aber noch kein Gesundheitsschaden, keine Krankheit im Rechtssinn, die sich verschlimmern kann. Auf ihr Vorliegen kann daher eine Kausalität nur iS der Verschlimmerung nicht gestützt werden. Krankheit iS des Sozialrechts beginnt erst dort, wo auch tatsächlich ein klinisch und/oder funktionell bedeutsamer „krankmachender" Gesundheitsschaden vorliegt (S 8).[2] Nur ein solcher Zustand rechtfertigt, wenn er vor dem schädigenden Ereignis (bzw vor Beginn der schädigenden Einwirkungen) bereits bestanden hat, die Annahme einer Kausalität nur iS der Verschlimmerung.

Daher ist eine **Kausalität iS der Entstehung** stets dort anzunehmen, wo im Zeitpunkt der Schädigung ein in diesem Sinn klinisch-funktionell manifester Gesundheitsschaden (sog **Grundleiden**) noch nicht vorgelegen hat, sondern durch die schädigenden Einwirkungen erstmalig hervorgerufen worden ist.

Eine **Kausalität iS der Verschlimmerung** besteht dagegen dann, wenn die schädigenden Einwirkungen auf einen im Zeitpunkt der Schädigung bereits nachweisbar vorhandenen, klinisch-funktionell auch manifesten Gesundheitsschaden – das sog Grundleiden – stoßen und so einen bereits existenten Schaden lediglich verschlimmern. In diesem Fall kann als Unfall- bzw Schädigungsfolge entschädigt werden nur der Schadensanteil, den die schädigenden Einwirkungen dem bereits vorhandenen Grundleiden hinzugefügt haben, der sog Verschlimmerungsanteil.[3] Der Gesundheitsschaden ist dann als durch die schädigenden Einwirkungen verschlimmert als Unfall- oder Schädigungsfolge zu beurteilen und die schädigungsbedingte MdE nur für den Verschlimmerungsanteil, nicht auch für das Grundleiden, zu bewerten.

Die **Verschlimmerung** ist begrifflich streng zu scheiden von dem **mittelbaren Schaden** (S 64).

Eine *Verschlimmerung* liegt vor, wenn der Gesundheitsschaden bei gleichbleibender Identität und Qualität lediglich quantitativ vermehrt wird wie zB bei zunehmenden Bewegungseinschränkungen eines unmittelbar geschädigten Gelenks.

Ein *mittelbarer Schaden* besteht, wenn neben den ursprünglichen, den Primärschaden, später ein neuer, anderer Gesundheitsschaden tritt, der zwar durch den Primärschaden verursacht ist, sich von diesem aber in Identität und Qualität abhebt (zB Sekundär-Arthrosen an benachbarten, funktionell abhängigen Gelenken, Osteomyelitis nach operativ versorgter Fraktur, sonstige Komplikationen wie zB die sog Spritzen-Hepatitis).

Voraussetzung für jede Anerkennung iS der Verschlimmerung ist – wie bei allen Zusammenhangsbeurteilungen – der **Nachweis des vorbestehenden Grundleidens** iS des sog Vollbeweises (S 71).

Erforderlich ist also der Nachweis, daß das Grundleiden im Zeitpunkt der Schädigung bereits als Krankheit im Rechtssinn – nicht nur als medizinische Regelwidrigkeit ohne klinisch-funktionelle Bedeutung – tatsächlich vorgelegen hat.[4] Auch hier können Möglichkeiten, Annahmen, Unterstellungen und sonstige Hypothesen den erforderlichen Beweis nicht ersetzen, auch kein allgemeines ärztliches Erfahrungswissen, wenn es sich nicht auf konkrete – ihrerseits nachgewiesene – Befunde des Einzelfalls stützt.

Kann ein klinisch-funktionell manifestes Grundleiden im Zeitpunkt des Eintritt der Schädigung (bzw bei Beginn der schädigenden Einwirkungen) nicht sicher nach-

---

[1] stdRspr; vgl ua BSGE 6, 87; BSG SozR 3100 § 1 Nr 3; *Brackmann* S 4888v; *Erlenkämper/Fichte* S 94 ff , *Lauterbach* § 548 Anm 28; *Wilke* § 1 Rdz 71 ff
[2] *Erlenkämper/Fichte* S 96 mwN

[3] BSGE 7, 53; 11, 161; *Brackmann* S 488v; *Erlenkämper/ Fichte* S 98; *Lauterbach* § 548 Anm 28; *Wilke* § 1 Rdz 71 ff, jeweils mwN
[4] *Erlenkämper/Fichte* S 98

gewiesen werden, stellt sich gleichfalls gar nicht erst die Frage, ob eine Bewertung nur iS der Verschlimmerung in Betracht kommen könnte. Dann ist das Leiden als iS der Entstehung verursacht zu beurteilen.

Gleiches gilt für die Frage, wann eine (vorübergehende, s unten) unfall- oder schädigungsbedingte **Verschlimmerung wieder entfallen** ist.

Auch hier ist stets der volle überzeugende Nachweis erforderlich, daß die unfall- bzw schädigungsbedingte Verschlimmerung tatsächlich weggefallenen ist. Eine alleinige Argumentation dahin, daß nach ärztlicher Erfahrung aus einer Vielzahl gleichgelagerter Fälle die unfall- bzw schädigungsbedingten Beschwerden nach einer gewissen Zeit abklingen, rechtfertigt nicht den Schluß, daß auch die im vorliegenden konkreten Einzelfall als fortbestehend geklagten Beschwerden nicht mehr unfall- bzw schädigungsbedingt seien. Denn eine solche generalisierende Betrachtungsweise verträgt sich nicht mit dem Gebot der konkreten Feststellung und individuellen Würdigung des jeweiligen Einzelfalls, das wesentlicher Bestandteil der sozialrechtliche Kausalitätslehre ist.[5] Die allgemeine ärztliche Erfahrung kann zwar ein wichtiges Indiz hierfür sein, den notwendigen Beweis einer wesentlichen Änderung (Besserung) im Einzelfall aber nicht ersetzen.

Eine andere Frage ist auch hier, ob im konkreten Einzelfall die geklagten Beschwerden in tatsächlicher Hinsicht noch feststellbar sind, ob sich also zB aus dem Fehlen von Schonhaltungen, Muskelatrophien usw überzeugend der Schluß ziehen läßt, daß wesentliche Beschwerden seitens des ursprünglichen unfall- bzw schädigungsbedingten Gesundheitsschadens in Wahrheit nicht mehr vorliegen.

Kann jedoch das Fortbestehen solcher Beschwerden nicht sicher ausgeschlossen werden, darf die Kausalität mit dem ursprünglichen Gesundheitsschaden also nicht generell mit der Begründung ausgeschlossen werden, unfall- bzw schädigungsbedingte Beschwerden lägen nach ärztlicher Erfahrung nach einem bestimmten Zeitraum nicht mehr vor. Kann eine wesentliche Besserung des Beschwerdebildes nicht nachgewiesen werden, wird aber erwogen, daß diese Beschwerden nicht mehr auf der erlittenen Schädigung, sondern auf anderen Ursachen beruhen, bedarf es des Beweises einer sog Verschiebung der Wesensgrundlage des Leidens (S 68), wenn die Kausalität des ursprünglichen Gesundheitsschadens für die fortbestehenden Beschwerden verneint werden soll.

In der sozialmedizinischen Literatur werden als **Verschlimmerungsformen** unterschieden:

– die „vorübergehende" Verschlimmerung.
  Sie liegt vor, wenn die Unfall- bzw Schädigungsfolgen das Grundleiden nur zeitlich begrenzt verschlimmern, die Beschwerden also nach einer gewissen Zeit wieder abgeklungen zu sein pflegen, und der Zustand wiederhergestellt ist, der vorher bestanden hat oder ohne das Schädigungsereignis bestehen würde.

– die „einmalig abgrenzbare" Verschlimmerung.
  Von einer solchen wird gesprochen, wenn das Grundleiden durch die Schädigung eine einmalige, dauerhafte, gleichbleibende Zunahme erfährt, ohne daß Verlaufsform und -richtung des Gesamtleidens wesentlich geändert werden.

– die „richtunggebende" Verschlimmerung.
  Sie besteht, wenn das krankhafte Geschehen in seiner Verlaufstendenz grundlegend geändert wird, insbesondere von einer bisher stationären in eine progrediente Verlaufsform übergeht.

Diese Unterscheidungen, die in der Medizin eine gewisse Berechtigung haben mögen, sollten in sozialrechtlichen Gutachten tunlichst vermieden werden.

Denn im Sozialrecht dürfen sie wegen ihres prognostischen Inhalts nicht verwendet werden.[6] Vor allem Einstufungen wie die „vorübergehende" und die „einmalig abgrenzbare" Verschlimmerung verleiten zu dem rechtlich unzulässigen Schluß, daß die Beschwerden nach einer gewissen Zeit wieder abklingen, und folglich dazu, den rechtlich erforderlichen Nachweis der Besserung auch im konkreten Einzelfall zu unterlassen.

Etwas anderes gilt kraft ausdrücklicher – an die weitere Rechtsentwicklung offenbar nicht mehr angepaßter – Regelung nur noch für das Entschädigungsrecht des BEG (S 177).

Zur Problematik der Anerkennung nur iS der Verschlimmerung bei sog Anlageleiden s S 62.

3.3.6   Mittelbarer Schaden

Durch das Schädigungsereignis verursacht und deswegen entschädigungspflichtig ist nicht nur der direkte, durch die Unfall- bzw Schädigungseinwirkung unmittelbar bewirkte Gesundheitsschaden (Primärschaden), sondern auch der **mittelbare Schaden** (Sekundärschaden). Ein solcher liegt vor, wenn das schädigende Ereignis zunächst nur *einen* Schaden, den Primärschaden, zur Folge hatte und dieser später einen *weiteren* anderen, in Identität und Qualität vom Primärschaden verschiedenen Schaden, den Sekundärschaden, verursacht.[1]

---

[5] so weitgehend wörtlich BSG SozR 3200 § 81 Nr 2

[6] so ua BSGE 11, 161; BSG SozR 3100 § 1 Nr 3; *Erlenkämper/Fichte* S 96

[1] *Brackmann* S 488fl mwN; *Lauterbach* § 548 Anm 11; *Wilke* § 1 BVG Rdz 70
  Ua die Anhaltspunkte (Nr 47 S 193) benutzen für bestimmte Fallgruppen auch den Begriff „Folgeschaden". Das sollte im Interesse einer gemeinsamen Sprachdisziplin vermieden werden.

Die Möglichkeiten einer solchen mittelbaren Verursachung sind vielfältig und bedürfen daher in der Praxis sorgfältiger Beachtung.

Eine typische Fallgruppe im *haftungsbegründenden* Bereich ist die, daß die Behinderung aus dem Primärschaden (zB Oberschenkelamputation) eine wesentliche (Teil-) Ursache für einen erneuten Unfall bildet, zB durch Sturz oder dadurch, daß einer von außen kommenden Gefahr (zB im Straßenverkehr) nicht schnell genug ausgewichen werden kann.

Eine weitere typische Fallgruppe ist im *haftungsausfüllenden* Bereich, wenn es bei der Behandlung des Primärschadens zB durch Infektion, Lungenembolie oä zu sekundären Schäden kommt oder wenn infolge des Primärschadens später zusätzliche sekundäre Schäden am selben oder auch an anderen Organen entstehen (zB sekundäre Arthrosen, fixierte Skoliosen nach Amputation von Extremitäten, Osteomyelitis nach operativ versorgter Fraktur, andere Behandlungskomplikationen wie zB die sog Spritzen-Hepatitis).

Auch eine Berufskrankheit kann im Wege des mittelbaren Schadens verursacht sein. So ist zB ein Meniskusschaden auch dann eine Berufskrankheit, wenn er durch die gefährdende Tätigkeit nur mittelbar über die Verschlimmerung einer unfallunabhängigen Arthrose verursacht worden ist.[2]

Stets muß aber der Primärschaden zumindest eine **wesentliche Teilursache** iS der sozialrechtlichen Kausalitätslehre (S 47) für den Eintritt des mittelbaren Schadens bilden. Beruht der Sekundärschaden überwiegend auf Kausalfaktoren, die unabhängig hiervon gewirkt haben, liegt ein entschädigungspflichtiger mittelbarer Schaden nicht vor.

Auch hier ist mit dem bei der Kausalitätsprüfung anwendbaren Begriff der Gelegenheitsursache (S 52) behutsam umzugehen. Er darf nur dann zur Verneinung eines rechtlich wesentlichen Kausalzusammenhangs für den mittelbaren Schaden führen, wenn die (nachzuweisenden) schädigungsunabhängigen Faktoren an Bedeutung wirklich eindeutig überwiegen, der Primärschaden also tatsächlich ohne Bedeutung für den Eintritt des Sekundärschadens war. Ist zB anläßlich einer zur Erkennung von Unfallfolgen durchgeführten Arthroskopie ein unfallunabhängig geschädigter Meniskus entfernt worden, so ist der Meniskusverlust kein mittelbarer Schaden.[3]

Der mittelbare Schaden ist rechtssystematisch **keine Verschlimmerung** des Primärschadens. Zwischen diesen beiden Kausalitätsformen ist daher im sozialmedizinischen Gutachten sorgfältig zu unterscheiden.

Eine *Verschlimmerung* (S 63) liegt nur vor, wenn der Gesundheitsschaden bei gleichbleibender Identität und Qualität quantitativ vermehrt wird (zB zunehmende Bewegungseinschränkung eines unmittelbar geschädigten Gelenks). Ein *mittelbarer Schaden* liegt hingegen vor, wenn neben den ursprünglichen, den Primärschaden, später ein neuer, qualitativ anderer Gesundheitsschaden tritt, der zwar durch den Primärschaden verursacht ist, sich von diesem in Identität und Qualität aber unterscheidet (zB Sekundär-Arthrosen an funktionell abhängigen Gelenken; fixierte Skoliosen nach Amputationen; Osteomyelitis nach operativ versorgter Fraktur; Folgen von Behandlungskomplikationen wie zB die sog Spritzen-Hepatitis).

3.3.7 Sonderfälle der Kausalität

3.3.7.1 Überholende Kausalität

Auch in der sozialmedizinischen Diskussion taucht gelegentlich der Begriff der **überholenden Kausalität** (auch: verdrängende oder hypothetische Kausalität) auf. Dieser Begriff wird verwendet, wenn ein bestimmter, tatsächlich durch ein schädigendes Ereignis wesentlich verursachter Schaden später infolge eines anderen Ereignisses oder einer anderen Kausalreihe gleichfalls eingetreten wäre.[1]

Beispiel: Ein Versicherter stirbt an den Folgen eines geschützten Verkehrsunfalls. Bei der anschließenden Obduktion stellt sich ein weit fortentwickeltes metastasierendes Magen-Ca heraus, das wenig später ohnehin zum Tod geführt hätte.

Hier könnte sich die Frage stellen, ob wegen der Ca-Erkrankung eine Entschädigung aus dem Verkehrsunfall überhaupt nicht oder doch nur bis zum Wirksamwerden der „überholenden Kausalität", nämlich des Todes infolge der Ca-Erkrankung, gezahlt werden soll.

Das Sozialrecht kennt eine solche überholende Kausalität nicht. Ist eine Einwirkung aus dem geschützten Risikobereich wesentliche Bedingung eines Schadens und damit Ursache im Rechtssinn, so ist der Kausalitätsablauf, der von dieser Bedingung bewirkt worden ist, nicht deshalb anders zu beurteilen, weil sich nachträglich feststellen läßt, daß der Schaden zu einem späteren Zeitpunkt auch durch eine andere Bedingung und einen anderen Kausalitätsablauf ausgelöst worden wäre.[2]

3.3.7.2 Unterbrechung des Kausalzusammenhangs

Von einer **Unterbrechung des Kausalzusammenhangs** wird gesprochen, wenn eine rechtlich wesentliche Kausalreihe zwar nach dem Re-

---

[2] BSG SozR 2200 § 551 Nr 33
[3] BSG SozR 3-2200 § 548 Nr 13

[1] *Erlenkämper/Fichte* S 122
[2] BSGE 17, 157; BSG SozR Nr 11 zu § 62 BVG; *Brackmann* S 480d mwN

gelverlauf einen bestimmten Schaden herbeigeführt haben würde, dieser Erfolg aber vorher durch eine andere, schädigungsunabhängige Kausalreihe bewirkt wird.[3]

Auch hierzu ein *Beispiel*: Ein Versicherter leidet an einer schweren Berufskrankheit (zB asbestbedingtes Lungen-Ca); mit seinem baldigen Ableben ist zu rechnen. Kurz vorher verunglückt er bei einem privaten Verkehrsunfall tödlich.

Eine Erwägung etwa dahin, daß der private Verkehrsunfall den Kausalzusammenhang zwischen Berufskrankheit und Tod ja nur kurz unterbrochen habe, der Tod infolge der Berufskrankheit ohnehin alsbald eingetreten wäre und daher als Folge der Berufskrankheit entschädigt werden müsse, ist dem Sozialrecht gleichfalls fremd.[4] Denn die „unterbrochene Kausalität" (im Beispiel: das Lungen-Ca) ist in Wahrheit ja nicht kausal, keine conditio sine qua non für den infolge des Verkehrsunfalls eingetretenen Tod; dieser Tod wäre auch eingetreten, wenn das Ca nicht bestanden hätte.

Kein Fall einer solchen Unterbrechung des Kausalzusammenhangs, sondern der konkurrierenden Kausalität (S 47) liegt dagegen vor, wenn vor Eintritt des Schadens (Tod) zu einer ursprünglich ursächlich allein wirksamen Kausalreihe aus dem geschützten Risikobereich (im Beispiel: Lungen-Ca als BK) später ein anderer, schädigungsunabhängiger Kausalfaktor (zB primär-infektiöse Pneumonie) hinzutritt und der Tod nur durch das *Zusammenwirken* dieser beiden Kausalreihen eintritt (zB weil die Pneumonie nur infolge der Vorschädigung durch das Lungen-Ca tödlich verlaufen ist). Denn dann ist jede dieser beiden Kausalreihen (Ca und Pneumonie) conditio sine qua non und Teilursache für den Eintritt des Todes; sie sind lediglich in ihrer Bedeutung für den Eintritt des Schadens (Tod) abzuwägen (S 50). Auch wenn im Einzelfall die hinzugetretene schädigungsunabhängige Kausalreihe (Pneumonie) an Bedeutung eindeutig überwiegen sollte, *unterbricht* sie den Kausalzusammenhang zwischen Lungen-Ca und Tod nicht, denn das Lungen-Ca bleibt conditio sine qua non und damit ursächlich für den Eintritt des Todes; die hinzutretende Ursache (Pneumonie) bewirkt lediglich, daß die ursprünglich allein wirksame Kausalreihe (Ca) keine rechtlich wesentliche Bedingung für den Eintritt des Todes ist.

Eine wirksame „Unterbrechung" des Kausalzusammenhangs tritt dagegen ein, wenn die Pneumonie nach Art und Verlaufsform den Tod unabhängig von dem vorbestehenden Lungen-Ca bewirkt hat, der Tod also auch ohne das Ca eingetreten wäre. Denn dann ist das Ca keine conditio sine qua non für den Tod; es kann hinweggedacht werden, ohne daß der Schaden (Tod) entfiele.

3.3.7.3 Mitwirkendes Handeln des Betroffenen; selbstgeschaffene Gefahr

Ein mitwirkendes Verschulden etwa iS des § 254 BGB (S 84) kennt das Sozialrecht nicht. Verschulden und Mitverschulden sind dem Sozialrecht sowohl im Rahmen der Anspruchsbegründung wie auch als Leistungsausschluß oder der Leistungsbegrenzung idR fremd.[5] (Ausnahme zB § 2 Abs 1 OEG, S 154).

Daher ist es idR unbeachtlich, ob der Betroffene den Eintritt des schädigenden Ereignisses bzw des Gesundheitsschadens fahrlässig oder gar vorsätzlich herbeigeführt hat.[6]

Leistungsansprüche sind nur dann ausgeschlossen, wenn der Betroffene die Schädigung absichtlich herbeigeführt hat, §§ 52 SGB V, 104, 105 SGB VI, 1 Abs 4 BVG.[7] Aber selbst verbotswidriges Handeln schließt zB die Annahme eines Arbeitsunfalls oder der Berufskrankheit nicht schlechthin aus, § 7 Abs 2 SGB VII (früher: § 548 Abs 3 RVO).

Dagegen kann ein **mitwirkendes Handeln** des Betroffenen, sofern es zur Entstehung des Schadens ursächlich wesentlich beigetragen hat, im Rahmen der haftungsbegründenden Kausalität von rechtserheblicher Bedeutung sein.

Denn auch das eigene Handeln des Betroffenen ist vielfach conditio sine qua non für den Eintritt des Schadens, und es kann entsprechend den allgemeinen Grundsätzen über die konkurrierende Kausalität (S 47) gegenüber den Kausaleinflüssen aus dem geschützten Risikobereich so überwiegen, daß es die tatsächlich und rechtlich allein wesentliche Ursache des Schadens bildet.

Rechtsprechung und Rechtslehre haben in diesem Zusammenhang den Begriff der **selbstgeschaffenen Gefahr** entwickelt.[8]

Hierunter wird die bewußte Erhöhung der einer geschützten Tätigkeit innewohnenden Gefahr durch das eigene Handeln des Betroffenen verstanden, durch das ein zusätzliches, von dem versicherten oder sonstwie geschützten Tätigkeit abgrenzbares und nicht mehr mitumfaßtes Risiko geschaffen wird. Wenn diese durch das Handeln des Betroffenen selbstgeschaffenen zusätzliche Gefahr im Verhältnis zu dem der geschützten Tätigkeit

---

[3] *Erlenkämper/Fichte* S 123
[4] BSG SozR Nr 58 zu § 1 BVG und Nr 29 zu § 5 BVG; *Brackmann* S 480e mwN

[5] BSG SozR Nr 58 zu § 1 BVG; *Brackmann* S 480kII
[6] BSG Breith 1982, 947
[7] Für die GUV ist die früher in § 553 Satz 1 RVO enthaltene entsprechende Regelung in § 101 SGB VII nicht übernommen worden, weil nach der Gesetzesbegründung in solchen Fällen ein Versicherungsfall nicht vorliegt. Vgl Erstkomm § 101 Anm 1.
[8] *Brackmann* S 484f; *Erlenkämper/Fichte* S 124; *Lauterbach* § 548 Anm 52; *Wilke* § 1 Rdz 85 ff

entspringenden Risiko an Bedeutung eindeutig überwiegt, kann sie die rechtlich allein wesentliche Ursache des Schadens iS der sozialrechtlichen Kausalitätslehre bilden.[9]

Da aber das eigene Handeln des Betroffenen im Rahmen der versicherten oder sonstwie geschützten Tätigkeit dem Versicherungsschutz idR unterliegt und nach § 7 Abs 2 SGB VII (früher: § 548 Abs 3 RVO) sogar verbotswidriges Handeln des Versicherten diesen Versicherungsschutz nicht ausschließt, ist bei der Anwendung dieses Rechtsinstituts größte Vorsicht und Zurückhaltung geboten.[10]

Soll in dem schadenauslösenden eigenen Handeln des Betroffenen die überwiegende, den Zusammenhang mit der geschützten Tätigkeit kausal ausschließende Ursache des Schadens gesehen werden, muß es in seiner Motivation nicht (mehr) betriebsbedingt sein, darf es vom Schutzzweck des Gesetzes nicht mehr gedeckt sein. Die Erhöhung einer grundsätzlich betriebsbedingten Gefahr muß beträchtlich, das eigene Handeln des Betroffenen in hohem Maße vernunftwidrig und schadenträchtig gewesen und der Eintritt des Schadens mit hoher Wahrscheinlichkeit vorhersehbar gewesen sein. Den Versicherungsschutz aus einer grundsätzlich betriebsbedingten Tätigkeit aus dem Gesichtspunkt der selbstgeschaffenen Gefahr verliert nur, wer aus selbständigen, betriebsfremden Motiven unabhängig von dem Betriebszweck eine selbstgeschaffene erhöhte Gefahr herbeiführt.[11]

So schließt *fahrlässiges Handeln* des Betroffenen den Kausalzusammenhang idR nicht aus, selbst grob fahrlässiges Verhalten nicht. Wer bei einer versicherten Tätigkeit wegen einer (selbst groben) Fahrlässigkeit mit der Hand in die Kreissäge gerät, erleidet einen Arbeitsunfall, betreibt keine Selbstverstümmelung. Das gilt selbst bei verbotswidrigem Handeln (zB Nichttragen vorgeschriebener Arbeitsschutzkleidung, Beseitigen einer Arbeitsschutzvorrichtung, Übertretung von Verkehrsvorschriften usw), § 7 Abs 2 SGB VII.

Selbst *vorsätzliches Handeln* schließt die Entschädigung nicht unbedingt aus: Es kommt darauf an, ob sich der Vorsatz nur auf die Handlung oder auch den Erfolg erstreckt. Wer zB auf dem Weg zum Betrieb, weil schon verspätet, mit seinem Kfz vorsätzlich bei Rot eine Ampelkreuzung oder einen Bahnübergang überfährt in der Hoffnung, er werde es noch rechtzeitig schaffen, verliert den Versicherungsschutz nicht, wenn es doch zum Zusammenstoß kommt. Gleiches gilt für Rauchen oder Hantieren mit offenem Feuer im Gefahrenbereich brennbarer Gase und ähnliche Verhaltensweisen. In all solchen Fällen ist der Vorsatz nicht auf die Herbeiführung des Unfallereignisses gerichtet; es besteht gerade die – falsche – Hoffnung, es werde zu einem Unfall nicht kommen. Ist der Vorsatz dagegen auf die Unfallfolge selbst gerichtet wie zB bei der Selbstverstümmelung

oder beim Suizid, liegt schon begrifflich ein Unfall nicht vor.

Insbesondere darf dem eigenen Handeln eine überwiegende ursächliche Bedeutung nicht beigemessen werden, wenn die schadenauslösende Handlung gerade Gegenstand des geschützten Risikos (zB Kriegsdienst in der kämpfenden Truppe, Feuerwehrdienst, Hilfeleistung iS des § 2 Abs 1 Nr 11 bis 13 SGB VII), der geschützten Tätigkeit sonstwie eigentümlich oder ihr doch als „betriebsdienlich" zuzurechnen ist. Die Rechtsprechung neigt hier zu einer sehr engen Auslegung der selbstgeschaffenen Gefahr.[12]

3.3.7.4 Lebensverkürzung um ein Jahr

Zu den Sonderfällen des Kausalitätsrechts gehört auch die sog **Lebensverkürzung um ein Jahr**.[13]

Die Gewährung von Hinterbliebenenversorgung hängt sowohl in der GUV wie auch im sozEntschR davon ab, daß eine Schädigung aus dem geschützten Risikobereich zumindest eine wesentliche Teilursache des Todes bildet. Ist der Tod sofortige und unmittelbare Folge des schädigenden Ereignisses, ist diese Feststellung idR unschwer zu treffen. Schwieriger kann sich die Beurteilung hingegen erweisen, wenn der Tod erst später und unter zusätzlicher Mitwirkung anderer, schädigungsunabhängiger Faktoren eintritt, vor allem aber, wenn primäre und nach allgemeinen Kausalitätsmaßstäben überwiegend wesentliche Ursache ein schädigungsunabhängiges Krankheitsgeschehen ist.

Beispiel: Der Versicherte leidet seit langem an einer schweren Silikose mit erheblichen Funktionsausfällen als Berufskrankheit, die nach Art und Verlaufsform das Ableben in absehbarer Zeit erwarten läßt. Später tritt schädigungsunabhängig hinzu ein Magen-Ca, an dessen Folgen der Versicherte alsbald verstirbt. Der Tod wäre aber nicht zu diesem frühen Zeitpunkt eingetreten, wenn die Herz-Lungenfunktion durch die Berufskrankheit nicht so stark herabgesetzt gewesen wäre.

Haben in solchen Fällen die bestehenden Unfall- bzw Schädigungsfolgen diesen schädigungsunabhängigen Krankheitsprozeß ungünstig beeinflußt und den letalen Ausgang erheblich beschleunigt, oder ist der durch den schädigungsunabhängigen Krankheitsprozeß verursachte Tod infolge einer schädigungsbedingten Herab-

---

[9] vgl die Beispiele bei *Erlenkämper/Fichte* S 126
[10] einhellige Meinung; vgl *Brackmann, Erlenkämper/ Fichte, Lauterbach, Wilke* jeweils aaO
[11] BSG 30.05.1988 – 2 RU 55/87 – NJW 1988, 2638

[12] vgl *Erlenkämper/Fichte* S 124 mwN und weiteren Beispielen
[13] vgl *Erlenkämper/Fichte* S 128 mwN

setzung der allgemeinen Resistenz- oder Belastungsfähigkeit deutlich früher eingetreten, erhebt sich zwangsläufig die Frage, ob dies nicht Auswirkungen auf die Beurteilung der Kausalität zwischen Schädigung und Tod haben muß.

Vielfach wird sich die Problematik durch eine lebensnahe, sachgerechte Abwägung hinsichtlich der ursächlichen Bedeutung der einzelnen mitwirkenden Kausalreihen im Rahmen der konkurrierenden Kausalität (S 47) lösen lassen. Denn idR wird der schädigungsbedingte lebensverkürzende Krankheitsprozeß zumindest auch eine wesentliche Teilursache iS der allgemeinen Grundsätze zur konkurrierenden Kausalität für den Eintritt des Todes bilden.

Für die Fallgruppen, in denen eine solche Lösung nicht möglich ist, hat das Bundessozialgericht sowohl für die GUV wie für das sozEntschR in ständiger Rechtsprechung entschieden:

Hat neben den anerkannten Unfall- bzw Schädigungsfolgen eine andere, schädigungsunabhängige Krankheit bestanden, die den Tod unmittelbar bewirkt hat, so bilden die Unfall- bzw Schädigungsfolgen gleichwohl eine wesentliche (Teil-) Ursache für den Tod des Betroffenen, wenn sie den – grundsätzlich unfall- bzw schädigungsunabhängigen – Tod um mindestens etwa ein Jahr beschleunigt bzw früher herbeigeführt haben.[14]

3.3.7.5 Verschiebung der Wesensgrundlage eines Leidens

Zu den weiteren Besonderheiten der sozialrechtlichen Kausalitätslehre gehört die sog **Verschiebung der Wesensgrundlage eines Leidens**.[15]

Es handelt sich hier um die Konstellation, daß ein bisheriger schädigungsbedingter Leidens*grund*, die sog Wesensgrundlage des Leidens, als wesentliche Ursache wegfällt und durch eine andere schädigungsunabhängige, den Wesensgehalt des Leidens nunmehr bestimmende Ursache ersetzt wird, während das Leidens*bild*, der objektive Leidenszustand, nach außen hin unverändert bleibt, also während dieses Vorgangs keine äußerlich erkennbare Veränderung des Zustandsbildes, insbesondere kein symptomfreies Intervall eintritt.

Auch hierzu ein *Beispiel*: Ein Arbeitsunfall hat eine neurogene Lähmung verursacht. Später bildet sich die organische Nervenschädigung nachweisbar zurück; die Lähmung bleibt indes bestehen, nach nervenärztlichem Urteil aufgrund unfallunabhängiger psychogener Mechanismen.

Hier geht es um die Rechtsfrage, ob ein solcher Sachverhalt eine wesentliche Änderung iS des § 48 SGB X (S 187) begründen kann, obwohl das äußere Leidensbild unverändert fortbesteht und sich nur in seiner inneren Struktur geändert hat.

Aus rein *rechtlicher* Sicht ist die Anwendbarkeit des § 48 SGB X in Fällen dieser Art grundsätzlich zu bejahen. Hier liegt eine wesentliche Änderung der Verhältnisse iS dieser Vorschrift vor, es kann also die Entschädigung entzogen oder herabgesetzt werden, wenn die ursprüngliche unfall- bzw schädigungsbedingte Kausalität weggefallen und durch eine andere, schädigungsunabhängige Kausalreihe ersetzt bzw in ihrer Bedeutung entscheidend zurückgedrängt worden ist.[16]

Dagegen wird es *tatsächlicher* Hinsicht idR wohl sehr schwierig sein zu beweisen, daß eine solche Wesensverschiebung tatsächlich stattgefunden hat.[17] Denn die Änderung vollzieht sich ja im „Inneren" und ist damit dem objektiven Nachweis in aller Regel kaum zugänglich.

Eine Argumentation etwa in der Weise, daß „nach gesicherter ärztlicher Erfahrung aus einer Vielzahl gleichgelagerter Fälle" die Auswirkungen des Unfalls bzw der sonstigen Schädigung abgeklungen sein, das objektiv unverändert fortbestehende Leidensbild daher jetzt auf anderen, schädigungsunabhängigen Ursachen beruhen *müsse*, vermag hier wie in allen vergleichbaren Situationen den erforderlichen Beweis allerdings nicht zu ersetzen (S 64). Denn nach den Grundsätzen der sozialrechtlichen Kausalitätslehre kommt es nicht darauf an, ob in vergleichbarer Lage der Schaden bei einer Vielzahl *anderer* Personen behoben war, sondern ob überzeugend nachgewiesen werden kann, daß er auch bei *diesem* Betroffenen entfallen ist bzw sich in seiner Wesensgrundlage geändert hat.[18]

[14] BSGE 2, 265; 12, 247; 13, 175; 22, 200; 25, 49; 40, 273; BSG SozR 3100 § 1 Nr 21; 3200 § 81 Nr 2; *Anhaltspunkte* Nr 46 (4) S 191; *Brackmann* S 489eI; *Erlenkämper/Fichte* S 152; *Lauterbach* § 548 Anm 28 und 589 Anm 2.f; *Wilke* § 38 Rdz 13
[15] *Erlenkämper/Fichte* S 130 mwN

[16] BSGE 18, 17 (unter Aufgabe früherer Rspr); *Erlenkämper* KOV 1963, 185
[17] *Erlenkämper/Fichte* S 131
[18] vgl ua BSG SozR 3200 § 81 Nr 3

3.3.8   Beweisanforderungen und Beweislast

3.3.8.1   Wahrscheinlichkeit des Ursachenzusammenhangs

Das Bestehen eines ursächlichen Zusammenhangs zwischen der versicherten oder sonstigen geschützten Tätigkeit und dem Schädigungsereignis (haftungsbegründende Kausalität) sowie zwischen dem Schädigungsereignis und dem streitigen Gesundheitsschaden (haftungsausfüllende Kausalität) gehört rechtlich zu den sog anspruchsbegründenden Tatsachen. Deren Vorliegen muß normalerweise voll nachgewiesen sein, soll der Anspruch durchdringen.

Dieser sog **Vollbeweis** – ein so hoher Grad an Gewißheit, daß begründbare Zweifel nicht mehr bestehen – kann für das Bestehen ursächlicher Zusammenhänge in der Medizin aber häufig nicht erbracht werden. Das Sozialrecht begnügt sich daher bei der Feststellung des ursächlichen Zusammenhangs durchweg mit einer hinreichenden Wahrscheinlichkeit.

Diese **Wahrscheinlichkeit** besteht, wenn nach Feststellung, Prüfung und Abwägung aller bedeutsamen Umstände des Einzelfalls insgesamt mehr für als gegen das Vorliegen der streitigen Tatsache spricht. Für den Bereich des sozEntschR bestimmt dies § 1 Abs 3 Satz 1 BVG ausdrücklich. Für die GUV[1] und das Entschädigungsrecht (BEG)[2] gilt nach gesicherter Rechtsprechung das Gleiche.

Ein „besonders hoher" oder gar „an Sicherheit grenzender" Grad der Wahrscheinlichkeit ist hier also nicht erforderlich; es genügt ein deutliches Überwiegen der *für* den Zusammenhang sprechenden Umstände. Daher schließt einerseits die allgemeine *Möglichkeit*, daß es auch anders gewesen sein könnte, die Bejahung der Wahrscheinlichkeit nicht aus, wie andererseits die reine *Möglichkeit* - auch eine gute – eines Ursachenzusammenhangs nicht ausreicht, eine Wahrscheinlichkeit zu begründen. Sprechen die Umstände des Einzelfalls teils für, teils gegen das Vorliegen des ursächlichen Zusammenhangs, darf die hinreichende Wahrscheinlichkeit nur bejaht werden, wenn nach sorgfältiger Feststellung (unten S 71) und vernünftiger, lebensnaher Abwägung aller bedeutsamen Tatsachen insgesamt deutlich mehr für als gegen den Zusammenhang spricht. Sprechen ebenso viele Umstände für wie gegen das Bestehen eines Zusammenhangs, liegt eine hinreichende Wahrscheinlichkeit nicht vor.

Im **sozialmedizinischen Bereich** betroffen ist vor allem die Frage, ob ein bestimmter Kausalfaktor für den streitigen Gesundheitsschaden mit hinreichender Wahrscheinlichkeit ursächlich ist, dh eine conditio sine qua non für den Eintritt des streitigen Gesundheitsschadens bildet.

In Fällen der konkurrierenden Kausalität (S 47) wird sich zudem vielfach die Frage stellen, ob neben den schädigenden Einwirkungen aus der versicherten oder sonstigen geschützten Tätigkeit auch andere, schädigungsunabhängige Kausalfaktoren (zB Schadensanlagen) an dem Eintritt des Gesundheitsschaden iS der conditio sine qua non ursächlich beteiligt waren.

Auch hier reicht für die Zusammenhangsbeurteilung, dh für die Beantwortung der Frage, ob solche Faktoren gleichfalls eine conditio sine qua non für den Eintritt des Erfolges gebildet haben, die Wahrscheinlichkeit aus.

Dagegen darf die Frage nicht dahin gestellt werden, ob der jeweilige Kausalfaktor mit hinreichender Wahrscheinlichkeit auch eine *wesentliche* Ursache bildet. Die Wahrscheinlichkeit des Ursachenzusammenhangs bezieht sich nur auf die Frage, ob der Kausalfaktor eine conditio sine qua non für den Eintritt des Erfolges bildet; ob diese auch wesentlich ist, darf erst in einem späteren Schritt nach anderen Kriterien geprüft werden (unten und S 50).

Die Wahrscheinlichkeit eines ursächlichen Zusammenhangs darf weiterhin – bei den schädigungsbedingten ebenso wie bei den schädigungsunabhängigen Kausalfaktoren – nur bejaht werden, wenn insoweit wirklich *gesicherte* medizinisch-wissenschaftliche Erkenntnisse über den ursächlichen Zusammenhang zwischen dem jeweiligen Kausalfaktor und dem Gesundheitsschaden vorliegen. Insbesondere vermögen Hypothesen einzelner Gutachter, die wissenschaftlich nicht allgemein anerkannt sind, eine solche Wahrscheinlichkeit nicht zu begründen. [3]

Liegen bei Berufskrankheiten solche Erkenntnisse aus wissenschaftlicher Sicht – wie zB bei den neuen Berufskrankheiten Nr 2108 bis 2110 – nicht hinreichend gesichert vor, hat der Verordnungsgeber den Gesundheitsschaden aber gleichwohl in die BK-Liste aufgenommen, geht diese Entscheidung den verbleibenden wissenschaftlichen Zweifeln vor; die Wahrscheinlichkeit des

---

[1] stdRspr; vgl ua BSG SozR 2200 § 548 Nr 38 und § 550 Nr 29; *Brackmann* S 244l und 480m; *Erlenkämper/Fichte* S 103; *Lauterbach* § 548 Anm 16

[2] BGH RzW 58, 20; *Blessin/Gießler*, BEG-Schlußgesetz, § 28 Anm 2

[3] vgl hierzu BSG NJW 1995, 1640

ursächlichen Zusammenhangs ist also idR zu bejahen, wenn die sog Listenvoraussetzungen erfüllt sind.[4]

Die Wahrscheinlichkeit des Ursachenzusammenhangs darf ferner nicht pauschal beurteilt werden. Vielmehr ist für *jeden* Kausalfaktor, dessen ursächliche Beteiligung an dem Eintritt des Schadens in Erwägung gezogen wird, einzeln und in getrennten Schritten[5] zu prüfen, ob er mit hinreichender Wahrscheinlichkeit eine conditio sine qua non für den Eintritt bildet.

Die Wahrscheinlichkeit des ursächlichen Zusammenhangs darf daher insbesondere nicht global geprüft werden. Es darf also zB nicht gefragt werden, ob angesichts einer bestehenden Schadensanlage und ihrer Bedeutung für die Entstehung des Gesundheitsschadens wahrscheinlich ist, daß die schädigende Einwirkung den Schaden wesentlich (mit-) verursacht hat. Eine derartige globale Prüfung und Beurteilung des ursächlichen Zusammenhangs entspräche nicht den Grundsätzen der sozialrechtlichen Kausalitätslehre. Vielmehr ist die Wahrscheinlichkeit der ursächlichen Beteiligung für die einzelnen Kausalfaktoren, deren ursächliche Beteiligung in Betracht gezogen wird – die unfallbedingten (Einwirkungen aus dem Unfallereignis) und ebenso die unfallunabhängigen (zB Schadensanlagen) - in getrennten Schritten[6] zu prüfen, und zwar zunächst nur daraufhin, ob sie eine conditio sine qua non für den Schadenseintritt bilden. Die Frage, welche davon wesentlich sind und welche Bedeutung sie im Verhältnis zueinander besitzen, ist weiteren späteren Einzelschritten vorbehalten.

Die **Beweiserleichterung der Wahrscheinlichkeit** betrifft allerdings ausschließlich die Frage des ursächlichen Zusammenhangs iS der conditio sine qua non zwischen feststehenden Tatsachen, nicht auch die übrigen Umstände, die im Rahmen der Gesamtbeurteilung der Kausalitätsfrage von rechtlicher Bedeutung sind.[7]

Daher müssen die **Tatsachen** - die schädigungsbedingten ebenso wie die schädigungsunabhängigen -, auf die die Zusammenhangsbeurteilung gestützt wird, iS des sog Vollbeweises nachgewiesen werden; für sie reicht die Wahrscheinlichkeit nicht aus.

Auch bei Beantwortung der weiteren Frage, inwieweit die einzelnen iS einer conditio sine qua non mitwirkenden Kausalfaktoren *wesentlich* zu

der Entstehung des Schadens beigetragen haben und welche Bedeutung sie im Verhältnis zueinander haben, ist für eine Beurteilung nach Gesichtspunkten der Wahrscheinlichkeit kein Raum.

Insoweit hat vielmehr eine *Abwägung* der ursächlichen Bedeutung der einzelnen Kausalfaktoren stattzufinden (S 54), deren tatsächliche Grundlagen iS des Vollbeweises feststehen und deren ursächliche Beteiligung iS der conditio sine qua non hinreichend wahrscheinlich ist. In diese Abwägung dürfen Überlegungen, wie sie bei der Wahrscheinlichkeitsprüfung angestellt werden, nicht einfließen.

Ist der ursächliche Zusammenhang zwischen möglicherweise ursächlich mitwirkenden Kausalfaktoren – schädigungsbedingten ebenso wie schädigungsunabhängigen – und dem bestehenden Gesundheitsschaden auch nach Ausschöpfung aller Erkenntnismöglichkeiten **nicht hinreichend wahrscheinlich** zu machen, so geht die Nichtfeststellbarkeit des ursächlichen Zusammenhangs, das „non liquet", nach den Grundsätzen über die Beweislast im sozialrechtlichen Verfahren (S 74) zu Lasten dessen, der aus der nicht erweislichen Tatsache Rechte herleiten könnte.

Insbesondere gibt es hier – wie im gesamten Recht – keinen Grundsatz „in dubio pro aegroto", wie er gelegentlich von ärztlicher Seite in die Diskussion einzubringen versucht wird.

3.3.8.2 Besonderheiten bei Berufskrankheiten

Bei Berufskrankheiten ist nach § 9 Abs 3 SGB VII eine Prüfung der Wahrscheinlichkeit des ursächlichen Zusammenhangs dann nicht mehr erforderlich oder auch nicht zulässig, wenn der Versicherte infolge der besonderen Bedingungen seiner versicherten Tätigkeit in erhöhtem Maß der Gefahr einer Erkrankung an einer Listenkrankheit der BKVO ausgesetzt war, er an einer solchen Listenkrankheit erkrankt und keine konkreten Anhaltspunkte für eine berufsfremde Verursachung festgestellt sind.[8] Dann wird kraft Gesetzes vermutet, daß die Erkrankung durch die versicherte Tätigkeit verursacht worden ist (S 139).

Liegt nunmehr eine Krankheit iS einer der Listenerkrankungen der BKVO vor, haben die arbeitstechnischen Feststellungen ergeben, daß der Versicherte der Gefahr einer Erkrankung an einer Listenkrankheit in erhöhtem Maß ausgesetzt war,[9] und sind auch die besonderen Li-

---

[4] vgl hierzu jetzt die gesetzliche Vermutung des § 9 Abs 3 SGB VII (S 143); Erstkomm SGB VII § 9 Anm 3; *Brandenburg* BG 1993, 791; *Erlenkämper* BG 1996, 846 und SGb 1997, 503

[5] so ua BSG 24.02.1988 – 2 RU 30/87 -, Meso B 290/141

[6] so ua BSG 24.02.1988 – 2 RU 30/87 -, Meso B 290/141

[7] BSG SozR 2200 § 548 Nr 84; BSG 24.02.1988 -2 RU 30/ 87- Meso B 290/141

---

[8] zur Auslegung dieser Vorschrift vgl *Erlenkämper* SGb 1997, 503

[9] vgl hierzu *Erlenkämper* aaO

stenvorbehalte erfüllt, bedarf es jetzt nur noch der Prüfung, ob konkrete Anhaltspunkte[10] für eine berufsfremde Verursachung vorliegen. Lassen sich derartige konkrete Anhaltspunkte nicht feststellen, bedarf es keiner (weiteren) Erörterung der Wahrscheinlichkeit des ursächlichen Zusammenhangs; dieser wird jetzt kraft Gesetzes vermutet.

Die konkrete Prüfung der Wahrscheinlichkeit des ursächlichen Zusammenhangs zwischen den schädigenden Einwirkungen iS der BKVO und dem vorliegenden Gesundheitsschaden ist somit nur noch dann geboten, wenn in tatsächlicher Hinsicht konkrete Anhaltspunkte für eine berufsfremde Verursachung festgestellt sind.

3.3.8.3 Ungewißheit der Genese

Nicht wenige Krankheiten sind trotz aller Fortschritte in der medizinischen Wissenschaft hinsichtlich ihrer Genese auch heute noch nicht abschließend geklärt (zB die meisten Ca-Erkrankungen, multiple Sklerose, Morbus Bechterew). Mangels ausreichender Kenntnis der Pathogenese kann hier vielfach eine hinreichende Wahrscheinlich dafür, daß schädigende Einwirkungen aus dem geschützten Risikobereich eine conditio sine qua non und zumindest eine wesentliche Teilursache des streitigen Gesundheitsschadens bilden, nicht begründet werden; die Möglichkeit, daß der Gesundheitsschaden trotz engem zeitlichem Zusammenhang durch andere, bisher nicht erkannte exogene oder endogene Faktoren maßgebend verursacht worden ist, kann nicht hinreichend ausgeschlossen werden.

Andererseits gibt es Krankheiten (ua bestimmte Karzinome), bei denen trotz fortbestehender Ungewißheiten über die allgemeine Pathogenese die Ursächlichkeit bestimmter Faktoren (zB Asbest, Benzol usw) statistisch und experimentell so gesichert ist, daß hierauf die ausreichende Wahrscheinlichkeit des Ursachenzusammenhangs aufgebaut werden kann, wenn eine ausreichend lange und intensive Exposition in tatsächlicher Hinsicht nachgewiesen ist.

Bei bestehender Ungewißheit der Genese kann **in der GUV** idR eine hinreichende Wahrscheinlichkeit eines Kausalzusammenhangs mit bestimmten schädigenden Einwirkungen nicht begründet werden.

Das gilt nicht für Berufskrankheiten (zB Nr 1301 ff, 2108 bis 2110, 4104, 4105, 4203). Sind Berufskrankheiten in die Liste zur BKVO aufgenommen worden, besteht im Rechtssinn keine Ungewißheit der Genese mehr,[11] auch

wenn zB in der orthopädischen Wissenschaft noch Zweifel hinsichtlich der kausalen Zusammenhänge diskutiert werden.

Kann ein bestehender Gesundheitsschaden wegen Ungewißheit der Genese nicht als Unfall- oder Schädigungsfolge anerkannt werden, gibt es in der GUV einen irgendwie gearteten Härteausgleich oder eine sonstige Entschädigungsmöglichkeit etwa nach dem Ermessen des Leistungsträgers nicht.

Im sozEntschR wird dagegen nach § 1 Abs 3 Satz 2 BVG (und entsprechenden Bestimmungen der anderen Gesetze des sozEntschR) eine sog **Kann-Versorgung** (S 156) gewährt, wenn die zur Anerkennung der Gesundheitsstörung als Schädigungsfolge erforderliche Wahrscheinlichkeit nur deshalb nicht gegeben ist, weil über die Ursache des festgestellten Leidens in der medizinischen Wissenschaft Ungewißheit herrscht.

Hierzu gibt es Richtlinien des Bundesministers für Arbeit und Sozialordnung, die die für eine solche Kann-Versorgung in Betracht kommenden Krankheiten und zT besondere Voraussetzungen für die Anerkennung und Entschädigung festlegen.[12]

3.3.8.4 Feststellung der kausal wirksamen Tatsachen

Bei der Feststellung des ursächlichen Zusammenhangs gilt die Beweiserleichterung der Wahrscheinlichkeit nur für die Beurteilung der Zusammenhangsfrage selbst, also für die Frage, ob bestimmte – schädigungsbedingte oder schädigungsunabhängige – Kausalfaktoren eine conditio sine qua non für den Eintritt eines Erfolges (zB Arbeits- bzw Dienstunfall; hierauf beruhender Gesundheitsschaden) bilden. Sie gilt dagegen nicht auch für die Feststellung der hierfür maßgebenden Tatsachen und Geschehnisabläufe. Hierfür ist vielmehr stets der sog **Vollbeweis** erforderlich, also die Feststellung mit einem so hohen Grad an Gewißheit, daß bei vernünftiger, lebensnaher Würdigung kein begründbarer Zweifel an dem Vorliegen der Tatsache bzw des Geschehnisablaufs besteht.[13]

Geht es daher im sozialmedizinischen Bereich zB um die Frage, ob ein Drehsturz die wesentliche Ursache für

---

[10] vgl hierzu *Erlenkämper* aaO

[11] vgl hierzu auch die nunmehrige gesetzliche Vermutung des § 9 Abs 3 SGB VII (S 143); Erstkomm SGB VII § 9 Anm 3; *Brandenburg* BG 1993, 791

[12] *Anhaltspunkte* Nr 39 S 182; siehe auch *Erlenkämper/Fichte* S 598 mwN; zu den orthopädisch bedeutsamen Krankheiten s S 156

[13] stdRspr; vgl ua BSG SozR 2200 § 548 Nr 38, § 550 Nr 29, § 555a Nr 1; *Brackmann* S 244k VIII; *Erlenkämper/Fichte* S 106; *Lauterbach* § 548 Anm 16

eine Kniescheibenluxation gebildet hat oder ob diese überwiegend auf einer unfallunabhängigen habituellen Bandinstabilität beruht (S 286), reicht die Wahrscheinlichkeit nur für die Antwort auf die Frage aus, ob das Unfallereignis einerseits und die habituelle Bandinstabilität andererseits jeweils eine conditio sine qua non für den Eintritt des Schadens gebildet haben. Dagegen sind die dieser Beurteilung zugrunde liegenden Tatsachen – im Beispiel einerseits das Unfallereignis, andererseits das Bestehen einer habituellen Bandinstabilität – iS des Vollbeweises nachzuweisen.

Eine absolute, jeden erdenkbaren Zweifel ausschließende Gewißheit braucht indes auch beim Vollbeweis nicht vorzuliegen. Es genügt, daß eine Wahrscheinlichkeit in so hohem Maß besteht, daß bei vernünftiger Abwägung der Gesamtergebnisse der volle Beweis als erbracht angesehen[14] und die erforderliche volle Überzeugung von dem Vorliegen der Tatsache darauf gegründet werden kann.

Die allgemein bei der Beweiswürdigung geltenden **Beweiserleichterungen** (wie zB Beweis des ersten Anscheins[15] oder der Indizienbeweis, s unten), die zur Bildung der Überzeugung von dem Bestehen der Tatsache oder des Sachverhaltes führen können, sind auch hier anwendbar.

Im sozEntschR sind bei der Beweiswürdigung zudem die Angaben des Antragstellers, die sich auf die mit der Schädigung in Zusammenhang stehenden Tatsachen beziehen, der Entscheidung zugrunde zu legen, wenn Unterlagen nicht vorhanden oder nicht zu beschaffen oder ohne Verschulden des Antragstellers oder seiner Hinterbliebenen verlorengegangen sind, soweit sie nach den Umständen des Falles glaubhaft erscheinen, § 15 VerwVG. Die Entscheidung hierüber obliegt aber dem Versorgungsamt, nicht dem begutachtenden Arzt. Diesem ist vielmehr das Ergebnis einer solchen Beweiswürdigung als sog Anknüpfungstatsache vorzugeben. Auch in solchen Fällen sollte der Gutachter aber darauf hinweisen, wenn aus medizinischer Sicht wesentliche Bedenken gegen eine solche Beweiswürdigung bestehen.

Im übrigen reicht aber selbst eine hohe Wahrscheinlichkeit nicht aus, insbesondere dann nicht, wenn bei der gebotenen vernünftigen, lebensnahen Würdigung doch Zweifel bleiben. Auf Vermutungen, Annahmen, Unterstellungen oder sonstige Hypothesen kann der erforderliche Vollbeweis daher erst recht nicht gestützt werden.[16]

---

[14] BSGE 45, 1, 9; 61, 127, 128; BSG 01.02.1996 – 2 RU 10/95 –

[15] BSGE 8, 245; 12, 242; 19, 52; BSG SGb 1976, 499; *Brackmann* S 244mV; *Meyer-Ladewig* § 128 Rdz 9; vgl LSG München Breith 1982, 666

[16] stdRspr; vgl ua BSG SozR 2200 § 548 Nr 84, § 550 Nr 75; SozR 3-2200 § 548 Nr 4, 11; § 550 Nr 8; BSG 24.02.1988 – 2 RU 30/87 Meso B 290/141 und 06.12.1989 – 2 RU 7/89 – Meso B 240/123

Im Wege eines solchen Vollbeweises nachgewiesen sein müssen einmal die den Versicherungs- bzw Versorgungsschutz auslösenden, die sog **anspruchsbegründenden Tatsachen**, also die versicherte Tätigkeit bzw Dienstverrichtung usw, das Schädigungsereignis bzw die schädigenden Einwirkungen (Unfall; Einwirkungen von Lärm, Erschütterungen, langjähriges Heben und Tragen schwerer Lasten usw) mit den diese kennzeichnenden Umständen, sowie das Bestehen des streitigen Gesundheitsschadens.

Die für die Beurteilung der haftungsbegründenden Kausalität maßgebenden Tatsachen sind aber in aller Regel nicht vom begutachtenden Arzt, sondern von der Verwaltung des Leistungsträgers (zB TAD) festzustellen und dem ärztlichen Gutachter als sog Anknüpfungstatsache vorzugeben.

Durch einen solchen Vollbeweis nachgewiesen sein müssen weiterhin auch die tatsächlichen Grundlagen aller sonstigen Erwägungen, die der Beurteilung der Kausalität zugrunde gelegt werden sollen. Dies gilt vor allem auch für die **schädigungsunabhängigen Kausalfaktoren**, deren ursächliche Mitwirkung an der Entstehung des Schadens erwogen werden soll.

Für die **sozialmedizinische Beurteilung** von besonderer Bedeutung sind diese rechtlichen Anforderungen an den Beweis, wenn bei der Kausalitätsbeurteilung im Rahmen der haftungsausfüllenden Kausalität eine eindeutig überwiegende Verursachung des streitigen Gesundheitsschadens durch solche schädigungsunabhängigen Kausalfaktoren (zB Vorschädigungen durch frühere Unfälle bzw Krankheiten, konstitutionelle oder degenerative Schadensanlagen) erwogen werden soll.

Auch diese schädigungsunabhängigen Kausalfaktoren bedürfen, soll ihre ursächliche Beteiligung überhaupt erwogen werden, vorab eines solchen Vollbeweises hinsichtlich ihrer tatsächlichen Grundlagen. Denn die Wahrscheinlichkeit reicht nur für die Frage aus, ob ein derartiger Kausalfaktor eine conditio sine qua non für die Entstehung des streitigen Schadens bildet; die tatsächlichen Grundlagen dieser Wahrscheinlichkeitsprüfung bedürfen dagegen des Vollbeweises. Gründe der Rechtsstaatlichkeit, der Rechtssicherheit, der Durchsichtigkeit und Nachvollziehbarkeit der Beurteilung verlangen rechtlich zwingend, daß jede Kausalitätsbeurteilung nur auf Umstände gestützt wird, die in ihren tatsächlichen Grundlagen voll nachgewiesen sind.

Das Bundessozialgericht hat deswegen in seiner jüngeren Rechtsprechung verstärkt herausgestellt:

Die Prüfung der Kausalität hat in mehreren Schritten zu erfolgen. Zunächst sind die einzelnen Kausalreihen, deren ursächliche Beteiligung an dem konkreten (Unfall-) Schaden erwogen wird, in ihren tatsächlichen Grundlagen festzustellen; hierzu müssen die Tatsachen, aus denen die jeweilige Kausalität abgeleitet wird, iS eines solchen Vollbeweises nachgewiesen sein. Kann eine – möglicherweise – in Betracht kommende Kausalreihe schon in ihren tatsächlichen Grundlagen nicht in diesem Sinn nachgewiesen werden, stellt sich – so das BSG wiederholt wörtlich – „nicht einmal die Frage", ob sie im konkreten Einzelfall Ursache im Rechtssinn sein könnte.[17]

Schädigungsunabhängige Kausalfaktoren, die – theoretisch – eine schädigungsbedingte Kausalität ausschließen könnten, in ihren tatsächlichen Grundlagen aber nicht ausreichend sicher nachweisbar sind, dürfen daher der Kausalitätsbeurteilung – auch der sozialmedizinischen – nicht zugrunde gelegt werden.[18]

Wird also zB bei einer durch einen Arbeitsunfall (zB Drehsturz) hervorgerufenen Luxation der Kniescheibe erwogen, daß eine vorbestehende habituelle Bandinstabilität an dem Eintritt des Schadens wesentlich oder sogar überwiegend mitgewirkt haben könnte, so bedarf es vorab des Nachweises der tatsächlichen Grundlagen, also des Nachweises, daß und in welchem Ausmaß eine solche Bandinstabilität vor dem Unfallereignis tatsächlich bereits bestanden hat. Kann dieser Nachweis mit einer den Anforderungen des Vollbeweises genügenden Sicherheit nicht geführt werden, darf die Frage, ob und inwieweit derartige habituelle Faktoren an dem Eintritt des Schadens kausal beteiligt waren und welche Bedeutung ihnen ggf zukommt, gar nicht erst diskutiert werden. Gleiches gilt bei Annahme anderer Schadensanlagen (zB anlagebedingte Bindegewebsschwäche; Meniskopathie bei unfallbedingtem Meniskusriß; Osteoporose bei Knochenbrüchen; Degeneration bei Läsionen der Rotatorenmanschette, Muskel- und Sehnenrissen[19] oder Bandscheibenvorfällen[20]).

An den (Voll-) Beweis der unfall- bzw schädigungsunabhängig mitwirkenden Kausalfaktoren dürfen andererseits von juristischer Seite her keine überzogenen, praktisch nicht erfüllbaren **Anforderungen** gestellt werden.

So ist zB der unmittelbare Nachweis von Art und Ausmaß bestehender degenerativer Schadensanlagen ua an Bandscheiben, Rotatorenmanschetten, Bändern, Mus-

keln oder Sehnen vielfach schwierig, wenn nicht praktisch ausgeschlossen. Daher sind hier bei der Beweisführung auch **Rückgriffe auf Indizien** des Einzelfalls (zB eindeutige Befunde an anderen Organen in Verbindung mit gesicherten pathologisch-anatomischen Erkenntnissen und Erfahrungen) möglich und zulässig,[21] wenn sie die sichere Überzeugung von dem tatsächlichen Bestehen der Schadensanlage begründen. Sie bedürfen dann jedoch sorgfältiger Begründung anhand der nachgewiesenen Indiztatsachen.

Allgemein gültige **Kriterien** für eine solche Feststellung von Art und Ausmaß bestehender Schadensanlagen und ihrer ursächlichen Bedeutung im Indizienwege sind nur schwer zu entwickeln. Als erster Anhaltspunkt können jedoch folgende Erwägungen dienen:[22]

Je sicherer die allgemeinen pathologisch-anatomischen Erkenntnisse über das Vorliegen einer solchen Schadensanlage sind, je mehr indizielle Befunde zB aus anderen Organbereichen für das Bestehen wie auch das Ausmaß und die Ansprechbarkeit dieser Schadensanlage im konkreten Einzelfall nachweisbar sind und je geringfügiger und mit normalen Belastungen bzw Einwirkungen auch des unversicherten Alltagslebens vergleichbarer die schädigenden Einwirkungen aus der geschützten Tätigkeit sind, um so eher wird das Bestehen von Schadensanlagen im jeweiligen Einzelfall durch solche Indizien überzeugend zu begründen sein.

Umgekehrt sind an den Nachweis einer solchen Schadensanlage um so höhere Anforderungen zu stellen, je ungewisser einerseits auch nach den allgemeinen pathologisch-anatomischen Erkenntnissen das Vorliegen sowie Art, Ausmaß und Ansprechbarkeit im konkreten Einzelfall bleibt, je weniger Indizien hierfür in anderen Organbereichen nachweisbar sind, je gravierender andererseits die schädigenden Einwirkungen waren, je typischer sie für die geschützte Tätigkeit sind und je weniger sie nach Art und Schwere normalen alltäglichen Belastungen entsprechen.

Auch und gerade eine solche Beweisführung im Indizienwege muß aber geeignet sein, dem Leistungsträger bzw Gericht die **volle Überzeugung** von dem Bestehen der rechtserheblichen

---

[17] BSG SozR 2200 § 550 Nr 75; BSG 24.02.1988 – 2 RU 30/87 Meso B 290/141 und 06.12.1989 – 2 RU 7/89 – Meso B 240/123
[18] BSG SozR 2200 § 548 Nr 27; BSG Breith 1988, 194
[19] BSG 06.12.1989 – 2 RU 7/89 – Meso B 240/123
[20] vgl hierzu *Erlenkämper* SGb 1997, 355, 362

[21] vgl hierzu *Erlenkämper*, Gutachtenkolloquium Bd 8 S 119, 125
[22] vgl hierzu *Erlenkämper*, Gutachtenkolloquium Bd 8 S 119, 125

Tatsache – im Beispiel: Art und Ausmaß der Schadensanlage – zu vermitteln.

Daher bedarf es, wenn direkte Nachweise (zB des Bestehens einer degenerativen Schadensanlage) unmittelbar nicht zu erbringen sind, für einen solchen Indizienbeweis im sozialmedizinischen Gutachten in besonderem Maße einer schlüssigen, eingehend und überzeugend begründeten Beweisführung unter Anführung aller für die Würdigung bedeutsamen Fakten und Erkenntnisse des Einzelfalls, soll das Bestehen der Schadensanlage trotz Fehlens direkter Beweise festgestellt und der weiteren Beurteilung zugrunde gelegt werden. Auch – und gerade hier – gilt der Satz, daß apodiktische Behauptungen, Unterstellungen, Vermutungen, Annahmen oder Hypothesen den erforderlichen Beweis nicht ersetzen können. Vermag die Beweisführung des Gutachters dem Leistungsträger bzw Gericht nicht die volle Überzeugung von Art, Schweregrad und Maß der Ansprechbarkeit angeblich ursächlich mitwirkender unfall- bzw schädigungsunabhängiger Kausalfaktoren zu vermitteln, dürfen diese bei der Entscheidung nicht berücksichtigt werden; es darf sich dann „nicht einmal die Frage" stellen, ob sie wesentliche oder gar überwiegende Ursache im Rechtssinn sind. Unbewiesene hypothetische Ursachen dürfen auch nicht auf dem Umweg über den Begriff der Gelegenheitsursache in die Betrachtung einbezogen werden.[23]

3.3.8.5 Beweislast im Kausalitätsrecht

Im Sozialrecht haben die Leistungsträger und ggf die Gerichte zwar – anders als im Zivilrecht, wo Beweis nur erhoben wird, soweit er ausdrücklich beantragt worden ist – den rechtserheblichen Sachverhalt von Amts wegen aufzuklären, §§ 20 SGB X, 103 SGG (S 184, 192). Ähnlich wie in anderen Rechtsbereichen erhebt sich aber auch hier gleichwohl die Frage, wer die Folgen zu tragen hat, wenn rechtserhebliche Tatsachen trotz einer alle Möglichkeiten ausschöpfenden Sachaufklärung von Amts wegen nicht festgestellt werden können.

Auch im Sozialrecht gilt dann der Grundsatz der **objektiven Beweislast**. Danach hat die Folgen der objektiven Nichtfeststellbarkeit einer Tatsache stets derjenige zu tragen, der aus dieser Tatsache, wäre sie beweisbar, Rechte herleiten könnte.[24]

Die **Last des nicht erbrachten Beweises** trägt daher hinsichtlich der anspruchsbegründenden Tatsachen regelmäßig der Antragsteller (Versicherter, Versorgungsberechtigter, Hinterbliebener usw), hinsichtlich der rechtshindernden Tatsachen sowie der eine Entziehung oder Herab-

setzung von Leistungen rechtfertigenden Tatsachen dagegen der Leistungsträger.

Diese Grundsätze gelten auch im Rahmen der **sozialrechtlichen Kausalitätslehre**.

Daher hat der Anspruchsteller die Beweislast zu tragen für das Bestehen eines – für sich gesehen – rechtlich wesentlichen ursächlichen Zusammenhangs zwischen der geschützten Tätigkeit und den schädigenden Einwirkungen (Unfall usw; haftungsbegründende Kausalität) sowie zwischen den schädigenden Einwirkungen und dem Gesundheitsschaden (haftungsausfüllende Kausalität), auch hinsichtlich der jeweiligen tatsächlichen Grundlagen. Das gilt entsprechend im Falle der Behauptung einer wesentlichen Verschlimmerung anerkannter Unfall- oder Schädigungsfolgen.

In die Beweislast des Leistungsträger fällt dagegen der Nachweis für das Vorliegen und die kausale Mitwirkung aller schädigungsunabhängigen Kausalfaktoren, die, wenn sie erwiesen wären, wegen ihrer überwiegenden Bedeutung für den Eintritt des Schadens die Wesentlichkeit der schädigungsbedingten Kausalfaktoren nach den Grundsätzen der konkurrierenden Kausalität ausschließen könnten.[25] Der Leistungsträger hat die Beweislast ferner zu tragen, wenn er eine wesentliche Besserung anerkannter Unfall- bzw Schädigungsfolgen iS des § 48 SGB X (S 187) behauptet, diese aber nicht erweislich ist.

Diese Beweislastverteilung hat auch für die **sozialmedizinische Zusammenhangsbegutachtung** erhebliche, nicht immer ausreichend beachtete Wirkungen.

Relativ unproblematisch sind diese Rechtswirkungen, wenn sich im ursächlichen Zusammenhang mit der versicherten oder sonstwie geschützten Tätigkeit im haftungsbegründenden oder haftungsausfüllenden Bereich entweder schon von den tatsächlichen Grundlagen her nicht nachweisen oder doch hinsichtlich der kausalen Beteiligung nicht hinreichend wahrscheinlich machen läßt. Hier liegt es aus sozialmedizinisch auf der Hand, daß ein Gesundheitsschaden als Unfall- oder Schädigungsfolge nicht anerkannt werden kann, wenn diese Voraussetzungen nicht nachweisbar sind.

Schwierigkeiten in der gutachtlichen Beurteilung bereiten dagegen vielfach die Fälle, in denen im haftungsbegründenden wie auch haftungsausfüllenden Bereich die schädigenden Einwirkungen aus den rechtlich geschützten Risikobereichen bewiesen und ein – für sich gesehen – rechtlich wesentlicher ursächliche Zusammenhang auch hinreichend wahrscheinlich ist, aber erwogen wird, daß schädigungsunabhängige Kausalfaktoren (im haftungsbegründenden Bereich zB eine innere Ursache, im haftungsausfüllenden Bereich zB eine Schadensanlage) die Entstehung des Schadens ursächlich so überwie-

---

[23] BSG SozR 3-2200 § 548 Nr 4
[24] BSG 6, 70, 72; seitdem stdRspr

[25] BSG SozR 2200 § 548 Nr 27, § 550 Nr 75

gend bewirkt haben, daß sie nach den Grundsätzen der konkurrierenden Kausalität die Schädigungseinwirkungen in ihrer kausalen Bedeutung als unbedeutend verdrängen würden. In solchen Fällen greifen auch für das sozialmedizinische Gutachten die sozialrechtlichen Beweisanforderungen und die Beweislastverteilung.

Wird aus ärztlicher Sicht erwogen, daß derartige schädigungsunabhängige Kausalfaktoren die Entstehung des Schadens ursächlich überwiegend bewirkt haben, läßt sich ihr Vorliegen in den tatsächlichen Grundlagen jedoch nicht mit der erforderlichen Sicherheit nachweisen, hat die Last dieses nicht erbringbaren Beweises auch hier derjenige zu tragen, der aus diesen zwar möglicherweise vorliegenden, aber nicht überzeugend beweisbaren Tatsachen Rechte ableiten könnte, also der Leistungsträger.

Bei der **sozialmedizinischen Begutachtung** darf daher die nachgewiesene schädigungsbedingte Kausalität nicht als rechtlich nicht wesentlich beurteilt werden, wenn einerseits ein – für sich gesehen – wesentlicher Ursachenzusammenhang des streitigen Gesundheitsschadens mit schädigenden Einwirkungen aus geschützten Risikobereichen feststeht, andererseits die nach ärztlicher Ansicht mitwirkenden und in ihrer Bedeutung für den Schadenseintritt sogar überwiegenden schädigungsunabhängigen Kausalfaktoren (wie zB eine Schadensanlage) in ihren tatsächlichen Grundlagen aber nicht ausreichend sicher nachweisbar sind, auch wenn aus medizinisch-wissenschaftlicher Sicht wegen der (nicht beweisbaren) schädigungsunabhängigen Faktoren noch so große Zweifel an einer wesentlichen Verursachung durch die Schädigungseinwirkungen bestehen.

Steht also zB einerseits fest, daß der streitige Gesundheitsschadens (zB ein Sehnenriß) durch einen Arbeitsunfall iS einer conditio sine qua non und – für sich gesehen – wesentlich verursacht worden ist, drängt sich aus ärztlicher Sicht aber die Annahme auf, daß diese Kausalität keine *wesentliche* Ursache – auch keine wesentliche *Teil*ursache – bildet, weil unfallunabhängige Faktoren (im Beispiel eine degenerative Schadensanlage) an Bedeutung so eindeutig überwiegen, daß die Verursachung durch den Arbeitsunfall demgegenüber als unbedeutend zurücktreten muß, darf gleichwohl die Wahrscheinlichkeit eines ursächlich wesentlichen Zusammenhangs mit dem Arbeitsunfall nicht verneint, nicht einmal diskutiert werden, wenn Art und Ausmaß der Schadensanlage in tatsächlicher Hinsicht nicht überzeugend nachgewiesen sind.[26] Denn ein Kausalfaktor, der den Leistungsanspruch, wäre er bewiesen, ausschließen könnte, in seinen tatsächlichen Grundlagen aber nicht entsprechend

den maßgebenden Beweisanforderungen nachweisbar ist, kann eine solche Rechtsfolge nicht auslösen, den Leistungsausschluß also nicht bewirken. Denn die Last des nicht erbrachten Beweises trägt in Fällen dieser Art stets der Leistungsträger, nicht der Anspruchsteller.[27]

3.3.9 Sozialmedizinische Zusammenhangsbegutachtung

Die Vielzahl der hier maßgebenden Gesichtspunkte und das vielfältige Zusammenwirken von sozialrechtlichen und sozialmedizinischen Kriterien wird die rechtlich zutreffende Beurteilung des ursächlichen Zusammenhangs auch für den erfahrenen Gutachter vielfach schwierig machen.

Um so wichtiger ist es auch – und gerade – für den sozialmedizinischen Gutachter, die Zusammenhangsbeurteilung in rechtssystematisch sauberer Weise Schritt für Schritt vorzunehmen und die Wahrscheinlichkeit des ursächlichen Zusammenhangs nicht, wie dies in der Begutachtungspraxis wie auch im sozialmedizinischen Schrifttum leider vielfach immer noch geschieht, *global* zB in der Weise zu prüfen, ob angesichts einer bestehenden Schadensanlage und ihrer Bedeutung für die Entstehung des Gesundheitsschadens die Einwirkungen aus einem bestimmten Unfallereignis überhaupt von wesentlicher ursächlicher Bedeutung sind.

Denn das Bundessozialgericht hat in jüngerer Zeit wiederholt entschieden, die Beurteilung der Kausalität habe in mehreren Schritten zu erfolgen; insbesondere seien zuerst die tatsächlichen Grundlagen jener Kausalreihen festzustellen, die – zunächst theoretisch – für die Wertentscheidung in Betracht kommen, erst aufgrund dieser Feststellungen dürfe die Abwägung der ursächlichen Bedeutung der einzelnen mitwirkenden Kausalreihen erfolgen.[28]

In Ausführung dieser Grundsätze, die durchweg jedenfalls in das orthopädische und unfallmedizinische Schrifttum noch nicht den nötigen Eingang gefunden haben, hat der Verfasser zur Erleichterung einer auch rechtlich zutreffenden sozialmedizinischen Zusammenhangsbeurteilung in Zusammenwirken mit erfahrenen Sozialmedizinern für die wichtigsten Teilbereiche der Zusammenhangsbeurteilung die nachfolgenden **Schemata** entwickelt, die dem sozialmedizini-

---

[26] so ausdrücklich BSG 24.02.1988 – 2 RU 30/87 Meso B 290/141 und 06.12.1989 – 2 RU 7/89 – Meso B 240/123

[27] BSG SozR 2200 § 548 Nr 27, § 550 Nr 75
[28] BSG SozR 2200 § 548 Nr 84; BSG 24.02.1988 – 2 RU 30/87 -, Meso 290/141

schen Gutachter das rechtssystematisch gebotene schrittweises Vorgehen bei der Beurteilung der ursächlichen Zusammenhänge erleichtern.

Diese Schemata sind primär auf die Folgen von Arbeitsunfällen und Berufskrankheiten iS der GUV zugeschnitten. Für die Zusammenhangsbegutachtung der Folgen schädigender Einwirkungen aus anderen geschützten Risikobereichen, insbesondere von Schädigungsfolgen iS des soz-EntschR, sind sie entsprechend anwendbar,

ebenso für die Beurteilung mittelbaren Schäden sowie von Verschlimmerungen anerkannter Unfall- oder Schädigungsfolgen.

Sollen auch rechtlich zutreffende Ergebnisse erzielt werden, muß bei der Beurteilung der Zusammenhangsfrage vor allem die in den Schemata vorgegebene **Reihenfolge der Schritte** eingehalten werden.

Schema 1:
Haftungsbegründende Kausalität

1. **Schädigendes Ereignis und versicherte Tätigkeit**
   1.1. Ist das schädigende Ereignis (Unfall bzw sonstige Schädigung) in Ausübung einer versicherten (oder sonstwie geschützten) Tätigkeit eingetreten?
   1.2. Sind die versicherte oder sonstwie geschützte Tätigkeit und das schädigende Ereignis iS des Vollbeweises nachgewiesen?

2. **Kausalität der versicherten Tätigkeit**
   2.1. Bildet die geschützte Tätigkeit mit hinreichender Wahrscheinlichkeit eine conditio sine qua non für den Eintritt des schädigenden Ereignisses?
   2.2. Ist die geschützte Tätigkeit – für sich gesehen – wesentlich für den Eintritt des schädigenden Ereignisses?

3. **Kausalität mitwirkender schädigungsunabhängiger Ursachen**
   3.1. Sind auch andere, von der geschützten Tätigkeit unabhängige Umstände (zB innere Ursachen, selbstgeschaffene Gefahr, Alkohol usw) mit hinreichender Wahrscheinlichkeit an dem Eintritt des schädigenden Ereignisses iS einer conditio sine qua non ursächlich mitbeteiligt?
   3.2. Sind auch diese anderen schädigungsunabhängigen Ursachen nach Art und Ausmaß in ihren tatsächlichen Grundlagen iS des Vollbeweises nachgewiesen?
   3.3. Sind die anderen Ursachen – für sich gesehen – für den Eintritt des schädigenden Ereignisses wesentlich iS sozialrechtlichen Kausalitätslehre?

4. **Abwägung iS der konkurrierenden Kausalität**
   4.1. In welchem Verhältnis stehen die Einwirkungen aus der geschützten Tätigkeit und die anderen mitwirkenden schädigungsunabhängigen Ursachen in ihrer ursächlichen Bedeutung für den Eintritt des schädigenden Ereignisses?

   Insbesondere:

   4.2. Bildet die geschützte Tätigkeit auch unter Berücksichtigung der schädigungsunabhängigen Ursachen zumindest eine wesentliche Teilursache für den Eintritt des schädigenden Ereignisses?

   Oder:

   4.3. Überwiegen die schädigungsunabhängigen Ursachen die geschützte Tätigkeit in ihrer Bedeutung für den Eintritt des schädigenden Ereignisses auch unter Berücksichtigung des Schutzzwecks des Gesetzes so eindeutig, daß sie als die allein wesentliche Ursache iS der sozialrechtlichen Kausalitätslehre angesehen werden müssen?

Schema 2:
Haftungsausfüllende Kausalität

1. **Gesundheitsschaden**
   1.1. Welche Gesundheitsschäden haben nach dem schädigenden Ereignis am streitigen Organsystem vorgelegen?
   1.2. In welcher Weise und in welchem Ausmaß haben sich diese Gesundheitsschäden in der Folgezeit verändert?
   1.3. In welchem Ausmaß bestehen diese Gesundheitsschäden im Zeitpunkt der Beurteilung noch?

2. **Schädigendes Ereignis (schädigende Einwirkungen)**
   2.1. Welchem schädigenden Ereignis (Unfall bzw sonstigen schädigenden Einwirkungen) werden die noch bestehenden Gesundheitsschäden zur Last gelegt?
   2.2. Ist dieses schädigende Ereignis in seinem Hergang mit allen für die Beurteilung erheblichen Umständen iS des Vollbeweises nachgewiesen?

3. **Kausalität des schädigenden Ereignisses**
   3.1. Ist das schädigende Ereignis an dem Eintritt des streitigen Gesundheitsschadens mit hinreichender Wahrscheinlichkeit iS einer conditio sine qua non ursächlich beteiligt gewesen?
   3.2. Ist das schädigende Ereignis – für sich gesehen – für den Eintritt dieses Gesundheitsschadens wesentlich iS der sozialrechtlichen Kausalitätslehre?

4. **Kausalität mitwirkender schädigungsunabhängiger Ursachen**
   4.1. Sind auch andere, unfall- bzw schädigungsunabhängige Umstände (zB Schadensanlage) mit hinreichender Wahrscheinlichkeit an dem Eintritt des Gesundheitsschadens iS einer conditio sine qua non ursächlich mitbeteiligt?
   4.2. Sind auch diese schädigungsunabhängigen Ursachen nach Art und Ausmaß in ihren tatsächlichen Grundlagen iS des Vollbeweises nachgewiesen?
   4.3. Sind diese anderen Ursachen – für sich gesehen – für den Eintritt des Gesundheitsschadens wesentlich iS der sozialrechtlichen Kausalitätslehre?

5. **Abwägung iS der konkurrierende Kausalität**
   5.1. In welchem Verhältnis stehen das schädigende Ereignis und die mitwirkenden schädigungsunabhängigen Ursachen in ihrer Bedeutung für den Eintritt des Gesundheitsschadens?

   Insbesondere:

   5.2. Bildet das schädigende Ereignis auch unter Berücksichtigung der anderen mitwirkenden Ursachen zumindest eine wesentliche Teilursache für den Eintritt des Schadens iS der sozialrechtlichen Kausalitätslehre?

   Oder:

   5.3. Überwiegen die anderen schädigungsunabhängigen Ursachen das schädigende Ereignis in seiner Bedeutung für den Eintritt des Schadens auch unter Berücksichtigung des Schutzzwecks des Gesetzes so eindeutig, daß sie als die allein wesentliche Ursache iS der Lehre über die konkurrierende Kausalität angesehen werden müssen?

6. **Schadensanlage und Gelegenheitsursache**

   Wenn diskutiert werden soll, daß eine Schadensanlage an Bedeutung eindeutig überwiegt und/oder das schädigende Ereignis nur eine Gelegenheitsursache bildet:

   6.1. Ist die Schadensanlage nach Art und Ausprägung sowie dem Maß ihrer Ansprechbarkeit auf beliebig austauschbare alltägliche Belastungen für den individuellen Einzelfall in tatsächlicher Hinsicht iS des Vollbeweises nachgewiesen?
   6.2. Sind die Erkenntnisse, aus denen die Wahrscheinlichkeit einer Kausalität der Schadensanlage abgeleitet wird, medizinisch-wissenschaftlich gesichert, oder handelt es sich lediglich um unbewiesene Hypothesen?
   6.3. Wäre der Gesundheitsschaden nach den individuellen Gesamtumständen mit hoher Wahrscheinlichkeit auch ohne die konkreten schädigenden Einwirkungen allein aufgrund der Schadensanlage und dem Maß ihrer Ansprechbarkeit durch beliebig austauschbare alltägliche Belastungen zu annähernd gleicher Zeit und in annähernd gleicher Schwere eingetreten, oder kann ein solcher Schadenseintritt nach den Gesamtumständen nur als möglich, nicht aber als überwiegend wahrscheinlich gewertet werden?

Schema 3:
Kausalität iS der Entstehung und der Verschlimmerung

1. Entstehung und Verschlimmerung

1.1. Ist der jetzt bestehende Gesundheitsschaden durch das schädigende Ereignis erstmalig als Krankheit im Rechtssinn hervorgerufen worden? Oder:

1.2. Hat der jetzt bestehende Gesundheitsschaden als sog Grundleiden im Zeitpunkt des schädigenden Ereignisses als Krankheit auch im Rechtssinn bereits vorgelegen und durch das schädigende Ereignis lediglich eine Verschlimmerung erfahren?

1.3. Sind Bestehen und Ausmaß des Grundleidens im Zeitpunkt des schädigenden Ereignisses sowie die Verschlimmerung iS des Vollbeweises nachgewiesen?

2. Schädigendes Ereignis (schädigende Einwirkungen)

2.1. Welchem schädigenden Ereignis (Unfall bzw sonstigen schädigenden Einwirkungen) wird die Verschlimmerung des Grundleidens zur Last gelegt?

2.2. Ist dieses schädigende Ereignis in seinem Hergang mit allen für die Beurteilung erheblichen Umständen iS des Vollbeweises nachgewiesen?

3. Kausalität des schädigenden Ereignisses

3.1. Ist die Verschlimmerung des Grundleiden mit hinreichender Wahrscheinlichkeit durch ein schädigendes Ereignis (oder eine sonstige schädigende Einwirkung) iS einer conditio sine qua non (mit-) verursacht worden? Oder ist die Verschlimmerung ausschließlich Folge einer schicksalsmäßigen Weiterentwicklung des Grundleidens?

3.2. Ist ggf das schädigende Ereignis – für sich gesehen – für den Eintritt der Verschlimmerung wesentlich iS der sozialrechtlichen Kausalitätslehre?

4. Kausalität mitwirkender schädigungsunabhängiger Ursachen

4.1. Sind auch andere, unfall- bzw schädigungsunabhängige Umstände (zB schicksalsmäßige Weiterentwicklung des Grundleidens, Schadensanlagen, Vorschädigungen durch andere Krankheiten, Unfälle, degenerativer Entwicklungen usw) mit hinreichender Wahrscheinlichkeit an dem Eintritt der Verschlimmerung iS einer conditio sine qua non ursächlich mitbeteiligt?

4.2. Sind auch diese schädigungsunabhängigen Ursachen nach Art und Ausmaß in ihren tatsächlichen Grundlagen iS des Vollbeweises nachgewiesen?

4.3. Sind diese anderen Ursachen – für sich gesehen – für den Eintritt der Verschlimmerung wesentlich iS der sozialrechtlichen Kausalitätslehre?

5. Abwägung iS der konkurrierenden Kausalität

5.1. In welchem Verhältnis stehen das schädigende Ereignis, die schicksalsmäßige Weiterentwicklung des Grundleidens und evtl mitwirkende schädigungsunabhängige Ursachen in ihrer Bedeutung für den Eintritt der Verschlimmerung?

Insbesondere:

5.2. Bildet das schädigende Ereignis auch unter Berücksichtigung der anderen mitwirkenden Ursachen zumindest eine wesentliche Teilursache für den Eintritt der Verschlimmerung iS der sozialrechtlichen Kausalitätslehre?

Oder:

5.3. Überwiegen schicksalsmäßige Weiterentwicklung und/oder schädigungsunabhängigen Ursachen das schädigende Ereignis in seiner Bedeutung für den Eintritt der Verschlimmerung auch unter Berücksichtigung des Schutzzwecks des Gesetzes so eindeutig, daß sie als die allein wesentliche Ursache iS der Lehre über die konkurrierende Kausalität angesehen werden müssen?

Schema 4:
Berufskrankheiten

1. **Gesundheitsschaden**
   1.1. Welche Gesundheitsstörungen iS der BKVO liegen bei dem Versicherten vor?
   1.2. Wann haben sich diese Gesundheitsstörungen als Krankheit im Rechtssinn manifestiert?
   1.3. In welcher Weise haben sich diese Gesundheitsstörungen in der Folgezeit verändert und in welchem Ausmaß bestehen sie im Zeitpunkt der Beurteilung noch?
   1.4. Sind die jetzt bestehenden Gesundheitsstörungen durch die Einwirkungen iS der BKVO erstmalig als Krankheit im Rechtssinn hervorgerufen worden? Oder:
   1.5. Haben die jetzt bestehende Gesundheitsstörungen als sog Grundleiden bei Beginn der Einwirkungen iS der BKVO als Krankheit auch im Rechtssinn bereits bestanden und sind sie durch diese Einwirkungen lediglich verschlimmert worden?
   1.6. Sind Bestehen und Ausmaß des Grundleidens bei Beginn dieser besonderen Belastungen iS des Vollbeweises nachgewiesen?

2. **Schädigende Einwirkungen aus der versicherten Tätigkeit**
   2.1. Welchen Einwirkungen iS der BKVO wird dieser Gesundheitsschaden zur Last gelegt?
   2.2. Sind diese Einwirkungen nach Art und Ausmaß iS des Vollbeweises nachgewiesen?

3. **Gesetzliche Vermutung des § 9 Abs 3 SGB VII**
   3.1. War der Versicherte infolge der besonderen Bedingungen seiner versicherten Tätigkeit in erhöhtem Maß der Gefahr der Erkrankung ausgesetzt?
   3.2 Bestehen konkrete Anhaltspunkte für die allein wesentliche Verursachung der bandscheibenbedingten Erkrankung durch berufsfremde Einwirkungen?
   3.3. Sind solche Anhaltspunkte in den tatsächlichen Grundlagen iS des Vollbeweises festgestellt?

Falls nein, ist die Prüfung hier beendet; die Erkrankung ist aufgrund der Rechtsvermutung des § 9 Abs 3 SGB VII (S 139) als Berufskrankheit anzuerkennen.

Falls ja, ist die Prüfung nach den allgemeinen Grundsätzen fortzusetzen:

4. **Kausalität der schädigenden Einwirkungen**
   4.1. Sind die Einwirkungen iS der BKVO mit hinreichender Wahrscheinlichkeit iS einer conditio sine qua non an dem Eintritt des Gesundheitsschadens ursächlich beteiligt?
   4.2. Sind diese schädigenden Einwirkungen – für sich gesehen – für den Eintritt des Gesundheitsschadens auch wesentlich iS der sozialrechtlichen Kausalitätslehre?

5. **Kausalität mitwirkender schädigungsunabhängiger Ursachen**
   5.1. Sind auch andere, von den Einwirkungen iS der BKVO unabhängige Ursachen (zB Schadensanlagen, Vorschädigungen durch frühere Krankheiten, Unfälle usw, parallele Einwirkungen des Privatlebens) mit hinreichender Wahrscheinlichkeit an dem Eintritt des Gesundheitsschadens iS einer conditio sine qua non ursächlich mitbeteiligt?
   5.2. Sind auch diese schädigungsunabhängigen Ursachen nach Art und Ausmaß in ihren tatsächlichen Grundlagen iS des Vollbeweises nachgewiesen?
   5.3. Sind diese anderen Kausalfaktoren – für sich gesehen – für den Eintritt des Gesundheitsschadens wesentlich iS der sozialrechtlichen Kausalitätslehre?

6. **Abwägung iS der konkurrierenden Kausalität**
   6.1. In welchem Verhältnis stehen die Einwirkungen iS der BKVO und die anderen, schädigungsunabhängigen Ursachen in ihrer ursächlichen Bedeutung für den Eintritt des Gesundheitsschadens?

Insbesondere:

6.2. Bilden die Einwirkungen iS der BKVO auch unter Berücksichtigung der anderen, schädigungsunabhängig mitwirkenden Ursachen zumindest eine wesentliche Teilursache iS der sozialrechtlichen Kausalitätslehre für den Eintritt des Gesundheitsschadens? Oder:

6.3. Überwiegen die anderen, schädigungsunabhängigen Ursachen in ihrer Bedeutung für den Eintritt des Gesundheitsschadens auch unter Berücksichtigung des Schutzzwecks des Gesetzes so eindeutig, daß sie als die allein wesentliche Ursache iS der Lehre über die konkurrierende Kausalität angesehen werden müssen?

7. Schadensanlage

Wenn diskutiert werden soll, daß eine Schadensanlage an Bedeutung eindeutig überwiegt:

7.1. Ist die Schadensanlage nach Art und Ausprägung sowie dem Maß ihrer Ansprechbarkeit auf beliebig austauschbare alltägliche Belastungen für den individuellen Einzelfall in tatsächlicher Hinsicht iS des Vollbeweises nachgewiesen?

7.2. Sind die Erkenntnisse, aus denen die Wahrscheinlichkeit einer Kausalität der Schadensanlage abgeleitet wird, medizinisch-wissenschaftlich gesichert, oder handelt es sich lediglich um unbewiesene Hypothesen?

7.3. Wäre der Gesundheitsschaden nach den individuellen Gesamtumständen mit hoher Wahrscheinlichkeit auch ohne die konkreten schädigenden Einwirkungen allein aufgrund der Schadensanlage und dem Maß ihrer Ansprechbarkeit durch beliebig austauschbare alltägliche Belastungen zu annähernd gleicher Zeit und in annähernd gleicher Schwere eingetreten, oder kann ein solcher Schadenseintritt nach den Gesamtumständen nur als möglich, nicht aber als überwiegend wahrscheinlich gewertet werden?

So darf zB die Frage der Wahrscheinlichkeit, ob bestimmte Kausalfaktoren (zB eine Schadensanlage) iS einer conditio sine qua non an der Entstehung des Schadens (mit-) beteiligt waren, erst geprüft werden, wenn das Vorliegen dieser Kausalfaktoren in tatsächlicher Hinsicht nachgewiesen ist; sonst dürfen sich die weiteren Fragen nach der ursächlichen Beteiligung erst gar nicht stellen.[2] Auch die Frage der Wesentlichkeit und der ursächlichen Bedeutung im Verhältnis zu anderen Kausalfaktoren darf erst beurteilt werden, wenn der Nachweis ihres Vorliegens in tatsächlicher Hinsicht und die Wahrscheinlichkeit ihrer ursächlichen Beteiligung an der Entstehung des Schadens geprüft und bejaht worden ist. Insbesondere dürfen die Fragen um den Nachweis der tatsächlichen Grundlagen der einzelnen mitwirkenden Kausalfaktoren, der Wahrscheinlichkeit ihrer Kausalität und der Würdigung ihrer ursächlichen Bedeutung für den streitigen Schaden nicht vermengt, nicht global beurteilt werden, sondern müssen in den aufgezeigten Einzelschritten und in der vorgegebenen Reihenfolge geprüft werden.

Auch wenn die an den ärztlichen Gutachter gestellte Beweisfrage schlicht dahin geht, ob ein bestimmtes schädigendes Ereignis eine wesentliche (Teil-) Ursache für den streitigen Gesundheitsschaden gebildet habe, darf die Beurteilung nicht in einer – der gestellten Beweisfrage eigentlich entsprechenden – pauschalierenden Weise, sondern nur im Wege der schrittweisen Prüfung und Beurteilung der hierfür maßgebenden Einzelfragen in der Reihenfolge, wie sie in den Schemata vorgegeben ist, beantwortet werden.

Bei konsequenter Durchprüfung anhand der vorstehenden Schemata und Einhaltung der Reihenfolge der Einzelschritte ist weitgehend gewährleistet, daß alle für die sozialmedizinische Zusammenhangsbeurteilung rechtssystematisch relevanten Gesichtspunkte auch tatsächlich beachtet werden.

Selbstredend können durch solche Schemata aber nicht alle denkbaren Fallkonstellationen erfaßt und einer überzeugenden Lösung zugeführt werden. Die große Vielfalt der vorkommenden Lebenssachverhalte läßt es naturgemäß nicht zu, alle denkbaren Fallgestaltungen durch solche Schemata zu erfassen. Diese können daher keinen Anspruch auf Vollständigkeit erheben. Sie entheben somit nicht von der Pflicht, andere, hiermit nicht er-

---

[2] stdRspr; vgl ua BSG SozR 2200 § 550 Nr 75; BSG 24.02.1988 – 2 RU 30/87 Meso B 290/141; 06.12.1989 – 2 RU 7/89 – Meso B 240/123

faßbare Sachverhalte eigenständig zu prüfen und zu beurteilen. Sie liefern aber ggf auch für solche ausgefallene Fallgruppen brauchbare Anhaltspunkte für ein rechtssytematisch zutreffendes Vorgehen bei der Beurteilung.

Literatur

Bereiter-Hahn, W., H. Schicke, G. Mehrtens, Gesetzliche Unfallversicherung (Stand: 1996), Schmidt, Berlin

Blessin, E., H. Giessler, BEG-Schlußgesetz, Beck, München

Bley, H., W. Gitter ua, Sozialgesetzbuch, Sozialversicherung (sog Gesamt-Kommentar; Stand: 1996), Chmielorz, Wiesbaden

Brackmann, K.: Handbuch der Sozialversicherung einschließlich des SGB, 10. Auflage 1986, Asgard, Bonn

Elster, W.: Berufskrankheitenrecht, 2. Auflage (Stand: 1996), Asgard, Bonn

Erlenkämper, A., W. Fichte, Sozialrecht, 3. Auflage 1996, Heymanns, Köln

Erstkommentierung des Unfallversicherungs-Einordnungsgesetzes (UVEG), herausgegeben von den Haupt- bzw Bundesverbänden der Berufsgenossenschaften, 1996

Gitter, W., Sozialrecht, 3. Auflage 1992, Beck, München

Lauterbach, H., F. Watermann, Gesetzliche Unfallversicherung, 3. Auflage (Stand: 1996), Kohlhammer, Stuttgart

Mehrtens, G, E. Perlebach: Die Berufskrankheitenverordnung (Stand: 1996), Schmidt, Berlin

Niesel, K. (Hrsg), Sozialversicherungsrecht (Kasseler Kommentar; Stand: 1996), Beck, München

Schulin, B. (Hrsg) Handbuch des Sozialversicherungsrechts, Bd 2 Unfallversicherungsrecht, 1996, Beck, München

4 Gesetzliche Grundlagen: Zivilrecht

A. Erlenkämper

Die gesetzlichen Grundlagen des Zivilrechts sind so umfangreich, vielseitig und differenziert, daß diese im hier gegebenen Rahmen auch nicht annähernd umfassend dargestellt werden können.

Aus dem gesamten Zivilrecht können daher hier nur einige Aspekte herausgegriffen werden, die für die Praxis auch der orthopädischen Begutachtung Bedeutung erlangen können, nämlich Ansprüche:

- nach dem Bürgerlichen Recht (BGB), insbesondere dem Haftpflichtrecht aus Vertrag und unerlaubter Handlung,
- aus der Privatversicherung.

4.1 Bürgerliches Recht (Haftpflichtrecht)

Haftpflicht ist eine Kurzbezeichnung für die zivilrechtliche Verpflichtung, für den einem anderen zugefügten Schaden Schadensersatz zu leisten (zu „haften").

Diese Verpflichtung kann ua aus einem Vertrag (bzw dessen Verletzung), aus einer unerlaubten Handlung oder auch aus einer sog Gefährdungshaftung – zB nach dem Straßenverkehrsgesetz (für den Kfz-Verkehr), der Eltern- (§ 832 BGB), Tierhalter- (§§ 833, 834 BGB), Gebäudehaftung (§§ 836 bis 838 BGB) – erwachsen. Vielfach treffen derartige Anspruchsgrundlagen auch gleichzeitig zu (zB Ansprüche aus Vertrag *und* unerlaubter Handlung).

Das Haftpflichtrisiko wird vielfach durch eine entsprechende private Versicherung abgedeckt (zB Privat-, Berufs-, Gebäudehaftpflichtversicherung usw); für bestimmte besonders gefährdende Bereiche (ua Kfz-, Eisenbahn-, Luftverkehr) ist eine solche als Pflichtversicherung sogar gesetzlich vorgeschrieben.

Die Haftpflicht nach dem BGB und den entsprechenden Gesetzen geht aber hinsichtlich Höhe und Deckungsumfang gelegentlich weiter als der Schutz aus solchen Versicherungen. Bei Haftpflichtansprüchen ist daher im Rahmen der ärztlichen Begutachtung von Bedeutung, ob es sich um die Feststellung der Schadensersatzpflicht des Schädigers nach den gesetzlichen Bestimmungen oder um die Leistungspflicht eines Versicherers nach Maßgabe der geltenden Versicherungsbedingungen handelt. Denn im letzteren Fall kann der Anspruch nach Maßgabe der Versicherungsbedingungen eingeschränkt sein; im ersteren haftet der Schädiger hingegen grundsätzlich voll, insbesondere also unabhängig davon, inwieweit eine Eintrittspflicht seines Haftpflichtversicherers besteht. Das kann auch für die ärztliche Beurteilung von Bedeutung sein.

Haftpflichtansprüche aus Verträgen können so vielgestaltig sein wie die Verträge selbst. Gesundheitsschäden infolge Vertragsverletzung werden allerdings relativ selten sein. Im ärztlichen Bereich liegt ein Hauptanwendungsbereich im Arzt-Patienten-Vertrag mit seinem immanenten Risiko eines ärztlichen Kunst- oder Beratungsfehlers.

Haftpflichtansprüche von Arbeitnehmern gegen Arbeitgeber (wie auch untereinander) wegen Körperverletzungen anläßlich der Erfüllung von Arbeitsverträgen werden durch die – beitragsmäßig deswegen allein von den Arbeitgebern getragene – GUV abgedeckt (§§ 104 ff SGB VII; früher: §§ 636 ff RVO) und sind als zivilrechtlicher Anspruch weitgehend ausgeschlossen.

Eine **unerlaubte Handlung** begeht ua, wer vorsätzlich oder fahrlässig das Leben, den Körper, die Gesundheit, die Freiheit, das Eigentum oder ein sonstiges Recht eines anderen widerrechtlich verletzt, § 823 Abs 1 BGB, gegen ein den Schutz eines anderen bezweckendes Gesetz verstößt, § 823 Abs 2 BGB oder einem anderen in einer gegen die guten Sitten verstoßenden Weise vorsätzlich Schaden zufügt, § 826 BGB.

Unter den Oberbegriff „unerlaubte Handlung" fällt aber auch die Haftpflicht der Eltern und Aufsichtsberechtigten (§ 832 BGB), des Tierhalters und -aufsehers (§§ 833, 834 BGB), des Grundstücksbesitzers (§§ 836 bis 838 BGB) sowie die Amtshaftpflicht (§ 839 BGB).

Schadensersatzansprüche aus Vertrag und unerlaubter Handlung können nebeneinander bestehen.

So verletzt ein Arzt, der einen Kunstfehler begeht, nicht nur seine Pflichten aus dem Arzt-Patienten-Vertrag, sondern begeht auch eine unerlaubte Handlung.[1]

---

[1] BGH NJW 1959, 1583

4.1.1 Voraussetzungen des Haftpflichtanspruchs

Voraussetzung für derartige zivilrechtliche Schadenersatzansprüche ist idR:

- daß ein *Handeln* des Ersatzpflichtigen stattgefunden hat, das den streitigen Schaden *adäquat verursacht* (s unten) hat. Dieses Handeln kann auch in einem Unterlassen bestehen, wenn eine Rechtspflicht zum Handeln (zB aus Vertrag, Fürsorgepflicht der Eltern, unterlassene Hilfeleistung) bestanden hat.[2]
- daß dieses Handeln (bzw Unterlassen) *rechtswidrig* war, insbesondere also gegen Pflichten aus Gesetz oder Vertrag zur Vornahme bestimmter Handlungen oder zum Unterlassen schädigender Handlungen verstoßen hat. Eine Rechtswidrigkeit liegt ua nicht vor, wenn der „Geschädigte" in die Tat eingewilligt hat (zB bei invasiven diagnostischen Maßnahmen, Operationen usw) oder der „Täter" aus Notwehr (§ 227 BGB) oder Nothilfe (§ 228 BGB) gehandelt hat.
- daß der Ersatzpflichtige *schuldhaft*, dh vorsätzlich oder fahrlässig (s unten) gehandelt hat, §§ 276, 823 BGB. Die Haftung für fahrlässiges Handeln kann durch Vertrag oder Gesetz (ua § 826 BGB, s oben) ausgeschlossen sein; die Haftung wegen Vorsatz kann aber im voraus nicht erlassen werden, § 276 Abs 2 BGB. In Fällen der sog Gefährdungshaftung (ua nach dem Straßenverkehrsgesetz) kommt es hingegen auf Verschulden nicht an, hier genügt ein kausales und rechtswidriges Handeln.

Für die Beurteilung des **ursächlichen Zusammenhangs** (S 41) zwischen dem Handeln (bzw Unterlassen) der auf Schadensersatz in Anspruch genommenen Person und dem geltend gemachten Schaden gilt die **zivilrechtliche Adäquanzlehre** (S 42), die sich von der sozialrechtlichen Kausalitätslehre zumindest in Teilbereichen erheblich unterscheidet.

Der ursächliche Zusammenhang muß auch hier in zweifacher Hinsicht gegeben sein (S 41), als *haftungsbegründende* (zB dem Handeln des Schädigers und dem Zusammenstoß der Fahrzeuge) und als *haftungsausfüllende Kausalität* (zB Zusammenstoß und Körperschaden).[3]

Anders als im Sozialrecht ist rechtlich bedeutsam nur die Bedingung, die conditio sine qua non, die mit dem eingetretenen Schaden in einem *adäquaten Zusammenhang* steht. Die Bedingung muß allgemein und nicht nur unter ganz besonderen, unwahrscheinlichen und nach dem gewöhnlichen Verlauf der Dinge außer Betracht zu lassenden Umständen geeignet gewesen sein, einen Schaden wie den eingetretenen herbeizuführen. Nicht Ursache iS der Adäquanzlehre ist eine Bedingung also ua, wenn sie für die Entstehung des eingetretenen Schadens ihrer allgemeinen Natur nach gleichgültig oder ungeeignet war, wenn sie ihn also nur infolge einer ganz außergewöhnlichen Verkettung von Umstände herbeigeführt hat, die Möglichkeit eines Schadenseintritts daher so entfernt war, daß sie bei lebensnaher Betrachtung vernünftigerweise nicht in Betracht gezogen werden konnte, oder wenn der Schadenseintritt sonstwie außerhalb jeder Wahrscheinlichkeit gelegen hat.[4] Ob der Schaden nach Art und Entstehungsweise adäquat in den Bereich von Gefahren fällt, zu deren Verhinderung die verletzte Norm bzw der Vertrag bestimmt war, richtet sich auch hier entscheidend nach dem *Schutzzweck des Gesetzes* bzw des Vertrages.[5]

Bei *konkurrierender Kausalität*, wenn also mehrere Ursachen zu dem Schaden beigetragen haben, gelten ähnliche Grundsätze wie im Sozialrecht (S 47). So ist es unerheblich, wenn die schädigende Handlung den Schaden nicht allein herbeiführen konnte, zur Entstehung des Schadens vielmehr notwendig eine weitere Bedingung erforderlich war.[6] Ein adäquater Kausalzusammenhang ist idR auch dann zu bejahen, wenn in die vom Schädiger in Gang gesetzte Ursachenkette durch einen Dritten oder sonstwie richtunggebend eingegriffen wird (zB ärztlicher Behandlungsfehler, Infektion im Krankenhaus nach Verkehrsunfall), es sei denn, daß es sich um einen ganz ungewöhnlichen, keinesfalls zu erwartenden Schadensverlauf handelt und die Folgen außerhalb jeder Erwartung stehen.[7]

Auch die sozialrechtlichen Grundsätze über die Beurteilung von *anlagebedingten Leiden* (S 57) gelten weitgehend entsprechend, sofern der Kausalzusammenhang adäquat ist. Der adäquate Zusammenhang wird auch hier nicht ausgeschlossen, wenn das schädigende Ereignis auf eine entsprechende Disposition oder Konstitution trifft und der Schaden unter normalen Verhältnissen nicht oder nur gelinder eingetreten wäre; der Schädiger haftet daher auch dann, wenn der Schaden durch die Verletzung eines gesundheitlich Geschwächten eintritt.[8] Ebenso wie im Sozialrecht gilt ferner auch hier als Schaden der *mittelbare Schaden* (S 64), sofern der ursächliche Zusammenhang adäquat ist.[9]

Die Schadensersatzpflicht tritt idR nur bei **schuldhaftem Handeln** ein, aber nicht nur bei vorsätzlichem, sondern auch bei fahrlässigem Handeln: Der Schadensersatzplichtige hat, sofern nichts anderes bestimmt ist, Vorsatz und Fahrlässigkeit zu vertreten, § 276 Abs 1 BGB.

---

[2] *Palandt* Vorbem vor § 249 Anm 5.A
[3] *Palandt* Vorbem vor § 249 Anm 5.A

[4] *Palandt* Vorbem vor § 249 Anm 5.A.c mwN
[5] *Palandt* Vorbem vor § 249 Anm 5.A.c
[6] *Palandt* Vorbem vor § 249 Anm 5.B
[7] *Palandt* Vorbem vor § 249 Anm 5.B.b und f
[8] RGZ 169, 120; BGH 20, 139; *Palandt* Vorbem vor § 249 Anm 5.B.b
[9] *Palandt* Vorbem vor § 249 Anm 5.B.e

Vorsatz ist das Wissen und Wollen des rechtswidrigen Erfolges.

Der Handelnde muß den rechtswidrigen Erfolg vorausgesehen und in seinen Willen aufgenommen haben. Nicht erforderlich ist, daß der Erfolg erwünscht oder beabsichtigt war; es genügt, daß er für den Urheber vorhersehbar war und zumindest billigend in Kauf genommen worden ist[10] (sog bedingter Vorsatz). Vor allem bei unerlaubten Handlungen muß sich der Vorsatz nicht unbedingt auch auf Art und Ausmaß des Schadens erstrecken; es genügt idR die bewußte und gewollte Verletzung des geschützten Rechtsguts.[11] Die Absicht als eine gesteigerte Form des Vorsatzes liegt vor, wenn das Wollen gerade auf die Herbeiführung des rechtswidrigen Erfolgs gerichtet ist.

Kein Vorsatz, sondern Fahrlässigkeit liegt dagegen vor, wenn der Schädiger zwar mit dem möglichen Eintritt des schädigenden Erfolges gerechnet, aber (fahrlässig) darauf vertraut hat, der Schaden werde nicht eintreten.[12]

Fahrlässig handelt, wer die im Verkehr erforderliche Sorgfalt außer acht läßt, § 276 Abs 1 Satz 2 BGB.

Für den *Begriff der Fahrlässigkeit* gilt – anders als im Strafrecht – kein individueller, auf Fähigkeiten, Kenntnisse, Erfahrungen, Einsichtsvermögen, Geschicklichkeit usw des Schädigers abstellender, sondern ein objektiver Maßstab („im Verkehr erforderliche Sorgfalt"). Denn im Rechtsverkehr muß grundsätzlich jeder Teilnehmer darauf vertrauen dürfen, daß die übrigen Teilnehmer die für die Erfüllung ihrer Pflichten erforderlichen Fähigkeiten, Kenntnisse usw besitzen.[13] *Fahrlässig* handelt, wer den möglichen schädigenden Erfolg seines Handelns erkannt, aber darauf vertraut hat, der Schaden werde nicht eintreten (sog bewußte Fahrlässigkeit), aber auch, wer den möglichen schädlichen Erfolg seines Handelns nicht erkannt hat, aber bei Anwendung der im Verkehr erforderlichen Sorgfalt hätte erkennen können (sog unbewußte Fahrlässigkeit).[14] *Grob fahrlässig* handelt, wer die im Verkehr erforderliche Sorgfalt in besonders schwerem Maße verletzt.[15] Das ist ua zu bejahen, wenn schon einfachste, ganz naheliegende Überlegungen nicht angestellt werden oder das nicht beachtet wird, was im gegebenen Fall jedem einleuchten mußte.[16]

In Fällen der sog **Gefährdungshaftung** tritt der Haftung dagegen auch dann ein, wenn weder Vorsatz noch Fahrlässigkeit vorliegt.

4.1.2 Mitverschulden

Im Sozialrecht, das ein Verschulden als rechtsbegründendes wie auch als rechtshinderndes Merkmal idR nicht kennt, ist ein mitwirkendes Verschulden des Betroffenen an der Entstehung des Schadens idR ohne rechtliche Bedeutung.

Zwar kann ein mitwirkendes Handeln des Betroffenen von wesentlicher ursächlicher Bedeutung sein (zB bei der sog selbstgeschaffenen Gefahr, S 66); auf ein Verschulden kommt es dabei aber idR nicht an.

Im **Zivilrecht** hängt dagegen die Haftung für einen verursachten Schaden idR von einem schuldhaften Handeln des Schädigers ab. Von daher ist es naheliegend, daß für die Schadensersatzpflicht nicht nur *sein* Verschulden, sondern auch das *Mitverschulden des Geschädigten* von Bedeutung ist.

Dem liegt der Rechtsgedanke zugrunde, daß derjenige, der die Verpflichtung und erforderliche Sorgfalt, sich selbst vor Schaden zu bewahren, schuldhaft außer acht läßt, den Verlust oder eine Kürzung seines Schadensersatzanspruchs hinnehmen muß.[17]

Gemäß § 254 Abs 1 und 2 BGB hängt daher, wenn bei der Entstehung des Schadens ein **Mitverschulden** des Geschädigten mitgewirkt hat, die Verpflichtung zum Ersatz sowie der Umfang des zu leistenden Ersatzes durch den Schädiger von den Umständen, insbesondere davon ab, inwieweit der Schaden vorwiegend von dem einen oder anderen Beteiligten zu verantworten ist. Dies gilt auch dann, wenn sich das Verschulden des Geschädigten darauf beschränkt, daß er es unterlassen hat, den Schädiger auf die ihm bekannte Gefahr eines ungewöhnlich hohen Schadens aufmerksam zu machen, den der Schädiger weder kannte noch kennen mußte (zB Allergie gegen Kontrastmittel usw), oder daß er es unterlassen hat, den Schaden abzuwenden oder zu mindern.

Für das Mitverschulden ist zunächst zu prüfen, ob das Handeln des *Schädigers* (zB durch unterlassene ärztliche Aufklärung) auch angesichts des mitwirkenden Handelns (oder Unterlassens) des Geschädigten eine adäquate Ursache für die Entstehung des Schadens gebildet hat. Nur wenn diese Voraussetzung erfüllt ist und das Handeln des Schädigers auch rechtswidrig und schuldhaft war, stellt sich überhaupt die Frage eines Mitverschuldens des Geschädigten.

---

[10] BGHZ 7, 311, 313
[11] *Palandt* § 276 Anm 3.a mwN
[12] *Palandt* § 276 Anm 4.A.a
[13] *Palandt* § 276 Anm 4.B
[14] *Palandt* § 276 Anm 4
[15] *Palandt* § 276 Anm 4.A.c mwN
[16] *Palandt* § 277 Anm 2

[17] *Palandt* § 254 Anm 1 mwN

Weiterhin ist zu fragen, ob auch das Handeln bzw Unterlassen des *Geschädigten* für die Entstehung des Schadens adäquat kausal war. Nur wenn auch diese Voraussetzung gegeben ist und das Handeln des Geschädigten gleichfalls rechtswidrig und schuldhaft war, dieser insbesondere seiner ihm obliegenden Verpflichtung zur Abwendung oder Minderung eines drohenden Schadens schuldhaft nicht nachgekommen ist, kann ein Mitverschulden und hierfür das Ausmaß von Verursachung und Verschulden des Schädigers einerseits und des Geschädigten andererseits geprüft und abgewogen werden.[18]

Liegen die Voraussetzungen des § 254 BGB vor, kommt es hier zu einer **Schadensteilung** bzw einer **Herabsetzung** der Schadensersatzleistung.

Damit sind die **Rechtsfolgen** hier völlig anders als im Sozialrecht.

Im Sozialrecht hat der Leistungsträger stets für den *vollen* Schaden einzutreten, auch wenn an seiner Entstehung ein Handeln des Betroffenen selbst, eines Dritten oder andere Ursachen kausal beteiligt sind. Fragen um Verschulden oder Mitverschulden stellen sich hier idR nicht. Daher ist dem Sozialrecht auch eine irgendwie geartete Schadenteilung je nachdem, inwieweit der Schaden auf dem geschützten Risiko und inwieweit er auf solchen anderen, schädigungsunabhängigen Ursachen beruht, grundsätzlich fremd (S 55). Etwas anderes gilt dort nur, wenn schädigungsunabhängigen Kausalfaktoren die rechtliche Bedeutung einer allein wesentlichen Ursache iS der sozialrechtlichen Kausalitätslehre zukommt (S 51); dann wird eine Entschädigung aber überhaupt nicht gewährt, auch nicht teilweise („Alles-Oder-Nichts-Prinzip").

Wegen der völlig andersartigen Rechtsstruktur ist es nicht zulässig, die im Zivilrecht geltenden Grundsätze über das Mitverschulden des Geschädigten und die daraus resultierende Kürzung des zivilrechtlichen Schadensersatzanspruchs auf das Sozialrecht zu übertragen und umgekehrt.

4.1.3 Beweisanforderungen und Beweislast

Für **Beweisanforderungen** und **Beweislast** gelten hier ähnliche Maßstäbe wie im Sozialrecht (S 69).

Die für die rechtliche Beurteilung maßgebenden Tatsachen, und zwar die rechtsbegründenden ebenso wie die rechtshindernden oder -vernichtenden, sind auch hier idR iS des sog *Vollbeweises* nachzuweisen. Das gilt auch für den ursächlichen Zusammenhang sowohl im haftungsbegründenden wie auch im haftungsausfüllenden Bereich. Soweit im medizinischen Bereich ein

solcher Vollbeweis von der Natur der Sache her nicht geführt werden kann, reicht eine an Sicherheit grenzende oder doch überwiegende Wahrscheinlichkeit aus.[19]

Die *Beweislast* für die rechtsbegründenden Voraussetzungen des Schadensersatzanspruchs, insbesondere für das schädigende Handeln bzw Ereignis, die adäquate Kausalität, die Rechtswidrigkeit und das Verschulden, trägt idR der Geschädigte,[20] für die rechtshindernden oder -vernichtenden Umstände, ua den Ausschluß von Rechtswidrigkeit oder Schuld, sowie Tatsache und Ausmaß des Mitverschuldens des Geschädigten der Schädiger.[21]

Weitergehender als das Sozialrecht kennt das Zivilrecht aber zahlreiche *Beweiserleichterungen*, ua den sog Beweis des ersten Anscheins (vor allem bei typischen Geschehnisabläufen), und anders als das Sozialrecht in bestimmten Bereichen (vor allem im Vertragsrecht bei besonders groben Verletzungen von Vertragspflichten) eine Umkehr der Beweislast.[22]

4.1.4 Art und Höhe des Haftpflichtanspruchs

In Art und Höhe unterscheidet sich der zivilrechtliche Schadensersatzanspruch völlig von den Leistungsansprüchen des Sozialrechts.

Im gesamten Sozialrecht werden die Leistungen aus den einzelnen Rechtsbereichen weitgehend unabhängig von einem eingetretenen konkreten Schaden nach eigenständigen, weitgehend abstrakten, von der Einbuße an Erwerbs*fähigkeit*, nicht von Erwerbs*einkommen* abhängigen Maßstäben gewährt. Auch dort, wo schädigende Ereignisse von außen wirksam waren (zB GUV und SozEntschR), wird der durch solche Ereignisse bewirkte Schaden nicht konkret, sondern nach abstrakten Maßstäben entschädigt (S 18).

Für das **Zivilrecht** gilt dagegen der Grundsatz der **konkreten Entschädigung**, regelmäßig im Wege der Naturalrestitution: Der Schädiger hat grundsätzlich den Zustand herzustellen, der ohne das schädigende Ereignis bestanden hätte, § 249 BGB.

Ist wegen Verletzung einer Person oder wegen Beschädigung einer Sache Schadensersatz zu leisten, so kann der Geschädigte statt der Naturalrestitution den dazu erforderlichen Geldbetrag verlangen, § 249 Satz 2

---

[18] *Palandt* § 254 Anm 3.a, 4.a mwN

[19] *Palandt* Vorbem zu § 249 Anm 8.c
[20] *Palandt* Vorbem vor § 249 Anm 8; § 823 Anm 13
[21] *Palandt* § 254 Anm 7
[22] vgl hierzu *Palandt* Vorbem zu § 249 Anm 8

BGB. Soweit die Naturalrestitution nicht oder nur mit unverhältnismäßigen Aufwendungen möglich oder zur Entschädigung nicht ausreichend ist, kann die Entschädigung auch in Geld erfolgen, § 251 BGB.

Der **Vermögensschaden** ist – anders als im Sozialrecht – grundsätzlich **konkret zu berechnen** und zu entschädigen. Abzustellen ist auf die Differenz zwischen der jetzigen Vermögenslage des Geschädigten und der, die ohne das schädigende Ereignis bestehen würde.[23]

Bei *Personenschäden* erfaßt die Schadensersatzpflicht neben dem Ersatz des Schadens aus (vorübergehendem) schädigungsbedingtem Ausfall von Arbeits- oder sonstigem Erwerbseinkommen[24] ua die Kosten der notwendigen Heilbehandlung zu einer möglichst umfassenden Wiederherstellung der körperlichen Unversehrtheit und der Erwerbsfähigkeit einschließlich einer etwa notwendigen beruflichen Rehabilitation,[25] soweit sie nicht von Dritten (zB Privat- oder Sozialversicherung; dann aber ggf Forderungsübergang oder Erstattungsanspruch) geleistet werden.

Vor allem, wenn ein (dauerhafter) **Schaden an Körper oder Gesundheit** besteht, ist der Schaden nicht nach abstrakten MdE-Sätzen, sondern konkret nach der dadurch verursachten tatsächlichen Vermögenseinbuße infolge Verlust oder Minderung von Erwerbsfähigkeit und Erwerbseinkommen zu beurteilen.[26]

Hierunter fällt ua auch die Arbeitstätigkeit im eigenen Haushalt.[27] Der Schadensersatzanspruch erstreckt sich ferner auf die schädigungsbedingt bestehenden vermehrten Bedürfnisse, zB durch notwendige Pflege, Haushaltshilfe, Kuren, auch durch höhere Miete für eine Erdgeschoßwohnung eines schwer Gehbehinderten usw,[28] ggf auch im beruflichen Bereich,[29] §§ 842, 843 BGB.

Die **Höhe** der als Schadensersatz zu leistenden Geldrente (oder der an ihre Stelle tretenden Kapitalabfindung) ist gleichfalls konkret zu berechnen.

Bei vollständigem *Verlust der Erwerbsfähigkeit* ist idR von dem konkret entgehenden Brutto-Arbeitslohn (zuzüglich der Arbeitgeberanteile zur Sozialversicherung) bzw dem entgehenden Gewinn aus selbständiger Erwerbstätigkeit auszugehen.[30]

Bei *verminderter Erwerbsfähigkeit* kommt es darauf an, inwieweit der Geschädigte die ihm verbliebene Erwerbsfähigkeit wirtschaftlich noch nutzen kann und inwieweit er infolge der verminderten Erwerbsfähigkeit tatsächlich eine Einbuße an Erwerbseinkommen erleidet.[31] Soweit Ausgleichsleistungen Dritter (zB Sozialleistungen, Beamtenversorgung) erfolgen, mindern sie zwar den Schadensersatzanspruch des Geschädigten, lösen idR aber einen Forderungsübergang oder Erstattungsanspruch des Dritten gegen den Schädiger aus.[32]

Auch die Höhe des sog **Schmerzensgeldes** (§ 847 BGB) ist stets konkret zu bestimmen.

Zu den nach dieser Vorschrift zu entschädigenden Folgen gehören nicht nur die unmittelbaren körperlichen Schmerzen, sondern auch alle sonstigen nachteiligen Dauerfolgen und Einbußen an Lebensqualität in körperlicher und seelischer Hinsicht vor allem infolge dauerhafter schwerer Behinderung zB durch Querschnittlähmung, Entstellung, Wesensänderung, Verlust oder wesentliche Beeinträchtigung von Greif-, Geh-, Seh-, Hörfähigkeit usw.[33] Darüber hinaus soll das Schmerzensgeld auch zu einer gewissen Genugtuung führen.[34] Insbesondere bei Dauerfolgen kommt nicht nur eine Kapitalentschädigung, sondern auch eine laufende Rente als Schadensersatzleistung in Betracht.[35]

4.1.5   Ärztliche Gutachten in Haftpflichtsachen

Wird ein Arzt als Gutachter in einer Haftpflichtsache tätig, muß er diese **fundamentalen Unterschiede** des zivilen Schadensersatzrechts zu den – ihm häufig geläufigeren – vergleichbaren Tatbeständen des Sozialrechts kennen und beachten.

Vor allem ist die *Kausalität* nicht nach den Maßstäben der sozialrechtlichen Kausalitätslehre, sondern nach denen der zivilrechtlichen Adäquanzlehre beurteilen. Soweit dies für die medizinische Beurteilung von Bedeutung ist, muß beachtet werden, daß der Schädiger nach zivilrechtlichen Maßstäben nur für rechtswidriges und schuldhaftes Verhalten haftet und hierbei ggf ein Mitverschulden des Geschädigten zu beachten ist.

Geht es um die dauerhafte **Aufhebung oder Einschränkung der Erwerbsfähigkeit** des Geschädigten und ggf um seine infolge der Schädigung erhöhten Bedürfnisse iS der §§ 842, 843 BGB, sind die sozialrechtlichen Maßstäbe über Arbeits-, Berufs- oder Erwerbsunfähigkeit, über die MdE sowie über Pflegebedürftigkeit und Hilflosigkeit rechtlich ohne Belang. Denn Schadensersatz nach dieser Vorschrift ist nicht nach abstrakten Maßstäben zu leisten, sondern nur für einen konkreten, individuell zu ermittelnden

---

[23] *Palandt* Vorbem zu § 249 Anm 4
[24] *Palandt* § 249 Anm 2.c
[25] *Palandt* § 249 Anm 2.c
[26] *Palandt* § 843 Anm 2
[27] *Palandt* § 843 Anm 2 und 4.A.d
[28] *Palandt* § 843 Anm 3
[29] *Palandt* § 842 Anm 2
[30] *Palandt* § 843 Anm 4.A.b

[31] *Palandt* § 843 Anm 4.A.c
[32] *Palandt* Vorbem zu § 249 Anm 7.C
[33] *Palandt* § 847 Anm 3
[34] BGHZ 18, 149; *Palandt* § 847 Anm 1.b
[35] *Palandt* § 847 Anm 4

Vermögensschaden, den der Betroffene durch das schädigende Ereignis tatsächlich erleidet.

Diese sozialrechtlich relevanten Begriffe dürfen daher in Gutachten in Haftpflichtsachen nicht verwendet werden. Insbesondere ist es bei geminderter Erwerbsfähigkeit fehl am Platz, diese in den für das Sozialrecht maßgebenden Prozentsätzen an MdE auszudrücken.

Ob die Erwerbsfähigkeit des Geschädigten zeitweilig oder dauerhaft aufgehoben ist, muß vielmehr *konkret* nach den Anforderungen der bisherigen Erwerbstätigkeit und unabhängig von dem Grad einer etwaigen sozialrechtlichen MdE beurteilt werden. Geht es um die Minderung dieser konkreten Erwerbsfähigkeit, hat sich der Arzt als Gutachter auf eine Beschreibung der bestehenden Funktionsstörungen und ihrer Auswirkungen auf diese konkrete bisherige Erwerbstätigkeit zu beschränken; er hat lediglich darzutun, in welcher Weise, in welchem Umfang und ggf in welchem zeitlichen Ausmaß durch das schädigende Ereignis diese bisherige Erwerbstätigkeit behindert wird. Sind durch die Schädigung erhöhte Bedürfnisse iS dieser Vorschrift ausgelöst worden, sind auch diese nicht abstrakt zu beurteilen, sondern nach Art und Ausmaß konkret zu beschreiben. Denn Schadensersatz nach § 843 BGB ist nicht (wie im Sozialrecht) *abstrakt* für eine Verletzung der körperlichen Integrität, eine Einbuße an Erwerbsfähigkeit oder eine Erhöhung der Bedürfnisse zu leisten, sondern nur für einen tatsächlich eingetretenen *konkreten* Vermögensschaden infolge der Schädigung. Für Schäden und Nachteile (einschließlich Einbußen an Lebensqualität usw), die keinen solchen Vermögensschaden begründen, haftet der Schädiger allenfalls im Rahmen des § 847 BGB (sog Schmerzensgeld, s oben).

Der Schadensersatzanspruch nach § 843 BGB hängt also nicht primär vom Ausmaß der medizinisch bestehenden Funktionsbeeinträchtigungen und schon gar nicht von einer abstrakten MdE ab, sondern allein von dem tatsächlichen Eintritt eines konkreten Vermögensschadens.

Diesen zu bewerten, ist aber keinesfalls Aufgabe des ärztlichen Gutachters. Denn ein solcher Vermögensschaden hängt vielfach nur zu einem Teil von den medizinischen Folgen der Körperverletzung ab, häufig entscheidend mehr von den Voraussetzungen und Anforderungen der bisherigen Erwerbstätigkeit. So ist es eine vielfach beobachtete Regel, daß die durch eine Körperverletzung Geschädigten, deren MdE nach sozialrechtlichen Maßstäben 20, 40 oder gar mehr Prozent (zB arm- oder beinamputierter Kaufmann oder Beamter) betragen würde, nach Abschluß der Heilbehandlung wieder in ihre frühere oder eine gleichwertige Erwerbstätigkeit

zurückkehren und dadurch einen konkreten Vermögensschaden iS eines dauerhaften Einkommensausfall, der nach § 843 BGB allein zu entschädigen wäre, gar nicht erleiden.

Soweit zwar keine Einkommenseinbuße, aber eine **Vermehrung der Bedürfnisse** iS des § 843 BGB infolge der Schädigung besteht, sind diese vom begutachtenden Arzt anhand der bestehenden Funktionsstörungen konkret darzulegen und nach Art und Ausmaß genau zu beschreiben.

Im übrigen begründet die Einbuße an körperlicher Integrität und – abstrakt gesehen – an Erwerbsfähigkeit keinen Schadensersatzanspruch nach § 843 BGB. Schäden dieser Art, die keinen Vermögensschaden auslösen, sind nur im Rahmen des § 847 BGB (sog *Schmerzensgeld*) zu entschädigen. Ein Anspruch nach dieser Vorschrift besteht – entgegen dem geläufigen Ausdruck „*Schmerzensgeld*" – allerdings nicht nur, soweit die Schädigung aktuelle Schmerzen verursacht hat, sondern auch, soweit aus der Schädigung Folgen zurückgeblieben sind, die das körperliche und seelische Wohlbefinden des Geschädigtem und seine gesamte Lebensqualität dauerhaft und wesentlich beeinträchtigen (s oben). Soweit ein solcher Anspruch streitig ist, hat sich der begutachtende Arzt auch hier auf die Darlegung von Art, Ausmaß, Schweregrad und Auswirkungen im privaten wie im beruflichen Leben sowie die Dauer derartiger Schadensfolgen zu beschränken. Ausführungen oder gar konkrete Feststellungen zur Höhe des „Schmerzensgeldes" obliegen ihm grundsätzlich nicht.

Literatur:

Palandt, O.: BGB, 56. Auflage 1997, Beck, München

4.2 Privatversicherung

Private Versicherungen gibt es gegen zahlreiche Risiken, zB Kranken-, Pflege-, Unfall-, Lebens-, Haftpflicht-, Kasko-, Feuerversicherungen usw.

Bei derartigen Versicherungen ist jedoch – auch mit Relevanz für das ärztliche Gutachten – zu unterscheiden zwischen den Versicherungen, die Person, Eigentum und Vermögen *des Versicherten selbst* betreffen, und solchen, die den Versicherten vor Haftpflichtansprüchen Dritter schützen sollen.

Aus Versicherungen, die Person, Eigentum und Vermögen schützen, wie zB Lebens-, Kranken-, Pflege-, Unfall-, Kasko- und Feuerversicherung, wird stets nur nach Maßgabe der jeweiligen Versicherungsbedingungen und des vereinbarten Haftungsumfangs geleistet. Ärztliche Gutachten, die in einem solchen Zusammenhang angefordert werden, können sich also auf die medizinischen Grundlagen der vertraglich vereinbarten Leistungen nach Maßgabe der jeweiligen Versicherungsbedingungen beschränken.

Haftpflichtversicherungen decken dagegen idR jeweils nur einen Teilbereich der grundsätzlich möglichen gesetzlichen Schadensersatzverpflichtungen des Versicherten ab. So erfassen zB Berufs-, Gebäude-, Tierhalter- und Kfz-Haftpflichtversicherungen nur diese jeweiligen besonderen Risikobereiche, nicht auch alle übrigen denkbaren Haftpflichtansprüche; so deckt zB die sog Privathaftpflichtversicherung nur das allgemeine private Haftpflichtrisiko ab, nicht auch besondere Risiken ua der vorgenannten Art. Hinzukommt, daß Haftpflichtversicherungen die möglichen Schadensersatzansprüche nicht immer in vollem Umfang absichern, sondern zT Beschränkungen ua nach Umfang und Höhe treffen.

Bei Haftpflichtansprüchen ist daher auch im Rahmen der ärztlichen Begutachtung von Bedeutung, ob es sich um die Feststellung der Schadensersatzpflicht des Schädigers nach den gesetzlichen Bestimmungen oder um die Leistungspflicht eines Versicherers nach Maßgabe der geltenden Versicherungsbedingungen handelt. Denn im letzteren Fall kann der Anspruch nach Maßgabe der Versicherungsbedingungen eingeschränkt sein; im ersteren haftet der Schädiger hingegen grundsätzlich voll, insbesondere also unabhängig davon, inwieweit eine Eintrittspflicht seines Haftpflichtversicherers besteht. Das kann auch für die ärztliche Beurteilung von Bedeutung sein.

4.2.1   Private Unfallversicherung (PUV)

Die PUV bietet nach Maßgabe der Allgemeinen Unfallversicherungs-Bedingungen (AUB) Versicherungsschutz bei Unfällen, die dem Versicherten während der Wirksamkeit des Vertrages zustoßen, § 1.I AUB.

Diese AUB sind 1988 gegenüber den bis dahin geltenden AUB (AUB 62) inhaltlich wesentlich geändert und 1994 ohne weitreichende inhaltliche Änderungen zT neu gefaßt worden. Bei der ärztlichen Begutachtung ist daher darauf zu achten, welche AUB für den jeweiligen Vertrag gelten. Denn nicht alle alten Verträge sind entsprechend umgestellt worden.

Hier werden nur die neuen AUB idF von 1994 besprochen. Zu den für die ärztliche Begutachtung wesentlichen Abweichungen von alten und neuen Bedingungen s S 403.

4.2.1.1   Versicherungsfall; Ausschlüsse vom Versicherungsschutz

Ein **Unfall** (S 4, 7) liegt hier vor, wenn der Versicherte durch ein plötzlich von außen auf seinen Körper wirkendes Ereignis (Unfallereignis) unfreiwillig eine Gesundheitsschädigung erleidet, § 1.III AUB.

Ein Unfall liegt auch vor, wenn durch eine erhöhte Kraftanstrengung an Gliedmaßen oder Wirbelsäule ein Gelenk verrenkt wird oder Muskel, Sehnen, Bänder oder Kapseln gezerrt oder zerrissen werden, § 1.IV AUB.

Der Unfallbegriff ist hier vom Wortlaut her ähnlich, inhaltlich aber nicht so weitreichend wie im Sozialrecht (S 7).

Gegenüber dieser allgemeinen Begriffsbestimmung des Versicherungsfalls gibt es jedoch **Ausnahmen vom Versicherungssschutz**.

Ua fallen – soweit für die orthopädische Begutachtung von Bedeutung – nicht unter den Versicherungsschutz:
– Unfälle durch *Geistes- oder Bewußtseinsstörungen*, auch soweit diese auf Trunkenheit beruhen, sowie durch Schlaganfälle, epileptische oder andere Krampfanfälle, die den ganzen Körper ergreifen, § 2.I.1 AUB.
  Versicherungsschutz besteht jedoch, wenn diese Störungen oder Anfälle durch ein unter diesen Vertrag fallendes Unfallereignis verursacht waren.
– Unfälle, die dem Versicherten dadurch zustoßen, daß er vorsätzlich eine *Straftat* ausführt oder versucht, § 2.I.2 AUB,
– Unfälle, die unmittelbar oder mittelbar durch Kriegs- oder Bürgerkriegsereignisse verursacht sind, sowie Unfälle durch innere Unruhen, wenn der Versicherte auf seiten der Unruhestifter teilgenommen hat, § 2.I.3 AUB
– Unfälle, die unmittelbar oder mittelbar durch *Kernenergie* verursacht sind, § 2.I.6 AUB.
– Gesundheitsschäden durch *Strahlen*, § 2.II.1 AUB.
– Gesundheitsschädigungen durch *Heilmaßnahmen* oder Eingriffe, die der Versicherte an seinem Körper vornimmt oder vornehmen läßt, § 2.II.2 AUB.
  Versicherungsschutz besteht jedoch, wenn die Eingriffe oder Heilmaßnahmen, auch strahlendiagnostische und -therapeutische, durch einen unter den Vertrag fallenden Unfall veranlaßt waren.
– *Infektionen*, § 2.II.3 AUB.
  Versicherungsschutz besteht jedoch, wenn die Krankheitserreger durch eine unter den Vertrag fallende Unfallverletzung in den Körper gelangt sind.
  Nicht als Unfallverletzung gelten dabei Haut- oder Schleimhautverletzungen, die als solche geringfügig sind und durch die Krankheitserreger sofort oder später in den Körper gelangen; für Tollwut und Wundstarrkrampf entfällt diese Einschränkung.
  Für Infektionen, die durch Heilmaßnahmen verursacht sind, besteht Versicherungsschutz jedoch, wenn die Heilmaßnahmen durch einen unter den Vertrag fallenden Unfall veranlaßt waren.
– *Vergiftungen* infolge Einnahme fester oder flüssiger Stoffe durch den Schlund, § 2.II.4 AUB.
– *Bauch- oder Unterleibsbrüche*, § 2.III.1 AUB.
  Versicherungsschutz besteht jedoch, wenn sie durch eine unter den Vertrag fallende gewaltsame von außen kommende Einwirkung entstanden sind.

– Schädigungen an *Bandscheiben* sowie *Blutungen* aus inneren Organen und Gehirnblutungen, § 2.III.2 AUB. Versicherungsschutz besteht jedoch, wenn ein unter den Vertrag fallendes Unfallereignis iS des § 1.III AUB - die überwiegende Ursache ist.
– Krankhafte Störungen infolge *psychischer Reaktionen*, gleichgültig, wodurch diese verursacht sind, § 2.IV. AUB.

Darüber hinaus sind **nicht versicherbar** und trotz Beitragszahlung nicht versichert *dauernd pflegebedürftige Personen* sowie *Geisteskranke*; ein bisher bestehender Versicherungsschutz erlischt, sobald der Versicherte in diesem Sinne nicht mehr versicherbar ist, § 3.I. und II. AUB.

Als pflegebedürftig gilt hier, wer für die Verrichtungen des täglichen Lebens überwiegend fremder Hilfe bedarf, § 3.I Abs 2 AUB.

Für die **Kausalität** insbesondere im haftungsausfüllenden Bereich gelten hier die Grundsätze der **zivilrechtlichen Adäquanzlehre** (S 42, 83). Hiernach muß der Unfall allgemein und nicht nur unter ganz besonderen, unwahrscheinlichen und nach dem gewöhnlichen Verlauf der Dinge außer Betracht zu lassenden Umständen geeignet gewesen sein, einen Schaden wie der eingetretene herbeizuführen.[1]

Nicht Ursache iS der Adäquanzlehre ist eine Bedingung also ua, wenn sie für die Entstehung des eingetretenen Schadens ihrer allgemeinen Natur nach gleichgültig oder ungeeignet war, wenn sie ihn also nur infolge einer ganz außergewöhnlichen Verkettung von Umstände herbeigeführt hat, die Möglichkeit eines Schadenseintritts daher so entfernt war, daß sie bei lebensnaher Betrachtung vernünftigerweise nicht in Betracht gezogen werden konnte, oder wenn der Schadenseintritt sonstwie außerhalb jeder Wahrscheinlichkeit gelegen hat. Ob der Schaden nach Art und Entstehungsweise adäquat in den Bereich von Gefahren fällt, zu deren Verhinderung der Vertrag bestimmt war, richtet sich auch hier entscheidend nach dem *Schutzzweck des Vertrages*.[2]

Besteht andererseits ein adäquater Kausalzusammenhang, ist es unerheblich, wenn der Schaden nicht allein durch den Unfall herbeigeführt worden ist, zur seiner Entstehung vielmehr notwendig die Mitwirkung einer anderen, unfallunabhängigen Bedingung erforderlich war (Fall der konkurrierenden Kausalität, im Zivilrecht auch Gesamtkausalität genannt).[3] Daher genügt es für die Bejahung eines rechtserheblichen Ursachenzusammenhanges auch in der PUV, wenn die dem Versicherungsschutz unterliegende Ursache nur *eine* von mehreren Bedingungen ist, sofern diese dem Schaden adäquat ist. Das gilt auch für die Mitwirkung konstitutionell oder degenerativ bedingter Schadensanlagen, solange diese noch nicht manifest, noch keine Krankheit im Rechtssinn sind.

War dagegen eine solche Schadensanlage im Zeitpunkt des Unfalls bereits manifest, bestand also bereits eine Krankheit oder ein Gebrechen, führt dies idR zu einer Einschränkung der Leistungspflicht (s unten).

Für die **Beweisanforderungen** und die **Beweislast** gelten hier ähnliche Grundsatz wie im Sozialrecht (S 69).

Insbesondere müssen auch hier die für die Beurteilung des Leistungsanspruchs *maßgebenden Tatsachen* – die anspruchsbegründenden ebenso wie die rechshindernden bzw rechtsvernichtenden – iS des sog Vollbeweises feststehen. Für die Beurteilung der Kausalität, die im medizinischen Bereich dem Vollbeweis vielfach nicht zugänglich ist, reicht die überwiegende Wahrscheinlichkeit.

Die *Beweislast* für die anspruchsbegründenden Tatsachen liegt auch hier grundsätzlich beim Versicherten, für die rechtshindernden bzw rechtsvernichtenden Tatsachen hingegen beim Versicherer.

4.2.1.2 Leistungsarten

§ 7 AUB sieht als Leistungsarten vor:

1. Invaliditätsleistungen,
2. Übergangsleistungen,
3. Tagegeld,
4. Krankenhaustagegeld,
5. Genesungsgeld,
6. Todesfalleistung.

Die vereinbarten Leistungsarten und deren Höhe (Versicherungssummen) ergeben sich aus dem jeweiligen Vertrag, § 7 AUB 88.

Gemeinsam für alle Leistungsarten gilt als **Einschränkung**: Haben Krankheiten oder Gebrechen bei der durch ein Unfallereignis hervorgerufenen Gesundheitsschädigung oder deren Folgen mitgewirkt, so wird die Leistung entsprechend dem Anteil der Krankheit oder des Gebrechens gekürzt, wenn dieser Anteil mindestens 25 vH beträgt, § 8 AUB (früher ähnlich: § 10.1 der alten AUB).

Damit gilt in der PUV für diesen Teilbereich der konkurrierenden Kausalität eine deutlich andere Regelung als im Sozialrecht.

Bei **ärztlichen Gutachten** für die PUV sind diese Unterschiede für die Beurteilung von Kausalitätsfragen sorgfältig zu beachten; es ist sicherzustellen, daß es zu keiner Vermengung der Beurteilungsmaßstäbe kommt. Insbesondere verbietet sich eine – auch nur gedankliche – Übertragung der Leistungseinschränkungen des § 8 AUB auf die Beurteilung von Ansprüche aus der GUV. Umgekehrt ist in Gutachten für die PUV sorgfältig der Frage nachzugehen, ob und ggf in welchem Ausmaß andere Krankheiten und Gebrechen an der Entstehung des streitigen Unfallschadens mitgewirkt haben.

---

[1] *Palandt* Anm 5 vor § 249 BGB
[2] *Palandt* aaO
[3] *Palandt* aaO

1. Invaliditätsleistung (§ 7.I AUB)

Der **Anspruch** entsteht, wenn der Unfall zu einer dauernden Beeinträchtigung der körperlichen oder geistigen Leistungsfähigkeit (Invalidität) des Versicherten führt; die Invalidität muß innerhalb eines Jahres nach dem Unfall eingetreten sowie spätestens vor Ablauf einer Frist von weiteren drei Monaten ärztlich festgestellt und geltend gemacht sein, § 7.I.1 AUB.

Hat der Versicherte bei Eintritt des Unfalls das 65. Lebensjahr vollendet, so wird die Leistung als Rente gemäß § 14 AUB erbracht, § 7.I.1. Satz 2 AUB.

Die **Höhe der Leistung** richtet sich nach dem Grad der Invalidität, § 7.I.2 AUB.

Als feste Invaliditätsgrade gelten – unter Ausschluß des Nachweises einer höheren oder geringeren Invalidität – bei Verlust oder Funktionsunfähigkeit, § 7.I.2.a AUB:

– eines Armes im Schultergelenk | 70 vH
– eines Armes bis oberhalb des Ellenbogengelenks | 65 vH
– eines Armes unterhalb des Ellenbogengelenks | 60 vH
– einer Hand im Handgelenk | 55 vH
– eines Daumens | 20 vH
– eines Zeigefingers | 10 vH
– eines anderen Fingers | 5 vH
– eines Beines über der Mitte des Oberschenkels | 70 vH
– eines Beines bis zur Mitte des Oberschenkels | 60 vH
– eines Beines bis unterhalb des Knies | 50 vH
– eines Beines bis zur Mitte des Unterschenkels | 45 vH
– eines Fußes im Fußgelenk | 40 vH
– einer großen Zehe | 5 vH
– einer anderen Zehe | 2 vH
– eines Auges | 50 vH
– des Gehörs auf einem Ohr | 30 vH
– des Geruchs | 30 vH
– des Geschmacks | 5 vH

Bei Teilverlust oder Funktionsbeeinträchtigung eines dieser Körperteile oder Sinnesorgane wird der entsprechende Teil der vorstehenden Prozentsätze angenommen,[4] § 7.I.2.b AUB.

Werden durch den Unfall Körperteile oder Sinnesorgane betroffen, deren Verlust oder Funktionsunfähigkeit vorstehend nicht geregelt ist, so ist für diese maßgebend, inwieweit die normale körperliche oder geistige Leistungsfähigkeit unter ausschließlicher Berücksichtigung medizinischer Gesichtspunkte beeinträchtigt ist,[5] § 7.I.2.c AUB.

Sind durch den Unfall mehrere körperliche oder geistige Funktionen beeinträchtigt, so werden die Invaliditätsgrade, die sich nach § 7.I.2 AUB ergeben, zusammengerechnet; mehr als 100 vH werden jedoch nicht angenommen, § 7.I.2.d AUB. Anders als in der GUV ist hier also keine sog Gesamt-MdE iS des Sozialrechts (S 21) zu bilden.

Wird durch den Unfall eine körperliche oder geistige Funktion betroffen, die schon vorher dauernd beeinträchtigt war (sog **Vorinvalidität**), so wird ein Abzug in Höhe dieser Vorinvalidität vorgenommen, der seinerseits nach den vorstehenden Vorschriften zu bemessen ist, § 7.I.3 AUB.

Damit ist auch die Beurteilung von Vorschäden deutlich anderen Regelungen unterworfen als im Sozialrecht (S 24).

Kommt es hier infolge funktioneller Überlagerungen von Vor- und Unfallschaden zu einer *höheren* als der normalen Funktionseinbuße, ist eine Höherbewertung der MdE ausgeschlossen; denn bei den ausdrücklich aufgeführten Gesundheitsschäden (§ 7.I.2.a AUB) gelten die dort genannten Invaliditätsgrade „unter Ausschluß des Nachweises einer höheren oder geringen Invalidität". Andererseits sind die in § 7.I.2.a AUB genannten Invaliditätsgrade zT deutlich höher als die entsprechenden Sätze in der GUV.[6]

Führt der Unfallschaden dagegen infolge eines Vorschadens zu einer *geringeren* als der normalen Funktionseinbuße, ist von der nach den allgemeinen Vorschriften bestehenden Invalidität ein Abzug in Höhe dieser Vorinvalidität vorzunehmen, der nach § 7.I.2 AUB zu bemessen ist.

Tritt der **Tod** unfallbedingt innerhalb eines Jahres nach dem Unfall ein, so besteht kein Anspruch auf Invaliditätsleistung, § 7.I.4 AUB, sondern nur – soweit versichert – auf Todesfalleistung nach § 7.VI AUB.

Stirbt der Versicherte aus unfallfremder Ursache innerhalb eines Jahres nach dem Unfall oder – gleichgültig aus welcher Ursache – später als ein Jahr nach dem Unfall und war ein Anspruch auf Invaliditätsleistung nach § 7.I.1. AUB entstanden, so ist nach dem Invaliditätsgrad zu leisten, mit dem aufgrund der zuletzt erhobenen ärztlichen Befunde zu rechnen gewesen wäre, § 7.I.5 AUB.

2. Übergangsleistung (§ 7.II AUB)

Besteht nach Ablauf von sechs Monaten seit Eintritt des Unfalls ohne Mitwirkung von Krankheiten oder Gebrechen noch eine unfallbedingte Beeinträchtigung der normalen körperlichen oder geistigen Leistungsfähigkeit von mehr als 50 vH und hat diese Beeinträchtigung bis dahin ununterbrochen bestanden, so wird – sofern im

---

[4] vgl hierzu die Synopse S 417
[5] vgl hierzu die Synopse S 417

[6] vgl ua Auge: 50 vH; Gehör einseitig: 30 vH

Vertrag vereinbart – eine **Übergangsleistung** erbracht, § 7.II AUB 88.

3. Tagegeld (§ 7.III AUB)

Führt der Unfall zu einer Beeinträchtigung der Arbeitsfähigkeit, so wird – sofern im Vertrag vereinbart – für die Dauer der ärztlichen Behandlung **Tagegeld** gezahlt, § 7.III.1 AUB.

Das Tagegeld wird nach dem Grad der Beeinträchtigung abgestuft. Für die Bemessung des Grades der Beeinträchtigung ist die Berufstätigkeit oder Beschäftigung des Versicherten maßgebend, § 7.II.1. AUB.

Das Tagegeld wird längstens für ein Jahr, vom Unfalltage an gerechnet, gezahlt, § 7.III.2 AUB.

4. Krankenhaustagegeld (§ 7.IV AUB)

Krankenhaustagegeld wird – sofern versichert – für jeden Kalendertag gezahlt, an dem sich der Versicherte wegen des Unfalls in medizinisch notwendiger vollstationärer Heilbehandlung befindet, längstens jedoch für zwei Jahre, vom Unfalltag an gerechnet, § 7.IV.1 AUB.

Das Krankenhaustagegeld entfällt bei einem Aufenthalt in Sanatorien, Erholungsheimen und Kuranstalten, § 7.IV.2 AUB, es sei denn, es handelt sich um eine Anschlußheilbehandlung (AHB), die dem Krankenhausaufenthalt gleichsteht.

5. Genesungsgeld (§ 7.V AUB)

Genesungsgeld wird – sofern versichert – für die gleiche Zahl von Kalendertagen gezahlt, für die Krankenhaustagegeld geleistet wird, längstens jedoch für 100 Tage, § 7.V.1 AUB.

Die Höhe beträgt:
– für den 1. bis 10. Tag 100 vH,
– für den 11. bis 20. Tag 50 vH,
– für den 21. bis 100. Tag 25 vH
des Krankenhaustagegeldes, § 7.V.1 AUB.

Mehrere vollstationäre Krankenhausaufenthalte wegen desselben Unfalls gelten als ununterbrochener Krankenhausaufenthalt, § 7.V.2 AUB. Der Anspruch auf Genesungsgeld entsteht mit der Entlassung aus dem Krankenhaus, § 7.V.3 AUB.

6. Todesfalleistung (§ 7.VI AUB)

Führt der Unfall innerhalb eines Jahres zum Tode, so entsteht der Anspruch auf Leistung nach der für den Todesfall versicherten Summe, § 7.VI AUB.

Der Anspruch auf Todesfalleistung ist damit auf die Fälle beschränkt, in denen der Tod innerhalb eines Jahres nach dem Unfall eintritt; nach Ablauf des ersten Jahres nach dem Unfall erlischt dieser Anspruch daher, auch wenn der Tod auf den Unfallfolgen beruht.

Auch für die Todesfalleistung gilt die allgemeine Leistungseinschränkung des § 8 AUB (S 89). Auch hier ist

daher die Leistung entsprechend zu kürzen, wenn unfallfremde Ursachen am Eintritt des Todes mitgewirkt haben und dieser Anteil mindestens 25 vH beträgt.

Stirbt der Versicherte aus unfallfremder Ursache innerhalb eines Jahres nach dem Unfall oder – gleichgültig, aus welcher Ursache – später als ein Jahr nach dem Unfall und war ein Anspruch auf Invaliditätsleistung (§ 7.I AUB) entstanden, aber noch nicht erfüllt worden, so ist diese Leistung nach dem Invaliditätsgrad zu erbringen, mit dem aufgrund des zuletzt erhobenen ärztlichen Befundes zu rechnen war, § 7.I.5 AUB.

4.2.2   Andere Versicherungen

4.2.2.1   Lebensversicherung

Die Lebensversicherung gewährt ihre Leistungen bei Tod des Versicherten bzw mit Erreichen des vertraglich vereinbarten Lebensalters. Sie wird vielfach mit einer Zusatzversicherung bei Unfalltod, gelegentlich auch bei Berufs- oder Erwerbsunfähigkeit (mit Beitragsbefreiung oder auch Leistungen) gekoppelt.

Tritt der Tod in unmittelbarem oder mittelbaren Zusammenhang mit kriegerischen Ereignissen ein, wird nur das vorhandene Deckungskapital gezahlt, es sei denn, daß durch Gesetz oder Anordnung der Aufsichtsbehörde eine höhere Leistung vorgeschrieben ist, § 7 der Allgemeinen Versicherungsbedingungen für die Lebensversicherung (AVB).

Bei **Selbsttötung** des Versicherten bleibt – vorbehaltlich abweichender einzelvertraglicher Vereinbarungen – die Leistungspflicht des Versicherers in voller Höhe bestehen, wenn beim Ableben seit Zahlung des Einlösungsbeitrags oder Wiederherstellung der Versicherung drei Jahre verstrichen sind oder wenn nachgewiesen wird, daß die Tat in einem die freie Willensbestimmung ausschließenden Zustand krankhafter Störung der Geistestätigkeit begangen worden ist; anderenfalls ist (nur) ein etwa vorhandenes Deckungskapital auszuzahlen, § 8 AVB.

4.2.2.2   Erwerbsunfähigkeits-Zusatzversicherung

Erwerbsunfähig ist der Versicherte, der infolge Krankheit, Körperverletzung oder Kräfteverfalls, die ärztlich nachzuweisen sind, voraussichtlich dauernd eine Erwerbstätigkeit in gewisser Regelmäßigkeit nicht mehr ausüben oder nicht mehr als geringfügige Einkünfte durch Erwerbstätigkeit erzielen kann.

Erwerbsunfähigkeit liegt auch vor, wenn der Versicherte mindestens 6 Monate lang ununterbrochen infolge Krankheit, Körperverletzung oder Kräfteverfall, die ärztlich nachzuweisen sind, außerstande gewesen ist, eine Erwerbstätigkeit in gewisser Regelmäßigkeit auszuüben oder mehr als nur geringfügige Einkünfte durch Erwerbstätigkeit zu erzielen, und dieser Zustand im Zeitpunkt der Feststellung fortbesteht.

Für den ärztlichen Nachweis hat der Versicherte ausführliche Berichte der behandelnden Ärzte vorzulegen; das Versicherungsunternehmen kann außerdem (auf seine Kosten) weitere notwendige Nachweise und ggf ärztliche Gutachten verlangen.

4.2.2.3 Berufsunfähigkeits-Zusatzversicherung

Vollständige Berufsunfähigkeit liegt vor, wenn der Versicherte infolge Krankheit, Körperverletzung oder Kräfteverfalls, die ärztlich nachzuweisen sind, voraussichtlich dauernd außerstande ist, seinen Beruf oder eine andere Tätigkeit auszuüben, die er aufgrund seiner Ausbildung und Erfahrung ausüben kann und die seiner bisherigen Lebensstellung entspricht.

Teilweise Berufsunfähigkeit liegt vor, wenn die vorstehend genannten Voraussetzungen nur in einem bestimmten Grad voraussichtlich dauernd erfüllt sind.

Ist der Versicherte mindestens 6 Monate lang ununterbrochen infolge Krankheit, Körperverletzung oder Kräfteverfall, die ärztlich nachzuweisen sind, außerstande gewesen, seinen Beruf oder eine andere Tätigkeit auszuüben, die aufgrund seiner Ausbildung und Erfahrung ausgeübt werden kann und seiner bisherigen Lebensstellung entspricht, so gilt die Fortdauer dieses Zustandes als vollständige oder teilweise Berufsunfähigkeit.

Zum ärztlichen Nachweis s oben.

4.2.2.4 Private Krankenversicherung (PKV)

Die PKV bietet Versicherungsschutz gegen die Folgen von Krankheit, Unfällen und ggf Pflegebedürftigkeit. Sie versichert nach Maßgabe des Einzelvertrages insbesondere die Risiken der Behandlungskosten (ambulant und stationär), der krankheitsbedingten Arbeitsunfähigkeit und ggf der Aufwendungen für eine notwendige Pflege.

Bei den **Krankheitskosten- und Krankenhaustagegeldversicherungen** ist Versicherungsfall die medizinisch notwendige Heilbehandlung einer versicherten Person wegen Krankheit oder Unfallfolgen, § 1 Nr 2 MB/KK 94.

Der Versicherungsfall beginnt mit der Heilbehandlung und endet, wenn nach medizinischem Befund Be-

handlungsbedürftigkeit nicht mehr besteht; muß die Heilbehandlung auf eine Krankheit oder Unfallfolge ausgedehnt werden, die mit der bisher behandelten nicht ursächlich zusammenhängt, so entsteht insoweit ein neuer Versicherungsfall, § 1 Nr 2 MB/KK 94.

Bei den **Krankentagegeldversicherungen** ist Versicherungsfall gleichfalls die medizinisch notwendige Heilbehandlung wegen Krankheit oder Unfallfolgen, in deren Verlauf Arbeitsunfähigkeit festgestellt wird.

Der **Versicherungsfall** beginnt mit der Heilbehandlung und endet, wenn nach medizinischem Befund keine Arbeitsunfähigkeit und keine Behandlungsbedürftigkeit mehr bestehen. Eine während der Behandlung neu eingetretene und behandelte Krankheit oder Unfallfolge, in deren Verlauf Arbeitsunfähigkeit ärztlich festgestellt wird, begründet nur dann einen neuen Versicherungsfall, wenn sie mit der ersten Krankheit oder Unfallfolge in keinem ursächlichen Zusammenhang steht; wird Arbeitsunfähigkeit gleichzeitig durch mehrere Krankheiten oder Unfallfolgen hervorgerufen, so wird das Krankentagegeld nur einmal gezahlt, § 1 Nr 2 MB/KT 94.

Arbeitsunfähigkeit iS dieser Bedingungen liegt vor, wenn die versicherte Person ihre berufliche Tätigkeit nach medizinischem Befund vorübergehend in keiner Weise ausüben kann, sie auch nicht ausübt und keiner anderweitigen Erwerbstätigkeit nachgeht.

Keine Leistungspflicht besteht ua, soweit ärztlich von Bedeutung und im Einzeltarif oder -vertrag nicht anders vereinbart, § 5 MB/KK 94 bzw § 5 MB/KT 94:
– für solche Krankheiten einschließlich ihrer Folgen sowie für Folgen von Unfällen und für Todesfälle, die durch Kriegsereignisse verursacht oder als Wehrdienstbeschädigung anerkannt und nicht ausdrücklich in den Versicherungsschutz eingeschlossen sind,
– für auf Vorsatz beruhende Krankheiten und Unfälle einschließlich deren Folgen,
– für Entziehungsmaßnahmen einschließlich Entziehungskuren,
– für Kur- und Sanatoriumsbehandlungen (ausgenommen AHB) sowie für Rehabilitationsmaßnahmen der gesetzlichen Rehabilitationsträger, wenn der Tarif nichts anderes vorsieht, sowie für ambulante Heilbehandlungen in einem Heilbad oder Kurort,
   Die Einschränkung entfällt, wenn die versicherte Person dort ihren ständigen Wohnsitz hat oder während eines vorübergehenden Aufenthaltes durch eine vom Aufenthaltszweck unabhängige Erkrankung oder einen dort eingetretenen Unfall Heilbehandlung notwendig wird,
– für wissenschaftlich nicht allgemein anerkannte Untersuchungs- oder Behandlungsmethoden und Arzneimittel,
– für eine durch Pflegebedürftigkeit oder Verwahrung bedingte Unterbringung,
darüber hinaus für die Krankentagegeldversicherung auch für Arbeitsunfähigkeit:

– wegen Krankheiten und Unfallfolgen, die auf eine durch Alkoholgenuß bedingte Bewußtseinsstörung zurückzuführen sind,
– ausschließlich wegen Schwangerschaft, Schwangerschaftsabbruch, Fehlgeburt oder Entbindung,
– während der gesetzlichen Beschäftigungsverbote nach dem Mutterschutzgesetz,
– wenn sich die versicherte Person nicht an ihrem deutschen Wohnsitz aufhält.

Wird die versicherte Person in Deutschland außerhalb ihres Wohnsitzes arbeitsunfähig, so steht ihr das Krankenhaustagegeld auch zu, solange die Erkrankung oder Unfallfolge nach medizinischem Befund eine Rückkehr ausschließt.

In der **Pflegekrankenversicherung** ist Versicherungsfall die Pflegebedürftigkeit einer versicherten Person, § 1 Nr 2 MB/PV 94.

Die Pflegekrankenversicherung, die schon vor Einführung der Pflegepflichtversicherung als Zweig der PKV bestanden hat, ist von der Versicherungsgesellschaften durchweg weitergeführt, zT in Ergänzungsversicherung zur Pflegepflichtversicherung umgewandelt worden. Die Leistungen – vorwiegend als Pflegetagegeld – werden idR zusätzlich zu den Leistungen der Pflegepflichtversicherung gewährt.

Pflegebedürftigkeit liegt hier vor, wenn die versicherte Person so hilflos ist, daß sie nach objektivem medizinischem Befund für die Verrichtungen im Ablauf des täglichen Lebens in erheblichem Umfang täglich der Hilfe einer anderen Person bedarf, § 1 Abs 2 MB/PV 94. Als Verrichtungen im Ablauf des täglichen Lebens gelten Aufstehen und Zubettgehen, An- und Auskleiden, Waschen, Kämmen und Rasieren, Einnehmen von Mahlzeiten und Getränken, Stuhlgang und Wasserlassen, § 1 Abs 3 MB/PV 94.

Keine Leistungspflicht besteht auch hier ua für Versicherungsfälle, die durch Kriegseinwirkung verursacht oder deren Ursachen als Wehrdienstbeschädigung anerkannt und nicht ausdrücklich in den Versicherungsschutz eingeschlossen sind, und für Versicherungsfälle, die auf Vorsatz oder Sucht beruhen, § 5 MB/PV 94.

4.2.2.5 Private Pflegepflichtversicherung (PPV)

Mit der sozialen Pflegepflichtversicherung (SGB XI, S 112) ist für Personen, die nicht in der GKV, sondern idR privat krankenversichert sind und für die daher nicht automatisch Versicherungspflicht auch in der sozialen Pflegepflichtversicherung besteht, eine Versicherungspflicht in der privaten Pflegepflichtversicherung eingeführt worden.

Die privaten Krankenversicherungsunternehmen haben dementsprechend Tarife für die PPV geschaffen, denen die Musterbedingungen MB/PPV 1995 zugrunde liegen.

Nach § 23 SGB XI sind Personen, die gegen das Risiko Krankheit bei einem privaten Krankenversicherungsunternehmen mit Anspruch auf allgemeine Krankenhausleistungen versichert sind, verpflichtet, bei diesem Unternehmen (oder einem anderen) zur Absicherung des Risikos der Pflegebedürftigkeit einen Versicherungsvertrag abzuschließen und aufrechtzuerhalten.

Der Vertrag muß ab dem Zeitpunkt des Eintritts der Versicherungspflicht für sie selbst und ihre Angehörigen, für die in der GPV nach § 25 SGB XI eine Familienversicherung bestände, Vertragsleistungen vorsehen, die nach Art und Umfang den Leistungen der GPV gleichwertig sind. Personen, die nach beamtenrechtlichen Vorschriften oder Grundsätzen bei Pflegebedürftigkeit Anspruch auf Beihilfe haben, sind zum Abschluß einer entsprechenden anteiligen beihilfekonformen Versicherung verpflichtet, sofern sie nicht in der GKV freiwillig versichert sind und dadurch der Versicherungspflicht in der GPV unterliegen, § 20 Abs 3 SGB XI.
In der PPV tritt an die Stelle der Sachleistungen der GPV eine der Höhe nach gleiche Kostenerstattung, § 23 Abs 1 Satz 3 SGB XI.

Das die Pflegeversicherung betreibende Versicherungsunternehmen ist verpflichtet, § 23 Abs 6 SGB XI:

– der Feststellung der Pflegebedürftigkeit sowie der Zuordnung zu einer Pflegestufe dieselben Maßstäbe wie die GPV (S 115) zugrunde zulegen und
– die in der GPV zurückgelegten Versicherungszeiten des Mitglieds und seiner familienversicherten Angehörigen auf die Wartezeit anzurechnen.

Im Streitfall ist hinsichtlich der Leistungen aus der PPV der Rechtsweg zu den Gerichten der Sozialgerichtsbarkeit gegeben,[7] nicht zu den Zivilgerichten.

Literatur

Grimm, W. : Unfallversicherung (Kommentar zu den AUB), 2. Aufl 1994, Beck, München

---

[7] BSG 08.08.1996 – 3 BS 1/96 – SozR 3-1500 § 51 Nr 15

5   Gesetzliche Grundlagen: Sozialrecht

A. Erlenkämper

Das Sozialrecht war früher – und ist zT auch heute noch – in einer Reihe von Einzelgesetzen verstreut geregelt. Anfang der 70er Jahre hat der Gesetzgeber begonnen, diesen Rechtsbereich in *einem* Gesetzeswerk, dem Sozialgesetzbuch, zusammenzufassen.

Das Sozialgesetzbuch umfaßt gegenwärtig aber erst folgende Teilbereiche:

- SGB I: Allgemeiner Teil
- SGB III: Arbeitsförderung
- SGB IV: Gemeinsame Vorschriften für die Sozialversicherung
- SGB V: Gesetzliche Krankenversicherung
- SGB VI: Gesetzliche Rentenversicherung
- SGB VII: Gesetzliche Unfallversicherung
- SGB VIII: Kinder- und Jugendhilfe
- SGB X: Verwaltungsverfahren
- SGB XI: Gesetzliche Pflegeversicherung

In den restlichen Rechtsmaterien des Sozialrechts (ua sozEntschR, Sozialhilfe) gelten bis zu ihrer Einordnung in das SGB die bisherigen Gesetze (zB BVG, BSHG) weiter.

5.1   Sozialgesetzbuch I (SGB I)

Aus dem Inhalt des SGB I können hier nur einige Bestimmungen wiedergegeben werden, die auch für die sozialmedizinische Begutachtung Bedeutung gewinnen können.[1]

5.1.1   Soziale Grundrechte

In § 1 SGB I definiert das Gesetz sein Grundanliegen:

„Das Recht des Sozialgesetzbuchs soll zur Verwirklichung sozialer Gerechtigkeit und sozialer Sicherheit Sozialleistungen einschließlich sozialer und erzieherischer Hilfen gestalten. Es soll dazu beitragen:

- ein menschenwürdiges Dasein zu sichern,

---

[1] vgl zu den weiteren Einzelheiten: *Erlenkämper/Fichte* S 155 ff

- gleiche Voraussetzungen für die freie Entfaltung der Persönlichkeit, insbesondere für junge Menschen, zu schaffen,
- die Familie zu schützen und zu fördern,
- den Erwerb des Lebensunterhalts durch eine freigewählte Tätigkeit zu ermöglichen,
- besondere Belastungen des Lebens, auch durch Hilfe zur Selbsthilfe, abzuwenden und auszugleichen."

Zur Erfüllung dieser Aufgaben werden in den §§ 3 bis 10 SGB I die **sozialen Rechte** des Einzelnen konstituiert.

Diese begründen aber keine unmittelbaren Rechtsansprüche gegen einen Sozialleistungsträger; sie haben rechtliche Wirkungen nur, soweit sie durch ein Gesetz konkretisiert worden sind. Sie sind aber bei der Auslegung dieser Gesetze zu beachten; dabei ist sicherzustellen, daß die sozialen Rechte möglichst weitgehend verwirklicht werden, § 2 Abs 2 SGB I. Ergänzend bestimmt § 17 Abs 1 Nr 1 SGB I, daß die Leistungsträger darauf hinzuwirken haben, daß jeder Berechtigte die ihm zustehenden Leistungen in zeitgemäßer Weise, umfassend und schnell erhält.

Rechte und Pflichten in den einzelnen Sozialleistungsbereichen dürfen im übrigen nur begründet, festgestellt, geändert oder aufgehoben werden, soweit ein Gesetz dies vorschreibt oder zuläßt, § 31 SGB I.

5.1.2   Handlungsfähigkeit

Handlungsfähig iS des SGB ist (auch) ein Minderjähriger, wenn er das 15. Lebensjahr vollendet hat, § 36 Abs 1 SGB I.

Er kann selbständig – also ohne Mitwirkung seines gesetzlichen Vertreters – Anträge stellen und Leistungen entgegennehmen. Die Handlungsfähigkeit kann vom gesetzlichen Vertreter aber durch schriftliche Erklärung gegenüber dem Leistungsträger eingeschränkt werden. Die Rücknahme von Anträgen, der Verzicht auf Sozialleistungen und die Entgegennahme von Darlehen bedürfen der Zustimmung des gesetzlichen Vertreters, § 36 Abs 2 SGB I.

5.1.3   Aufklärung, Auskunft, Beratung; sozialrechtlicher Herstellungsanspruch

Die Sozialleistungsträger und ihre Verbände sind zu Aufklärung, Auskunft und Beratung verpflichtet, §§ 13 bis 15 SGB I.

Vor allem sind die nach Landesrecht zuständigen Stellen (idR Versicherungsämter der Gemeinden) sowie die Kranken- und Pflegekassen zur **Auskunft über alle sozialen Angelegenheiten** verpflichtet, § 15 SGB I.

Damit stehen den Berechtigten, die häufig Art und Umfang ihrer Ansprüche wie auch die zuständigen Leistungsträger nicht kennen, Anlaufstellen offen, von denen sie Auskünfte und Hinweise über ihre Rechte und Pflichten erhalten.

Diese Auskunftspflicht erstreckt sich aber nur auf die Benennung des zuständigen Sozialleistungsträgers sowie auf Sach- und Rechtsfragen, die für den Auskunftsuchenden von Bedeutung sein können, soweit die Auskunftsstellen dazu imstande sind, § 15 Abs 2 SGB I. Diese sind aber verpflichtet, untereinander und mit den anderen Leistungsträgern mit dem Ziel zusammenzuarbeiten, eine möglichst umfassende Auskunftserteilung durch eine Stelle sicherzustellen, § 15 Abs 3 SGB I.

Darüber hinaus hat jeder Bürger Anspruch auf **Beratung** über seine sozialen Rechte und Pflichten gegen den zuständigen Leistungsträger, § 14 SGB I.

Die Beratungspflicht erstreckt sich – anders als die Auskunftspflicht – auch und gerade auf die Einzelheiten der Rechte und Pflichten. Sie ist damit ein ganz wesentlicher Bestandteil des Systems der sozialen Sicherheit: Sie gewährleistet, daß der Einzelne seine Rechte auch tatsächlich wahrnehmen und in möglichst günstiger Weise gestalten kann.

Verletzt der zuständige Leistungsträger oder eine für ihn handelnde Behörde diese Beratungspflicht und kommt es dadurch bei dem Betroffenen zu einem Schaden, ist der Leistungsträger verpflichtet, diesen nach den Grundsätzen über den **sozialrechtlichen Herstellungsanspruch**[2] zu beseitigen, soweit dies nach dem geltenden Recht möglich und zulässig ist.

5.1.4 Anträge

Anträge auf Sozialleistungen sind grundsätzlich bei dem zuständigen Leistungsträger zu stellen, § 16 Abs 1 SGB I.

Sie werden aber auch von allen anderen Leistungsträgers und von allen Gemeinden – bei Personen, die sich im Ausland aufhalten, auch von den amtlichen Vertretungen der Bundesrepublik im Ausland – entgegengenommen, § 16 Abs 1 Satz 2 SGB I.

Anträge, die bei einem unzuständigen Leistungsträger gestellt werden, sind unverzüglich an den zuständigen Leistungsträger weiterzuleiten. Ist die Sozialleistung von einem Antrag abhängig, gilt der Antrag als in dem Zeitpunkt gestellt, in dem er bei der unzuständigen Stelle eingegangen ist, § 16 Abs 2 SGB I.

---

[2] vgl hierzu *Erlenkämper/Fichte* S 144 ff

5.1.5 Rechtsanspruch, Ermessen

Auf Sozialleistungen besteht ein **Rechtsanspruch**, soweit nicht nach den Einzelgesetzen der Leistungsträger ermächtigt ist, bei der Entscheidung über die Leistung nach seinem Ermessen zu handeln, § 38 SGB I.

Ist der Leistungsträger ermächtigt, bei der Entscheidung nach seinem **Ermessen** zu handeln, hat er dieses Ermessen entsprechend dem Zweck der Ermächtigung auszuüben und die gesetzlichen Grenzen des Ermessens einzuhalten; auf eine pflichtgemäße Ausübung des Ermessens besteht ein Rechtsanspruch, § 39 SGB.

Im Gesetz werden solche Ermessensermächtigungen idR durch das Wort „... kann ..." zum Ausdruck gebracht; die Praxis spricht daher auch von sog Kann-Bestimmungen und Kann-Leistungen. So *kann* zB der Rentenversicherungsträger Leistungen zur medizinischen oder beruflichen Rehabilitation erbringen (§ 9 Abs 2 SGB VI).

Verwaltungsakte, denen eine Ermessensausübung zugrunde liegt, bedürfen einer besonders sorgfältigen **Begründung**.

Die Begründung vor allem von ablehnenden Ermessensentscheidungen muß ua den Sachverhalt und die Gesichtspunkte erkennen lassen, von denen die Behörde bei der Ausübung des Ermessens ausgegangen ist, § 35 Abs 1 Satz 2 SGB X. Denn der Betroffene hat einen Anspruch darauf, die Gründe für die getroffene Entscheidung zu erfahren, damit er ggf seine Rechtsposition angemessen verteidigen kann.

In **sozialmedizinischen Gutachten** und beratungsärztlichen Stellungnahmen, die Ermessensleistungen betreffen, muß im einzelnen dargetan werden, von welchem Sachverhalt (ua Befund, Diagnose, ggf Prognose) einschließlich aller sonstigen für die Entscheidung bedeutsamen (zB beruflichen, familiären usw) Verhältnissen ausgegangen wird, welche Gesichtspunkte im einzelnen für und welche gegen die begehrte Ermessensleistung sprechen und auf welchen Gründen die Stellungnahme im einzelnen beruht.

Geht es zB um die Gewährung einer Maßnahme zur medizinischen Rehabilitation, die im Ermessen des Leistungsträgers steht, genügt es nicht zu sagen: „... kann nicht befürwortet werden ..." oder „Der Erfolg kann auch durch ambulante Maßnahmen der Krankenkasse erreicht werden". Es muß schon im einzelnen dargetan werden, welche Befunde der Beurteilung zugrunde liegen, welche Maßnahmen (ambulante und/oder stationäre) hier in Betracht kommen und ob die erforderlichen Maßnahmen unter den konkret bestehenden (zB beruflichen und/oder familiären) Verhältnissen tatsächlich ambulant oder doch nur unter stationären Bedingungen mit der nötigen Erfolgsaussicht durchgeführt werden können.

Im **gerichtlichen Verfahren** kann die Ermessensausübung nur überprüft werden, ob die gesetzlichen Grenzen des Ermessens eingehalten und von dem Ermessen in einer dem Zweck der Ermächtigung entsprechenden Weise Gebrauch gemacht worden ist, §§ 54 Abs 2 SGG, 114 VwGO.

Ist die Behörde indes von einem unvollständig oder unzutreffend festgestellten Sachverhalt ausgegangen, hat sie die ermessensunabhängigen Tatbestandsvoraussetzungen unrichtig festgestellt, von dem ihr obliegenden Ermessen erkennbar keinen Gebrauch gemacht oder das ausgeübte Ermessen nicht bzw nicht sachgerecht begründet, unterliegt der Verwaltungsakt allein aus diesen Gründen der Aufhebung durch das Gericht; ein Nachschieben fehlender oder unvollständiger Begründungen ist im Gerichtsverfahren idR nicht mehr zulässig.

5.1.6   Vorschüsse, vorläufige Leistungen

Vorschüsse hat der zuständige Leistungsträger auf Antrag des Berechtigten zu zahlen, wenn ein Anspruch auf Geldleistungen dem Grunde nach besteht und die Feststellung der Höhe voraussichtlich längere Zeit dauert; die Vorschußzahlung hat spätestens einen Kalendermonat nach Eingang des Antrags zu beginnen, § 42 SGB I.

Der Leistungsberechtigte ist also nicht mehr gezwungen, im Notfall zum Sozialamt zu gehen, wenn der Anspruch wenigstens dem Grunde nach besteht.

Die Beantragung eines Vorschusses empfiehlt sich ua bei Anträgen auf Rentenleistungen der GRV, weil hier die Feststellung ua der rechtserheblichen Versicherungszeiten auch heute noch mehrere Monate dauern kann.

Vorläufige Leistungen sind auf Antrag zu erbringen, wenn ein Anspruch auf Sozialleistungen besteht, aber zwischen mehreren Leistungsträgern streitig ist, wer von ihnen zur Leistung verpflichtet ist; diese hat ggf der zuerst angegangene Leistungsträger zu erbringen, § 43 SGB I.

Im **Rehabilitationsbereich** sind darüber hinaus nach § 6 Abs 2 RehaAnglG vorläufige Leistungen zu erbringen, wenn ungeklärt ist, welcher Leistungsträger zuständig ist, oder die unverzügliche Einleitung der erforderlichen Maßnahmen aus anderen Gründen gefährdet ist:

– in Fällen medizinischer Rehabilitationsmaßnahmen vom Rentenversicherungsträger, bei dem der Behinderte versichert ist, im übrigen von der nach dem Wohnsitz zuständige LVA,
– in Fällen beruflicher Rehabilitationsmaßnahmen von der Bundesanstalt für Arbeit bzw dem örtlich zuständigen Arbeitsamt.

Streiten sich also zB verschiedene Leistungsträger darüber, wer von ihnen die im Prinzip unstreitig zustehende Leistung zu erbringen hat (zB Zuständigkeit für

Leistungen aus einem Unfall, für eine Anschlußheilbehandlung oder für eine andere medizinische Rehabilitationsmaßnahme), so kann der Leistungsberechtigte auch hier die vorläufige Erbringung der Leistung von dem vorläufig zuständigen Leistungsträger verlangen; er braucht nicht zu warten, bis der Streit ausgetragen ist. Stellt sich später heraus, daß in Wahrheit nicht dieser, sondern ein anderer Träger zuständig war, so hat dieser einen Erstattungsanspruch gegen jenen, §§ 43 Abs 2 SGB I, 102 ff SGB X.

5.1.7   Mitwirkungspflichten

Wer Sozialleistungen beantragt oder erhält, ist zu einer sachgerechten **Mitwirkung** verpflichtet, §§ 60 ff SGB I.

Ua besteht die Verpflichtung,
– alle Tatsachen anzugeben, die für die Leistung erheblich sind, und auf Verlangen des zuständigen Leistungsträgers der Erteilung der erforderlichen Auskünfte (ua der behandelnden Ärzte und Krankenhäuser sowie bisher sozialrechtlich tätig gewordener Gutachter) zuzustimmen, § 60 Abs 1 Nr 1 SGB I,
– Änderungen in den Verhältnissen, die für die Leistung erheblich sind oder über die im Zusammenhang mit der Leistung Erklärungen abgegeben worden sind (zB Bezug anderer Sozialleistungen), unverzüglich mitzuteilen, § 60 Abs 1 Nr 2 SGB I,
– Beweismittel zu bezeichnen und auf Verlangen des zuständigen Leistungsträgers Beweisurkunden (zB auch ärztliche Befunde, Röntgenaufnahmen usw) vorzulegen oder ihrer Vorlage zuzustimmen, § 60 Abs 1 Nr 3 SGB I,
– auf Verlangen des zuständigen Leistungsträgers ua zur mündlichen Erörterung des Antrags persönlich zu erscheinen, § 61 SGB I,
– sich auf Verlangen des zuständigen Leistungsträgers ärztlichen und psychologischen Untersuchungsmaßnahmen zu unterziehen, soweit diese für die Entscheidung über die Leistung erforderlich sind, § 62 SGB I,
– sich auf Verlangen des zuständigen Leistungsträgers einer Heilbehandlung zu unterziehen, wenn er Sozialleistungen wegen Krankheit oder Behinderung beantragt hat oder erhält und zu erwarten ist, daß sie eine Besserung seines Gesundheitszustandes herbeiführen oder eine Verschlechterung verhindern wird, § 63 SGB I,
– auf Verlangen des zuständigen Leistungsträgers an berufsfördernden Maßnahmen teilzunehmen, wenn er Sozialleistungen wegen Minderung der Erwerbsfähigkeit oder Arbeitslosigkeit beantragt hat oder erhält und bei angemessener Berücksichtigung seiner beruflichen Neigungen und Leistungsfähigkeit zu erwarten ist, daß sie seine Erwerbs- oder Vermittlungsfähigkeit auf Dauer fördern oder erhalten werden, § 64 SGB I.

Die Mitwirkungspflichten nach den §§ 60 bis 64 SGB I unterliegen jedoch gewissen **Einschränkungen**, § 65 Abs 1 SGB I.

Mitwirkungspflichten nach diesen Vorschriften bestehen insbesondere nicht, § 65 Abs 1 SGB I, soweit:
- ihre Erfüllung nicht in einem angemessenen Verhältnis zu der in Anspruch genommenen Sozialleistung steht,
- ihre Erfüllung dem Betroffenen aus einem wichtigen Grund nicht zugemutet werden kann,
- der Leistungsträger sich durch einen geringeren Aufwand als der Antragsteller oder Leistungsberechtigte die erforderlichen Kenntnisse selbst beschaffen kann (zB durch Beiziehung von Befundunterlagen der behandelnden Ärzte).

Darüber hinaus können **Behandlungen und Untersuchungen abgelehnt** werden, § 65 Abs 2 SGB I:
- bei denen im Einzelfall ein Schaden für Leben oder Gesundheit nicht mit hoher Wahrscheinlichkeit ausgeschlossen werden kann,
- die mit erheblichen Schmerzen verbunden sind, oder
- die einen erheblichen Eingriff in die körperliche Unversehrtheit bedeuten.

Bei **fehlender Mitwirkung**, wenn also der Berechtigte seinen Mitwirkungspflichten nach den §§ 60 ff SGB I unbegründet nicht nachkommt, kann der Leistungsträger die Leistung bis zur Nachholung der Mitwirkung ganz oder teilweise versagen oder entziehen, § 66 SGB I.

Dies gilt einmal, wenn hierdurch oder durch sonstiges absichtliches Handeln die Aufklärung des Sachverhalts erheblich erschwert wird, § 66 Abs 1 SGB I. Es gilt auch, wenn der Berechtigte eine Sozialleistung wegen Pflegebedürftigkeit, Arbeitsunfähigkeit, Gefährdung oder Minderung der Erwerbsfähigkeit oder wegen Arbeitslosigkeit beantragt oder erhält und unter Würdigung aller Umstände mit Wahrscheinlichkeit anzunehmen ist, daß deshalb seine Fähigkeit zur selbständigen Lebensführung, seine Arbeits-, Erwerbs- oder Vermittlungsfähigkeit beeinträchtigt oder nicht verbessert wird, § 66 Abs 2 SGB I.

Sozialleistungen dürfen wegen fehlender Mitwirkung aber nur versagt oder entzogen werden, nachdem der Berechtigte auf diese Folgen schriftlich hingewiesen worden ist und seiner Mitwirkungspflicht innerhalb einer ihm gesetzten angemessenen Frist nicht nachgekommen ist, § 66 Abs 3 SGB I.

Wird die Mitwirkung nachgeholt und liegen die Leistungsvoraussetzungen vor, kann der Leistungsträger die Leistungen, die er nach § 66 SGB I versagt oder entzogen hat, nachträglich ganz oder teilweise doch noch erbringen, § 67 SGB I.

Literatur

Bley, H., W. Gitter ua: Sozialgesetzbuch, Sozialversicherung (Gesamtkommentar; Stand: 1996) Chmielorz, Wiesbaden

Erlenkämper, A., W. Fichte: Sozialrecht, 3. Auflage 1995, Heymanns, Köln

Hauck, K., H. Haines: Sozialgesetzbuch (Stand: 1996), Schmidt, Berlin

Niesel: Sozialversicherungsrecht (Kasseler Kommentar, Stand: 1996), Beck, München

5.2 Arbeitsförderung (SGB III)

5.2.1 Aufgabe

Aufgabe der Arbeitsförderung ist es, die Chancengleichheit und soziale Gerechtigkeit im Bereich der Berufsausbildung und Berufsausübung zu sichern.

Durch die Leistungen der Arbeitsförderung soll vor allem der Ausgleich am Arbeitsmarkt unterstützt werden, indem Ausbildungs- und Arbeitsuchende über Lage und Entwicklung des Arbeitsmarktes und der Berufe beraten, offene Stellen zügig besetzt und die Möglichkeiten von benachteiligten Ausbildungs- und Arbeitsuchenden für eine Erwerbstätigkeit verbessert und dadurch Zeiten der Arbeitslosigkeit sowie des Bezugs von Arbeitslosengeld und Arbeitslosenhilfe vermieden oder verkürzt werden, § 1 SGB III.

Die Leistungen der Arbeitsförderung sind so einzusetzen, daß sie der beschäftigungspolitischen Zielsetzung der Sozial-, Wirtschafts- und Finanzpolitik entsprechen sowie der besonderen Verantwortung der Arbeitgeber und der Arbeitnehmer Rechnung tragen und die Erhaltung und Schaffung von wettbewerbsfähigen Arbeitsplätzen nicht gefährden, § 2 SGB III.

5.2.2 Gesetzliche Grundlagen

Gesetzliche Grundlage ist ab 01.01.1998 das SGB III, mit dem nunmehr auch das Arbeitsförderungsrecht in das Sozialgesetzbuch eingegliedert worden ist.

Bis zum 31.12.1997 gilt noch das bisherige Arbeitsförderungsgesetz (AFG), das inhaltlich aber weitgehend dem neuen SGB III entspricht.

Ergänzend bestehen neben einigen Rechtsverordnungen zahlreiche sog „Anordnungen" der Bundesanstalt für Arbeit, die – weitergehend als sonstige Verwaltungsvorschriften – als autonomes Satzungsrecht unmittelbare Rechtswirkungen haben, soweit sie mit dem Gesetz in Einklang stehen.

5.2.3 Träger

Träger der Arbeitsförderung und der Arbeitslosenversicherung ist die Bundesanstalt für Arbeit in Nürnberg, § 368 SGB III.

Wahrgenommen werden die Aufgaben idR von den örtlichen Arbeitsämtern, § 372 SGB III.

5.2.4   Leistungen

Arbeitnehmer erhalten folgende Leistungen, § 3 Abs 1 SGB III:

– Berufsberatung sowie Ausbildungs- und Arbeitsvermittlung und diese unterstützende Leistungen,
– Trainingsmaßnahmen zur Verbesserung der Eingliederungsaussichten,
– Mobilitätshilfen und Arbeitnehmerhilfe zur Aufnahme einer Beschäftigung,
– Überbrückungsgeld zur Aufnahme einer selbständigen Tätigkeit,
– Berufsausbildungsbeihilfe während einer beruflichen Ausbildung oder einer berufsvorbereitenden Bildungsmaßnahme,
– Übernahme der Weiterbildungskosten und Unterhaltsgeld während der Teilnahme an einer beruflichen Weiterbildung,
– allgemeine und besondere Leistungen zur beruflichen Eingliederung Behinderter,
– Arbeitslosengeld, Teilarbeitslosengeld und Arbeitslosenhilfe während Arbeitslosigkeit (Leistungen zum Ersatz des Arbeitsentgelts bei Arbeitslosigkeit),
– Kurzarbeitergeld bei Arbeitsausfall,
– Insolvenzgeld bei Zahlungsunfähigkeit des Arbeitgebers,
– Wintergeld und Winterausfallgeld in der Bauwirtschaft.

Die Vermittlung in Ausbildung und Arbeit hat Vorrang vor den Leistungen zum Ersatz des Arbeitsentgelts bei Arbeitslosigkeit, § 4 SGB III.

Arbeitgeber erhalten als Leistungen, § 3 Abs 2 SGB III:

– Arbeitsmarktberatung sowie Ausbildungs- und Arbeitsvermittlung,
– Zuschüsse zu den Arbeitsentgelten bei Eingliederung von leistungsgeminderten Arbeitnehmern sowie bei Neugründungen,
– Erstattung von Arbeitsentgelt für Zeiten ohne Arbeitsleistung und weitere Leistungen bei Abschluß eines Eingliederungsvertrages mit Zustimmung des Arbeitsamtes,
– Zuschüsse zur Ausbildungsvergütung bei Durchführung von Maßnahmen während der betrieblichen Ausbildungszeit sowie weitere Zuschüsse bei Behinderten.

Hier kann nur eine allgemeine Übersicht gegeben und nur auf einige wenige grundlegende, auch für den sozialmedizinischen Bereich bedeutsame Bestimmungen eingegangen werden.

5.2.5   Berufsberatung, Arbeitsvermittlung, Arbeitserlaubnis

5.2.5.1   Berufsberatung

Das Arbeitsamt hat Jugendlichen und Erwachsenen, die am Arbeitsleben teilnehmen oder teilnehmen wollen, Berufsberatung und Arbeitgebern Arbeitsmarktberatung anzubieten, § 29 SGB III.

Art und Umfang der Beratung richten sich nach dem Beratungsbedarf des einzelnen Ratsuchenden.

Die **Berufsberatung** umfaßt die Erteilung von Auskunft und Rat, § 30 SGB III:
– zur Berufswahl, beruflichen Entwicklung und zum Berufswechsel,
– zur Lage und Entwicklung des Arbeitsmarktes und der Berufe,
– zu den Möglichkeiten der beruflichen Bildung,
– zur Ausbildungs- und Arbeitsplatzsuche,
– zu Leistungen der Arbeitsförderung.

Die Berufsberatung erstreckt sich auch auf die Erteilung von Auskunft und Rat zu Fragen der Ausbildungsförderung und der schulischen Bildung, soweit sie für die Berufswahl und die berufliche Bildung von Bedeutung sind. Dabei sind Neigung, Eignung und Leistungsfähigkeit der Ratsuchenden sowie die Beschäftigungsmöglichkeiten zu berücksichtigen, § 31 SGB III.

Das Arbeitsamt soll die Ratsuchenden mit ihrem Einverständnis ärztlich und psychologisch untersuchen und begutachten, soweit dies für die Feststellung der Berufseignung oder Vermittlungsfähigkeit erforderlich ist, § 32 SGB III.

5.2.5.2   Arbeitsvermittlung

Das Arbeitsamt hat Ausbildungsuchenden, Arbeitsuchenden und Arbeitgebern Ausbildungs- und Arbeitsvermittlung anzubieten, § 35 SGB III.

Die Vermittlung umfaßt alle Tätigkeiten, die darauf gerichtet sind, Ausbildung- und Arbeitsuchende mit Arbeitgebern zur Begründung eines Ausbildungs- bzw Beschäftigungsverhältnisses zusammenzuführen. Es hat dabei Neigung, Eignung und Leistungsfähigkeit der Ausbildung- bzw Arbeitsuchenden sowie die Anforderungen der angebotenen Stellen zu berücksichtigen.

Das Arbeitsamt übt die Beratung und Vermittlung idR unentgeltlich aus, § 43 SGB III.

5.2.5.3   Arbeitserlaubnis, Arbeitsberechtigung

Ausländer dürfen eine Beschäftigung nur mit Genehmigung des Arbeitsamtes ausüben und von Arbeitgebern nur beschäftigt werden, wenn sie eine solche Genehmigung (Arbeitserlaubnis oder Arbeitsberechtigung) besitzen, §§ 283 ff SGB III.

Einer solchen Genehmigung bedürfen nicht, § 283 Abs 1 Satz 2 SGB III:

- Ausländer, denen nach den Rechtsvorschriften der Europäischen Gemeinschaft oder nach dem Abkommen über den Europäischen Wirtschaftsraum Freizügigkeit zu gewahren ist,
- Ausländer, die im Bundesgebiet geboren sind und eine unbefristete Aufenthaltserlaubnis besitzen,
- Ausländer, die eine Aufenthaltsberechtigung besitzen,
- andere Ausländer, wenn dies in zwischenstaatlichen Vereinbarungen, auf Grund eines Gesetzes oder durch Rechtsverordnung bestimmt ist.

5.2.6 Förderung der beruflichen Bildung und der Arbeitsaufnahme

Die Arbeitsverwaltung fördert ua:

- die berufliche Ausbildung, §§ 59 ff SGB III,
- die berufliche Weiterbildung, §§ 77 ff SGB III,
- die Eingliederung von Arbeitnehmern, §§ 215 ff SGB III,
- Arbeitsbeschaffungsmaßnahmen, §§ 258 ff SGB III
- Strukturanpassungsmaßnahmen, §§ 270 ff SGB III.

Auf die Einzelheiten kann hier nicht eingegangen werden.

5.2.7 Berufsfördernde Leistungen zur Rehabilitation

Die Arbeitsverwaltung kann Leistungen zur Förderung der beruflichen Eingliederung Behinderter erbringen, die wegen Art oder Schwere der Behinderung erforderlich sind, um ihre Erwerbsfähigkeit entsprechend ihrer Leistungsfähigkeit zu erhalten, zu bessern oder (wieder-) herzustellen und ihre berufliche Eingliederung zu sichern. Bei der Auswahl der Leistungen sind Eignung Neigung, bisherige Tätigkeit sowie Lage und Entwicklung des Arbeitsmarktes angemessen zu berücksichtigen. Soweit es erforderlich ist, schließt das Verfahren zur Auswahl der Leistungen eine Berufsfindung oder Arbeitserprobung ein, § 97 SGB III.

Als **Leistungen zur beruflichen Eingliederung** können erbracht werden:

1. Allgemeine Leistungen, § 100 ff SGB III:

  - Unterstützung der Beratung und Vermittlung,
  - Verbesserung der Eingliederungsaussichten,
  - Förderung der Aufnahme einer Beschäftigung,
  - Förderung der Aufnahme einer selbständigen Tätigkeit,

  - Förderung der Berufsausbildung,
  - Förderung der beruflichen Weiterbildung.

2. Besondere Leistungen, § 103 ff SGB III:

  - Übergangsgeld,
  - Ausbildungsgeld, wenn ein Übergangsgeld nicht erbracht werden kann,
  - Übernahme der Teilnahmekosten für eine Maßnahme und
  - sonstige Hilfen.

Im Rahmen der sonstigen Hilfen können ua erbracht werden, § 114 SGB III:

- Kraftfahrzeughilfe nach der KfzHV (S 39),
- Kostenübernahme für nichtorthopädische Hilfsmittel, die wegen Art oder Schwere der Behinderung zur Berufsausübung einschließlich zur Erhöhung der Sicherheit auf dem Weg von und zum Arbeitsplatz und am Arbeitsplatz erforderlich sind,
- Kostenübernahme für technische Arbeitshilfen, die wegen Art oder Schwere der Behinderung zur Berufsausübung erforderlich sind, und
- Kostenübernahme in angemessenem Umfang für die Beschaffung oder den Ausbau einer Wohnung (Wohnkosten), wenn die Leistung für die berufliche Eingliederung erforderlich ist und die Wohnung wegen Art oder Schwere der Behinderung besonderer Ausstattung bedarf.

Die Leistungen zur beruflichen Eingliederung Behinderter dürfen nur erbracht werden, sofern nicht ein anderer Rehabilitationsträger iS des RehaAnglG (S 37) zuständig ist, § 22 Abs 2 SGB III.

Solange und soweit eine solche vorrangige Stelle erforderliche Leistungen, nicht gewährt, sind diese von der Arbeitsverwaltung zu erbringen, §§ 6 Abs 2 RehaAnglG, 23 SGB III.

5.2.8 Entgeltersatzleistungen

Entgeltersatzleistungen, § 116 SGB III, sind:

- Arbeitslosengeld (Alg) für Arbeitslose und Teilarbeitslosengeld für Teilarbeitslose,
- Unterhaltsgeld bei Teilnahme an Maßnahmen der beruflichen Weiterbildung,
- Übergangsgeld für Behinderte,
- Kurzarbeitergeld,
- Insolvenzgeld wegen Zahlungsunfähigkeit des Arbeitgebers,
- Arbeitslosenhilfe (Alhi) im Anschluß an den Bezug von Arbeitslosengeld.

Einzelheiten können hier nur hinsichtlich Alg und Alhi erörtert werden

5.2.8.1 Arbeitslosengeld (Alg)

Anspruch auf Arbeitslosengeld haben Arbeitnehmer, § 117 SGB III, die:

– arbeitslos sind,
– sich beim Arbeitsamt arbeitslos gemeldet und
– die Anwartschaftszeit erfüllt haben.

Arbeitnehmer, die das fünfundsechzigste Lebensjahr vollendet haben, haben vom Beginn des folgenden Monats an keinen Anspruch auf Arbeitslosengeld, § 117 Abs 2 SGB III.

Der Anspruch kann sich auch auf ein **Teilarbeitslosengeld** richten, § 151 SGB III. Teilarbeitslos ist, wer eine versicherungspflichtige Beschäftigung verloren hat, die er neben einer weiteren versicherungspflichtigen Beschäftigung ausgeübt hat, und eine versicherungspflichtige Beschäftigung sucht

Arbeitslos ist ein Arbeitnehmer, § 118 SGB III, der:

– vorübergehend nicht in einem Beschäftigungsverhältnis steht (Beschäftigungslosigkeit) und
– eine versicherungspflichtige Beschäftigung sucht (Beschäftigungssuche).

Die Ausübung einer geringfügigen Beschäftigung schließt Beschäftigungslosigkeit nicht aus. Übt ein Arbeitnehmer mehrere geringfügige Beschäftigungen aus, so schließt dies die Beschäftigungslosigkeit aus, wenn die Beschäftigungen zusammengerechnet die Geringfügigkeitsgrenze überschreiten.

Eine selbständige Tätigkeit und eine Tätigkeit als mithelfender Familienangehöriger stehen einer Beschäftigung gleich.

Eine **Beschäftigung sucht** § 119 SGB III, wer:

– alle Möglichkeiten nutzt und nutzen will, um seine Beschäftigungslosigkeit zu beenden und
– den Vermittlungsbemühungen des Arbeitsamtes zur Verfügung steht (Verfügbarkeit).

Verfügbar für die Vermittlungsbemühungen des Arbeitsamtes ist, wer arbeitsfähig und seiner Arbeitsfähigkeit entsprechend arbeitsbereit ist, § 119 Abs 2 SGB III.

Arbeitsfähig ist ein Arbeitsloser, § 119 Abs 3 SGB III, der:

– eine versicherungspflichtige Beschäftigung unter den üblichen Bedingungen des für ihn in Betracht kommenden Arbeitsmarktes aufnehmen und ausüben,
– an Maßnahmen zur beruflichen Eingliederung in das Erwerbsleben teilnehmen und
– Vorschlägen des Arbeitsamtes zur beruflichen Eingliederung zeit- und ortsnah Folge leisten kann und darf.

Arbeitsbereit und arbeitsfähig ist der Arbeitslose auch dann, § 119 Abs 4 SGB III, wenn er bereit oder in der Lage ist, unter den üblichen Bedingungen des für ihn in Betracht kommenden Arbeitsmarktes nur:

– zumutbare Beschäftigungen aufzunehmen und auszuüben,
– versicherungspflichtige Beschäftigungen mit bestimmter Dauer, Lage und Verteilung der Arbeitszeit aufzunehmen und auszuüben, wenn dies wegen der Betreuung und Erziehung eines aufsichtsbedürftigen Kindes oder Pflege eines pflegebedürftigen Angehörigen erforderlich ist,
– versicherungspflichtige Teilzeitbeschäftigungen aufzunehmen und auszuüben, wenn er die Anwartschaftszeit durch eine Teilzeitbeschäftigung erfüllt hat und das Arbeitslosengeld nach einer Teilzeitbeschäftigung bemessen worden ist,
– Heimarbeit auszuüben, wenn er die Anwartschaftszeit durch eine Beschäftigung als Heimarbeiter erfüllt hat.

Ist der Arbeitslose Schüler oder Student einer Schule, Hochschule oder sonstigen Ausbildungsstätte, so wird idR vermutet, daß er nur versicherungsfreie Beschäftigungen ausüben kann, § 120 Abs 2 SGB III.

Zumutbar sind einem Arbeitslosen alle seiner Arbeitsfähigkeit entsprechenden Beschäftigungen, soweit allgemeine oder personenbezogene Gründe nicht entgegenstehen, § 121 SGB III.

Aus personenbezogenen Gründen ist eine Beschäftigung einem Arbeitslosen ua nicht zumutbar, wenn das daraus erzielbare Arbeitsentgelt erheblich niedriger als das der Bemessung des Arbeitslosengeldes zugrunde liegende Arbeitsentgelt ist, § 121 Abs 3 SGB III, oder wenn die täglichen Pendelzeiten zwischen seiner Wohnung und der Arbeitsstätte im Vergleich zur Arbeitszeit unverhältnismäßig lang sind, § 121 Abs 4 SGB III.

Eine Beschäftigung ist nicht schon deshalb unzumutbar, weil sie befristet ist, vorübergehend eine getrennte Haushaltsführung erfordert oder nicht zum Kreis der Beschäftigungen gehört, für die der Arbeitnehmer ausgebildet ist oder die er bisher ausgeübt hat, § 121 Abs 5 SGB III.

Die **Anwartschaftszeit** hat erfüllt, wer in der Rahmenfrist mindestens zwölf Monate in einem Versicherungspflichtverhältnis gestanden ist, § 123 SGB III. Die Rahmenfrist beträgt idR drei Jahre, § 124 Abs 1 SGB III.

Anspruch auf Alg hat auch, wer allein deshalb nicht arbeitslos ist, weil er wegen einer mehr als sechsmonatigen **Minderung seiner Leistungsfähigkeit** versicherungspflichtige Beschäftigungen nicht unter den Bedingungen ausüben kann, die auf dem für ihn in Betracht kommenden Arbeitsmarkt ohne Berücksichtigung der Minderung der Leistungsfähigkeit üblich sind, wenn weder Berufsunfähigkeit noch Erwerbsunfähigkeit im Sinne der GRV festgestellt worden ist, § 125 SGB III.

Die **Feststellung**, ob Berufs- oder Erwerbsunfähigkeit vorliegt, trifft der zuständige Träger der GRV, § 125 Abs 1 Satz 2 SGB III.

Das Arbeitsamt soll den Arbeitslosen in solchen Fällen aber unverzüglich auffordern, innerhalb eines Monats einen Antrag auf Maßnahmen zur Rehabilitation (der ggf als Rentenantrag gilt, § 116 Abs 2 SGB VI) oder zur beruflichen Eingliederung Behinderter zu stellen. Stellt der Arbeitslose den Antrag nicht, ruht der Anspruch auf Alg vom Tage nach Ablauf der Frist an bis zum Tage, an dem der Arbeitslose einen Antrag auf solche Maßnahmen oder einen Antrag auf Rente wegen Berufs- oder Erwerbsunfähigkeit stellt, § 125 Abs 2 SGB III.

Wird ein Arbeitsloser während des Bezugs von Alg **infolge Krankheit unverschuldet arbeitsunfähig** oder wird er während des Bezugs von Alg auf Kosten der Krankenkasse stationär behandelt, verliert er dadurch nicht den Anspruch auf Alg für die Zeit der Arbeitsunfähigkeit oder stationären Behandlung bis zur Dauer von sechs Wochen (Leistungsfortzahlung), § 126 Abs 1 SGB III.

Eine Leistungsfortzahlung erfolgt auch im Fall einer nach ärztlichem Zeugnis erforderlichen Beaufsichtigung, Betreuung oder Pflege eines erkrankten Kindes des Arbeitslosen bis zur Dauer von zehn, bei alleinerziehenden Arbeitslosen bis zur Dauer von 20 Tagen für jedes Kind in jedem Kalenderjahr, wenn eine andere im Haushalt des Arbeitslosen lebende Person diese Aufgabe nicht übernehmen kann und das Kind das zwölfte Lebensjahr noch nicht vollendet hat. Alg wird jedoch für nicht mehr als 25, für alleinerziehende Arbeitslose für nicht mehr als 50 Tage in jedem Kalenderjahr fortgezahlt.

Nach Ablauf der Leistungsfortzahlung nach dem SGB III zahlt die Krankenkasse Krankengeld, § 44 SGB V.

Die Arbeitsunfähigkeit ist bei Arbeitslosen nicht nach der zuletzt verrichteten Erwerbstätigkeit zu beurteilen, sondern nach dem Tätigkeitsbereich, der für eine Vermittlung des Arbeitslosen in Betracht kommt.[1]

Die **Höhe des Alg** beträgt idR, § 129 SGB III:
- für Arbeitslose, die (oder deren Ehegatte) mindestens ein Kind haben, als erhöhter Leistungssatz: 67 vH,
- für die übrigen Arbeitslosen als allgemeiner Leistungssatz: 60 vH

des pauschalierten Nettoentgelts (Leistungsentgelt), das der Arbeitslose zuletzt erzielt hat.

Die **Dauer des Anspruchs** auf Alg richtet sich, § 127 SGB III:
- nach der Dauer der Versicherungspflichtverhältnisse innerhalb einer erweiterten Rahmenfrist und

- dem Lebensalter, das der Arbeitslose bei der Entstehung des Anspruchs vollendet hat

Sie beträgt 6 Monate nach insgesamt 12 Monaten Versicherungspflichtverhältnisse und verlängert sich stufenweise bis zu 32 Monaten nach 64 Monaten Versicherungspflichtverhältnisse und einem Lebensalter von 57 Jahren.

Das **Alg ruht** unter bestimmten Voraussetzungen, §§ 142 ff SGB III, ua bei Bezug bestimmter anderer Sozialleistungen (ua Kranken- oder Verletztengeld, EU-Rente), sowie bei Verhängung einer Sperrzeit oder Säumniszeit.

Das Ruhen bewirkt, daß das Alg nicht ausgezahlt wird.

Eine **Sperrzeit**, § 144 SGB III, tritt ein, wenn der Arbeitslose:
- das Beschäftigungsverhältnis gelöst oder durch ein arbeitsvertragswidriges Verhalten Anlaß für die Lösung des Beschäftigungsverhältnisses gegeben und dadurch vorsätzlich oder grob fahrlässig die Arbeitslosigkeit herbeigeführt hat (Sperrzeit wegen Arbeitsaufgabe),
- trotz Belehrung über die Rechtsfolgen eine vom Arbeitsamt angebotene Beschäftigung nicht angenommen oder nicht angetreten hat (Sperrzeit wegen Arbeitsablehnung),
- sich trotz Belehrung über die Rechtsfolgen geweigert hat, an einer Trainingsmaßnahme oder einer Maßnahme zur beruflichen Ausbildung oder Weiterbildung oder einer Maßnahme zur beruflichen Eingliederung Behinderter teilzunehmen (Sperrzeit wegen Ablehnung einer beruflichen Eingliederungsmaßnahme), oder
- die Teilnahme an einer solchen Maßnahme abgebrochen oder durch maßnahmewidriges Verhalten Anlaß für den Ausschluß aus einer dieser Maßnahmen gegeben hat (Sperrzeit wegen Abbruchs einer beruflichen Eingliederungsmaßnahme),

ohne für sein Verhalten einen wichtigen Grund zu haben.

Ein wichtiger Grund zB für eine Arbeitsaufgabe oder Arbeitsablehnung kann darin liegen, daß der Arbeitslose den Leistungsanforderungen der jeweiligen Tätigkeit nicht (mehr) gewachsen ist.

Die **Dauer der Sperrzeit** beträgt idR 12 Wochen, im Fall einer besonderen Härte für den Arbeitslosen 6 Wochen und in bestimmten Ausnahmefällen 3 Wochen, § 144 Abs 1 bis 3 SGB III.

Der **Anspruch auf Alg erlischt** ua, wenn der Arbeitslose nach der Entstehung des Anspruchs Anlaß für den Eintritt von Sperrzeiten mit einer Dauer von insgesamt mindestens 24 Wochen gegeben hat und auf diese Rechtsfolgen hingewiesen worden ist, § 147 SGB III.

Eine **Säumniszeit**, § 145 SGB III, tritt ein, wenn der Arbeitslose einer Aufforderung des Arbeitsamts, sich zu melden oder zu einem ärztlichen oder psychologischen Untersuchungstermin zu

---

[1] S 11; vgl Ziffer 4. der Richtlinien des Bundesausschusses der Ärzte und Krankenkassen über die Beurteilung der Arbeitsunfähigkeit und die Maßnahmen zur stufenweise Wiedereingliederung;

erscheinen (allgemeine Meldepflicht) trotz Belehrung über die Rechtsfolgen ohne wichtigen Grund nicht nachkommt.

Die Säumniszeit, während der der Anspruch auf Alg ruht, beträgt idR 2 Wochen, im Fall eines weiteren Meldeversäumnisses mindestens 4 Wochen, im Fall besonderer Härte 1 Woche.

5.2.8.2 Arbeitslosenhilfe (Alhi)

Anspruch auf Arbeitslosenhilfe haben unter bestimmten weiteren Voraussetzungen Arbeitnehmer, § 189 SGB III, die:

– arbeitslos sind,
– sich beim Arbeitsamt arbeitslos gemeldet haben,
– keinen Anspruch auf Alg haben, und
– bedürftig sind.

Bedürftig ist ein Arbeitsloser, soweit er seinen Lebensunterhalt nicht auf andere Weise als durch Arbeitslosenhilfe bestreitet oder bestreiten kann und das zu berücksichtigende Einkommen die Arbeitslosenhilfe nicht erreicht, § 192 SGB III.

Nicht bedürftig ist ein Arbeitsloser, solange mit Rücksicht auf sein Vermögen, das Vermögen seines nicht dauernd getrennt lebenden Ehegatten oder das Vermögen einer Person, die mit dem Arbeitslosen in eheähnlicher Gemeinschaft lebt, die Erbringung von Arbeitslosenhilfe offenbar nicht gerechtfertigt ist.

Die **Höhe der Alhi** beträgt, § 194 SGB III:

– für Arbeitslose, die beim Arbeitslosengeld die Voraussetzungen für den erhöhten Leistungssatz (s oben) erfüllen würden,   57 vH,
– für die übrigen Arbeitslosen   53 vH

des maßgebenden Leistungsentgelts.

Literatur

Erlenkämper, A., W. Fichte: Sozialrecht, 3. Auflage 1995, Heymanns, Köln
Gagel, A. (Hrsg), Arbeitsförderungsgesetz (Stand: 1996), Beck, München
Hennig, W., H. Kühl, E. Heuer: Arbeitsförderungsgesetz (Stand: 1996), Luchterhand, Neuwied
Knigge, A., ua: Kommentar zum Arbeitsförderungsgesetz, 3. Auflage (Stand: 1996), Nomos, Baden-Baden

5.3 Sozialgesetzbuch IV: Gemeinsame Vorschriften für die Sozialversicherung (SGB IV)

Das SGB IV mit seinen „Gemeinsamen Vorschriften für die Sozialversicherung" gilt nur für die eigentliche Sozialversicherung, also die GKV, die GUV, die GRV (einschließlich der Altershilfe für Landwirte) sowie die soziale Pflegeversicherung (GPV), § 1 Abs 1 SGB IV.

Es gilt also (mit bestimmten Ausnahmen) insbesondere nicht für das Arbeitsförderungsrecht, das sozEntschR sowie die Sozialhilfe.

Das SGB IV enthält zahlreiche Einzelbestimmungen ua über den versicherten Personenkreis, Geltungsbereich und Umfang der Versicherung, Beschäftigung (einschließlich geringfügiger Beschäftigung) und selbständige Tätigkeit, Arbeitsentgelt und Einkommen, Beiträge und Leistungen, die Versicherungsnummer, Meldepflichten, den Gesamtsozialversicherungsbeitrag und über die Sozialversicherungsträger und ihre Verfassung.

Diese Vorschriften können hier nicht referiert werden, weil sie für die sozialmedizinische Begutachtung kaum von Bedeutung sind. Erwähnt seien jedoch folgende Bestimmungen:

Eine **geringfügige Beschäftigung** liegt vor, § 8 SGB IV, wenn:

– die Beschäftigung regelmäßig weniger als 15 Stunden in der Woche ausgeübt wird und das Arbeitsentgelt regelmäßig im Monat ein Siebtel der monatlichen Bezugsgröße[1], bei höherem Arbeitsentgelt ein Sechstel des Gesamteinkommens nicht übersteigt, oder
– die Beschäftigung innerhalb eines Jahres seit ihrem Beginn auf längstens 2 Monate oder 50 Arbeitstage nach ihrer Eigenart begrenzt zu sein pflegt oder im voraus vertraglich begrenzt ist, es sei denn, daß die Beschäftigung berufsmäßig ausgeübt wird und ihr Entgelt die vorgenannten Grenzen übersteigt.

Mehrere geringfügige Beschäftigungen sind zusammenzurechnen. Das gilt entsprechend, soweit anstelle einer geringfügigen Beschäftigung eine geringfügige selbständige Tätigkeit ausgeübt wird.

---

[1] Grenzbetrag 1997:
In den alten Bundesländern: monatlich 610,- DM,
in den neuen Bundesländern: monatlich 520,- DM.

Um mehrere geringfügige Beschäftigungen erfassen zu können, schreibt das Gesetz seit einiger Zeit auch für diese eine Meldepflicht bei der Krankenkasse vor, § 104 SGB IV.

Die **Bezugsgröße**, die in zahlreichen Bestimmungen (ua auch des SGB V und VI) verwendet wird, ist das aufgerundete durchschnittliche Arbeitsentgelt aller Versicherten der GRV im vorvergangenen Jahr, § 18 SGB IV.

Die Bezugsgröße wird jährlich neu durch Verordnung festgesetzt. Sie beträgt ab 01.01.1997:
- in den alten Bundesländern 51.240,- DM jährlich (= 4.270,- DM monatlich),
- in den neuen Bundesländern 43.680,- DM jährlich (= 3.640,- DM monatlich).

Literatur

Bley, H., W. Gitter ua: Sozialgesetzbuch, Sozialversicherung (Gesamtkommentar; Stand: 1996)
Erlenkämper, A., W. Fichte: Sozialrecht, 3. Auflage 1995, Heymanns, Köln
Hauck, K., H. Haines: Sozialgesetzbuch (Stand: 1996), Schmidt, Berlin
Niesel, K. (Hrsg): Sozialversicherungsrecht (Kasseler Kommentar, Stand: 1996), Beck, München

5.4 Gesetzliche Krankenversicherung (SGB V)

5.4.1 Aufgabe

Die GKV hat die Aufgabe, die Gesundheit der Versicherten zu erhalten, wiederherzustellen oder den Gesundheitszustand zu bessern, § 1 SGB V. Sie gewährt dem Versicherten und seiner Familie Hilfe bei Krankheit und krankheitsbedingter Arbeitsunfähigkeit sowie bei Schwangerschaft und Geburt und schützt durch Maßnahmen zur Vorsorge und zur Früherkennung.

5.4.2 Gesetzliche Grundlagen

Die GKV ist seit dem 01.01.1989 im **Sozialgesetzbuch V (SGB V)** geregelt.

In der früheren RVO verblieben sind lediglich die Bestimmungen über Leistungen bei Schwangerschaft und Mutterschaft, §§ 195 ff RVO.
Das Gesetz ist seit seinem Inkrafttreten mehrfach geändert worden. Auch gegenwärtig bestehen im politischen Raum Erwägungen über weitere weitreichende Änderungen mit dem Ziel, die Kosten des Gesundheitswesen zu reduzieren.

5.4.3 Versicherungsträger

Träger der GKV sind, §§ 143 ff SGB V:
- die Ortskrankenkassen,
- die Betriebskrankenkassen,
- die Innungskrankenkassen,
- die See-Krankenkasse,
- die landwirtschaftlichen Krankenkassen,
- die Bundesknappschaft,
- die Ersatzkassen.

Die Versicherten sind können (seit 1996) grundsätzlich die für sie zuständige Krankenkasse wählen, §§ 173 ff SGB V.

5.4.4 Versicherter Personenkreis

Versicherungspflichtig sind, § 5 SGB V, zT unter weiteren Voraussetzungen:

- Arbeiter, Angestellte und zu ihrer Berufsausbildung Beschäftigte, die gegen Arbeitsentgelt beschäftigt sind (sofern die Jahresarbeitsentgeltsgrenze nicht überschritten wird, s unten), Nr 1,
- Leistungsempfänger der Arbeitsförderung (SGB III), Nr 2,
- Landwirte, ihre mitarbeitenden Familienangehörigen und Altenteiler nach Maßgabe des KVLG, Nr 3,
- Künstler und Publizisten nach Maßgabe des KSVG, Nr 4,
- Personen, die in einer Einrichtung der Jugendhilfe für eine Erwerbstätigkeit befähigt werden sollen, Nr 5,
- Teilnehmer an berufsfördernden Maßnahmen zur Rehabilitation sowie an Berufsfindung und Arbeitserprobung, sofern diese nicht nach dem BVG erbracht werden, Nr 6,
- Behinderte, die in Werkstätten für Behinderte, Anstalten, Heimen usw tätig sind, Nr 7 und 8,
- Studenten, die an Hochschulen usw eingeschrieben sind, idR jedoch längstens bis zum Abschluß des 14. Fachsemesters oder bis zur Vollendung des 30. Lebensjahres, Nr 9,
- Personen, die eine vorgeschriebene berufspraktische Tätigkeit verrichten (Praktikanten), sowie andere zur Berufsausbildung ohne Entgelt Beschäftigte, Nr 10,
- Personen, die die Voraussetzungen für den Anspruch auf eine Rente aus der GRV erfüllen und diese Rente beantragt haben, unter bestimmten Voraussetzungen, Nr 11 und 12,
- Bezieher von Vorruhestandsgeld, § 5 Abs 3 und 4 SGB V.

Versicherungsfrei sind ua, § 6 SGB V:

– Angestellte und (jetzt auch) Arbeiter, deren regelmäßiges Jahresarbeitsentgelt 75 vH der Beitragsbemessungsgrenze nach § 159 SGB VI[1] übersteigt,
– Beamte und andere Beschäftigte im öffentlichen Dienst, wenn sie nach beamtenrechtlichen Vorschriften oder Grundsätzen Anspruch auf Fortzahlung der Bezüge bei Krankheit oder Ruhegehalt bzw vergleichbare Bezüge und auf Beihilfe oder Heilfürsorge haben,
– Studenten für eine Beschäftigung während ihres Studiums.

Versicherungsfrei ist ferner, wer eine **geringfügige Beschäftigung** nach § 8 SGB IV (S 102) ausübt, § 7 SGB V. Unter bestimmten Voraussetzungen ist auf Antrag die **Befreiung von der Versicherungspflicht** möglich, § 8 SGB V.

Bestimmte Personengruppen können der **Versicherung (freiwillig) beitreten**, § 9 SGB V.

Versichert sind (auch) der Ehegatte und die Kinder von Mitgliedern (sog **Familienversicherung**), § 10 SGB V.

Die Familienversicherung unterliegt jedoch zahlreichen Beschränkungen, ua bei Wohnsitz der Familienangehörigen außerhalb der Bundesrepublik, eigenem Einkommen, bei Kindern auch hinsichtlich des Alters.

5.4.5   Leistungen: Allgemein

Die Versicherten haben Anspruch auf Leistungen, § 11 SGB V:

– zur Verhütung von Krankheiten sowie zur Empfängnisverhütung, bei Sterilisation und bei Schwangerschaftsabbruch, §§ 20 bis 24b SGB V,
– zur Früherkennung von Krankheiten, §§ 25 ff SGB V,
– zur Behandlung von Krankheiten, §§ 27 ff SGB V,
– auf Sterbegeld, 58 ff SGB V.
– auf Leistungen bei Schwangerschaft und Mutterschaft, §§ 195 ff RVO

Die früheren Leistungen wegen Schwerpflegebedürftigkeit (§§ 53 ff SGB V aF) sind mit Inkrafttreten der GPV entfallen.

Zu den Leistungen gehören auch medizinische und ergänzende **Leistungen zur Rehabilitation**, wenn sie notwendig sind, um einer drohenden Behinderung oder Pflegebedürftigkeit vorzubeugen, eine Behinderung zu beseitigen, zu bessern oder eine Verschlimmerung zu verhüten oder um Pflegebedürftigkeit zu vermeiden oder zu mindern; Leistungen der aktivierenden Pflege nach Eintritt von Pflegebedürftigkeit werden von den Pflegekassen erbracht, § 11 Abs 2 SGB V.

Kein Anspruch besteht (mehr) auf Leistungen, wenn sie **als Folge eines Arbeitsunfalls oder einer Berufskrankheit** iS der GUV zu erbringen sind, § 11 Abs 4 SGB V.

Ist der Arbeitsunfall bzw die Berufskrankheit (noch) nicht anerkannt, muß die Krankenkasse auch weiterhin die notwendigen Leistungen erbringen, kann aber ggf Erstattung aus der GUV verlangen.

Die **Leistungen** müssen ausreichend, zweckmäßig und wirtschaftlich sein.

Sie dürfen das Maß des Notwendigen nicht überschreiten. Leistungen, die nicht notwendig oder unwirtschaftlich sind, können Versicherte nicht beanspruchen, dürfen die Leistungserbringer nicht bewirken und die Krankenkassen nicht bewilligen, § 12 SGB V. Hat die Krankenkasse Leistungen ohne Rechtsgrundlage oder entgegen geltendem Recht erbracht, haftet jetzt der Geschäftsführer auf Ersatz des aus der Pflichtverletzung entstandenen Schadens, § 12 Abs 3 SGB V.

Dagegen haben die UV-Träger den durch Arbeitsunfall oder Berufskrankheit verursachten Gesundheitsschaden „mit allen geeigneten Mitteln" zu behandeln, § 26 Abs 2 SGB VII.

Die Leistungen der GKV sind idR **Sach- bzw Dienstleistungen**, § 2 Abs 2 SGB V.

Die Krankenkasse darf anstelle dieser Sach- oder Dienstleistungen idR keine Kostenerstattung leisten, es sei denn, sie hat eine unaufschiebbare Leistung nicht rechtzeitig erbringen können (zB privatärztliche Notfallbehandlung) oder zu Unrecht abgelehnt, § 13 SGB V. Die Krankenkasse kann durch Satzung aber zur Erprobung für bestimmte Bereiche eine Kostenerstattung anstelle von Sachleistungen zeitlich begrenzt vorsehen, § 64 SGB V.

Der **Anspruch auf Leistungen ruht** ua, § 16 SGB V, solange Versicherte:

– sich im Ausland aufhalten, und zwar auch dann, wenn sie dort während eines vorübergehenden Aufenthalts erkranken, soweit nicht die Leistungspflicht durch EU-Recht oder zwischenstaatliche Sozialversicherungsabkommen begründet ist (Ausnahmen: § 18 SGB V),
– Dienst auf Grund einer gesetzlichen Dienstpflicht nach dem Soldatengesetz leisten,
– sich in Untersuchungshaft befinden oder eine Freiheitsstrafe verbüßen.

---

[1] Jahresarbeitsentgeltgrenze der GKV 1997:
In den alten Bundesländern: Jährlich 73.800,- DM (= 6.150,- DM monatlich)
In den neuen Bundesländern: Jährlich 63.900,- DM (= 5.325,- DM monatlich)

(Zahn-) Ärztliche Behandlung wird (nur) von Ärzten erbracht, § 15 Abs 1 SGB V.

Die selbständige und eigenverantwortliche Behandlung durch Nichtärzte (zB Heilpraktiker, Chiropraktiker, Psychologen, Ergo- oder Physiotherapeuten usw) bleibt auch weiterhin ausgeschlossen.[2] Sind Hilfeleistungen solcher anderen Personen erforderlich, dürfen sie nur erbracht werden, wenn und soweit sie vom Arzt angeordnet und von ihm verantwortet werden, § 15 Abs 1 Satz 2 SGB V.

Die Versicherten haben dem Arzt vor Beginn der Behandlung ihre **Krankenversicherungskarte** vorzulegen, § 15 Abs 2 SGB V.

Für die Inanspruchnahme anderer Leistungen (zB orthopädische oder andere Hilfsmittel) stellt die Krankenkasse Berechtigungsscheine aus, die vor Inanspruchnahme der Leistung dem Leistungserbringer auszuhändigen sind, § 15 Abs 3 SGB V.

5.4.6 Leistungen zur Förderung der Gesundheit und zur Verhütung von Krankheiten

Die Krankenkassen arbeiten bei der Verhütung **arbeitsbedingter Gesundheitsgefahren** mit den Trägern der gesetzlichen Unfallversicherung zusammen, § 20 SGB V.

Sie unterrichten diese über die Erkenntnisse, die sie über Zusammenhänge zwischen Erkrankungen und Arbeitsbedingungen gewonnen haben.

Ist anzunehmen, daß bei einem Versicherten eine berufsbedingte gesundheitliche Gefährdung oder eine Berufskrankheit vorliegt, hat die Krankenkasse dies unverzüglich den für den Arbeitsschutz zuständigen Stellen und dem Unfallversicherungsträger mitzuteilen.

Als **Vorsorgeleistung** haben Versicherte ua Anspruch auf ärztliche Behandlung und Versorgung mit Arznei-, Verband- sowie Heil- und Hilfsmitteln, § 23 Abs 1 SGB V, wenn diese notwendig sind, um:

– eine Schwächung der Gesundheit, die in absehbarer Zeit voraussichtlich zu einer Krankheit führen würde, zu beseitigen,
– einer Gefährdung der gesundheitlichen Entwicklung eines Kindes entgegenzuwirken oder
– Pflegebedürftigkeit zu vermeiden.

Reichen diese Leistungen nicht aus, kann die Krankenkasse weitere Maßnahmen in Form einer **Vorsorgekur** erbringen, und zwar entweder ambulant ("freie Kur" mit einem Kostenzuschuß bis zu 15,- DM täglich) oder stationär mit Unterkunft und Verpflegung in einer Vertragseinrichtung (mit einer Zuzahlung von zZt 25,-

DM täglich; andererseits wird idR Krankengeld gewährt, S 108), § 23 Abs 2 bis 6 SGB V.

Diese weiteren Maßnahmen sind jetzt aber idR auf 3 (früher: 4) Wochen begrenzt und dürfen nicht vor Ablauf von 4 (früher: 3) Jahren nach Durchführung solcher oder ähnlicher Maßnahmen erneut erbracht werden, § 23 Abs 5 SGB V.

5.4.7 Leistungen zur Früherkennung von Krankheiten

Versicherte, die das 35. Lebensjahr vollendet haben, haben jedes zweite Jahr Anspruch auf eine ärztliche Gesundheitsuntersuchung zur **Früherkennung von Krankheiten**, insbesondere zur Früherkennung von Herz-, Kreislauf- und Nierenerkrankungen sowie der Zuckerkrankheit, § 25 Abs 1 SGB V.

Zur **Früherkennung von Krebskrankheiten** haben die Versicherten weiterhin einmal jährlich Anspruch auf Untersuchung, § 25 Abs 2 SGB V, und zwar:
– Frauen frühestens vom Beginn des 20. Lebensjahres,
– Männer frühestens vom Beginn der 45. Lebensjahre an.

Versicherte Kinder haben bis zur Vollendung des 6. Lebensjahres Anspruch auf Untersuchung zur Früherkennung von Krankheiten, die ihre körperliche oder geistige Entwicklung in nicht geringfügigem Maße gefährden, § 26 SGB V.

5.4.8 Leistungen bei Krankheit

Krankheit iS der GKV (S 8) ist ein regelwidriger Körper- oder Geisteszustand, der die Notwendigkeit einer ärztlichen Heilbehandlung und/oder Arbeitsunfähigkeit begründet.[3]

Damit ist Krankheit iS der GKV nicht *jede* Krankheit im medizinischem Sinn, nicht *jeder* regelwidrige Körper- oder Geisteszustand, sondern nur ein solcher, der entweder ärztliche Behandlung erfordert oder (auch) Arbeitsunfähigkeit bewirkt. Andererseits ist der Versicherungsfall der Krankheit nicht auf ein einzelnes Leiden, auf ein isoliertes medizinisches Krankheitsbild zu beziehen oder zu beschränken; entscheidend ist vielmehr der gesamte „Zustand des Krankseins".[4] Daher begründet ein neu hinzutretendes Leiden keinen neuen Versicherungsfall, wenn noch Behandlungsbedürftigkeit oder Arbeitsunfähigkeit wegen einer früheren Erkrankung bestanden hat, und dementsprechend keinen neuen Anspruch auf Krankengeld, § 48 Abs 1 Satz 2 SGB V.

Auf die **Ursache der Krankheit** kommt es idR nicht entscheidend an. Eine anspruchsbegründende Krankheit liegt auch dann vor, wenn sie angeboren ist, vorsätzlich (zB durch Schlägerei, Selbstverstümmelung,

---

[2] vgl hierzu BSG SozR 2200 § 368 Nr 4

[3] stdRspr; vgl ua BSGE 13, 134; 28, 214; 33, 202; 35, 10; 39, 167; *Erlenkämper/Fichte* S 12, 294; *Krauskopf* § 27 Rdz 3 ff ; *Peters* § 27 Rdz 30 ff, jeweils mwN
[4] vgl hierzu *Erlenkämper/Fichte* S 16

Suizidversuch) herbeigeführt wurde oder bei einer strafbaren Handlung entstanden ist; in den letzten Fällen kann die Krankenkasse den Versicherten jedoch ggf an den Kosten der Leistungen in angemessener Höhe beteiligen und das Krankengeld ganz oder teilweise für die Dauer dieser Krankheit versagen und zurückfordern, § 52 SGB V. Die Ursache kann aber dann von Bedeutung sein, wenn eine Zuständigkeit anderer Leistungsträger (zB der GUV, § 11 Abs 4 SGB V) in Betracht kommt.

Notwendigkeit einer Krankenbehandlung ist gegeben, § 27 Abs 1 SGB V, wenn durch sie der regelwidrige Körper- oder Geisteszustand erkannt, behoben, gebessert oder seine Verschlimmerung verhütet werden kann, wenn Schmerzen oder sonstige Krankheitsbeschwerden gelindert werden können oder das Leben – wenn auch nur begrenzte Zeit – verlängert werden kann.[5]

Arbeitsunfähig (S 10) ist, wer infolge einer Erkrankung nicht oder nur mit der Gefahr, seinen Zustand zu verschlimmern, seine bisherige Erwerbstätigkeit weiterverrichten kann.[6]

5.4.8.1   Krankenbehandlung

Versicherte haben Anspruch auf **Krankenbehandlung**, wenn sie notwendig ist, um eine Krankheit zu erkennen, zu heilen, ihre Verschlimmerung zu verhüten oder Krankheitsbeschwerden zu lindern, § 27 Abs 1 SGB V.

Die Krankenbehandlung umfaßt, § 27 Abs 1 Satz 2 SGB V:
- ärztliche Behandlung,
- zahnärztliche Behandlung einschließlich Versorgung mit Zahnersatz,
- Versorgung mit Arznei-, Verband-, Heil- und Hilfsmitteln,
- häusliche Krankenpflege und Haushaltshilfe,
- Krankenhausbehandlung,
- medizinische und ergänzende Leistungen zur Rehabilitation sowie Belastungerprobung und Arbeitstherapie.

Die **ärztliche Behandlung** umfaßt die Tätigkeit des Arztes, die zur Verhütung, Früherkennung und Behandlung von Krankheiten nach den Regeln der ärztlichen Kunst ausreichend und zweckmäßig ist.

Zur ärztlichen Behandlung gehört auch die Hilfeleistung anderer Personen (zB Ergo-, Physiotherapeuten usw), die vom Arzt angeordnet und von ihm zu verantworten ist, § 28 SGB V. Nach wie vor besteht kein Anspruch auf unmittelbare Behandlung durch Nichtärzte (Physiotherapeuten, Heilpraktiker, Psychologen usw).[7]

Versicherte haben Anspruch auf Versorgung mit **Arznei-, Verband- und Heilmitteln**, soweit sie nicht durch Rechtsverordnungen ausgeschlossen sind, §§ 31, 32 SGB V.

Versicherte, die das 18. Lebensjahr vollendet haben, haben zu den Kosten der Arznei- und Verbandmittel, für die ein Festbetrag (§ 35 SGB V) nicht festgesetzt ist, idR eine **Zuzahlung** zu leisten, § 31 Abs 3 SGB V, ebenso zu den Kosten der Heilmittel, § 32 Abs 2 SGB V.

Für bestimmte Gruppen von Arznei-, Verband- und Hilfsmitteln können **Festbeträge** festgesetzt werden, §§ 35, 36 SGB V.

Versicherte haben weiterhin Anspruch auf Versorgung mit **Hilfsmitteln**.[8]

Hierzu gehören ua Seh- und Hörhilfen, Körperersatzstücke, orthopädische und andere Hilfsmittel, die im Einzelfall erforderlich sind, um den Erfolg der Krankenbehandlung zu sichern oder eine Behinderung auszugleichen, soweit die Hilfsmittel nicht als allgemeine Gebrauchsgegenstände des täglichen Lebens anzusehen sind oder durch besondere Rechtsverordnung (§ 34 SGB V) ausgeschlossen sind.[9] Der Anspruch umfaßt idR auch die notwendige Änderung, Instandsetzung und Ersatzbeschaffung von Hilfsmitteln sowie die Ausbildung in ihrem Gebrauch, § 33 SGB V. Die Krankenkasse kann den Versicherten die erforderlichen Hilfsmittel auch leihweise überlassen und die Bewilligung davon abhängig machen, daß die Versicherten sich das Hilfsmittel anpassen oder sich in seinem Gebrauch ausbilden lassen, § 33 Abs 5 SGB V.

Bei Hilfsmitteln sieht das Gesetz eine Zuzahlung des Versicherten nicht vor; sie trägt aber nur die Kosten der festgesetzten Festbeträge bzw der vertraglich vereinbarten Preise, § 33 Abs 2 SGB V.

Eine **Leistungspflicht der Krankenkasse** besteht aber nur für solche Hilfsmittel, die notwendig und unmittelbar darauf gerichtet sind, eine fehlende oder gestörte Funktion (zB Greifen, Gehen, Hören) zu beheben oder auszugleichen.

Das ist ua nur der Fall, wenn der Versicherte (auch unter Berücksichtigung der Prinzipien von Notwendigkeit, Zweckmäßigkeit und Wirtschaftlichkeit, § 12 SGB V) zwangsläufig gerade auf dieses Hilfsmittel angewiesen ist. Ein Anspruch gegen die Krankenkassen besteht dagegen nicht, wenn das Hilfsmittel lediglich die Auswirkungen der Behinderung in einzelnen (zB beruflichen, gesellschaftlichen oder privaten) Lebensbereichen beheben oder mildern soll.[10]

Soweit eine Leistungspflicht der Krankenkasse nicht besteht, sind evtl weitergehende Ansprüche gegen ei-

---

[5] BSGE 28, 199, 201

[6] stdRspr; vgl ua BSGE 19, 179; 26, 288; *Erlenkämper/Fichte* S 21; *Krauskopf* § 44 Rdz 13; *Peters* § 44 Rdz 46 ff, jeweils mwN

[7] vgl hierzu BSG SozR 2200 § 368 Nr 4

[8] vgl hierzu im einzelnen *Erlenkämper/Fichte* S 302 mwN

[9] vgl hierzu die Heil- und Hilfsmittel-Richtlinien des Bundesausschusses der Ärzte und Krankenkassen

[10] vgl hierzu im einzelnen und mit zahlreichen Beispielen aus der Rechtsprechung *Erlenkämper/Fichte* S 302 ff; *Krauskopf* § 27 Rdz 30 ff; *Peters* § 27 Rdz 355 ff

nen Rehabilitationsträger (zB zum Zwecke der beruflichen Rehabilitation, S 38 ff) oder den Sozialhilfeträger (zB im Wege der Eingliederungshilfe, § 39 ff BSHG) in Betracht zu ziehen.

Häusliche Krankenpflege durch geeignete Pflegekräfte erhalten Versicherte in ihrem Haushalt oder ihrer Familie neben der ärztlichen Behandlung, wenn Krankenhausbehandlung geboten, aber nicht ausführbar ist, oder wenn sie durch die häusliche Krankenpflege vermieden oder verkürzt wird, § 37 SGB V.

Die häusliche Krankenpflege umfaßt die im Einzelfall erforderliche Grund- und Behandlungspflege sowie hauswirtschaftliche Versorgung, § 37 Abs 1 Satz 2 SGB V. Der Anspruch besteht bis zu vier Wochen je Krankheitsfall; in begründeten Ausnahmefällen kann die häusliche Krankenpflege für einen längeren Zeitraum bewilligt werden, § 37 Abs 1 Satz 3 und 4 SGB V. Häusliche Krankenpflege wird auch dann erbracht, wenn sie zur Sicherung des Ziels der ärztlichen Behandlung erforderlich ist, § 37 Abs 2 SGB V.

Der Anspruch besteht nur, soweit eine im Haushalt lebende Person den Kranken in dem erforderlichen Umfang nicht pflegen und versorgen kann, § 37 Abs 3 SGB V. Kann die Krankenkasse keine Kraft für die häusliche Krankenpflege stellen oder besteht Grund, davon abzusehen, sind den Versicherten die Kosten für eine selbstbeschaffte Kraft in angemessener Höhe zu ersetzen, § 37 Abs 4 SGB V.

Haushaltshilfe erhalten Versicherte, wenn ihnen wegen Krankenhausbehandlung, häuslicher Krankenpflege oder wegen einer Leistung ua als Vorsorge- oder Rehabilitationskur nach §§ 23 Abs 2 oder 4, 24, 37, 40 oder 41 SGB V die Weiterführung des Haushalts nicht möglich ist und in dem Haushalt ein Kind lebt, daß das 12. Lebensjahr noch nicht vollendet oder das behindert und auf Hilfe angewiesen ist, § 38 SGB V.

Die Satzung kann bestimmen, daß die Krankenkasse auch in anderen Fällen Haushaltshilfe erbringt, wenn Versicherten wegen Krankheit die Weiterführung des Haushalts nicht möglich ist, § 38 Abs 2 SGB V.

Der Anspruch besteht nur, soweit eine im Haushalt lebende Person diesen nicht weiterführen kann, § 38 Abs 3 SGB V. Kann die Krankenkasse keine Haushaltshilfe stellen oder besteht Grund, davon abzusehen, sind dem Versicherten die Kosten für eine selbstbeschaffte Haushaltshilfe in angemessener Höhe zu erstatten, idR aber nicht für Verwandte oder Verschwägerte, § 38 Abs 4 SGB V.

Versicherte haben Anspruch auf **Krankenhausbehandlung** in einem zugelassenen Krankenhaus, § 39 SGB V.

Sie wird voll- oder teilstationär, vor- oder nachstationär sowie ambulant erbracht, § 39 Abs 1 Satz 1 SGB V. Anspruch auf vollstationäre Behandlung besteht nur,

wenn die Aufnahme (oder Weiterführung[11]) erforderlich ist, weil das Behandlungsziel nicht durch teil-, vor- bzw nachstationäre oder ambulante Behandlung einschließlich häuslicher Krankenpflege, sondern nur mit den besonderen Mitteln einer (vollstationären) Krankenhausbehandlung[12] erreicht werden kann, § 39 Abs 1 Satz 2 SGB V.

Die Krankenhausbehandlung umfaßt alle Leistungen, die im Einzelfall nach Art und Schwere der Krankheit für die medizinische Versorgung des Versicherten notwendig sind, insbesondere ärztliche Behandlung, Krankenpflege, Versorgung mit Arznei-, Heil- und Hilfsmitteln, Unterkunft und Verpflegung, § 39 Abs 1 Satz 3 SGB V.

Versicherte, die das 18. Lebensjahr vollendet haben, haben idR vom Beginn der vollstationären Krankenhausbehandlung an innerhalb eines Kalenderjahres für längstens 14 Tage eine Zuzahlung je Kalendertag an das Krankenhaus zu leisten; das gilt nicht für teilstationäre Behandlung, § 39 Abs 4 SGB V. Andererseits wird bei stationärer Krankenhausbehandlung idR Krankengeld gewährt (S 108).

Medizinische Rehabilitationsmaßnahmen kann die Krankenkasse in Form einer *ambulanten Rehabilitationskur* („freie Kur") gewähren, wenn bei Versicherten eine ambulante Krankenbehandlung einschließlich ambulanter Rehabilitationsmaßnahmen nicht ausreicht; die Satzung der Krankenkasse kann einen Zuschuß zu den übrigen Kosten der Kur bis zu 15,- DM täglich vorsehen, § 40 Abs 1 SGB V.

Reicht eine solche Maßnahme nicht aus, kann die Krankenkasse *stationäre Behandlung* mit Unterkunft und Verpflegung in einer Rehabilitationseinrichtung erbringen, § 40 Abs 2 SGB V; stationäre Leistungen, die nicht anstelle einer sonst erforderlichen Krankenhausbehandlung (als sog AHB) erbracht werden, dürfen von der Krankenkasse nur durchgeführt werden, wenn sie von anderen Sozialversicherungsträgern nach den für diese geltenden Vorschriften nicht erbracht werden können, § 40 Abs 4 SGB V.

Versicherte, die das 18. Lebensjahr vollendet haben, haben idR eine Zuzahlung je Kalendertag an die Einrichtung zu entrichten, § 40 Abs 5 SGB V; andererseits wird auch bei stationären Vorsorge- und Rehabilitationskuren idR Krankengeld gewährt (s unten).

Ambulante Rehabilitationskuren sollen für längstens 3 (früher: 4) Wochen erbracht werden; ambulante und (vor allem) stationäre Kuren dürfen nicht vor Ablauf von 4 (früher: 3) Jahren nach Durchführung solcher oder ähnlicher Leistungen (auch anderer Sozialleistungsträger) erbracht werden, es sei denn, eine vorzeitige Leistung ist aus gesundheitlichen Gründen dringend erforderlich, § 40 Abs 2 SGB V.

Versicherte Kinder haben darüber hinaus Anspruch auf nichtärztliche sozialpädiatrische Leistungen, insbeson-

---

[11] wegen der Abgrenzung zum Pflegefall vgl *Erlenkämper/Fichte* S 306 mwN

[12] stdRspr; vgl ua BSG SozR 2200 § 184 Nr 11, 15, 27; BSG 23.04.1996 – 1 RK 10/95 -, DOK 1996, 445

re auf psychologische, heilpädagogische und psychosoziale Leistungen, wenn sie unter ärztlicher Verantwortung erbracht werden und erforderlich sind, um eine Krankheit zum frühestmöglichen Zeitpunkt zu erkennen und einen Behandlungsplan aufzustellen, § 43a SGB V.

Versicherte haben Anspruch auf **Belastungserprobung und Arbeitstherapie**, wenn solche Leistungen von anderen Sozialversicherungsträgern nach den für diese geltenden Vorschriften nicht erbracht werden können, § 42 SGB V.

Die Krankenkasse kann als **ergänzende Leistung zur Rehabilitation**, § 43 SGB V:

– den Rehabilitationssport fördern, der Versicherten ärztlich verordnet und in Gruppen unter ärztlicher Betreuung ausgeübt wird,
– solche Leistungen zur Rehabilitation erbringen, die unter Berücksichtigung von Art oder Schwere der Behinderung erforderlich sind, um das Ziel der Rehabilitation zu erreichen oder zu sichern, aber nicht zu den berufsfördernden Leistungen zur Rehabilitation oder den Leistungen zur allgemeinen sozialen Eingliederung gehören,

wenn zuletzt die Krankenkasse Krankenbehandlung geleistet hat oder leistet.

5.4.8.2 Krankengeld

Versicherte haben Anspruch auf **Krankengeld**, wenn die Krankheit sie arbeitsunfähig (S 10) macht oder sie auf Kosten der Krankenkasse stationär in einem Krankenhaus, einer Vorsorge- oder Rehabilitationseinrichtung behandelt werden, § 44 Abs 1 SGB V.

Versicherte haben Anspruch auf Krankengeld idR auch, wenn es nach ärztlichem Zeugnis erforderlich ist, daß sie zur Beaufsichtigung, Betreuung oder Pflege ihres mitversicherten **erkrankten Kindes** der Arbeit fernbleiben, eine andere in ihrem Haushalt lebende Person das Kind nicht betreuen kann und das Kind das 12. Lebensjahr noch nicht vollendet hat, § 45 Abs 1 SGB V. Der Anspruch besteht in jedem Kalenderjahr für jedes Kind längstens für 10, bei Alleinerziehenden für 20 Arbeitstage, insgesamt aber höchstens für 25 bzw 50 Arbeitstage je Kalenderjahr, § 45 Abs 2 SGB V.

Keinen Anspruch auf Krankengeld haben ua Rehabilitanden, Studenten, Praktikanten und Familienversicherte, § 44 Abs 1 Satz 2 SGB V, ferner Bezieher ua von Rente wegen Erwerbsunfähigkeit oder Altersruhegeld aus der GRV oder Ruhegehalt nach beamtenrechtlichen Vorschriften oder Grundsätzen vom jeweiligen Beginn an, § 50 Abs 1 SGB V.

Der Anspruch auf **Krankengeld beginnt** bei Krankenhausbehandlung oder (stationärer) Behandlung in einer Vorsorge- oder Rehabilitationseinrichtung mit deren Beginn, im übrigen mit dem Tag, der auf den Tag der ärztlichen

Feststellung der Arbeitsunfähigkeit folgt, § 46 SGB V.

Die **Höhe des Krankengeldes** beträgt idR 70 (früher: 80) vH des (zuletzt) erzielten regelmäßigen (Brutto-) Arbeitsentgelts und Arbeitseinkommens, soweit es der Beitragsberechnung unterliegt (sog Regelentgelt); es darf jetzt 90 vH des bisherigen Nettoentgelts nicht mehr übersteigen, § 47 SGB V.

Die **Dauer des Krankengeldes** ist (theoretisch) nicht begrenzt.

Für den Fall der Arbeitsunfähigkeit wegen derselben Krankheit wird Krankengeld jedoch für längstens 78 Wochen (= 1 1/2 Jahre) innerhalb einer sog **Blockfrist** von 3 Jahren, gerechnet vom Beginn der Arbeitsunfähigkeit an, gezahlt, § 48 Abs 1 Satz 1 SGB V. Für Versicherte, die im letzten Dreijahreszeitraum für 78 Wochen Krankengeld bezogen haben, besteht nach Beginn eines neuen Dreijahreszeitraums (Blockfrist) ein neuer Anspruch auf Krankengeld wegen derselben Krankheit nur, wenn sie bei Eintritt der erneuten Arbeitsunfähigkeit mit Anspruch auf Krankengeld versichert sind und in der Zwischenzeit zumindest 6 Monate nicht wegen dieser Krankheit arbeitsunfähig und erwerbstätig waren oder der Arbeitsvermittlung zur Verfügung standen, § 48 Abs 2 SGB V.

„Dieselbe Krankheit" liegt nur vor, wenn es sich tatsächlich um das nach Identität und Qualität selbe Krankheitsgeschehen wie früher handelt, nicht bloß um eine gleiche, gleichartige oder auf dieselbe Ursache zurückgehende Erkrankung. Die Krankheit muß dieselbe Ursache und dasselbe Erscheinungsbild haben und Ausdruck eines einheitlichen, fortbestehenden Grundleidens sein.[13] War das frühere Krankheitsgeschehen abgeschlossen, hat also insbesondere über längere Zeit keine Arbeitsunfähigkeit oder Behandlungsbedürftigkeit bestanden, und tritt eine gleichartige Krankheit später erneut auf (zB eine zunächst ausgeheilte und später erneut auftretende Angina), liegt eine solche Identität nicht vor. Eine solche Identität besteht zB auch nicht, wenn eine Coxarthrose zunächst links und erst später auch rechts Behandlungsbedürftigkeit und Arbeitsunfähigkeit bewirkt, dazwischen aber keine Behandlungsbedürftigkeit und keine Arbeitsunfähigkeit bestanden hat.[14]

Der Anspruch auf Krankengeld **ruht** (zT unter weiteren Voraussetzungen bzw Ausnahmen), § 49 SGB V, ua:

---

[13] BSGE 25, 37; KassKomm § 48 SGB V Rdz 4; *Krauskopf* § 48 Rdz 6
[14] LSG Darmstadt 28.11.1996 – L-14/Kr – 955/93 –

– soweit und solange der Versicherte beitragspflichtiges Arbeitsentgelt oder Arbeitseinkommen erhält (zB infolge Lohnfortzahlung oder stufenweiser Wiedereingliederung), ausgenommen einmalig gezahltes Arbeitsentgelt (zB Weihnachtsgeld),
– während des Erziehungsurlaubs, es sei denn, die Arbeitsunfähigkeit ist vor Beginn des Erziehungsurlaubs eingetreten,
– solange der Versicherte ua Mutterschafts-, Verletzten-, Unterhalts-, Übergangs- oder Arbeitslosengeld bzw Arbeitslosenhilfe bezieht oder der Anspruch wegen einer Sperrzeit nach dem SGB III ruht (S 105), und zwar auch insoweit, wie das Krankengeld höher ist als diese Leistungen,
– solange die Arbeitsunfähigkeit der Krankenkasse nicht gemeldet wird, sofern die Meldung nicht innerhalb einer Woche nach Beginn der Arbeitsunfähigkeit nachgeholt wird.

Der Anspruch auf Krankengeld **fällt weg**, § 50 Abs 1 SGB V, wenn dem Versicherten gewährt wird ua:

– Rente wegen Erwerbsunfähigkeit oder Vollrente wegen Alters aus der GRV,
– Ruhegehalt nach beamtenrechtlichen Vorschriften oder Grundsätzen,
– Vorruhestandsgeld,

Ist über den Beginn der genannten Leistungen hinaus Krankengeld gezahlt worden und übersteigt dieses den Betrag der Leistungen, kann die Krankenkasse den überschießenden Betrag vom Versicherten nicht zurückfordern, § 50 Abs 1 Satz 2 SGB V.

Gekürzt wird das Krankengeld, § 50 Abs 2 SGB V, wenn die Leistung von einem Zeitpunkt nach dem Beginn der Arbeitsunfähigkeit oder der stationären Behandlung an zuerkannt wird, um den Zahlbetrag ua:

– einer Rente wegen Berufsunfähigkeit oder einer Teilrente wegen Alters aus der GRV,
– einer Rente für Bergleute oder vergleichbare Leistungen

Ist der Versicherte nach ärztlichem Gutachten **als erwerbsunfähig anzusehen**, kann ihm die Krankenkasse eine Frist von 10 Wochen setzen, innerhalb der er einen Antrag auf Rehabilitation (der ggf als Antrag auf Rente gilt, § 116 Abs 2 SGB VI) oder auf Rente wegen Erwerbsunfähigkeit zu stellen hat, § 51 Abs 1 SGB V. Dasselbe gilt, wenn Versicherte die Voraussetzungen für den Bezug von **Regelaltersrente** aus der GRV erfüllen, für die Beantragung dieser Leistung, § 51 Abs 2 SGB V. Stellt der Versicherte diese Anträge nicht, entfällt der Anspruch auf Krankengeld mit Ablauf der Frist, § 51 Abs 3 SGB V.

Können arbeitsunfähige Versicherte nach ärztlicher Feststellung ihre **bisherige Tätigkeit teilweise verrichten** (noch oder wieder) und können sie durch **stufenweise Wiederaufnahme** ihrer Tätigkeit voraussichtlich besser wieder in das Erwerbsleben eingegliedert werden, soll der Arzt auf der Bescheinigung über die Arbeitsunfähigkeit Art und Umfang der möglichen Tätigkeit angeben und dabei in geeigneten Fällen die Stellungnahme des Betriebsarztes oder mit Zustimmung der Krankenkasse die Stellungnahme des Medizinischen Dienstes (§ 275 SGB V, S 110) einholen, § 74 SGB V.

Das Krankengeld wird während einer solchen Maßnahme in voller Höhe weitergewährt, das durch die Maßnahme erzielte Arbeitsentgelt jedoch angerechnet.

5.4.9 Leistungen bei Schwangerschaft und Mutterschaft

Die diesbezüglichen gesetzlichen Regelungen finden sich weiterhin in der RVO. Sie sind in das SGB V nicht übernommen worden.

Für die Leistungen gelten die Vorschriften des SGB V über die Krankenbehandlung weitgehend entsprechend, § 195 Abs 2 RVO.[15]

5.4.10 Sonstige Hilfen

In Zusammenhang mit den gesetzgeberischen Maßnahmen zur Legalisierung von Schwangerschaftsabbrüchen (Reform des § 218 StGB) sind der GKV Leistungen auch zur Empfängnisregelung, Sterilisation und zum Schwangerschaftsabbruch übertragen worden.

Die Einzelheiten sind in den §§ 24a ff SGB V geregelt.[16]

5.4.11 Sterbegeld

Beim Tod eines Versicherten wird ein Zuschuß zu den Bestattungskosten (Sterbegeld) gezahlt, wenn der Verstorbene am 01.01.1989 versichert war, 58 SGB V.

Das Sterbegeld beträgt, § 59 SGB V:

– beim Tod eines Mitglieds: 2.100,- DM,
– beim Tod eines Familienversicherten (§ 10 SGB V): 1.050,- DM.

5.4.12 Fahrtkosten

Die Krankenkasse übernimmt Kosten für Fahrten einschließlich der Transporte durch Rettungsdienste usw, wenn sie in Zusammenhang mit einer Leistung der Krankenkasse notwendig sind, § 60 SGB V:

---

[15] zu Einzelheiten s *Erlenkämper/Fichte* S 314
[16] vgl hierzu *Erlenkämper/Fichte* S 315

– bei Leistungen, die stationär erbracht werden,
– bei Rettungsfahrten zum Krankenhaus auch dann, wenn eine stationäre Behandlung nicht erforderlich ist,
– bei anderen Fahrten von Versicherten, die während der Fahrt einer fachlichen Betreuung oder der besonderen Einrichtungen eines Krankenkraftwagens bedürfen oder bei denen dies aufgrund ihres Zustandes zu erwarten ist (Krankentransport).
– bei Fahrten zu einer ambulanten Krankenbehandlung sowie zu einer vorstationären Behandlung oder ambulanten Operation im Krankenhaus, wenn dadurch eine an sich gebotene voll- oder teilstationäre Krankenhausbehandlung vermieden oder verkürzt wird oder diese nicht ausführbar ist, wie bei einer stationären Krankenhausbehandlung.

Im übrigen übernimmt die Krankenkasse die Fahrtkosten (nur), wenn der Versicherte durch sie unzumutbar belastet würde (§ 61 SGB V, s unten) oder soweit § 62 SGB V (s unten) dies vorsieht.

5.4.13 Härtefälle

Würde der Versicherte finanziell **unzumutbar belastet**, hat die Krankenkasse ihn zu befreien ua von der Zuzahlung zu Arznei-, Verband- und Heilmitteln sowie zu stationären Vorsorge- und Rehabilitationsleistungen, und sie hat die im Zusammenhang mit einer Leistung der Krankenkasse notwendigen Fahrtkosten des Versicherten zu übernehmen, § 61 SGB V.

Überschreiten die während eines Kalenderjahres entstehenden notwendigen Fahrtkosten und Zuzahlungen bestimmte **Belastungsgrenzen**, hat die Krankenkasse die darüber hinausgehenden Aufwendungen zu übernehmen, § 62 SGB V.

5.4.14 Erprobungsregelungen

Die Krankenkasse kann neue Leistungen, Maßnahmen und Verfahren ua zur Kostenerstattung, Beitragsrückzahlung, Gesundheitsförderung und Rehabilitation für längstens fünf Jahre vorsehen, § 63 ff SGB V.

5.4.15 Weitere Vorschriften

Das SGB V enthält darüber hinaus zahlreiche weitere Regelungen ua über die Beziehungen der Krankenkassen zu den Leistungserbringern (einschließlich Kassenarztrecht), die Konzertierte Aktion im Gesundheitswesen sowie zur Organisation der Krankenkassen und ihrer Verbände, die Finanzierung usw, auf die in diesem Rahmen nicht eingegangen werden kann.

Von Bedeutung sind jedoch noch die nachfolgenden Regelungen:

5.4.15.1 Medizinischer Dienst der Krankenversicherung

Die Krankenkassen sind in den gesetzlich bestimmten Fällen oder wenn es nach Art, Schwere, Dauer, oder Häufigkeit der Erkrankung oder nach dem Krankheitsverlauf angezeigt ist, verpflichtet, eine **gutachtliche Stellungnahme des Medizinischen Dienstes** einzuholen, § 275 SGB V.

Dies gilt allgemein, § 275 Abs 1 SGB V:

– bei Erbringung von Leistungen, insbesondere zur Prüfung von Voraussetzungen, Art und Umfang der Leistung,
– zur Einleitung von Maßnahmen zur Rehabilitation, insbesondere zur Aufstellung eines Gesamtplans nach § 5 Abs 3 RehaAnglG (S 38), im Benehmen mit dem behandelnden Arzt,
– bei Arbeitsunfähigkeit zur Sicherung des Behandlungserfolges, insbesondere zur Einleitung von Maßnahmen zur Wiederherstellung der Arbeitsfähigkeit, und zur Beseitigung begründeter Zweifel an der Arbeitsunfähigkeit.

Zweifel an der Arbeitsunfähigkeit sind insbesondere in Fällen anzunehmen, § 275 Abs 1a SGB V, in denen:

– Versicherte auffällig häufig oder auffällig häufig nur für kurze Dauer arbeitsunfähig sind oder der Beginn der Arbeitsunfähigkeit häufig auf einen Arbeitstag am Beginn oder am Ende einer Woche fällt, oder
– die Arbeitsunfähigkeit von einem Arzt festgestellt worden ist, der durch die Häufigkeit der von ihm ausgestellten Bescheinigungen über Arbeitsunfähigkeit auffällig geworden ist.

Die Prüfung hat unverzüglich nach Vorlage der ärztlichen Feststellung über die Arbeitsunfähigkeit zu erfolgen.

Auch der Arbeitgeber kann verlangen, daß die Krankenkasse eine solche gutachtliche Stellungnahme des Medizinischen Dienstes zur Überprüfung der Arbeitsunfähigkeit einholt und ihm das Ergebnis bekannt gibt, § 275 Abs 1a Satz 3 SGB V.

Der Medizinische Dienst überprüft ferner bei Vertragsärzten stichprobenartig und zeitnah die getroffenen Feststellungen der Arbeitsunfähigkeit, § 275 Abs 1b SGB V.

Darüber hinaus haben die Krankenkasse durch den Medizinischen Dienst prüfen zu lassen, § 275 Abs 2 SGB V:

– die Notwendigkeit medizinischer Vorsorge- und Rehabilitationsleistungen nach einem ärztlichen Behandlungsplan vor Bewilligung und bei beantragter Verlängerung, insbesondere bei sog Anschlußheilbehandlungen,

- bei Antrag auf Kostenübernahme einer Behandlung außerhalb der Bundesrepublik, ob die Behandlung der Krankheit nur dort möglich ist,
- ob und für welchen Zeitraum häusliche Krankenpflege für länger als vier Wochen erforderlich ist.

Ferner können die Krankenkassen in geeigneten Fällen durch den Medizinischen Dienst prüfen lasen, § 275 Abs 3 SGB V:

- die medizinischen Voraussetzungen für die Durchführung der kieferorthopädischen Behandlung,
- vor Bewilligung eines Hilfsmittels, ob dieses erforderlich ist,
  Der Medizinische Dienst hat hierbei den Versicherten zu beraten und ggf mit den Orthopädischen Versorgungsstellen zusammenzuarbeiten,
- bei Dialysebehandlung.

Die Ärzte des Medizinischen Dienstes sind bei der Wahrnehmung ihrer medizinischen Aufgaben nur ihrem ärztlichen Gewissen unterworfen; sie sind nicht berechtigt, in die ärztliche Behandlung einzugreifen, § 275 Abs 5 SGB V.

Der Medizinische Dienst hat dem behandelnden Arzt und ggf sonstigen beteiligten Leistungserbringern und der Krankenkasse das Ergebnis der Begutachtung und die erforderlichen Angaben über den Befund mitzuteilen. Der Versicherte kann der Befundmitteilung an die Leistungserbringer aber widersprechen, § 277 Abs 1 SGB V.

Die Krankenkasse hat, solange ein Anspruch auf Fortzahlung des Arbeitsentgelts besteht, dem Arbeitgeber und dem Versicherten das Ergebnis des Gutachtens des Medizinischen Dienstes über die Arbeitsunfähigkeit mitzuteilen, wenn das Gutachten mit der Bescheinigung des Kassenarztes im Ergebnis nicht übereinstimmt; die Mitteilung darf aber keine Angaben über die Krankheit des Versicherten enthalten, § 277 Abs 2 SGB V.

5.4.16 Verfahrensrechtliches

Für das Verfahren gelten die Vorschriften des SGB I (S 94) und des SGB X (S 183).

Die Versicherten erhalten die Leistungen der GKV als **Sach- und Dienstleistungen**, § 2 Abs 2 SGB V.

Eine **Kostenerstattung** kann idR nur vorgenommen werden, wenn die Krankenkasse eine unaufschiebbare Leistung nicht rechtzeitig erbringen konnte oder sie eine Leistung zu Unrecht abgelehnt hat und dem Versicherten dadurch für selbst beschaffte Leistungen Kosten entstanden sind, § 13 Abs 3 SGB V.

Für die ärztliche Behandlung und andere Leistungen erhält der Versicherte seit dem 01.01.1995 eine **Krankenversichertenkarte**, § 15 Abs 1 und 2 SGB V, die zum Nachweis der Berechtigung für die Inanspruchnahme der Leistungen vorzulegen ist. Für die Inanspruchnahme anderer Leistungen (zB größere Hilfsmittel) stellt die Krankenkasse **Berechtigungsscheine** aus, § 15 Abs 3 SGB V.

Krankengeld wird im allgemeinen aufgrund der Arbeitsunfähigkeitsbescheinigung des behandelnden Arztes ohne förmlichen Antrag gewährt, sofern die Voraussetzungen feststehen.

Besondere Leistungen wie zB Reisekosten, häusliche Krankenpflege, Behandlung in Kur- und Spezialeinrichtungen, Haushaltshilfe usw müssen dagegen bei der Krankenkasse ausdrücklich beantragt werden.

Wird ein Versicherten während des Bezuges von Krankengeld Rente wegen Erwerbsunfähigkeit oder Vollrente wegen Alters aus der GRV, Ruhegehalt nach beamtenrechtlichen Vorschriften oder Grundsätzen oder eine ähnliche Leistung gewährt, so fällt das Krankengeld vom Beginn dieser Leistung an weg, § 50 Abs 1 Satz 1 SGB V (S 109). Bei andere Renten (zB Rente wegen Berufsunfähigkeit, § 43 SGB VI) wird das Krankengeld idR um den Zahlbetrag dieser Leistung gekürzt, § 50 Abs 2 SGB V.

Das Krankengeld endet idR mit Ende der Blockfrist (S 108), § 48 Abs 1 Satz 1 SGB V, oder mit Gewährung von (Voll-) Rente wegen Erwerbsunfähigkeit oder Alters aus der GRV oder einer vergleichbaren Leistung, § 50 Abs 1 SGB V.

Die Leistungen der GKV werden von den Krankenkassen vielfach **ohne förmlichen Bescheid** gewährt.

Auch die – vollständige oder teilweise – Ablehnung beantragter Leistungen erfolgt vielfach mündlich oder durch einfache schriftliche Mitteilung. Der Versicherte kann aber einen schriftlich begründeten Verwaltungsakt (Bescheid) verlangen, aus dem sich die Ablehnungsgründe oder zB die genaue Höhe und Berechnungsweise des Krankengeldes ergeben, §§ 33, 35 SGB X.

Verwaltungsakte der Versicherungsträger sind vor Erhebung einer Klage hinsichtlich ihrer Rechtmäßigkeit und Zweckmäßigkeit in einem **Vorverfahren** (Widerspruchsverfahren) nachzuprüfen, § 78 Abs 1 SGG.

Der **Rechtsweg** gegen Bescheid bzw Widerspruchsbescheid (Klage, Berufung, Revision) führt zu den Gerichten der Sozialgerichtsbarkeit, § 51 SGG.

Die **Fristen** für die Einlegung von Widerspruch, Klage, Berufung und Revision betragen idR einen Monat nach Zustellung oder Bekanntgabe der anzufechtenden Entscheidung. Verwaltungsakte, gegen die ein Rechtsbehelf nicht oder erfolglos eingelegt wird, werden für die Beteiligten in der Sache bindend, § 77 SGG.

Eine spätere **Rücknahme, Aufhebung oder Änderung** („Neufeststellung") eines bindend gewordenen Verwaltungsakts ist nur in den gesetzlich vorgesehen Fällen zulässig, § 77 SGG.

Die **Aufhebung oder Änderung** eines Verwaltungsakts mit Dauerwirkung (zB Krankengeld) darf nur erfolgen, soweit in den tatsächlichen oder rechtlichen Verhältnissen, die beim Erlaß des Verwaltungsakts vorgelegen haben, nachträglich eine **wesentliche Änderung** eintritt, § 48 SGB X (S 187).

Die **Rücknahme** eines bindend gewordenen **nicht begünstigenden Verwaltungsakts** (zB Ablehnung von Krankengeld oder anderer Leistungen) hat zu erfolgen, wenn der Verwaltungsakt schon bei seinem Erlaß rechtswidrig gewesen ist, dh wenn sich erweist, daß bei seinem Erlaß das Recht unrichtig angewandt oder von einem unrichtigen Sachverhalt ausgegangen worden ist, und deshalb ua Sozialleistungen zu Unrecht nicht erbracht worden sind, § 44 SGB X (S 187).

Die Rücknahme eines rechtswidrigen **begünstigenden Verwaltungsakts** zu Ungunsten des Betroffenen darf nur unter sehr engen Voraussetzungen und nur innerhalb bestimmter Fristen erfolgen, § 45 SGB X (S 187).

Literatur

Bley, H., W. Gitter ua: Sozialgesetzbuch, Sozialversicherung (Gesamtkommentar, Stand: 1996), Chmielorz, Wiesbaden

Erlenkämper, A., W. Fichte: Sozialrecht, 3. Auflage 1995, Heymanns, Köln

Hauck, K., H. Haines: Sozialgesetzbuch (Stand: 1996), Schmidt, Berlin

Niesel, K. (Hrsg): Kasseler Kommentar (Stand: 1996), Beck, München

Krauskopf, D.: Gesetzliche Krankenversicherung und Pflegeversicherung, 3. Auflage (Stand 1996) Beck, München

Peters, H.: Handbuch der Krankenversicherung (Stand: 1996), Kohlhammer, Stuttgart

5.5 Gesetzliche Pflegeversicherung (SGB XI)

5.5.1 Aufgabe

Zur sozialen Absicherung des Risikos der Pflegebedürftigkeit ist mit Wirkung ab 01.01.1995 als neuer eigenständiger Zweig der Sozialversicherung die soziale Pflegeversicherung (GPV) geschaffen worden. Sie hat zur Aufgabe, Pflegebedürftigen Hilfe zu leisten, die wegen der Schwere der Pflegebedürftigkeit auf solidarische Unterstützung angewiesen sind, § 1 Abs 1 und 4 SGB XI.[1]

Mit Einführung der GPV sind die bisherigen Leistungen bei Schwerpflegebedürftigkeit der GKV (§ 53 ff SGB V aF) in Wegfall geraten.

Das SGB XI verpflichtet auch alle Personen, die nicht in der GKV versichert sind, zum Abschluß eines entsprechenden Vertrags mit einem privaten Krankenversicherungsunternehmen (Private Pflegepflichtversicherung, S 93).

5.5.2 Gesetzliche Grundlagen

Die GPV ist in einem gesonderten Buch des Sozialgesetzbuches, dem SGB XI, geregelt worden.

Ergänzend zum Gesetz sind aufgrund entsprechender gesetzlicher Ermächtigung Richtlinien der Spitzenverbände der Pflegekassen über die Abgrenzung der Merkmale der Pflegebedürftigkeit und der Pflegestufen sowie zum Verfahren der Feststellung der Pflegebedürftigkeit (Pflegebedürftigkeits-Richtlinien – PflRi) vom 07.11.1994 idF vom 21.12.1995 ergangen,[2] die jedoch keinen Normcharakter haben und daher jedenfalls für die Gerichte nicht bindend sind.[3] Ergänzend hat der Bundesverband der Pflegekassen umfangreiche Begutachtungsrichtlinien herausgegeben.

Die Leistungen der GPV sind in Stufen, § 1 Abs 5 SGB XI, eingeführt worden:

- am 01.06.1994 sind die organisationsrechtlichen Vorschriften in Kraft getreten,
- am 01.01.1995 hat das Beitragsverfahren eingesetzt,
- vom 01.04.1995 an können Leistungen bei ambulanter Pflege beansprucht werden,
- vom 01.07.1996 an werden auch Leistungen bei stationärer Pflege gewährt.

5.5.3 Versicherungsträger

Träger der GPV sind die Pflegekassen. Deren Aufgaben werden von den Krankenkassen wahrgenommen, §§ 1 Abs 3, 46 SGB XI.

5.5.4 Versicherter Personenkreis

Die Pflegeversicherung ist eine **Pflichtversicherung** zur sozialen Absicherung des Risikos der Pflegebedürftigkeit, § 1 Abs 1 SGB XI. In ihren Schutz sind kraft Gesetzes alle Personen einbezogen, die in der GKV versichert sind (S 103), §§ 1 Abs 2, 20 SGB XI.

Familienangehörige sind in der GPV unter den gleichen Voraussetzungen wie in der GKV (S 104) mitversichert, § 25 SGB XI.

Die Versicherungspflicht erstreckt sich auch auf Personengruppen, die nicht in der GKV versichert sind (ua Anspruchsberechtigte nach dem BVG, dem LAG, BEG), § 21 SGB XI.

---

[1] vgl zu weiteren Einzelheiten *Erlenkämper/Fichte* S 335 ff

[2] abgedruckt bei *Hauck/Wilde* C 460
[3] *Krauskopf* § 17 SGB XI Rdz 3

In der GPV pflichtversichert sind auch **freiwillig Versicherte** der GKV, § 20 Abs 3 SGB XI.

Sie haben jedoch die Möglichkeit der Befreiung von der Versicherungspflicht, wenn sie nachweisen, daß sie bei einem privaten Versicherungsunternehmen gegen Pflegebedürftigkeit versichert sind und für sich und ihre Angehörigen, die bei Versicherungspflicht nach § 25 SGB XI versichert wären, gleichwertige Leistungen beanspruchen können, § 22 Abs 1 SGB XI.

Darüber hinaus sind auch Personen, die bei einem Krankenversicherungsunternehmen mit Anspruch auf allgemeine Krankenhausleistungen **privat versichert** sind, verpflichtet, zur Absicherung des Risikos der Pflegebedürftigkeit einen Versicherungsvertrag abzuschließen und aufrechtzuerhalten, §§ 1 Abs 2, 23 SGB XI (S 93).

5.5.5 Leistungen: Allgemein

Die Leistungen der GPV sollen den Pflegebedürftigen helfen, trotz ihres Hilfebedarfs ein möglichst selbständiges und selbstbestimmtes Leben zu führen, das der Würde des Menschen entspricht, § 2 Abs 1 SGB XI.

Die Hilfen sind darauf auszurichten, die körperlichen, geistigen und seelischen Kräfte der Pflegebedürftigen wiederzugewinnen oder zu erhalten. Die Pflegebedürftigen, die professionelle Leistungen in Anspruch nehmen, können zwischen Einrichtungen und Diensten verschiedener Träger wählen. Ihren Wünschen zur Gestaltung der Hilfe soll, soweit sie angemessen sind, im Rahmen des Leistungsrechts entsprochen werden, § 2 Abs 2 SGB XI.

Die GPV soll mit ihren Leistungen **vorrangig die häusliche Pflege** und die Pflegebereitschaft der Angehörigen und Nachbarn unterstützen, damit die Pflegebedürftigen möglichst lange in ihrer häuslichen Umgebung bleiben können, § 3 SGB XI. Rehabilitationsleistungen haben Vorrang vor Pflegeleistungen, §§ 5, 31 SGB XI.

Die Pflege soll gemeinsam mit den Rehabilitationsmaßnahmen dem Pflegebedürftigen helfen, trotz seines Hilfebedarfs eine möglichst weitgehende Selbständigkeit im täglichen Leben zu fördern, zu erhalten bzw wiederherzustellen, Ziffer 2 PflRi. Dabei ist insbesondere anzustreben:

– vorhandene Selbstversorgungsfähigkeiten zu erhalten und solche, die verloren gegangen sind, zu reaktivieren,
– bei der Leistungserbringung die Kommunikation zu verbessern,
– daß geistig und seelisch Behinderte, psychisch Kranke und geistig verwirrte Menschen sich in ihrer Umgebung und auch zeitlich zurechtfinden.

Vorrang vor den Leistungen der Pflegeversicherung haben Entschädigungsleistungen wegen Pflegebedürftigkeit aus der GUV, nach dem sozEntschR sowie aus gesetzlich geregelter Unfallversorgung oder Unfallfürsorge, § 13 Abs 1 SGB XI.

Dagegen haben die Leistungen der Pflegeversicherung Vorrang vor den sog Fürsorgeleistungen zur Pflege ua nach dem BSHG, dem LAG und dem sozEntschR (Kriegsopferfürsorge, §§ 25 ff BVG). Leistungen zur Pflege nach diesen Gesetzen sind jedoch zu gewähren, wenn und soweit Leistungen der Pflegeversicherung nicht erbracht werden oder diese Gesetze dem Grunde oder der Höhe nach weitergehende Leistungen als die Pflegeversicherung vorsehen, § 13 Abs 3 SGB XI.

Die Leistungen zur häuslichen Krankenpflege (§ 37 SGB V) sowie der Eingliederungshilfe für Behinderte ua nach dem BSHG und dem sozEntschR bleiben unberührt, sie sind im Verhältnis zur Pflegeversicherung nicht nachrangig.

5.5.6 Leistungsberechtigter Personenkreis

Pflegebedürftig sind Personen, die wegen einer körperlichen, geistigen oder seelischen Krankheit oder Behinderung für die gewöhnlichen und regelmäßig wiederkehrenden Verrichtungen im Ablauf des täglichen Lebens auf Dauer, voraussichtlich für mindestens sechs Monate, in erheblichem oder höherem Maße der Hilfe bedürfen, § 14 Abs 1 SGB XI (S 32).

Krankheiten oder Behinderungen in diesem Sinn sind (nur), § 14 Abs 2 SGB XI:

– Verluste, Lähmungen oder andere Funktionsstörungen am Stütz- und Bewegungsapparat,
– Funktionsstörungen der inneren Organe oder der Sinnesorgane,
– Störungen des Zentralnervensystems wie Antriebs-, Gedächtnis- oder Orientierungsstörungen sowie endogene Psychosen, Neurosen oder geistige Behinderungen.

Die **Hilfe** besteht in der Unterstützung, in der teilweisen oder vollständigen Übernahme der Verrichtungen im Ablauf des täglichen Lebens oder in Beaufsichtigung oder Anleitung mit dem Ziel der eigenständigen Übernahme dieser Verrichtungen, § 14 Abs 3 SGB XI.

Gewöhnliche und regelmäßig wiederkehrende Verrichtungen sind, § 14 Abs 4 SGB XI, Ziffer 3.4.1 PflRi:

– im Bereich der **Körperpflege** das Waschen, Duschen, Baden, die Zahnpflege, das Kämmen, Rasieren, die Darm- oder Blasenentleerung,

– im Bereich der **Ernährung** das mundgerechte Zubereiten oder die Aufnahme der Nahrung,
– im Bereich der **Mobilität** das selbständige Aufstehen und Zu-Bett-Gehen, An- und Auskleiden, Gehen, Stehen, Treppensteigen oder das Verlassen und Wiederaufsuchen der Wohnung,
– im Bereich der **hauswirtschaftlichen Versorgung** das Einkaufen, Kochen, Reinigen der Wohnung, Spülen, Wechseln und Waschen der Wäsche und Kleidung oder das Beheizen.

Nach Ziffer 3.4.2 PflRi gehören ua bei der **Ernährung** zur mundgerechten Zubereitung und zur Aufnahme der Nahrung alle Tätigkeiten, die der unmittelbaren Vorbereitung hierzu dienen und die die Aufnahme von fester oder flüssiger Nahrung ermöglichen, wie zB portions- und temperaturgerechte Vorgabe und der Umgang mit Besteck, nicht dagegen das Kochen, das unter die hauswirtschaftliche Versorgung fällt.

Unter **Mobilität** ist das Bewegen im Zusammenhang mit den Verrichtungen im Bereich der Körperpflege, der Ernährung und der hauswirtschaftlichen Versorgung zu verstehen; auch Stehen und Treppensteigen kommen nur im Zusammenhang mit diesen Verrichtungen in Betracht. Beim Verlassen und Wiederaufsuchen der Wohnung sind nur solche Verrichtungen außerhalb der Wohnung bei der Begutachtung zu berücksichtigen, die für die Aufrechterhaltung der Lebensführung im Hause unumgänglich sind und das persönliche Erscheinen des Pflegebedürftigen erfordern. Weiterer Hilfebedarf, zB bei Spaziergängen oder Besuch von kulturellen Veranstaltungen, bleibt unberücksichtigt.

Bei der **hauswirtschaftlichen Versorgung** umfaßt das Einkaufen auch zB den Überblick, welche Lebensmittel wo eingekauft werden müssen, Kenntnis des Wertes von Geldmünzen und Banknoten und Kenntnis der Genieß- bzw Haltbarkeit von Lebensmitteln. Zum Kochen gehört auch das Vor- und Zubereiten der Bestandteile der Mahlzeiten. Das Reinigen der Wohnung beschränkt sich auf den allgemein üblichen Lebensbereich. Der Begriff Waschen der Wäsche und Kleidung umfaßt die gesamte Pflege der eigenen Wäsche und Kleidung (zB Bügeln, Ausbessern), das Beheizen umfaßt auch die Beschaffung und Entsorgung des Heizmaterials.

Die **Hilfe** muß in Form der Unterstützung bei den pflegerelevanten Verrichtungen des täglichen Lebens, der teilweisen oder vollständigen Übernahme dieser Verrichtungen, der Beaufsichtigung der Ausführung dieser Verrichtungen oder der Anleitung zur Selbstvornahme durch die Pflegeperson erforderlich sein. Ziel der Hilfe ist soweit wie möglich die eigenständige Übernahme der Verrichtungen durch die pflegebedürftige Person. Bei der Beurteilung, ob und gegebenenfalls in welcher Form Hilfe benötigt wird, ist das häusliche und soziale Umfeld des Pflegebedürftigen zu berücksichtigen. Ein Hilfebedarf kann nicht allein deshalb verneint werden, weil sich der Pflegebedürftige tagsüber außerhalb der Wohnung aufhält, Ziffer 3.5 PflRi.

Der Hilfebedarf im Bereich der hauswirtschaftlichen Versorgung muß *zusätzlich* zum Hilfebedarf in diesen Bereichen bestehen; ein Hilfebedarf *nur* bei der hauswirtschaftlichen Versorgung soll keine Pflegebedürftigkeit iS des SGB XI begründen, Ziffer 4.1 PflRi.

Ursache der Pflegebedürftigkeit muß sein, daß die Fähigkeit, bestimmte Verrichtungen im Ablauf des täglichen Lebens auszuüben, eingeschränkt oder nicht vorhanden ist. Maßstab der Beurteilung der Pflegebedürftigkeit sind daher ausschließlich die Fähigkeiten zur Ausübung dieser Verrichtungen und nicht Art oder Schwere vorliegender Erkrankungen (wie zB Krebs oder Aids) oder Schädigungen (wie zB Amputation, Taubheit, Blindheit, Lähmung). Entscheidungen über das Vorliegen einer Behinderung oder von Hilflosigkeit iS des SchwbG oder die Gewährung einer Rente sind ohne bindende Wirkung für die Beurteilung der Pflegebedürftigkeit iS der GPV, Ziffer 3.3 PflRi.

Pflegebedürftigkeit ist aber auch dann gegeben, wenn der Pflegebedürftige die Verrichtung zwar motorisch ausüben, jedoch deren Notwendigkeit nicht erkennen oder nicht in sinnvolles zweckgerichtetes Handeln umsetzen kann (z.B. bei Antriebs- und Gedächtnisstörungen, verminderter Orientierung in der Wohnung oder Umgebung, bei Verwechseln oder Nichterkennen vertrauter Personen sowie bei Störungen der emotionalen Kontrolle), Ziffer 3.3 PflRi.

Unterstützung bedeutet, noch vorhandene Fähigkeiten bei den Verrichtungen des täglichen Lebens zu erhalten und zu fördern sowie dem Pflegebedürftigen zu helfen, verloren gegangene Fähigkeiten wieder zu erlernen und nicht vorhandene zu entwickeln (aktivierende Pflege). Zur Unterstützung gehört auch, den Pflegebedürftigen zur richtigen Nutzung der ihm überlassenen Hilfsmittel anzuleiten. Bei kranken oder behinderten Kindern gehören hierzu auch sonstige pflegerische Maßnahmen durch die Pflegeperson (pflegeunterstützende Maßnahmen). Maßnahmen der Krankenbehandlung (§ 27 SGB V), der medizinischen Rehabilitation (§ 11 Abs 2 SGB V) oder der Behandlungspflege (§ 37 SGB V) können bei der Feststellung des Pflegebedarfs nicht berücksichtigt werden. Ziffer 3.5.1 PflRi.

Teilweise oder vollständige **Übernahme** iS des § 14 Abs 3 SGB XI bedeutet, daß die Pflegeperson den Teil der Verrichtungen des täglichen Lebens übernimmt, den der Pflegebedürftige selbst nicht ausführen kann, Ziffer 3.5.2 PflRi.

Beaufsichtigung und Anleitung zielen darauf, daß die täglichen Verrichtungen in sinnvoller Weise vom Pflegebedürftigen selbst durchgeführt werden. Sie kommen insbesondere bei geistig und seelisch Behinderten, psychisch Kranken sowie geistig verwirrten Menschen in Betracht. Beaufsichtigung und Anleitung richten sich auch darauf, körperliche, psychische und geistige Fähigkeiten zu fördern und zu erhalten (zB Orientierung zur eigenen Person und in der Umgebung), Eigen- oder Fremdgefährdung zu vermeiden (zB durch unsachgemäßen Umgang mit Strom, Wasser oder offenem Feuer) sowie Ängste, Reizbarkeit oder Aggressionen abzubauen, Ziffer 3.5.3 PflRi.

Nicht zum berücksichtigungsfähigen Hilfebedarf gehören Maßnahmen zur Durchführung der beruflichen und sozialen (gesellschaftlichen) Eingliederung, Maßnahmen der medizinischen Rehabilitation sowie Maßnahmen zur Förderung der Kommunikation, Ziffer 3.5.4 PflRi.

5.5.7 Pflegestufen

Zur Gewährleistung einer bedarfsgerechten Pflege wird der leistungsberechtigte Personenkreis einer der folgenden Pflegestufen zugeordnet, § 15 SGB XI, Ziffer 4 PflRi:

– **Pflegestufe I: Erheblich Pflegebedürftige** sind Personen, die bei der Körperpflege, der Ernährung oder der Mobilität für wenigstens zwei Verrichtungen aus einem oder mehreren der vorgenannten Bereiche mindestens einmal täglich der Hilfe bedürfen und zusätzlich mehrfach in der Woche Hilfen bei der hauswirtschaftlichen Versorgung benötigen.
– **Pflegestufe II**: **Schwerpflegebedürftige** sind Personen, die bei der Körperpflege, der Ernährung oder der Mobilität mindestens dreimal täglich zu verschiedenen Tageszeiten der Hilfe bedürfen und zusätzlich mehrfach in der Woche Hilfen bei der hauswirtschaftlichen Versorgung benötigen.
– **Pflegestufe III**: **Schwerstpflegebedürftige** sind Personen, die bei der Körperpflege, der Ernährung oder der Mobilität täglich rund um die Uhr, auch nachts, der Hilfe bedürfen und zusätzlich mehrfach in der Woche Hilfen bei der hauswirtschaftlichen Versorgung benötigen.

Bei **Kindern** ist als Maßstab für die Bewertung der zusätzliche Hilfebedarf gegenüber einem gesunden gleichaltrigen Kind maßgebend, § 15 Abs 2 SGB XI.

Kriterien für die Zuordnung zu einer der drei Pflegestufen sind vor allem die Häufigkeit des Hilfebedarfs und der zeitliche Mindestaufwand. Geringfügiger oder nur kurzzeitig anfallender Hilfebedarf führt nicht zur Anerkennung einer Pflegebedürftigkeit. Dies gilt auch, wenn Hilfebedürftigkeit nur bei der hauswirtschaftlichen Versorgung besteht.

Der Zeitaufwand, den ein Familienangehöriger oder eine andere nicht als Pflegekraft ausgebildete Pflegeperson für die erforderlichen Leistungen der Grundpflege und hauswirtschaftlichen Versorgung benötigt, muß wöchentlich im Tagesdurchschnitt, § 15 Abs 3 SGB XI:

– in der Pflegestufe I mindestens 1 1/2 Stunden betragen; hierbei müssen auf die Grundpflege mehr als 45 Minuten entfallen,
– in der Pflegestufe II mindestens drei Stunden betragen; hierbei müssen auf die Grundpflege mindestens zwei Stunden entfallen,
– in der Pflegestufe III mindestens fünf Stunden betragen; hierbei müssen auf die Grundpflege mindestens vier Stunden entfallen.

Dieser notwendige Hilfebedarf ist individuell auf die Situation des jeweiligen Pflegebedürftigen zu beziehen; dabei muß der pflegerische Aufwand gegenüber der hauswirtschaftlichen Versorgung im Vordergrund stehen. Die Feststellung und Überprüfung im Einzelfall obliegt dem Medizinischen Dienst der Krankenversicherung, ggf durch ergänzende Begutachtung durch eine Pflegefachkraft.

5.5.8 Leistungen

Die Pflegeversicherung gewährt als **Leistungen**, § 28 SGB XI:

– Pflegesachleistung (§ 36),
– Pflegegeld für selbst beschaffte Pflegehilfen (§ 37),
– Kombination von Geldleistung und Sachleistung (§ 38),
– häusliche Pflege bei Verhinderung der Pflegeperson (§ 39),
– Pflegehilfsmittel und technische Hilfen (§ 40),
– Tagespflege und Nachtpflege (§ 41),
– Kurzzeitpflege (§ 42),
– vollstationäre Pflege (§ 43),
– Pflege in vollstationären Einrichtungen der Behindertenhilfe (§ 43a)
– Leistungen zur sozialen Sicherung der Pflegepersonen (§ 44),
– Pflegekurse für Angehörige und ehrenamtliche Pflegepersonen (§ 45).

Die **Pflegesachleistungen** (häusliche Pflegehilfe) werden durch geeignete Pflegekräfte erbracht, die entweder von der Pflegekasse oder bei ambulanten Pflegeeinrichtungen, mit denen die Pflegekasse einen Versorgungsvertrag abgeschlossen hat, angestellt sind. Leistungen der häuslichen Pflege sind auch zulässig, wenn der Pflegebedürftige nicht in seinem eigenen Haushalt gepflegt wird; sie sind aber nicht zulässig, wenn der Pflegebedürftige in einer stationären Pflegeeinrichtung gepflegt wird, § 36 Abs 1 SGB XI.

Sie umfassen Grundpflege und hauswirtschaftliche Versorgung, § 36 Abs 1 und 2 SGB XI, und zwar je Kalendermonat Pflegeeinsätze bis zu einem Gesamtwert, § 36 Abs 3 SGB XI, in Höhe von monatlich:

– in der Pflegestufe I: 750,- DM,
– in der Pflegestufe II: 1.800,- DM,
– in der Pflegestufe III: 2.800,- DM.

In besonders gelagerten Einzelfällen können Pflegebedürftige der Pflegestufe III weitere Pflegeeinsätze bis zu einem Gesamtwert von 3.750,- DM monatlich erhalten. Voraussetzung ist ein außergewöhnlich hoher Pflegeaufwand (zB Ca- oder Aids-Erkrankung im Endstadium), der das übliche Maß der Pflegestufe III weit übersteigt, § 36 Abs 4 SGB XI. Hierzu sind Richtlinien der

Spitzenverbände der Pflegekassen vom 10.07.1995 idF vom 19.10.1995 ergangen.

Für **selbst beschaffte Pflegehilfe** kann anstelle der Sachleistung **Pflegegeld** beantragt werden, § 37 Abs 1 SGB XI. Dieses beträgt monatlich:

- in der Pflegestufe I: 400,- DM,
- in der Pflegestufe II: 800,- DM,
- in der Pflegestufe III: 1.300,- DM.

Voraussetzung ist, daß der Pflegebedürftige mit dem Pflegegeld die erforderliche Grundpflege und hauswirtschaftliche Versorgung durch eine Pflegeperson (zB Familienangehörige, Nachbarn usw) selbst sicherstellen kann, § 37 Abs 1 Satz 2 SGB XI. Der Anspruch auf die Geldleistung besteht jedoch ua nicht, wenn die selbst sichergestellte Pflege während eines längeren Zeitraums – zB wegen längerer vollstationärer Krankenhausbehandlung – nicht erbracht werden kann, § 34 SGB XI.

Die Bezieher von Pflegegeld sind verpflichtet, mindestens einen Pflegeeinsatz zu ihren Lasten halbjährlich (Pflegestufe I und II) bzw vierteljährlich (Pflegestufe III) durch eine professionelle Pflegeeinrichtung abzurufen, § 37 Abs 3 SGB XI.

Ist die Pflegeperson verhindert (zB wegen Erholungsurlaubs, Krankheit usw), übernimmt die Pflegekasse die Kosten für eine Ersatzpflegekraft für längstens 4 Wochen je Kalenderjahr, jedoch nur bis maximal 2.800,- DM im Kalenderjahr, § 39 SGB XI. Voraussetzung ist, daß die Pflegeperson den Pflegebedürftigen vor der erstmaligen Verhinderung mindestens 12 Monate in seiner häuslichen Umgebung gepflegt hat.

Der Pflegebedürftige kann auch eine **Kombination zwischen Sachleistung und Pflegegeld** in Anspruch nehmen, § 38 SGB XI.

Nimmt der Pflegebedürftige die Sachleistungen (§ 36) nur teilweise in Anspruch, erhält er daneben ein anteiliges Pflegegeld nach § 37 SGB XI. Das Pflegegeld wird um den Prozentsatz vermindert, in dem der Pflegebedürftige Sachleistungen in Anspruch nimmt. An die Entscheidung, in welchem Verhältnis er Geld- und Sachleistung in Anspruch nehmen will, ist der Pflegebedürftige für die Dauer von sechs Monaten gebunden.

Die Leistungen bei häuslicher Pflege werden ergänzt um Ansprüche auf Versorgung mit **Pflegehilfsmitteln**, sofern diese nicht von der GKV oder einem anderen Leistungsträger zu leisten sind, § 40 SGB XI.

Diese sollen zur Erleichterung der Pflege oder zur Linderung der Beschwerden des Pflegebedürftigen beitragen oder ihm eine selbständigere Lebensführung ermöglichen. Technische Hilfsmittel können in geeigneten Fällen auch nur leihweise überlassen werden, § 40 Abs 3 SGB XI.

Zusätzlich können die Pflegekassen finanzielle Zuschüsse für **Maßnahmen zur Verbesserung des individuellen Wohnumfeldes** gewähren, § 40 Abs 4 SGB XI.

Dies gilt zB für technische Hilfen im Haushalt, wenn dadurch die häusliche Pflege ermöglicht oder erheblich erleichtert oder eine möglichst selbständige Lebensführung des Pflegebedürftigen wiederhergestellt werden kann.

Läßt sich die häusliche Pflege nicht in ausreichendem Umfang sicherstellen, hat der Pflegebedürftige Anspruch auf eine **teilstationäre Pflege** in Einrichtungen der Tages- oder Nachtpflege, § 41 SGB XI.

Hierzu werden Aufwendungen, § 41 Abs 2 SGB XI, bis zur Höhe von monatlich

- in der Pflegestufe I: 750,- DM,
- in der Pflegestufe II: 1.500,- DM,
- in der Pflegestufe III: 2.100,- DM,

sowie die notwendigen Beförderungskosten übernommen. Wird der vorgesehene Höchstwert der Sachleistungen für die jeweilige Pflegestufe nicht voll ausgeschöpft, erhält der Pflegebedürftige daneben ein anteiliges Pflegegeld, § 41 Abs 3 SGB XI.

Kann die häusliche Pflege zeitweise nicht, noch nicht oder nicht im erforderlichen Umfang erbracht werden und reicht auch teilstationäre Pflege nicht aus, besteht für eine Übergangszeit im Anschluß an eine stationäre Behandlung oder in sonstigen vorübergehenden Krisensituationen ein Anspruch auf **Kurzzeitpflege** in einer **vollstationären Einrichtung** bis zu 4 Wochen pro Kalenderjahr, § 41 SGB XI.

Die Aufwendungen dürfen 2.800,- DM im Kalenderjahr nicht übersteigen. Regelmäßig ist auch hier Voraussetzung, daß vorher zumindest zwölf Monate in der häuslichen Umgebung gepflegt worden ist, § 42 Abs 2 SGB XI.

Vollstationäre Pflege übernimmt die Pflegekasse seit dem 01.07.1996, wenn häusliche oder teilstationäre Pflege nicht möglich ist oder wegen der Besonderheiten des Einzelfalls nicht in Betracht kommt, § 43 SGB XI.

Übernommen werden (nur) die *pflegebedingten* Aufwendungen bis zu 2.800,- DM monatlich. Die Ausgaben sind jedoch im Durchschnitt je Pflegebedürftigen auf 30.000,- DM jährlich begrenzt, § 43 Abs 2 SGB XI. Die Kosten für Unterkunft und Verpflegung hat der Pflegebedürftige selbst zu tragen, § 43 Abs 2 Satz 3 SGB XI.

Wird vollstationäre Pflege beantragt, ist zusätzlich zu prüfen, ob häusliche oder teilstationäre Pflege zB aufgrund des Pflegeumfanges nicht möglich ist oder wegen der individuellen Lebenssituation nicht in Betracht kommt, Ziffer 4.4 PflRi.

Vollstationäre Pflege kann insbesondere erforderlich sein, Ziffer 4.4 PflRi, bei:

- Fehlen einer Pflegeperson,
- fehlender Pflegebereitschaft möglicher Pflegepersonen,

– drohender oder bereits eingetretener Überforderung der Pflegepersonen,

– drohender oder bereits eingetretener Verwahrlosung des Pflegebedürftigen,

– Eigen- und Fremdgefährdungstendenzen des Pflegebedürftigen,

– räumlichen Gegebenheiten im häuslichen Bereich, die keine häusliche Pflege ermöglichen und durch Maßnahmen zur Verbesserung des individuellen Wohnumfeldes nicht zu verbessern sind.

Wählen Pflegebedürftige vollstationäre Pflege, obwohl diese nach Feststellung der Pflegekasse nicht erforderlich ist, erhalten sie zu den pflegebedingten Aufwendungen einen Zuschuß in Höhe des Wertes der für die jeweilige Pflegestufe vorgesehenen Gesamtwertes, § 43 Abs 4 SGB XI.

Wie bei der ambulanten Pflege ist auch bei der vollstationären Pflege eine **Härtefallregelung** für besonders gravierende Fallgestaltungen vorgesehen:

Die Pflegekassen können bei Pflegebedürftigen der Pflegestufe III in besonderen Ausnahmefällen zur Vermeidung von Härten die pflegebedingten Aufwendungen bis zu 3.300,- DM monatlich übernehmen, wenn ein außergewöhnlich hoher und intensiver Pflegeaufwand erforderlich ist, der das übliche Maß der Pflegestufe III weit übersteigt, wie zB bei Apallikern oder im Endstadium von Krebserkrankungen, § 43 Abs 3 SGB XI.

Für Pflegebedürftige in einer **vollstationären Einrichtung der Behindertenhilfe** übernimmt die Pflegekasse zur Abgeltung der Pflegeaufwendungen pauschal 10 vH des Heimentgelts, § 43a SGB XI.

Die Aufwendungen der Pflegekasse hierfür dürfen im Einzelfall je Kalendermonat 500,- DM aber nicht überschreiten.

5.5.9 Vorrang von Prävention und Rehabilitation

Die Pflegekassen haben bei den zuständigen Leistungsträgern (zB der GKV) darauf hinzuwirken, daß frühzeitig alle geeigneten Maßnahmen der Prävention, der Krankenbehandlung und der Rehabilitation eingeleitet werden, um den Eintritt von Pflegebedürftigkeit zu vermeiden, § 5 Abs 1 SGB XI.

Die Leistungsträger haben im Rahmen ihres Leistungsrechts auch nach Eintritt der Pflegebedürftigkeit ihre medizinischen und ergänzenden Leistungen zur Rehabilitation in vollem Umfang einzusetzen und darauf hinzuwirken, daß die Pflegebedürftigkeit überwunden, gemindert sowie eine Verschlimmerung verhindert wird, § 5 Abs 2 SGB XI.

Auch die Versicherten sollen durch gesundheitsbewußte Lebensführung, durch frühzeitige Beteiligung an Vorsorgemaßnahmen und durch aktive Mitwirkung an Krankenbehandlung und medizinischer Rehabilitation dazu beitragen, Pflegebedürftigkeit zu vermeiden, § 6 Abs 1 SGB XI.

Nach Eintritt der Pflegebedürftigkeit haben die Pflegebedürftigen an Maßnahmen der medizinischen Rehabilitation und der aktivierenden Pflege mitzuwirken, um die Pflegebedürftigkeit zu überwinden, zu mindern oder eine Verschlimmerung zu verhindern.

5.5.10 Soziale Sicherung der Pflegeperson

Pflegepersonen, die einen Pflegebedürftigen iS des § 14 SGB XI wenigstens 14 Stunden wöchentlich in seiner häuslichen Umgebung ehrenamtlich pflegen und dafür kein Entgelt erhalten, das das Pflegegeld übersteigt (§ 19 SGB XI), werden zur Verbesserung ihrer sozialen Sicherung in der GRV versichert, sofern sie daneben nicht regelmäßig mehr als 30 Wochenstunden anderweitig erwerbstätig sind, §§ 44 SGB XI, 3 Satz 1 Nr 1a, 2 und 3 SGB VI.

Die Beiträge für diese nicht erwerbsmäßig tätigen Pflegepersonen werden von der Pflegekasse getragen, § 170 Abs 1 Nr 6 SGB VI.

Darüber hinaus sind die Pflegepersonen ua während der pflegerischen Tätigkeit auch in den Versicherungsschutz der GUV einbezogen, § 2 Abs 1 Nr 17 SGB VII.

5.5.11 Antrag und Verfahren

Versicherte erhalten die Leistungen der Pflegeversicherung (nur) **auf Antrag**, § 33 Abs 1 SGB XI.

Die Leistungen bei Pflegebedürftigkeit sind bei der Pflegekasse zu beantragen, Ziffer 5.1. PflRi.. Die Pflegekasse veranlaßt eine Prüfung durch den MDK, ob die Voraussetzungen der Pflegebedürftigkeit erfüllt sind und welche Stufe der Pflegebedürftigkeit vorliegt. Dazu übergibt die Pflegekasse nach Prüfung der versicherungsrechtlichen Voraussetzungen dem MDK den Antrag und weitere für die Begutachtung erforderliche Unterlagen über Vorerkrankungen, Klinikaufenthalte, zur Hilfsmittelversorgung, zum behandelnden Arzt und zur häuslichen Krankenpflege, Ziffer 5.2. PflRi.

Die Entscheidung über das Vorliegen von Pflegebedürftigkeit und die Pflegestufe trifft die Pflegekasse unter maßgeblicher Berücksichtigung des Gutachtens des MDK. Die Feststellung, ob und ggf in welchem Umfang Pflegebedürftigkeit vorliegt, ist in angemessenen Abständen zu überprüfen, Ziffer 5.1. PflRi.

Die **Leistungen beginnen** mit der Antragstellung, frühestens jedoch mit dem Zeitpunkt, in dem die Anspruchsvoraussetzungen vorliegen, § 33 SGB XI.

Wird der Antrag später als einen Monat nach Eintritt der Pflegebedürftigkeit gestellt, werden die Leistungen vom Beginn des Monats der Antragstellung an gewährt, § 33 Abs 1 Satz 2 und 3 SGB XI.

Für das **Verfahren** der GPV gelten die Vorschriften des SGB I (S 94) und des SGB X (S 183).

Die Leistungen der GPV werden von den Pflegekassen – ähnlich wie in der GKV – vielfach ohne förmlichen Bescheid gewährt.

Auch die – ganze oder teilweise – Ablehnung beantragter Leistungen erfolgt vielfach durch einfache schriftliche Mitteilung. Der Versicherte kann aber einen schriftlich begründeten Verwaltungsakt verlangen, aus dem sich die Ablehnunggründe oder zB die genaue Höhe und Berechnungsweise der Leistungen ergibt, §§ 33, 35 SGB X.

Im übrigen gelten für die GPV die verfahrensrechtlichen Grundsätze der GKV (S 111).

5.5.12   Private Pflegepflichtversicherung (PPV)

Personen, die gegen das Risiko Krankheit bei einem privaten Krankenversicherungsunternehmen mit Anspruch auf allgemeine Krankenhausleistungen versichert sind, sind verpflichtet, zur Absicherung des Risikos der Pflegebedürftigkeit einen Versicherungsvertrag abzuschließen und aufrechtzuerhalten, § 23 SGB XI.[5]

Der Vertrag muß ab dem Zeitpunkt des Eintritts der Versicherungspflicht für sie selbst und ihre Angehörigen, für die in der GPV nach § 25 SGB XI eine Familienversicherung bestünde, Vertragsleistungen vorsehen, die nach Art und Umfang den Leistungen der GPV gleichwertig sind. Dabei tritt an die Stelle der Sachleistungen eine der Höhe nach gleiche Kostenerstattung, § 23 Abs 1 Satz 2 SGB XI.
Auch Personen, die nach beamtenrechtlichen Vorschriften oder Grundsätzen bei Pflegebedürftigkeit Anspruch auf Beihilfe haben, sind idR zum Abschluß einer entsprechenden anteiligen beihilfekonformen Versicherung verpflichtet. Die beihilfekonforme Versicherung ist so auszugestalten, daß ihre Vertragsleistungen zusammen mit den Beihilfeleistungen dem in GPV vorgeschriebenen Versicherungsschutz gewährleisten, § 23 Abs 3 SGB XI.
Dies gilt nicht für Personen, die sich bereits auf nicht absehbare Dauer in stationärer Pflege befinden und bereits Pflegeleistungen nach § 35 Abs 6 BVG, § 44 SGB VII oder § 34 des Beamtenversorgungsgesetzes erhalten, sofern sie keine Familienangehörigen haben, für die in der GPV eine Familienversicherung bestünde, § 23 Abs 5 SGB XI.

Das private Krankenversicherungsunternehmen ist verpflichtet, § 23 Abs 6 SGB XI:
– für die Feststellung der Pflegebedürftigkeit sowie für die Zuordnung zu einer Pflegestufe dieselben Maßstäbe wie in der sozialen Pflegeversicherung anzulegen und
– die in der sozialen Pflegeversicherung zurückgelegte Versicherungszeit des Mitglieds und seiner nach § 25 familienversicherten Angehörigen auf die Wartezeit anzurechnen.

Der **Rechtsweg** gegen Entscheidungen des Versicherungsunternehmens führt, obwohl dieses idR in der Rechtsform einer privatrechtlichen Gesellschaft betrieben wird, zu den Gerichten der Sozialgerichtsbarkeit.[6]

Literatur

Erlenkämper, A., W. Fichte: Sozialrecht, 3. Auflage 1996, Heymanns, Köln
Hauck, K., K. Wilde, SGB XI Soziale Pflegeversicherung (Stand: 1996), Schmidt, Berlin
Krauskopf, D.: Gesetzliche Krankenversicherung und Pflegeversicherung, 3. Aufl (Stand 1996), Beck, München
Udsching, P.: Sozialgesetzbuch XI, 1995, Beck, München

5.6   Gesetzliche Rentenversicherung (SGB VI)

5.6.1   Aufgabe

Die gesetzliche Rentenversicherung (GRV) schützt vor dem Risiko vorzeitiger krankheitsbedingter Berufs- oder Erwerbsunfähigkeit und gewährleistet die Altersversorgung des Versicherten sowie die Versorgung seiner Hinterbliebenen im Todesfall. Sie gewährt Leistungen der medizinischen und beruflichen Rehabilitation, Renten wegen verminderter Erwerbsfähigkeit, wegen Alters und wegen Todes (Hinterbliebenenrenten).

5.6.2   Gesetzliche Grundlagen

Die GRV ist ein Sammelbegriff für verschiedene Versicherungszweige, die gleiche Zwecke verfolgen und bis 1991 rechtlich weitgehend gleich, aber in verschiedenen Gesetzen (ua AVG, RVO, RKG) geregelt waren.

Das Rentenreformgesetz 1992 (RRG 92) vom 18.12.1989 hat die Regelungen für die einzelnen

---

[5] vgl hierzu S 97

[6] BSG 08.08.1996 – 3 BS 1/96 - SozR 3-1500 § 51 Nr 15

Versicherungzweige (s unten) völlig neu geordnet und in *einem* Gesetz, dem SGB VI, zusammengefaßt, das nunmehr für alle Versicherungszweige einheitlich gilt. Das SGB VI ist in seinen wesentlichen Teilen am 01.01.1992 in Kraft getreten, seitdem aber wiederholt in Einzelheiten geändert worden.

5.6.3 Versicherungszweige und -träger

Die GRV gliedert sich in:

– die **Rentenversicherung der Arbeiter**, §§ 127 ff SGB VI.

Träger der Versicherung sind die Landesversicherungsanstalten, für die Arbeiter der Bundesbahn die Bundesbahn-Versicherungsanstalt, für die in der Seefahrt beschäftigten Arbeiter die Seekasse, § 128 SGB VI.

– die **Angestelltenversicherung**, §§ 132 ff SGB VI.

Träger der Versicherung ist die Bundesversicherungsanstalt für Angestellte in Berlin, § 132 SGB VI, für in der Seefahrt beschäftigte Angestellte die Seekasse, § 135 SGB VI, für knappschaftlich versicherte Angestellte die Bundesknappschaft, § 137 SGB VI.

– die **Knappschaftliche Rentenversicherung**, §§ 136 ff SGB VI.

Träger der Versicherung ist die Bundesknappschaft in Bochum, § 136 SGB VI.

– die **Handwerkerversicherung**.

Diese war früher in einem besonderen Handwerkerversicherungsgesetz geregelt, das mit Inkrafttreten des SGB VI außer Kraft getreten ist. Die Handwerker sind nunmehr unmittelbar nach dem SGB VI in der Rentenversicherung der Arbeiter versichert (§ 2 Nr 8 SGB VI).

– die **Künstlersozialversicherung.**

Diese ist in einem eigenständigen Gesetz, dem Künstlersozialversicherungsgesetz (KSVG) geregelt. Die Versicherungspflicht bestimmt sich jedoch jetzt (auch) nach dem SGB VI.[1]

– die **Altershilfe für Landwirte**,

Sie im Gesetz über die Alterssicherung der Landwirte (ALG; früher: GAL) völlig eigenständig geregelt. Die Leistungen des ALG weichen in allen wesentlichen Bereichen von denen des SGB VI ab.[2]

Träger dieser Versicherung sind die Landwirtschaftlichen Alterskassen.

5.6.4 Versicherter Personenkreis

Versicherungspflichtig sind, § 1 SGB VI:

– Personen, die (unabhängig von der Höhe) gegen Arbeitsentgelt oder zu ihrer Berufsausbildung beschäftigt sind, Nr 1,
– Behinderte, die in anerkannten Werkstätten für Behinderte usw oder in Anstalten, Heimen oder gleichartigen Einrichtungen in gewisser Regelmäßigkeit Leistungen in bestimmten Umfang erbringen, Nr 2,
– Personen, die in Einrichtungen der Jugendhilfe, in Berufsbildungswerken oder ähnlichen Einrichtungen für Behinderte für eine Erwerbstätigkeit befähigt werden sollen, Nr 3,
– Mitglieder geistlicher Genossenschaften usw während ihres Dienstes für die Gemeinschaft und während der außerschulischen Ausbildung, Nr 4.

Versicherungspflichtig sind ferner (zT unter weiteren Voraussetzungen), § 2 SGB VI, ua die als **Selbständige** tätigen:

– Lehrer und Erzieher, Nr 1,
– Pflegepersonen, die in der Kranken-, Wochen-, Säuglings- oder Kinderpflege tätig sind, Nr 2,
– Hebammen und Entbindungspfleger, Nr 3,
– Künstler und Publizisten nach näherer Bestimmung des KSVG, Nr 5,
– Handwerker, die in die Handwerksrolle eingetragen sind, Nr 8,

sowie ferner nach § 3 SGB VI ua Personen in der Zeit:

– für die sie von einem Leistungsträger Kranken-, Verletzten-, Versorgungskranken-, Übergangs-, Unterhalts-, Arbeitslosengeld oder -hilfe beziehen, wenn sie im letzten Jahr vor Beginn der Leistung zuletzt versicherungspflichtig waren.
– in der sie einen Pflegebedürftigen iS des § 14 SGB XI (S 117) nicht erwerbsmäßig für wenigstens 14 Wochenstunden pflegen, wenn der Pflegebedürftige Anspruch auf Leistungen der sozialen oder privaten Pflegepflichtversicherung hat,

Versicherungspflichtig auf Antrag sind ua Personen, die nicht nur vorübergehend selbständig sind, wenn sie die Versicherungspflicht innerhalb von 5 Jahren (früher: innerhalb von 2 Jahren) nach Aufnahme der selbständigen Tätigkeit beantragen, § 4 SGB VI.

Versicherungsfrei sind ua, § 5 SGB VI:

– Beamte, Richter, Berufssoldaten sowie andere Beschäftigte im öffentlichen Dienst, wenn ihnen nach beamtenrechtlichen Vorschriften oder Grundsätzen Anwartschaft auf Versorgung bei verminderter Erwerbsfähigkeit und im Alter sowie auf Hinterbliebenenversorgung gewährleistet ist, Abs 1 Nr 1 und 2,

---

[1] vgl hierzu *Erlenkämper/Fichte* S 457 ff
[2] vgl hierzu *Erlenkämper/Fichte* S 445 ff

– Personen, die geringfügige Beschäftigungen oder selbständige Tätigkeiten iS des § 8 SGB IV (S 102) ausüben, Abs 2 Nr 1 und 2,
– Personen, die eine Vollrente wegen Alters (S 122; früher: Altersruhegeld) oder eine Altersversorgung nach beamtenrechtlichen Vorschriften usw erhalten, Abs 4.

Unter bestimmten Voraussetzungen erfolgt weiterhin auf Antrag **Befreiung von der Versicherungspflicht**, § 6 SGB VI. Unter diese Vorschrift fallen ua Angestellte oder selbständig Tätige, die aufgrund einer durch Gesetz angeordneten oder auf Gesetz beruhenden Verpflichtung Mitglieder einer öffentlich-rechtlichen Versicherungseinrichtung oder Versorgungseinrichtung ihrer Berufsgruppe (berufsständischer Versorgungseinrichtungen, zB ärztlicher Versorgungswerke) sind.

Freiwillig versichern können sich Personen, die nicht versicherungspflichtig sind, für Zeiten von der Vollendung des 16. Lebensjahres an, § 7 SGB VI.

Personen, die (zB als Beamte usw) versicherungsfrei oder von der Versicherungspflicht befreit sind, können sich nur dann freiwillig versichern, wenn sie die allgemeine Wartezeit (§ 50 SGB VI: 5 Jahre) erfüllt haben.

Die frühere Möglichkeit zur Höherversicherung ist im SGB VI nicht mehr vorgesehen.

Nachversichert werden ua Personen, die als Beamte usw versicherungsfrei oder von der Versicherungspflicht befreit worden waren, wenn sie aus der Beschäftigung ohne Anspruch oder Anwartschaft auf Versorgung ausgeschieden sind, § 8 SGB VI.

5.6.5   Leistungen zur Rehabilitation

Die Rentenversicherung erbringt medizinische, berufsfördernde und ergänzende Leistungen zur Rehabilitation (S 37), § 9 Abs 1 SGB VI, um:

– den Auswirkungen einer Krankheit oder einer körperlichen, geistigen oder seelischen Behinderung auf die Erwerbsfähigkeit der Versicherten entgegenzuwirken oder sie zu überwinden, Nr 1, und
– dadurch Beeinträchtigungen der Erwerbsfähigkeit der Versicherten oder ihr vorzeitiges Ausscheiden aus dem Erwerbsleben zu verhindern oder sie möglichst dauerhaft in das Erwerbsleben einzugliedern, Nr 2.

Die Leistungen zur Rehabilitation haben Vorrang vor Rentenleistungen, die bei erfolgreicher Rehabilitation nicht oder voraussichtlich erst zu einem späteren Zeitpunkt zu erbringen sind, § 9 Abs 1 Satz 2 SGB VI („Rehabilitation vor Rente", vgl § 7 RehaAnglG, S 38). Die Versicherten sind verpflichtet, an der Rehabilitation aktiv mitzuwirken, § 9 Abs 2 Satz 2 SGB VI.

Die Leistungen können erbracht werden, wenn die **persönlichen und versicherungsrechtlichen Voraussetzungen** dafür erfüllt sind, § 9 Abs 2 Satz 1 SGB VI.

Die persönlichen Voraussetzungen erfüllen Versicherte, deren Erwerbsfähigkeit wegen Krankheit oder körperlicher, geistiger oder seelischer Behinderung erheblich gefährdet oder gemindert ist und bei denen durch die Leistungen voraussichtlich eine Minderung der Erwerbsfähigkeit abgewendet werden kann, eine geminderter Erwerbsfähigkeit wesentlich gebessert oder wiederhergestellt werden oder der Eintritt von Erwerbsunfähigkeit, Berufsunfähigkeit oder im Bergbau verminderter Berufsfähigkeit abgewendet werden kann, § 10 SGB VI.

Die versicherungsrechtlichen Voraussetzungen erfüllen Versicherte, die bei Antragstellung die Wartezeit von 15 Jahren erfüllt haben, eine Rente wegen verminderter Erwerbsfähigkeit oder als überlebende Ehegatten Anspruch auf die große Witwen- bzw Witwerrente wegen verminderter Erwerbsfähigkeit haben, § 11 SGB VI.

Für **medizinische Leistungen** haben Versicherte die versicherungsrechtlichen Voraussetzungen ua auch erfüllt, die in den letzten 2 Jahren vor der Antragstellung 6 Kalendermonate Pflichtbeitragszeiten haben oder die vermindert erwerbsfähig sind oder bei denen dies in absehbarer Zeit zu erwarten ist, wenn sie die allgemeine Wartezeit (§ 50 SGB VI: 5 Jahre) erfüllt haben, § 11 Abs 2 SGB VI.

Leistungen zu Rehabilitation **werden nicht erbracht**, § 12 Abs 1 SGB VI, für Versicherte, die ua:

– wegen eines Arbeitsunfalls, einer Berufskrankheit oder einer Schädigung iS des sozEntschR gleichartige Leistungen eines anderen Rehabilitationsträger erhalten können, Nr 1,
– eine Rente wegen Alters (früher: Altersruhegeld) von wenigstens zwei Dritteln der Vollrente beziehen oder beantragt haben, Nr 2,
– eine Beschäftigung ausüben, aus der ihnen nach beamtenrechtlichen oder entsprechenden Vorschriften Anwartschaft auf Versorgung gewährleistet ist, Nr 3,
– als Bezieher einer Versorgung wegen Erreichens einer Altersgrenze versicherungsfrei sind, Nr 4, oder
– sich in Haft usw befinden, Nr 5.

Medizinische Leistungen werden ferner **nicht vor Ablauf von vier Jahren** nach Durchführung solcher oder ähnlicher Leistungen zur Rehabilitation erbracht, deren Kosten aufgrund öffentlich-rechtlicher Vorschriften getragen oder bezuschußt worden sind; dies gilt nicht, wenn vorzeitige Leistungen aus gesundheitlichen Gründen dringend erforderlich sind, § 12 Abs 2 SGB VI.

Eine **Zuzahlung** haben Versicherte, die das 18. Lebensjahr vollendet haben und (stationäre) medizinische Leistungen in Anspruch nehmen, idR in Höhe der entsprechenden Zuzahlung der GKV für jeden Kalendertag dieser Leistungen zu erbringen, § 32 SGB VI.

Für die **Leistungsgewährung** gilt folgendes:

Der RentV-Träger prüft zunächst, ob die (versicherungsrechtlichen und die persönlichen) Voraussetzungen der Leistungsgewährung iS des § 10 SGB VI erfüllt sind. Dazu gehört in medizinischer Hinsicht vor allem die Prüfung, ob die Erwerbsfähigkeit wegen Krankheit oder Behinderung erheblich gefährdet oder gemindert ist und durch die Leistungen voraussichtlich eine Minderung der Erwerbsfähigkeit abgewendet bzw eine geminderte Erwerbsfähigkeit wesentlich gebessert oder wiederhergestellt werden oder der Eintritt von Berufs- oder gar Erwerbsunfähigkeit abgewendet werden kann. Werden diese Voraussetzungen bejaht, entscheidet der RentV-Träger über das „Ob" der Leistungsgewährung.

Hat er das „Ob" bejaht, bestimmt er für den Einzelfall unter Beachtung der Grundsätze der Wirtschaftlichkeit und Sparsamkeit Art, Dauer, Umfang, Beginn und Durchführung dieser Leistungen sowie die Rehabilitationseinrichtung nach pflichtgemäßem Ermessen, § 13 Abs 1 SGB VI.

Keine medizinischen Leistungen erbringt der RentV-Träger (bzw nur nach Maßgabe näherer Vereinbarungen mit den Spitzenverbänden der Krankenkassen), § 13 Abs 2 bis 4 SGB VI:

– in der Phase akuter Behandlungsbedürftigkeit einer Krankheit, es sei denn, die Behandlungsbedürftigkeit tritt während medizinischer Leistungen zur Rehabilitation ein,
– anstelle einer sonst erforderlichen Krankenhausbehandlung,
– die dem allgemein anerkannten Stand medizinischer Erkenntnisse nicht entsprechen.

Die **medizinischen Leistungen** zur Rehabilitation umfassen insbesondere, § 15 Abs 1 SGB VI:

– Behandlung durch Ärzte und Angehörige anderer Heilberufe, soweit deren Leistungen unter ärztlicher Aufsicht oder auf ärztliche Anordnung durchgeführt werden, einschließlich der Anleitung der Versicherten, eigene Abwehr- und Heilungskräfte zu entwickeln, Nr 1,
– Arznei- und Verbandmittel, Heilmittel einschließlich Krankengymnastik, Bewegungs-, Sprach- und Beschäftigungstherapie, Nr 2,
– Belastungserprobung und Arbeitstherapie, Nr 3,
– Körperersatzstücke, orthopädische und andere Hilfsmittel einschließlich der notwendigen Änderung, Instandsetzung und Ersatzbeschaffung sowie der Ausbildung im Gebrauch der Hilfsmittel, Nr 4.

Die medizinischen Leistungen werden *vor allem stationär* einschließlich der erforderlichen Unterkunft und Verpflegung in Einrichtungen erbracht, die idR unter ständiger ärztlicher Verantwortung und unter Mitwirkung von besonders geschultem Personal entweder von dem RentV-Träger selbst betrieben werden oder mit denen ein Vertrag besteht, § 15 Abs 2 SGB VI. Die Leistungen einer solchen Einrichtung müssen nach Art und Schwere der Krankheit *erforderlich* sein, § 15 Abs 2 Satz 3 SGB VI.

Die **berufsfördernden Leistungen** zur Rehabilitation umfassen insbesondere, § 16 Abs 1 SGB VI:

– Leistungen zur Erhaltung oder Erlangung eines Arbeitsplatzes, einschließlich Leistungen zur Förderung der Arbeitsaufnahme, Nr 1,
– Berufsvorbereitung, einschließlich einer wegen einer Behinderung erforderlichen Grundausbildung, Nr 2,
– berufliche Anpassung, Fortbildung, Ausbildung und Umschulung, einschließlich eines zur Inanspruchnahme dieser Leistungen erforderlichen schulischen Abschlusses, Nr 3,
– Arbeits- und Berufsförderung im Eingangsverfahren und im Arbeitstrainingsbereich einer anerkannten Werkstatt für Behinderte, Nr 4.

Bei der Auswahl der berufsfördernden Leistungen sind Eignung, Neigung und bisherige Tätigkeit angemessen zu berücksichtigen; das Verfahren zur Auswahl der Leistungen schließt, soweit erforderlich, eine Berufsfindung oder Arbeitserprobung ein, § 16 Abs 2 SGB VI.

Die berufsfördernden Leistungen zur Rehabilitation werden stationär in Einrichtungen der beruflichen Rehabilitation (nur) erbracht, wenn dies wegen Art und Schwere der Behinderung oder zur Sicherung des Erfolges der Rehabilitation erforderlich ist und mit der Einrichtung ein Vertrag über die Ausführung dieser Leistungen besteht; sie umfassen die erforderliche Unterkunft und Verpflegung, wenn die Inanspruchnahme der Leistung eine Unterbringung außerhalb des eigenen oder elterlichen Haushalts erfordert, § 16 Abs 3 SGB VI.

Die berufsfördernden Leistungen zur Rehabilitation werden für die Zeit erbracht, die vorgeschrieben oder allgemein üblich ist, um das angestrebte Berufsziel zu erreichen; Leistungen für die berufliche Umschulung und Fortbildung sollen idR nur erbracht werden, wenn die Leistung bei ganztägigem Unterricht nicht länger als zwei Jahre dauert, es sei denn, daß der Versicherte nur durch eine länger dauernde Leistung eingegliedert werden kann, § 19 SGB VI.

Versicherte haben idR Anspruch auf **Übergangsgeld**, wenn sie von einem RentV-Träger berufsfördernde Leistungen nach § 16 Abs 1 Nr 2 bis 4 oder stationär medizinische oder sonstige Leistungen zur Rehabilitation erhalten, § 20 SGB VI.

Der Anspruch auf Übergangsgeld ist von zahlreichen weiteren Voraussetzungen abhängig, § 20 SGB VI. Diese und die umfangreichen Vorschriften über Höhe und Berechnung (§§ 21 bis 27 SGB VI) können in diesem Rahmen nicht dargestellt werden.

Als **ergänzende Leistungen zur Rehabilitation** können außer dem Übergangsgeld erbracht werden, § 28 SGB VI:

– Haushaltshilfe[3] (nach Maßgabe des § 29 SGB VI), Nr 1,
– Reisekosten (nach Maßgabe des § 30 SGB VI), Nr 2,
– ärztlich verordneter Rehabilitationssport in Gruppen unter ärztlicher Betreuung, Nr 3,

---

[3] vgl hierzu S 107

– Übernahme der Kosten, die mit den berufsfördernden Leistungen in unmittelbarem Zusammenhang
stehen, insbesondere Lehrgangskosten, Prüfungsgebühren, Lernmittel, Arbeitskleidung und Arbeitsgeräte, Nr 4,
– sonstige Leistungen zur Rehabilitation, § 31 SGB VI.

5.6.6   Rentenarten

Renten werden geleistet, § 33 Abs 1 SGB VI:
– wegen Alters (früher: Altersruhegeld),
– wegen verminderter Erwerbsfähigkeit oder
– wegen Todes (Hinterbliebenenrenten).

Darüber hinaus werden von der GRV auch weiterhin
(die versicherungsfremden) Leistungen für Kindererziehung an Mütter erbracht, die vor dem 01.01.1921 geboren sind (sog Trümmerfrauen), § 294 SGB VI.

Rente wegen Alters wird geleistet, § 33 Abs 2
SGB VI, als:
– Regelaltersrente,
– Altersrente für langjährig Versicherte,
– Altersrente für Schwerbehinderte, Berufs-
und Erwerbsunfähige,
– Altersrente wegen Arbeitslosigkeit oder nach
Altersteilzeitarbeit,
– Altersrente für Frauen,
– Altersrente für langjährig unter Tage beschäf-
tigte Bergleute.

Rente wegen verminderter Erwerbsfähigkeit
wird geleistet, § 33 Abs 3 SGB VI, als:
– Rente wegen Berufsunfähigkeit,
– Rente wegen Erwerbsunfähigkeit,
– Rente für Bergleute.

Rente wegen Todes wird geleistet, § 33 Abs 4
SGB VI, als:
– Witwen- oder Witwerrente (W-Rente),
– Erziehungsrente,
– Waisenrente.
– sog Geschiedenenrente (Witwen- und Witwerrenten) für frühere Ehegatten, deren Ehe
vor dem 01.07.1977 geschieden worden ist,
§ 243 SGB VI.

Versicherte und Hinterbliebene haben Anspruch
auf Rente, wenn die für die jeweilige Rente erforderliche Mindestversicherungzeit (Wartezeit) erfüllt ist und die jeweiligen besonderen
versicherungsrechtlichen und persönlichen Voraussetzungen vorliegen, § 34 Abs 1 SGB VI.

Sowohl die Rente wegen Alters vor Vollendung des
65. Lebensjahres wie auch die Renten wegen verminderter Erwerbsfähigkeit werden jedoch nur noch geleistet,

wenn bestimmte Hinzuverdienstgrenzen nicht überschritten werden, §§ 34 Abs 2, 43 Abs 5, 96a SGB VI.

5.6.7   Renten wegen Alters

Versicherte haben Anspruch auf die **Regelaltersrente,** § 35 SGB VI, wenn sie:
– das 65. Lebensjahr vollendet haben und
– die allgemeine Wartezeit (§ 50 SGB VI: 5 Jahre) erfüllt haben.

Versicherte haben Anspruch auf die **Altersrente
für langjährig Versicherte**, § 36 SGB VI, wenn
sie:
– das 63. Lebensjahr vollendet haben und
– die Wartezeit von 35 Jahren erfüllt haben.

Versicherte haben Anspruch auf **Altersrente für
Schwerbehinderte, Berufs- und Erwerbsunfähige,** § 37 SGB VI, wenn sie:
– das 60. Lebensjahr vollendet haben,
– bei Beginn der Altersrente als Schwerbehinderte (§ 1 SchwbG, S 166) anerkannt oder be-
rufs- bzw erwerbsunfähig sind und
– die Wartezeit von 35 Jahren erfüllt haben.

Versicherte haben Anspruch auf **Altersrente wegen Arbeitslosigkeit oder Altersteilzeitarbeit**
(früher: sog vorgezogenes Altersruhegeld), § 38
SGB VI, wenn sie:
– das 60. Lebensjahr vollendet haben,
– entweder bei Beginn der Rente arbeitslos
(S 35) sind und innerhalb der letzten 1¹/₂ Jahre vor Beginn der Rente insgesamt 52 Wochen
arbeitslos waren oder 24 Kalendermonate Altersteilzeitarbeit ausgeübt haben,
– in den letzten 10 Jahren vor Beginn der Rente
idR mindestens 8 Jahre Pflichtbeitragszeiten
haben, und
– die Wartezeit von 15 Jahren erfüllt haben.

Weibliche Versicherte haben Anspruch auf **Altersrente für Frauen** (früher: vorgezogenes Altersruhegeld für Frauen), § 39 SGB VI, wenn sie:
– das 60. Lebensjahr vollendet haben,
– nach Vollendung des 40. Lebensjahres mehr
als 10 Jahre Pflichtbeitragszeiten haben und
– die Wartezeit von 15 Jahren erfüllt haben.

Langjährig im Bergbau unter Tage beschäftigte
(§ 61 SGB VI) Versicherte haben Anspruch auf **Altersrente für langjährig unter Tage beschäftigte Bergleute**, § 40 SGB VI, wenn sie:

– das 60. Lebensjahr vollendet und
– die Wartezeit von 25 Jahren erfüllt haben.

Die **Altersgrenzen** bei den vorzeitigen Altersrenten werden stufenweise angehoben, § 41 SGB VI. Eine vorzeitige Inanspruchnahme ist jedoch auch weiterhin möglich; die Vorteile einer längeren Rentenbezugsdauer werden jedoch durch einen veränderten Zugangsfaktor („Rentenabschlag") ausgeglichen.

Eine weitere bzw frühzeitigere Anhebung der Altersgrenzen steht derzeit in der politischen Diskussion.

Die Altersrenten können nunmehr als **Vollrente** oder als **Teilrente** in Anspruch genommen werden, § 42 SGB VI.

Die Teilrente kann ein Drittel, die Hälfte oder zwei Drittel der Vollrente betragen, § 42 Abs 2 SGB VI.

Anspruch auf eine Rente wegen Alters besteht vor Vollendung des 65. Lebensjahres zudem nur, wenn bestimmte **Hinzuverdienstgrenzen** nicht überschritten werden, § 34 Abs 2 SGB VI.

Dem Arbeitsentgelt aus einer Beschäftigung steht der Bezug von Vorruhestandsgeld gleich. Mehrere Beschäftigungen und selbständige Tätigkeiten werden zusammengerechnet.

5.6.8 Renten wegen verminderter Erwerbsfähigkeit

5.6.8.1 Rente wegen Berufsunfähigkeit

Versicherte haben bis zur Vollendung des 65. Lebensjahres Anspruch auf **Rente wegen Berufsunfähigkeit,** § 43 SGB VI, wenn sie:

– berufsunfähig sind, Nr 1,
– in den letzten fünf Jahren vor Eintritt der Berufsunfähigkeit drei Jahre Pflichtbeitragszeiten haben, Nr 2, und
– vor Eintritt der Berufsunfähigkeit die allgemeine Wartezeit (§ 50 SGB VI: 5 Jahre) erfüllt haben, Nr 3.

Der Anspruch auf Rente wegen Berufsunfähigkeit entsteht (bereits seit 1984) also nicht schon dann, wenn der Versicherte berufsunfähig ist und die Wartezeit erfüllt, sondern nur, wenn für ihn in den letzten 5 Jahren vor Eintritt der Berufsunfähigkeit *für mindestens 3 Jahre Pflichtbeiträge* entrichtet worden sind. Die Rente wegen Berufsunfähigkeit hat Lohnersatzfunktion; sie soll also idR nur gezahlt werden, wenn dem Versicherten durch den Eintritt der Berufsunfähigkeit tatsächlich Erwerbseinkommen verloren geht.

Der Zeitraum von 5 Jahren vor Eintritt der Minderung der Erwerbsfähigkeit iS des § 43 Abs 1 Nr 2 SGB VI verlängert sich allerdings ua um Zeiten einer krankheitsbedingten Arbeitsunfähigkeit, einer Arbeitslosigkeit und eines Rentenbezugs, § 43 Abs 3 SGB VI.

Eine Pflichtbeitragszeit von 3 Jahren ist nicht erforderlich, wenn die Minderung der Erwerbsfähigkeit aufgrund eines Tatbestandes eingetreten ist, durch den die

allgemeine Wartezeit vorzeitig erfüllt ist (S 131), § 43 Abs 4 SGB VI.

Die Rente wegen Berufsunfähigkeit wird – abhängig von der Höhe eines etwa erzielten **Hinzuverdienstes** (§ 96a Abs 2 Nr 2 SGB VI) – in voller Höhe, in Höhe von zwei Dritteln oder in Höhe von einem Drittel geleistet, § 43 Abs 5 SGB VI.

Berufsunfähig (S 15) sind Versicherte, deren Erwerbsfähigkeit wegen Krankheit oder Behinderung auf weniger als die Hälfte derjenigen von körperlich, geistig und seelisch gesunden Versicherten mit ähnlicher Ausbildung und gleichwertigen Kenntnissen und Fähigkeiten gesunken ist; der Kreis der Tätigkeiten, nach denen die Erwerbsfähigkeit von Versicherten zu beurteilen ist, umfaßt alle Tätigkeiten, die ihren Kräften und Fähigkeiten entsprechen und ihnen unter Berücksichtigung der Dauer und des Umfangs ihrer Ausbildung sowie ihres bisherigen Berufs und der besonderen Anforderungen an die bisherige Berufstätigkeit zugemutet werden können, § 43 Abs 2 SGB VI.[4]

Zumutbar ist stets eine Tätigkeit, für die die Versicherten durch Leistungen zur beruflichen Rehabilitation mit Erfolg ausgebildet oder umgeschult worden sind, § 43 Abs 2 Satz 3 SGB VI.

Berufsunfähig ist also – entgegen einer auch in ärztlichen Kreisen immer noch verbreiteten Meinung – ein Versicherter nicht schon dann, wenn er seine bisherige Berufstätigkeit infolge Krankheit oder Behinderung dauerhaft nicht mehr ausüben kann; Anspruch auf Rente wegen Berufsunfähigkeit entsteht – auch bei Erfüllung der sonstigen Voraussetzungen – nur, wenn der Versicherte weder seinen bisherigen Beruf noch eine sonstige – ggf auch berufsfremde – Tätigkeit ausüben kann, auf die er mit Rücksicht auf seinen bisherigen Beruf sozial zumutbar verwiesen werden kann.

Berufsunfähig ist nicht, wer eine zumutbare Tätigkeit vollschichtig ausüben kann; dabei ist die jeweilige Arbeitsmarktlage nicht zu berücksichtigen, § 43 Abs 1 Satz 2 SGB VI.

Ursache der Berufsunfähigkeit können nach dem Wortlaut des Gesetzes nur *Krankheiten oder Behinderungen* sein.

---

[4] Der Begriff der Berufsunfähigkeit nach dem SGB VI entspricht dem der früheren §§ 23 AVG, 1246 RVO. Die frühere, noch zum alten Recht ergangene Rechtsprechung ist daher auch auf das neue Recht anwendbar.

Der Begriff der Behinderung ist hier nicht im (besonderen) Sinn des SchwbG zu sehen (S 9); er umfaßt daher – entsprechend dem Wortlaut der früheren §§ 24 AVG, 1247 RVO – auch die (altersphysiologische) Schwäche der körperlichen und geistigen Kräfte.

Andere Ursachen, wie zB das Lebensalter schlechthin, fehlende Wettbewerbsfähigkeit,[5] persönliche Gründe wie Bindungen an Haus, Wohnung oder Familie, Inanspruchnahme durch Betreuung von Kindern oder pflegebedürftigen Angehörigen, wirtschaftliche Einflüsse wie Konjunktur- oder Strukturverhältnisse des allgemeinen oder des örtlichen Arbeitsmarktes, hierdurch oder durch mangelnde Motivation des Versicherten bedingte Schwierigkeiten bei der Arbeitsvermittlung können dagegen Berufsunfähigkeit nicht begründen.

Krankheit (S 8) und **Behinderung** (S 9) bedeuten auch hier einen regelwidrigen körperlichen, geistigen oder seelischen Zustand. Sie müssen funktionell manifest sein (S 8) und die Erwerbsfähigkeit des Versicherten nicht nur kurzzeitig oder geringfügig, sondern dauerhaft und erheblich beeinträchtigen;[6] auf Behandlungsbedürftigkeit oder Arbeitsunfähigkeit kommt es nicht an.

So begründen zB auch erhebliche Wirbelsäulen- oder Gelenkbeschwerden, die aber nur gelegentlich oder kurzzeitig auftreten und dann ggf Arbeitsunfähigkeit bewirken, keine solche dauerhafte Einschränkung der Erwerbsfähigkeit.[7] Andererseits kann ein an sich nicht schwerwiegendes Krankheitsbild dann Berufsunfähigkeit bewirken, wenn eine weitere Erwerbstätigkeit die unmittelbare Gefahr der Verschlimmerung bewirken würde[8] oder nur unter unzumutbaren Schmerzen oder Beschwerden möglich wäre.

Auch **seelische Krankheiten oder Behinderungen** können (für sich allein oder in Verbindung mit somatischen Krankheiten oder Behinderungen) Berufsunfähigkeit auslösen. Hierzu gehören nicht nur Prozesse organneurologischer Genese und sog Kernneurosen, sondern auch alle sonstigen psychischen Krankheiten, Schwächen, Fehlhaltungen und sonstige Störungen von Krankheitswert wie zB (larvierte) Depressionen, Phobien, Hypochondrien, psychosomatische und psychoreaktive Störungen, ferner (echte) Alkohol- und Drogenabhängigkeit. Derartige Störungen müssen aber aus eigener Kraft nicht überwindbar, dh so eingeschliffen und fixiert sein, daß sie sich einer Steuerung durch den Willen entziehen. Die Simulationsnähe vieler solcher Fehlhaltungen erfordert es, an den Nachweis strenge Anforderungen zu stellen.[9]

Auch in orthopädischen bzw unfallchirurgischen Gutachten sollte auf das Vorliegen solcher seelischen Störungen hingewiesen werden, wenn sie bei der Untersuchung erkennbar werden, bisher aber nicht aktenkundig sind.

Maßgebend für die Frage, ob Berufsunfähigkeit vorliegt, ist nicht die einzelne Krankheit, sondern die Summe aller vorliegenden Gesundheitsstörungen und ihre Auswirkungen auf die Erwerbsfähigkeit des Versicherten, der gesamte „**Zustand des Krankseins**"[10].

Die Erwerbsfähigkeit darf, wenn Krankheiten oder Behinderungen auch aus anderen Fachbereichen vorliegen, abschließend nicht allein aus der Sicht eines einzelnen Fachgebietes (zB internistisch oder orthopädisch) beurteilt werden, sondern stets nach diesem „Zustand des Krankseins" und damit aus einer Gesamtschau aller Krankheiten bzw Behinderungen mit allen ggf bestehenden Überlagerungen und Wechselwirkungen auf die Erwerbsfähigkeit seitens der einzelnen Fachgebiete.

Bei der **sozialmedizinischen Begutachtung** muß daher, wenn die Erhebungen im eigenen Fachbereich das Bestehen rechtserheblicher Krankheiten oder Behinderungen in anderen Fachbereichen vermuten lassen, der Auftraggeber auf einen solchen Sachverhalt hingewiesen und eine entsprechende Zusatzbegutachtung und eine zusammenfassende Beurteilung angeregt werden (S 219).

Sog **eingebrachte Leiden**, dh angeborene, frühkindlich oder juvenil erworbene Krankheiten oder Behinderungen (zB Poliomyelitis, Conterganschaden, infantile cerebrale Paresen usw), die schon vor Eintritt in das Versicherungsleben bestanden haben, können für sich allein Berufsunfähigkeit nicht begründen.[11]

Anspruch auf Rente besteht auch nicht für Personen, die die für die Rentenleistung erforderliche gesundheitliche Beeinträchtigung **absichtlich herbeigeführt** haben, § 103 SGB VI.

Alkohol-, Nikotin- oder Drogenabusus, übermäßige Ernährung wie auch ein fehlgeschlagener Suizidversuch fallen idR aber nicht unter diese Vorschrift, weil die erforderliche Absicht einer Herbeiführung der gesundheitlichen Beeinträchtigung idR fehlt.

Den **Umfang der Leistungsminderung**, der Berufsunfähigkeit bewirkt, bestimmt das Gesetz dahin, daß die Erwerbsfähigkeit des Versicherten auf weniger als die Hälfte derjenigen von körperlich, geistig und seelisch gesunden vergleichbaren Versicherten herabgesunken sein muß.

Dieses Herabsinken ist nicht abstrakt, sondern konkret zu bewerten (sog **konkrete Betrachtungsweise**).[12] Die Berufsunfähigkeitsrente hat Lohnersatzfunktion, sie soll also eine krankheitsbedingte dauerhafte Einbuße an

---

[5] BSG SozR RVO § 1246 Nr 9, 14, 43
[6] BSG SozR 2200 § 1246 Nr 62, 65, 66
[7] vgl ua BSG SozR RKG § 46 Nr 11
[8] BSG SozR RVO § 1247 Nr 17
[9] BSG SozR 2200 § 1246 Nr 62, 65, 66

[10] vgl hierzu *Erlenkämper/Fichte* S 16, 365
[11] vgl hierzu *Erlenkämper/Fichte* S 366 mwN
[12] BSG Großer Senat SozR RVO § 1246 Nr 79 und SozR 2200 § 1246 Nr 13

der konkreten Fähigkeit, Erwerbseinkommen zu erzielen, ausgleichen.

Bei der **sozialmedizinischen Begutachtung** ist daher das Ausmaß der Leistungsminderung konkret nach den realen Gegebenheiten und Anforderungen der Arbeitswelt zu beurteilen.

Bei der **Beurteilung der Erwerbsfähigkeit** ist also nicht entscheidend darauf abzustellen, ob der einzelne Versicherte zB am Fahrradergometer noch leichte Arbeit leisten kann, sondern darauf, ob er auch unter tagtäglicher Arbeitsbelastung üblichen Erwartungen und Anforderungen insbesondere an Quantität, Qualität und Regelmäßigkeit der Arbeitsleistung noch gewachsen ist und so seine (restliche) Erwerbsfähigkeit tatsächlich (noch) in Erwerbsarbeit und damit in Erwerbseinkommen umsetzen kann.

Im übrigen kommt es – im Gegensatz etwa zu den Bewertungskriterien für die MdE in der GUV, im sozEntschR oder nach dem SchwbG – nicht entscheidend darauf an, inwieweit die Erwerbsfähigkeit *gemindert*, sondern darauf, inwieweit sie *noch erhalten* ist, dh inwieweit der Versicherte trotz einer geminderten Erwerbsfähigkeit noch arbeiten und Erwerbseinkommen erzielen kann. Denn der RentV-Träger bzw das Gericht hat bei seiner Entscheidung, ob Berufsunfähigkeit vorliegt, das medizinisch festgestellte Restleistungsvermögen zu dem berufskundlich zu ermittelnden Anforderungsprofil des bisherigen Berufs einerseits und einer in Aussicht genommenen Verweisungstätigkeit andererseits in Beziehung zu setzen.[13]

Insbesondere vermag eine bestehende oder auch **förmlich anerkannte MdE** (bzw ein GdB) um 50 vH oder mehr für sich allein Berufsunfähigkeit nicht zu begründen.[14]

So leuchtet es sicherlich ein, daß zB ein kaufmännischer Angestellter, dem ein Bein im Oberschenkel amputiert werden mußte (GdB nach dem SchwbG: 70 vH), der nach abgeschlossener Rekonvaleszenz seine frühere Berufstätigkeit aber wiederaufgenommen hat, ebenso wenig berufsunfähig ist wie selbst ein erblindeter Arbeiter (GdB: 100 vH), der mit Erfolg zum Telefonisten oder Phonotypisten umgeschult worden ist. Andererseits kann zB einer Uhrmacher, Schlosser, Mechaniker oder Elektriker mit einem Verlust der Finger 1 und 2 (MdE bzw GdB: 30 vH) durchaus berufsunfähig sein, wenn er damit weder seinen bisherigen Beruf noch eine zumutbare Verweisungstätigkeit ausüben kann.

Auch sonst ist die Höhe der MdE wegen der völlig unterschiedlichen Bewertungsmaßstäbe hier ohne jede rechtliche Bedeutung; sie sollte daher in Gutachten für die GRV nicht bewertet werden.

Die **gesetzliche Lohnhälfte** – früher einmal wichtiges Kriterium für die Beurteilung der Be-

rufsunfähigkeit – hat heute ihre Bedeutung weitgehend verloren.[15]

Die **Kriterien der Berufsunfähigkeit** werden heute nach der stdRspr des Bundessozialgerichts[16] von folgenden Faktoren bestimmt:

– von dem qualitativen Wert des bisherigen Berufs des Versicherten und dem dadurch begründeten sog Berufsschutz,
– von der Frage, ob der Versicherte diesen Beruf – ganz oder beschränkt auf Teilbereiche[17] – noch ausüben kann,
– ggf von der Frage nach zumutbaren Verweisungstätigkeiten, jenen – ggf auch berufsfremden[18] – Tätigkeiten also, die der Versicherte unter Berücksichtigung seines bisherigen Berufs und dem darin erworbenen Berufsschutz nach seinen Kräften und Fähigkeiten[19] noch zumutbar verrichten kann.

Die Frage, ob ein Versicherter berufsunfähig ist oder nicht, ist somit nicht primär eine medizinische, sondern eine **Rechtsfrage**, die abschließend nicht vom Arzt, sondern vom Versicherungsträger bzw Gericht entschieden wird. Die dazu erforderlichen sozialmedizinischen Feststellungen bilden nur eine Teilgrundlage für diese Entscheidung.

Daher sollte es ein Arzt in Bescheinigungen, Berichten oder Gutachten strikt vermeiden, den Patienten als berufsunfähig zu bezeichnen.

Unter dem **bisherigen Beruf** des Versicherten ist die Berufstätigkeit zu verstehen, die sein versicherungspflichtiges Erwerbsleben entscheidend geprägt hat.

Das wird regelmäßig die letzte versicherungspflichtige Beschäftigung oder Tätigkeit sein, auch wenn sie nur kurzzeitig ausgeübt worden ist, aber die qualitativ höchste im Berufsleben der Versicherten gewesen ist.[20]

Hat sich der Versicherte von einem früheren Beruf endgültig abgewandt (zB Aufgabe des früher erlernten Berufs, Aufnahme einer anderen Tätigkeit), so tritt dadurch idR eine auch versicherungsrechtlich relevante **Lösung vom bisherigen Beruf** ein mit der Folge, daß dieser nicht mehr den „bisherigen Beruf" bildet. Dies gilt aber dann nicht, wenn der Versicherte den bisherigen Beruf aus gesundheitlichen Gründen hat aufgeben müssen oder er sich der anderen Tätigkeit nur vorüberge-

---

[13] BSG SozR 3-2200 § 1246 Nr 29, 44
[14] Gleiches gilt für die „anerkannte" Berufsunfähigkeit in einer Privatversicherung

[15] vgl hierzu *Erlenkämper/Fichte* S 369
[16] vgl aus jüngerer Zeit ua BSG SozR 3-2200 § 1246 Nr 1, 2, 14, 17, 21, 27, 32, jeweils mwN; *Erlenkämper/Fichte* S 369 ff
[17] vgl hierzu ua BSG SozR 2200 § 1246 Nr 82, 114
[18] vgl ua BSG SozR 2200 § 1246 Nr 4, 71, 110
[19] vgl ua BSG SozR 2200 § 1246 Nr 98 mwN
[20] stdRspr; vgl ua BSG SozR 2200 § 1246 Nr 160, 163, 164; SozR 3-2200 § 1246 Nr 22

hend (zB zur Vermeidung von Arbeitslosigkeit) zuge-
wandt hatte.[21]

Berufsunfähigkeit kommt überhaupt nur in Betracht, wenn der Versicherte diesen **seinen bisherigen Beruf nicht mehr ausüben kann**.

Entscheidend ist dabei nicht, ob er den Anforderungen seines *bisherigen Arbeitsplatzes* im Beruf noch gewachsen ist, sondern ob er den Beruf als solchen überhaupt nicht mehr – auch nicht auf anderen Arbeitsplätzen, bei anderen Arbeitgebern oder in Teilbereichen[22] –
ausüben kann.

So ist zB nicht berufsunfähig ein gelernter Elektriker,
der zwar in der Hausinstallation oder als Betriebselek-
triker gesundheitsbedingt nicht mehr einsetzbar ist,
aber als Reparaturelektriker oder im Gerätebau qualifizierte Elektrikerarbeiten noch verrichten kann, eine
Krankenschwester nicht, die zwar nicht mehr als
Schwester auf pflegeintensiven Stationen, aber noch als
EKG-Schwester oder in Rehabilitations-Kliniken voll-
wertig arbeiten kann, ein Arzt nicht, der zwar nicht
mehr operieren, aber als niedergelassener oder beratender Arzt (zB bei Versicherungsträgern) ärztlich tätig sein
kann.

Andererseits reicht es für das Bestehen von Berufsunfähigkeit nicht aus, daß der Versicherte
diesen seinen bisherigen Beruf nicht mehr ausüben kann. Berufsunfähig ist ein Versicherter
nur, wenn er *weder* seinen bisherigen Beruf *noch*
eine ihm sozial zumutbare sog **Verweisungstätigkeit** ausüben kann.

Zur Feststellung des qualitativen Wertes des bisherigen Berufs und hiernach zumutbarer Verweisungstätigkeiten hat das Bundessozialgericht für die RentV der Arbeiter in ständiger Rechtsprechung ein **Mehrstufenschema** entwickelt, das durch vier *Leitberufe* gekennzeichnet ist:[23]

– Meister und Vorarbeiter mit Vorgesetztenfunktion;
  besonders hoch qualifizierter Facharbeiter,
– Facharbeiter,
– angelernte Arbeiter,
– ungelernte Arbeiter.

Für die Angestelltenversicherung gelten – jedoch
nach oben hin offen – vergleichbare Stufen.[24]

Zumutbar verwiesen[25] werden können die einzelnen
Versicherten jeweils nur auf Tätigkeiten der gleichen
oder der nächstniedrigeren Stufe des Schemas, also zB
der (normale) Facharbeiter auf andere Facharbeiter- sowie alle angelernten Tätigkeiten, der angelernte Arbeiter auch auf ungelernte Tätigkeiten. Stets zumutbar verwiesen können Versicherte auf Tätigkeiten, für die sie
durch Leistungen der beruflichen Rehabilitation mit Er-

folg ausgebildet oder umgeschult worden sind, § 43
Abs 2 Satz 3 SGB VI, auch dann, wenn diese nach solchen
Kriterien nicht zumutbar sind.

Voraussetzung für eine solche Verweisung ist, daß die
in Aussicht genommene Verweisungstätigkeit den Kräften und Fähigkeiten des Versicherten entspricht, daß er
also sowohl nach den ihm verbliebenen gesundheitlichen Kräften wie auch nach seinen beruflichen Kenntnissen und Fähigkeit die in Aussicht genommene Verweisungstätigkeit verrichten kann. Bei Versicherten mit
qualifiziertem Berufsschutz muß im Rentenverfahren
idR zumindest *eine* Verweisungstätigkeit konkret benannt werden, die diesen Anforderungen entspricht.[26]

Andererseits kommt es *nur* auf diese Merkmale an,
nicht auch darauf, ob der einzelnen Versicherte zB wegen familiärer Bindungen gehindert ist, eine solche Tätigkeit aufzunehmen, und ob er mit Rücksicht auf seine
Wohnlage oder die konjunkturelle Lage des Arbeitsmarktes einen entsprechenden Arbeitsplatz erlangen
kann oder nicht. Entspricht eine solche Verweisungstätigkeit seinen Kräften und Fähigkeiten, kann er einen
entsprechenden Arbeitsplatz aber nicht erhalten, ist er
nach der ständigen Rechtsprechung des Bundessozialgerichts arbeitslos, aber nicht berufs- oder gar erwerbsunfähig.[27]

Bei der **sozialmedizinischen Begutachtung** der
Erwerbsfähigkeit darf daher nicht – jedenfalls
nicht primär – auf die Frage abgestellt werden,
ob der Versicherte *seine zuletzt verrichtete konkrete Beschäftigung* weiter ausüben kann oder
nicht mehr.

Sofern hierauf überhaupt einzugehen ist, muß – zumindest ergänzend – festgestellt werden, ob und in welchem Umfang andere Tätigkeiten innerhalb des bisherigen Berufs noch verrichtet werden können. Im übrigen
ist primär ein positives und negatives Leistungsbild zu
erstellen, dh konkret darzulegen, welche Arbeiten (zB
körperliche leichte/mittelschwere/schwere) der Versicherte noch verrichten kann bzw mehr oder und welche weiteren qualitativen Einschränkungen (zB kein
schweres Heben/Tragen, nicht oder nicht ständig im Sit-
zen/Gehen/Stehen, ohne Einwirkungen von Nässe/Hit-
ze/Lärm/Gasen usw) bestehen. Denn nur anhand eines
solchen konkreten Leistungsbildes können Versicherungsträger und Gerichte – ggf mit Hilfe berufskundiger
Sachverständiger – entscheiden, ob und ggf welche Arbeiten der einzelne Versicherte im Rahmen seines bisherigen Berufs oder zumutbarer Verweisungstätigkeiten
noch leisten kann.

So reicht es für die Entscheidung nicht aus, daß ein
Gutachter die Frage, ob der Versicherte eine bestimmte
(Verweisungs-) Tätigkeit noch ausüben kann, schlicht
bejaht oder verneint, wenn weder aus medizinischer
noch aus berufskundlicher Sicht nachvollziehbare Beur-

---

[21] stdRspr; vgl ua BSG SozR 2200 § 1246 Nr 130, 158
[22] vgl hierzu ua BSG SozR 2200 § 1246 Nr 82, 114
[23] vgl zu den Einzelheiten *Erlenkämper/Fichte* S 371 ff
[24] BSG SozR 2200 § 1246 Nr 107, 126, 161; SozR 3-2200
     § 1246 Nr 1, 2 jeweils mwN
[25] vgl hierzu *Erlenkämper/Fichte* S 377 ff

[26] stdRspr, vgl aus jüngerer Zeit ua BSG SozR 3-2200
     § 1246 Nr 39, 41, 45; vgl *Erlenkämper/Fichte* S 380
[27] vgl ua BSG Großer Senat SozR 2200 § 1246 Nr 13

teilungen über seine tatsächliche Eignung für die in Betracht gezogene (Verweisungs-) Tätigkeit vorliegen.[28]

Nicht verwiesen werden kann ein Versicherter auf Tätigkeiten, für die ihm der **Arbeitsmarkt praktisch verschlossen** ist.

Diese Voraussetzung ist idR erfüllt, wenn der Versicherte die erwogene Verweisungstätigkeit **nicht mehr vollschichtig** verrichten kann, es sei denn, er hat einen zumutbaren Teilzeitarbeitsplatz tatsächlich inne. Dann liegt idR aber nicht nur Berufs- sondern auch Erwerbsunfähigkeit vor.[29] Etwas anderes gilt nur für solche Berufe und Tätigkeiten, für die im täglich erreichbaren Umkreis ein offener Teilzeitarbeitsmarkt tatsächlich existiert.

Wer eine zumutbare Tätigkeit **noch vollschichtig** ausüben kann, ist in aller Regel nicht berufsunfähig; dabei ist die jeweilige Arbeitsmarktlage – dh die Frage, ob er einen entsprechenden Arbeitsplatz erlangen kann oder nicht – nicht zu berücksichtigen, § 43 Abs 1 Satz 2 SGB VI.

5.6.8.2 Rente wegen Erwerbsunfähigkeit

Versicherte haben bis zur Vollendung des 65. Lebensjahres Anspruch auf **Rente wegen Erwerbsunfähigkeit**, § 44 Abs 1 SGB VI, wenn sie:

– erwerbsunfähig sind, Nr 1,
– in den letzten 5 Jahren vor Eintritt der Erwerbsunfähigkeit 3 Jahre Pflichtbeitragszeiten haben, Nr 2, und
– vor Eintritt der Erwerbsunfähigkeit die allgemeine Wartezeit (§ 50 SGB VI: 5 Jahre) erfüllt haben, Nr 3.

Auch der Anspruch auf Rente wegen Erwerbsunfähigkeit entsteht (bereits seit 1984) also nicht schon dann, wenn der Versicherte erwerbsunfähig ist und die Wartezeit erfüllt ist, sondern nur, wenn für ihn in den letzten 5 Jahren vor Eintritt der Erwerbsunfähigkeit *für mindestens 3 Jahre Pflichtbeiträge* entrichtet worden sind. Die Rente wegen Erwerbsunfähigkeit hat – mehr noch als die Rente wegen Berufsunfähigkeit – Lohnersatzfunktion; sie soll also nur gezahlt werden, wenn dem Versicherten infolge Krankheit oder Behinderung tatsächlich nicht mehr arbeiten und Erwerbseinkommen nicht mehr erzielen kann.

Der Zeitraum von 5 Jahren vor Eintritt der Erwerbsunfähigkeit verlängert sich auch hier ua um Zeiten einer krankheitsbedingten Arbeitsunfähigkeit, einer Arbeitslosigkeit und eines Rentenbezugs, § 44 Abs 4 iVm § 43 Abs 3 SGB VI. Eine Pflichtbeitragszeit von 3 Jahren ist ferner nicht erforderlich, wenn die Erwerbsunfähigkeit aufgrund eines Tatbestandes eingetreten ist, durch den die allgemeine Wartezeit vorzeitig erfüllt ist (S 131), § 44 Abs 4 iVm § 43 Abs 4 SGB VI.

Erwerbsunfähig sind Versicherte, die wegen Krankheit oder Behinderung auf nicht absehbare Zeit außerstande sind, eine Erwerbstätigkeit in gewisser Regelmäßigkeit auszuüben oder Arbeitsentgelt oder Arbeitseinkommen zu erzielen, das 1/7 der monatlichen Bezugsgröße[30] übersteigt; erwerbsunfähig sind auch Versicherte nach § 1 Nr 2 SGB VI (bestimmte Behinderte, S 119), die wegen Art oder Schwere der Behinderung nicht auf dem allgemeinen Arbeitsmarkt tätig sein können, § 44 Abs 2 SGB VI.[31]

Erwerbsunfähig ist dagegen nicht, § 44 Abs 2 Satz 2 SGB VI:

– wer (noch) eine selbständige Erwerbstätigkeit ausübt,
– wer eine Tätigkeit noch vollschichtig ausüben kann; dabei ist die jeweilige Arbeitsmarktlage – dh die Frage, ob er einen entsprechenden Arbeitsplatz erlangen kann oder nicht – nicht zu berücksichtigen.[32]

Versicherte, die bereits vor Erfüllung der allgemeinen Wartezeit (§ 50 Abs 1 SGB VI: 5 Jahre) erwerbsunfähig waren, deswegen Anspruch auf eine Rente wegen Erwerbsunfähigkeit nicht hatten, und ununterbrochen erwerbsunfähig sind, erlangen gleichwohl den Anspruch auf Rente wegen Erwerbsunfähigkeit, wenn sie (zB durch Tätigkeit in einer Werkstatt für Behinderte oder an einem sonstigen beschützten Arbeitsplatz) eine besondere Wartezeit von 20 Jahren erfüllen, § 44 Abs 3 SGB VI.

Allein aus der Tatsache, daß ein Behinderter in einer Werkstatt für Behinderte tätig war oder seine Arbeit nur unter Zuhilfenahme spezifischer, auf seine individuelle Behinderung zugeschnittene sachliche oder personale Hilfen hat verrichten können, folgt aber ohne zusätzliche, diese konkret feststellende Umstände nicht schon seine Erwerbsunfähigkeit.[33]

Wird die **Hinzuverdienstgrenze** des § 96a Abs. 2 Nr. 1 SGB VI[34] überschritten, ist die Rente wegen Erwerbsunfähigkeit unter Beachtung der Hinzuverdienstgrenzen auch dieser Rentenart in Höhe der Rente wegen Berufsunfähigkeit zu leisten,

---

[28] BSG SozR 3-2200 § 1246 Nr 44
[29] wegen weiterer Einzelheiten s unten S 132

[30] Bezugsgröße 1997:
In den alten Bundesländern: Monatlich 4.270,- DM;
1/7 = 610,- DM;
in den neuen Bundesländern: Monatlich 3.640,- DM;
1/7 = 520,- DM
[31] Der Begriff der Erwerbsunfähigkeit nach dem SGB VI entspricht dem der früheren §§ 24 AVG, 1247 RVO. Die frühere, noch zum alten Recht ergangene Rechtsprechung ist daher auch auf das neue Recht anwendbar. Vgl hierzu in den Einzelheiten *Erlenkämper/Fichte* S 387 mwN
[32] zu den möglichen Ausnahmen s unten
[33] BSG SozR 3-2200 § 1247 Nr 1, 3, 12
[34] 1997: In den alten Bundesländern: Monatlich 610,- DM, in den neuen Bundesländern: Monatlich 520,- DM

sofern Erwerbsunfähigkeit dann überhaupt weiterhin vorliegt, § 44 Abs 5 SGB VI.

Ursache der Erwerbsunfähigkeit können nach dem Wortlaut des Gesetzes auch hier nur Krankheiten oder Behinderungen sein (S 124).

Auch für die Frage, ob Erwerbsunfähigkeit vorliegt, ist maßgebend nicht die einzelne Krankheit, sondern die Summe aller vorliegenden Gesundheitsstörungen und ihrer Auswirkungen auf die Erwerbsfähigkeit des Versicherten, der gesamte „**Zustand des Krankseins**" (S 124). Sog **eingebrachte Leiden** (S 124) können auch hier für sich allein Erwerbsunfähigkeit nicht begründen.

Der **Umfang der Leistungsminderung**, der Erwerbsunfähigkeit bewirkt, muß hier größer sein als bei der Berufsunfähigkeit. Das Gesetz bestimmt ihn für den Regelfall dahin, daß der Versicherte infolge Krankheit oder Behinderung auf nicht absehbare Zeit außerstande sein muß, eine Erwerbstätigkeit mit gewisser Regelmäßigkeit auszuüben oder mehr als nur geringfügige Einkünfte aus Erwerbstätigkeit zu erzielen.

Die **Erwerbsfähigkeit** ist auch hier nicht abstrakt, sondern **konkret zu bewerten**.[35]

Die Erwerbsunfähigkeitsrente hat noch mehr als die Berufsunfähigkeitsrente Lohnersatzfunktion, sie soll also den krankheitsbedingten dauerhaften Verlust an Erwerbsfähigkeit und damit an der Fähigkeit, Erwerbseinkommen zu erzielen, ausgleichen.

Bei der **sozialmedizinischen Begutachtung** ist daher das Ausmaß der Leistungsminderung auch hier konkret nach den realen Erwartungen und Anforderungen der Arbeitswelt zu beurteilen (S 125).

Infolge der sog **konkreten Betrachtungsweise** liegt Erwerbsunfähigkeit auch vor, wenn ein Versicherter zwar bei abstrakter Betrachtung noch erwerbstätig sein und mehr als nur geringfügige Einkünfte erzielen könnte, wenn ihm aber wegen seiner infolge Krankheit oder Behinderung herabgesetzten Erwerbsfähigkeit der **Arbeitsmarkt praktisch verschlossen** und ihm eine weitere lohnbringende Verwertung seiner restlichen Erwerbsfähigkeit dadurch faktisch nicht möglich ist.[36]

Diese Voraussetzung ist idR erfüllt bei Versicherten, die **nicht mehr vollschichtig** arbeiten können.[37]

Denn für solcherweise behinderte Versicherte gibt es idR Arbeitsplätze, auf denen sie ihre restliche Erwerbsfähigkeit noch lohnbringend verwerten könnten, in der Arbeitswelt nicht in ausreichender Zahl. Etwas anderes gilt nur für solche Berufe und Tätigkeiten, für die im täglich erreichbaren Umkreis ein offener Teilzeitarbeitsmarkt tatsächlich existiert.

Dagegen ist kraft ausdrücklicher gesetzlicher Bestimmung idR nicht erwerbsunfähig, wer noch vollschichtig arbeiten kann, § 44 Abs 2 Satz 2 SGB VI.

Darüber hinaus kann der Arbeitsmarkt dem Versicherten auch dann **praktisch verschlossen** sein, wenn er zwar – abstrakt gesehen – noch vollschichtig arbeiten könnte, seine Erwerbsfähigkeit aber so stark eingeschränkt ist, daß zumindest erhebliche Zweifel bestehen, daß er seine verbliebene Erwerbsfähigkeit im praktischen Arbeitsleben noch lohnbringend realisieren kann, insbesondere weil:[38]

– seine Erwerbsfähigkeit durch eine schwere spezifische Leistungsbehinderung oder eine Summierung ungewöhnlicher Leistungsbehinderungen besonders stark eingeschränkt ist (sog atypische Leistungseinschränkungen),
– er nur noch Tätigkeiten unter nicht betriebsüblichen Arbeitsbedingungen verrichten kann,
– er aus gesundheitlichen Gründen Arbeitsplätze nicht mehr aufsuchen kann, dh idR Fußwege vom und zum Arbeitsplatz bzw von und zu öffentlichen Verkehrsmitteln von mehr als 500 m nicht mehr regelmäßig bewältigen kann,
– Tätigkeiten, bei denen die Zahl der in Betracht kommenden Stellen dadurch nicht unerheblich reduziert ist, daß der Versicherte nur in Teilbereichen des Tätigkeitsfeldes eingesetzt werden kann,
– Tätigkeiten, auf denen er seine restliche Erwerbsfähigkeit noch lohnbringend verwerten könnte, nur in geringer Zahl vorkommen und/oder für einen Außenstehenden praktisch nicht erreichbar sind, weil sie regelmäßig leistungsgeminderten Angehörigen des eigenen Betriebes vorbehalten bleiben (sog Schonarbeitsplätze),
– Tätigkeiten auf einem Arbeitslatz, der als Einstiegsstelle für Berufsfremde nicht zur Verfügung steht,
– Tätigkeiten, die lediglich an bewährte Mitarbeiter als Aufstiegspositionen vergeben werden.

Voraussetzung ist, daß der Versicherte aus derartigen Gründen keinen Arbeitsplatz innehat oder (zB als Schonarbeitsplatz beim bisherigen Arbeitgeber) erhalten kann, bei Beeinträchtigung der Wegefähigkeit weiterhin, daß er den Arbeitsplatz auch nicht mit einem eigenen Kraftfahrzeug (ggf mit Hilfe entsprechender Leistungen zur Rehabilitation, S 39) oder durch Mitnahme durch Werksbusse, Familienangehörige, Arbeitskollegen usw erreichen kann.[39]

---

[35] BSG Großer Senat SozR RVO § 1246 Nr 79, § 1247 Nr 20 und SozR 2200 § 1246 Nr 13

[36] stdRspr; vgl ua BSG Großer Senat SozR RVO § 1246 Nr 79 und § 1247 Nr 20; SozR 2200 § 1246 Nr 13; vgl zu weitere Einzelheiten: *Erlenkämper/Fichte* S 388

[37] stdRspr seit BSG Großer Senat SozR 2200 § 1246 Nr 13

[38] BSG SozR 2200 § 1246 Nr 137, 139; SozR 3-2200 § 1246 Nr 50, jeweils mwN; *Erlenkämper/Fichte* S 389

[39] vgl ua BSG SozR RVO § 1246 Nr 101; SozR 2200 § 1247 Nr 33, 47, 50, 53, 56; SozR 3-2200 § 1247 Nr 10

Will der Versicherungsträger oder das Gericht den Versicherten trotz Vorliegens solcher Gründe nicht für erwerbsunfähig erachten, muß zumindest *eine* Tätigkeit konkret bezeichnet werden, die der Versicherte trotz derartiger erheblicher Einschränkungen seiner Erwerbsfähigkeit noch ausüben kann.[40]

Bei der **sozialmedizinischen Begutachtung** ist den Fragen, ob ein Versicherter – wenn auch mit qualitativen Einschränkungen – noch *vollschichtig* arbeiten kann (oder nicht mehr) und ob er ggf einen zumutbaren Arbeitsplatz noch erreichen kann (sog *Wegefähigkeit*) besondere Beachtung zu widmen.

Die Feststellung, daß der Versicherte *nicht mehr vollschichtig* arbeiten kann, bedarf einer überzeugenden und nachvollziehbaren Begründung anhand der Befunde des konkreten Einzelfalls. Ebenso muß bei schwerwiegenden Befunden und/oder Funktionsstörungen an einem oder mehreren Organen bzw Organsystemen überzeugend dargelegt werden, daß und aus welchen Gründen der Versicherte trotz dieser Befunde noch vollschichtig arbeiten kann.

Liegen schwerwiegende Funktionsstörungen der Bewegungsorgane vor, ist bei grundsätzlich noch vollschichtigem Leistungsvermögen stets auch ohne besondere Frage prüfen und im Gutachten festzuhalten, ob der Versicherte noch über eine ausreichende *Wegefähigkeit* verfügt, dh ob er Fußwege von und zu Arbeitsplätzen, die er nach seiner restlichen Erwerbsfähigkeit grundsätzlich noch ausfüllen könnte, bzw von und zu öffentlichen Verkehrsmitteln von mehr als 500 m noch regelmäßig bewältigen kann oder nicht mehr.

5.6.8.3 Rente für Bergleute

Versicherte haben bis zur Vollendung des 65. Lebensjahres Anspruch auf **Rente für Bergleute** (früher: Bergmannsrente wegen verminderter bergmännischer Berufsfähigkeit), § 45 Abs 1 SGB VI, wenn sie:

– im Bergbau vermindert berufsfähig sind,
– in den letzten 5 Jahren vor Eintritt der im Bergbau verminderten Berufsfähigkeit 3 Jahre knappschaftliche Pflichtbeitragszeiten haben und
– vor Eintritt der im Bergbau verminderten Berufsfähigkeit die allgemeine Wartezeit (§ 50 SGB VI: 5 Jahre) in der knappschaftlichen RentV erfüllt haben.

Im **Bergbau vermindert berufsfähig** sind Versicherte, die wegen Krankheit oder Behinderung weder imstande sind, die von ihnen bisher ausgeübte knappschaftliche Beschäftigung noch eine andere, wirtschaftlich im wesentlichen gleichwertige knappschaftliche Beschäftigung auszuüben, die von Personen mit ähnlicher Ausbildung sowie gleichwertigen Kenntnissen und Fähigkeiten ausgeübt wird; nicht im Bergbau vermindert berufsfähig sind Versicherte, die eine in diesem Sinne gleichwertige Beschäftigung außerhalb des Bergbaus tatsächlich ausüben, § 45 Abs 2 SGB VI.

Anspruch auf Rente für Bergleute haben auch Versicherte, die das 50. Lebensjahr vollendet haben, im Vergleich zu der von ihnen bisher ausgeübten knappschaftlichen Beschäftigung eine wirtschaftlich gleichwertige Beschäftigung nicht mehr ausüben und die Wartezeit von 25 Jahren erfüllt haben, § 45 Abs 3 SGB VI.

5.6.8.4 Renten auf Zeit; Befristung

Renten wegen verminderter Erwerbsfähigkeit werden idR (nur) **auf Zeit** geleistet, § 102 Abs 2 Satz 1 SGB VI, wenn:

– begründete Aussicht besteht, daß die Minderung der Erwerbsfähigkeit in absehbarer Zeit behoben sein kann, Nr 1,
– der Anspruch auch von der jeweiligen Arbeitsmarktlage (zB hinsichtlich Teilzeitarbeit) abhängig ist, Nr 2.

Dies gilt entsprechend für die **große Witwen- bzw Witwerrente wegen Minderung der Erwerbsfähigkeit** (§ 46 SGB VI, s unten), § 102 Abs 2 Satz 2 SGB VI.

Befristete Renten wegen verminderter Erwerbsfähigkeit werden nicht vor Beginn des 7. Kalendermonats nach dem Eintritt der Minderung der Erwerbsfähigkeit geleistet, § 101 Abs 1 und 2 SGB VI.

Die Befristung darf für längstens 3 Jahre nach Rentenbeginn ausgesprochen werden. Sie kann wiederholt werden, darf jedoch bei sich anschließenden Befristungen nach § 102 Abs 2 Satz 1 Nr 1 SGB VI die Gesamtdauer von 6 Jahren nicht übersteigen, § 102 Abs 2 Satz 3 SGB VI; besteht der ursprüngliche Befristungsgrund dann noch fort, ist sie als normale Rente weiterzugewähren.

Große W-Renten wegen Kindererziehung (§ 46 SGB VI) und **Erziehungsrenten** (§ 47 SGB VI, s unten) werden auf das Ende des Kalendermonats befristet, in dem die Kindererziehung voraussichtlich endet, § 102 Abs 3 SGB VI. **Waisenrenten** werden auf das Ende des Kalendermonats befristet, in dem voraussichtlich der Anspruch entfallen wird, § 102 Abs 4 SGB VI.

Befristete Renten enden mit Ablauf der Frist, ohne daß es einer ausdrücklichen Entziehung bedarf. Dies schließt aber eine vorherige Entziehung oder Umwandlung der Rente aus anderen Gründen nicht aus, § 102 Abs 1 SGB VI.

---

[40] stdRspr, vgl ua BSG SozR 2200 § 1246 Nr 104, 109, 117, 136; § 1247 Nr 21, 33

5.6.9 Renten wegen Todes (Hinterbliebenenrenten)

5.6.9.1 Witwen- und Witwerrenten

Witwen oder Witwer, die nicht wieder geheiratet haben, haben nach dem Tode des versicherten Ehegatten Anspruch auf die sog kleine Witwen- oder Witwerrente (**kleine W-Rente**), wenn der versicherte Ehegatte die allgemeine Wartezeit (§ 50 SGB VI: 5 Jahre) erfüllt hat, § 46 Abs 1 SGB VI.

Anspruch auf die **große W-Rente**, § 46 Abs 2 SGB VI, haben Witwen und Witwer, die nicht wieder geheiratet haben, wenn sie:

– ein eigenes Kind oder ein Kind des versicherten Ehegatten, das das 18. Lebensjahr noch nicht vollendet hat, erziehen, oder
– das 45. Lebensjahr vollendet haben, oder
– berufs- oder erwerbsunfähig sind.

Witwen bzw Witwer, die zunächst wieder geheiratet hatten, deren erneute Ehe aber aufgelöst (durch Tod oder Scheidung) oder für nichtig erklärt ist, haben unter den sonstigen Voraussetzungen des § 46 Abs 1 und 2 SGB VI Anspruch auf kleine oder große W-Rente, (**W-Rente nach dem vorletzten Ehegatten**, früher: Wiederaufgelebte W-Rente), § 46 Abs 3 SGB VI.

Witwen- und Witwerrenten werden seit 1986 unter gleichen Voraussetzungen und in gleicher Höhe gewährt; für die Witwerrente ist nicht mehr erforderlich, daß die versicherte Ehefrau – wie vor 1986 – den Familienunterhalt überwiegend bestritten hat.

Seit 1986 werden idR auf alle W-Renten – also auf Witwen- und Witwerrenten gleicherweise – **Erwerbs- bzw Erwerbsersatzeinkommen** (§§ 18a bis 18e SGB IV) angerechnet, soweit es bestimmte Grenzwerte übersteigt, § 97 SGB VI.

5.6.9.2 Sog Geschiedenenrente

Anspruch auf W-Rente (sog Geschiedenenrente) besteht für **geschiedene Ehegatten**, deren Ehe vor dem 01.07.1977 geschieden worden ist und die nicht wiedergeheiratet haben, die im letzten Jahr vor dem Tode des geschiedenen Ehegatten (Versicherter) Unterhalt von diesem erhalten haben oder im letzten wirtschaftlichen Dauerzustand vor dessen Tode einen Anspruch hierauf hatten, § 243 SGB VI.

Geschiedene Ehegatten, deren Ehe nach dem 30.06.1977 geschieden worden ist, erhalten demgegen-

über idR einen Versorgungsausgleich, §§ 1587 ff BGB, durch den eine Rentenanwartschaft aus eigener Versicherung erhöht oder begründet wird, und ggf eine Erziehungsrente (s nachstehend).

5.6.9.3 Erziehungsrenten

Geschiedene Ehegatten haben bis zur Vollendung des 65. Lebensjahres Anspruch auf **Erziehungsrente**, § 47 SGB VI, wenn:

– ihre Ehe nach dem 30.06.1977 geschieden,
– ihr geschiedener Ehegatte gestorben ist,
– sie ein eigenes Kind oder ein Kind des geschiedenen Ehegatten erziehen,
– sie nicht wieder geheiratet haben und
– sie bis zum Tod des geschiedenen Ehegatten die allgemeine Wartezeit (§ 50 SGB VI: 5 Jahre) erfüllt haben.

5.6.9.4 Waisenrenten

Kinder haben nach dem Tode eines Elternteils Anspruch auf **Waisenrente**, und zwar auf **Halbwaisenrente**, § 48 Abs 1 SGB VI, wenn:

– sie noch einen Elternteil haben, der unbeschadet der wirtschaftlichen Verhältnisse unterhaltspflichtig ist, und
– der verstorbene Elternteil die allgemeine Wartezeit (§ 50 SGB VI: 5 Jahre) erfüllt hat,

und auf **Vollwaisenrente**, § 48 Abs 2 SGB VI, wenn:

– sie keinen Elternteil mehr haben, der unbeschadet der wirtschaftlichen Verhältnisse unterhaltspflichtig war, und
– der verstorbene Elternteil die allgemeine Wartezeit erfüllt hat.

Der Anspruch auf Halb- oder Vollwaisenrente besteht idR längstens, § 48 Abs 4 SGB VI,

– bis zur Vollendung des 18. Lebensjahres oder
– bis zur Vollendung des 27. Lebensjahres, wenn die Waise sich in Schul- oder Berufsausbildung befindet, ein freiwilliges soziales oder ökologisches Jahr leistet oder wegen körperlicher, geistiger oder seelischer Behinderung außerstande ist, sich selbst zu unterhalten.[41]

Auch auf die Waisenrenten wird – wie bei allen Renten von Todes wegen – **Erwerbs- bzw Erwerbsersatzeinkommen** (§ 18a bis 18e SGB IV) idR angerechnet, soweit es bestimmte Grenzwerte übersteigt, § 97 SGB VI.

---

[41] vgl zur letzten Alternative § 304 SGB VI

5.6.10 Berechnung der Renten

Die Rentenberechnung ist ein äußerst komplexer Vorgang, der auch durch das Rentenreformgesetz 1992 nicht übersichtlicher geworden ist. Im hier gegebenen Rahmen kann daher nur auf einige wenige Grundzüge eingegangen werden, die auch für den sozialmedizinischen Gutachter von Bedeutung sein können.

5.6.10.1 Wartezeiten

Für alle Rentenansprüche aus der GRV ist die Erfüllung bestimmter **Wartezeiten** Voraussetzung für die Gewährung von Leistungen.

Die **allgemeine Wartezeit**, § 50 SGB VI, beträgt 5 Jahre.

Auf sie und die besonderen Wartezeiten von 15 bzw 20 Jahren werden (nur noch) Beitragszeiten (§ 55 SGB VI) angerechnet, § 51 Abs 1 SGB VI. Auf die Wartezeit von 35 Jahren werden dagegen weitgehend alle rentenrechtlichen Zeiten (s unten) angerechnet,

Die allgemeine Wartezeit ist **vorzeitig erfüllt**, wenn der Versicherte ua wegen eines Arbeitsunfalls oder einer Wehr- bzw Zivildienstbeschädigung vermindert erwerbsfähig geworden oder gestorben ist, § 53 SGB VI.

5.6.10.2 Rentenrechtliche Zeiten

Rentenrechtliche Zeiten (bisher: Versicherungszeiten) sind, § 54 SGB VI:

– Beitragszeiten,
– beitragsfreie Zeiten und
– Berücksichtigungszeiten.

Beitragszeiten sind insbesondere Zeiten, für die nach Bundesrecht Pflichtbeiträge (Pflichtbeitragszeiten) oder freiwillige Beiträge gezahlt worden sind oder nach besonderen Vorschriften als gezahlt gelten, § 55 SGB VI. Als Beitragszeiten gelten auch **Kindererziehungszeiten** (§ 56 SGB VI) und Zeiten nach dem Fremdrentengesetz (FRG).

Beitragsfreie Zeiten sind Kalendermonate, die mit Anrechnungszeiten (§ 58 SGB VI), Zurechnungszeiten (§ 59 SGB VI) oder mit Ersatzzeiten (§ 250 SGB VI) belegt sind, wenn für diese nicht auch Beiträge gezahlt worden sind, § 54 Abs 4 SGB VI.

Berücksichtigungszeiten sind Zeiten der Erziehung eines Kindes bis zu dessen 10. Lebensjahr, soweit die Voraussetzungen für die Anrechnung einer Kindererziehungszeit auch in dieser Zeit vorliegen, sowie Zeiten der nicht erwerbsmäßigen Pflege eines Pflegebedürftigen, § 57 SGB VI.

Auf Einzelheiten[42] kann in diesem Rahmen nicht eingegangen werden.

5.6.10.3 Höhe der Rente

Die Höhe der Rente richtet sich vor allem nach der Höhe der während des Versicherungslebens durch Beiträge versicherten Arbeitsentgelte und Arbeitseinkommen, § 63 Abs 1 SGB VI.

Auf die Darstellung der Einzelheiten der Rentenberechnung muß hier verzichtet werde.[43]

5.6.10.4 Zusammentreffen von Rente

Bei **Zusammentreffen von Renten** der GRV mit anderen Rentenansprüchen ua aus der GUV, mit Arbeitsentgelt oder Arbeitslosengeld kommt es unter bestimmten Voraussetzungen zu einem – völligen oder teilweisen – Ruhen der Rente, §§ 89 ff SGB VI. Dies gilt vor allem für Hinterbliebenenrenten, § 97 SGB VI.[44]

5.6.11 Verfahrensrechtliches

Für das Verfahren gelten die Vorschriften des SGB I (S 98) und der SGB X (S 188).[45]

Versicherten- und Hinterbliebenenrenten werden idR **nur auf Antrag** des Berechtigten gewährt, § 99 SGB VI.

Über Anträge auf Leistungen aus der GRV entscheidet der zuständige Versicherungsträger durch schriftlichen Verwaltungsakt (**Bescheid**), § 117 SGB VI.

Verwaltungsakte der Versicherungsträger sind vor Erhebung einer Klage hinsichtlich ihrer Rechtmäßigkeit und Zweckmäßigkeit in einem **Vorverfahren** (Widerspruchsverfahren) nachzuprüfen, § 78 Abs 1 SGG.

Der Rechtsweg gegen Bescheid bzw Widerspruchsbescheid (Klage, Berufung, Revision) führt zu den Gerichten der Sozialgerichtsbarkeit, § 51 SGG.

Die **Fristen** für die Einlegung von Widerspruch, Klage, Berufung und Revision betragen idR einen Monat nach Zustellung oder Bekanntgabe der anzufechtenden Entscheidung.

Verwaltungsakte, gegen die ein Rechtsbehelf nicht oder erfolglos eingelegt wird, werden für die Beteiligten **in der Sache bindend**, § 77 SGG.

Eine spätere **Rücknahme, Aufhebung oder Änderung** („Neufeststellung") eines bindend ge-

---

[42] vgl hierzu E*rlenkämper/Fichte* S 410 ff
[43] vgl hierzu *Erlenkämper/Fichte* S 420 ff
[44] vgl zu den Einzelheiten *Erlenkämper/Fichte* S 427 ff
[45] vgl zu den Einzelheiten *Erlenkämper/Fichte* S 431 ff

wordenen Verwaltungsakts ist nur in den gesetzlich vorgesehen Fällen zulässig, § 77 SGG.

Die **Aufhebung oder Änderung** eines Verwaltungsakts mit Dauerwirkung (zB Rentenbescheid) darf nur erfolgen, soweit in den tatsächlichen oder rechtlichen Verhältnissen, die beim Erlaß des Verwaltungsakts vorgelegen haben, nachträglich eine **wesentliche Änderung** eintritt, § 48 SGB X (S 187).

Die **Rücknahme** eines bindend gewordenen **nicht begünstigenden Verwaltungsakts** hat zu erfolgen, wenn der Verwaltungsakt schon bei seinem Erlaß rechtswidrig gewesen ist, dh wenn sich erweist, daß bei seinem Erlaß das Recht unrichtig angewandt oder von einem unrichtigen Sachverhalt ausgegangen worden ist, und deshalb ua Sozialleistungen zu Unrecht nicht erbracht worden sind, § 44 SGB X (S 186).

Die Rücknahme eines rechtswidrigen **begünstigenden Verwaltungsakts** zu Ungunsten des Betroffenen darf nur unter sehr engen Voraussetzungen und nur innerhalb bestimmter Fristen erfolgen, § 45 SGB X (S 187).

Literatur

Bley, H., W. Gitter ua: Sozialgesetzbuch, Sozialversicherung (Gesamt-Kommentar; Stand: 1996), Chmielorz, Wiesbaden

Eicher, H., W. Haase, F. Rauschenbach: Die Rentenversicherung der Arbeiter und Angestellten, 7. Auflage (Stand: 1997), Jehle, München

Erlenkämper, A., W. Fichte: Sozialrecht, 3. Auflage 1995, Heymanns, Köln

Hauck, K., H. Haines: Sozialgesetzbuch (Stand: 1996), Schmidt, Berlin

Kommentar zum Recht der Gesetzlichen Rentenversicherung, herausgegeben vom Verband Deutscher Rentenversicherungsträger (Stand: 1996), Beltz, Weinheim

Niesel, K. (Hrsg): Sozialversicherungsrecht (Kasseler Kommentar, Stand: 1996), Beck, München

Sozialmedizinische Begutachtung in der GRV, herausgegeben vom Verband Deutscher Rentenversicherungsträger, 5. Aufl 1995, Fischer, Stuttgart

5.7 Gesetzliche Unfallversicherung (SGB VII)

5.7.1 Aufgabe

Aufgabe der gesetzlichen Unfallversicherung (GUV) ist es, § 1 SGB VII:

- mit allen geeigneten Mitteln Arbeitsunfälle und Berufskrankheiten sowie arbeitsbedingte Gesundheitsgefahren zu verhüten,
- nach Eintritt von Arbeitsunfällen oder Berufskrankheiten die Gesundheit und die Leistungsfähigkeit der Versicherten mit allen geeigneten Mitteln wiederherzustellen und sie

oder ihre Hinterbliebenen durch Geldleistungen zu entschädigen.

In Erfüllung dieser Aufgabe stellt sie ein breites Instrumentarium an Maßnahmen der Prävention zur Verfügung, gewährleistet Erste Hilfe und unfallmedizinische Versorgung (Heilbehandlung), erbringt Leistungen der beruflichen und sozialen Rehabilitation und gewährt Verletztengeld sowie Renten bei bleibender Erwerbsminderung und bei Tod infolge Arbeitsunfall oder Berufskrankheit.

Ursprünglich primär zur Ablösung von Schadensersatzansprüchen der Unternehmer gegen ihre Arbeitnehmer aus dem Arbeitsvertrag gedacht und konzipiert,[1] ist die GUV durch Einbeziehung ua von Wegeunfällen und Berufskrankheiten sowie die Erstreckung des Versicherungsschutzes auf zahlreiche andere Personengruppen in den Status einer echten Sozialversicherung hineingewachsen. Die Finanzierung ausschließlich durch Umlagen von den Arbeitgebern bzw Haftungsträgern weist aber auch heute noch auf das ursprüngliche Konzept hin.

Stärker noch als in anderen Zweigen der Sozialversicherung steht hier seit jeher die Prävention von Arbeitsunfällen und Berufskrankheiten sowie die Rehabilitation im Vordergrund: Unfallverhütungsvorschriften, Sicherheitsbeauftragte in den Betrieben, regelmäßige Überwachung der Betriebe, wirksame Erste Hilfe in den Unternehmen, Meldepflichten für Berufskrankheiten, eigene berufsgenossenschaftliche Krankenhäuser, Spezialkliniken und Sonderabteilungen, eine wirksame organisatorische Abstimmung aller Maßnahmen zur medizinischen und beruflichen Rehabilitation sowie umfassende Maßnahmen zur Verhütung von Eintritt oder Verschlimmerung von Berufskrankheiten waren hier schon Jahrzehnte vor Inkrafttreten des Rehabilitations-Angleichungsgesetzes (RehaAnglG) von 1974 Selbstverständlichkeiten.

5.7.2 Gesetzliche Grundlagen

Geregelt ist die GUV jetzt im SGB VII sowie in einigen ergänzenden Rechtsverordnungen, insbesondere in der Berufskrankheitenverordnung (BKVO) und der Verordnung über die orthopädische Versorgung Unfallverletzter (OrthVO).

Das SGB VII hat mit Wirkung ab 01.01.1997 die bisher geltenden Vorschriften der RVO abgelöst. Anders als zB in der GKV und der GRV ist mit der Übernahme der GUV in das SGB aber keine grundlegende Reform verbunden gewesen. Geändert worden sind im wesentlichen nur Aufbau und Struktur der Bestimmungen; die inhaltlichen Änderungen beschränken sich auf wenige Details. Die bisherige Rechtsprechung und Literatur zu den entsprechenden Bestimmungen der RVO kann daher für das SGB VII weitgehend übernommen werden.

---

[1] vgl zum Haftungsausschluß des Unternehmers *Erlenkämper/Fichte* S 480

5.7.3 Versicherungsträger

Entsprechend ihrer geschichtlichen Entwicklung ist die GUV stark gegliedert.

Im gewerblichen Bereich sind Träger der GUV die **Berufsgenossenschaften**, §§ 114, 121 ff SGB VII.

Gegliedert sind sie nicht primär regional, sondern nach Gewerbe- bzw Industriebereichen. Mitglieder der Berufsgenossenschaften sind – anders als zB in GKV und GRV – allein die Unternehmer, nicht (auch) die Versicherten; sie tragen auch ua nach Maßgabe der Unfallhäufigkeit in den einzelnen Betrieben (Gefahrenklassen) die Beiträge zur GUV allein, §§ 150 ff SGB VII.

Der Bund ist zuständig für alle von der Bundesrepublik betriebenen Behörden und Unternehmen, ua Bundeswehr, das Deutsche Rote Kreuz und das Technische Hilfswerk sowie für Arbeitsunfälle, die von der Bundesanstalt für Arbeit zu entschädigen sind, § 125 SGB VII. Wahrgenommen werden die Aufgaben durch die **Bundesausführungsbehörde für Unfallversicherung**, § 115 SGB VII.

Für Wasserstraßen, Bahn, Post und Telekom gibt es jedoch besondere Ausführungsbehörden, §§ 126, 127 SGB VII. Die Länder und Gemeinden entschädigen Arbeitsunfälle und Berufskrankheiten aus ihren Zuständigkeitsbereichen durch **Unfallkassen und Gemeindeunfallversicherungsverbände**, §§ 116, 117 SGB VII. Die früheren Eigenunfallversicherungen der Großstädte sind jetzt nicht mehr vorgesehen. Sie werden in den Gemeindeunfallvericherungsverbänden aufgehen.

Die **Landwirtschaftlichen Berufsgenossenschaften**, §§ 123, 124 SGB VII, und die **See-Berufsgenossenschaft**, § 121 Abs 2 und 3 SGB VII, sind zuständig für die Entschädigung von Arbeitsunfällen in ihren Sonderbereichen.

5.7.4 Versicherter Personenkreis

Kraft Gesetzes in der GUV sind versichert, § 2 Abs 1 SGB VII:[2]

– alle abhängig Beschäftigte, Nr 1,
– alle Lernende während der beruflichen Aus- und Fortbildung in Betriebsstätten, Lehrwerkstätten, Schulungskursen und ähnlichen Einrichtungen, Nr 2,
– Personen, die sich Untersuchungen, Prüfungen oder ähnlichen Maßnahmen unterziehen, die aufgrund von Rechtsvorschriften zur Aufnahme einer versicherten Tätigkeit oder infolge einer abgeschlossenen versicherten Tätigkeit erforderlich sind, soweit diese Maßnahmen vom Unternehmen oder einer Behörde veranlaßt worden sind, Nr 3,
– Behinderte, die in nach dem SchwbG anerkannten Werkstätten für Behinderte oder in Blindenwerkstät-

ten oder für diese Einrichtungen in Heimarbeit tätig sind, Nr 4,
– Personen, Nr 5, die
  a) Unternehmer eines landwirtschaftlichen Unternehmens sind, und ihre im Unternehmen mitarbeitenden Ehegatten
  b) im landwirtschaftlichen Unternehmen nicht nur vorübergehend mitarbeitende Familienangehörige sind,
  c) in landwirtschaftlichen Unternehmen in der Rechtsform von Kapital- oder Personenhandelsgesellschaften regelmäßig wie Unternehmer selbständig tätig sind,
  d) ehrenamtlich in Unternehmen tätig sind, die unmittelbar der Sicherung, Überwachung oder Förderung der Landwirtschaft überwiegend dienen,
  e) ehrenamtlich in den Berufsverbänden der Landwirtschaft tätig sind, wenn für das Unternehmen eine landwirtschaftliche Berufsgenossenschaft zuständig ist,
– Hausgewerbetreibende und Zwischenmeister sowie ihre mitarbeitenden Ehegatten, Nr 6,
– selbständig tätige Küstenschiffer und Küstenfischer, die zur Besatzung ihres Fahrzeugs gehören oder als Küstenfischer ohne Fahrzeug fischen und regelmäßig nicht mehr als vier Arbeitnehmer beschäftigen, sowie ihre mitarbeitenden Ehegatten, Nr 7,
– Kinder während des Besuchs des Kindergärten und anderen genehmigten Tageseinrichtungen, Nr 8.a,
– Schüler während des Besuchs von allgemein oder berufsbildenden Schulen und während der Teilnahme an unmittelbar vor oder nach dem Unterricht von der Schule oder im Zusammenwirken mit ihr durchgeführten Betreuungsmaßnahmen, Nr 8.b,
– Studierende während der Aus- und Fortbildung an Hochschulen, Nr 8.c,
– Personen, die selbständig oder unentgeltlich, insbesondere ehrenamtlich im Gesundheitswesen oder in der Wohlfahrtspflege tätig sind, Nr 9,
– Personen, die für Körperschaften, Anstalten oder Stiftungen des öffentlichen Rechts oder deren Verbände oder Arbeitsgemeinschaften, für öffentlich-rechtliche Religionsgemeinschaften oder für die in den Nummern 2 und 8 genannten Einrichtungen ehrenamtlich tätig sind oder an Ausbildungsveranstaltungen für diese Tätigkeit teilnehmen, Nr 10,
– Personen, Nr 11, die
  a) von einer Körperschaft, Anstalt oder Stiftung des öffentlichen Rechts (zB Polizei, Feuerwehr usw) zur Unterstützung einer Diensthandlung herangezogen werden,
  b) von einer dazu berechtigten öffentlichen Stelle (zB Polizei, Staatsanwaltschaft, Gericht usw) als Zeugen zur Beweiserhebung herangezogen werden,
– Personen, die in Unternehmen zur Hilfe bei Unglücksfällen oder im Zivilschutz unentgeltlich, insbesondere ehrenamtlich tätig sind oder an Ausbildungsveranstaltungen dieser Unternehmen teilnehmen, Nr 12,
– Personen, Nr 13, die

---

[2] Zu den Einzelheiten vgl *Erlenkämper/Fichte* S 471 ff mwN

a) bei Unglücksfällen oder gemeiner Gefahr oder Not Hilfe leisten oder einen anderen aus erheblicher gegenwärtiger Gefahr für seine Gesundheit retten,
b) Blut oder körpereigenes Gewebe spenden,
c) sich bei der Verfolgung oder Festnahme einer Person, die einer Straftat verdächtig ist oder zum Schutz eines widerrechtlich Angegriffenen persönlich einsetzen,

Dies gilt auch für Personen, die im Ausland tätig werden, wenn sie ihren Wohnsitz oder gewöhnlichen Aufenthalt im Inland haben, § 2 Abs 3 Satz 3 SGB XI.

– Personen, die nach den Vorschriften des SGB III (bzw Arbeitsförderungsgesetzes) oder des Bundessozialhilfegesetzes der Meldepflicht unterliegen, wenn sie einer besonderen, an sie im Einzelfall gerichteten Aufforderung einer Dienststelle der Bundesanstalt für Arbeit nachkommen, diese oder eine andere Stelle aufzusuchen, Nr 14,
– Personen, Nr 15, die
a) auf Kosten einer Krankenkasse oder eines Trägers der GRV oder einer landwirtschaftlichen Alterskasse stationäre oder teilstationäre Behandlung oder Leistungen stationärer oder teilstationärer medizinischer Rehabilitation erhalten,
b) zur Vorbereitung von berufsfördernden Maßnahmen zur Rehabilitation auf Aufforderung eines Trägers der GRV oder der Bundesanstalt für Arbeit einen dieser Träger oder eine andere Stelle aufsuchen,
c) auf Kosten eines Unfallversicherungsträger an vorbeugenden Maßnahmen nach § 3 BKVO teilnehmen,
– Personen, die bei der Schaffung öffentlich geförderten Wohnraums im Rahmen der Selbsthilfe tätig sind, Nr 16,
– Pflegepersonen iS des § 19 SGB XI bei der Pflege eines Pflegebedürftigen iS des § 14 SGB XI, Nr 17,

Die versicherte Tätigkeit umfaßt Pflegetätigkeiten im Bereich der Körperpflege und – soweit diese Tätigkeiten überwiegend Pflegebedürftigen zugute kommen – Pflegetätigkeiten in den Bereichen der Ernährung, der Mobilität sowie der hauswirtschaftlichen Versorgung (§ 14 Abs 4 SGB XI).

Gegen Arbeitsunfälle versichert sind ferner Personen, die **wie ein nach § 2 Abs 1 SGB VII Versicherter** tätig werden, auch bei nur vorübergehender Tätigkeit, § 2 Abs 2 SGB VII.[3]

Soweit in § 2 Abs 1 und 2 SGB XI weder eine Beschäftigung noch eine selbständige Tätigkeit vorausgesetzt wird, gelten diese Bestimmungen idR für Tätigkeiten, die im Bundesgebiet ausgeübt werden, § 2 Abs 3 Satz 2 SGB VII. Für Hilfeleistung bei Unglücksfällen usw (§ 2 Abs 1 Nr 13) besteht Versicherungsschutz aber auch für Personen, die außerhalb der Bundesrepublik tätig werden, wenn sie ihren Wohnsitz oder ständigen Aufenthalt im Inland haben, § 2 Abs 3 Satz 3 SGB VII.

Die Satzung des einzelnen UV-Trägers kann den **Versicherungsschutz erstrecken** auf Unternehmer und die im Unternehmen tätigen Ehegatten (mit Ausnahme ua von Haushaltsführenden) und auf (betriebsfremde) Personen (zB Besucher), die sich auf der Unternehmensstätte aufhalten, § 3 Abs 1 SGB VII.

Auf schriftlichen Antrag **freiwillig beitreten** können der GUV, sofern sie nicht schon kraft Gesetzes oder Satzung versichert sind, Unternehmer (ausgenommen auch hier ua Haushaltsvorstände) und ihre im Unternehmen tätigen Ehegatten sowie Personen, die in Kapital- oder Personengesellschaften (zB AG, GmbH) regelmäßig wie Unternehmer selbständig tätig sind, § 6 SGB VII.

Versicherte Tätigkeiten sind auch, § 8 Abs 2 SGB VII:

– das Zurücklegen eines mit der versicherten Tätigkeit zusammenhängenden unmittelbaren Weges nach und von dem Ort der Tätigkeit, Nr 1 (sog **Wegeunfall**, s unten S 137),
– das Zurücklegen des von dem unmittelbaren Weg nach und von dem Ort der Tätigkeit abweichenden Weges, Nr 2, um
a) Kinder von Versicherten, die mit ihnen in einem gemeinsamen Haushalt leben, wegen ihrer oder ihrer Ehegatten beruflichen Tätigkeit fremder Obhut anzuvertrauen oder
b) mit anderen Berufstätigen oder Versicherten gemeinsam ein Fahrzeug zu benutzen,
– das Zurücklegen des von einem unmittelbaren Weg nach und von dem Ort der Tätigkeit abweichenden Weges der Kinder von Personen, die mit ihnen in einem gemeinsamen Haushalt leben, wenn die Abweichung darauf beruht, daß die Kinder wegen der beruflichen Tätigkeit dieser Personen oder deren Ehegatten fremder Obhut anvertraut werden, Nr 3,
– das Zurücklegen des mit der versicherten Tätigkeit zusammenhängenden Weges von und nach der ständigen Familienwohnung, wenn der Versicherte wegen der Entfernung seiner Familienwohnung von dem Ort der Tätigkeit an diesem oder in dessen Nähe eine Unterkunft hat, Nr 4 (sog **Familienheimfahrt**),
– das mit einer versicherten Tätigkeit zusammenhängende Verwahren, Befördern, Instandhalten und Erneuern eines Arbeitsgeräts oder einer Schutzausrüstung sowie deren Erstbeschaffung, wenn diese auf Veranlassung der Unternehmer erfolgt, Nr 5,
– Dienstwege und Dienstreisen.[4]

In der See- und Binnenschiffahrt sind Versicherungsfälle ua auch Unfälle infolge von Elementarereignissen, der einem Hafen oder dem Liegeplatz eines Fahrzeugs eigentümlichen Gefahren und der Beförderung von Land zum Fahrzeug oder vom Fahrzeug zum Land sowie beim Retten oder Bergen von Menschen oder Sachen, § 10 SGB VII.

Folgen eines Versicherungsfalls sind auch Gesundheitsschäden oder der Tod von Versicherten, § 11 Abs 1 SGB VII, infolge

---

[3] vgl hierzu im einzelnen *Erlenkämper/Fichte* S 478 mwN

[4] vgl hierzu ua BSG SozR 2200 § 548 Nr 95; SozR 3-2200 § 539 Nr 12, 17 und § 548 Nr 3, jeweils mwN

– der Durchführung einer Heilbehandlung, berufsfördernder Leistungen zur Rehabilitation oder einer Maßnahme nach § 3 BKVO,
– der Wiederherstellung oder Erneuerung eines Hilfsmittels,
– der zur Aufklärung des Sachverhalts eines Versicherungsfalls angeordneten Untersuchung einschließlich der dazu notwendigen Wege.

Das gilt entsprechend, wenn die Versicherten auf Aufforderung des UV-Trägers diesen oder eine von ihm bezeichnete Stelle zur Vorbereitung von Maßnahmen der Heilbehandlung, der berufsfördernden Leistungen zur Rehabilitation oder von Maßnahmen nach § 3 BKVO aufsuchen; der Aufforderung durch den UV-Träger steht eine Aufforderung durch eine mit der Durchführung der genannten Maßnahmen beauftragte Stelle gleich, § 11 Abs 2 SGB VII.

Versicherungsfrei sind ua, § 4 SGB VII:
– Personen, soweit für sie beamtenrechtliche Unfallfürsorgevorschriften oder entsprechende Grundsätze gelten, ausgenommen Ehrenbeamte und ehrenamtliche Richter, Abs 1 Nr 1,
– Personen, soweit für sie das BVG oder die entsprechend anwendbaren Gesetze des sozEntschR gelten, Abs 1 Nr 2, es sei denn, daß
  a) der Versicherungsfall zugleich die Folge einer Schädigung im Sinne dieser Gesetze ist oder
  b) es sich um eine Schädigung iS des § 5 Abs 1.e BVG (nachträgliche Auswirkungen kriegerischer Vorgänge) handelt,
– Mitglieder geistlicher Genossenschaften usw, wenn ihnen nach den Regeln ihrer Gemeinschaft Anwartschaft auf lebenslange Versorgung gewährleistet ist, Abs 1 Nr 3,
– Ärzte, Heilpraktiker, Zahnärzte, Tierärzte. Heilpraktiker und Apotheker, soweit sie eine selbständige Tätigkeit ausüben, Abs 3,
– Kinder und Verwandte des Haushaltsvorstandes und seines Ehegatten bei unentgeltlicher Beschäftigung im Haushalt (Ausnahme: landwirtschaftliche Haushalte), Abs 4.

5.7.5 Versicherungsfälle: Arbeitsunfall und Berufskrankheit

Versicherungsfälle sind **Arbeitsunfälle und Berufskrankheiten**, § 7 Abs 1 SGB VII.

Verbotswidriges Handeln schließt einen Versicherungsfall nicht aus, § 7 Abs 2 SGB VII.

Versicherungsfall ist auch der **Gesundheitsschaden einer Leibesfrucht** infolge eines Versicherungsfalls der Mutter während der Schwangerschaft; die Leibesfrucht steht insoweit einem Versicherten gleich, § 12 Satz 1 SGB VII.

Bei einer Berufskrankheit als Versicherungsfall genügt, daß der Gesundheitsschaden der Leibesfrucht durch besondere Einwirkungen verursacht worden ist, die generell geeignet sind, eine Berufskrankheit der Mutter zu verursachen, § 12 Satz 2 SGB VII.

5.7.5.1 Arbeitsunfall

Arbeitsunfall ist der Unfall eines Versicherten infolge einer den Versicherungsschutz nach den §§ 2, 3 oder 6 SGB VII begründenden Tätigkeit (versicherten Tätigkeit). Unfälle (S 4) sind zeitlich begrenzte, von außen auf den Körper einwirkende Ereignisse, die zu einem Gesundheitsschaden oder zum Tod führen, § 8 Abs 1 SGB VII.

Als Gesundheitsschaden gilt auch die Beschädigung oder der Verlust eines Hilfsmittels, § 8 Abs 3 SGB VII.

Der **Begriff des Arbeitsunfalls** wird von der Rechtsprechung durchweg sehr weit ausgelegt.

Sie erstreckt den Versicherungsschutz über die von außen kommenden Gewalteinwirkungen hinaus auf zahlreiche sonstige schädigende Einwirkungen des Arbeitslebens, sofern sie zeitlich auf *eine* Arbeitsschicht begrenzt sind, so zB Ausgleiten, Umknicken, Stolpern, Fallen (mit allen Abstützungsversuchen), ferner Kraftstrengungen wie zB Heben, Tragen oder Bewegen schwererer Lasten, und zwar auch dann, wenn es sich um betriebsübliche Belastungen handelt und die Einwirkung nicht vorhergesehen eintritt (S 5). Entsteht der Schaden dagegen infolge wiederholter derartige Einwirkungen in *mehreren* Arbeitsschichten, kommt ein Arbeitsunfall nicht in Betracht, sondern allenfalls eine Berufskrankheit.

Voraussetzung ist insbesondere **nicht**, daß eine **außergewöhnliche Belastung** oder eine **erhöhte Betriebsgefahr** vorgelegen hat.

Ein Unfall kann auch durch *gewöhnliche* Belastungen und bei *betriebs- bzw dienstüblicher Tätigkeit* eintreten, wenn hierdurch ein Gesundheitsschaden eintritt.[5] Die Annahme eines Arbeitsunfalls erfordert somit entgegen verbreiteter sozialmedizinischer Ansicht[6] bei Vorliegen der sonstigen Voraussetzungen nicht, daß eine erhöhte Betriebsgefahr[7] oder eine außergewöhnliche, betriebsunübliche Belastung vorgelegen hat, und auch nicht, daß die Einwirkung den Körper (zB die Muskel-Sehnen-Strukturen) unvorbereitet und unkoordiniert getroffen hat. Kommt es daher zB beim Anheben eines schweren Gegenstandes zu einem Muskel-, Sehnen- bzw Meniskusriß oder einem Bandscheibenvorfall, so liegt ein Unfall vor, auch wenn die Kraftanstrengung bei betriebsüblicher Tätigkeit, durch gewohnte Belastungen und durchaus vorbereitet (also nicht plötzlich-unerwartet)

---

[5] BSG 9, 222; BSG SozR RVO § 838 Nr 1; *Brackmann* S 480o; *Erlenkämper/Fichte* S 35; *Lauterbach* § 548 Anm 3 und 24 ff
[6] vgl zB in jüngerer Zeit *Ludolph*/Spohr, BG 1994, 68; *Lohsträter/Ludolph* BG 1995, 268; *Ludolph/Weber/Besig* BG 1995, 563
[7] stdRspr; vgl ua BSG SozR 2200 § 548 Nr 75, 84, 91; SozR 3-2200 § 548 Nr 4

einsetzt und die betroffenen Organstrukturen nicht unplanmäßig und unkoordiniert trifft.[8] Auch im übrigen besteht der Versicherungsschutz nicht nur, wenn von der geschützten Tätigkeit eine erhöhte Gefahr für den Schadenseintritt ausgeht, sondern auch gegenüber den sog Gefahren des täglichen Lebens,[9] jenen Einwirkungen also, die im unversicherten Alltagsleben ebenso vorkommen wie bei versicherten oder sonstwie geschützten Tätigkeiten.

Der Unfall muß, soll er als Arbeitsunfall anerkannt werden, mit hinreichender Wahrscheinlichkeit mit einer versicherten Tätigkeit in einem wesentlichen ursächlichem Zusammenhang stehen (sog **haftungsbegründende Kausalität**,[10] S 41). Für die Beurteilung dieses ursächlichen Zusammenhangs gilt ausschließlich die **sozialrechtliche Kausalitätslehre** (S 43).

Hiernach ist nicht erforderlich, daß die versicherte Tätigkeit die alleinige oder doch allein wesentliche Ursache des Unfalls ist; es genügt, daß sie – ggf neben anderen, hiervon unabhängigen Kausalfaktoren – eine **wesentliche Teilursache** (S 47) bildet,[11] sofern nicht diese anderen Faktoren an Bedeutung eindeutig überwiegen. Ein nur örtlicher oder zeitlicher Zusammenhang reicht dagegen nicht aus.

Die konkrete Handlung, die zum Unfall führt, muß zudem in einem **inneren Zusammenhang** (S 41) mit der versicherten Tätigkeit stehen; sie muß also betriebsbedingt oder doch betriebsdienlich sein und in der Absicht ausgeführt werden, die versicherte Tätigkeit zu fördern.[12]

Eigenwirtschaftliche Tätigkeiten, die persönlichen Interessen dienen, stehen auch dann nicht in dem erforderlichen inneren Zusammenhang, wenn sie während der Arbeitszeit oder unter Benutzung von Betriebseinrichtungen erfolgen.[13]

Betriebssport[14] steht unter Versicherungsschutz, wenn er dem Ausgleich der beruflichen Belastungen dient, mit dieser auch organisatorisch in engem Zusammenhang steht und mit gewisser Regelmäßigkeit betrieben wird;[15] sportliche Wettkämpfe zwischen Betriebssportgemeinschaften erfüllen diese Voraussetzungen idR nicht.[16]

Nicht notwendig ist, daß die **unfallbringende Gefahr** von der versicherten Tätigkeit ausgeht oder sonstwie betriebseigentümlich ist; auch unspezifische Gefahren (zB Anstoßen, Stolpern, Ausgleiten, Erschrecken; auf versicherten Wegen auch die allgemeine Verkehrsgefahr), wie sie auch im unversicherten Alltagsleben vorkommen, sind vom Versicherungsschutz mitumfaßt.[17] Insbesondere setzt das Vorliegen eines Arbeitsunfalls keine erhöhtes betriebliches Risiko voraus.[18]

Ist der Unfall unter Mitwirkung einer sog **inneren Ursache** (S 6) eingetreten, hängt die Frage des rechtlich wesentlichen Zusammenhangs mit der versicherten Tätigkeit von der ursächlichen Bedeutung der verschiedenen mitwirkenden Kausalreihen für den Eintritt des Unfalls ab. Nach den auch hierfür maßgebenden Grundsätzen der sozialrechtlichen Kausalitätslehre genügt daher auch hier, daß die versicherte Tätigkeit eine wesentliche Teilursache für den Eintritt des Unfall gebildet hat.

Das gilt auch für **Trunkenheit**. Kann der Versicherte trotz Alkoholgenuß noch ernsthafte, dem Unternehmen förderliche Arbeit leisten, bleibt der Versicherungsschutz idR erhalten;[19] kann er dies (zB infolge Volltrunkenheit) nicht mehr, besteht kein wesentlicher ursächlicher Zusammenhang mit der versicherten Tätigkeit mehr.[20] Entsprechendes gilt bei Medikamentenabusus.[21] Selbst bei **Trunkenheit am Steuer** geht der Versicherungsschutz nur verloren, wenn diese die allein wesentliche Ursache des Unfalls bildet (s unten).

Selbstgeschaffene oder erhöhte Gefahren (S 66, zB Leichtsinn wie Aufspringen auf fahrenden Zug, Abschalten oder Umgehen von Arbeitsschutzvorrichtungen, Nichttragen von Schutzkleidung usw) schließen den ursächlichen Zusammenhang nicht grundsätzlich aus. Entscheidend ist hier, ob die versicherte Tätigkeit trotz der selbstgeschaffenen Gefahr noch zumindest eine wesentliche Teilursache des Unfalls gebildet hat oder ob das Verhalten in so hohem Maße vernunftwidrig gewesen ist und zu einer solch erheblichen zusätzlichen Gefährdung geführt hat, daß die versicherte Tätigkeit nicht mehr als wesentliche Bedingung des Unfalls gewertet werden kann.[22] Allein auf die Verbotswidrigkeit des Handelns kommt es dagegen nicht an, § 7 Abs 2 SGB VII.

[8] vgl den sog Bizepssehnenfall: BSG 06.12.1989 – 2 RU 7/89 -, Meso B 240/123; ebenso LSG Saarbrücken 23.01.1992 – L 2 U 38/91 – Meso B 240/139

[9] BSG SozR 3-2200 § 548 Nr 4

[10] vgl hierzu das Schema S 76

[11] stdRspr; vgl ua BSG SozR 2200 § 548 Nr 17; *Brackmann* S 480nII; *Erlenkämper/Fichte* S 483; *Lauterbach* § 539 Anm 5 ff

[12] stdRspr; vgl ua BSG SozR RVO § 543 aF Nr 32, 54, 59; *Brackmann* S 485z; *Erlenkämper/Fichte* S 485 ff; *Lauterbach* § 550 Anm 9

[13] stdRspr, vgl ua *Brackmann* S 480p; *Lauterbach* § 548 Anm 46 und § 550 Anm 9, jeweils mwN

[14] Das gilt auch für die Sportausübung eines Rehabilitanden in einem Berufsförderungswerk: BSG SozR 2200 § 539 Nr 118; SozR 3-2200 § 539 Nr 33

[15] BSG SozR 2200 § 548 Nr 14, 29; SozR 3-2200 § 548 Nr 16

[16] BSG SozR 2200 § 548 Nr 14; SozR 3-2200 § 548 Nr 16

[17] *Brackmann* S 480n II; *Erlenkämper/Fichte* S 483 f

[18] BSG SozR 2200 § 548 Nr 75; SozR 3-2200 § 548 Nr 4

[19] BSG SozR 2200 § 548 Nr 77; SozR 3-2200 § 548 Nr 9

[20] stdRspr; vgl ua BSG 20, 215, 218; BSG SozR 2200 § 548 Nr 45 mwN

[21] BSG SozR 2200 § 548 Nr 77

[22] BSGE 14, 64; BSG SozR RVO § 542 aF Nr 53, 55, 77; BSG SozR 2200 § 550 Nr 5, 14, 21; *Lauterbach* § 548 Anm 52; *Erlenkämper/Fichte* S 124

Ein Arbeitsunfall ist auch der **Wegeunfall**, dh ein Unfall auf einem Weg zur bzw von der Arbeitsstätte, § 8 Abs 2 SGB VII.[23]

Nicht zu den Wegeunfällen iS des § 8 Abs 2 SGB VII zählen Unfälle auf Dienstwegen; sie sind unmittelbare Arbeitsunfälle.

Versicherungsschutz für Wegeunfälle besteht aber nur, wenn der zum oder vom Arbeitsplatz führende Weg in einem **inneren Zusammenhang** mit der versicherten Tätigkeit steht und diese bzw eine dem Weg innewohnende allgemeine Verkehrsgefahr zumindest eine **wesentliche Teilursache** iS der sozialrechtlichen Kausalitätslehre für den Unfall bildet. Steht der Weg mit der betrieblichen Tätigkeit nicht in innerem Zusammenhang oder erliegt der Versicherte auf dem Weg einer betriebsfremden, insbesondere einer seiner privaten Lebenssphäre zuzurechnenden Gefahr, so ist er nicht geschützt.[24]

Bei **Trunkenheit am Steuer** geht der Versicherungsschutz nur verloren, wenn die Trunkenheit die allein wesentliche Bedingung des Wegeunfalls bildet.[25] Selbst bei absoluter Fahruntüchtigkeit iS des Straßenverkehrsrechts (Blutalkoholkonzentration von jetzt 1,1 °/oo oder mehr) ist der Versicherungsschutz eines Kraftfahrers nicht von vornherein ausgeschlossen, sondern nur, wenn nach den Umständen des Einzelfalls der Alkohol die allein wesentliche Ursache des Unfalls gebildet hat.[26] Gleiches gilt bei Medikamentenabusus.[27]

Beginn und Ende des Versicherungsschutzes nach § 8 Abs 2 SGB VII liegen an der Grenze des häuslichen Lebensbereichs, idR also an der Außentür des Gebäudes.[28] In der **Wahl des Weges** ist der Versicherte grundsätzlich frei. Geschützt ist daher auch ein streckenmäßig längerer Weg, wenn er zB zur einer Verkürzung der Wegezeit oder einer Minderung des Verkehrsrisikos führt.[29]

Kein Versicherungsschutz besteht hingegen auf einem **Umweg**, der die unmittelbare Strecke des Arbeitsweges nicht unerheblich verlängert und für dessen Wahl allein oder überwiegend persönliche, dem privaten Lebensbereich zuzurechnende Gründe maßgebend sind.[30] Kein Versicherungsschutz besteht auch auf einem **Abweg**, dh wenn der Versicherte den normalen Arbeitsweg aus eigenwirtschaftlichen Gründen (zB für private Besorgungen) verläßt und anschließend auf den normalen Arbeitsweg zurückkehrt.[31] Das gilt aber kraft Gesetzes nicht für Um- oder Abwege iS des § 8 Abs 2 SGB VII (S 134), wenn also zB der Versicherte sein Kind in fremde Obhut bringt oder mit anderen berufstätigen oder versicherten Personen gemeinsam ein Fahrzeug für den Arbeitsweg benutzt.

Wird in den Arbeitsweg eine eigenwirtschaftliche **Unterbrechung** eingeschoben (zB Einkauf in einem Geschäft, Gaststättenbesuch), so wird idR auch der Versicherungsschutz für diese Zeit unterbrochen.[32] Hier lebt der Versicherungsschutz mit der Fortsetzung des Arbeitsweges aber nur wieder auf, wenn die Unterbrechung einen zeitlichen Rahmen von zwei Stunden nicht überschreitet.[33] Wird der Arbeitsweg für längere Zeit unterbrochen, tritt eine **vollständige Lösung** von der versicherten Tätigkeit einschließlich des Arbeitsweges ein mit der Folge, daß für den restlichen Weg kein Versicherungsschutz mehr besteht.[34]

Diese Grundsätze gelten auch für die sog **Familienheimfahrten**, § 8 Abs 2 Nr 4 SGB VII.[35]

Voraussetzung für das Vorliegen eines Arbeitsunfalls ist ferner, daß das Unfallereignis einen bleibenden **Gesundheitsschaden** bewirkt hat (sog haftungsausfüllende Kausalität, S 41). Dem Gesundheitsschaden steht der Verlust oder die Beschädigung eines Hilfsmittels (bisher: eines Körperersatzstückes oder eines größeren orthopädischen Hilfsmittels) gleich, § 8 Abs 3 SGB VII.

Ereignisse, die nur Sachschaden bewirken (zB an der Kleidung; bei Wegeunfällen am Auto),[36] oder Bagatellereignisse, die keinen dauerhaften Gesundheitsschaden hinterlassen (zB unwesentliche Prellung, geringfügige Schnitt- oder Schürfverletzung), sind keine Arbeitsunfälle iS der GUV. Kommt es später durch eine Komplikation (zB Infektion der zunächst unbedeutenden Wunde) zu einem bleibenden Gesundheitsschaden, kann das ursprünglich irrelevante Ereignis nachträglich aber noch zum rechtlich wesentlichen Unfall erstarken.

Auch die **haftungsausfüllende Kausalität**[37] ist ausschließlich nach den Grundsätzen der sozialrechtlichen Kausalitätslehre zu beurteilen.

Ein nur örtlicher oder zeitlicher Zusammenhang mit dem Unfallereignis reicht auch hier nicht aus. Andererseits ist nicht erforderlich, daß der Arbeitsunfall (bzw

---

[23] vgl zu den Einzelheiten *Erlenkämper/Fichte* S 491 ff mwN

[24] BSG SozR 2200 § 550 Nr 37; *Brackmann* S 485k; *Erlenkämper/Fichte* S 495 f; *Lauterbach* § 550 Anm 4 ff

[25] *Brackmann* S 487l; *Erlenkämper/Fichte* S 496; *Lauterbach* § 548 Anm 69 ff

[26] stdRspr; vgl ua BSGE 12, 242; 13, 9; 43, 293; 45, 178; *Brackmann* S 487l; *Erlenkämper/Fichte* S 496, jeweils mwN

[27] BSG SozR 2200 § 548 Nr 77

[28] stdRspr; vgl BSG SozR 2200 § 550 Nr 22 mwN

[29] *Brackmann* S 487n; *Lauterbach* § 550 Anm 19, jeweils mwN

[30] *Brackmann* S 486p; *Erlenkämper/Fichte* S 493; *Lauterbach* § 550 Anm 19, jeweils mwN

[31] stdRspr, vgl BSG SozR RVO § 550 Nr 6 mwN; *Erlenkämper/Fichte* S 493; *Lauterbach* § 550 Anm 19

[32] *Brackmann* S 486y; *Erlenkämper/Fichte* S 493; *Lauterbach* § 550 Anm 17, jeweils mwN

[33] stdRspr; vgl BSG SozR RVO § 550 Nr 7, 12, 41, 42; BSG Breith 1981, 945; 1982, 569

[34] BSG Breith 1981, 945; 1982, 569; *Erlenkämper/Fichte* S 494

[35] vgl zu den Einzelheiten *Erlenkämper/Fichte* S 494 mwN

[36] Ausnahmen gelten für Sachschäden aufgrund von Hilfeleistungen usw iS des § 2 Abs 1 Nr 11.a und Nr 13.a oder c SGB VII, § 13 SGB VII.

[37] vgl hierzu das Schema S 77

die von ihm ausgehenden schädigenden Einwirkungen) die alleinige oder doch allein wesentliche Bedingung ist; es genügt, daß er eine **wesentliche Teilursache** (S 47) des bestehenden Gesundheitsschadens bildet. Daher können an der Entstehung des Gesundheitsschadens neben den schädigenden Einwirkungen des Arbeitsunfalls auch andere, unfallunabhängige Ursachen exogener wie endogener Art mitgewirkt haben, ohne daß deswegen ein rechtlich wesentlicher Kausalzusammenhang mit dem Unfallereignis von vornherein entfällt. Nur wenn derartige unfallunabhängige Ursachen an Bedeutung für den Eintritt des Schadens so eindeutig überwiegen, daß sie bei der gebotenen objektiven, vernünftigen und lebensnahen Abwägung als die allein wesentliche Ursache angesehen werden müssen, entfällt ein rechtlich wesentlicher Kausalzusammenhang zwischen Unfall und Gesundheitsschaden (S 50).

Für die Beurteilung der Frage, ob das versicherte Ereignis eine wesentliche Bedingung gebildet hat, ist vor allem der **Schutzzweck des Gesetzes** von Bedeutung (S 44).

Ist der Gesundheitsschaden zwar durch einen Arbeitsunfall eingetreten, bildet dieser aber keine wesentliche Bedingung iS der sozialrechtlichen Kausalitätslehre hierfür, weil andere, unfallunabhängige Kausaleinwirkungen an Bedeutung eindeutig überwiegen, spricht man von einer sog **Gelegenheitsursache** (S 52). Ist der Gesundheitsschaden auf dem Boden einer **Schadensanlage** durch einen Arbeitsunfall ausgelöst worden, darf eine solche Gelegenheitsursache aber nur angenommen werden, wenn die aus der Schadensanlage erwachsene Krankheitsdisposition nachweisbar bereits so stark ausgeprägt und so leicht ansprechbar war, daß der jetzt bestehende Gesundheitsschaden mit hinreichender Wahrscheinlichkeit auch ohne das schädigende Ereignis zu annähernd gleicher Zeit und in annähernd gleicher Schwere auch durch ein anderes – beliebig austauschbares – Ereignis des täglichen Lebens ausgelöst worden wäre (S 54).[38]

Ohne rechtliche Relevanz ist – entgegen verbreiteter unfallmedizinischer Meinung – hingegen, ob das versicherte Unfallereignis *generell geeignet* war, den Schaden zu verursachen, wenn es diesen Schaden tatsächlich bewirkt hat (S 46). Ist der Gesundheitsschaden durch Einwirkungen der versicherten Tätigkeit mit hinreichender Wahrscheinlichkeit iS einer conditio sine qua non tatsächlich verursacht worden, ist ohne jede rechtliche Relevanz, ob die Einwirkung ärztlicherseits als generell geeignet angesehen wird oder nicht.

Der Arbeitsunfall kann den Gesundheitsschaden erstmalig hervorgerufen haben; er kann aber auch auf einen bereits als Krankheit im Rechtssinn bestehenden Gesundheitsschaden gestoßen sein und diesen lediglich verschlimmert haben. Für diese Konstellation gelten ausschließlich die Grundsätze über die Beurteilung von **Entstehung und Verschlimmerung** (S 63).[39]

5.7.5.2 Berufskrankheit

Berufskrankheiten sind nicht alle Krankheiten, die durch berufliche Einwirkungen entstehen, sondern nur bestimmte Krankheiten, die in einer besonderen Rechtsverordnung, der **Berufskrankheiten-Verordnung** (BKVO), im einzelnen aufgeführt sind (sog Listenerkrankungen) und die der Versicherte infolge einer versicherten Tätigkeit erleidet. Als Berufskrankheiten werden in diese BK-Liste (nur) solche Krankheiten aufgenommen, die nach den Erkenntnissen der medizinischen Wissenschaft durch besondere Einwirkungen verursacht sind, denen bestimmte Personengruppen durch ihre versicherte Tätigkeit in erheblich höherem Grad als die übrige Bevölkerung ausgesetzt sind, § 9 Abs 1 SGB VII.

Die UV-Träger haben aber auch eine Krankheit, die nicht in der BK-Liste enthalten ist oder bei der die dort bestimmten Voraussetzungen nicht vorliegen, **wie eine Berufskrankheit** als Versicherungsfall anzuerkennen, sofern im Zeitpunkt der Entscheidung nach neuen Erkenntnissen der medizinischen Wissenschaft die Voraussetzungen des § 9 Abs 1 erfüllt sind, § 9 Abs 2 SGB VII (s unten S 142).

Zur Liste der gegenwärtig anerkannten Berufskrankheiten (sog **BK-Liste**) und zu den orthopädischen Aspekten s S 343.

Eine Krankheit wird nur dann in die **BK-Liste** aufgenommen, wenn bestimmte schädigende Einwirkungen einer versicherten Tätigkeit nach medizinisch-wissenschaftlichen Erkenntnissen generell geeignet sind, die Erkrankung zu verursachen. Ist ein Versicherter durch die besonderen Bedingungen seiner versicherten Tätigkeit der Gefahr einer solchen Erkrankung ausgesetzt gewesen und erkrankt er an einer diesen schädigenden Einwirkungen entsprechenden Listenkrankheit, so kann bei einem solchen typischen Geschehensablauf erfahrungsgemäß davon ausgegangen werden, daß eine Berufskrankheit vorliegt[40] (sog **Indizwirkung der BK-Liste**).

Auch wenn aus medizinisch-wissenschaftlicher Sicht bei einzelnen Listenerkrankungen Zweifel (fort-) bestehen, ob die für die jeweilige Listenerkrankung vorausgesetzten schädigenden Einwirkungen für die Verursachung jedenfalls bei bestimmten Schadensbildern generell geeignet sind und ein Ursachenzusammenhang daher überhaupt wahrscheinlich ist, müssen diese Zweifel auch dann, wenn die gesetzliche Vermutung des § 9 Abs 3 SGB VII (s unten) nicht greift, angesichts der Indiz-

---

[38] vgl hierzu auch das Schema S 77
[39] vgl hierzu auch das Schema S 78

[40] ähnlich die Gesetzesbegründung zu § 9 Abs 3, BT-Drucks 13/2204 S 78; vgl Erstkomm § 9 Anm 3

wirkung der BK-Liste zurücktreten.[41] Denn mit der Aufnahme einer solchen Erkrankung in die BK-Liste hat der Verordnungsgeber mit Bindung für die Rechtspraxis entschieden, daß eine solche Wahrscheinlichkeit generell gegeben ist und die für die jeweilige BK genannten schädigenden Einwirkungen für ihre Entstehung generell auch wesentlich sind.

In ärztlichen Gutachten dürfen solche fortbestehenden Zweifel daher nicht dazu führen, die Wahrscheinlichkeit eines ursächlichen Zusammenhangs oder die rechtliche Wesentlichkeit der schädigenden Einwirkungen generell zu verneinen.

Diesen typischen Geschehensablauf und die davon schon bisher nach den allgemeinen Grundsätzen ausgehende Indizwirkung hat der Gesetzgeber mit Inkrafttreten des SGB VII für bestimmte Fallkonstellationen zu einer **gesetzlichen Vermutung** verdichtet.

Die neue Vorschrift des **§ 9 Abs 3 SGB VII** bestimmt:

> „Erkranken Versicherte, die infolge der besonderen Bedingungen ihrer versicherten Tätigkeit in erhöhtem Maße der Gefahr der Erkrankung an einer in der Rechtsverordnung nach Absatz 1 genannten Berufskrankheit ausgesetzt waren, an einer solchen Krankheit und können Anhaltspunkte für eine Verursachung außerhalb der versicherten Tätigkeit nicht festgestellt werden, wird vermutet, daß diese infolge der versicherten Tätigkeit verursacht worden ist."

Ist ein Versicherter nachweislich schädigenden Einwirkungen iS einer Listenerkrankung in einem Ausmaß, das den gesicherten Erfahrungswerten über die für die jeweilige BK erforderliche Dosis/Wirkungsbeziehung entspricht, ausgesetzt gewesen und so infolge der besonderen Bedingungen seiner versicherten Tätigkeit in erhöhtem Maß der Gefahr der Erkrankung an einer Berufskrankheit ausgesetzt gewesen, ist daher jetzt eine Prüfung der Wahrscheinlichkeit des ursächlichen Zusammenhangs mit der versicherten Tätigkeit und der ursächliche Bedeutung dieser schädigenden Einwirkungen nicht mehr erforderlich, ja nicht einmal zulässig, wenn keine konkreten Anhaltspunkte für eine berufsfremde Verursachung festgestellt sind. Das Bestehen eines ursächlichen Zusammenhangs wird dann kraft Gesetzes vermutet.[42]

Etwas anderes gilt nur, wenn **konkrete Anhaltspunkte für eine berufsfremde Verursachung** festgestellt werden. Allerdings ist bisher rechtlich nicht eindeutig geklärt, wie die „erhöhte Gefahr einer Erkrankung" in § 9 Abs 3 SGB VII auszulegen ist, welcher Art und Qualität diese konkreten „Anhaltspunkte" sein müssen und welchen Beweisanforderungen ihre Feststellung unterliegt.[43]

Die **„erhöhte Gefahr"** einer Erkrankung dürfte hier nicht anders auszulegen sein als der „.... erheblich höhere Grad ..." der Gefährdung nach § 9 Abs 1, wie er schon für die Aufnahme in die BK-Liste erforderlich ist. Für ein Wirksamwerden der Rechtsvermutung des § 9 Abs 3 SGB VII reicht daher idR der Nachweis aus, daß die Listenvoraussetzungen der jeweiligen BK erfüllt sind.[44]

Zwar wird gelegentlich diskutiert, daß die „erhöhte Gefahr" iS des § 9 Abs 3 SGB VII ein gegenüber den Anforderungen nach Abs 1 nochmals deutlich höheres Maß an Gefährdung voraussetze. Diese Erwägungen gehen aber offensichtlich auf eine frühere Fassung des Gesetzentwurfs zurück, in dem die Möglichkeit einer Ausräumung der Rechtsvermutung durch Anhaltspunkte für eine berufsfremde Verursachung noch nicht vorgesehen war. Ohne diese Einschränkung wäre es in der Tat notwendig gewesen, die Rechtsvermutung auf solche Fälle zu begrenzen, in denen eine deutlich höhere Gefährdung als normal nachgewiesen ist. Nachdem der Gesetzgeber selbst die Rechtsvermutung aber dahin eingeschränkt hat, daß sie nur greift, wenn keine Anhaltspunkte für eine berufsfremde Verursachung vorliegen, besteht für eine solche erweiternde Auslegung der „erhöhten Gefahr" keine Veranlassung mehr.[45]

Als **„Anhaltspunkte"** für eine berufsfremde Verursachung iS des § 9 Abs 3 SGB VII kommen nur solche berufsfremden Kausalfaktoren in Betracht, die von ihrer ursächlichen Bedeutung so schwerwiegend sind, daß sie als allein wesentliche Ursache gewichtet werden müßten und so geeignet wären, eine rechtlich wesentliche Verursachung durch die schädigenden Einwirkungen der versicherten Tätigkeit selbst iS einer wesentlichen Teilursache auszuschließen. Denn nach den allgemeinen Grundsätzen der sozialrechtlichen Kausalitätslehre können nur solche berufsfremden Kausalfaktoren die schädigenden Einwirkungen als nicht wesentlich verdrängen, die in ihrer ursächlichen Bedeutung für die Entstehung der Erkrankung eindeutig überwiegen und so die rechtlich allein wesentliche Ursache bilden. Daher können auch hier als konkrete „Anhaltspunkte" für eine berufsunabhängige Verursachung nur solche Kausalfaktoren in Betracht kommen, die von ihrer ursächlichen Bedeutung her geeignet sind, die beruflichen Einwirkungen aus der versicherten Tätigkeit auch als wesentliche Teilursache zu verdrängen.[46]

Da der Gesetzgeber für diese Anhaltspunkte ausdrücklich verlangt, daß sie **„festgestellt werden"**, dürf-

---

[41] vgl zB für die neuen Berufskrankheiten Nr 2108 bis 2110 *Erlenkämper* BG 1996, 846
[42] vgl hierzu das Schema S 79

[43] vgl hierzu *Erlenkämper* SGb 1997, 503
[44] *Erlenkämper* SGb 1997, 503
[45] *Erlenkämper* SGb 1997, 503
[46] *Erlenkämper* SGb 1997, 503

ten hier – wie auch sonst bei der Beurteilung ursächlicher Zusammenhänge – allgemeine Hinweise iS von Möglichkeiten, Vermutungen, Hypothesen oder allgemeiner ärztlicher Erfahrung nicht ausreichen. Vielmehr wird zu verlangen sein, daß die „Anhaltspunkte" aus Fakten des konkreten Einzelfalls abgeleitet wird, die in ihren tatsächlichen Grundlagen iS des sog Vollbeweises festgestellt sind.[47]

Bestehen derartige Anhaltspunkte, bedeutet das nur, daß die gesetzliche Vermutung des § 9 Abs 3 SGB VII nicht greift, aber nicht, daß nunmehr eine Berufskrankheit nicht vorliegt. Vielmehr ist dann die Frage der Wahrscheinlichkeit eines rechtlich wesentlichen Ursachenzusammenhangs mit den schädigenden beruflichen Einwirkungen iS einer der Listenkrankheiten nach den allgemeinen Grundsätzen – wie bisher auch – zu prüfen und zu beurteilen.[48]

Nach diesen **allgemeinen Grundsätzen** ist eine tatsächlich vorliegende Listenerkrankung nicht allein deswegen als Berufskrankheit anzuerkennen, weil sie in der Liste aufgeführt ist. Sie muß – ebenso wie der Arbeitsunfall – „infolge" einer versicherten Tätigkeit eingetreten, dh mit hinreichender Wahrscheinlichkeit durch Einwirkungen iS einer der Listenerkrankungen zumindest iS einer wesentlichen Teilursache bedingt sein. Allerdings spricht die Indizwirkung der BK-Liste (s oben) idR dafür, daß ein solcher ursächlicher Zusammenhang wahrscheinlich ist, wenn die für die jeweilige Listenerkrankung erforderlichen schädigenden Einwirkungen nachgewiesen sind.

Greift die gesetzliche Vermutung des § 9 Abs 3 SGB VII nicht, hat die Beurteilung des ursächlichen Zusammenhangs mit der versicherten Tätigkeit – wie bisher auch – nach den **Grundsätzen der sozialrechtlichen Kausalitätslehre** (S 43) zu erfolgen.[49]

Ein nur örtlicher oder zeitlicher Zusammenhang mit der versicherten Tätigkeit reicht nicht aus; erforderlich ist, daß die Berufskrankheit mit hinreichender Wahrscheinlichkeit infolge der schädigenden Einwirkungen einer versicherten Tätigkeit eingetreten ist, durch diese also wesentlich bedingt ist.

Dazu gehört, daß die schädigenden Einwirkungen iS der jeweiligen Listenkrankheit iS des Vollbeweises nachgewiesen sind, und zwar in einem Ausmaß, das den gesicherten Erfahrungswerten über die für die jeweilige BK erforderliche Dosis/Wirkungsbeziehung entspricht.

Die diesbezüglichen tatsächlichen Feststellungen sind aber idR nicht vom ärztlichen Gutachter zu treffen, sondern vom UV-Träger bzw seinem technischen Aufsichtsdienst (TAD) und dem ärztlichen Gutachter als sog Anknüpfungstatsache vorzugeben.

Andererseits ist nicht erforderlich, daß die versicherte Tätigkeit und die hiervon ausgehenden Noxen die alleinige oder doch allein wesentliche Ursache der Erkrankung sind; es genügt, daß derartige schädigende Einwirkungen eine **wesentliche Teilursache** (S 47) bilden. Es können daher neben den Noxen aus der versicherten Tätigkeit durchaus auch außerberufliche, der privaten Lebenssphäre zuzuordnende Faktoren exogener (zB Sportausübung beim Meniskusschaden) oder endogener (zB degenerative Schadensanlage) Art an der Entstehung der Krankheit mitwirken, ohne daß deswegen ein rechtlich wesentlicher Kausalzusammenhang mit der versicherten Tätigkeit von vornherein entfällt. Nur wenn derartige berufsfremde Faktoren an Bedeutung so eindeutig überwiegen, daß sie bei der gebotenen objektiven, vernünftigen und lebensnahen Würdigung als die allein wesentliche Ursache der Krankheit angesehen werden müssen, entfällt auch hier ein rechtlich wesentliche Ursachenzusammenhang mit der versicherten Tätigkeit (S 50).

Schwierigkeiten bei der Beurteilung des ursächlichen Zusammenhangs können sich vor allem bei solchen Erkrankungen ergeben, die auch ohne Bindung an bestimmte Berufsgruppen oder Arbeitsplätze häufiger auftreten (ua Schleimbeutel-, Meniskus-, Sehnenscheiden- und bandscheibenbedingte Erkrankungen; zahlreiche Infektionskrankheiten).

Hier greift jetzt allerdings vielfach die gesetzliche Vermutung des § 9 Abs 3 SGB VII, nach der das Bestehen eines ursächlichen Zusammenhangs gesetzlich unterstellt wird, wenn der Versicherte schädigenden Einwirkungen iS der jeweiligen BK ausgesetzt war und keine konkreten Anhaltspunkte für eine berufsfremde Verursachung festgestellt sind.

Bestehen solche Anhaltspunkte und ist daher der ursächliche Zusammenhang nach den allgemeinen Kausalitätsgrundsätzen zu beurteilen, bedarf es im sozialmedizinischen Gutachten sorgfältiger Erfassung und Prüfung aller maßgebenden Umstände in medizinischer (zB Vorerkrankungen, nachweisbar bestehende Schadensanlagen zB degenerativer Art), beruflicher (Art, Dauer und Schwere der beruflichen Noxen, Infektionsrisiken usw) und außerberuflicher (Einwirkungen und Risiken aus unversicherten Bereichen wie zB Urlaub, Sport, Hobby, Freizeit- oder nebenberuflicher Tätigkeit usw) Hinsicht, um berufliche und außerberufliche Noxen und Risiken in ihrer Bedeutung für den Eintritt der Krankheit abwägen zu können. Zu beachten ist auch hier, daß auch diese Umstände stets in ihren tatsächlichen Grundlagen iS des Vollbeweises nachgewiesen sein müssen, wenn sie in die Zusammenhangsbeurteilung eingehen sollen, und daß die Beurteilung nicht pauschal erfolgen darf, sondern die einzelnen Kausalfaktoren hinsichtlich ihrer tatsächlichen Grundlagen, der Wahrscheinlichkeit ihrer ursächlichen Beteiligung und ihrer Bedeutung für den

---

[47] *Erlenkämper* SGb 1997, 503
[48] so ausdrücklich die Gesetzesbegründung; vgl auch Erstkomm § 9 Anm 3.
[49] vgl hierzu auch das Schema S 83

Eintritt des Schadens in getrennten Schritten zu prüfen ist (S 75).

Besondere Schwierigkeiten bei der Beurteilung des ursächlichen Zusammenhangs bestehen auch hier vielfach, wenn an der Erkrankung eine **Schadensanlage** ursächlich wesentlich beteiligt ist. Dann ist es von besonderer Wichtigkeit, daß die Beurteilung exakt nach den sozialrechtlichen Grundsätzen über die Beurteilung anlagebedingter Leiden erfolgt (S 57).[50]

Nach dem Schutzzweck des Gesetzes ist der Versicherte grundsätzlich in dem Gesundheitszustand geschützt, in dem er sich bei Beginn der schädigenden Einwirkungen befunden hat (S 44). Treffen daher schädigende Noxen aus einer versicherten Tätigkeit auf eine solche Schadensanlage, darf den schädigenden Einwirkungen aus der versicherten Tätigkeit nach diesen Grundsätzen die rechtliche Qualität einer wesentlichen Teilursache nicht von vornherein etwa mit der Begründung abgesprochen werden, die Erkrankung habe nur infolge einer solchen Schadensanlage eintreten können, hier habe sich daher kein versichertes Risiko realisiert, ein Gesunder hätte einen solchen Schaden nicht erlitten, die beruflichen Einwirkungen hätten daher keine wesentliche ursächliche Bedeutung für den Eintritt der Erkrankung. Es darf auch nicht argumentiert werden, bei dem Eintritt einer anlagebedingten Erkrankung handele es sich stets um die berufsunabhängige Manifestierung der Schadensanlage, die nur „bei Gelegenheit" der schädigenden Einwirkungen eingetreten sei (S 55).

Die Frage, ob die beruflichen Einwirkungen die Erkrankung wesentlich bedingt haben, ist im Gegenteil auf dem Boden der individuellen Konstitution des konkret Betroffenen und somit danach zu beurteilen, ob bei *diesem* Betroffenen angesichts *seiner* individuellen Konstitution die schädigenden Einwirkungen für den Eintritt der Erkrankung von wesentlicher ursächlicher Bedeutung gewesen sind oder nicht. Gerade wenn der Versicherte durch eine solche Schadensanlage in seiner Konstitution geschwächt und so für den Eintritt des Gesundheitsschadens besonders disponiert war, werden die beruflichen Einwirkungen *für ihn* durchweg von wesentlicher ursächlicher Bedeutung für den Eintritt der Erkrankung sein, auch wenn diese bei einem „Gesunden" nicht zu einem solchen Gesundheitsschaden geführt hätte (S 46).

Soll erwogen werden, daß die Schadensanlage gegenüber den Einwirkungen aus der versicherten Tätigkeit von überwiegender ursächlicher Bedeutung für den Eintritt der Erkrankung war, muß sie zunächst nach Art und Ausmaß für den konkret zu beurteilenden Einzelfall in ihren **tatsächlichen Grundlagen** iS des Vollbeweises sicher nachgewiesen sein (S 71); sonst stellt sich nach der Rechtsprechung des Bundessozialgerichts „erst gar nicht

die Frage", ob sie überhaupt Ursache im Rechtssinn sein könnte.[51]

Ist die Erkrankung durch eine solche Schadensanlage mitbedingt, darf eine eindeutig überwiegende Verursachung durch diese Schadensanlage zudem nur angenommen werden, wenn die aus ihr erwachsene Krankheitsdisposition nachweisbar bereits so stark ausgeprägt und so leicht ansprechbar war, daß die Erkrankung mit hoher Wahrscheinlichkeit auch ohne das schädigende Ereignis zu annähernd gleicher Zeit und in annähernd gleicher Schwere auch durch andere – beliebig austauschbares – Einwirkungen des täglichen Lebens ausgelöst worden wäre (S 61). Eine solche Beurteilung wird sich angesichts der Indizwirkung der BK-Liste (s oben) aber wohl nur in seltenen Ausnahmefällen mit hinreichender Überzeugungskraft begründen lassen.

Dies gilt nicht zuletzt für die **bandscheibenbedingten Erkrankungen** iS der BK's Nr 2108 bis 2110, die regelmäßig auf einer mitwirkenden Schadensanlage beruhen. Hier läßt sich die im sozialmedizinischen Schrifttum vielfach versuchte Ausgrenzung ua von mono- oder bisegmentalen Erkrankungen und/oder die Beschränkung auf besonders schwerwiegende und das altersentsprechende Ausmaß erheblich übersteigende Veränderungen mit den Grundsätzen der sozialrechtlichen Kausalitätslehre in aller Regel nicht vereinbaren.[52]

Bei zahlreichen Erkrankungen, die auch ohne besondere berufsspezifische Noxen häufig auftreten, ist die Anerkennung als Berufskrankheit zudem davon abhängig, daß bestimmte weitere Voraussetzungen (sog **Listenvorbehalte**) erfüllt sind.

So kann zB der Meniskusschaden nur nach mehrjährigen andauernden oder häufig wiederkehrenden, die Kniegelenke überdurchschnittlich belastenden Tätigkeiten[53] anerkannt werden, eine Schleimbeutelerkrankung nur, wenn sie durch ständigen Druck hervorgerufen und chronisch geworden ist,[54] bandscheibenbedingte Erkrankungen nur, wenn sie auf langjährigen schweren Belastungen der Wirbelsäule beruhen;[55] die Anerkennung zahlreicher anderer Erkrankungen ist davon abhängig, daß sie zum Unterlassen aller Tätigkeiten geführt haben, die für Entstehung, Verschlimmerung oder Wiederaufleben der Krankheit ursächlich waren oder sein können.[56]

Setzt die Anerkennung einer Krankheit als Berufskrankheit eine solche Unterlassung aller Tätigkeiten voraus, die für die Entstehung, die Verschlimmerung oder das Wiederaufleben der Krankheit ursächlich waren oder sein können, sind die UV-Träger verpflichtet, bereits vor Aufgabe einer noch verrichteten gefährden-

---

[50] vgl hierzu das Schema S 77

[51] stdRspr; vgl ua BSG 61,127, 130; BSG SozR 2200 § 548 Nr 84 und § 550 Nr 8; BSG SozR 3-2200 § 548 Nr 11; BSG 06.12.1989 – 2 RU 7/89 – Meso B 240/123

[52] vgl *Erlenkämper* BG 1996, 846 mwN

[53] BK Nr 2102 idF seit dem 01.04.1988

[54] BK Nr 2105

[55] BK's Nr 2108 bis 2110

[56] zB BK Nr 2101, 2104, 2108-2110, 4301, 4302, 5101

den Tätigkeit durch den Versicherten darüber zu entscheiden, ob die übrigen Voraussetzungen für die Anerkennung einer Berufskrankheit erfüllt sind, § 9 Abs 4 SGB VII.

Eine Erkrankung ist **als Berufskrankheit anzuerkennen** nicht erst, wenn ein Leistungsfall iS des § 9 Abs 5 SGB VII eintritt, also Behandlungsbedürftigkeit, Arbeitsunfähigkeit oder eine rentenberechtigende MdE vorliegt, sondern stets schon, sobald sie als Krankheit im Rechtssinn (S 8) besteht, insbesondere also, wenn sie über die bloße medizinische Regelwidrigkeit hinaus zu funktionellen Störungen führt oder gar zur Aufgabe des bisherigen Berufs zwingt[57] (sog **Anerkennung dem Grunde nach**).[58]

Bei der sozialmedizinischen Begutachtung ist also nicht darauf abzustellen, ob eine „entschädigungspflichtige" Berufskrankheit vorliegt, sondern ob die Berufskrankheit – unabhängig vom Grad der MdE – klinisch-funktionell manifest ist und Störungen, Beschwerden oder eine Beeinträchtigung der Arbeits- bzw Erwerbsfähigkeit bewirkt.

Nicht selten liegt zwischen dem Beginn der schädigenden Einwirkungen aus der beruflichen Tätigkeit[59] und dem Beginn der BK als Krankheit im Rechtssinn ein längerer Zeitraum. Ist der Versicherte während dieser Zeit neben den beruflichen Noxen auch anderen schädigenden exogenen oder endogenen Einflüssen aus der unversicherten privaten Lebenssphäre ausgesetzt, spricht man von einem **Parallelschaden** (S 28).

Hat der Versicherte zB neben einer die Kniegelenke überdurchschnittlich belastenden Berufstätigkeit iS der BK Nr 2101 gleichzeitig aktiven Sport mit entsprechender Belastung der Kniegelenke ausgeübt, erhebt sich die Frage, wie diese verschiedenen parallel wirkenden Einwirkungen rechtlich zu bewerten sind.

Auch hierfür gelten die Grundsätze der sozialrechtlichen Kausalitätslehre über die konkurrierende Kausalität (S 47). Daher müssen solche parallel wirkenden berufsfremden Einwirkungen nach Art und Ausmaß in ihren tatsächlichen Grundlagen iS des Vollbeweises nachgewiesen sein, und es genügt, daß die berufsbedingten Noxen neben solchen berufsfremden Einwirkungen eine wesentliche Teilursache für die Eintritt der Berufskrankheit bilden. Eine rechtlich wesentliche Kausalität der beruflichen Noxen darf daher auch hier nur verneint werden, wenn die nachgewiesenen außerberuflichen Noxen an Bedeutung so sehr überwiegen, daß sie bei der gebotenen objektiven, vernünftigen und lebensnahen Abwägung als die allein wesentliche Ursache der Krankheit angesehen werden müssen (S 51).

Auch Berufskrankheiten können iS der **Entstehung** oder iS der **Verschlimmerung** (S 63) verursacht sein.

Auch insoweit gelten die allgemeinen Grundsätze der sozialrechtlichen Kausalitätslehre.

Berufskrankheit und Arbeitsunfall schließen sich idR wechselseitig aus.

Berufskrankheiten sind ganz überwiegend das Ergebnis längerdauernder Einwirkungen; der Arbeitsunfall setzt dagegen idR ein zeitlich eng – jedenfalls auf eine Arbeitsschicht – begrenztes Unfallereignis voraus. Die Übergänge können im Einzelfall jedoch fließend sein. So kann zB eine Vergiftung oder eine Infektion durchaus während einer bestimmten Arbeitsschicht eintreten und dadurch die Merkmale einer Berufskrankheit wie auch eines Arbeitsunfalls erfüllen oder eine Explosion (Unfall) mit Freisetzung giftiger Gase (Berufskrankheit) beide Tatbestände erfüllen. In solchen Fällen finden die Vorschriften über die Berufskrankheit Anwendung.[61]

Andere Krankheiten als die in der Anlage zur BKVO aufgeführten sog Listenerkrankungen sind vom UV-Träger **wie eine Berufskrankheit** anzuerkennen und zu entschädigen, wenn sie nach neueren Erkenntnissen die allgemeinen Voraussetzungen für die Anerkennung von Berufskrankheiten – besondere berufsspezifische Einwirkungen, denen bestimmte Berufsgruppen in erheblich höheren Grade ausgesetzt sind (§ 9 Abs 1 Satz 2 SGB VII) – erfüllen, § 9 Abs 2 SGB VII (sog **Quasi-Berufskrankheiten**, früher: § 551 Abs 2 RVO).

Die Anwendung dieser Vorschrift erfordert jedoch Zurückhaltung. Die Voraussetzungen sind nur schwer zu erfüllen.[62] Denn die Erkenntnisse müssen grundsätzlich *neuerer* Art sein, sie dürfen bei der letzten Änderung der BKVO noch nicht vorgelegen haben. Der Verordnungsgeber darf also noch keine Gelegenheit gehabt haben, anhand dieser Erkenntnisse über die Voraussetzungen des § 9 Abs 1 Satz 2 SGB VII zu entscheiden. Liegen derartige neuere Erkenntnisse vor, ist aber lediglich das Verfahren zur Anerkennung als Berufskrankheit noch nicht abgeschlossen, pflegt der Sachverständigenrat beim BMA entsprechende Empfehlungen zu geben.[63]

Daß die Berufsgenossenschaften im übrigen diese Vorschrift gelegentlich als „Aufhänger" für die Entschä-

---

[57] BSG SozR 5670 Anlage 1 Nr 5101 Nr 4

[58] BSG SozR 2200 § 551 Nr 35 (entgegen früherer Meinung); *Elster* § 551 Anm 11; *Erlenkämper/Fichte* S 501, jeweils mwN

[59] Bei sog Latenzschäden auch zwischen dem Ende der beruflichen Einwirkungen und dem Beginn der Erkrankung.

[61] *Brackmann* S 490m; *Erlenkämper/Fichte* S 503; *Lauterbach* § 551 Anm 2

[62] vgl hierzu ua BVerfG SozR 2200 § 551 Nr 19 und BSG SozR 2200 § 551 Nr 20

[63] so zB vor der Aufnahme der Meniskusschäden außerhalb des Bergbaus (BK Nr 2102) und der bandscheibenbedingten Erkrankungen (BK Nr 2108-2110) in die BKVO

digung besonderer Grenz- oder Härtefälle benutzen, ist erfreulich, darf aber nicht darüber hinwegtäuschen, daß ein einklagbarer Anspruch nicht besteht, wenn die Voraussetzungen des § 9 Abs 2 SGB VII nicht eindeutig erfüllt sind.

Für die **Entschädigung der Berufskrankheiten** gelten die für alle Versicherungsfälle der GUV maßgebenden Vorschriften, § 7 Abs 1 SGB VII.

Für Berufskrankheiten gibt es jedoch einige Besonderheiten:

Soweit die Vorschriften über Leistungen auf den Zeitpunkt des Versicherungsfalls abstellen, ist bei Berufskrankheiten auf den Beginn der Arbeitsunfähigkeit oder der Behandlungsbedürftigkeit oder, wenn dies für den Versicherten günstiger ist, auf den Beginn der rentenberechtigenden MdE abzustellen, § 9 Abs 5 SGB VII.

Dem Tod infolge eines Versicherungsfalls (§ 63 SGB VII) steht der Tod von Versicherten gleich, deren Erwerbsfähigkeit durch die Folgen einer Berufskrankheit nach den Nummern 4101 bis 4104 der BK-Liste (ua Silikose, Asbestose und dadurch bedingte Ca-Erkrankungen) um 50 vH oder mehr gemindert war; dies gilt nicht, wenn offenkundig ist, daß der Tod mit der Berufskrankheit nicht in ursächlichem Zusammenhang steht (zB Tod durch privaten Autounfall). Eine Obduktion zum Zwecke einer solchen Feststellung darf nicht gefordert werden, § 63 Abs 2 SGB VII.

Der Versicherte kann – ggf auch neben den Regelleistungen – **Übergangsleistungen** wegen einer Berufskrankheit beanspruchen, insbesondere wenn er nach Aufforderung durch den UV-Träger die gefährdende Berufstätigkeit eingestellt hat und dadurch eine Verdienstminderung oder sonstige wirtschaftliche Nachteile erleidet, § 3 BKVO. Als Übergangsleistung wird ein einmaliger Betrag zur Höhe des Jahresarbeitsverdienstes oder eine monatlich wiederkehrende Zahlung bis zur Höhe der Vollrente (zumeist von Jahr zu Jahr abnehmend) längstens für die Dauer von fünf Jahren gewährt.

Für **Ärzte** besteht eine **gesetzliche Anzeigepflicht** bei begründetem Verdacht auf Vorliegen einer Berufskrankheit gegenüber dem zuständigen UV-Träger oder der für den medizinischen Arbeitsschutz zuständigen Stelle, §§ 202 SGB VII, 5 BKVO.

5.7.6 Prävention

Die Unfallversicherungsträger haben mit allen geeigneten Mitteln für die **Verhütung von Arbeitsunfällen, Berufskrankheiten und arbeitsbedingten Gesundheitsgefahren** und für eine wirksame Erste Hilfe zu sorgen. Sie sollen auch den Ursachen von arbeitsbedingten Gefahren für Leben und Gesundheit nachgehen. Sie haben insoweit mit den Krankenkassen zusammenzuarbeiten, §§ 14 SGB VII, 20 SGB V.

Die Unfallversicherungsträger erlassen zu diesem Zweck Unfallverhütungsvorschriften, § 15 SGB VII, ua über:

– Einrichtungen, Anordnungen und Maßnahmen, welche die Unternehmer zur Verhütung von Arbeitsunfällen, Berufskrankheiten und arbeitsbedingten Gesundheitsgefahren zu treffen haben, sowie die Form der Übertragung dieser Aufgaben auf andere Personen,
– das Verhalten der Versicherten zur Verhütung von Arbeitsunfällen, Berufskrankheiten und arbeitsbedingten Gesundheitsgefahren,
– vom Unternehmer zu veranlassende arbeitsmedizinische Untersuchungen und sonstige arbeitsmedizinische Maßnahmen vor, während und nach der Verrichtung von Arbeiten, die für Versicherte oder für Dritte mit arbeitsbedingten Gefahren für Leben und Gesundheit verbunden sind,
– die Sicherstellung einer wirksamen Ersten Hilfe durch den Unternehmer,
– die Maßnahmen, die der Unternehmer zur Erfüllung der sich aus dem Gesetz über Betriebsärzte, Sicherheitsingenieure und andere Fachkräfte für Arbeitssicherheit ergebenden Pflichten zu treffen hat,

In den Unfallverhütungsvorschriften kann bestimmt werden, daß arbeitsmedizinische Vorsorgeuntersuchungen auch durch die Unfallversicherungsträger veranlaßt werden können, § 15 Abs 1 Satz 2 SGB VII.

Die Unfallversicherungsträger haben die Durchführung der Maßnahmen zur Verhütung von Arbeitsunfällen, Berufskrankheiten, arbeitsbedingten Gesundheitsgefahren und für eine wirksame Erste Hilfe in den Unternehmen zu überwachen sowie die Unternehmer und die Versicherten zu beraten. Sie können im Einzelfall anordnen, welche Maßnahmen Unternehmer oder Versicherte zu treffen haben, § 17 SGB VII.

5.7.7 Leistungen nach Eintritt eines Versicherungsfalls

Versicherte haben nach Eintritt eines Versicherungsfalls Anspruch, § 26 SGB VII, auf:

– Heilbehandlung einschließlich Leistungen der medizinischen Rehabilitation,
– berufsfördernde, soziale und ergänzende Leistungen zur Rehabilitation,
– Leistungen bei Pflegebedürftigkeit,
– Verletztengeld,
– Übergangsgeld,
– Rente.

Der Unfallversicherungsträger hat mit allen geeigneten Mitteln möglichst frühzeitig den durch den Versicherungsfall verursachten Gesundheitsschaden zu beseitigen oder zu bessern, seine Verschlimmerung zu verhüten und seine Folgen zu mildern, die Versicherten nach ihrer Leistungsfähigkeit und unter Berücksichtigung ihrer Eignung, Neigung und bisherigen Tätigkeit möglichst auf Dauer beruflich einzugliedern, Hilfen zur Bewältigung der Anforderungen des täglichen Lebens und zur Teilnahme am Leben in der Gemeinschaft unter Berücksichtigung von Art und Schwere des Gesundheitsschadens bereitzustellen, ergänzende Leistungen zur Heilbehandlung und zur Rehabilitation sowie Leistungen bei Pflegebedürftigkeit zu erbringen, § 26 Abs 2 SGB VII.

5.7.7.1 Heilbehandlung

Die Heilbehandlung, § 27 SGB VII, umfaßt insbesondere:

- Erstversorgung,
- ärztliche (und zahnärztliche) Behandlung (§ 28),
- Versorgung mit Arznei-, Verband-, Heil- und Hilfsmitteln (§§ 29 bis 32),
- häusliche Krankenpflege (§ 33),
- Behandlung in Krankenhäusern und Rehabilitationseinrichtungen (§ 33),
- Leistungen zur medizinischen Rehabilitation einschließlich Belastungserprobung und Arbeitstherapie (§ 27 Abs 1 Nr 5),
- Wiederherstellung oder Erneuerung eines durch einen Arbeitsunfall beschädigten oder in Verlust geratenes Hilfsmittel (§ 27 Abs 2).

Im Rahmen der Heilbehandlung haben, die UV-Träger alle Maßnahmen zu treffen, durch die eine möglichst frühzeitig nach dem Versicherungsfall einsetzende und sachgemäße Heilbehandlung und, soweit erforderlich, besondere unfallmedizinische oder Berufskrankheiten-Behandlung gewährleistet wird (§ 34 SGB VII).

Sie können zu diesem Zweck die von den Ärzten und Krankenhäusern zu erfüllenden Voraussetzungen im Hinblick auf die fachliche Befähigung, die sächliche und personelle Ausstattung sowie die zu übernehmenden Pflichten festlegen. Sie können daneben nach Art und Schwere des Gesundheitsschadens besondere Verfahren für die Heilbehandlung vorsehen (zB in Spezialkrankenhäusern oder -abteilungen).

Die Unfallversicherungsträger haben an der Durchführung der besonderen unfallmedizinischen Behandlung die geeigneten Ärzte und Krankenhäuser zu beteiligen. Die Verbände der Unfallversicherungsträger sowie die Kassenärztliche Bundesvereinigung schließen mit Wirkung für ihre Mitglieder Verträge über die Durchführung der Heilbehandlung, die Vergütung der Ärzte und Zahnärzte sowie die Art und Weise der Abrechnung.

In der Verordnung über die **orthopädische Versorgung Unfallverletzter** (OrthVO) sind nähere Bestimmungen über Art und Umfang der Versorgung mit Körperersatzstücken, orthopädischen

und anderen Hilfsmitteln getroffen worden.[64] Die UV-Träger haben zur Sicherstellung einer gleichmäßigen Versorgung ergänzende Richtlinien vereinbart.

Die orthopädische Versorgung umfaßt die Ausstattung mit Körperersatzstücken, orthopädischen und anderen Hilfsmitteln, die geeignet sind, den Erfolg der Heilbehandlung zu sichern, die Folgen der Verletzung zu verbessern oder den durch den Arbeitsunfall geschaffene Lage des Verletzten zu erleichtern; bei der Versorgung sind Art und Schwere der Verletzungsfolgen sowie die beruflichen und persönlichen Verhältnisse des Verletzten zu berücksichtigen, § 1 OrthVO.

Körperersatzstücke und Hilfsmittel sind ua insbesondere, § 2 OrthVO:

- Kunstglieder, Kunstaugen, Zahnersatz und andere künstliche Körperteile,
- Stützapparate,
- orthopädisches Schuhwerk,
- Stockstützen und andere Gehhilfen,
- Krankenfahrzeuge,
- Hilfsmittel und Geräte zur Unterstützung oder zum Ersatz von Körperfunktionen,
- Zubehör, das dem Zweck des Hilfsmittels dient und ohne das das Hilfsmittel nicht sachgerecht benutzt werden kann.

Die **Körperersatzstücke** und **Hilfsmittel** sollen dem allgemeinen Stand der technischen Entwicklung entsprechen; sie sind in der erforderlichen Zahl (zB Kunstbeine und orthopädische Schuhe bei der Erstausstattung idR in doppelter Zahl) zu liefern, § 3 Abs 1 bis 4 OrthVO. Sie sind bei Bedarf instand zu setzen oder zu ersetzen, § 3 Abs 5 OrthVO. Die Lieferung kann davon abhängig gemacht werden, daß der Verletzte sich auf Kosten des UV-Trägers einer dazu erforderlichen Ausbildung unterzieht, § 5 OrthVO.

Krankenfahrzeuge sind zu gewähren, wenn die Gehfähigkeit durch die Unfallfolgen erheblich beeinträchtigt ist und die Behinderung durch Körperersatzstücke oder orthopädische Hilfsmittel nicht genügend behoben werden kann, § 6 Abs 1 OrthVO.

Der UV-Träger soll anstelle des Krankenfahrzeuges einem erheblich gehbehinderten Verletzten auf Antrag einen Zuschuß zur **Beschaffung eines Kfz** gewähren, wenn der Verletzte in der Lage ist, ein Kfz zu führen oder wenn ihm ein geeigneter Fahrer (zB Ehegatte) zur Verfügung steht; er kann einem Verletzten einen Zuschuß auch gewähren, wenn seine Wiedereingliederung dadurch gefördert wird. Neben dem Zuschuß kann er auch noch ein Darlehen gewähren, § 6 Abs 2 bis 4 OrthVO. Zusätzlich hat er die Kosten einer notwendigen besonderen Ausrüstung oder eines Umbaus zu übernehmen, soweit diesen Einrichtungen wegen der Verletzungsfolgen erforderlich sind, § 6 Abs 5 OrthVO. Die Kosten der Haltung des Kfz sowie die Kosten von Reparaturen hat der Verletzte dagegen idR selbst zu tragen; zu notwendigen größeren Reparaturen kann der UV-Träger jedoch einen Zuschuß oder ein Darlehen gewähren, § 6 Abs 6 OrthVO.

---

[64] vgl hierzu auch S 270

Hinsichtlich der Höhe der Zuschüsse und der Kosten-übernahme ist von den im sozEntschR maßgebenden Beträgen auszugehen.

Ferner besteht Anspruch auf **Entschädigung für au-ßergewöhnlichen Verschleiß an Kleidung oder Wä-sche**, §§ 31 Abs 2 SGB VII, 7 OrthVO. Maßgebend sind die Vorschriften des § 15 BVG und der hierzu ergangenen Durchführungsverordnung (S 159).

5.7.7.2 Berufsfördernde Leistungen zur Rehabilitation

Die **berufsfördernden Leistungen zur Rehabi-litation** umfassen insbesondere, § 35 Abs 1 SGB VII:

– Leistungen zur Erhaltung oder Erlangung ei-nes Arbeitsplatzes einschließlich der Leistun-gen zur Förderung der Arbeitsaufnahme,
– Berufsvorbereitung einschließlich der wegen eines Gesundheitsschadens erforderlichen Grundausbildung,
– berufliche Anpassung, Fortbildung, Ausbil-dung und Umschulung einschließlich des zur Inanspruchnahme dieser Leistungen erforder-lichen schulischen Abschlusses,
– Hilfen zu einer angemessenen Schulbildung einschließlich der Vorbereitung hierzu oder zur Entwicklung der geistigen und körperli-chen Fähigkeiten vor Beginn der Schulpflicht,
– Arbeits- und Berufsförderung im Eingangs-verfahren und im Arbeitstrainingsbereich ei-ner anerkannten Werkstatt für Behinderte.

Das Verfahren zur Auswahl der berufsfördernden Lei-stungen schließt, soweit erforderlich, eine Berufsfin-dung oder Arbeitserprobung ein, § 35 Abs 2 SGB VII.
Die berufsfördernden Leistungen werden in Einrich-tungen erbracht, wenn dies wegen Art oder Schwere des Gesundheitsschadens oder zur Sicherung des Erfolgs der Rehabilitation erforderlich ist, § 35 Abs 4 SGB VII. Wenn die Inanspruchnahme von berufsfördernden Leistungen eine Unterbringung außerhalb des eigenen oder elterli-chen Haushalts erfordert, werden auch die erforderliche Unterkunft und Verpflegung erbracht, § 35 Abs 5 SGB VII.
Wegen weiterer Einzelheiten wird auf die Ausführun-gen zur Rehabilitation (S 36) verwiesen.

Die **Leistungen zur sozialen Rehabilitation** und die **ergänzenden Leistungen** umfassen, § 39 Abs 1 SGB VII:

– Kraftfahrzeughilfe,
– Wohnungshilfe,
– Beratung sowie sozialpädagogische und psy-chosoziale Betreuung,
– Haushaltshilfe,
– Reisekosten,

– ärztlich verordneten Rehabilitationssport in Gruppen unter ärztlicher Betreuung,
– Übernahme der Kosten, die mit den berufsför-dernden Leistungen in unmittelbarem Zu-sammenhang stehen, insbesondere Lehr-gangskosten, Prüfungsgebühren, Lernmittel, Arbeitskleidung und Arbeitsgeräte,
– sonstige Leistungen zur Erreichung und zur Sicherstellung des Rehabilitationserfolges.

Zum Ausgleich besonderer Härten kann den Versi-cherten oder deren Angehörigen eine besondere Unter-stützung gewährt werden, § 39 Abs 2 SGB VII.
Wegen weiterer Einzelheiten ua zur Kfz- und zur Haushaltshilfe wird auf die Ausführungen zur Rehabili-tation (S 36) Bezug genommen.
Für die Versicherten der landwirtschaftlichen Berufs-genossenschaften gelten weitere Sonderbestimmungen ua zur Betriebs- und Haushaltshilfe, § 54 SGB VII.

5.7.7.3 Pflege

Daneben besteht **Anspruch auf Pflege**, solange der Verletzte infolge eines Versicherungsfalls so hilflos ist, daß er für die gewöhnlichen und wie-derkehrenden Verrichtungen im Ablauf des täg-lichen Lebens in erheblichem Umfang der Hilfe bedarf, § 44 SGB VII.

Der Anspruch auf Pflege wird erfüllt durch die Zah-lung von Pflegegeld, Gestellung einer Pflegekraft oder Gewährung von Heimpflege, § 44 Abs 1 SGB VII.
Das Pflegegeld wird unter Berücksichtigung der Art oder Schwere des Gesundheitsschadens sowie des Um-fangs der erforderlichen Hilfe in Höhe (ab 01.07.1997) zwischen 537,- und 2.147,- DM[65] gezahlt. Das Pflegegeld wird zum 01.07. jeden Jahres wie die Rentenleistungen an die Einkommensentwicklung angepaßt, § 44 Abs 2 SGB VII.
Übersteigen die Aufwendungen für eine Pflegekraft das Pflegegeld, kann es angemessen erhöht werden, § 44 Abs 2 Satz 3 SGB VII.

Die **Pflegebedürftigkeit** (S 31) muß aber „infol-ge des Versicherungsfalls" bestehen. Der Ar-beitsunfall muß also auch hier zumindest eine wesentliche Teilursache iS der sozialrechtlichen Kausalitätslehre bilden (S 47).

5.7.7.4 Verletztengeld

Verletztengeld wird geleistet, § 45 Abs 1 SGB VII, wenn der Versicherte:

– infolge des Versicherungsfalls arbeitsunfähig ist oder wegen einer Maßnahme der Heilbe-

---

[65] in den neuen Bundesländern, § 215 Abs 5 SGB VII, zwi-schen 454,- und 1.815,- DM

handlung eine ganztägige Erwerbstätigkeit nicht ausüben kann, Nr 1, und

– unmittelbar vor Beginn der Arbeitsunfähigkeit oder der Heilbehandlung Anspruch ua auf Arbeitsentgelt, Arbeitseinkommen, (Versorgungs-) Kranken-, Verletzten-, Übergangs-, Arbeitslosengeld oder Arbeitslosenhilfe hatte, Nr 2.

Verletztengeld wird auch erbracht, § 45 Abs 2 SGB VII, wenn berufsfördernde Leistungen zur Rehabilitation erforderlich sind und

– diese Maßnahmen sich aus Gründen, die der Versicherte nicht zu vertreten haben, nicht unmittelbar an die Heilbehandlung anschließen,

– der Versicherte seine bisherige berufliche Tätigkeit nicht wieder aufnehmen oder ihm eine andere zumutbare Tätigkeit nicht vermittelt werden oder er diese aus wichtigem Grund nicht ausüben kann und

– die Voraussetzungen des § 45 Abs 1 Nr 2 (s oben) erfüllt sind.

Das Verletztengeld nach Abs 2 wird bis zum Beginn der berufsfördernden Maßnahme erbracht, auch für die Zeit bis zum Beginn und während der Durchführung einer Maßnahme der Berufsfindung und Arbeitserprobung, § 45 Abs 2 Satz 2 und 3 SGB VII.

Werden in einer Einrichtung Maßnahmen der Heilbehandlung und gleichzeitig berufsfördernde Maßnahmen für Versicherte erbracht, erhalten Versicherte Verletztengeld, wenn sie arbeitsunfähig sind oder wegen der Maßnahmen eine ganztägige Erwerbstätigkeit nicht ausüben können und die Voraussetzungen des Abs 1 Nr 2 (s oben) erfüllt sind.

Im Fall der Beaufsichtigung, Betreuung oder Pflege eines durch einen Versicherungsfall verletzten Kindes gelten die Bestimmungen des § 45 SGB V (S 108) entsprechend.

Das Verletztengeld beginnt idR mit dem Tag, ab dem die Arbeitsunfähigkeit ärztlich festgestellt wird, oder mit dem Tag des Beginns einer Heilbehandlungsmaßnahme, die den Versicherten an der Ausübung einer ganztägigen Erwerbstätigkeit hindert, § 46 Abs 1 SGB VII.

Das Verletztengeld endet, § 46 Abs 3 Satz 1 SGB VII:

– mit dem letzten Tag der Arbeitsunfähigkeit oder der Hinderung an einer ganztägigen Erwerbstätigkeit durch eine Heilbehandlungsmaßnahme,

– mit dem Tag, der dem Tag vorausgeht, an dem ein Anspruch auf Übergangsgeld entsteht (s unten).

Wenn mit dem Wiedereintritt der Arbeitsfähigkeit nicht zu rechnen ist und berufsfördernde Leistungen nicht zu erbringen sind, endet das Verletztengeld, § 46 Abs 3 Satz 2 SGB VII:

– mit dem Tag, an dem die Heilbehandlung so weit abgeschlossen ist, daß der Versicherte eine zumutbare, zur Verfügung stehende Berufs- oder Erwerbstätigkeit aufnehmen kann,

– mit Beginn einer Rente wegen Erwerbsunfähigkeit oder einer Vollrente wegen Alters aus der GRV oder vergleichbarer Leistungen iS des § 50 Abs 1 Satz 1 SGB V (S 109), es sei denn, daß diese Leistungen mit dem Versicherungsfall im Zusammenhang stehen,

– im übrigen mit Ablauf der 78. Woche, gerechnet vom Tag des Beginns der Arbeitsunfähigkeit an, jedoch nicht vor dem Ende der stationären Behandlung.

Das Verletztengeld wird also nicht mehr – wie vor Inkrafttreten des SGB VII – zeitlich unbegrenzt gewährt, sondern kann nunmehr wie das Krankengeld der GKV einer zeitlichen Beschränkung auf 78 Wochen unterliegen.

Die Höhe des Verletztengeldes beträgt, § 47 SGB VII:

– für Versicherte, die Arbeitsentgelt oder Arbeitseinkommen erzielt haben, idR in Höhe des Krankengeldes der GKV (70 vH des regelmäßigen Arbeitsentgelts bzw Arbeitseinkommens, höchstens 90 vH des bisherigen Nettoarbeitsentgelts, § 47 Abs 1 und 2 SGB V, S 108).

– für Versicherte, die Arbeitslosengeld, Arbeitslosenhilfe oder Unterhaltsgeld bezogen haben, die Höhe dieser Leistungen.

Bei Versicherten, die unmittelbar vor dem Versicherungsfall (Versorgungs-) Kranken-, Verletzten- oder Übergangsgeld bezogen haben, wird bei der Berechnung des Verletztengeldes von dem bisher zugrunde gelegten Regelentgelt ausgegangen.

Das Verletztengeld wird wie das Krankengeld an die Einkommensentwicklung angepaßt.

Anderweitig erzieltes Einkommen wird auf das Verletztengeld angerechnet, § 52 SGB VII.

Im Fall der **Wiedererkrankung** an den Folgen des Versicherungsfalls gelten diese Regelungen entsprechend mit der Maßgabe, daß anstelle des Zeitpunkts der ersten Arbeitsunfähigkeit auf den der Wiedererkrankung abgestellt wird, § 48 SGB VII.

5.7.7.5 Übergangsgeld

Übergangsgeld wird erbracht, wenn der Versicherte infolge des Versicherungsfalls berufsfördernde Leistungen nach § 35 Abs 1 SGB VII (S 145) erhält und wegen dieser Leistungen eine ganztägige Erwerbstätigkeit nicht ausüben kann, § 49 SGB VII.

Das Übergangsgeld wird für die Dauer der berufsfördernden Leistungen erbracht, § 50 Abs 1 SGB VII. Es wird auch bis zu sechs Wochen in dem Zeitraum weitergezahlt, § 50 Abs 2 SGB VII, in dem der Versicherte:

– die berufsfördernden Leistungen aus gesundheitlichen oder aus anderen Gründen, die er nicht zu vertreten hat, nicht mehr in Anspruch nehmen kann, längstens jedoch bis zum Ende der Maßnahme, oder

– im Anschluß an eine abgeschlossene berufsfördernde Leistung arbeitslos ist, wenn er sich beim Arbeitsamt arbeitslos gemeldet hat und zur beruflichen Eingliederung zur Verfügung steht,

und keinen Anspruch auf Verletzten- oder Krankengeld hat.

Die Höhe des Übergangsgeldes beträgt, § 51 SGB VII, idR:

– für Versicherte,
  a) die mindestens ein berücksichtigungsfähiges Kind haben,
  b) die pflegebedürftig sind, wenn ihr Ehegatte, mit dem sie in häuslicher Gemeinschaft leben, sie pflegt und deswegen eine Erwerbstätigkeit nicht ausübt,
  c) deren Ehegatte, mit dem sie in häuslicher Gemeinschaft leben, pflegebedürftig ist, 80 vH,

– für die übrigen Versicherten 70 vH

des maßgebenden (§ 47 SGB VII, s oben) Regelentgelts.

Für Versicherte, die im Anschluß an eine abgeschlossene Leistung arbeitslos sind, beträgt das Übergangsgeld – wie das Arbeitslosengeld – 67 bzw 60 vH der vorgenannten Sätze, § 51 Abs 4 SGB VII Anderweitig erzieltes Einkommen wird auf das Übergangsgeld angerechnet, § 52 SGB VII.

5.7.7.6 Rente (früher: Verletztenrente)

Anspruch auf Rente hat der Versicherte, wenn seine Erwerbsfähigkeit infolge eines Versicherungsfalls über die 26. Woche (früher: 13. Woche) nach dem Versicherungsfall hinaus um wenigstens 20 vH gemindert ist, § 56 Abs 1 SGB VII.

Die **Höhe der Rente** hängt ab einmal von dem maßgebenden Jahresarbeitsverdienstes, zum anderen von der bestehenden MdE. Sie beträgt zwei Drittel des maßgebenden Jahresarbeitsverdienstes, wenn der Versicherte seine Erwerbsfähigkeit verloren hat (MdE: 100 vH; sog Vollren-

te[66]), bei geringerer MdE den Teil der Vollrente, der dem MdE-Grad entspricht, § 56 Abs 3 SGB VII.

Jahresarbeitsverdienst ist idR der Gesamtbetrag der Arbeitsentgelte und Arbeitseinkommen des Versicherten im letzten Jahr vor Eintritt des Versicherungsfalls, § 82 Abs 1 SGB VII. Daneben gibt es zahlreiche Sonderbestimmungen über den maßgebenden Jahresarbeitsverdienst ua für Beamte und Soldaten, für Personen, die vorher kein Arbeitseinkommen erzielt hatten, bei Berufskrankheiten, für Jugendliche und Kindern, für Hinterbliebene, für Seeleute und landwirtschaftliche Unternehmer, über Mindest- und Höchstjahresarbeitsverdienste sowie über die Feststellung bei erheblicher Unbilligkeit, §§ 82 bis 93 SGB VII.[67]

Die **MdE** (S 17) richtet sich nach dem Umfang der sich aus der Beeinträchtigung des körperlichen und geistigen Leistungsvermögens ergebenden verminderten Arbeitsmöglichkeiten auf dem gesamten Gebiet des Erwerbslebens. Bei jugendlichen Versicherten wird die Minderung der Erwerbsfähigkeit nach den Auswirkungen bemessen, die sich bei Erwachsenen mit gleichem Gesundheitsschaden ergeben würden, § 56 Abs 2 Satz 1 und 2 SGB VII.

Unter dem Gesichtspunkt des **besonderen beruflichen Betroffenseins** (S 20) werden bei der Bemessung der MdE Nachteile berücksichtigt, die die Versicherten dadurch erleiden, daß sie bestimmte von ihnen erworbene besondere berufliche Kenntnisse und Erfahrungen infolge des Versicherungsfalls nicht mehr oder nur noch in vermindertem Umfang nutzen können, soweit solche Nachteile nicht durch sonstige Fähigkeiten, deren Nutzung ihnen zugemutet werden kann, ausgeglichen werden, § 56 Abs 2 Satz 3 SGB VII.

Für **Schwerverletzte** (Versicherte mit Anspruch auf eine oder mehreren Rente(n) mit einer MdE um insgesamt 50 vH oder mehr), die infolge des Versicherungsfalls einer Erwerbstätigkeit nicht mehr nachgehen können und keinen Anspruch auf Rente aus der gesetzlichen Rentenversicherung haben, erhöht sich die Rente um 10 vH, § 57 SGB VII.

Bei **Arbeitslosen**, die infolge des Versicherungsfalls ohne Anspruch auf Arbeitsentgelt oder Arbeitseinkommen sind und deren Rente zusammen mit dem Arbeitslosengeld oder der Arbeitslosenhilfe die Höhe des Übergangsgeldes (s oben) nicht erreicht, wird die Rente idR längstens für zwei Jahre um den Unterschiedsbetrag erhöht.

Beziehen Versicherte **mehrere Renten** der GUV, so dürfen diese ohne die Erhöhung für Schwerverletzte zusammen zwei Drittel des höchsten der Jahresarbeitsverdienste nicht übersteigen, die diesen Renten zugrunde liegen. Soweit die Renten den Höchstbetrag übersteigen, werden sie verhältnismäßig gekürzt, § 59 SGB VII. Beziehen Versicherte neben der Rente aus der GUV auch eine solche aus der GRV, wird die Rente aus der GRV insoweit nicht geleistet, als die Summe der zusammentreffenden

---

[66] Die Rente ist lohn- bzw einkommensteuerfrei; netto bewirkt die Vollrente daher einen weitgehend vollständigen Lohnausgleich.

[67] Einzelheiten s *Erlenkämper/Fichte* S 513

Rentenbeträge vor Einkommensanrechnung einen bestimmten Grenzbetrag übersteigt, § 93 SGB VI.

Für die Dauer einer **Heimpflege** von mehr als einem Kalendermonat kann der UV-Träger die Rente mindern, aber höchstens um die Hälfte und nur, soweit dies nach den persönlichen Bedürfnissen und Verhältnissen der Versicherten angemessen ist, § 60 SGB VII.

Rente ist idR nur zu gewähren, wenn eine **Mindest-MdE um 20 vH** („ ... wenigstens ein Fünftel...") besteht, § 56 Abs 1 Satz 1 SGB VII.

Etwas anderes gilt nur, wenn die Erwerbsfähigkeit infolge mehrerer Versicherungsfälle gemindert ist und die Prozentsätze zusammen wenigstens die Zahl 20 erreichen. Dann besteht für jeden, auch für einen früheren Versicherungsfall, Anspruch auf Rente. Die Folgen eines Versicherungsfalls sind nur zu berücksichtigen, wenn sie eine MdE um wenigstens 10 vH bewirken (sog **Stütz-MdE**). Den Versicherungsfällen der GUV stehen gleich Unfälle oder Entschädigungsfälle nach den Beamtengesetzen und dem sozEntschR, § 56 Abs 1 Satz 2 und 3 SGB VII.

Der UV-Träger ist dabei an die Feststellung der MdE durch den anderen Verwaltungsträger (zB Versorgungsamt) idR gebunden; selbst feststellen darf er die MdE nur, wenn insoweit noch keine verbindliche Entscheidung vorliegt.[68] Das ist von Bedeutung ua im Verhältnis zum sozEntschR, weil dort zT höhere MdE-Sätze als in der GUV gelten.[69]

Bei der sozialmedizinischen Begutachtung ist die Höhe der tatsächlich bestehenden MdE daher stets auch dann ausdrücklich festzustellen, wenn diese ein rentenberechtigendes Ausmaß nicht erreicht, aber 10 vH oder mehr beträgt.[70]

Während der ersten drei Jahre (früher: 2 Jahre) nach dem Versicherungsfall soll der UV-Träger die Rente als **vorläufige Entschädigung** (früher: vorläufige Rente) festsetzen, wenn der Umfang der MdE noch nicht abschließend festgestellt werden kann. Innerhalb dieses Zeitraums kann die MdE jederzeit ohne Rücksicht auf die Dauer der Veränderung neu festgestellt werden, § 62 Abs 1 SGB VII. Spätestens mit Ablauf von drei Jahren nach dem Versicherungsfall wird die vorläufige Entschädigung als **Rente auf unbestimmte Zeit** (früher: Dauerrente) geleistet. Bei der erstmaligen Feststellung der Rente nach der vorläufigen Entschädigung kann der Prozentsatz der Minderung der Erwerbsfähigkeit abweichend von der vorläufigen Entschädigung festgestellt werden, auch wenn sich die Verhältnisse nicht geändert haben, § 62 Abs 2 SGB VII.

Von der vorläufigen Entschädigung machen die UV-Träger in der Praxis regelmäßig Gebrauch, vor allem,

wenn Heilung, Stabilisierung oder Gewöhnung noch nicht voll abgeschlossen sind. Denn die vorläufige Entschädigung hat einen ganz wesentlichen praktischen Vorzug: Sowohl während der Laufzeit der vorläufigen Entschädigung wie auch bei der später notwendigen Festsetzung der Rente auf unbestimmte Zeit (früher: Dauerrente) ist der UV-Träger an die der vorläufigen Entschädigung zugrunde gelegte MdE nicht gebunden; er kann diese – anders als bei der Neufeststellung von Renten auf unbestimmte Zeit (S 151) – ohne den Nachweis einer wesentlichen Änderung jederzeit anders festsetzen. Das ermöglicht eine schnelle und unbürokratische Feststellung der vorläufigen Entschädigung auch in schwierigen Fällen, aber auch eine gewisse Großzügigkeit bei der Bemessung der MdE in diesem Rahmen.

Bei der sozialmedizinischen Begutachtung sollte daher bei der Beurteilung der MdE sorgfältig unterschieden werden, ob es sich um eine vorläufige Entschädigung oder Rente auf unbestimmte Zeit handelt.

Der **Beginn der Rente** (auch in Gestalt der vorläufigen Entschädigung) setzt idR mit dem Tag ein, § 72 Abs 1 SGB VII, der auf den Tag folgt, an dem

- der Anspruch auf Verletztengeld endet (S 146),
- der Versicherungsfall eingetreten ist, wenn kein Anspruch auf Verletztengeld entstanden ist.

Bei der ärztlichen Begutachtung der MdE ist daher darauf zu achten, zu welchem Zeitpunkt die Rente beginnt.

Die **Rente endet**, wenn aus tatsächlichen oder rechtlichen Gründen ihre Anspruchsvoraussetzungen weggefallen sind, mit Ablauf des Monats, in dem der Wegfall wirksam geworden ist, § 73 Abs 2 SGB VII

Ändern sich aus tatsächlichen oder rechtlichen Gründen die Voraussetzungen für die Höhe einer Rente nach ihrer Feststellung, wird die Rente in neuer Höhe nach Ablauf des Monats geleistet, in dem die Änderung wirksam geworden ist, § 73 Abs 1 SGB VII.

Der Anspruch auf eine Rente auf unbestimmte Zeit kann aufgrund einer Änderung der MdE zuungunsten des Versicherten nur in Abständen von mindestens einem Jahr geändert werden, § 74 Abs 1 SGB VII. Renten dürfen nicht für die Zeit neu festgestellt werden, in der Verletztengeld zu zahlen ist, § 74 Abs 2 SGB VII.

5.7.8 Leistungen bei Tod (Hinterbliebenenversorgung)

Hinterbliebene haben Anspruch, § 63 SGB VII, auf:

- Sterbegeld,
- Erstattung der Kosten der Überführung an den Ort der Bestattung,

---

[68] BSG SozR 2200 § 581 Nr 14, 15
[69] vgl die Synopse S 423ff
[70] BSG SozR 2200 § 581 Nr 20

– Hinterbliebenenrenten,
– Beihilfe.

Der Anspruch auf die Leistungen besteht nur, wenn der Tod infolge eines Versicherungsfalls eingetreten ist (Ausnahme: Beihilfen), § 63 Abs 1 Satz 2 SGB VII. Diese Leistungen werden also nur gewährt, wenn der Tod des Versicherten mit hinreichender Wahrscheinlichkeit durch einen Versicherungsfall bzw dessen Folgen verursacht worden ist.

Für die Beurteilung dieses ursächlichen Zusammenhangs gelten auch hier die Grundsätze der **sozialrechtlichen Kausalitätslehre** (S 43). Somit ist auch hier also nicht erforderlich, daß ein Versicherungsfall die alleinige oder allein wesentliche Ursache des Todes gebildet hat; es genügt, wenn er – ggf neben anderen, unfallunabhängigen Faktoren – eine **wesentliche Teilursache** (S 47) war, sofern nicht unfallunabhängige Faktoren an Bedeutung eindeutig überwiegen. Ein rechtserheblicher Ursachenzusammenhang besteht auch dann, wenn der Versicherungsfall zu einer **Lebensverkürzung um wenigstens ein Jahr** (S 67) geführt hat.

Anders als im sozEntschR (S 163) gilt hier aber der Tod nicht schon dann als Unfallfolge, wenn der Verletzte an einem Leiden stirbt, das als Unfallfolge bzw als Berufskrankheit anerkannt war; hier ist stets konkret zu prüfen, ob die anerkannten Unfallfolgen tatsächlich zumindest wesentliche Teilursache des Todes waren.[71]

Etwas anderes gilt nur bei **Tod infolge bestimmter Berufskrankheiten** (ua Silikose, Asbestose und dadurch bedingte Ca-Erkrankungen, BK-Nr 4101-4104) mit einer MdE um 50 vH oder mehr, es sei denn, daß der Tod mit der BK offenkundig nicht in ursächlichem Zusammenhang steht (zB Tod durch Verkehrsunfall), § 63 Abs 2 SGB VII. Eine Obduktion zum Zweck einer solchen Feststellung darf nicht gefordert werden, § 63 Abs 2 letzter Halbsatz SGB VII.

5.7.8.1 Hinterbliebenenrenten

Eine **Witwen- bzw Witwerrente** (W-Rente) erhalten Witwe bzw Witwer, solange sie nicht wiedergeheiratet haben, § 65 SGB VII.

Witwe und Witwer erhalten schon seit 1986 stets gleicherweise Rente, wenn der andere Ehegatte an den Folgen eines Arbeitsunfalls oder einer Berufskrankheit verstirbt; die Rentengewährung hängt also nicht mehr davon ab, daß der Versicherte die Familie überwiegend unterhalten hat. Allerdings ruht die W-Rente jetzt ganz oder teilweise, wenn sie mit Erwerbs- oder Erwerbsersatzeinkommen iS der §§ 18a bis 18e SGB IV zusammentreffen und das Einkommen bestimmte Grenzen übersteigt, § 65 Abs 3 SGB VII.

Die **Höhe der W-Rente** beträgt idR, § 65 Abs 2 SGB VII:

– zwei Drittel des Jahresarbeitsverdienstes bis zum Ablauf des dritten Kalendermonats nach Ablauf des Monats, in dem der Ehegatte verstorben ist (sog Sterbevierteljahr), Nr 1,
– 30 vH des Jahresarbeitsverdienstes nach Ablauf des dritten Kalendermonats (sog kleine W-Rente), Nr 2,
– 40 vH des Jahresarbeitsverdienstes nach Ablauf des dritten Kalendermonats (sog große W-Rente), Nr 3,
  a) solange Witwen oder Witwer ein waisenrentenberechtigtes Kind erziehen oder für ein Kind sorgen, das wegen körperlicher, geistiger oder seelischer Behinderung Anspruch auf Waisenrente hat oder nur deswegen nicht hat, weil das 27. Lebensjahr vollendet wurde,
  b) wenn Witwen oder Witwer das 45. Lebensjahr vollendet haben oder
  c) solange Witwen oder Witwer berufs- oder erwerbsunfähig iS des SGB VI sind.

  Entscheidungen des RentV-Trägers über Berufs- oder Erwerbsunfähigkeit sind für den UV-Träger bindend.

Ist neben der W-Rente auch noch eine sog Geschiedenen-Rente (s unten) zu gewähren, so erhält jeder der Berechtigten nur einen der Dauer der jeweiligen Ehe entsprechenden Anteil der vollen Rente, § 66 Abs 2 SGB VII.

Witwenrente oder Witwerrente (sog **wiederauflebende W-Rente**) wird auf Antrag auch an überlebende Ehegatten gezahlt, die wieder geheiratet haben, wenn die erneute Ehe aufgelöst (zB durch Tod oder Scheidung) oder für nichtig erklärt ist und sie im Zeitpunkt der Wiederheirat Anspruch auf eine solche Rente hatten; auf eine solche W-Rente werden jedoch für denselben Zeitraum bestehende Ansprüche auf W-Rente, Versorgung, Unterhalt oder auf sonstige Rente nach dem letzten Ehegatten angerechnet, es sei denn, daß die Ansprüche nicht zu verwirklichen sind, § 65 Abs 5 SGB VII.

Frühere Ehegatten von Versicherten, deren Ehe mit ihnen geschieden, für nichtig erklärt oder aufgehoben ist, erhalten auf Antrag eine W-Rente (sog **Geschiedenenrente**), wenn der Versicherten ihnen während des letzten Jahres vor ihrem Tod Unterhalt geleistet hat oder dem früheren Ehegatten im letzten wirtschaftlichen Dauerzustand vor dem Tod der Versicherten ein Anspruch auf Unterhalt zustand, § 66 SGB VII.

Der Anspruch besteht hier – anders als in der GRV (S 130) – auch für Ehen, die nach 1977 geschieden worden sind.

Waisenrente erhalten Kinder von verstorbenen Versicherten, § 67 SGB VII, und zwar eine

– Halbwaisenrente, wenn sie noch einen Elternteil haben,
– Vollwaisenrente, wenn sie keine Eltern mehr haben.

Die **Höhe der Waisenrente** beträgt bei Vollwaisen 30, bei Halbwaisen 20 vH des maßgebenden Jahresarbeitsverdienstes, § 68 SGB VII. Auch hier ruht die Waisenren-

---

[71] BSG 29.03.1984 – 2 RU 23/83 –

te einer über 18 Jahre alten Waise ganz oder teilweise, wenn sie mit Erwerbs- oder Erwerbsersatzeinkommen iS der §§ 18a bis 18e SGB IV zusammentreffen und das Einkommen bestimmte Grenzen übersteigt, § 68 Abs 2 SGB VII.

Waisenrente wird idR nur bis zur Vollenden des 18. Lebensjahres gewährt, darüber hinaus bis zur Vollendung des 27. Lebensjahres ua, wenn sich das Kind in Schul- oder Berufsausbildung befindet oder sich infolge körperlicher oder geistiger Gebrechen nicht selbst unterhalten kann, § 67 Abs 3 SGB VII.

Verwandte der aufsteigende Linie (Eltern, Großeltern) sowie Stief- oder Pflegeeltern erhalten unter bestimmten weiteren Voraussetzungen eine Rente (sog Elternrente), solange sie ohne den Versicherungsfall gegen die Verstorbenen einen Anspruch auf Unterhalt wegen Unterhaltsbedürftigkeit hätten geltend machen können, § 69 SGB VII.

5.7.8.2   Beihilfen

Witwen oder Witwer von Versicherten erhalten eine einmalige Beihilfe idR in Höhe von 40 vH des Jahresarbeitsverdienstes, § 71 SGB VII, wenn:
– ein Anspruch auf Hinterbliebenenrente nicht besteht, weil der Tod der Versicherten nicht Folge eines Versicherungsfalls war, und
– die Versicherten zur Zeit ihres Todes Anspruch auf eine Rente nach einer Minderung der Erwerbsfähigkeit von 50 vH oder mehr oder auf mehrere Renten hatten, deren Prozentsätze zusammen mindestens die Zahl 50 erreichen.

Vollwaisen, die bei Tod der Versicherten infolge eines Versicherungsfalls Anspruch auf Waisenrente hätten, wird Beihilfe in gleicher Höhe gewährt, wenn sie zur Zeit des Todes des Versicherten mit diesem in häuslicher Gemeinschaft gelebt haben und von ihnen überwiegend unterhalten worden sind; sind mehrere Waisen vorhanden, wird die Waisenbeihilfe gleichmäßig verteilt, § 71 Abs 3 SGB VII.

Haben Versicherte länger als 10 Jahre eine Rente nach einer MdE um 80 vH oder mehr bezogen und sind sie nicht an den Folgen eines Versicherungsfalls gestorben, kann unter bestimmten weiteren Voraussetzungen anstelle der einmaligen Beihilfe den Berechtigten eine **laufende Beihilfe** bis zur Höhe einer Hinterbliebenenrente gezahlt werden, § 71 Abs 4 SGB VII.

5.7.9   Rentenabfindungen

Renten können unter bestimmten Voraussetzungen abgefunden werden, §§ 75 ff SGB VII.

Mit einer sog **Gesamtvergütung** kann der Versicherte abgefunden werden, wenn voraussichtlich nur Rente in Gestalt einer vorläufigen Entschädigung zu zahlen ist, § 75 SGB VII.

Renten auf unbestimmte Zeit können auf Antrag des Versicherten mit einem Kapitalbetrag abgefunden werden, §§ 76, 78 SGB VII.

W-Renten werden bei der ersten Wiederheirat der Berechtigten mit dem 24fachen Monatsbetrag abgefunden, § 80 SGB VII.

5.7.10   Verfahrensrechtliches

Für das Verfahren gelten die Vorschriften des SGB I und X.

Die Leistungen der GUV setzen idR – anders als zB in der GRV – **keinen förmlichen Antrag** des Berechtigten voraus.

Der Unfall ist idR nicht vom Verletzten, sondern vom Unternehmer anzuzeigen, §§ 193, 194 SB VII. Hat der Unternehmer keine unmittelbare Kenntnis (zB bei Wegeunfällen), sollte der Versicherte den Unfall dem Unternehmer möglichst sofort melden. Gehört der Versicherte keinem Unternehmen an (zB bei Hilfeleistungen nach § 2 Abs 1 Nr 11, 13 SGB VII), sollte der Versicherte den Unfall bei dem zuständigen UV-Träger (oder beim Versicherungsamt oder einem anderen Leistungsträger, § 16 SGB I) selbst anzeigen. Bei Verdacht auf Vorliegen einer Berufskrankheit hat der behandelnde Arzt dem UV-Träger oder der Gewerbeaufsicht Anzeige zu erstatten, §§ 202 SGB VII, 5 BKVO.

Beansprucht der Versicherte wegen Änderung der Verhältnisse die **Erhöhung oder Wiedergewährung einer Rente**, so hat er seinen Anspruch bei dem zuständigen UV-Träger geltend zu machen.

Über die Frage, ob ein Versicherungsfall (Arbeitsunfall bzw Berufskrankheit) vorliegt, welche Gesundheitsstörungen Unfall- bzw BK-Folge sind und welche nicht, sowie ggf über die Höhe der zustehenden Leistungen entscheidet der UV-Träger von Amts wegen durch **förmlichen Verwaltungsakt (Bescheid)**, § 31 SGB X.

Die Verwaltungsakte (Bescheide) der Versicherungsträger sind vor Erhebung einer Klage hinsichtlich ihrer Rechtmäßigkeit und Zweckmäßigkeit in einem Vorverfahren (**Widerspruchsverfahren**) nachzuprüfen, § 78 Abs 1 SGG.

Der **Rechtsweg** gegen den Widerspruchsbescheid führt zu den Gerichten der Sozialgerichtsbarkeit, § 51 SGG.

Die **Fristen** für die Einlegung von Widerspruch, Klage, Berufung und Revision betragen idR einen Monat nach Zustellung bzw Bekanntgabe der anzufechtenden Entscheidung.

Verwaltungsakte, gegen die ein Rechtsbehelf nicht oder erfolglos eingelegt wird, werden für die Beteiligten **in der Sache bindend**, § 77 SGG.

Eine spätere **Rücknahme, Aufhebung oder Änderung** ("Neufeststellung") eines bindend gewordenen Verwaltungsakts ist nur in den gesetzlich vorgesehen Fällen zulässig, § 77 SGG.

Die **Aufhebung oder Änderung** eines Verwaltungsakts mit Dauerwirkung (zB Rentenbescheid) darf nur erfolgen, soweit in den tatsächlichen oder rechtlichen Verhältnissen, die beim Erlaß des Verwaltungsakts vorgelegen haben, nachträglich eine **wesentliche Änderung** eintritt, § 48 SGB X (S 187). Der Anspruch auf eine Rente, die auf unbestimmte Zeit geleistet wird, darf aufgrund einer Änderung der MdE zuungunsten der Versicherten nur in Abständen von mindestens einem Jahr geändert werden, § 74 Abs 1 SGB VII. Renten dürfen ferner nicht für die Zeit neu festgestellt werden, in der Verletztengeld zu zahlen ist, § 74 Abs 2 SGB VII.

Die **Rücknahme** eines bindend gewordenen **nicht begünstigenden Verwaltungsakts** hat zu erfolgen, wenn der Verwaltungsakt schon bei seinem Erlaß rechtswidrig gewesen ist, dh wenn sich erweist, daß bei seinem Erlaß das Recht unrichtig angewandt oder von einem unrichtigen Sachverhalt ausgegangen worden ist, und deshalb ua Sozialleistungen zu Unrecht nicht erbracht worden sind, § 44 SGB X (S 186).

Die Rücknahme eines rechtswidrigen **begünstigenden Verwaltungsakts** zu Ungunsten des Betroffenen darf nur unter sehr engen Voraussetzungen und nur innerhalb bestimmter Fristen erfolgen, § 45 SGB X (S 187).

Literatur

Bereiter-Hahn, W., H. Schicke, G. Mehrtens: Gesetzliche Unfallversicherung (Stand: 1996), Schmidt, Berlin

Bley, H., W. Gitter ua: Sozialgesetzbuch, Sozialversicherung (sog Gesamt-Kommentar; Stand: 1996), Chmielorz, Wiesbaden

Brackmann, K.: Handbuch der Sozialversicherung einschließlich des SGB, 11. Auflage 1986, Asgard, Bonn

Elster, W.: Berufskrankheitenrecht, 2. Auflage (Stand: 1996), Asgard, Bonn

Erlenkämper, A., W. Fichte: Sozialrecht, 3. Auflage 1996, Heymanns, Köln

Lauterbach, H., F. Watermann: Gesetzliche Unfallversicherung, 3. Auflage (Stand: 1996), Kohlhammer, Stuttgart

Mehrtens, G, E. Perlebach: Die Berufskrankheitenverordnung (Stand: 1996), Schmidt, Berlin

Niesel, K. (Hrsg): Sozialversicherungsrecht (Kasseler Kommentar; Stand: 1996), Beck, München

Schulin, B. (Hrsg): Handbuch des Sozialversicherungsrechts, Bd 2 Unfallversicherung, 1996, Beck, München

5.8 Soziales Entschädigungsrecht

5.8.1 Aufgabe

Das sozEntschR umfaßt das Recht der Kriegsopferversorgung (KOV) sowie eine Reihe von Gesetzen bzw Gesetzesteilen, die die Entschädigung von Gesundheitsschäden aus anderen Ursachen nach den Grundsätzen der KOV regeln. Die hier maßgebenden Gesetze sind:

– das Bundesversorgungsgesetz (BVG),

> Es regelt die Entschädigung für Gesundheitsschäden durch (früheren) Wehrdienst und Krieg.

– das Soldatenversorgungsgesetz (SVG),

> Es regelt die Entschädigung für Wehrdienstbeschädigungen von Wehrpflichtigen und Soldaten auf Zeit der Bundeswehr.

– das Zivildienstgesetz (ZDG),

> Es regelt die Entschädigung von Gesundheitsschäden aufgrund von Zivildienst.

– das Opferentschädigungsgesetz (OEG),

> Es regelt die Entschädigung der Opfer von Gewalttaten.

– das Bundesseuchengesetz (BSeuchG),

> Es regelt die Entschädigung von Impfschäden.

– das Unterhaltsbeihilfegesetz (UHG),

> Es hat nach 1950 die Versorgung der Angehörigen von Kriegsgefangenen geregelt.

– das Häftlingshilfegesetz (HHG).

> Es hat die Entschädigung von Gesundheitsschäden geregelt, die nach 1945 infolge politischer Haft in Ostblockländern erlitten wurden.

5.8.2 Gesetzliche Grundlagen

Die KOV ist geregelt im Bundesversorgungsgesetz (BVG) sowie in einigen ergänzenden Rechtsverordnungen. Daneben bestehen Verwaltungsvorschriften, die die gesetzlichen Tatbestände und ihre Anwendung erläutern.

Ergänzend hat das Bundesministerium für Arbeit und Sozialordnung "Anhaltspunkte für die ärztliche Gutachtertätigkeit im sozEntschR und nach dem Schwerbehindertengesetz" (*Anhaltspunkte*) herausgegeben, die weitere Hinweise für die Beurteilung und Bewertung der medizinisch relevanten Sachverhalte für ärztliche Gutachter enthalten.

Die übrigen genannten Gesetze regeln nur allgemein die jeweiligen besonderen Anspruchsvoraussetzungen; Umfang und Höhe der Leistungen richten sich weitgehend nach dem BVG.

5.8.3 Träger

Die Durchführung des sozEntschR ist idR Angelegenheit der Länder.

Wahrgenommen werden die Aufgaben von den regional zuständigen Versorgungs- und Landesversorgungsämtern, bei Zivildienstbeschädigungen durch das Bundesamt für den Zivildienst, in Angelegenheiten der Kriegsopferfürsorge von den Gemeinden bzw Landesfürsorgestellen.

5.8.4 Geschützter Personen- und Risikobereich

5.8.4.1 Kriegsopferversorgung (BVG)

Anspruch auf Versorgung haben Personen, die durch eine militärische oder militärähnliche Dienstverrichtung, durch Unfall (S 4) während der Ausübung solchen Dienstes oder durch die diesem Dienst eigentümlichen Verhältnisse eine gesundheitliche Schädigung erlitten haben, § 1 Abs 1 BVG. Ist der Beschädigte an den Folgen der Schädigung verstorben, erhalten seine Hinterbliebenen auf Antrag Versorgung, § 1 Abs 5 BVG.

Die Tatbestände des BVG erfassen nicht die militärische Dienstverrichtung in der Bundeswehr; diese ist im Soldatenversorgungsgesetz (SVG; s unten) geregelt.

Einer Schädigung iS des § 1 Abs 1 BVG stehen gleich, § 1 Abs 2 BVG, Gesundheitsschäden, die herbeigeführt worden sind ua durch:

– unmittelbare Kriegseinwirkung,
– Kriegsgefangenschaft,
– Internierung im Ausland oder in den nicht unter deutscher Verwaltung stehenden deutschen Ostgebieten,
– einen Unfall (S 4), den der Beschädigte oder ein sonstiger Berechtigter oder Leistungsempänger auf einem Hin- oder Rückweg erleidet, der notwendig ist, um eine Maßnahme der Heilbehandlung, eine Badekur, Versehrtenleibesübungen als Gruppenbehandlung oder berufsfördernde Maßnahmen zur Rehabilitation nach § 26 BVG durchzuführen oder um auf Verlangen eines zuständigen Leistungsträgers oder eines Gerichts wegen der Schädigung persönlich zu erscheinen,
– einen Unfall, den der Beschädigte bei der Durchführung einer solchen Maßnahme erleidet, sowie ferner
– eine Schädigung, die eine nicht nach § 2 Abs 1 Nr 1 oder 9 SGB VII (S 134) versicherte Begleitperson durch einen Unfall bei einer wegen der Folgen der Schädigung notwendigen Begleitung des Beschädigten auf einem solchen Weg oder während der Durchführung einer solchen Maßnahme erleidet, § 8a BVG,
– durch einen Unfall, den ein Hinterbliebener aus einem solchen Anlaß erleidet, § 39 BVG.

Militärischer Dienst[1] ist jeder nach deutschem Wehrrecht geleistete Dienst als Soldat oder Wehrmachtsbeamter sowie der Dienst im Deutschen Volkssturm, in der Feldgendamerie und in den Heimatflakbatterien, § 2 Abs 1 BVG.

Als **militärähnlicher Dienst** gelten, § 3 BVG, ua:

– der Dienst der Wehrmachtshelfer und Wehrmachtshelferinnen,
– der Dienst des Personals der Freiwilligen Krankenpflege bei der Wehrmacht im Kriege,
– der Reichsarbeitsdienst,
– der Dienst in Wehrertüchtigungslagern.

Zum militärischen bzw militärähnlichen Dienst gehören auch, § 4 BVG:

– der Weg des Einberufenen zum Gestellungsort und der Heimweg nach Beendigung des Dienstverhältnisses,
– Dienstreisen, Dienstgänge und die dienstliche Tätigkeit am Bestimmungsort,
– das Zurücklegen des mit dem Dienst zusammenhängenden Weges zu und von der Dienststelle einschließlich der Familienheimfahrten,
– die Teilnahme an dienstlichen Veranstaltungen.

Als **unmittelbare Kriegseinwirkung**[2] gelten, § 5 BVG, wenn sie in Zusammenhang mit einem der beiden Weltkriege stehen, ua:

– Kampfhandlungen und damit unmittelbar zusammenhängende militärische Maßnahmen, insbesondere die Einwirkung von Kampfmitteln,
– nachträglich Auswirkungen kriegerischer Vorgänge, die einen kriegseigentümlichen Gefahrenbereich hinterlassen haben.

Durch dem **Wehrdienst eigentümliche Verhältnisse**[3] ist eine Schädigung herbeigeführt, wenn sie den besonderen, von den Verhältnissen des zivilen Lebens abweichenden und diesen idR fremden Verhältnissen des militärischen oder militärähnlichen Dienstes zuzurechnen sind, VV Nr 3 zu § 1 BVG.

Diese „wehrdiensteigentümlichen Verhältnisse" gestatten die Berücksichtigung einer Vielzahl besonderer Gefahren, die mit dem Wehrdienst zusammenhängen, ohne von ihm unmittelbar erfaßt zu werden. Es muß sich dabei aber um Verhältnisse bzw Gefahren handeln, die sich von denen des zivilen Lebens grundsätzlich unterscheiden, die also gerade für den militärischen bzw militärähnlichen Dienst typisch und mit ihm idR zwangsläufig verbunden sind.[4] So fallen ua Unfälle bei offiziellen Freizeitangeboten vor allem für kasernierte idR unter die wehrdiensteigentümlichen Verhältnisse.

Zu den wehrdiensteigentümlichen Verhältnissen zählen ferner ua die Besonderheiten der Heilfürsorge durch den Sanitätsdienst von Wehrmacht oder Bundeswehr. Schädigungen, die infolge derartiger Besonderheiten (zB Behandlungsfehler, pflichtwidriges Unterlassen der not-

---

[1] weitere Einzelheiten s *Erlenkämper/Fichte* S 585

[2] weitere Einzelheiten s *Erlenkämper/Fichte* S 586
[3] weitere Einzelheiten s *Erlenkämper/Fichte* S 588
[4] stdRspr; vgl ua BSG SozR 3100 § 1 Nr 15; 3200 § 81 Nr 1, 6, 7, 9, 11, 14, 21

wendigen Überweisung an einen Facharzt) entstehen, sind daher grundsätzlich zu entschädigen.[5]

5.8.4.2 Soldatenversorgung (SVG)

Die Versorgung von **Soldaten des Bundeswehr**, die eine Wehrdienstbeschädigung erlitten haben, und ihrer Hinterbliebenen richtet sich nicht unmittelbar nach dem BVG, sondern dem SVG, § 80 SVG.

Auf Berufssoldaten, die wegen Dienstunfähigkeit infolge eines Dienstunfalls (vorzeitig) in den Ruhestand versetzt werden, finden die Vorschriften der Beamtenversorgung ua hinsichtlich des sog Unfallruhegehalts entsprechende Anwendung, § 27 Abs 1 SVG.

Das SVG findet auch auf Angehörige des Bundesgrenzschutzes weitgehende entsprechende Anwendung, § 59 des Gesetzes über den Bundesgrenzschutz.

Dienstunfall (vgl auch S 4) ist ein auf äußerer Einwirkung beruhendes, plötzliches, örtlich und zeitlich bestimmbares, einen Körperschaden verursachendes Ereignis, das in Ausübung oder infolge des Dienstes eingetreten ist, § 27 Abs 2 SVG.

Ein Dienstunfall liegt – vergleichbar mit den Berufskrankheiten der GUV (S 139) – auch vor, wenn ein Berufssoldat, der durch Art seiner dienstlichen Verrichtung der Gefahr der Erkrankung an bestimmten Krankheiten besonders ausgesetzt ist, an einer solchen Krankheit erkrankt, es sei denn, daß er sich die Erkrankung außerhalb des Dienstes zugezogen hat; die Erkrankung gilt stets dann als Dienstunfall, wenn sie durch gesundheitsschädigende Verhältnisse verursacht worden ist, denen der Berufssoldat am Ort seines dienstlich angeordneten Aufenthalts im Ausland besonders ausgesetzt war, § 27 Abs 4 SVG.

Krankheiten in diesem Sinne sind die auch in der BKVO (S 343 ff) genannten Krankheiten mit den dort im einzelnen bezeichneten Maßgaben (sog Listenvoraussetzungen), § 1 der DVO zu § 27 SVG.

Wehrdienstbeschädigung ist eine gesundheitliche Schädigung, die durch eine Wehrdienstverrichtung, durch einen während der Ausübung des Wehrdienstes erlittenen Unfall (S 4) oder durch die dem Wehrdienst eigentümlichen Verhältnisse (S 152) herbeigeführt worden ist, § 81 Abs 1 SVG.

Wehrdienstbeschädigung ist auch eine gesundheitliche Schädigung, die herbeigeführt worden ist, § 81 Abs 2 SVG, durch:

– einen Angriff auf den Soldaten wegen seines pflichtgemäßen dienstlichen Verhaltens, wegen seiner Zugehörigkeit zur Bundeswehr oder bei Kriegshandlungen, Aufruhr oder Unruhen, denen er am Ort seines

dienstlich angeordneten Aufenthalts im Ausland besonders ausgesetzt war,

– einen Unfall, den er bei Maßnahmen der Heilbehandlung, Badekuren, Versehrtenleibesübungen, berufsfördernden Maßnahmen zur Rehabilitation nach § 26 BVG, Untersuchungen oder sonstigen Vorsprachen zur Aufklärung des Sachverhalts erleidet, wenn sein Erscheinen angeordnet war, sowie auf den Wegen zu und von solchen Maßnahmen.

Zum Wehrdienst gehören auch, § 81 Abs 3 SVG:

– die Teilnahme an einer dienstlichen Veranstaltung iS des § 4 Wehrpflichtgesetz,

– die mit dem Wehrdienst zusammenhängenden Dienstreisen, Dienstgänge und die dienstliche Tätigkeit am Bestimmungsort,

– die Teilnahme an dienstlichen Veranstaltungen.

Als Wehrdienst gilt ferner, § 81 Abs 4 SVG:

– das Erscheinen zur Feststellung der Wehrtauglichkeit, zu einer Eignungsprüfung oder zur Wehrüberwachung auf Anordnung der zuständigen Dienststelle,

– das Zurücklegen des mit dem Wehrdienst zusammenhängenden Weges zu und von der Dienststelle (einschließlich der sog Familienheimfahrten, s unten),

– das Abheben eines Geldbetrages bei einem Geldinstitut, an das der Dienstherr die Dienstbezüge des Soldaten überweist oder zahlt, wenn der Soldat erstmalig nach Überweisung der Dienstbezüge das Geldinstitut persönlich aufsucht.

Der **Zusammenhang mit dem Wehrdienst** gilt als nicht unterbrochen, wenn der Soldat von dem unmittelbaren Weg zwischen Wohnung und Dienststelle in vertretbarem Umfang abweicht, § 81 Abs 4 Satz 2 SVG, weil:

– er sein Kind (§ 2 BKGG), das mit ihm in einem Haushalt lebt, wegen des Wehrdienstes oder wegen der beruflichen Tätigkeit seines Ehegatten fremder Obhut anvertraut,

– er mit einem anderen Soldaten oder mit berufstätigen oder in der GUV versicherten Personen gemeinsam ein Fahrzeug für den Weg zu und von der Dienststelle benutzt.

Hat der Soldat wegen der Entfernung seiner ständigen Familienwohnung vom Dienstort oder wegen der Kasernierungspflicht am Dienstort oder in dessen Nähe eine Unterkunft, so gelten diese Vorschriften auch für den Weg zu und von der Familienwohnung (sog **Familienheimfahrten**), § 81 Abs 4 Satz 3 SVG.

Versorgung wird darüber hinaus in einigen besonderen Fällen, ua bei gesundheitlichen Schädigungen in Zusammenhang mit einer Heilmaßnahme nach dem SVG (§ 81b) und bei besonderer Verwendung im Ausland (§ 81c), gewährt, ferner, wenn ein dienstlich im Ausland verwendeter Soldat, ein Familienangehöriger oder eine andere zur häuslichen Gemeinschaft gehörende Person dort ua durch einen tätlichen Angriff eine gesundheitliche Schädigung erleidet (§ 81e SVG).

Zu den wehrdiensteigentümlichen Verhältnissen s oben S 152.

---

[5] vgl ua BSG SozR 3200 § 81 Nr 15, 20,

5.8.4.3   Zivildienstversorgung (ZDG)

Ein Zivildienstleistender hat Anspruch auf Versorgung für die gesundheitlichen und wirtschaftlichen Folgen einer Zivildienstbeschädigung, § 47 Abs 1 ZDG.

Zivildienstbeschädigung ist eine gesundheitliche Schädigung, die durch eine Dienstverrichtung, durch einen während der Ausübung von Zivildienst erlittenen Unfall (S 8) oder durch die dem Zivildienst eigentümlichen Verhältnisse (S 152) herbeigeführt worden ist, § 47 Abs 2 ZDG.

Auf die Zivildienstbeschädigung finden die für die Wehrdienstbeschädigung iS des SVG (s oben) geltenden Vorschriften weitgehend entsprechend Anwendung, §§ 47 Abs 3 bis 5, 47a ZDG.

5.8.4.4   Opferentschädigung (OEG)

Wer im Bundesgebiet oder auf einem deutschen Schiff oder Luftfahrzeug infolge eines vorsätzlichen rechtswidrigen tätlichen Angriffs gegen seine oder eine andere Person oder durch dessen rechtmäßige Abwehr eine gesundheitliche Schädigung erleidet, erhält wegen der gesundheitlichen und wirtschaftlichen Folgen dieser Schädigung auf Antrag Versorgung in entsprechender Anwendung des BVG, § 1 Abs 1 OEG; dasselbe gilt für Hinterbliebene eines solchen Geschädigten, § 1 Abs 5 OEG.

Gleichgestellt sind dem tätlichen Angriff, § 1 Abs 2 OEG:

– die vorsätzliche Beibringung von Gift,
– die wenigstens fahrlässige Herbeiführung einer Gefahr für Leib und Leben eines anderen durch ein gemeingefährliches Mitteln begangenes Verbrechen.

Gleichgestellt ist ferner eine Schädigung, die durch einen Unfall iS des § 1 Abs 2.e oder f BVG (in Zusammenhang mit Heilbehandlung, Vorsprachen usw) oder bei der unverzüglichen Erstattung der Strafanzeige beruht, § 1 Abs 3 OEG.

Der **„vorsätzliche tätliche Angriff"** setzt idR ein gewaltsames Handeln voraus, das in feindseliger Willensrichtung unmittelbar auf eine bestimmte Person zielt und in rechtswidriger und idR strafbarer Weise auf die körperliche Integrität des Opfers einwirken und diese verletzen soll.[6]

Bleibt der Täter unbekannt, müssen wenigstens die äußeren Tatumstände überzeugende Hinweise auf eine solche Zielrichtung geben.[7] Das OEG macht die Entschädigung grundsätzlich davon abhängig, daß ein vorsätzlicher tätlicher Angriff nachgewiesen und nicht nur wahr-

scheinlich ist; die Schwierigkeit, die feindselige Haltung eines unbekannten Täters nachzuweisen, rechtfertigt keine Beweiserleichterung.[8] Das gilt zB für die Verletzung durch einen Revolverschuß, der nicht nachweisbar auf einen vorsätzlichen tätlichen Angriff gegen den Betroffenen zurückzuführen ist.[9] Für die Frage, ob der Täter vorsätzlich gehandelt hat, reicht der natürliche Vorsatz aus; auf Schuldausschließungsgründe kommt es nicht an.

Zu versagen sind Leistungen, wenn der Geschädigte die Schädigung selbst verursacht hat oder wenn es aus sonstigen, insbesondere in dem eigenen Verhalten des Anspruchstellers liegenden Gründen unbillig wäre, Entschädigung zu gewähren, § 2 Abs 1 OEG. Leistungen können auch versagt werden, wenn der Geschädigte es unterlassen hat, das ihm Mögliche zur Aufklärung des Sachverhalts und zur Verfolgung des Täters beizutragen, insbesondere unverzüglich Strafanzeige zu erstatten, § 2 Abs 2 OEG.

Ob der Geschädigte die Schädigung iS des § 2 Abs 1 OEG selbst verursacht hat, bestimmt sich nach den Grundsätzen der sozialrechtlichen Kausalitätslehre (S 43); danach ist eine Ursache wesentlich, wenn sie in ihrer Bedeutung und Tragweite für den Erfolg im Verhältnis zu den übrigen Umständen im wesentlichen gleichwertig ist.[10] Das eigene Verhalten des Geschädigten ist aber idR nur dann als wesentliche (Mit-) Ursache zu werten, wenn sich das Opfer bewußt oder leichtfertig in hohem Maß selbst gefährdet und dadurch einen Schaden erleidet[11] und wenn auch das eigene Verhalten rechtsfeindlich war und von der Rechtsordnung gleichfalls mißbilligt wird.[12]

Leistungen sind jedoch nicht deshalb zu versagen, weil der Geschädigte einem rechtswidrigen Angriff in Notwehr oder Nothilfe („.... gegen sich oder einen anderen ...") entgegengetreten ist.[13] Bei leichtfertiger Beteiligung an einer Schlägerei hat der Geschädigte dagegen keinen Anspruch auf Entschädigung.[14] Opferentschädigung ist jedoch nicht zu versagen, wenn das Opfer mit friedlichen Mitteln vergeblich versucht hat, Streit zu schlichten.[15] Eine Unbilligkeit iS des § 2 Abs 1 OEG liegt aber vor, wenn der Geschädigte einer Gefahr zum Opfer gefallen ist, der er sich bei einem Mindestmaß an Selbstverantwortung hätte entziehen können.[16]

---

[6] BSG SozR 3800 § 1 Nr 1, 6
[7] BSG SozR 3800 § 1 Nr 4

[8] BSG Breith 1989, 488
[9] BSG SozR 3800 § 1 Nr 13
[10] BSG SozR 3800 § 2 Nr 1
[11] BSG SozR 3800 § 2 Nr, 5, 33; BSG 18.10.1995 – 10 RVg 5/95 –
[12] BSG 18.10.1995 – 10 RVg 5/95 –; 18.06.1996 – 9 RVg 7/94 –
[13] BSG SozR 3800 § 2 Nr 3
[14] BSG SozR 3800 § 2 Nr 2
[15] BSG 06.12.1989 –9 RVg 2/89–
[16] BSG SozR 3800 § 2 Nr 5; BSG SozSich 1985, 128

5.8.4.5 Entschädigung von Impfschäden (BSeuchG)

Wer durch eine **Impfung**, § 51 Abs 1 BSeuchG, die:

- gesetzlich vorgeschrieben ist, Nr 1, oder
- aufgrund des BSeuchG angeordnet worden ist, Nr 2, oder
- von einer zuständigen Behörde öffentlich empfohlen und in ihrem Bereich vorgenommen worden ist, Nr 3, oder
- aufgrund der Verordnung zur Ausführung der Internationalen Gesundheitsvorschriften durchgeführt worden ist, Nr 4,

einen Impfschaden erlitten hat, erhält wegen der gesundheitlichen und wirtschaftlichen Folgen des Impfschadens auf Antrag Versorgung in entsprechender Anwendung des BVG; das gilt auch für die Hinterbliebenen eines Impfgeschädigten, § 51 Abs 4 BSeuchG.

Versorgung erhält unter bestimmten weiteren Voraussetzungen auch, wer als Deutscher außerhalb des Bundesgebietes einen Impfschaden durch eine Impfung erlitten hat, zu der er aufgrund des Impfgesetzes von 1874 bei einem Aufenthalt im Bundesgebiet verpflichtet gewesen wäre, § 51 Abs 2 BSeuchG.

Ein **Impfschaden** ist ein über das übliche Ausmaß einer Impfreaktion hinausgehender Gesundheitsschaden, § 52 Abs 1 BSeuchG.

Eine Impfung iS des BSeuchG liegt schon dann vor, wenn der Impfstoff in den Körper der Betroffenen eingebracht worden ist, eine immunologische Auseinandersetzung des Körpers gehört nicht zum gesetzlichen Begriff der Impfung. Ein Impfschaden liegt daher auch dann vor, wenn dieser nicht auf einer immunologischen Reaktion, sondern auf einer anderen Schädigung durch die Impfung beruht.[17] Im Rahmen der Impfschadenversorgung müssen entsprechend den allgemeinen Grundsätzen die schädigende Einwirkung (Impfung), die gesundheitliche Schädigung (unübliche Impfreaktion) und die Schädigungsfolge (Dauerleiden) nachgewiesen, nicht nur wahrscheinlich sein.[18]

Ein Impfschaden liegt auch vor, wenn mit lebenden Erregern geimpft worden ist und eine andere als die geimpfte Person durch diese Erreger einen Gesundheitsschaden erleidet, § 52 Abs 1 Satz 2 BSeuchG. Als Impfschaden gilt ferner auch hier eine gesundheitliche Schädigung, die der Geschädigte ua bei Maßnahmen der Heilbehandlung und auf Wegen zu oder von solchen erleidet, § 52 Abs 1 Satz 3 BSeuchG.

5.8.5 Schädigendes Ereignis; Schädigungsfolge; ursächlicher Zusammenhang

Versorgung nach dem BVG erhält nur, wer durch **schädigende Einwirkungen** iS des § 1 BVG bzw der entsprechend anwendbaren Gesetze eine gesundheitliche Schädigung erlitten hat, § 1 Abs 1 BVG.

Einer gesundheitlichen Schädigung iS des § 1 Abs 1 BVG steht die Beschädigung eines am Körper getragenen Hilfsmittels, einer Brille sowie von Kontaktlinsen oder Zahnersatz gleich, § 8b BVG.

Die schädigenden Einwirkungen sind hier nicht auf solche aus einen Unfall beschränkt; diese können auch aus anderen Dienstverrichtungen oder aus diensteigentümlichen Verhältnisse erwachsen.

Soweit es sich um Unfälle (auch: Wegeunfälle[19]) handelt, kann weitgehend auf den allgemeinen Unfallbegriff (S 4) und die Grundsätze der GUV zum Arbeitsunfall (S 136) zurückgegriffen werden.

Das schädigende Ereignis muß, soll eine Schädigung iS des BVG und der entsprechend anwendbaren Gesetze in Betracht kommen, mit hinreichender Wahrscheinlichkeit (S 69) mit dem militärischen Dienst usw in **ursächlichem Zusammenhang** stehen (sog haftungsbegründende Kausalität), § 1 Abs 3 BVG.

Für die Beurteilung dieses ursächlichen Zusammenhangs gilt ausschließlich die sozialrechtlichen Kausalitätslehre (S 43).[20]

Hiernach ist nicht erforderlich, daß die Dienstverrichtung usw die alleinige oder doch allein wesentliche Ursache der schädigenden Einwirkungen ist; es genügt, daß sie – ggf neben anderen, schädigungsunabhängigen Faktoren – eine **wesentliche Teilursache** (S 47) bildet, sofern nicht diese anderen Faktoren an Bedeutung eindeutig überwiegen. Ein nur örtlicher oder zeitlicher Zusammenhang reicht nicht aus.

Das schädigende Ereignis muß weiterhin einen gesundheitlichen Schaden, eine **Schädigungsfolge**, herbeigeführt haben (sog haftungsausfüllende Kausalität).

Auch für diesen ursächlichen Zusammenhang gilt ausschließlich die sozialrechtliche Kausalitätslehre.[21]

Danach besteht ein rechtserheblicher Kausalzusammenhang auch insoweit immer – aber auch nur – dann, wenn die schädigenden Einwirkungen zumindest eine **wesentliche Teilursache** für den Eintritt des Gesundheitsschadens bilden. Auch hier ist also nicht erforderlich, daß sie die alleinige oder allein wesentliche Ursache des Schadens bilden; es genügt, wenn sie eine unter mehreren mitwirkenden Teilursachen sind, sofern die

---

[17] BSG SozR 3850 § 51 Nr 8
[18] BSG SozR 3850 § 51 Nr 9

[19] vgl hierzu ua BSG SozR 3200 § 81 Nr 18
[20] vgl hierzu das Schema S 80
[21] vgl hierzu das Schema S 81

schädigungsunabhängigen Ursachen an Bedeutung nicht klar überwiegen (S 50).

Das Mitwirken einer **Schadensanlage** (S 57) an dem Eintritt des Gesundheitsschadens schließt einen rechtserheblichen Kausalzusammenhang nur aus, wenn sie für den Eintritt des Schadens die rechtlich allein wesentliche Ursache bildet. Eine **Gelegenheitsursache** (S 52) wegen Mitwirkung einer Schadensanlage darf auch hier nur angenommen werden, wenn die aus dieser erwachsene Krankheitsdisposition nachweisbar bereits so stark ausgeprägt und so leicht ansprechbar war, daß die Erkrankung mit hoher Wahrscheinlichkeit auch ohne das schädigende Ereignis zu annähernd gleicher Zeit und in annähernd gleicher Schwere auch durch andere – beliebig austauschbare – Einwirkungen des täglichen Lebens ausgelöst worden wäre.

Schädigungsfolgen können iS der **Entstehung**, aber auch nur iS der **Verschlimmerung** verursacht sein (S 63).

Zum entschädigungspflichtigen Gesundheitsschaden gehört auch der **mittelbare Schaden** (S 64). Ein solcher kann zB bestehen, wenn der Beschädigte infolge einer schädigungsbedingten Seh- oder Bewegungsbehinderung stürzt oder einer Gefahr (zB herannahendes Auto) nicht rechtzeitig ausweichen kann,[22] aber auch, wenn – ggf auch als Spätfolge – auf dem Boden der ursprünglichen Schädigungsfolge eine andere, eigenständige Krankheit eintritt (zB Osteomyelitis nach offener Knochenverletzung, sonstige Komplikationen wie zB die sog Spritzen-Hepatitis, Folgen von Behandlungsfehlern usw).

Sowohl für die haftungsbegründende wie auch für die haftungsausfüllende Kausalität genügt die **Wahrscheinlichkeit** des ursächlichen Zusammenhangs (S 69), § 1 Abs 3 BVG.[23]

Wahrscheinlichkeit iS des § 1 Abs 3 BVG liegt vor, wenn unter Berücksichtigung der herrschenden medizinisch-wissenschaftlichen Lehrmeinung mehr für als gegen den ursächlichen Zusammenhang spricht, VV Nr 9 zu § 1 BVG.[24]

Die Beweiserleichterung der Wahrscheinlichkeit gilt jedoch auch hier nur für die Beurteilung der Zusammenhangsfrage selbst, nicht auch für die Feststellung der hierfür maßgebenden Tatsachen und Geschehnisabläufe; diese bedürfen vielmehr stets des sog **Vollbeweises** (S 71). Vor allem bei zeitlich weit zurückliegenden Schädigungsereignissen dürfen an diesen Beweis aber keine überhöhten Anforderungen gestellt werden.[25]

Im Wege eines solchen Vollbeweises nachgewiesen sein müssen aber nicht nur die sog anspruchsbegründenden Tatsachen, sondern auch alle anderen Tatsachen und Umstände, die der Beurteilung der Kausalität zugrunde gelegt werden sollen, vor allem also auch die schädigungsunabhängigen Kausalfaktoren (zB Scha-

densanlagen), deren kausale Beteiligung an dem Eintritt des Schadens im Bereich der haftungsausfüllenden Kausalität und damit bei der sozialmedizinischen Beurteilung diskutiert werden soll.

Ist die zur Anerkennung einer Gesundheitsstörung als Schädigungsfolge erforderliche Wahrscheinlichkeit nur deshalb nicht gegeben, weil über die Ursache des festgestellten Leidens in der medizinischen Wissenschaft Ungewißheit besteht, können die Versorgungsbehörden mit Zustimmung des BMA die Gesundheitsstörung dennoch als Schädigungsfolge anerkennen und Versorgung gewähren (sog **Kann-Versorgung**), § 1 Abs 3 Satz 2 BVG.[26]

Bei dieser Vorschrift handelt es sich nicht um eine echte sog Kann-Bestimmung, eine echte Ermessensleistung. Auch die Anerkennung von Krankheiten, die nicht mit hinreichender Wahrscheinlichkeit auf den Wehrdienst zurückgeführt werden können, steht nicht im Ermessen der Versorgungsbehörden, wenn die Voraussetzungen des § 1 Abs 3 Satz 2 BVG (bzw der vergleichbaren Bestimmungen der übrigen Gesetze des sozEntschR) erfüllt sind.[27]

Zu den allgemeinen Voraussetzungen für diese Kann-Versorgung gehört idR ein enger zeitlicher Zusammenhang zwischen bestimmten schädigenden Einwirkungen, deren Ursächlichkeit nach dem vorhandenen Wissensstand möglich, wegen der Ungewißheit der Ätiologie aber nicht wahrscheinlich zu machen ist, und der Manifestation des Leidens bzw erster Frühsymptome.[28] Ungewißheiten bei der Feststellung des Sachverhalts, die unabhängig von der ätiologischen Unsicherheit bestehen, rechtfertigen eine Kann-Versorgung nicht.[29]

Nach den Richtlinien des BMA[30] kommt – durchweg unter weiteren besonderen Voraussetzungen – eine solche Kann-Versorgung ua in Betracht bei folgenden Krankheiten, die Berührung zum Haltungs- und Bewegungsapparat haben:

– Endangitis obliterans,
– Multiple Sklerose,
– Amyotrophische Lateralsklerose,
– Spastische Spinalparese,
– Spinale progressive Muskelatrophie,
– Syringomyelie,
– Progressive Muskeldystrophie,
– Chronische Polyarthritis (cP),
– Spondylarthritiden,
– Reiter'sche Krankheit,
– Aseptische Knochen- und Knorpelnekrosen.

---

[22] so zB BSG SozR 3100 § 1 Nr 23 mwN

[23] ebenso §§ 81 Abs 5 SVG, 47 Abs 6 ZDG, 1 Abs 7 OEG, 52 Abs 2 BSeuchG

[24] vgl auch Anhaltspunkte Nr 38 S 181

[25] vgl hierzu § 15 des Gesetzes über das Verwaltungsverfahren der Kriegsopferversorgung (VerwVG)

[26] ebenso §§ 81 Abs 5 Satz 2 SVG, 47 Abs 6 Satz 2 ZDG, 1 Abs 7 OEG, 52 Abs 2 Satz 2 BSeuchG

[27] so neuerdings BSG Breith 1995, 352; vgl hierzu *Erlenkämper/Fichte* S 597

[28] vgl VV Nr 9 zu § 1 BVG; Anhaltspunkte Nr 39 S 183

[29] BSG SozR 3100 § 1 Nr 19; Anhaltspunkte Nr 39 S 183

[30] vgl im übrigen Anhaltspunkte Nr 39 S 185

Als **Schädigungsfolge anerkannt** werden im sozEntschR – anders als in der GUV – nicht die Folgen eines *bestimmten* Unfalls oder sonstiger schädigender Einwirkungen, sondern *alle* Folgen schädigender Einwirkungen iS des BVG und der übrigen Gesetze des sozEntschR, und zwar unabhängig davon, ob sie einem einzigen schädigenden Ereignis entspringen oder mehreren (zB mehrere Verwundungen und/oder Unfällen).[31]

Anerkannt werden nur die *Folgen* solcher schädigenden Einwirkungen, nicht auch das Unfall- oder sonstige schädigende Ereignis, das den Schaden verursacht hat. Bei späterer Geltendmachung weiterer Folgen aus demselben schädigenden Ereignis kann die Versorgungsbehörde daher ohne Bindung an die frühere Feststellung erneut prüfen und entscheiden, ob dieses einen Schädigungstatbestand iS des BVG erfüllt oder nicht.[32]

Steht unzweifelhaft fest, daß die Anerkennung von Schädigungsfolgen zu Unrecht erfolgt ist, weil die Gesundheitsstörung nicht Folge einer Schädigung ist, kann das Versorgungsamt die Anerkennung auch unabhängig von den allgemeinen Vorschriften der §§ 45, 48 SGB X (S 187) mit Wirkung für die Vergangenheit zurücknehmen; erbrachte Leistungen sind bei einer Rücknahme nach dieser Vorschrift jedoch nicht zu erstatten, § 1 Abs 3 Satz 3 BVG.[33]

Die Rücknahme der Anerkennung ist hier jedoch – ebenso wie früher nach § 41 VerwVG – nur zulässig, wenn wirklich eindeutig feststeht, daß jede – auch fernliegende – Möglichkeit ausgeschlossen ist, daß es sich bei der anerkannten Gesundheitsstörung doch um eine Schädigungsfolge handeln könne.[34]

5.8.6   Umfang der Versorgung

Die Versorgung umfaßt, § 9 BVG:

– Heil- und Krankenbehandlung, Versehrtenleibesübungen,
– Leistungen der Kriegsopferfürsorge,
– Beschädigtenrente,
– Pflegezulage,
– Hinterbliebenenversorgung.

Die Versorgungsleistungen des BVG erhalten auch Personen, die durch die anderen Gesetze des sozEntschR (s oben) erfaßt werden.

5.8.7   Heil- und Krankenbehandlung;

Heilbehandlung wird Beschädigten idR nur für Gesundheitsstörungen gewährt, die als Schädigungsfolge anerkannt oder durch eine anerkannte Schädigungsfolge verursacht sind, § 10 Abs 1 BVG. Schwerbeschädigten wird Heilbehandlung aber idR auch für Gesundheitsstörungen gewährt, die nicht als Schädigungsfolge anerkannt sind, § 10 Abs 2 BVG.

Die Heilbehandlung soll die Gesundheitsstörungen oder die durch sie bewirkte Beeinträchtigung der Berufs- oder Erwerbsfähigkeit beseitigen oder bessern, eine Zunahme des Leidens verhüten, Pflegebedürftigkeit vermeiden, überwinden, mindern oder Verschlimmerungen verhüten, körperliche Beschwerden beheben, die Folgen der Schädigung erleichtern und den Beschädigten möglichst auf Dauer in Arbeit, Beruf und Gesellschaft eingliedern, § 10 Abs 1 Satz 1 BVG.

Ist eine Gesundheitsstörung nur iS der Verschlimmerung als Schädigungsfolge anerkannt, wird Heilbehandlung für die gesamte Gesundheitsstörung gewährt, es sei denn, daß der als Schädigungsfolge anerkannte Anteil der Gesundheitsstörung auf den Zustand, der die Heilbehandlung erfordert, ohne Einfluß ist, § 10 Abs 1 Satz 2 BVG.

Als **Krankenbehandlung** wird jene weitere Form der Heilbehandlung bezeichnet, die für nicht als Schädigungsfolge anerkannte Krankheiten gewährt wird, § 10 Abs 4 BVG.

Krankenbehandlung wird – zT unter weiteren Voraussetzungen, § 10 Abs 7 – gewährt, § 10 Abs 4 BVG:

– dem Schwerbeschädigten für den Ehegatten und die Kinder sowie für sonstige Angehörige, die mit ihm in häuslicher Gemeinschaft leben und von ihm überwiegend unterhalten werden,
– dem Empfänger einer Pflegezulage für Personen, die seine unentgeltliche Wartung und Pflege nicht nur vorübergehend übernommen haben,
– den Witwen, Waisen und versorgungsberechtigten Eltern,

ferner, § 10 Abs 5 BVG:

– Beschädigten mit einer MdE um weniger als 50 vH für sich und für die vorgenannten Angehörigen,
– den Witwen für die vorgenannten Angehörigen,

wenn der Berechtigte an einer berufsfördernde Maßnahme zu Rehabilitation teilnimmt und bestimmte Leistungen erhält.

Berechtigten, die die Voraussetzungen der Abs 2, 4 oder 5 des § 10 BVG erfüllen, werden für sich und die Leistungsempfänger Leistungen auch zur Förderung der Gesundheit und zur Verhütung und Früherkennung von Krankheiten sowie Leistungen bei Schwangerschaft und Mutterschaft gewährt, § 10 Abs 6 BVG.

Die **Heilbehandlung** umfaßt insbesondere, § 11 Abs 1 BVG:

– ambulante ärztliche und zahnärztliche Behandlung,

---

[31] BSGE 9, 80
[32] BSG SozR BVG § 1 Nr 29, 84
[33] vgl hierzu BSG SozR 3100 § 1 Nr 38, 39, 41
[34] BSG SozR 3100 § 1 Nr 41 mwN

– Versorgung mit Arznei- und Verbandmitteln,
– Versorgung mit Heilmitteln einschließlich Krankengymnastik, Bewegungs-, Sprach- und Beschäftigungstherapie sowie mit Brillen und Kontaktlinsen,
– Versorgung mit Zahnersatz,
– stationäre Krankenhausbehandlung,
– stationäre Behandlung in einer Rehabilitationseinrichtung,
– häusliche Krankenpflege,
– Versorgung mit Hilfsmitteln,
– Belastungserprobung und Arbeitstherapie,
– Haushaltshilfe unter bestimmten Voraussetzungen (Abs 4).

Für die **Krankenbehandlung** gilt § 11 Abs 1 BVG entsprechend mit Ausnahme der (vollständigen) Versorgung mit Zahnersatz, § 12 Abs 1 BVG.

Die Leistungen der Heil- und Krankenbehandlung werden idR als **Sachleistungen** erbracht, § 18 BVG.

Die Vorschriften für die Leistungen, zu denen die Krankenkassen ihren Mitgliedern verpflichtet sind (S 104), gelten im übrigen entsprechend, §§ 11 Abs 1 Satz 2, 12 Abs 1 BVG. Sie sind den Empfängern aber ohne Beteiligung an den Kosten (Ausnahme: Zahnersatz im Rahmen der Krankenbehandlung) zu gewähren; das gilt auch für den Ersatz der Fahrtkosten im Rahmen der Heil- und Krankenbehandlung durch die Krankenkassen, § 18 Abs 1 BVG.

Kosten für eine selbst durchgeführte Heil- oder Krankenbehandlung sind nur erstattungsfähig, wenn unvermeidbare Umstände die Inanspruchnahme als Sachleistung unmöglich gemacht haben, § 18 Abs 4 BVG. Die Sachleistungen werden idR nur im Inland erbracht, im Ausland idR nur soweit, wie entsprechende überstaatliche Regelungen (zB nach EU-Recht) oder zwischenstaatliche Vereinbarungen bestehen.[35]

Versehrtenleibesübungen werden in Übungsgruppen unter ärztlicher Betreuung und fachkundiger Leitung im Rahmen regelmäßiger örtlicher Übungsveranstaltungen geeigneter Sportgemeinschaften durchgeführt, § 11a BVG und die hierzu ergänzend ergangene Versehrtenleibesübungen-Verordnung.

Die **Versorgung mit Hilfsmitteln**, § 13 Abs 1 BVG, umfaßt die Ausstattung mit Körperersatzstücken, orthopädischen und anderen Hilfsmitteln, Blindenführhunden und mit Zubehör der Hilfsmittel, der Instandhaltung und den Ersatz der Hilfsmittel und des Zubehörs sowie die Ausbildung im Gebrauch von Hilfsmitteln.

Zur Ergänzung der Versorgung mit Hilfsmitteln können Beschädigte unter bestimmten Voraussetzungen als Ersatzleistung Zuschüsse erhalten, und zwar ua zur Beschaffung, Instandhaltung und Änderung von Motorfahrzeugen oder Fahrrädern anstelle bestimmter Hilfsmittel und für Abstellmöglichkeiten von Rollstühlen und Motorfahrzeugen, § 11 Abs 3 BVG.

Die Hilfsmittel sind in erforderlicher Zahl aufgrund fachärztlicher Verordnung in technisch-wissenschaftlich anerkannter, dauerhafter Ausführung und Ausstattung zu gewähren; sie müssen in technischer Hinsicht den persönlichen und beruflichen Bedürfnissen des Berechtigten oder des Leistungsempfängers angepaßt sein und dem allgemeinen Entwicklungsstand der Technik entsprechen, § 13 Abs 2 BVG. Die Bewilligung kann davon abhängig gemacht werden, daß der Berechtigte oder Leistungsempfänger sie sich anpassen läßt oder sich, um mit dem Gebrauch vertraut zu werden, einer Ausbildung unterzieht, § 13 Abs 3 BVG. Anspruch auf Instandhaltung und Ersatz der Hilfsmittel besteht (nur), wenn ihre Unbrauchbarkeit oder ihr Verlust nicht auf Mißbrauch, Vorsatz oder grobe Fahrlässigkeit zurückzuführen ist, § 13 Abs 4 BVG.

Bei der Versorgung ua mit Hilfsmitteln dürfen Sachleistungen auf Antrag in Umfang, Material oder Ausführung über das Maß des Notwendigen hinaus erbracht werden, wenn auch dadurch der Verwendungszweck erreicht wird und der Berechtigte die Mehrkosten übernimmt, § 18 Abs 2 BVG.

Die Einzelheiten sind in der „Verordnung über die Versorgung mit Hilfsmitteln und über Ersatzleistungen nach dem BVG" (**Orthopädieverordnung -OrthV-**) geregelt.

Als **Körperersatzstücke** werden ua geliefert, in der Erstausstattung in doppelter Ausführung, § 2 OrthV:
– künstliche Glieder,
  Armamputierte können zusätzlich eine Kosmetikprothese oder eine Funktionsprothese erhalten, insgesamt jedoch nicht mehr als zwei gleichartige Armprothesen.
– Gesichtsersatzstücke mit und ohne Brille.

Als orthopädische Hilfsmittel werden geliefert, §§ 3 ff OrthV:
– Stützapparate,
– orthopädisches Schuhwerk,
– Schuhe für Beinamputierte,
– Handschuhe,
– Gehhilfen,
– Rollstühle,
– Hilfen zur Lagerung,
– schützende Hilfen.

Einen **Rollstuhl** erhält, wer wegen wesentlicher Einschränkung der Gehfähigkeit auf die Benutzung angewiesen ist; dem Ausmaß der Gehbehinderung entsprechend kann für den Haus- und Straßengebrauch je ein handbetriebener Rollstuhl geliefert werden, § 12 Abs 1 OrthV. Einen faltbaren Rollstuhl für den Straßengebrauch können zusätzlich erhalten Querschnittsgelähmte, Vier- und Dreifachamputierte, Doppel-Oberschenkelamputierte sowie einseitig Beinamputierte, die dauernd außerstande sind, eine Beinprothese zu tragen und zugleich armamputiert sind, § 12 Abs 2 OrthV.

---

[35] BSG 06.03.1996 – 9 RV 11/95 –

Ein elektrisch betriebener Rollstuhl kann anstelle eines der handbetriebenen Rollstühle geliefert werden, wenn dieser vom Behinderten nicht selbst bedient werden kann; wer dringend darauf angewiesen ist, kann ausnahmsweise für beide Verwendungszwecke je einen elektrisch betriebenen Rollstuhl erhalten, § 12 Abs 3 OrthV.

Zur Ergänzung der Versorgung mit Hilfsmitteln können über die allgemeinen Bestimmungen über die Kfz-Hilfe (S 39) hinaus ua **Zuschüsse zur Beschaffung eines Motorfahrzeugs** gewährt werden, § 23 OrthV.

Verursachen die anerkannten Schädigungsfolgen einen **außergewöhnlichen Verschleiß an Kleidung oder Wäsche**, so sind die dadurch entstehenden Kosten mit einem monatlichen Pauschbetrag zu ersetzen, § 15 BVG.

Auch hierzu ist eine besondere DVO ergangen, die auch für die GUV maßgebend ist. Die Höhe des konkreten Pauschbetrages ergibt sich aus der Multiplikation der aufgrund der DVO zu § 15 BVG für den jeweiligen Verschleißtatbestand festgesetzten Bewertungszahl mit (ab 01.07.1997) 3,223 DM, § 15 Satz 2 BVG. Übersteigen in besonderen Fällen die tatsächlichen Aufwendungen die höchste Stufe des Pauschbetrages, so sind sie erstattungsfähig, § 15 Satz 3 BVG.

Versorgungskrankengeld wird nach Maßgabe weiterer Vorschriften gewährt, § 16 BVG:

- Beschädigten, wenn sie wegen einer Gesundheitsstörung, die als Schädigungsfolge anerkannt oder durch eine anerkannte Schädigungsfolge verursacht ist, arbeitsunfähig iS der Vorschriften der GKV (S 10, 108) werden; bei Gesundheitsstörungen, die nur iS der Verschlimmerung als Schädigungsfolge anerkannt sind, tritt an deren Stelle die gesamte Gesundheitsstörung, es sei denn, daß der Verschlimmerungsanteil auf die Arbeitsunfähigkeit ohne Einfluß ist, Abs 1.a,
- Beschädigten, wenn sie wegen anderer Gesundheitsstörungen arbeitsunfähig werden, sofern ihnen wegen dieser Gesundheitsstörung Heil- oder Krankenbehandlung zu gewähren ist, Abs 1.b,
- Witwen, Waisen und versorgungsberechtigten Eltern, wenn sie arbeitsunfähig werden, sofern ihnen Krankenbehandlung zu gewähren ist, Abs 1.c.

Als arbeitsunfähig ist auch der Berechtigte anzusehen, der:

- wegen der Durchführung einer stationären Behandlungsmaßnahme der Heil- oder Krankenbehandlung, einer Badekur, Abs 2.a, oder
- ohne arbeitsunfähig zu sein, wegen einer anderen Behandlungsmaßnahme der Heil- und Krankenbehandlung, Abs 2.b, oder
- wegen Zubilligung einer an eine stationäre Behandlungsmaßnahme der Heil- oder Krankenbehandlung oder an eine Badekur anschließenden Schonungszeit, Abs 2.c,

keine ganztägige Erwerbstätigkeit ausüben kann.

Der Anspruch auf Versorgungskrankengeld ruht bei Zusammentreffen mit bestimmten anderen Sozialleistungen, § 16 Abs 4 und 5 BVG.

Die **Höhe des Versorgungskrankengeldes** beträgt – abweichend vom normalen Krankengeld – idR (noch) 80 vH des erzielten regelmäßigen Entgelts (Regelentgelts), darf das entgangene Nettoarbeitsentgelt aber nicht übersteigen, §§ 16a bis 16h BVG.

Weiterhin kann eine Beihilfe – ua für selbständig Tätige, VV Nr 2 zu § 17 BVG – in angemessener Höhe gewährt werden, wenn eine notwendige Maßnahme der Behandlung einer anerkannten Schädigungsfolge zu einer erheblichen Beeinträchtigung der Erwerbsgrundlage des Beschädigten führt, § 17 BVG.

5.8.8 Kriegsopferfürsorge

Aufgabe der Kriegsopferfürsorge ist es, sich der Beschädigten und ihrer Familienmitglieder sowie der Hinterbliebenen in allen Lebenslagen anzunehmen, um die Folgen der Schädigung oder des Verlustes des Ehegatten, Elternteils, Kindes oder Enkelkindes angemessen auszugleichen oder zu mildern, § 25 Abs 2 BVG.

Leistungen der Kriegsopferfürsorge erhalten, § 25 Abs 3 BVG:

- Beschädigte, die Grundrente (s unten) beziehen oder Anspruch auf Heilbehandlung nach § 10 Abs 1 BVG (S 157) haben,
- Hinterbliebene, die Hinterbliebenenrente, Witwen- oder Waisenbeihilfe usw beziehen.

Beschädigte erhalten Leistungen auch für Familienmitglieder, soweit diese den Bedarf nicht aus eigenem Einkommen oder Vermögen decken können und der Beschädigte den Lebensunterhalt der Familie überwiegend bestreitet, vor der Schädigung bestritten hat oder ohne die Schädigung bestreiten würde, § 25 Abs 4 BVG.

Leistungen der Kriegsopferfürsorge werden gewährt, wenn und soweit die Beschädigten infolge der Schädigung und die Hinterbliebenen infolge des Verlustes des Ehegatten, Elternteils usw nicht in der Lage sind, den anzuerkennenden Bedarf aus den übrigen Leistungen nach dem BVG und dem sonstigen Einkommen und Vermögen zu decken, § 25a BVG.

Leistungen der Kriegsopferfürsorge sind, § 25b BVG:

- Hilfen zur beruflichen Rehabilitation, §§ 26, 26a BVG,
- Krankenhilfe, § 26b BVG,
- Hilfe zur Pflege, § 26c BVG
- Hilfe zur Weiterführung des Haushalts, § 26d BVG,
- Altenhilfe, § 26e BVG
- Erziehungsbeihilfe, § 27 BVG,
- ergänzende Hilfe zum Lebensunterhalt, § 27a BVG,
- Erholungshilfe, § 27b BVG,
- Wohnungshilfe, § 27c BVG,
- Hilfe in besonderen Lebenslagen, § 27d BVG,

– Sonderfürsorge ua für Kriegsblinde, Ohnhänder, Querschnittsgelähmte, Empfängern von Pflegezulage, Hirnbeschädigten, § 27e.

Die Hilfen zur beruflichen Rehabilitation entsprechen nach Inhalt und Umfang weitgehend denen des RehaAnglG (S 38), die übrigen den entsprechenden Hilfen nach den BSHG (S 172). Die Einzelheiten sind in den §§ 25b bis 27i BVG und in einer ergänzenden Verordnung zur Kriegsopferfürsorge sowie in der Verordnung über Kraftfahrzeughilfe zur beruflichen Rehabilitation (KfzHV, S 39) geregelt.

5.8.9 Beschädigtenrente; Berufsschadensausgleich; Pflegezulage

5.8.9.1 Grundrente

Beschädigte erhalten, § 31 BVG, eine monatliche Grundrente bei einer MdE um (Beträge ab 01.07.1997):

– um 30 vH   von 216,- DM,
– um 40 vH   von 292,- DM,
– um 50 vH   von 396,- DM,
– um 60 vH   von 499,- DM,
– um 70 vH   von 692,- DM,
– um 80 vH   von 838,- DM,
– um 90 vH   von 1.005,- DM,
– bei Erwerbsunfähigkeit   von 1.131,- DM.

Die Grundrente erhöht sich für Schwerbeschädigte, die das 65. Lebensjahr vollendet haben, § 31 Abs 1 Satz 2 BVG, bei einer MdE:

– um 50 oder 60 vH   um 43,- DM,
– um 70 oder 80 vH   um 51,- DM,
– um 90 vH und bei Erwerbsunfähigkeit   um 68,- DM.

Die vorstehend genannten MdE-Sätze stellen Durchschnittssätze dar; eine um 5 vH geringere MdE wird von ihnen mitumfaßt, § 31 Abs 2 BVG. Damit wird faktisch Rente bereits ab einer MdE um 25 vH gewährt.

Schwerbeschädigter ist, wer in seiner Erwerbsfähigkeit um mindestens 50 vH beeinträchtigt ist. Wer in seiner Erwerbsfähigkeit um mehr als 90 vH beeinträchtigt ist, gilt als erwerbsunfähig, § 31 Abs 3 BVG.

Beschädigte, bei denen Blindheit als Schädigungsfolge anerkannt ist, erhalten stets die Rente eines Erwerbsunfähigen; Beschädigte mit Anspruch auf Pflegezulage gelten stets als Schwerbeschädigte und erhalten mindestens eine Versorgung nach einer MdE um 50 vH, § 31 Abs 4 BVG.

Erwerbsunfähige Beschädigte, die durch die anerkannten Schädigungsfolgen gesundheitlich außergewöhnlich betroffen sind, erhalten eine monatliche **Schwerstbeschädigtenzulage** zwischen (ab 01.07.1997) 129,- und 805,- DM (Stufen I bis VI), § 31 Abs 5 BVG.

Die Einzelheiten über die Bemessung sind in einer DVO zu § 31 Abs 5 BVG geregelt. Danach werden die einzelnen Stufen der Zulage nach Punktzahlen ermittelt, die sich aus den Einzel-MdE's der verschiedenen Schädigungsfolgen ergeben.

Die Minderung der Erwerbsfähigkeit (**MdE**, S 17) ist nach der körperlichen und geistigen Beeinträchtigung im allgemeinen Erwerbsleben zu beurteilen; dabei sind seelische Begleiterscheinungen und Schmerzen zu berücksichtigen, § 30 Abs 1 BVG.

Für die Beurteilung ist maßgebend, um wieviel die Befähigung zur üblichen, auf Erwerb gerichteten Arbeit und deren Ausnutzung im wirtschaftlichen Leben durch die anerkannten Schädigungsfolgen beeinträchtigt ist, § 30 Abs 1 Satz 2 BVG. Vorübergehende Gesundheitsstörungen sind nicht zu berücksichtigen; als vorübergehend gilt ein Zeitraum bis zu 6 Monaten, § 30 Abs 1 Satz 3 und 4 BVG. Auch bei jugendlichen Beschädigten ist die MdE nach dem Grad zu bemessen, der sich bei Erwachsenen mit gleicher Gesundheitsstörung ergibt, § 30 Abs 1 Satz 5 BVG.

Für erhebliche äußere Körperschäden sind als Mindest-MdE-Sätze festgesetzt, § 30 Abs 1 Satz 6 BVG, VV Nr 5 (früher: Nr 4) zu § 30 BVG, ua – soweit orthopädisch von Bedeutung – für:[37]

– Rückenmarksverletzung mit schweren Funktionsstörungen	70 vH
– Verlust eines Armes im Schultergelenk oder mit sehr kurzem Oberarmstumpf	80 vH
– Verlust eines Armes im Oberarm oder im Ellenbogengelenk	70 vH
– Verlust eines Armes im Unterarm	50 vH
– Verlust einer ganzen Hand	50 vH
– Verlust aller Finger einer Hand	50 vH
– Verlust des ganzen Daumens einschließlich Mittelhandknochen einer Hand	30 vH
– Verlust eines Beines im Hüftgelenk oder mit sehr kurzem Oberschenkelstumpf	80 vH
– Verlust eines Beines im Bereich des Oberschenkels bis zur Kniehöhe (zB Amputation nach Gritti)	70 vH
– Verlust eines Beines im Bereich des Unterschenkels bei genügender Funktionstüchtigkeit des Stumpfes und der Gelenke	50 vH
– Verlust eines Beines im Bereich des Unterschenkels bei ungenügender Funktion des Stumpfes und der Gelenke	60 vH
– Verlust beider Beine im Bereich der Unterschenkel bei Funktionstüchtigkeit der Stümpfe und der Gelenke	80 vH
– Teilverlust des Fußes mit Erhalt der Ferse (Absetzung nach Pirogow)	
– einseitig	40 vH
– beidseitig	70 vH

---

[37] vgl hierzu auch die Synopse S 417

– Teilverlust des Fußes
  (Absetzung nach Lisfranc und Sharp)
  – einseitig   30 vH
  – beidseitig   50 vH
– Teilverlust des Fußes
  (Absetzung nach Chopart)
  – einseitig   30 vH
  – beidseitig   60 vH
– Verlust aller Zehen beider Füße   30 vH

Diese anderen, gegenüber der GUV durchweg höheren MdE-Sätze haben ihre Grundlage in historischen Gegebenheiten, nicht in einem unterschiedlichen Begriff der MdE.[38]

Die Anhaltspunkte geben weitere wichtige Hinweise für die Beurteilung der MdE, die in der Synopse S 417 ergänzt und vertieft werden.

Die **MdE** ist **höher zu bewerten**, wenn der Beschädigte durch die Art der Schädigungsfolgen in seinem vor der Schädigung ausgeübten oder begonnenen Beruf, in seinem nachweisbar angestrebten oder in dem Beruf besonders betroffen ist, den er nach Eintritt der Schädigung ausgeübt hat oder noch ausübt, sog **besonderes berufliches Betroffensein**, § 30 Abs 2 BVG.

Die Anwendung dieser Vorschrift wird in der Praxis von Versorgungsverwaltung und Gerichten idR deutlich großzügiger gehandhabt als die vergleichbare Vorschrift des § 581 Abs 2 RVO in der GUV.

Der Anspruch auf eine solche Höherbewertung entsteht jedoch, sofern Maßnahmen zur Rehabilitation erfolgversprechend und zumutbar sind, frühestens in dem Monat, in dem solche Maßnahmen abgeschlossen sind, § 29 BVG.

Die Feststellung von Art und Ausmaß eines solchen beruflichen Betroffenseins ist im übrigen Aufgabe der Versorgungsbehörden bzw Gerichte, nicht des ärztlichen Gutachters. Dieser sollte jedoch auf das Vorliegen eines solchen Tatbestandes ggf hinweisen.

Liegen mehrere Schädigungsereignisse iS des BVG und/oder der das BVG für entsprechend anwendbar erklärenden Gesetze vor oder tritt zB zu einer alten Schädigung nach dem BVG, SVG oder ZDG jetzt ein Unfall aus Anlaß einer Heilbehandlung (§ 1 Abs 2.e oder f BVG), ein Impfschaden oder eine Schädigung iS des OEG hinzu, ist stets aus allen bestehenden Schädigungsfolgen eine gemeinsame Gesamt-MdE zu bilden (S 21).[39]

5.8.9.2 Berufsschadensausgleich

Berufsschadensausgleich erhalten (jetzt) alle rentenberechtigte Beschädigte (früher: nur Schwerbeschädigte), deren Einkommen aus gegenwärtiger oder früherer Tätigkeit durch die Schädigungsfolgen gemindert ist, § 30 Abs 3 bis 16 BVG.

Der Berufsschadensausgleich wird in Höhe von 42,5 vH des Einkommensverlustes oder in pauschalierter Form[40] gewährt, § 30 Abs 3 BVG.

Die weiteren Einzelheiten zum Berufsschadensausgleich sind in § 30 Abs 4 bis 16 BVG sowie in einer besonderen Berufsschadensausgleichsverordnung geregelt.

5.8.9.3 Ausgleichsrente

Neben der Grundrente erhalten Schwerbeschädigte eine Ausgleichsrente, wenn sie infolge ihres Gesundheitszustandes, hohen Alters oder aus einem von ihnen nicht zu vertretenden sonstigen Grunde eine ihnen zumutbare Erwerbstätigkeit nicht oder nur in beschränktem Umfang oder nur mit überdurchschnittlichem Kräfteeinsatz ausüben können, § 32 Abs 1 BVG.

Die volle Ausgleichsrente beträgt (ab 01.07.1997) monatlich, § 32 Abs 2 BVG, bei einer MdE:

– um 50 oder 60 vH   692,– DM,
– um 70 oder 80 vH   838,– DM,
– um 90 vH   1.005,– DM,
– bei Erwerbsunfähigkeit   1.131,– DM.

Die Ausgleichsrente ist – anders als die Grundrente – **einkommensabhängig**; sie ist um das anzurechnende Einkommen zu mindern, § 33 Abs 1 BVG. Die Einzelheiten hierzu sind in § 33 Abs 1 bis 5 BVG und in einer besonderen Ausgleichsrentenverordnung sowie in ergänzenden Anrechnungsverordnungen geregelt.

Für **jugendliche Schwerbeschädigte** mindert sich die Ausgleichsrente, es sei denn, daß sie ihren Lebensunterhalt allein bestreiten müssen, § 34 BVG.

Schwerbeschädigte erhalten – gleichfalls einkommensabhängig – einen **Ehegattenzuschlag** in Höhe von (ab 01.07.1997) 124,– DM; den Zuschlag erhalten auch Schwerbeschädigte, deren Ehe (durch Tod oder Scheidung) aufgelöst oder für nichtig erklärt worden ist, wenn sie im eigenen Haushalt ein Kind sorgen, § 33a Abs 1 BVG. Empfänger von Pflegezulage erhalten den vollen Zuschlag (also ohne Einkommensanrechnung), § 33a Abs 2 BVG.

Schwerbeschädigte erhalten für jedes Kind einen **Kinderzuschlag** in Höhe des gesetzlichen Kindergeldes, es sei denn, für dasselbe Kind besteht bereits ein unmittelbarer Anspruch auf Kindergeld oder entsprechende Leistungen, § 33b BVG.

---

[38] vgl hierzu *Erlenkämper/Fichte* S 45 und *Erlenkämper/Rompe* MedSach 1984, 112 und 1985, 86

[39] so ausdrücklich §§ 84 Abs 3 SVG, 47 Abs 8 ZDG, 54 Abs 1 BSeuchG, 3 Abs 1 OEG

---

[40] Seit 1990; vgl jetzt § 30 Abs 6 bis 10 BVG idF des KOV-Strukturgesetzes 1990

5.8.9.4 Pflegezulage

Pflegezulage wird gewährt, solange der Beschädigte infolge der Schädigung hilflos ist, § 35 BVG.

Hilflos ist der Beschädigte, wenn er für eine Reihe von häufig und regelmäßig wiederkehrenden Verrichtungen zur Sicherung seiner persönlichen Existenz im Ablauf eines jeden Tages fremder Hilfe dauernd bedarf, § 35 Abs 1 Satz 2 BVG (S 31).

Diese Voraussetzungen sind auch erfüllt, wenn die Hilfe in Form einer Überwachung oder Anleitung zu den genannten Verrichtungen erforderlich ist oder wenn die Hilfe zwar nicht dauernd geleistet werden muß, jedoch eine ständige Bereitschaft zur Hilfeleistung erforderlich ist, § 35 Abs 1 Satz 3 BVG.

Die **Höhe der Pflegezulage** beträgt (ab 01.07.1997) monatlich 478,- DM (Stufe I). Ist die Gesundheitsstörung so schwer, daß sie dauerndes Krankenlager oder außergewöhnliche Pflege erfordert, wird die Pflegezulage je nach Lage des Falles unter Berücksichtigung des Umfangs der notwendigen Pflege erhöht (Stufen II bis VI, Beträge von 815,- bis 2.377,- DM). Blinde erhalten mindestens die Pflegezulage nach Stufe III, erwerbsunfähige Hirnbeschädigte mindestens nach Stufe I, § 35 Abs 1 Satz 1 und 4 bis 6 BVG.

Wird die fremde Hilfe von Dritten aufgrund eines Arbeitsvertrages geleistet und übersteigen die dafür aufzuwendenden angemessenen Kosten den Betrag der pauschalen Pflegezulage, wird diese um den übersteigenden Betrag erhöht. Lebt der Beschädigte mit seinem Ehegatten oder einem Elternteil in häuslicher Gemeinschaft, ist die Pflegezulage so zu erhöhen, daß er nur ein Viertel der von ihm aufzuwendenden angemessenen Kosten aus der pauschalen Pflegezulage zu zahlen hat und ihm mindestens die Hälfte der pauschalen Pflegezulage verbleibt, in Ausnahmefällen noch weiter, § 35 Abs 2 BVG.

Während einer stationären Behandlung wird die Pflegezulage nach den Stufen I und II bis zum Ende des ersten, im übrigen bis zum Ablauf des zwölften auf die Aufnahme folgenden Kalendermonats in voller Höhe weitergezahlt, darüber hinaus nur zu einem Viertel und nur unter bestimmten weiteren Voraussetzungen, § 35 Abs 3 bis 4 BVG.

Tritt die Hilflosigkeit gleichzeitig mit der Notwendigkeit stationärer Behandlung oder während einer solchen ein, besteht vor der Kalendermonat der Entlassung kein Anspruch auf Pflegezulage. Für diese Zeit wird eine **Pflegebeihilfe** in Höhe eines Viertels der pauschalen Pflegezulage nach Stufe I gezahlt, wenn der Beschädigte mit seinem Ehegatten oder einem Elternteil in häuslicher Gemeinschaft lebt; in begründeten Ausnahmefällen kann, soweit eine stärkere Beteiligung des Ehegatten, eines Elternteils oder die Beteiligung einer anderen nahestehenden Person an der Pflege medizinisch erforderlich ist, eine Pflegebeihilfe bis zur Höhe der pauschalen Pflegezulage nach Stufe I gezahlt werden, § 35 Abs 5 BVG.

Für Beschädigte, die infolge der Schädigung dauernder Pflege iS des § 35 Abs 1 BVG bedürfen, werden, wenn geeignete Pflege sonst nicht sichergestellt werden kann,

die Kosten der nicht nur vorübergehenden **Heimpflege**, soweit sie Unterkunft, Verpflegung und Betreuung einschließlich notwendiger Pflege umfassen, unter Anrechnung auf die Versorgungsbezüge übernommen, § 35 Abs 6 BVG. Dem Beschädigten ist jedoch von seinen Versorgungsbezügen zur Bestreitung der sonstigen Bedürfnisse ein Betrag in Höhe der Grundrente eines erwerbsunfähigen Beschädigten und den Angehörigen ein Betrag mindestens in Höhe der Hinterbliebenenbezüge zu belassen, die ihnen zustehen würden, wenn der Beschädigte an den Folgen der Schädigung gestorben wäre, § 35 Abs 6 Satz 2 BVG.

Für die einzelnen **Stufen der Pflegezulage** gibt es im übrigen keine gesetzlichen Regelungen; die Einstufung hat unter Berücksichtigung von Art und Schwere des Leidens sowie dem Ausmaß der erforderlichen Pflege und der hierfür erforderliche Aufwendungen zu erfolgen.

In den VV zu § 35 BVG sind als Beispiele und Anhaltspunkte für vergleichbare Fälle genannt ua:[41]

– Nr 10: Doppelamputierte ohne weitere Gesundheitsstörungen: IdR Stufe I, jedoch bei Verlust beider Beine im Oberschenkel Stufe II, beider Hände oder Unterarme Stufe III, beider Oberarme oder dreier Gliedmaßen Stufe IV.

– Nr 8: Blinde mit weiteren anerkannten Schädigungsfolgen, die das Pflegebedürfnis erhöhen: Mindestens Stufe IV.
Blinden stehen dabei Beschädigte gleich, deren Sehschärfe so gering ist, daß sie sich in einer ihnen nicht vertrauten Umwelt ohne fremde Hilfe nicht zurechtfinden können, Nr 7.

– Nr 5: Querschnittgelähmte mit Blasen- und Mastdarmlähmungen, Hirnbeschädigte mit schweren psychischen und physischen Störungen und Gebrauchsbehinderungen mehrerer Gliedmaßen, Ohnhänder mit Verlust beider Beine im Oberschenkel, blinde Doppel-Oberschenkelamputierte, Blinde mit Verlust eines Armes im Oberarm und eines Beines im Oberschenkel: Stufe V.

– Nr 6: Blinde mit völligem Gehörverlust, blinde Ohnhänder, Beschädigte mit Verlust beider Arme im Oberarm und beider Beine im Oberschenkel, weiterhin Beschädigte, bei denen neben einem Leidenszustand, der bereits die Gewährung von Pflegezulage nach Stufe V rechtfertigt, noch eine weitere Gesundheitsstörung vorliegt, die das Pflegebedürfnis wesentlich erhöht (zB erhebliche Gebrauchbehinderung beider Arme bei vollständiger Lähmung beider Beine mit Blasen- und Mastdarmlähmung), ferner andere Beschädigte, deren außergewöhnlicher Leidenszustand und deren Pflegebedürfnis vergleichbar ist: Stufe VI.

Zum **Begriff der Hilflosigkeit** und der Bewertung s im übrigen S 31 ff.

Die Hilflosigkeit muß hier stets „infolge der Schädigung" bestehen, dh die Hilflosigkeit muß in einem

---

[41] vgl auch Anhaltspunkte Nr 50 S 199 ff

rechtlich wesentlichen ursächlichen Zusammenhang mit der Schädigung stehen. Auch hier genügt es, daß die Schädigung eine *wesentliche Teilursache* für den Eintritt der Hilflosigkeit bildet; es ist also nicht erforderlich, daß die Schädigung die alleinige, allein wesentlich oder auch nur zeitlich letzte Ursache für den Eintritt der Hilflosigkeit war.[42] Die Frage der Hilflosigkeit ist nicht nach dem Zustand im Zeitpunkt der Schädigung zu beurteilen, sondern nach dem gegenwärtigen Gesamtzustand; daher sind auch etwaige nach der Schädigung eingetretene schädigungsunabhängige Erkrankungen, Unfälle wie auch allgemeine Alterserscheinungen (Nachschäden, S 35) bei der Prüfung zu berücksichtigen, ob Hilflosigkeit jetzt vorliegt.[43]

Hat der Beschädigte zB im letzten Weltkrieg ein Bein verloren und muß jetzt aus schädigungsunabhängigen Gründen (zB infolge einer Endangitis obliterans) auch das andere Bein amputiert werden, so besteht die dadurch eintretende Hilflosigkeit „infolge der Schädigung", weil die Kriegsbeschädigung eine wesentliche Teilursache für den jetzigen Zustand der Hilflosigkeit bildet.[44] Etwas anderes gilt nach den allgemeinen Grundsätzen nur dann, wenn der Nachschaden im Verhältnis zur Schädigungsfolge die eindeutig überwiegende und damit rechtlich allein wesentliche Ursache der Hilflosigkeit bildet.[45]

Ob Hilflosigkeit vorliegt, ist im übrigen eine Tatfrage, die nicht allein nach den ärztlichen Befunden zu beurteilen ist, sondern nach der allgemeinen Lebenserfahrung unter Berücksichtigung aller Umstände des Einzelfalls.[46] Bei Säuglingen und Kleinkindern ist nur der Teil der Hilflosigkeit zu berücksichtigen, der den Umfang der Hilfsbedürftigkeit eines gesunden gleichaltrigen Kindes übersteigt.[47]

5.8.10 Hinterbliebenenversorgung

Als Leistungen der Hinterbliebenenversorgung werden ua gewährt:

- Bestattungsgeld, § 36 BVG,
- Sterbegeld, § 37 BVG,
- Witwen- und Witwerrenten (W-Renten),
- Waisenrenten,
- Witwen- und Waisenbeihilfen,
- sog Geschiedenenrenten (Renten an früheren Ehegatten),
- Elternrenten,
- Verschollenheitsrenten,
- Heiratsabfindungen,
- Wiederaufleben von W-Renten.

Allen Leistungen der Hinterbliebenenversorgung – mit Ausnahme von Witwen- und Wai-

senbeihilfen – ist gemeinsam, daß sie idR nur gewährt werden, wenn der Beschädigte an den **Folgen der Schädigung** verstorben ist, § 38 BVG. Anders als in der GUV (S 149) gilt der **Tod als Folge der Schädigung** hier auch dann, wenn der Beschädigte an einem Leiden verstirbt, das als Schädigungsfolge rechtsverbindlich anerkannt und für das ihm im Zeitpunkt des Todes Rente zuerkannt war, § 38 Abs 1 Satz 2 BVG.

Für die Beurteilung der Kausalität ist auch hier die sozialrechtliche Kausalitätslehre (S 43) maßgebend. Hiernach ist nicht erforderlich, daß die Schädigung die alleinige oder doch allein wesentliche Ursache des Todes gebildet hat; es genügt, wenn sie – ggf neben anderen, schädigungsunabhängigen Faktoren – eine *wesentliche Teilursache* (S 47) war, sofern nicht die schädigungsunabhängigen Faktoren an Bedeutung eindeutig überwiegen.[48] Ein rechtserheblicher Ursachenzusammenhang besteht auch dann, wenn die Schädigung zu einer **Lebensverkürzung um ein Jahr** (S 67) geführt hat.[49]

Die **Rechtsvermutung**, daß der Tod als Folge der Schädigung gilt, wenn der Beschädigte an einem als Schädigungsfolge anerkannten Leiden verstorben ist, für das ihm Rente zuerkannt war, betrifft aber nur die Kausalität zwischen der Schädigung und dem Schädigungsleiden, nicht auch die Kausalität zwischen Schädigungsleiden und Tod. Die letztere Frage ist vielmehr in freier Beweiswürdigung unter Beachtung der Grundsätze der sozialrechtlichen Kausalitätslehre in jedem Fall besonders zu prüfen.[50]

Bestattungsgeld und **Sterbegeld** werden beim Tod eines rentenberechtigten Beschädigten gezahlt, §§ 36, 37 BVG.

Stirbt ein Beschädigter an den Folgen einer Schädigung außerhalb seines ständigen Wohnsitzes, so sind auch die notwendigen Überführungskosten dem zu erstatten, der sie getragen hat, § 36 Abs 5 und 6 BVG.

Witwenrente (W-Rente) erhält die Ehefrau, wenn der Beschädigte an den Folgen einer Schädigung verstorben ist, § 38 Abs 1 BVG. Der Witwer erhält Versorgung wie eine Witwe, § 43 BVG. Auch die W-Rente wird als Grund- und Ausgleichsrente gewährt, §§ 40, 41 BVG.

Ausgleichsrente erhalten nur Witwen und Witwer, § 41 BVG, die:

- durch Krankheit oder andere Gebrechen nicht nur vorübergehend wenigstens die Hälfte ihrer Erwerbsfähigkeit verloren haben, oder
- das 45. Lebensjahr vollendet haben oder
- für mindestens ein Kind des Verstorbenen oder ein eigenes Kind sorgen, das eine Waisenrente nach dem BVG bezieht oder

---

[42] stdRspr, vgl ua BSG SozR 3100 § 35 Nr 11 mwN
[43] BSG SozR 3100 § 35 Nr 2
[44] vgl BSG SozR BVG § 35 Nr 9
[45] BSG SozR 3100 § 35 Nr 11
[46] BSG SozR BVG § 35 Nr 7; vgl auch VV Nr 1 zu § 35 BVG
[47] Anhaltspunkte Nr 22 S 38

[48] stdRspr; vgl ua BSG SozR BVG § 38 Nr 12
[49] BSG SozR 3100 § 1 Nr 21 mwN
[50] BSG SozR BVG § 38 Nr 15, 17

– aus anderen zwingenden Gründen eine Erwerbstätigkeit nicht ausüben können.

Sie ist – wie die Ausgleichsrente des Beschädigten – um anrechenbares anderes Einkommen zu mindern, § 41 Abs 3 BVG.

Einen zusätzlichen **Schadensausgleich**, der in seinem Wesen dem Berufsschadensausgleich des Beschädigten entspricht, erhalten Witwen bzw Witwer, deren Einkommen geringer ist als die Hälfte des Einkommens, das der Ehegatte ohne die Schädigung erzielt hätte, § 40a BVG.

Darüber hinaus erhalten Witwe bzw Witwer eines Pflegezulageempfängers einen sog **Pflegeausgleich**, wenn sie den Beschädigten während der Ehe länger als 20 Jahre gepflegt haben, § 40b BVG.

Waisenrente erhalten nach dem Tode des Beschädigten seine Kinder bis zur Vollendung des 18. Lebensjahres, § 45 Abs 1 BVG. Auch die Waisenrente wird als Grund- und Ausgleichsrente gewährt, §§ 46, 47 BVG.

Waisenrente wird nach Vollendung des 18. Lebensjahres nur noch gewährt, § 45 Abs 3 BVG, für Waisen, die:

– sich in einer Schul- oder Berufsausbildung befinden, längstens bis zur Vollendung des 27. Lebensjahres,
– ein freiwilliges soziales oder ökologisches Jahr leisten, längstens bis zur Vollendung des 27. Lebensjahres,
– infolge körperlicher oder geistiger Gebrechen spätestens bei Vollendung des 27. Lebensjahres außerstande sind, sich selbst zu unterhalten, solange dieser Zustand dauert, über die Vollendung des 27. Lebensjahres hinaus jedoch nur, wenn der Ehegatte außerstande ist, sie zu unterhalten.

Die Ausgleichsrente ist – wie die Ausgleichsrente des Beschädigten – um anrechenbares anderes Einkommen zu mindern, § 47 Abs 2 BVG.

Eine W-Rente als sog **Geschiedenenrente** erhält der frühere Ehegatte eines Beschädigten im Falle der Scheidung, Aufhebung oder Nichtigerklärung des Ehe, wenn der Verstorbene zur Zeit seines Todes Unterhalt nach ehe- oder familienrechtlichen Vorschriften oder aus sonstigen Gründen zu leisten hatte oder im letzten Jahr vor seinem Tode geleistet hat, § 42 Abs 1 BVG.

Der Anspruch auf Geschiedenenrente besteht hier – anders als in der GRV, aber ähnlich wie in der GUV – nicht nur, wenn die Ehe nach dem 01.07.1977 geschieden worden ist. Die Versorgung wird aber nur so lange geleistet, wie der frühere Ehegatte nach den ehe- oder familienrechtlichen Vorschriften unterhaltsberechtigt gewesen wäre oder sonst Unterhaltsleistungen erhalten hätte.

Ist der Beschädigte nicht an den Folgen der Schädigung verstorben, besteht nach § 38 Abs 1 BVG grundsätzlich kein Anspruch auf Hinterblie-

benenversorgung. Da aber auch in diesen Fällen nicht selten ein Versorgungsbedürfnis besteht, werden unter bestimmten weiteren Voraussetzungen **Witwen- und Waisenbeihilfen** gewährt, wenn ein rentenberechtigter Beschädigter nicht an den Folgen der Schädigung gestorben ist, er aber wegen der Folgen der Schädigung gehindert war, eine entsprechende Erwerbstätigkeit auszuüben und dadurch die Versorgung seiner Hinterbliebenen erheblich beeinträchtigt wird, § 48 BVG. Das gilt auch für Witwer, § 48 Abs 4 BVG.

Die Voraussetzungen gelten bei Hinterbliebenen von Schwerbeschädigten ua als erfüllt, wenn der Beschädigte im Zeitpunkt seines Todes Anspruch auf Beschädigtenrente eines Erwerbsunfähigen, auf Pflegezulage oder mindestens 5 Jahre Anspruch auf Berufsschadensausgleich hatte, § 48 Abs 1 Satz 2 BVG.

Elternrente wird gewährt, wenn der Beschädigte an den Folgen eines Schädigung gestorben ist, § 49 BVG.

Elternrente erhält aber nur, wer erwerbsunfähig iS der GRV ist, aus anderen zwingenden Gründen eine zumutbare Erwerbstätigkeit nicht ausüben kann oder das 60. Lebensjahr vollendet hat, § 50 BVG.

Verschollenheitsrente wird gewährt, wenn eine Person, deren Hinterbliebenen Versorgung zustehen würde, verschollen ist, § 52 BVG.

5.8.11 Härteausgleich

Sofern sich in einzelnen Fällen aus den Vorschriften des BVG besondere Härten ergeben, kann die Versorgungsverwaltung mit Zustimmung des BMA einen Ausgleich gewährten, den sog Härteausgleich, § 89 BVG. Ähnliches gilt für die übrigen Gesetze des sozEntschR (SVG, ZDG, OEG usw)

Bei dem Härteausgleich handelt es sich – anders als bei der sog Kann-Versorgung nach § 1 Abs 3 Satz 2 BVG – um eine echte sog Kann-Bestimmung; die Gewährung liegt also im Ermessen der Versorgungsbehörden. Der Härteausgleich ist ein eigener, selbständiger Anspruch, der eines besonderen Antrags und einer selbständigen Entscheidung bedarf.[51]

Eine **besondere Härte** ist gegeben, wenn bei Würdigung des Gesamtinhalts des BVG (und der entsprechend anwendbaren anderen Gesetze des sozEntschR) der Ausschluß von Versorgung oder von einzelnen Versorgungsleistungen deren Sinn und Zweck widerspräche, VV Nr 1 zu § 89 BVG.

Ein Hauptanwendungsbereich war (und ist) die sog Brautversorgung.[52] Dagegen hat das Bundessozialge-

---

[51] BSG SozR 3100 § 89 Nr 2
[52] vgl hierzu *Erlenkämper/Fichte* S 623

richt eine besondere Härte ua verneint für den Fall, daß ein Beschädigter nach dem schädigungsbedingten Verlust des einen Auges später aus schädigungsunabhängigen Gründen das Sehvermögen auch des anderen Auges verliert[53] (Fall des Nachschadens, S 31).

5.8.12 Verfahrensrechtliches

Für das Verfahren gelten die Vorschriften des SGB I und X.

Ergänzend gilt das „Gesetz über das Verwaltungsverfahren in der Kriegsopferversorgung" (VerwVG). Dieses ist allerdings durch die Einführung des SGB I und X inhaltlich in weiten Teilen überholt und außer Kraft gesetzt worden. Insbesondere gelten die früher wichtigen Bestimmungen dieses Gesetzes über die Berichtigung von Bescheiden (§§ 40 ff VerwVG) nicht mehr; sie sind durch die §§ 44 ff SGB X (S 186) und § 1 Abs 3 Satz 3 BVG (S 157) ersetzt worden.

Weiterhin gilt jedoch die Bestimmung, daß die Angaben des Antragstellers, die sich auf die mit der Schädigung in Zusammenhang stehenden Tatsachen beziehen, der Entscheidung zugrunde zu legen sind, wenn Unterlagen nicht vorhanden oder verloren gegangen sind, soweit sie nach den Umständen des Falles glaubhaft erscheinen, § 15 VerwVG.

Die Leistungen des sozEntschR werden grundsätzlich **nur auf Antrag** gewährt, § 1 Abs 1 und 5 BVG.

Über die Frage, ob und ggf in welchem Umfang Gesundheitsstörungen Schädigungsfolge sind bzw ob der Tod als Folge einer Schädigung anzuerkennen ist, sowie über die Leistungen der Beschädigten- und Hinterbliebenenversorgung entscheiden die Versorgungsbehörden durch schriftlichen **Bescheid**, §§ 22 VerwVG, 31 SGB X.

Verwaltungsakte (Bescheide) der Versorgungsämter sind vor Erhebung einer Klage hinsichtlich ihrer Rechtmäßigkeit und Zweckmäßigkeit in einem Vorverfahren (Widerspruchsverfahren) nachzuprüfen, § 78 Abs 1 SGG.

Der Rechtsweg gegen den Widerspruchsbescheid (Klage, Berufung, Revision) führt zu den Gerichten der Sozialgerichtsbarkeit, § 51 SGG.

Die **Fristen** für die Einlegung von Widerspruch, Klage, Berufung und Revision betragen idR einen Monat nach Zustellung oder Bekanntgabe der anzufechtenden Entscheidung.

Verwaltungsakte, gegen die ein Rechtsbehelf nicht oder erfolglos eingelegt wird, werden für die Beteiligen **in der Sache bindend**, § 77 SGG.

Eine spätere **Rücknahme, Aufhebung oder Änderung** („Neufeststellung") eines bindend gewordenen Verwaltungsakts ist nur in den gesetzlich vorgesehen Fällen zulässig, § 77 SGG.

Die Aufhebung oder Änderung eines Verwaltungsakts mit Dauerwirkung (zB Rentenbescheid; auch: Anerkennung von Schädigungsfolgen) darf nur erfolgen, wenn und soweit in den tatsächlichen oder rechtlichen Verhältnissen, die beim Erlaß des Verwaltungsakts vorgelegen haben, nachträglich eine **wesentliche Änderung** eintritt, § 48 SGB X (S 187).

Ergänzend gelten hier aber die Bestimmungen des § 62 BVG. Danach darf ua die MdE eines rentenberechtigten Beschädigten idR nicht vor Ablauf von 2 Jahren nach Bekanntgabe des (letzten) Feststellungsbescheides herabgesetzt werden; bei Versorgungsberechtigten, die das 55. Lebensjahr vollendet haben, dürfen MdE und Schwerstbeschädigtenzulage wegen Besserung des Gesundheitszustandes idR nicht mehr herabgesetzt werden, wenn sie in den letzten 10 Jahren seit der (letzten) Feststellung unverändert geblieben sind.

Die Rücknahme eines bindend gewordenen **nicht begünstigendes Verwaltungsakts** hat zu erfolgen, wenn der Verwaltungsakt schon bei seinem Erlaß rechtswidrig gewesen ist, dh wenn sich erweist, daß bei seinem Erlaß das Recht unrichtig angewandt oder von einem unrichtigen Sachverhalt ausgegangen worden ist, und deshalb ua Sozialleistungen zu Unrecht nicht erbracht worden sind, § 44 SGB X (S 186).

Die Rücknahme eines rechtswidrigen **begünstigenden Verwaltungsakts** zu Ungunsten des Betroffenen darf nur unter engen Voraussetzungen und nur innerhalb bestimmter Fristen erfolgen, § 45 SGB X (S 186). Ergänzend gilt hier aber die Bestimmung des § 1 Abs 3 Satz 3 BVG; danach dürfen die Anerkennung einer Schädigungsfolge (auch eine Anerkennung im Wege der sog Kann-Versorgung) und die hierauf beruhenden Verwaltungsakte mit Wirkung auch für die Vergangenheit zurückgenommen werden können, wenn unzweifelhaft feststeht, daß die Gesundheitsstörung nicht Folge einer Schädigung ist (S 157). Erbrachte Leistungen sind bei einer Rücknahme nach dieser Vorschrift jedoch nicht zu erstatten.[54]

Literatur

Anhaltspunkte für die ärztliche Gutachtertätigkeit im sozEntschR und nach dem SchwbG, herausgegeben vom Bundesministerium für Arbeit und Sozialordnung (1996)

Erlenkämper, A., W. Fichte: Sozialrecht, 3. Auflage 1995, Heymanns, Köln

Rohr, K., H. Strässer: Bundesversorgungsrecht mit Verfahrensrecht, (Stand 1996), Asgard, St Augustin

Thannheiser, W., G. Wende, R. Zech: Handbuch des Bundesversorgungsrechts (Stand: 1996), Boorberg, Stuttgart

Wilke, G.: Soziales Entschädigungsrecht, 7. Auflage 1992, Stutz, München

---

[53] BSG SozR 3100 § 89 Nr 7

[54] vgl hierzu BSG SozR 3100 § 1 Nr 38, 39, 41

5.9 Schwerbehindertenrecht (SchwbG)

5.9.1 Aufgabe

Das Schwerbehindertengesetz will, wie sein offizieller Titel besagt, der „Sicherung der Eingliederung Schwerbehinderter in Arbeit, Beruf und Gesellschaft" dienen.

5.9.2 Gesetzliche Grundlagen

Maßgebend ist in erster Linie das **Schwerbehindertengesetz** (SchwbG). Die sonstigen Vergünstigungen für Behinderte sind in zahlreichen Einzelgesetzen verstreut enthalten (s unten).

Das Schwerbehindertenrecht ist in der Vergangenheit mannigfachen Veränderungen unterworfen gewesen. Von besonderer – wenn auch mehr deklaratorischer – Bedeutung ist, daß seit 1986 das Ausmaß von Behinderungen nicht mehr – wie früher – nach dem Grad der MdE, sondern nach einem eigenen „**Grad der Behinderung**" (GdB, S 17) festgestellt wird. Damit sollte zum Ausdruck gebracht werden, daß es nach dem SchwbG nicht auf das Ausmaß einer Beeinträchtigung der *Erwerbsfähigkeit* ankommt, sondern auf das Ausmaß regelwidriger Funktionsstörungen, das vom alterstypischen Zustand abweicht. An den allgemeinen Maßstäben zur Bewertung hat sich dadurch nichts geändert; für den GdB gelten gleichwohl die zu § 30 Abs 1 BVG und damit für die MdE festgesetzten Maßstäbe weiterhin entsprechend, § 3 Abs 3 SchwbG.

Für die sozialmedizinische Beurteilung von Behinderungen und GdB hat der BMA ergänzende „Anhaltspunkte für die ärztliche Gutachtertätigkeit im sozEntschR und nach dem SchwbG" herausgegeben, die weitere Hinweise für die Beurteilung und Bewertung der medizinisch relevanten Sachverhalte für ärztliche Gutachter enthalten.

5.9.3 Träger des Schwerbehindertenrechts

Die Durchführung des SchwbG obliegt:
- hinsichtlich der Feststellung von Behinderungen, des GdB sowie der sonstigen Vergünstigungsmerkmale den Versorgungsämtern, § 3 Abs 1 SchwbG,
- hinsichtlich ua der Erhebung von Ausgleichsabgaben, des Kündigungsschutzes und der nachgehenden Hilfen im Arbeitsleben den Hauptfürsorgestellen, § 31 SchwbG,
- hinsichtlich der Gleichstellung mit Schwerbehinderten, der Arbeits- und Berufsberatung Schwerbehinderter, ihrer Arbeitsvermittlung

und der Überwachung der Beschäftigungspflicht den Arbeitsämtern, § 33 SchwbG.

5.9.4 Geschützter Personenkreis; Behinderung; Schwerbehinderung; Schwerbehindertenausweis

Behinderung (vgl auch S 9) iS des SchwbG ist die Auswirkung einer nicht nur vorübergehenden Funktionsbeeinträchtigung, die auf einem regelwidrigen körperlichen, geistigen oder seelischen Zustand beruht; regelwidrig ist (nur) der Zustand, der von dem für das Lebensalter typischen abweicht, § 3 Abs 1 SchwbG.

Als nicht nur vorübergehend gilt auch hier ein Zeitraum von mehr als 6 Monaten, § 3 Abs 1 Satz 2 SchwbG.

Schwerbehinderte iS des SchwbG sind Personen mit einem GdB von wenigstens 50, die ihren Wohnsitz, ihren gewöhnlichen Aufenthalt oder ihre Beschäftigung rechtmäßig in Deutschland haben, § 1 SchwbG.

Den **Schwerbehinderten gleichstellt** werden können auf Antrag Personen mit einem GdB um weniger als 50, aber wenigstens 30, wenn sie infolge ihrer Behinderung ohne diese Hilfe einen geeigneten Arbeitsplatz nicht erlangen oder behalten können, § 2 SchwbG.

Die Gleichstellung wird vom Arbeitsamt, nicht vom Versorgungsamt vorgenommen, § 33 Abs 1 Nr 5 SchwbG, aber aufgrund der Feststellungen des Versorgungsamts. Die Gleichgestellten nehmen an allen Vergünstigungen des (echten) Schwerbehinderten teil mit Ausnahme des Zusatzurlaubs (§ 47 SchwbG) und der unentgeltlichen Beförderung Schwerbehinderter (§§ 59 ff SchwbG).

Auf Antrag des Behinderten stellt das Versorgungsamt einen **Schwerbehindertenausweis** aus, der die Feststellungen über die Eigenschaft als Schwerbehinderter, den GdB sowie ggf weitere Merkmale (sog Vergünstigungsmerkmale, s unten) enthält, § 4 Abs 5 SchwbG.

5.9.5 Feststellung von Behinderung und GdB

Auf Antrag des Behinderten stellt das Versorgungsamt das Vorliegen von Behinderungen und den GdB fest, § 4 Abs 1 SchwbG.

Eine solche Feststellung ist ua nicht zu treffen, wenn eine Feststellung über das Vorliegen einer Behinderung und den Grad der hierauf beruhenden MdE schon in einem Rentenbescheid oder einer entsprechenden Verwaltungs- oder Gerichtsentscheidung getroffen worden ist, es sei denn, daß der Behinderte ein Interesse an anderweitiger Feststellung nach dem SchwbG glaubhaft macht, § 4 Abs 2 SchwbG.

Ein solches Interesse kann bestehen, wenn neben den in derartigen Entscheidungen festgestellten und bewerteten Gesundheitsschäden weitere Behinderungen vorliegen oder wenn zB die MdE in einem Bescheid der GUV aufgrund der dort zT anderen MdE-Sätze[1] niedriger festgestellt worden ist als nach den im SchwbR maßgebenden Grundsätzen.

Die Auswirkung der Funktionsbeeinträchtigungen ist als **Grad der Behinderung** (**GdB**, S 17), nach Zehnergraden abgestuft, von 20 bis 100 festzustellen, § 3 Abs 2 SchwbG.

Für den GdB gelten die im Rahmen des § 30 Abs 1 BVG festgelegten Maßstäbe für die MdE (S 17) weitgehend entsprechend.[2]

Bei mehreren sich gegenseitig beeinflussenden Funktionsbeeinträchtigungen ist deren Gesamtauswirkung (S 21) maßgeblich, § 3 Abs 1 Satz 3 SchwbG, und der GdB ist nach den Auswirkungen der Funktionsbeeinträchtigungen in ihrer Gesamtheit unter Berücksichtigung ihrer wechselseitigen Beziehungen festzustellen, § 4 Abs 3 SchwbG.

5.9.6 Feststellung von Nachteilsausgleichen

Sind neben dem Vorliegen einer Behinderung weitere gesundheitliche Merkmale (sog **Vergünstigungsmerkmale**) Voraussetzung für die Inanspruchnahme von Nachteilsausgleichen, treffen die Versorgungsbehörden auch insoweit die erforderlichen Feststellungen, § 4 Abs 4 SchwbG.

Zu diesen Vergünstigungsmerkmalen gehören insbesondere die Merkmale, die nach dem EStG relevant sind (S 169) und zT auch zu unentgeltlicher Beförderung im Nahverkehr (§ 59 SchwbG, S 168) berechtigen, ua die Merkmale „G" (= gehbehindert, s unten), „aG" (= außergewöhnlich gehbehindert, s unten), „H" (= hilflos, s S 34), „B" (= Notwendigkeit ständiger Begleitung, s unten), „Bl" (= blind), ferner ua die Merkmale für die Benutzung der 1. Wagenklasse der Deutschen Bundesbahn mit Fahrausweisen der 2. Wagenklasse („1. Kl", S 170), die „erhebliche Gehbehinderung" iS des § 9 Abs 2 Nr 2 EStG (S 169) und die „äußerlich erkennbare Einbuße der körperlichen Beweglichkeit" iS des § 33 Abs 2 Nr 1.b EStG (S 169).[3]

Der früher mögliche Nachweis derartiger Merkmale insbesondere im Rahmen des Steuerrechts durch Bescheinigungen der behandelnden Ärzte oder des Gesundheitsamts ist nicht mehr zulässig; die entsprechenden Nachweise können nur noch über das Versorgungsamts erbracht werden.

5.9.7 Weitere Rechtswirkungen

Aus der Vielzahl von Bestimmungen, die den Schwerbehinderten im Arbeitsleben schützend begleiten sollen, können hier nur noch erwähnt werden:

Den Arbeitsämter obliegt ua eine **besondere Förderung der Einstellung und Beschäftigung** Schwerbehinderter, auch im Rahmen von Arbeitsbeschaffungsmaßnahmen, § 33 SchwbG.

Arbeitgeber, die über mindestens 16 Arbeitsplätze verfügen, trifft eine **Beschäftigungspflicht:** Sie haben auf wenigstens 6 vH der Arbeitsplätze Schwerbehinderte zu beschäftigen, § 5 SchwbG.

Solange Arbeitgeber die vorgeschriebene Zahl Schwerbehinderter nicht beschäftigen, haben sie für jeden unbesetzten Pflichtplatz eine Ausgleichsabgabe von 200,- DM monatlich zu entrichten, die nur für Zwecke der Arbeits- und Berufsförderung Schwerbehinderter sowie für Leistungen zur begleitenden Hilfe im Arbeits- und Berufsleben (s unten) verwendet werden darf, § 11 SchwbG.

Die **Kündigung des Arbeitsverhältnisses** eines Schwerbehinderten durch den Arbeitgeber bedarf der vorherigen Zustimmung der Hauptfürsorgestelle, §§ 15, 17 SchwbG.

Schwerbehinderte haben Anspruch auf bezahlten **zusätzlichen Urlaub** von 5 Arbeitstagen im Jahr, § 47 SchwbG.

5.9.8 Begleitende Hilfen im Arbeits- und Berufsleben

Die Hauptfürsorgestellen haben in enger Zusammenarbeit mit den Arbeitsämtern und den übrigen Trägern der Rehabilitation **begleitende Hilfe im Arbeits- und Berufsleben** zu leisten, § 31 Abs 1 Nr 3 und Abs 2 SchwbG.

Diese Hilfen sollen dahin wirken, daß die Schwerbehinderten in ihrer sozialen Stellung nicht absinken, auf Arbeitsplätzen beschäftigt werden, auf denen sie ihre Kenntnisse und Fähigkeiten voll verwerten und weiterentwickeln können sowie durch Leistungen der Rehabilitationsträger und Maßnahmen der Arbeitgeber befähigt werden, sich am Arbeitsplatz und im Wettbewerb mit Nichtbehinderten zu behaupten; die Hauptfürsorgestelle soll außerdem darauf Einfluß nehmen, daß Schwierigkeiten bei der Beschäftigung verhindert oder beseitigt werden, § 31 Abs 2 SchwbG.

Für die begleitenden Hilfen kann die Hauptfürsorgestelle aus den ihr zur Verfügung stehenden Mitteln auch

---

[1] vgl hierzu die Synopse S 423
[2] vgl die Synopse S 423
[3] Zu den Bewertungsmaßstäben vgl Anhaltspunkte Nr 26 ff

Geldleistungen gewähren, § 31 Abs 3 SchwbG. Hierzu sind in der 2. DVO zum SchwbG (Ausgleichsabgaben-VO) weitere Regelungen getroffen worden. Danach werden als Hilfen ua erbracht:

- laufende Zuschüsse bis zu 80 vH des Arbeits- bzw Ausbildungsentgelts, §§ 4 ff der VO,
- Leistungen an Arbeitgeber zur Schaffung von Arbeits- und Ausbildungsplätzen, §§ 15 ff, 26 der VO,
- Leistungen zur Beschaffung technischer Arbeitshilfen, § 19 der VO,
- Hilfen zum Erreichen des Arbeitsplatzes nach Maßgabe der Kraftfahrzeughilfe-VO (S 39), § 20 der VO,
- Hilfen zur wirtschaftlichen Selbständigkeit, § 21 der VO,
- Hilfen zur Beschaffung, Ausstattung und Erhaltung einer behinderungsgerechten Wohnung, § 22 der VO,
- Leistungen zur psychosozialen Betreuung, § 28 der VO.

Die (grundsätzlich vorrangigen) Verpflichtungen anderer, insbesondere der Rehabilitations-Träger, bleiben durch diese Hilfen unberührt, § 31 Abs 4 SchwbG. Ist ungeklärt, welcher Träger Leistungen zur begleitenden Hilfe im Arbeitsleben zu gewähren hat, oder ist die unverzügliche Einleitung der erforderlichen Maßnahmen aus anderen Gründen gefährdet, soll die Hauptfürsorgestelle vorläufig Leistungen gewähren, die von dem zuständigen Leistungsträger ggf zu erstatten sind, § 31 Abs 5 SchwbG.

5.9.9 Förderung von Werkstätten für Behinderte

Werkstätten für Behinderte sind Einrichtungen zur Eingliederung Behinderter in das Arbeitsleben, § 54 SchwbG. Behinderten, die wegen Art oder Schwere der Behinderung nicht, noch nicht oder noch nicht wieder auf dem allgemeinen Arbeitsmarkt beschäftigt werden können, ist dort:

- eine angemessene berufliche Bildung und eine Beschäftigung zu einem ihrer Leistung angemessenen Arbeitsentgelt aus dem Arbeitsergebnis anzubieten und
- zu ermöglichen, ihre Leistungsfähigkeit zu entwickeln, zu erhöhen oder wiederzugewinnen und dabei ihre Persönlichkeit weiterzuentwickeln.

Werkstätten für Behinderte bedürfen der Anerkennung. Die Entscheidung über die Anerkennung trifft auf Antrag die Bundesanstalt für Arbeit im Einvernehmen mit dem überörtlichen Träger der Sozialhilfe. Die Arbeitsämter führen ein Verzeichnis der anerkannten Werkstätten für Behinderte, § 57 SchwbG.

Die Werkstätten stehen allen Behinderten unabhängig von Art oder Schwere der Behinderung offen, sofern erwartet werden kann, daß sie spätestens nach Teilnahme an Maßnahmen im Arbeitstrainingsbereich wenigstens ein Mindestmaß wirtschaftlich verwertbarer Arbeitsleistung erbringen werden, § 54 Abs 2 SchwbG.

Anerkannte Werkstätten haben diejenigen Behinderten aus ihrem Einzugsgebiet, die die Aufnahmevoraussetzungen erfüllen, aufzunehmen, wenn Leistungen durch die Sozialleistungsträger gewährleistet sind oder die Behinderten die Kosten selbst übernehmen, § 54a SchwbG. Die Verpflichtung zur Aufnahme gilt unabhängig von:

- der Ursache der Behinderung,
- der Art der Behinderung, wenn in dem Einzugsgebiet keine besondere Werkstatt für Behinderte für diese Behinderungsart vorhanden ist, und
- der Schwere der Behinderung, der Minderung der Leistungsfähigkeit und einem besonderen Bedarf an Förderung, begleitender Betreuung oder Pflege.

Behinderte im Arbeitsbereich anerkannter Werkstätten stehen, wenn sie nicht Arbeitnehmer sind, zu den Werkstätten in einem arbeitnehmerähnlichen Rechtsverhältnis, soweit sich aus dem zugrunde liegenden Sozialleistungsverhältnis nichts anderes ergibt, § 54b Abs 1 SchwbG. Die Werkstätten sind verpflichtet, aus ihrem Arbeitsergebnis an die im Arbeitsbereich beschäftigten Behinderten ein Arbeitsentgelt zu zahlen, § 54b Abs 2 SchwbG

Ua sind Aufträge der öffentlichen Hand, die von den Werkstätten für Behinderte ausgeführt werden können, bevorzugt diesen Werkstätten anzubieten, § 56 SchwbG.

5.9.10 Unentgeltliche Beförderung Schwerbehinderter

Schwerbehinderte, die infolge ihrer Behinderung in ihrer Bewegungsfreiheit im Straßenverkehr erheblich beeinträchtigt oder hilflos oder gehörlos sind, werden gegen Vorzeigen ihres entsprechend gekennzeichneten Schwerbehindertenausweises **im Nahverkehr unentgeltlich befördert**, § 59 Abs 1 SchwbG.

Früher waren zeitweise *alle* Schwerbehinderten mit einem GdB um mindestens 80 vH oder anerkannter Behinderung ihrer Bewegungsfähigkeit im Straßenverkehr unentgeltlich befördert worden. Diese Vergünstigung ist 1984 reduziert worden auf den vorgenannten Personenkreis.

Voraussetzung ist zudem (seit 1984), daß der Schwerbehindertenausweis mit einer gültigen **Wertmarke** (Preis: 120,- DM jährlich) versehen ist, § 59 Abs 1 Satz 2 SchwbG. Kostenlos erhalten die Wertmarke, § 59 Abs 1 Satz 5 SchwbG:

- Blinde iS des § 79 Abs 2a Nr 3 BSHG oder entsprechender Vorschriften,
- Hilflose iS des § 33b EStG oder entsprechender Vorschriften,
- Bezieher ua von Arbeitslosenhilfe oder Hilfe zum Lebensunterhalt nach dem BSHG oder von Leistungen nach §§ 27a und 27d BVG.

Nahverkehr ist der Verkehr ua mit Eisen- und Straßenbahnen, Omnibussen und S-Bahnen im Umkreis von 50 km um den Wohnsitz oder gewöhnlichen Aufenthaltsort des Schwerbehinderten, § 61 Abs 1 SchwbG.

Darüber hinaus besteht **auch ohne Wertmarke** Anspruch auf unentgeltliche Beförderung im Nah- *und* Fernverkehr, § 59 Abs 2 SchwbG, für:

– die Begleitperson eines Schwerbehinderten iS des § 59 Abs 1 SchwbG, sofern eine ständige Begleitung (s unten) notwendig und dies im Schwerbehindertenausweis eingetragen ist (Merkmal „B"),

– das Handgepäck, einen mitgeführten Krankenfahrstuhl, soweit die Beschaffenheit des Verkehrsmittels es zuläßt, sonstiger orthopädischer Hilfsmittel und eines Führhundes.

In seiner **Bewegungsfähigkeit im Straßenverkehr erheblich beeinträchtigt** (Vergünstigungsmerkmal „G" = gehbehindert) ist, wer infolge einer Einschränkung seines Gehvermögens, auch durch innere Leiden, oder infolge von Anfällen oder von Störungen der Orientierungsfähigkeit nicht ohne erhebliche Schwierigkeiten oder nicht ohne Gefahren für sich oder andere Wegstrecken im Ortsverkehr zurückzulegen vermag, die üblicherweise noch zu Fuß zurückgelegt werden, § 60 Abs 1 SchwbG.[4]

Üblich ist hier eine Gehstrecke von ca 2.000 m bzw eine Wegstrecke, die eine gesunde Vergleichsperson im Ortsverkehr mit einem Zeitaufwand bis zu 30 min zurücklegt; erhebliche Schwierigkeiten sind ua gegeben, wenn für einen Fußweg bis zu 2.000 m ein unzumutbarer Zeitaufwand benötigt wird, der jedenfalls bei einer Verdopplung der normalen Gehzeit von 30 min zu bejahen ist.[5]

Außergewöhnlich gehbehindert (Vergünstigungsmerkmal „aG" = außergewöhnlich gehbehindert) ist, wer sich wegen der Schwere seines Leides dauernd nur mit fremder Hilfe oder nur mit großen Anstrengungen außerhalb seines Kraftfahrzeugs bewegen kann.[6]

Ständige Begleitung (Vergünstigungsmerkmal „B" = ständige Begleitung) ist bei Schwerbehinderten notwendig, die bei Benutzung von öffentlichen Verkehrsmitteln infolge ihrer Behinderung zur Vermeidung von Gefahren für sich oder andere regelmäßig auf fremde Hilfe angewiesen sind, § 60 Abs 2 SchwbG.[7]

---

[4] vgl hierzu Anhaltspunkte Nr 30 S 165
[5] LSG Essen Breith 1988, 758
[6] vgl hierzu Anhaltspunkte Nr 31 S 167
[7] vgl hierzu Anhaltspunkte Nr 32 S 168

5.9.11 Sonstige Vergünstigungen für Behinderte

Im **Einkommen**- und im **Lohnsteuerrecht** geltend vor allem folgende Vergünstigungen:

Für **außergewöhnliche Belastungen**, die Behinderten unmittelbar infolge ihrer Behinderung erwachsen, wird auf Antrag ohne Kürzung um die sog zumutbare Belastung (§ 33 Abs 3 EStG) vom steuerpflichtigen Einkommen ein **Pauschbetrag** abgezogen. Die Pauschbeträge erhalten, § 33b Abs 2 EStG:

– Behinderte, deren GdB *auf mindestens 50* festgestellt ist,

– Behinderte, deren GdB auf weniger als 50, aber *mindestens 25* festgestellt ist, wenn
   • dem Behinderten wegen seiner Behinderung Renten oder andere laufende Bezüge zustehen, oder
   • die Behinderung zu einer äußerlich erkennbaren dauernden Einbuße der körperlichen Beweglichkeit geführt hat, oder
   • die Behinderung auf einer typischen Berufskrankheit beruht.

Die **Höhe der Pauschbeträge** (600,- bis 2.760,- DM; bei Blindheit oder Hilflosigkeit 7.200,- DM) richtet sich nach dem GdB, § 33b Abs 3 EStG. Der Nachweis der Voraussetzungen ist bei Behinderten mit Anspruch auf laufende Renten usw durch den Bewilligungsbescheid des entsprechenden Leistungsträgers zu führen, bei den anderen Behinderten ausschließlich durch einen Feststellungsbescheid des Versorgungsamts nach § 4 Abs 1 und 4 SchwbG.

Anstelle der Inanspruchnahme eines solchen Pauschbetrages können die nachgewiesenen Aufwendungen infolge einer Behinderung auch im Rahmen der allgemeinen Bestimmungen über die Geltendmachung außergewöhnlicher Belastungen nach § 33 EStG abgesetzt werden.

Zu den absetzbaren außergewöhnlichen Belastungen gehört auch die Beschäftigung einer **Hausgehilfin** oder **Haushaltshilfe**, wenn der Steuerpflichtige oder sein Ehegatte das 60. Lebensjahr vollendet haben oder wenn wegen Behinderung oder Krankheit des Steuerpflichtigen, seines Ehegatten, eines Kind oder einer sonstigen zum Haushalt gehörige unterhaltene Person die Beschäftigung einer Haushaltshilfe erforderlich ist oder er oder sein Ehegatte in einem Heim oder dauernd zur Pflege untergebracht ist, § 33a Abs 3 EStG.

Darüber hinaus sind als außergewöhnliche Belastung nach § 33c EStG **Kinderbetreuungskosten für Alleinstehende** absetzbar, soweit die Aufwendungen ua durch Behinderung oder Krankheit des Steuerpflichtigen anfallen, ferner bei Ehegatten, soweit sie wegen Behinderung oder Krankheit eines Ehegatten erwachsen, wenn der andere Ehegatte erwerbstätig oder ebenfalls behindert bzw krank ist.

Kfz-Kosten können Behinderte für *Fahrten zwischen Wohnung und Arbeitsstätte* abweichend von den normalen Werbungskosten (derzeit noch 0,70 DM pro *Entfernungs*-km) in Höhe der nachgewiesenen tatsächlichen Aufwendungen oder pauschal mit 0,52 DM pro *gefahre-*

nen km (also 1,04 DM pro Entfernungs-km) geltend machen, § 9 Abs 2 EStG:

– Behinderte mit einem GdB um mindestens 70 vH,
– Behinderte mit einem GdB um mindestens 50 vH, die erheblich gehbehindert sind (Merkzeichen „G").

Kfz-Kosten können *auch für Privatfahrten* – ggf auch für ein behindertes Kind – darüber hinaus als außergewöhnliche Belastungen nach § 33 EStG in angemessenem Rahmen berücksichtigt werden, bei:

– einer MdE (bzw GdB) um mindestens 80 vH,
– einer MdE (bzw GdB) um mindestens 70 vH, die erheblich gehbehindert (Vergünstigungsmerkmal „G") sind,
– einer MdE (GdB) um mindestens 50 vH, wenn nachgewiesen wird, daß die Aufwendungen durch die Behinderung verursacht werden.

Als angemessen wird idR ein Aufwand für Privatfahrten im Umfang von jährlich 3.000 km, für Behinderte mit dem Vergünstigungsmerkmal „aG" 15.000 km, angesehen.[8]

Für die **Kfz-Steuer** gilt:

Von der Kfz-Steuer *befreit* ist das Halten von Kraftfahrzeugen, die für Schwerbehinderte mit den Vergünstigungsmerkmalen „H" (= hilflos), „Bl" (= blind) oder „aG" (= außergewöhnlich gehbehindert) zugelassen sind, § 3a Abs 1 KraftStG.

Die Kfz-Steuer *ermäßigt* sich um 50 vH für Kraftfahrzeuge, die für Schwerbehinderte mit dem Vergünstigungsmerkmal „G" (= gehbehindert) zugelassen sind, sofern das Recht zur unentgeltlichen Beförderung im Nahverkehr nach § 59 SchwbG (S 173) nicht in Anspruch genommen wird.

Voraussetzung für die Steuerbefreiung und -ermäßigung ist aber, daß das Fahrzeug nur für Fahrten zur Fortbewegung des Behinderten oder zu seiner Haushaltsführung benutzt wird.

Darüber hinaus gewähren die **Kfz-Haftpflichtversicherungen** für Kraftfahrzeuge von Behinderten, die von der Kfz-Steuer ganz oder teilweise befreit sind, idR Beitragsnachlässe zwischen 12,5 und 25 vH, zT auch bei der Kasko-Versicherung.

Parkerleichterungen ua durch Befreiung von den allgemeinen Vorschriften über Parkverbote und von den Gebühren an Parkuhren und Parkscheinautomaten erhalten Schwerbehinderte mit den Vergünstigungsmerkmalen „aG" (= außergewöhnlich gehbehindert) oder „Bl" (= blind) sowie ua Ohnhänder, § 46 Abs 1 StVO.[9]

Die Parkerleichterungen sind durch einen besonderen Ausweis nachzuweisen, der gut sichtbar hinter der Windschutzscheibe anzubringen ist. Die Ausweise werden auf Antrag von den zuständigen Straßenverkehrsbehörden ausgestellt.

Die Straßenverkehrsbehörden können darüber hinaus für diesen Personenkreis besonders gekennzeichnete allgemeine Parkplätze (zB im Innenstadtbereich, vor Behörden usw) einrichten sowie in Einzelfällen einen individuellen Parkplatz für einen bestimmten Schwerbehinderten (zB vor der Wohnung oder Arbeitsstelle) reservieren.

Bei der **Deutschen Bahn AG** können neben den allgemeinen Vergünstigungen des § 59 SchwbG (s oben) Schwerkriegsbeschädigte und Verfolgte iS des BEG mit einer MdE um mindestens 70 vH die **1. Wagenklasse** mit Fahrausweisen der 2. Wagenklasse benutzen, wenn ihr körperlicher Zustand bei Reisen die Unterbringung in der 1. Wagenklasse erfordert.

Der Nachweis wird durch den Schwerbehindertenausweis mit dem Vergünstigungsmerkmal „1. Kl" geführt. Schwerbehinderte mit einem GdB um mindestens 80 können darüber hinaus dieselben Vergünstigungen in Anspruch nehmen wie Senioren.

Die **Deutsche Lufthansa** und andere Luftverkehrsgesellschaften gewähren Schwerbeschädigten iS des BVG und des BEG, bei denen eine MdE um mindestens 50 vH bereits vor dem 01.10.1979 bestanden hat, auf innerdeutschen Fluglinien Flugpreisermäßigungen.

Außerdem werden Begleitpersonen von Schwerbehinderten mit dem Vergünstigungsmerkmal „B" (= Notwendigkeit ständiger Begleitung) auf innerdeutschen Fluglinien kostenlos befördert.

Darüber hinaus bestehen Vergünstigungen ua beim Wohngeld (§ 16 Abs 2 WoGG), beim Wohnungsbau sowie vielfach Eintrittsermäßigungen beim Besuch Film- und Theatervorführungen, Museen usw.

Literatur

Anhaltspunkte für die ärztliche Gutachtertätigkeit im sozEntschR und nach dem SchwbG, herausgegeben vom Bundesministerium für Arbeit und Sozialordnung 1996

Dörner, H.-J.: Schwerbehindertengesetz (Stand: 1996), Schulz, Percha

Erlenkämper, A., W. Fichte: Sozialrecht, 3. Aufl, Heymanns Köln

Gröninger, K., W. Thomas: Schwerbehindertengesetz (Stand: 1996), Kommentator, Frankfurt

Weber, R.: Schwerbehindertengesetz (Stand: 1996), Bachem, Köln

---

[8] vgl Abschnitt 194 Abs 11 der Einkommensteuerrichtlinien
[9] vgl hierzu Anhaltspunkte Nr 31 S 167

5.10 Sozialhilferecht (BSHG)

5.10.1 Aufgabe

Die Sozialhilfe soll dem einzelnen Mitbürger die Führung eines Lebens ermöglichen, das der Würde des Menschen entspricht; die Hilfe soll ihn soweit wie möglich befähigen, unabhängig von ihr zu leben, § 1 BSHG.

Wer nicht in der Lage ist, aus eigenen Kräften seinen Lebensunterhalt zu bestreiten und auch von anderer Seite keine ausreichende Hilfe erlangen kann, hat ein Recht auf persönliche und wirtschaftliche Hilfe, die seinem besonderen Bedarf entspricht und ihm die Teilnahme am Leben der Gemeinschaft ermöglicht, § 9 SGB I. Anders als nach früherem Fürsorgerecht besteht daher auf die Leistungen der Sozialhilfe ein echter Rechtsanspruch, § 4 BSHG; wer Sozialhilfe in Anspruch nimmt, ist daher kein Empfänger von „Wohlfahrt" oder „Fürsorge", von Almosen also, um die er betteln muß, sondern ein Sozialleistungsberechtigter mit Rechtsansprüchen wie jeder anderer Empfänger von Sozialleistungen anderer Bereiche auch. Damit ist der modernen Sozialhilfe der früher ihr anhaftende Makel genommen: Keiner braucht sich zu schämen, der sein Recht auf Sozialhilfe in Anspruch nimmt.

Die moderne Sozialhilfe ist auch von ihrem Inhalt her weitaus mehr als eine Armenfürsorge. Sie gewährt Bedürftigen zwar auch Hilfe zum Lebensunterhalt. Im Vordergrund der Leistungen soll aber das Bemühen stehen, den Hilfesuchenden soweit wie möglich zu befähigen, unabhängig von weiterer Sozialhilfe zu leben, und ihn insbesondere in Arbeit, Beruf und Gesellschaft einzugliedern, § 1 Abs 2 Satz 2 BSHG. Für die Erfüllung dieser Aufgaben stellt das Gesetz ein umfangreiches Instrumentarium von Maßnahmen und Leistungen bereit.

5.10.2 Rechtsquellen

Gesetzlich geregelt ist die Sozialhilfe im Bundessozialhilfegesetz (BSHG) sowie in ergänzenden Rechtsverordnungen (ua Regelsatzverordnung, Eingliederungshilfeverordnung).

5.10.3 Träger der Sozialhilfe

Träger der Sozialhilfe sind die Länder sowie die Landkreise bzw kreisfreien Gemeinden, § 96 BSHG. Wahrgenommen werden die Aufgaben ganz überwiegend von den Sozialämtern der Kreise bzw Gemeinden, nur in besonderen Fällen von überörtlichen Trägern.

5.10.4 Anspruchsberechtigter Personenkreis

Sozialhilfe erhält, wer sich in den Einzelbereichen, für die Maßnahmen bzw Leistungen vorgesehen sind, selbst nicht bzw nicht zumutbar helfen kann und die erforderliche Hilfe auch nicht von anderen, insbesondere von Angehörigen oder Trägern anderer Sozialleistungen, erhält, § 2 BSHG.

Auf die Sozialhilfe besteht ein **Rechtsanspruch**, soweit im Gesetz nichts anderes bestimmt ist, § 4 Abs 1 BSHG.

Jeder Hilfesuchende muß seine **Arbeitskraft** zur Beschaffung des Lebensunterhalts für sich und seine unterhaltsberechtigten Angehörigen einsetzen, § 18 BSHG.

Für Hilfesuchende, die keine Arbeit finden können, sollen Arbeitsgelegenheiten geschaffen werden, § 19 BSHG. Wer sich weigert, zumutbare Arbeit zu leisten, hat keinen Anspruch auf Hilfe zum Lebensunterhalt, § 25 Abs 1 BSHG. Die Hilfe soll bis auf das zum Lebensunterhalt Unerläßliche eingeschränkt werden ua bei einem Hilfesuchenden, dessen Anspruch auf Arbeitslosengeld oder -hilfe wegen Verhängung einer Sperrzeit ruht oder erloschen ist (S 101) oder der die Voraussetzungen für die Verhängung einer solchen Sperrzeit erfüllt, § 25 Abs 2 BSHG.

5.10.5 Art und Form der Sozialhilfe

Sozialhilfe wird gewährt, § 1 BSHG:

– als Hilfe zum Lebensunterhalt,
– als Hilfe in besonderen Lebenslagen.

Art, Form und Maß der Sozialhilfe richten sich nach den Besonderheiten des Einzelfalls, vor allem nach der Person des Hilfesuchenden, der Art seines Bedarfs und den örtlichen Verhältnissen, § 3 Abs 1 BSHG. Hierüber entscheidet der Sozialhilfeträger nach pflichtgemäßem Ermessen, soweit das Gesetz nichts anderes bestimmt, § 4 Abs 2 BSHG.

Den Wünschen des Hilfeempfängers soll entsprochen werden, soweit sie angemessen sind und keine unvertretbaren Mehrkosten erfordern; Wünschen auf Unterbringung in einem (Alters-) Heim oder einer ähnlichen Einrichtung soll nur entsprochen werden, wenn andere Hilfen nicht möglich sind oder nicht ausreichen, §§ 3 Abs 2, 3a BSHG.

Der Anspruch auf Sozialhilfe ist **subsidiär**, also nachrangig ua gegenüber Unterhaltsansprüchen und anderen Sozialleistungsansprüchen. Sozialhilfe erhält nicht, wer sich selbst helfen kann oder wer die erforderliche Hilfe von anderen, insbesondere von Angehörigen oder anderen Sozialleistungsträger erhält, § 2 Abs 1 BSHG.

Die Sozialhilfe **beginnt** (erst), wenn dem zuständigen Träger oder den von ihm beauftragten Stellen bekannt wird, daß die Voraussetzungen zur Hilfegewährung vorliegen, § 5 BSHG.

Die Gewährung von Sozialhilfe ist idR **vom Einkommen abhängig**; sie wird also nur gewährt, soweit der Hilfesuchende die erforderlichen Mittel aus eigenem Einkommen oder Vermögen bzw durch Hilfe anderer Sozialleistungsträger oder seiner Angehörigen nicht oder nicht ausreichend beschaffen kann, §§ 2, 11, 28 BSHG.

Das gilt vor allem für die Hilfe zum Lebensunterhalt. Für die Hilfe in besonderen Lebenslagen bestehen dagegen bestimmte Einkommensgrenzen mit der Folge, daß dem Hilfesuchenden bzw seinen Angehörigen die Aufbringung der Mittel nicht zugemutet wird, wenn das Nettoeinkommen unter diesen Grenzen liegt (S 173).

5.10.6 Leistungen der Sozialhilfe

5.10.6.1 Hilfe zum Lebensunterhalt

Hilfe zum Lebensunterhalt erhält, wer seinen notwendigen Lebensunterhalt aus eigenen Kräften und Mitteln, vor allem aus seinem Einkommen und Vermögen, nicht oder nicht ausreichend beschaffen kann, § 11 BSHG.[1]

Jeder Hilfesuchende ist aber verpflichtet, seine Arbeitskraft zur Beschaffung des Lebensunterhaltes für sich und seine unterhaltsberechtigten Angehörigen einzusetzen, § 18 BSHG. Wer sich weigert, zumutbare Arbeit zu leisten, hat keinen Anspruch auf Hilfe zum Lebensunterhalt; ggf kann die Hilfe in solchen Fällen auf das zum Lebensunterhalt Unerläßliche eingeschränkt werden, § 25 BSHG (s oben).

Bei nicht getrennt lebenden Ehegatten sind Einkommen und Vermögen beider Ehegatten zu berücksichtigen, bei minderjährigen unverheirateten Kindern, die im Haushalt der Eltern leben, idR auch das Einkommen und Vermögen der Eltern, § 11 Abs 1 Satz 2 BSHG.

Der **notwendige Lebensunterhalt** umfaßt insbesondere Ernährung, Unterkunft, Kleidung, Körperpflege, Hausrat, Heizung und persönliche Bedürfnisse des täglichen Lebens, § 12 BSHG.

Bei Unterbringung in einem **Heim, einer Anstalt oder gleichartigen Einrichtung** umfaßt die Hilfe zum Lebensunterhalt auch einen angemessenen Barbetrag zur persönlichen Verfügung ("**Taschengeld**") in Höhe von mindestens 30 vH des Regelsatzes (s unten) eines Haushaltungsvorstandes.[2]

Hilfe zum Lebensunterhalt wird durch **einmalige und laufende Leistungen** gewährt, § 21 BSHG.

Einmalige Leistungen sind (auch) zu gewähren, wenn der Hilfesuchende zwar keine laufenden Leistungen benötigt, jedoch seinen Lebensunterhalt in einzelnen Bereichen (zB Kleidung, Hausrat, Heizung, Strom,

Gas) aus eigenen Kräften oder Mitteln nicht voll beschaffen kann, § 21 BSHG. Ggf können insoweit die Leistungen auch (nur) als Darlehen gewährt werden, § 15 BSHG.

Laufende Leistungen zum Lebensunterhalt außerhalb von Anstalten, Heimen und gleichartigen Einrichtungen werden nach **Regelsätzen** gewährt, können aber abweichend bemessen werden, soweit dies nach den Umständen des Einzelfalls geboten ist, § 22 Abs 1 BSHG. In der hierzu ergangenen Regelsatzverordnung sind weitere Einzelheiten geregelt. Danach wird in der Höhe der Regelsätze ua zwischen dem Haushaltsvorstand und anderen Haushaltsangehörigen – letztere gestaffelt nach Alter – unterschieden; laufende Leistungen für Unterkunft und Heizung werden in Höhe der tatsächlichen Aufwendungen zusätzlich gewährt.

Die **Höhe der Regelsätze** ist in den Ländern unterschiedlich; sie werden von den Ländern nach Maßgabe der tatsächlichen Lebenshaltungskosten und ihrer örtlichen Unterschiede festgesetzt.[3]

Die Regelsätze werden bei besonderem **Mehrbedarf** erhöht, § 23 BSHG. Ein solcher Mehrbedarf ist ua anzuerkennen:

– bei Personen, die das 65. Lebensjahr vollendet haben,
– bei Personen unter 65 Jahren, die erwerbsunfähig iS der GRV sind,
– bei Behinderten mit dem Vergünstigungsmerkmal „G" (= gehbehindert),
– für Behinderte, die das 15. Lebensjahr vollendet haben und denen Eingliederungshilfe nach § 40 Abs 1 Nr 3 bis 5 BSHG gewährt wird,

5.10.6.2 Hilfe in besonderen Lebenslagen

Die Hilfe in besonderen Lebenslagen umfaßt, § 27 BSHG:

– Hilfe zum Aufbau oder zur Sicherung der Lebensgrundlage,
– vorbeugende Gesundheitshilfe, Krankenhilfe, sonstige Hilfe und Hilfe zur Familienplanung,
– Hilfe für werdende Mütter und Wöchnerinnen,
– Eingliederungshilfe für Behinderte,
– Blindenhilfe,
– Hilfe zur Pflege,
– Hilfe zur Weiterführung des Haushalts,
– Hilfe zur Überwindung besonderer sozialer Schwierigkeiten,
– Altenhilfe.

Sie wird nur gewährt, soweit dem Hilfesuchenden, seinem nicht dauernd getrennt lebenden Ehegatten und, wenn er minderjährig und unverheiratet ist, auch seinen Eltern die Aufbringung der Mittel aus dem Einkommen und Vermögen nach Maßgabe der §§ 76 ff BSHG (s unten) nicht zuzumuten ist, §§ 28, 29 BSHG.

---

[1] weitere Einzelheiten vgl *Erlenkämper/Fichte* S 697
[2] durchschnittlicher Regelsatz 1995: 515,- DM; 30 vH = 155,- DM

---

[3] 1995 im Bundesdurchschnitt ca 515,- DM

Auf die verschiedenen Hilfearten kann hier im einzelnen nicht eingegangen werden.[4]

Die für die Praxis auch der orthopädischen Begutachtung besonders bedeutsame **Eingliederungshilfe für Behinderte**[5] und die **Hilfe zur Pflege**[6] werden im medizinischen Teil eingehend behandelt.

5.10.7 Einsatz von Einkommen und Vermögen

Sozialhilfe erhält idR nicht, wer sich selbst helfen kann oder wer die erforderliche Hilfe von anderen, insbesondere von Angehörigen, erhält, § 2 Abs 1 BSHG. Daher ist der Hilfesuchende idR verpflichtet, sein eigenes Einkommen und Vermögen einzusetzen, bevor er Sozialhilfe in Anspruch nimmt.[7]

Dies gilt zunächst für den **Hilfesuchenden selbst**, seinen nicht getrennt lebenden Ehegatten und, wenn der Hilfesuchende minderjährig und unverheiratet ist, auch für seine Eltern, §§ 11, 28 BSHG.

Das gilt aber auch ua für die nach den Vorschriften des BGB **unterhaltspflichtigen Angehörigen** (Eltern und Kinder), die nicht mit dem Hilfeempfänger in häuslicher Gemeinschaft leben.

Hat ein Hilfeempfänger oder eine der vorgenannten Personen einen Anspruch gegen einen anderen, der kein Leistungsträger des Sozialrechts ist,[8] kann der Sozialhilfeträger durch schriftliche Anzeige an diesen anderen bewirken, daß der Anspruch bis zur Höhe seiner Aufwendungen für den Hilfeempfänger oder die genannten Personen auf ihn übergeht, § 90 BSHG. Das gilt auch für Unterhaltsansprüche. Der Übergang eines Unterhaltsanspruch darf allerdings nicht bewirkt werden, wenn der Unterhaltspflichtige mit dem Hilfeempfänger im zweiten oder entfernteren Grade verwandt ist,[9] § 91 Abs 1 BSHG. Der Sozialhilfeträger soll jedoch davon absehen, einen Unterhaltspflichtigen in Anspruch zu nehmen, soweit dies eine Härte bedeuten würde; das gilt insbesondere für die Inanspruchnahme unterhaltspflichtiger Eltern, soweit einem Behinderten, von Behinderung Bedrohten oder einem Pflegebedürftigen nach Vollendung des 21. Lebensjahres Eingliederungshilfe oder Hilfe zur Pflege gewährt wird, § 91 Abs 3 BSHG.

Zum einzusetzenden **Einkommen** gehören alle Einkünfte in Geld oder Geldeswert, vermindert ua um Steuern und Sozialversicherungsbeiträge, mit Ausnahme der Leistungen nach dem BSHG selbst, der Grundrente nach dem BVG und der Renten oder Beihilfen, die nach dem BEG für Schaden am Leben sowie an Körper und Gesundheit gewährt werden, bis zur Höhe der vergleichbaren Grundrente nach dem BVG, § 76 BSHG, sowie bestimmter Leistungen, die aufgrund öffentlich-rechtlicher Vorschriften zu einem ausdrücklich genannten Zweck geleistet werden, soweit die Sozialhilfe nicht demselben Zweck dient, § 77 BSHG.

Bei Personen, die Leistungen der Hilfe zum Lebensunterhalt erhalten, sind von dem Einkommen jedoch Beträge in jeweils angemessener Höhe abzusetzen, § 76 Abs 2a BSHG, ua für Erwerbstätige:

– die blind sind oder deren Sehschärfe auf dem besseren Auge nicht mehr als 1/50 beträgt oder bei denen dem Schweregrad dieser Sehschärfe gleichzuachtende, nicht nur vorübergehende Störungen des Sehvermögens vorliegen, oder

– deren Behinderung so schwer ist, daß sie als Beschädigte die Pflegezulage nach den Stufen III bis VI nach § 35 Abs 1 Satz 2 BVG erhielten.

Von diesem Grundsatz gibt es jedoch Ausnahmen:

Allgemein ist bei der **Hilfe in besonderen Lebenslagen** dem Hilfesuchenden und seinem nicht getrennt lebenden Ehegatten die Aufbringung der Mittel nicht zuzumuten, § 79 Abs 1 BSHG, wenn während der Dauer des Bedarfs ihr monatliches Einkommen zusammen eine Einkommensgrenze nicht übersteigt, die sich ergibt aus einem Grundbetrag in Höhe von (ab 01.07.1997) 1.014,- DM,[10] den Kosten der Unterkunft sowie einem Familienzuschlag in Höhe von 80 vH des Regelsatzes eines Haushaltsvorstandes für den Ehegatten und für jede unterhaltsberechtigte Person.

Ist der **Hilfesuchende minderjährig** und unverheiratet, so ist ihm und seinen Eltern die Aufbringung der Mittel nicht zuzumuten, § 79 Abs 2 BSHG, wenn während der Dauer des Bedarfs das monatliche Einkommen des Hilfesuchenden und seiner Eltern zusammen eine Einkommensgrenze nicht übersteigt, die sich ergibt aus dem Grundbetrag (s oben), den Kosten der Unterkunft sowie einem Familienzuschlag in Höhe von 80 vH des Regelsatzes eines Haushaltsvorstandes für einen (dh den anderen) Elternteil, den Hilfesuchenden und für jede andere unterhaltsberechtigte Person.

Bei bestimmten Hilfearten ist der Einsatz des Einkommens durch eine Erhöhung des Grundbetrages noch weiter beschränkt, § 81 Abs 1 BSHG[11]:

---

[4] vgl hierzu *Erlenkämper/Fichte* S 703 ff
[5] vgl hierzu auch *Erlenkämper/Fichte* S 705 ff
[6] vgl hierzu auch S 36 sowie *Erlenkämper/Fichte* S 710 ff
[7] vgl hierzu im einzelnen *Erlenkämper/Fichte* S 713 ff
[8] Das kann auch ein Anspruch auf Rückgewähr einer Schenkung nach § 528 BGB wegen Notbedarfs sein.
[9] vgl hierzu § 1589 BGB: Also nicht über den Kreis der im 1. Grade Verwandten (Eltern – Kinder und umgekehrt) hinaus.

[10] in den neuen Bundesländern: 979,- DM
[11] vgl *Erlenkämper/Fichte* S 715

– bei der Eingliederungshilfe für Behinderte nach § 39 Abs 1 Satz 1 und Abs 2 BSHG, wenn die Hilfe in einer Anstalt, einem Heim oder einer gleichartigen Einrichtung oder in einer Einrichtung zur teilstationären Betreuung gewährt wird, Nr 1,
– bei ambulanter Behandlung dieser Personen sowie bei den durchzuführenden sonstigen ärztlichen oder ärztlich verordneten Maßnahmen iS des § 40 Abs 1 Nr 2 BSHG, Nr 2,
– bei der Versorgung dieser Personen mit Körperersatzstücken sowie mit größeren orthopädischen oder anderen Hilfsmitteln iS des § 40 Abs 1 Nr 2 BSHG, Nr 3,
– bei der Pflege (§ 68 BSHG) in einer Anstalt, einem Heim oder einer gleichartigen Einrichtung, wenn sie voraussichtlich auf längere Zeit erforderlich ist, sowie bei der häuslichen Pflege (§ 69 BSHG), wenn der in § 69a Abs 1 oder 2 BSHG genannte Schweregrad der Hilflosigkeit besteht, Nr 5,
– bei der Krankenhilfe unter bestimmten Voraussetzungen, Nr 6.

Ein noch weiter erhöhter Grundbetrag gilt bei der Blindenhilfe und bei dem Pflegegeld nach § 69a Abs 3 BSHG, § 81 Abs 2 BSHG; in diesen Fällen erhöht sich auch der Familienzuschlag, wenn jeder Ehegatte blind oder behindert iS des § 76 Abs 2a Nr 3 BSHG ist, § 81 Abs 3 BSHG.

Auch soweit das zu berücksichtigende Einkommen die maßgebende Einkommensgrenze übersteigt, ist die Aufbringung der Mittel (nur) in angemessenem Umfang zuzumuten; bei der Prüfung, welcher Umfang angemessen ist, sind vor allem die Art des Bedarfs, die Dauer und Höhe der erforderlichen Aufwendungen sowie besondere Belastungen des Hilfesuchenden und seiner unterhaltsberechtigten Angehörigen zu berücksichtigen, § 84 BSHG.

Andererseits kann die Aufbringung der Mittel auch dann verlangt werden, wenn das Einkommen unter der Einkommensgrenze liegt, ua wenn bei der Hilfe in einer Anstalt, einem Heim oder einer gleichartigen Einrichtung oder in einer Einrichtung zur teilstationären Betreuung Aufwendungen für den häuslichen Lebensunterhalt erspart werden, § 85 BSHG.

Einzusetzen ist auch das gesamte verwertbare **Vermögen**, § 88 BSHG.

Die Gewährung von Sozialhilfe darf aber nicht abhängig gemacht werden, § 88 Abs 2 BSHG, vom Einsatz oder der Verwertung ua:

– eines angemessenen Hausrats,
– von Gegenständen, die zur Aufnahme oder Fortsetzung der Berufsausbildung oder Erwerbstätigkeit unentbehrlich sind,
– von Familien- oder Erbstücken, deren Veräußerung eine besondere Härte bedeuten würde,
– eines angemessenen Hausgrundstücks (auch Eigentumswohnung), wenn der Hilfesuchende dieses allein oder zusammen mit Angehörigen ganz oder teilweise bewohnt,
– kleinerer Barbeträge[12] oder sonstiger Geldwerte.

Die Sozialhilfe darf ferner nicht von Einsatz oder Verwertung eines Vermögens abhängig gemacht werden, soweit dies für den, der das Vermögen einzusetzen hat, und für seine unterhaltsberechtigten Angehörigen eine Härte bedeuten würde, § 88 Abs 3 BSHG.

Darüber hinaus kann der Sozialhilfeträger von anderen, vorrangig leistungspflichtigen Sozialleistungsträgern die Erstattung der zustehenden Sozialleistungen an sich verlangen, soweit er an deren Stelle geleistet hat, § 104 SGB X, sowie selbst – also unabhängig von dem eigentlich Berechtigten – **die Feststellung einer Sozialleistung** (zB aus der GKV, GUV, GRV oder dem sozEntschR) **betreiben und auch Rechtsmittel einlegen, § 91a BSHG.**

5.10.8 Verfahrensrechtliches

Für das Verwaltungsverfahren nach dem BSHG gilt gleichfalls das SGB I und das SGB X.

Die Gewährung von Sozialhilfe setzt – anders als in den meisten anderen Sozialleistungsbereichen – **keinen förmlichen Antrag** voraus. Sozialhilfe setzt vielmehr erst – aber auch immer dann – ein, sobald dem Sozialhilfeträger oder den von ihm beauftragten Stellen bekannt wird, daß die Voraussetzungen für die Gewährung vorliegen, § 5 BSHG.

Gleichwohl ist eine ausdrückliche, möglichst schriftliche Antragstellung häufig zweckmäßig, schon um den Zeitpunkt des Beginns der Kenntnis beweiskräftig festzuhalten.

Sozialhilfe wird grundsätzlich nicht rückwirkend gewährt, auch dann nicht, wenn die Voraussetzungen für die Gewährung schon vor einem solchen Antrag oder der sonstwie (zB durch Mitteilung von Nachbarn, Krankenhäusern, Pflegeheimen usw) erlangten Kenntnis des Sozialhilfeträgers vorgelegen haben.[13]

Deswegen finden nach der bisherigen Rechtsprechung des Bundesverwaltungsgerichts ua auch die Regelungen des § 44 SGB X (S 186) auf Verwaltungsakte des Sozialhilferechts keine Anwendung.

Nach dieser Rechtsprechung können Leistungen der Sozialhilfe auch dann nicht rückwirkend gewährt werden, wenn feststeht, daß das geltende Recht früher unrichtig angewandt (zB wenn ein Antrag auf zustehende Sozialhilfeleistungen zu Unrecht abgelehnt oder eine zustehende Leistung zu niedrig festgesetzt worden ist) oder von einem Sachverhalt ausgegangen worden ist, der sich als unrichtig erweist, und deshalb Leistungen der Sozialhilfe zu Unrecht nicht erbracht worden sind (so § 44 Abs 1 SGB X, S 186). Gegen diese Rechtspre-

---

[12] vgl hierzu *Erlenkämper/Fichte* S 717

[13] BVerwG Buchholz 436.0 § 5 Nr 5

chung bestehen jedoch grundsätzliche Bedenken; sie wird dem Charakter der Sozialhilfe und ihrem Wesen als Rechtsanspruch nicht (mehr) gerecht.[14]

Auch im Sozialhilferecht hat der Träger über das Bestehen oder Nichtbestehen von Ansprüchen idR durch einen **schriftlichen Verwaltungsakt (Bescheid)** zu entscheiden, § 31 SGB X.

Wird der Verwaltungsakt nicht schriftlich erlassen, kann der Betroffene bei berechtigtem Interesse jedoch die schriftliche Bestätigung des Verwaltungsakts verlangen, § 33 Abs 2 Satz 2 SGB X.

Verwaltungsakte (Bescheide) der Sozialhilfeträger sind auch hier idR vor Erhebung einer Klage hinsichtlich ihrer Rechtmäßigkeit und Zweckmäßigkeit in einem **Vorverfahren** (Widerspruchsverfahren) nachzuprüfen, § 68 VwGO.

Der **Rechtsweg** gegen die Entscheidungen des Sozialhilfeträgers (Klage, Berufung, Revision) führt hier zu den Verwaltungsgerichten, nicht zu den Sozialgerichten.

Literatur

Erlenkämper, A., W. Fichte: Sozialrecht, 3. Auflage 1996, Heymanns, Köln

Gottschick, H., D. Giese: Das Bundessozialhilfegesetz, 10. Aufl 1996, Heymanns, Köln

Knopp, A., O. Fichtner: Bundessozialhilfegesetz, 8. Aufl 1995, Vahlen, München

Schellhorn, W., H. Jirasek, P. Seipp: Kommentar zum Bundessozialhilfegesetz, 15. Auflage 1996, Luchterhand, Neuwied

Schoch, D.: Sozialhilfe, Heymanns, Köln

---

[14] vgl *Erlenkämper/Fichte* S 723

6 Gesetzliche Grundlagen: Sonstiges Recht

A. Erlenkämper

6.1 Bundesentschädigungs-gesetz (BEG)

Das BEG gewährt Entschädigung für Schäden durch nationalsozialistische Verfolgung. Entschädigt werden Schäden am Leben, an Körper und Gesundheit, Freiheit, Eigentum und Vermögen sowie im beruflichen und wirtschaftlichen Fortkommen.

Opfer nationalsozialistischer Verfolgung (Verfolgter) ist, wer aus Gründen politischer Gegnerschaft gegen den Nationalsozialismus oder aus Gründen der Rasse, des Glaubens oder der Weltanschauung durch nationalsozialistische Gewaltmaßnahmen verfolgt worden ist und hierdurch Schaden an Leben, Körper, Gesundheit, Freiheit, Eigentum, Vermögen oder in seinem beruflichen oder wirtschaftlichen Fortkommen erlitten hat, sowie verschiedene gleichgestellte Gruppen, § 1 BEG.

Nationalsozialistische Gewaltmaßnahmen sind solche Maßnahmen, die aus den Verfolgungsgründen des § 1 BEG auf Veranlassung oder mit Billigung einer Dienststelle oder eines Amtsträgers des Reiches, eines Landes oder einer sonstigen Körperschaft usw, der NSDAP, ihrer Gliederungen oder ihrer angeschlossenen Verbände gegen den Verfolgten gerichtet worden sind; der Annahme solcher Gewaltmaßnahmen steht nicht entgegen, daß sie auf gesetzlichen Vorschriften beruht haben oder in mißbräuchlicher Anwendung gesetzlicher Vorschriften gegen den Verfolgten gerichtet worden sind, § 2 BEG.

Die **Durchführung der Entschädigung** ist Sache der Länder. Wahrgenommen werden die Aufgaben von den Bezirksregierungen bzw Regierungspräsidien oder besonderen Landesämtern für Entschädigung.

Die Anspruchsvoraussetzungen und die einzelnen Entschädigungsarten können hier im einzelnen nicht wiedergegeben werden. Für die orthopädische Begutachtung können jedoch auch heute noch die folgenden Bestimmungen von Bedeutung sein:

6.1.1 Schaden am Leben

Anspruch auf Entschädigung für **Schaden an Leben** besteht, wenn der Verfolgte getötet oder in den Tod getrieben worden ist, § 15 BEG.

Der Tod muß während der Verfolgung oder innerhalb von acht Monaten nach Abschluß der Verfolgung, die seinen Tod verursacht hat, eingetreten sein, § 15 Abs 1 BEG. Es genügt, daß der ursächliche Zusammenhang zwischen Tod und Verfolgung wahrscheinlich ist, § 15 Abs 1 Satz 2 BEG.

Für die Beurteilung des **ursächlichen Zusammenhangs** gilt hier die zivilrechtliche Adäquanzlehre mit gewissen Modifikationen (S 47). Ist der Verfolgte während der Deportation oder während einer Freiheitsentziehung iS dieses Gesetzes oder innerhalb von acht Monaten nach Beendigung von Deportation bzw Freiheitsentziehung verstorben, wird der Zusammenhang vermutet, § 15 Abs 2 BEG.

6.1.2 Schaden an Körper und Gesundheit

Anspruch auf Entschädigung wegen **Schaden an Körper und Gesundheit** besteht, wenn der Verfolgte an seinem Körper oder an seiner Gesundheit nicht unerheblich geschädigt worden ist, § 28 BEG.

Auch hier genügt es, daß der ursächliche Zusammenhang zwischen dem Schaden und der Verfolgung wahrscheinlich ist, § 28 Abs 1 Satz 2 BEG. Für die Beurteilung des **ursächlichen Zusammenhangs** ist die zivilrechtliche Adäquanzlehre mit gewissen Modifikationen maßgebend (S 42), nicht die sozialrechtliche Kausalitätslehre. Vor allem für die Beurteilung der Mitverursachung anlagebedingter Leiden[1] sowie für die Abgrenzung zwischen Entstehung und Verschlimmerung[2] gelten aber weitgehend dieselben Grundsätze wie im Sozialrecht.

Die Vermutung des § 15 Abs 2 BEG (s oben) über den Zusammenhang bei Deportation und Freiheitsentziehung gilt entsprechend, § 28 Abs 2 BEG; sie bezieht sich aber nur darauf, daß die seinerzeit eingetretene Schädigung auf Verfolgungsmaßnahmen beruht, nicht auch auf den ursächlichen Zusammenhang zwischen dieser Schädigung und dem derzeitigen Gesundheitszustand der Verfolgten, § 1 2. DVO-BEG. Sie ist zudem widerleg-

---

[1] *Blessin/Giessler* § 28 Anm III.3.b mwN; siehe auch weiter unten

[2] *Blessin/Giessler* § 28 Anm 3.a und c mwN; siehe auch weiter unten

bar, wenn das Gegenteil mit an Sicherheit grenzender Wahrscheinlichkeit feststeht.[3]

Als unerheblich gilt eine Schädigung, die weder die geistige noch die körperliche Leistungsfähigkeit des Verfolgten nachhaltig beeinträchtigt hat und voraussichtlich auch nicht beeinträchtigen wird, § 28 Abs 3 BEG. Nachhaltig ist die Beeinträchtigung der Leistungsfähigkeit, wenn mit Wahrscheinlichkeit anzunehmen ist, daß sie nicht nur vorübergehend bestanden hat oder nicht nur vorübergehend bestehen bleiben wird, § 5 2. DVO-BEG.

Darüber hinaus gibt die 2. DVO-BEG einige Begriffsdefinitionen, die von denen des Sozialrechts zT abweichen; sie müssen bei einer Begutachtung von Entschädigungsfällen nach dem BEG beachtet werden:

Eine **Verschlimmerung** liegt vor, wenn sich der Krankheitswert eines früheren Leidens durch nationalsozialistische Gewaltmaßnahmen erhöht hat, § 3 Abs 1 2. DVO-BEG.

Eine *abgrenzbare Verschlimmerung* liegt vor, wenn die nationalsozialistischen Gewaltmaßnahmen den Krankheitswert des früheren Leidens erhöht haben, ohne dessen Verlaufsrichtung zu ändern; das Leiden ist dann nur in dem der Verschlimmerung entsprechenden Umfang ein Verfolgungsschaden, § 3 Abs 2 2. DVO- BEG.

Eine *richtunggebende Verschlimmerung* liegt vor, wenn die nationalsozialistischen Gewaltmaßnahmen den Krankheitswert des früheren Leidens erhöht und dessen Verlaufsform geändert haben; das Leiden gilt dann in vollem Umfang als Verfolgungsschaden, § 3 Abs 3 2. DVO-BEG.

Ein **anlagebedingtes Leiden** gilt als durch nationalsozialistische Gewaltmaßnahmen iS der Entstehung als verursacht, wenn es durch diese Gewaltmaßnahmen wesentlich mitverursacht wurde, § 4 2. DVO-BEG. Als wesentlich wird eine Mitverursachung angesehen, wenn der verfolgungsbedingte Anteil an der gesamten, durch das konkrete Leiden verursachten Erwerbsminderung mindestens 25 vH beträgt.[4]

Ein **Härteausgleich** kann gewährt werden, wenn die Wahrscheinlichkeit des ursächlichen Zusammenhangs zwischen einem Schaden an Körper und Gesundheit und der Verfolgung nur deshalb nicht festzustellen ist, weil über die Ursache des Leidens in der ärztlichen Wissenschaft Ungewißheit besteht, § 171 Abs 2.a BEG.

Für eine Anerkennung im Wege des Härteausgleichs kommen dieselben Leiden unter gleichen Voraussetzungen in Betracht wie nach § 1 Abs 3 Satz 2 BVG (S 156).[5]

6.1.3 Entschädigungsleistungen

Als **Entschädigungsleistungen** werden gewährt, § 29 BEG:

– Heilverfahren,
– Rente,
– Kapitalentschädigung,
– Hausgeld,
– Umschulungsbeihilfe,
– Versorgung der Hinterbliebenen.

Umfang und Erfüllung des Anspruchs auf **Heilverfahren** richten sich nach den Vorschriften über die Unfallfürsorge der Bundesbeamten, § 30 BEG.

Der Anspruch hängt nicht davon ab, daß eine MdE um mindestens 25 vH besteht; er besteht auch dann für den gesamten Schaden, wenn dieser nur abgrenzbar verschlimmert worden ist, sofern der Verfolgungsschaden auf den Zustand, der die Heilbehandlung erfordert, nicht ohne Einfluß ist, § 8 2. DVO-BEG.

Das Heilverfahren umfaßt die notwendige ärztliche Behandlung, Versorgung mit Arznei- und anderen Heilmitteln sowie Ausstattung mit Körperersatzstücken, orthopädischen und anderen Hilfsmitteln, die den Erfolg der Heilbehandlung sichern oder die Folgen der Schädigung erleichtern sollen, sowie die notwendige Pflege, § 9 2. DVO-BEG. Kuren in einer Heilanstalt, in einem Badeort, die Ausstattung mit Körperersatzstücken, orthopädischen oder anderen Hilfsmitteln sowie die psychotherapeutische Behandlung bedürfen der vorherigen Zustimmung der Entschädigungsbehörde, § 10 Abs 2 2. DVO-BEG.

Rente steht dem Verfolgten im Falle und für die Dauer einer Beeinträchtigung der Erwerbsfähigkeit um mindestens 25 vH zu, § 31 Abs 1 BEG.

Anspruch auf Rente besteht grundsätzlich nur, wenn und solange der Verfolgte wegen eines *verfolgungsbedingten* Körper- oder Gesundheitsschadens entsprechend beeinträchtigt ist.[6] War der Verfolgte insgesamt mindestens ein Jahr in Konzentrationslagerhaft und ist seine Erwerbsfähigkeit im Zeitpunkt der Entscheidung[7] *insgesamt* (also unter Einbeziehung sämtlicher Gesundheitsschäden[8]) um 25 vH oder mehr gemindert, so wird für den Anspruch auf Rente zu seinen Gunsten vermutet, daß die verfolgungsbedingte MdE 25 vH beträgt, § 31 Abs 2 BEG. Auch diese Vermutung ist jedoch widerlegbar (zB bei angeborenen Leiden oder eindeutigem Nachschaden).[9] Sie schließt im übrigen eine höhere verfolgungsbedingte MdE nicht aus; jedoch muß der Ursachenzusammenhang dann nach den allgemeinen Grundsätzen wahrscheinlich sein.[10]

---

[3] *Blessin/Giessler* § 28 Anm IV.3.c mwN
[4] stdRspr, vgl BGH RzW 1958, 196; 1959, 91 und 318; 1962, 425; 1964, 137; 1965, 423; *Blessin/Giessler* § 28 Anm 3.b.dd mwN
[5] *Blessin/Giessler* § 171 Anm IV.1

[6] *Blessin/Giessler* § 31 Anm II.1
[7] § 11a Abs 1 2. DVO-BEG
[8] *Blessin/Giessler* § 31 Anm II.2.a.bb
[9] *Blessin/Giessler* § 31 Anm II.c
[10] *Blessin/Giessler* § 31 Anm II.b.aa

Der **Grad der MdE** („der Minderung und der Beeinträchtigung der Erwerbsfähigkeit") ist danach zu beurteilen, wie weit der Verfolgte im allgemeinen Erwerbsleben geistig und körperlich leistungsfähig ist; der vor dem Beginn der Verfolgung ausgeübte Beruf oder eine vor diesem Zeitpunkt bereits begonnene oder nachweisbar angestrebte Berufsausbildung ist zu berücksichtigen, § 33 Abs 1 BEG. Stand der Verfolgte vor Beginn der Verfolgung wegen seines Alters noch nicht im Erwerbsleben, so sind die Minderung und die Beeinträchtigung der Erwerbsfähigkeit nach dem Grad zu bemessen, der sich bei Erwachsenen mit gleicher Schädigung an Körper oder Gesundheit ergeben würde, § 33 Abs 2 BEG. Ist die Erwerbsfähigkeit des Verfolgten neben der Beeinträchtigung durch die verfolgungsbedingte Schädigung auch durch andere Ursachen gemindert, so wird bei der Bemessung der Höhe der Rente nur die durch die verfolgungsbedingte Schädigung herbeigeführte Beeinträchtigung der Erwerbsfähigkeit zugrunde gelegt, § 34 BEG.

Das BEG folgte damit weitgehend den Bestimmungen des § 30 Abs 1 und 2 BVG; für den MdE-Begriff sind daher die dort geltenden Grundsätze (S 17 und 160) sowie die „Anhaltspunkte" heranziehen.[11]

Die **Höhe der Rente** selbst richtet sich einmal nach der Höhe der MdE, zum anderen nach zahlreichen außermedizinischen, insbesondere persönlichen und wirtschaftliche Verhältnissen, § 31 Abs 3 bis 5, 32 BEG, §§ 12 ff 2. DVO-BEG. Sie wird idR nach einem Prozentsatz des Diensteinkommens eines vergleichbaren Bundesbeamten festgesetzt, § 31 Abs 3 BEG. Für bestimmte MdE-Sätze wird die Rente jedoch in einer Mindesthöhe gewährt, § 32 BEG. Beträgt die (Gesamt-) MdE mindestens 50 vH, setzt der Anspruch auf die Mindestrente nicht voraus, daß die MdE ausschließlich auf der Verfolgung beruht, § 32 Abs 2 Satz 2 BEG.

Für die Zeit vor dem 01.11.1953 stand dem Verfolgten vom Beginn der Beeinträchtigung seiner Erwerbsfähigkeit um mindestens 25 vH an eine **Kapitalentschädigung** zu, § 36 BEG.

Hausgeld steht dem Verfolgten zu, wenn er durch ein Heilverfahren einen Verdienstausfall erleidet, § 38 BEG.

Umschulungsbeihilfe kann dem Verfolgten gewährt werden, der zu einer Umschulung für einen anderen Beruf bereit ist, wenn mit Wahrscheinlichkeit zu erwarten ist, daß die Umschulung seine Leistungsfähigkeit wiederherstellen oder bessern wird, § 40 BEG.

Hinterbliebenenversorgung wird in gleicher Weise wie beim Schaden am Leben (s oben) nach Maßgabe der Vorschriften über die Unfallversorgung der Bundesbeamten gewährt, wenn der Verfolgte später als acht Monate (sonst: Schaden am Leben, § 15 BEG, s oben) nach Abschluß der Verfolgung, die seinen Tod verursacht hat, verstorben ist, § 41 BEG.

Auch hier genügt es, daß der ursächliche Zusammenhang (s oben) zwischen dem auf der Verfolgung beruhenden Schaden an Körper oder Gesundheit und dem Tod wahrscheinlich ist; die Vermutung des § 31 Abs 2 BEG findet hier keine Anwendung, § 41 Abs 2 BEG.

Ist ein Verfolgter, der bis zum Tode eine Rente nach einer MdE um mindestens 70 vH bezogen hat, nicht an den Folgen der Schädigung gestorben, so erhalten für die Dauer der Bedürftigkeit die Witwe und ggf die Kinder des Verfolgten eine **Beihilfe** in Höhe von zwei Dritteln der Witwen- bzw Waisenrente, § 41a BEG.

Anspruch auf Krankenversorgung steht dem Verfolgten darüber hinaus zu, soweit ein Anspruch auf Rente wegen Schaden an Leben, Körper oder Gesundheit verbindlich festgestellt ist, solange er seinen Wohnsitz oder dauernden Aufenthalt in der Bundesrepublik hat, § 141a BEG.

Anspruch besteht auch für den Ehegatten und die Kinder des Verfolgten, solange für diese nach Beamtenrecht Kinderzuschläge gewährt werden können, wenn sie mit ihm in häuslicher Gemeinschaft leben oder von ihm überwiegend unterhalten werden, § 141a Abs 2 BEG. Die Ansprüche sind jedoch ausgeschlossen, soweit ein entsprechender Anspruch gegen einen Sozialversicherungsträger, aus Vertrag (ausgenommen Ansprüche aus privater Kranken- oder Unfallversicherung) besteht oder das Einkommen des Verfolgten wegen des Ehegatten oder eines Kindes die für die GKV maßgebende Jahresarbeitsverdienstgrenze (S 104) übersteigt, § 141a Abs 3 BEG.

Krankenversorgung wird nur gewährt, wenn eine Krankheit iS der Vorschriften der GKV (S 8 und 105) vorliegt. Anspruch besteht nur auf solche Leistungen, die zur Heilung oder Linderung nach den Regeln der ärztlichen Kunst zweckmäßig und ausreichend sind; Leistungen, die für die Erzielung des Heilerfolges nicht notwendig oder unwirtschaftlich sind, kann der Verfolgte nicht beanspruchen, § 141b BEG.

Die Krankenversorgung umfaßt ambulante ärztliche und zahnärztliche Behandlung sowie Versorgung mit Arznei-, Verband- und kleineren Heilmitteln, § 141c Abs 1 BEG. Anstelle der ambulanten ärztlichen oder zahnärztlichen Behandlung kann stationäre Behandlung in einem Krankenhaus gewährt werden, § 141c Abs 2 BEG. Im übrigen finden die Vorschriften der GKV Anwendung, § 141c Abs 3 BEG; von der Verpflichtung, Gebühren oder Zuzahlungen zu entrichten, ist er jedoch befreit, § 141c Abs 4 BEG.

6.1.4   Verfahrensrechtliches

Entschädigung wird nur auf Antrag gewährt; der Antrag ist an die jeweils zuständige Entschädigungsbehörde zu richten, § 189 BEG.

Die **Fristen** für die (erstmalige) Beantragung von Entschädigung sind idR am 01.04.1958 abgelaufen, § 189

---

[11] stdRspr, vgl ua BGH RzW 1957, 121; 1958, 398; 1959, 69; 1961, 211; 1965, 363; *Blessin/Giessler* § 33 Anm I.1

Abs 1 Satz 2 BEG. Einzelne Ansprüche, die dabei nicht angemeldet worden waren, konnten noch bis zum 31.12.1965 nachgemeldet werden, § 189a Abs 1 BEG. Seit dem 01.01.1966 kann ein weiterer Anspruch nur noch insoweit angemeldet werden, als er auf Tatsachen gestützt wird, die erst nach dem 31.12.1964 eingetreten sind; in diesem Fall ist der Anspruch innerhalb eines Jahres nach Eintritt dieser Tatsachen anzumelden, § 189a Abs 2 BEG.

Die Entschädigungsbehörde entscheidet über die geltend gemachte Ansprüche durch **Bescheid**, § 195 BEG.

Der **Rechtsweg** führt nicht zu den Sozial- oder Verwaltungsgerichten, sondern zu den Zivilgerichten (Entschädigungskammern bzw -senate der Landgerichte, Oberlandesgerichte und des Bundesgerichtshof), § 208 BEG.

Ist ein Anspruch auf wiederkehrende Leistungen zuerkannt oder abgelehnt worden und ist eine **wesentliche Änderung der tatsächlichen Verhältnisse** eingetreten, die für die Zuerkennung oder Ablehnung maßgebend waren, so ist die Entschädigungsbehörde befugt und auf Verlangen des Antragstellers verpflichtet, einen neuen Bescheid über den Anspruch zu erlassen, soweit die Änderung der tatsächlichen Verhältnisse eine neue Entscheidung notwendig macht, § 206 BEG.

Literatur

Blessin, E., H. Giessler: Bundesentschädigungs-Schlußgesetz, Beck, München

6.2 Lastenausgleichsgesetz (LAG)

Das Lastenausgleichsgesetz (LAG) hat ua der Abgeltung von Schäden und Verlusten gedient, die sich infolge Zerstörung und Vertreibung in der Kriegs- und Nachkriegszeit ergeben haben, § 1 LAG.

Auf die Einzelheiten des Gesetzes kann hier nicht eingegangen werden.

Für die orthopädische Begutachtung können jedoch auch heute noch die folgenden Bestimmungen von Bedeutung sein:

Kriegsschadenrente wird gewährt, wenn der Geschädigte in vorgeschrittenem Lebensalter steht oder infolge von Krankheit oder Gebrechen dauernd erwerbsunfähig ist oder ihm nach seinen Einkommensverhältnissen die Bestreitung des Lebensunterhalts nicht möglich oder nicht zumutbar ist, §§ 261 ff LAG. Sie wird als *Unterhaltshilfe*, als *Entschädigungsrente* oder in beiden Formen gewährt, § 263 LAG.

Erwerbsunfähigkeit iS des LAG liegt vor, wenn der Geschädigte dauernd außerstande ist, durch eine Tätigkeit, die seinen Kräften und Fähigkeiten entspricht und ihm unter billiger Berücksichtigung seiner Ausbildung und seines bisherigen Berufs zugemutet werden kann, die Hälfte dessen zu erwerben, was ein körperlich und geistiger gesunder Mensch derselben Art mit ähnlicher Ausbildung in derselben Gegend durch Arbeit zu verdienen pflegt, § 265 Abs 1 LAG. Einem Erwerbsunfähigen gleichgestellt wird unter bestimmten Voraussetzungen auch eine alleinstehende Frau, wenn sie für mehrere zu ihrem Haushalt gehörende Kinder zu sorgen hat, § 265 Abs 2 LAG.

Der **Begriff der Erwerbsunfähigkeit** weicht hier somit von dem der GRV (S 13) ab und entspricht eher dem der Berufsunfähigkeit (S 15).

Die **Entschädigungsrente** (§§ 279 ff LAG) ist idR nur von außermedizinischen Voraussetzungen abhängig.

Unterhaltshilfe wird, sofern die allgemeinen Voraussetzungen für die Kriegsschadenrente erfüllt sind, gewährt, solange die Einkünfte bestimmte, ua vom Familienstand abhängige Einkommenshöchstbeträge nicht übersteigen, §§ 267 ff LAG.

Der Einkommenshöchstbetrag erhöht sich ua um eine sog **Pflegezulage**, wenn der alleinstehende Berechtigte oder bei nicht dauernd getrennt lebenden Ehegatten beide Ehegatten infolge körperlicher oder geistiger Gebrechen so hilflos sind, daß sie nicht ohne fremde Wartung und Pflege bestehen können; das gleiche gilt, wenn der eine Ehegatte infolge körperlicher Behinderung nicht in der Lage ist, die Wartung und Pflege des hilflosen anderen Ehegatten zu übernehmen, sofern eine Pflegeperson zur Verfügung steht, § 267 Abs 1 Satz 2 und 3 LAG.

Daneben erhalten Empfänger von Unterhaltshilfe **Krankenversorgung** nach Art, Form und Maß der Leistungen nach dem BSHG, sofern nicht Ansprüche nach anderen Gesetzen bestehen, § 276 LAG.

7 Gesetzliche Grundlagen: Verfahrensrecht

A. Erlenkämper

Das Verfahrensrecht für das **gerichtliche Verfahren** gliedert sich vom Aufbau unserer Rechtsordnung her in drei große Gruppen:

- das **Zivilrecht** (Bürgerliches Recht und verwandte Rechtsgebiete) mit der Zivilprozeßordnung (ZPO) sowie das **Arbeitsrecht** mit einem besonderen Arbeitsgerichtsgesetz (ArbGG).

Die Verfahren dienen primär der Sicherung und Durchsetzung privatrechtlicher Ansprüche von Privatpersonen untereinander, die sich rechtlich gleichrangig gegenüberstehen. Arbeitsrechtliche Ansprüche sind nicht vor den normalen Zivilgerichten (Amts-, Landgericht usw), sondern vor den Arbeitsgerichten geltend zu machen. Von der ZPO erfaßt werden auch die Angelegenheiten der sog freiwilligen Gerichtsbarkeit (ua Vormundschafts-, Nachlaß-, Register-, Grundbuchwesen), die weitgehend verwaltungsrechtliche Züge tragen. Unter die ZPO fallen ferner die Entscheidungen nach dem BEG, obwohl es sich dabei eindeutig um verwaltungsrechtliche Ansprüche handelt.
Die ZPO ist darüber hinaus von allgemeiner Bedeutung, weil ua VwGO und SGG an zahlreichen Stellen Bestimmungen der ZPO für entsprechend anwendbar erklären.

- das **Strafrecht** (Strafgesetzbuch und andere Gesetze) mit der Strafprozeßordnung (StPO).

Das Strafverfahren ist dadurch gekennzeichnet, daß der Staat als Träger der Strafgewalt strafbare Handlungen durch die Staatsanwaltschaft als Ermittlungs- und Anklageorgan verfolgt und den Strafanspruch gegen den Angeklagten vor den Strafgerichten (Amts-, Land-, Oberlandesgerichte, BGH) geltend macht.

- das **Verwaltungsrecht**.

Dieses gliedert sich wiederum in drei große Bereiche mit unterschiedlichen Gerichten und Prozeßordnungen:
  - das **allgemeine Verwaltungsrecht** mit der (allgemeinen) Verwaltungsgerichtsbarkeit und der Verwaltungsgerichtsordnung (VwGO),
  - das **Sozialrecht** mit den Sozialgerichten und dem Sozialgerichtsgesetz (SGG),
  - das **Steuerrecht** mit den Finanzgerichten und der Finanzgerichtsordnung (FGO).

Dem gerichtlichen Verfahren ist hier zudem ein gleichfalls rechtsförmlich ausgestaltetes Verwaltungsverfahren (s unten) vorgeschaltet.

Das verwaltungsgerichtliche Verfahren unterscheidet sich ua dadurch von den anderen Verfahren, daß alle Maßnahmen und Entscheidungen der Behörden zunächst im Rahmen eines vorgeschalteten Verwaltungsverfahrens (s unten) getroffen werden. Die in diesem Verwaltungsverfahren erlassenen Verwaltungsakte werden für den Bürger verbindlich, wenn er hiergegen nicht bzw nicht rechtzeitig (Frist idR: 1 Monat) Widerspruch (oder ähnlich genannte Rechtsbehelfe) bzw Klage vor den Verwaltungs-, Sozial- bzw Finanzgerichten erhebt und so seine Ansprüche gegen den Staat geltend macht bzw sich gegen hoheitliche Eingriffe der Verwaltung zur Wehr setzt.

Die **Zuständigkeiten** sind sachlich nicht immer frei von Widersprüchen und nur historisch zu erklären.

So ist für Klagen in Angelegenheiten der Ausbildungsförderung (BAFöG), der Kriegsopferfürsorge nach dem BVG, für Wohngeld, Jugend- und Sozialhilfe der Rechtsweg zu den (allgemeinen) Verwaltungsgerichten gegeben, obwohl es sich um Rechtsmaterien handelt, die ihrem Wesen nach Sozialrecht sind und im Sozialgesetzbuch geregelt bzw zur Übernahme vorgesehen sind (§§ 5 ff, 18 ff SGB I). Andererseits ist zB für Rechtsstreitigkeiten nach dem BEG der Rechtsweg zu den ordentlichen Gerichten (Entschädigungskammern und -senate) gegeben, obwohl es sich von der Sache her um Verwaltungsentscheidungen handelt.

Für das **Verwaltungsverfahren**, das den Verwaltungsentscheidungen vorausgeht, gibt es Verfahrensordnungen, die die Rechte und Pflichten sowohl der Verwaltungsbehörden wie auch des Staatsbürgers im Rahmen des Verwaltungsverfahrens regeln.

Dies sind (im hier interessierenden Bereich):
- das SGB X (S 183) für den gesamten Bereich des Sozialrechts, auch für die Rechtsmaterien des SGB, die der Rechtsprechung der (allgemeinen) Verwaltungsgerichtsbarkeit unterliegen,
- die Verwaltungsverfahrensgesetze des Bundes (VwVfG, S 183) und der Länder für die allgemeine Verwaltung.

7.1 Zivilprozeß (ZPO)

Auf die Einzelheiten des Verfahrens nach der ZPO kann hier nicht eingegangen werden. Dargestellt werden können nur einige wenige Grundzüge des Verfahrens, deren Kenntnis auch für den gutachtlich tätigen Arzt von Bedeutung ist.

Die Zivilgerichtsbarkeit gliedert sich in die

- Amtsgerichte (AG),
- Landgerichte (LG),
- Oberlandesgerichte (OLG),
- den Bundesgerichtshof (BGH).

Die Zuständigkeit der **Amtsgerichte** umfaßt ua Streitigkeiten über vermögensrechtliche Ansprüche bis zu einem Streitwert von 10.000,- DM, alle familienrechtliche Streitigkeiten (Familiengericht; seit 1977 einschließlich der Ehescheidung) sowie die gesamte sog freiwillige Gerichtsbarkeit (ua Vormundschafts-, Betreuungs-, Pflegschafts-, Nachlaß-, Konkurs-, Register-, Grundbuchsachen)

Die Zuständigkeit des **Landgerichts** umfaßt erstinstanzlich ua alle übrigen vermögensrechtliche Streitigkeiten sowie Klagen nach dem BEG; es ist ferner Berufungs- und Beschwerdeinstanz gegenüber den Entscheidungen des Amtsgerichts.

Das **Oberlandesgericht** ist primär Berufungsinstanz gegen Urteile der Landgerichte, der **Bundesgerichtshof** Revisionsinstanz gegenüber den Urteilen der Oberlandesgerichte.

Das Verfahren vor den ordentlichen Gerichten (Amts- bzw Landgericht) wird eingeleitet durch Erhebung der **Klage**. Über die Klage wird idR aufgrund mündlicher Verhandlung(en) und ggf nach Beweisaufnahme durch **Urteil** entschieden.

Die **Klage** bestimmt Inhalt und Umfang des Rechtsstreits, den sog Streitgegenstand. Sie ist – anders als im verwaltungs- und sozialgerichtlichen Verfahren – an Fristen idR nicht gebunden.

Vor den Landgerichten und in allen höheren Rechtszügen müssen die Parteien durch einen bei dem Prozeßgericht zugelassenen Rechtsanwalt als Bevollmächtigten vertreten sein (sog **Vertretungszwang**), § 78 ZPO.

Eine Partei, die nach ihren persönlichen und wirtschaftlichen Verhältnissen die Kosten der Prozeßführung (insbesondere Gerichts- und Anwaltskosten) nicht, nur zum Teil oder nur in Raten aufbringen kann, erhält auf Antrag **Prozeßkostenhilfe**, wenn die beabsichtigte Rechtsverfolgung oder Rechtsverteidigung hinreichende Aussicht auf Erfolg bietet und nicht mutwillig erscheint, §§ 114 ff ZPO.

Das Gericht darf über den **Streitgegenstand** idR nur im Rahmen der von den Parteien gestellten Anträge entscheiden, § 308 ZPO, und es darf idR nur Beweismittel verwenden, die von einer Partei vorgebracht bzw beantragt worden sind (sog **Verhandlungsmaxime**, § 282 ZPO, im Gegensatz zur sog Amtsmaxime, die das verwaltungs- und insbesondere das sozialgerichtliche Verfahren beherrscht).

Das Gericht hat nach dem **Grundsatz der freien Beweiswürdigung** zu entscheiden, dh es hat

unter Berücksichtigung des gesamten Inhalts der Verhandlungen und der Ergebnisse der Beweisaufnahme nach freier Überzeugung zu entscheiden, ob eine tatsächliche Behauptung für wahr zu erachten ist oder nicht, § 286 Abs 1 ZPO. Das Gericht ist dabei an **keine festen Beweisregeln** gebunden, § 286 Abs 2 ZPO.

Das bedeutet ua, daß das Gericht nicht an den Inhalt einer Zeugenaussage oder der Bekundungen eines Sachverständigen gebunden ist, wenn diese (zB durch fehlende rechtliche Schlüssigkeit, unzureichende oder nicht überzeugende Begründung in der Beurteilung, aufgrund anderer Beweismittel oder der allgemeinen Lebenserfahrung) dem Gericht nicht die Überzeugung der Richtigkeit vermittelt. Daher sind – hier wie überall – an die Begründung der Beurteilung von Sachverständigengutachten hohe Anforderungen zu stellen; unzureichend oder nicht überzeugend begründete Gutachten können idR nicht die notwendige Überzeugung des Gerichts begründen, ihre Unzulänglichkeit geht daher idR zu Lasten der Partei, die den Sachverständigen benannt hat.

Im Falle der Nichterweislichkeit einer behaupteten Tatsache trägt die sog **Beweislast**, die Last des nicht erbrachten Beweises, idR die Partei, die aus der behaupteten, aber nicht erweislichen Tatsache Rechte herleiten will.[1]

Förmlich geregelt ist in der ZPO das **Beweisverfahren** ua für:

- den Augenscheinsbeweis, §§ 371 ff ZPO,
- den Zeugenbeweis, §§ 373 ff ZPO,
- den Sachverständigenbeweis, §§ 402 ff ZPO,
- den Urkundenbeweis, §§ 415 ff ZPO,
- die Parteivernehmung, §§ 445 ff ZPO.

Von Bedeutung für die ärztliche Begutachtung sind hier insbesondere die Vorschriften über den Sachverständigenbeweis, zumal diese auch in der VwGO (§ 98) und im SGG (§ 118 Abs 1) weitgehend entsprechende Anwendung finden.

Die ZPO kennt – ebenso wie VwGO und SGG – nur den Beweis durch **Sachverständige**, nicht durch sachverständige Institutionen und auch nicht abstrakt durch Gutachten. Sachverständige können daher stets nur *natürliche Personen* sein, nicht auch Institutionen wie zB Kliniken, Krankenhäuser oder Institute. Der Beweisbeschluß des Gerichts darf sich daher stets nur an eine *natürliche Person* richten, die namentlich bestimmt (oder doch eindeutig bestimmbar) sein muß.

Im Gegensatz zu den gelegentlichen Wünschen vor allem größerer Kliniken ist es daher im gerichtlichen Verfahren nicht zulässig, Beweis durch Einholung eines Gutachtens von einer bestimmten Klinik (zB Orthopädische Universitätsklinik in …) oder einer sonstigen Einrichtung (zB Institut für …) zu erheben mit der Folge, daß diese Institution bestimmt, wer das Gutachten kon-

---

[1] *Baumbach* Anhang nach § 286 ZPO

kret erstattet; die Person des Sachverständigen muß vielmehr stets vom Gericht bestimmt werden oder doch eindeutig bestimmbar sein.[2] Wegen des Notwendigkeit, daß eine bestimmte natürliche Person zum Sachverständigen bestellt wird, ist eine **Delegation des Gutachtenauftrags** (S 203) an eine andere als die zum Sachverständigen bestimmte Person (zB Ober-, Assistenzarzt) idR[3] nicht zulässig.[4]

Die **Auswahl** der zuzuziehenden Sachverständigen erfolgt durch das Gericht; anstelle eines zunächst ernannten Sachverständigen kann es andere ernennen, § 404 Abs 1 ZPO; einigen sich die Parteien über bestimmte Personen als Sachverständige, so hat das Gericht dieser Einigung Folge zu leisten, § 404 Abs 4 ZPO. Eine **Ablehnung** des Sachverständiger kann von den Parteien (nur) aus denselben Gründen erfolgen, die (auch) zur Ablehnung eines Richters berechtigen, § 404 ZPO, ua in Sachen eines Ehegatten oder Verwandten (§ 41 ZPO) oder bei Besorgnis der Befangenheit (§ 42 ZPO).

Der Sachverständige hat der Ernennung **Folge zu leisten**, wenn er zur Erstattung von Gutachten der erforderten Art öffentlich bestellt ist oder wenn er ua die Wissenschaft, deren Kenntnis Voraussetzung für die Begutachtung ist, öffentlich zum Erwerb ausübt oder wenn er zur Ausübung derselben öffentlich bestellt oder ermächtigt ist, § 407 ZPO. Zur **Verweigerung des Gutachtens** berechtigen den Sachverständigen (nur) dieselben Gründe, die (auch) einen Zeugen zur Zeugnisverweigerung berechtigen, ua also Verlöbnis, Ehe oder nahe Verwandtschaft mit einer Partei (§ 383 ZPO), oder Fragen, deren Beantwortung dem Sachverständigen oder einem nahen Angehörigen einen unmittelbaren vermögensrechtlichen Schaden, Unehre oder die Gefahr strafrechtlicher Verfolgung einbringen würde (§ 384 ZPO).

Im Falle des **Nichterscheinens** oder der **Weigerung** eines zur Erstattung des Gutachtens verpflichteten Sachverständigen werden diesem die dadurch verursachten Kosten auferlegt; zugleich wird gegen ihn ein Ordnungsgeld verhängt, im Falle wiederholter Weigerung auch mehrmals, § 409 ZPO.

Der Sachverständige wird vor oder nach Erstattung des Gutachtens **beeidigt**[5]; die Eidesnorm geht dahin, daß der Sachverständige das von ihm erforderte Gutachten unparteiisch und nach bestem Wissen und Gewissen erstatten werde oder erstattet habe; ist der Sachverstän-

dige für die Erstattung von Gutachten der betreffenden Art allgemein beeidigt, so genügt die Berufung auf den geleisteten Eid, § 410 ZPO.

Wird eine **schriftliche Begutachtung** angeordnet, so hat der Sachverständige das von ihm unterschriebene Gutachten auf der Geschäftsstelle niederzulegen[6]; das Gericht kann ihm hierzu eine **Frist** bestimmen, § 411 Abs 1 ZPO. Versäumt ein zur Erstattung des Gutachtens verpflichteter Sachverständiger die Frist, so kann nach vorherigem Setzen einer Nachfrist gegen ihn ein Ordnungsgeld verhängt werden, im Falle wiederholter Fristversäumnis auch mehrfach, § 411 Abs 2 ZPO. Das Gericht kann auch das persönliche Erscheinen des Sachverständigen anordnen, um sein schriftliches Gutachten zu erläutern, § 411 Abs 3 ZPO.[7]

Die Parteien können in der mündlichen Verhandlung über den Streitgegenstand einen **Prozeßvergleich** abschließen. Dieser beendet den Prozeß, sofern er den Streitgegenstand vollständig erfaßt.[8]

Ist der Rechtsstreit zur (End-) Entscheidung reif, so hat das Gericht durch (End-) **Urteil** zu entscheiden, § 300 ZPO.

Erscheint der Kläger im Termin zur mündlichen Verhandlung nicht, so ist auf Antrag gegen ihn ein sog **Versäumnisurteil** dahin zu erlassen, daß die Klage abgewiesen wird, § 330 ZPO. Erscheint der Beklagte im Termin zur mündlichen Verhandlung nicht, so ist das tatsächliche mündliche Vorbringen des Klägers als vom Beklagten zugestanden anzunehmen; soweit der Klageantrag dies rechtfertigt, ist Versäumnisurteil zu erlassen, § 331 ZPO.

Erkennt eine Partei den gegen sie geltend gemachten Anspruch in der mündlichen Verhandlung ganz oder teilweise an, so ist sie auf Antrag ihrem Anerkenntnis gemäß zu verurteilen (sog **Anerkenntnisurteil**), § 307 ZPO.

Gegen die im ersten Rechtszug erlassenen (End-) Urteile findet die **Berufung** statt, § 511 ZPO.

In Rechtsstreitigkeiten über vermögensrechtliche Ansprüche ist die **Berufung nicht zulässig**, wenn der Wert des Beschwerdegegenstandes 1.500,- DM nicht übersteigt, § 511a ZPO. Ein Versäumnisurteil kann mit der Berufung nicht angefochten werden, § 513 ZPO.

Die **Berufungsfrist** beträgt idR einen Monat seit Zustellung des Urteils, § 516 ZPO. Die Berufung ist schriftlich zu begründen, und zwar idR innerhalb eines Monats nach Einlegung der Berufung, § 519 ZPO.

Über die Berufung entscheidet das Berufungsgericht **durch Urteil**.

Gegen die in der Berufungsinstanz von den Oberlandesgerichten erlassenen (End-) Urteile

---

[2] zB: Direktor der Orthopädischen Universitätsklinik in ... . Sachverständiger ist dann aber nur der Direktor selbst!

[3] über Ausnahmen s S 204

[4] vgl zu alledem *Friedrichs* NJW 1972, 1115 und DRiZ 1980, 425

[5] Im sozialgerichtlichen Verfahren werden Sachverständige aber nur beeidigt, wenn das Gericht dies im Hinblick auf die Bedeutung des Gutachtens für die Entscheidung des Rechtsstreits für notwendig erachtet, § 118 Abs 2 SGG.

[6] Hier genügt idR die Übersendung durch die Post.

[7] vgl zur Stellung des Sachverständigen ergänzend S 198ff

[8] *Baumbach*, Anhang nach § 307 ZPO

findet die **Revision** statt, § 545 ZPO, aber nur, § 546 Abs 1 ZPO:

- wenn das Oberlandesgericht sie in dem Urteil zugelassen hat, oder
- wenn in Rechtsstreitigkeiten über vermögensrechtliche Ansprüche der Wert des Beschwerdegegenstandes 60.000,- DM übersteigt.

Die Revision kann nur darauf gestützt werden, daß die Entscheidung auf der Verletzung ua einer Vorschrift des Bundesrechts beruht, § 549 ZPO. In bestimmten Fällen ist eine solche Gesetzesverletzung aber stets anzunehmen, § 551 ZPO.

Die **Revisionsfrist** beträgt einen Monat, § 552 ZPO. Die Revision ist schriftlich zu begründen, und zwar idR innerhalb eines Monats nach Einlegung der Revision, § 554 ZPO.

Das Rechtsmittel der **Beschwerde** findet in den im Gesetz besonders hervorgehobenen Fällen statt sowie idR gegen Beschlüsse und sonstige Entscheidungen des Gerichts, die kein Urteil sind, § 567 ZPO.

Die Beschwerde ist idR bei dem Gericht einzulegen, das die angefochtene Entscheidung erlassen hat, § 569 ZPO. Hilft dieses Gericht der Beschwerde nicht ab, § 571 ZPO, hat hierüber das im Rechtszug zunächst höhere Gericht zu entscheiden, § 568 ZPO. Eine weitere Beschwerde ist idR nicht zulässig, § 568 Abs 2 ZPO.

Gegen die Entscheidung eines OLG ist eine Beschwerde nicht zulässig, § 567 Abs 2 ZPO.

Literatur

Baumbach, A., W. Lauterbach ua: Zivilprozeßordnung, 54. Auflage, Beck, München

7.2 Strafprozeß (StPO)

Auf die Regelungen der Strafprozeßordnung kann in diesem Rahmen nicht eingegangen werden.

Orthopädische Gutachten werden in Ermittlungs- und Strafverfahren nur selten anfallen.

7.3 Verwaltungsverfahren (SGB X; VwVfG)

7.3.1 Allgemeines

Das Verwaltungsverfahren – ua bei den Sozialleistungsträgern (Versicherungsträgern bzw Behörden der Sozialverwaltung) – unterscheidet sich ganz grundsätzlich und wesentlich von dem Verfahren zur Durchsetzung privatrechtlicher

Ansprüche gegen private Kranken-, Lebens-, Unfall- oder Haftpflichtversicherer.

Im **Privatversicherungsrecht** stehen sich insoweit zwei rechtlich gleichrangige Partner gegenüber. Ihre Rechtsbeziehungen sind privatrechtlicher Natur und idR durch weitgehend frei vereinbarte Verträge nach Maßgabe rechtlicher Grundnormen (zB Vertragsrecht des BGB, Versicherungsvertragsgesetz) geregelt; soweit allgemeine Versicherungsbedingungen (zB AUB, MB/KK) vorliegen, sind diese Gegenstand des einzelnen Vertrages.

Ansprüche aus derartigen Versicherungsverträgen hat der Berechtigte zunächst gegenüber dem Versicherer geltend zu machen. Verweigert der Versicherer die beanspruchte Leistung ganz oder teilweise, kann der Berechtigte Klage vor dem zuständigen ordentlichen Gericht (Amts- bzw Landgericht) erheben. Abgesehen von den allgemeinen Verjährungs- oder besonderen vertraglichen Ausschlußfristen ist die Geltendmachung von Ansprüchen an Fristen nicht gebunden.

Im **Verwaltungsrecht** und damit auch im **Sozialrecht** ist die Rechtslage demgegenüber völlig anders. Die Verwaltungsbehörden insbesondere von Bund, Ländern und Gemeinden sind hier ebenso wie die Sozialleistungsträger (zB Krankenkasse, UV-, RentV-Träger, Arbeits-, Versorgungs- oder Sozialamt) keine privatrechtlichen Gesellschaften, sondern staatliche Körperschaften, Anstalten oder sonstige Behörden und damit Organe der Staatsgewalt; sie werden tätig nicht aufgrund vertraglich begründeter Verpflichtungen, sondern in Ausübung der ihnen vom Gesetz übertragenen Aufgaben kraft hoheitlicher Gewalt. Rechte und Pflichten der Behörden wie der Staatsbürger beruhen nicht auf frei vereinbarten Verträgen, sondern auf einem durch Gesetz begründetem besonderen Verwaltungs- bzw Sozialrechtsverhältnis öffentlichrechtlicher Natur. Die Handlungen und Entscheidungen der Behörden wie auch der Sozialleistungsträger vollziehen sich daher nicht nach den Grundsätzen und Normen des Privatrechts, sondern nach denen des Verwaltungsrechts.

Hiernach wird ua der **Sozialleistungsanspruch** des einzelnen Berechtigten nicht unmittelbar durch die Sozialleistungsgesetze begründet; diese regeln nur abstrakt die Leistungsvoraussetzungen. Zur Konkretisierung der Rechte aus dem Sozialrechtsverhältnis bedarf es zusätzlich eines besonderen Verwaltungsakts (§§ 31 SGB X, 35 VwVfG), durch den für den jeweiligen Einzelfall konkretisiert und geregelt wird, welche unmittelbaren Rechtswirkungen (zB Krankengeld oder Rente in bestimmter Höhe) bestehen oder nicht bestehen. Anders als die insoweit unverbindliche „Entscheidung" eines privatrechtlichen Versicherungsunternehmens wird ein solcher Verwaltungsakt idR auch in der Sache verbindlich, sofern er nicht innerhalb enger Fristen (idR 1 Monat) mit Erfolg angefochten wird, und aus ihm kann ggf (zB aus Beitrags- und Erstattungsbescheiden) ähnlich

wie aus einem gerichtlichen Urteil unmittelbar voll-
streckt werden (§§ 66 SGB X, 1 ff Verwaltungsvollstrek-
kungsgesetz).

Für dieses – ua einer Klage vor den Verwaltungs- und
Sozialgerichten zwingend vorgeschaltete – Verwaltungsverfahren, für das früher weitgehend nur von
Rechtslehre und Rechtsprechung entwickelte sog „allgemeine Grundsätze des Verwaltungsrechts" galten, sind
inzwischen Gesetze ergangen, die dieses Verfahren auf
eine rechtsstaatlichen Erfordernissen entsprechende
Grundlage stellen.

Ähnlich wie für die verschiedenen Bereiche des
Prozeßrechts gibt es auch im Verwaltungsrecht
unterschiedliche **Verwaltungsverfahrensgesetze**, insbesondere:

– für das **allgemeine Verwaltungsrecht** das
  Verwaltungsverfahrensgesetz des Bundes
  (VwVfG) sowie die wörtlich weitgehend übereinstimmenden Verwaltungsverfahrensgesetze der Länder,
– für das **Sozialrecht** das 10. Buch des Sozialgesetzbuches – Verwaltungsverfahren – (SGB X),
– für das Steuerrecht die Abgabenordnung.

Wegen der überwiegenden Bedeutung für die
ärztliche Begutachtung wird hier primär auf das
SGB X eingegangen, und auch das nur in einigen
Grundzügen, deren Kenntnis auch für den ärztlichen Gutachter von Bedeutung ist. Jedoch wird
auf die entsprechenden – vielfach gleichlauten-
den – Vorschriften des VwVfG ergänzend hingewiesen.

7.3.2   Verwaltungsverfahren

Verwaltungsverfahren ist die nach außen wirkende Tätigkeit der Behörden, dh jeder Stelle,
die Aufgaben der öffentlichen Verwaltung wahrnimmt (§§ 1 SGB X, 1 VwVfG), die auf die Prüfung der Voraussetzungen, die Vorbereitung und
den Erlaß eines Verwaltungsakts oder auf den
Abschluß eines öffentlich-rechtlichen Vertrages
gerichtet ist, §§ 8 SGB X, 9 VwVfG.

Zur **Beteiligung am Verwaltungsverfahren** und zur
Vornahme von Verfahrenshandlungen sind fähig ua Personen, die nach bürgerlichem Recht geschäftsfähig sind
oder durch Vorschriften des öffentlichen Rechts als
handlungsfähig anerkannt sind, §§ 11 SGB X, 12 VwVfG.
Für den Bereich des Sozialrechts (zB auch BAFöG) kann
selbständig Anträge auf Sozialleistungen stellen sowie
Sozialleistungen entgegennehmen, wer das 15. Lebensjahr vollendet hat; der Leistungsträger soll bei minderjährigen Antragstellern aber den gesetzlichen Vertreter
über die Antragstellung und die erbrachten Sozialleistungen unterrichten, § 36 SGB I.

Ein Beteiligter kann sich durch einen Bevollmächtigen
vertreten lassen und zu Verhandlungen oder Bespre-
chungen mit einem Beistand erscheinen, §§ 13 SGB X, 14
VwVfG.

Anträge – durch die ein Verwaltungsverfahren
häufig in Gang gesetzt wird – sind bei dem zuständigen Leistungsträger zu stellen, § 16 SGB I.

Anträge auf Sozialleistungen werden auch von allen
anderen Leistungsträgern, von allen Gemeinden und bei
Personen, die im Ausland wohnen, auch von den amtlichen Vertretungen der Bundesrepublik im Ausland entgegengenommen, § 16 Abs 2 SGB I. Anträge, die bei einer
unzuständigen Behörde gestellt werden, sind von dieser
unverzüglich an den zuständigen Leistungsträger weiterzuleiten; ist die Sozialleistung von einem Antrag abhängig, gilt der Antrag als zu dem Zeitpunkt gestellt, in
dem er bei der unzuständigen Behörde eingegangen ist,
§ 16 Abs 2 SGB I. Die Leistungsträger sind verpflichtet,
darauf hinzuwirken, daß die Anträge klar und sachdien-
lich gestellt werden, § 16 Abs 3 SGB I, der Zugang zu den
Sozialleistungen möglichst einfach gestaltet wird und
jeder Berechtigte die ihm zustehenden Sozialleistungen
in zeitgemäßer Weise und schnell erhält, § 17 SGB I.
Hierbei sind die Leistungsträger zur sachgemäßen Beratung über die bestehenden Rechte und Pflichten verpflichtet, § 14 SGB I.

Die Behörde ermittelt den **Sachverhalt von
Amts wegen**, §§ 20 SGB X, 24 VwVfG.

Sie bestimmt Art und Umfang der Ermittlungen. Dabei ist sie an das Vorbringen und die Beweisanträge der
Beteiligten nicht gebunden, hat aber alle für den Einzelfall bedeutsamen – auch die für den Beteiligten günsti-
gen – Umstände zu berücksichtigen, §§ 20 SGB X, 24
VwVfG. Sie darf die Entgegennahme von Anträgen oder
Erklärungen, die in ihre Zuständigkeit fallen, auch dann
nicht verweigern, wenn sie diese in der Sache für unzulässig oder unbegründet hält, Abs 3 der §§ 20 SGB X, 24
VwVfG.

Bei der Ermittlung des Sachverhalts sollen die
Beteiligten mitwirken, insbesondere die ihnen
bekannten Tatsachen und Beweismittel angeben, Abs 2 der §§ 21 SGB X, 26 VwVfG.

Ein Beteiligter, der Sozialleistungen beantragt oder
erhält, ist in bestimmtem Ausmaß **zur Mitwirkung verpflichtet**, §§ 61 ff SGB I (S 96); bei Verletzung dieser Mitwirkungspflichten kann eine vollständige oder teilweise
Versagung der Sozialleistungen in Betracht kommen
(S 97).

Für **Zeugen und Sachverständige** besteht eine Pflicht
zur Aussage, wenn sie durch Rechtsvorschrift vorgesehen ist, zur Erstattung von Gutachten ua im Rahmen des
§ 407 ZPO (S 182). Verweigern Zeugen oder Sachverständige ohne gesetzlichen Grund die Aussage oder die Erstattung des Gutachtens, so kann sie die Behörde durch
das jeweils zuständige Sozial- oder Verwaltungsgericht
vernehmen lassen, § 22 SGB X.

Auch für das Verwaltungsverfahren gilt der **Grundsatz der objektiven Beweislast**, wenn sich trotz umfassender Aufklärung des Sachverhalts das Vorliegen einer behaupteten rechtserheblichen Tatsache nicht beweisen läßt.

Danach hat die Folgen der objektiven **Beweislosigkeit** oder Nichtfeststellbarkeit einer rechtserheblichen Tatsache stets derjenige zu tragen, der aus dieser Tatsache einen Anspruch oder eine ihn begünstigende Rechtswirkung herleiten will.

Die **Last des nicht erbrachten Beweises** trägt daher hinsichtlich der anspruchsbegründenden Tatsachen idR der Antragsteller, hinsichtlich der anspruchshindernden oder -vernichtenden Tatsachen regelmäßig die Behörde. Zu den Beweisanforderungen und der Beweislast im Rahmen der Kausalitätsbeurteilung s S 69.

7.3.3 Anhörung

Soll ein Verwaltungsakt, der in die **Rechte eines Beteiligten eingreift** (zB Herabsetzung oder Entziehung einer Sozialleistung, Heranziehung zu Erstattung oder Kostenersatz) erlassen werden, ist der Beteiligte vor Erlaß des Verwaltungsakts anzuhören; es ist ihm Gelegenheit zu geben, sich zu den für die Entscheidung erheblichen Tatsachen vor dem Erlaß des Verwaltungsakts zu äußern, §§ 24 SGB X, 28 VwVfG.[9]

Von der Anhörung darf nur in wenigen, gesetzlich genau bestimmten[10] Ausnahmefällen abgesehen werden, §§ 24 Abs 2 SGB X, 28 Abs 2 VwVfG.

Ist die Anhörung unterblieben, so unterliegt im Sozialrecht[11] der Verwaltungsakt unabhängig von seiner materiellen Richtigkeit allein wegen dieses Fehlers der Aufhebung durch die Sozialgerichte. Die unterbliebene Anhörung kann auch im Klageverfahren nicht mehr nachgeholt werden.[12]

7.3.4 Verwaltungsakt

Verwaltungsakt ist jede Verfügung, Entscheidung oder andere hoheitliche Maßnahme, die eine Behörde zur Regelung eines Einzelfalls auf dem Gebiet des öffentlichen Rechts trifft und die auf unmittelbare Rechtswirkungen nach außen gerichtet ist, §§ 31 SGB X, 35 VwVfG.

Im Sozialrecht ergehen Verwaltungsakte überwiegend in schriftlicher Form als sog **Bescheide**. In vielen Leistungsbereichen (zB GRV, GUV, sozEntschR) ist die Schriftform zwingend vorgeschrieben.

Im übrigen können Verwaltungsakte aber auch mündlich oder in anderer Weise ergehen (zB Ablehnung eines Hilfsmittels usw durch die Krankenkasse), § 33

Abs 2 SGB X. Ein zulässigerweise mündlich erlassener Verwaltungsakt ist aber schriftlich zu bestätigen, wenn hieran ein berechtigtes Interesse besteht und der Betroffene dies unverzüglich verlangt, Abs 2 Satz 2 der §§ 33 SGB X, 37 VwVfG.

Ein schriftlicher oder schriftlich bestätigter Verwaltungsakt bedarf stets einer **schriftlichen Begründung**, §§ 35 SGB X, 39 VwVfG.

Dies gilt insbesondere für **Ermessensentscheidungen** (S 95), Abs 1 Satz 3 der §§ 35 SGB X, 39 VwVfG. Vor allem ablehnende Ermessensentscheidungen (zB hinsichtlich medizinischer Rehabilitationsmaßnahmen) müssen in der Begründung klar erkennen lassen, von welchem Sachverhalt die Behörde ausgegangen ist, inwieweit die allgemeinen Tatbestandsvoraussetzungen des geltend gemachten Anspruchs gegeben sind oder nicht, ob die Behörde das ihr obliegende Ermessen erkannt und ausgeübt hat und welche Ermessensgesichtspunkte – positiv wie negativ – der Entscheidung zugrunde gelegen haben. Denn der Verwaltungsakt muß aus sich heraus dem Betroffenen und ggf den Gerichten ermöglichen, die getroffene Entscheidung in vollem Umfang nachzuvollziehen. Ermessensentscheidungen, die diesen Voraussetzungen nicht genügen, unterliegen allein wegen dieses Fehlers der Aufhebung im Klageverfahren; ein Nachschieben von Ermessensgründen ist vor allem im sozialgerichtlichen Verfahren idR nicht mehr zulässig.[13]

Sozialmedizinische Gutachten, die der Vorbereitung einer solchen Ermessensentscheidung dienen, müssen daher entsprechend umfassend und sorgfältig begründet werden (S 95).

7.3.5 Wirksamkeit und Bestandskraft von Verwaltungsakten

Ein Verwaltungsakt wird gegenüber demjenigen, für den er bestimmt ist oder der von ihm betroffen wird, grundsätzlich in dem Zeitpunkt wirksam, in dem er ihm bekannt gegeben wird; er bleibt wirksam, solange und soweit er nicht zurückgenommen, widerrufen oder anderweitig aufgehoben wird oder sich durch Zeitablauf oder in anderer Weise inhaltlich erledigt hat, §§ 39 SGB X, 43 VwVfG.

Verwaltungsakte, gegen die der Rechtsweg zu den Gerichten der Sozialgerichtsbarkeit gegeben ist, werden darüber hinaus für die Beteiligten auch **in der Sache bindend**, sofern der hiergegen gegebene Rechtsbehelf (Widerspruch, Klage) nicht oder erfolglos eingelegt worden ist, § 77 SGG.

Diese **Bindung in der Sache** bedeutet – ähnlich wie die Rechtskraft gerichtlicher Urteile – das Verbot, über

---

[9] vgl hierzu im einzelnen *Erlenkämper/Fichte* S 732 ff
[10] vgl hierzu *Erlenkämper/Fichte* S 735
[11] Für das allgemeine Verwaltungsrecht gilt dies nicht.
[12] stdRspr; vgl *Erlenkämper/Fichte* S 735

[13] vgl hierzu *Erlenkämper/Fichte* S 740

den Regelungsgegenstand des Verwaltungsakts erneut zu entscheiden. Die Behörde darf daher nach Eintritt der Bindung über den bereits geregelten Anspruch nicht erneut entscheiden, und der Betroffene kann eine derartige erneute Entscheidung auch nicht verlangen, soweit durch Gesetz nicht ausdrücklich etwas anderes bestimmt ist.

Das SGB X begründet durch die Bestimmungen der §§ 44 ff SGB X aber relativ weit gefaßte Möglichkeiten, diese Bindungswirkung zu durchbrechen (s unten).

7.3.6 Rechtsbehelfsverfahren

Gegen den von einer Behörde erlassenen Verwaltungsakt ist der Rechtsbehelf des **Widerspruchs** gegeben.

Ist der Rechtsweg zu den Gerichten der Sozialgerichtsbarkeit gegeben, sind die Einzelheiten nicht im SGB X, sondern im SGG geregelt. Ist der Rechtsweg zu den (allgemeinen) Verwaltungsgerichten gegeben, finden sich die entsprechenden Regelungen in der VwGO.

Sowohl nach dem SGG (§ 78 Abs 1) wie auch nach der VwGO (§ 68 Abs 1) sind **vor Erhebung der Anfechtungsklage** Rechtmäßigkeit und Zweckmäßigkeit des Verwaltungsakts idR in einem **Vorverfahren** (Widerspruchsverfahren) nachzuprüfen.

Das Vorverfahren beginnt mit der **Erhebung des Widerspruchs**, §§ 83 SGG, 69 VwGO.

Die **Widerspruchsfrist** beträgt einen Monat, nachdem der Verwaltungsakt dem Betroffenen bekannt gegeben worden ist, §§ 84 SGG, 70 VwGO. Der **Widerspruch** kann schriftlich oder zur Niederschrift bei der Behörde eingelegt werden, die den Verwaltungsakt erlassen hat. Im Geltungsbereich des SGG gilt die Widerspruchsfrist auch dann gewahrt, wenn die Widerspruchsschrift ua bei einer anderen inländischen Behörde rechtzeitig eingeht, § 84 Abs 2 SGG.

Hält die Behörde bzw die zuständige Widerspruchsstelle den Widerspruch für begründet, so ist ihm durch einen sog **Abhilfebescheid** abzuhelfen; wird nicht abgeholfen, ist ein **Widerspruchsbescheid** zu erlassen, §§ 85 SGG, 72, 73 VwGO.

7.3.7 Aufhebung von Verwaltungsakten

Für die Durchbrechung von Wirksamkeit und Bindung unanfechtbar gewordener Verwaltungsakte kennt das SGB X folgende Begriffe bzw Rechtsinstitute:

– die **Rücknahme** für die Aufhebung eines *rechtswidrigen* Verwaltungsakts, §§ 44, 45 SGB X,
– den **Widerruf** für die Aufhebung eines *rechtmäßigen* Verwaltungsakts, §§ 46, 47 SGB X,
– die **Aufhebung** von infolge wesentlicher Änderung der Verhältnisse späterhin rechtswid-

rig gewordenen Verwaltungsakten, § 48 SGB X.

Bei der **Rücknahme eines rechtswidrigen Verwaltungsakts** unterscheidet das Gesetz weiterhin zwischen der Rücknahme:

– eines *nicht begünstigenden* (idR belastenden) Verwaltungsakts, § 44 SGB X,
– eines *begünstigenden* Verwaltungsakts, § 45 SGB X.

Ähnliches gilt für den – im Sozialrecht seltenen – Widerruf eines rechtmäßigen Verwaltungsakts, §§ 46, 47 SGB X, auf den hier nicht weiter eingegangen wird.

Im allgemeinen Verwaltungsverfahrensrecht gelten die gleichen Begriffe; die dort maßgebenden Bestimmungen unterscheiden sich von denen des SGB X jedoch in Einzelheiten, §§ 48 ff VwVfG.

Leider sind diese Vorschriften kompliziert ausgestaltet, nur schwer durchschaubar und nachvollziehbar. Wegen der Bedeutung auch im Rahmen der sozialmedizinischen Begutachtung müssen die entscheidenden Grundzüge aber dargestellt werden.[14]

7.3.7.1 Rücknahme eines rechtswidrigen nicht begünstigenden Verwaltungsakts

Soweit sich im Einzelfall ergibt, daß bei Erlaß eines Verwaltungsakts das maßgebende Recht unrichtig angewandt oder von einem Sachverhalt ausgegangen worden ist, der sich als unrichtig erweist, und deshalb Sozialleistungen zu Unrecht nicht erbracht oder Beiträge zu Unrecht erhoben worden sind, ist der Verwaltungsakt, auch wenn er unanfechtbar geworden ist, mit Wirkung für die Vergangenheit zurückzunehmen, § 44 Abs 1 SGB X.

Das gilt nicht, wenn der Verwaltungsakt auf Angaben beruht, die der Betroffene vorsätzlich in wesentlicher Beziehung unrichtig oder unvollständig gemacht hat, § 44 Abs 1 Satz 2 SGB X.

Andere rechtswidrige nicht begünstigende Verwaltungsakte sind jedenfalls mit Wirkung für die Zukunft ganz oder teilweise zurückzunehmen; die Behörde kann sie nach ihrem Ermessen auch für die Vergangenheit zurücknehmen, § 44 Abs 2 SGB X.

Der Verwaltungsakt, der zurückgenommen werden soll, muß hiernach **rechtswidrig** gewesen sein, und zwar schon **bei seinem Erlaß**; der Fall, daß der Verwaltungsakt zunächst rechtmäßig war, später aber aufgrund einer Änderung der Verhältnisse rechtswidrig ge-

---

[14] vgl hierzu im einzelnen *Erlenkämper/Fichte* S 746 ff

worden ist, regelt sich nicht nach dieser Vorschrift, sondern nach § 48 SGB X (s unten).

Der Verwaltungsakt muß weiterhin „**nicht begünstigend**" gewesen sein. Mit dieser Definition wird primär die Gruppe der **belastenden Verwaltungsakte** erfaßt, insbesondere also die Fallgruppen, daß eine beantragte Sozialleistung (ganz oder teilweise) zu Unrecht abgelehnt oder Beiträge, Erstattungsansprüche usw zu Unrecht gegen den Betroffenen festgestellt worden sind.

Sind diese Voraussetzungen gegeben, so „ist" der Verwaltungsakt zurückzunehmen.

Insoweit handelt es sich also um eine „Muß-Vorschrift", deren Erfüllung ggf mit der Klage vor den Sozialgerichten erzwungen werden kann. Insbesondere steht der Behörde – anders als zT nach dem vor dem Inkrafttreten des SGB X geltenden Recht – in aller Regel kein Ermessen hinsichtlich der Frage zu, ob und inwieweit sie den früheren rechtswidrigen Verwaltungsakt zurücknehmen will oder nicht.

Ist ein Verwaltungsakt über die Gewährung oder Nichtgewährung von Sozialleistungen für die Vergangenheit zurückgenommen (und hierüber neu und nunmehr rechtmäßig entschieden) worden, werden die zustehenden Sozialleistungen jedoch **rückwirkend längstens für einen Zeitraum bis zu vier Jahren** erbracht, § 44 Abs 4 SGB X.

Bei dieser Vier-Jahres-Frist handelt es sich um eine Ausschluß-, nicht um eine Verjährungsfrist. Sie gilt also auch dann, wenn den Berechtigten an der früheren unrichtigen Entscheidung keinerlei Verschulden trifft und selbst dann, wenn diese auf einem offensichtlichen Fehlverhalten der Behörde beruht. Anders als bei Verjährungsfristen kann der Berechtigte nicht geltend machen, daß die Berufung der Behörde auf die Verjährung eine Treu und Glauben widersprechende unzulässige Rechtsausübung sei.

7.3.7.2 Rücknahme eines rechtswidrigen begünstigenden Verwaltungsakts

Soweit ein Verwaltungsakt, der ein Recht oder einen rechtlich wesentlichen Vorteil begründet oder bestätigt hat (begünstigender Verwaltungsakt) rechtswidrig ist, darf er, nachdem er unanfechtbar geworden ist, nur unter bestimmten engen Voraussetzungen zurückgenommen werden, § 45 Abs 1 SGB X.

Ein rechtswidriger begünstigender Verwaltungsakt darf nicht zurückgenommen werden, soweit der Begünstigte auf den Bestand des Verwaltungsakt vertraut hat und sein Vertrauen unter Abwägung mit dem öffentlichen Interesse an einer Rücknahme schutzwürdig ist; das Vertrauen ist idR schutzwürdig, wenn der Begünstigte erbrachte Leistungen verbraucht oder eine Vermögensdisposition getroffen hat, die er nicht mehr oder

nur unter unzumutbaren Nachteilen rückgängig machen kann, § 45 Abs 2 Satz 1 und 2 SGB X.

Auf Vertrauen kann sich der Begünstigte nicht berufen, § 45 Abs 2 Satz 3 SGB X, soweit:

– er den Verwaltungsakt durch arglistige Täuschung, Drohung oder Bestechung erwirkt hat, Nr 1,
– der Verwaltungsakt auf Angaben beruht, die der Begünstigte vorsätzlich oder grob fahrlässig in wesentlicher Beziehung unrichtig oder unvollständig gemacht hat, Nr 2, oder
– er die Rechtswidrigkeit des Verwaltungsakts kannte oder infolge grober Fahrlässigkeit nicht kannte, Nr 3. Grobe Fahrlässigkeit liegt vor, wenn der Begünstigte die erforderliche Sorgfalt in besonders schwerem Maße verletzt hat,.

Die Rücknahme rechtswidriger begünstigender Verwaltungsakte mit Dauerwirkung (zB Rentenbescheide der GUV und GRV) ist darüber hinaus nur innerhalb bestimmter **Fristen** zulässig, § 45 Abs 3 SGB X.
Die Rücknahme eines rechtswidrigen begünstigenden Verwaltungsakts darf idR **nur für die Zukunft** erfolgen; mit Wirkung **auch für die Vergangenheit** darf der Verwaltungsakt idR nur in den Fällen des § 45 Abs 2 (ua Täuschung, falsche Angaben, Kenntnis der Rechtswidrigkeit) zurückgenommen werden und nur, wenn dies innerhalb eines Jahres nach Kenntnis der Rücknahmegründe geschieht, § 45 Abs 4 SGB X.

Auch wenn der frühere begünstigende Verwaltungsakt nach all diesen Vorschriften rücknehmbar ist und auch alle Fristen eingehalten sind, steht die **Rücknahme im Ermessen** der Behörde; denn nach § 45 Abs 1 SGB X „darf" sie den Verwaltungsakt zurücknehmen, muß dies aber nicht.

Hat sie dieses Ermessen tatsächlich nicht erkennbar ausgeübt, unterliegt ein gleichwohl ergangener Rücknahmebescheid allein aus diesem Grund der Aufhebung im sozialgerichtlichen Verfahren. Dementsprechend muß der Rücknahmebescheid erkennen lassen, daß die Behörde das ihr obliegende Ermessen gesehen und auch tatsächlich ausgeübt hat, und er muß in der notwendigen (S 95) Begründung des Bescheides den Sachverhalt und die Gesichtspunkte erkennbar machen, von denen sie bei der Ausübung des Ermessens ausgegangen ist.

7.3.7.3 Aufhebung von Verwaltungsakten mit Dauerwirkung wegen wesentlicher Änderung der Verhältnisse

Soweit in den tatsächlichen oder rechtlichen Verhältnissen, die bei Erlaß eines Verwaltungsakts mit Dauerwirkung vorgelegen haben, nachträglich eine **wesentliche Änderung** eintritt, ist der Verwaltungsakt aufzuheben, § 48 Abs 1 Satz 1 SGB X.[15] Einschränkungen hinsichtlich der

---

[15] vgl hierzu im einzelnen *Erlenkämper/Fichte* S 762 ff

Aufhebung wegen wesentlicher Änderung von Verwaltungsakten des sozEntschR gelten ua nach §§ 74 SGB VII, 62 BVG (S 151 und 165).

Verwaltungsakte mit Dauerwirkung sind alle Verwaltungsakte, die sich nicht in der Gewährung einer einmaligen Leistung oder einer einmaligen Gestaltung der Rechtslage erschöpfen, sondern ein auf Dauer berechnetes oder in seinem Bestand vom Verwaltungsakt abhängiges Rechtsverhältnis begründen oder abändern. Dazu gehören praktisch alle Bescheide des Sozialrechts, die über eine laufende, wiederkehrende Leistung entscheiden, insbesondere über Renten der GUV, GRV und des sozEntschR, über Kranken-, Verletzten-, Übergangs-, Arbeitslosengeld usw.[16]

Die Aufhebung von Verwaltungsakten nach § 48 SGB X darf nur erfolgen, soweit in den tatsächlichen oder rechtlichen Verhältnissen nachträglich eine **wesentliche Änderung** eingetreten ist.

Ob in **tatsächlicher Hinsicht** eine solche Änderung eingetreten ist, muß durch einen Vergleich des gegenwärtige Sachverhalts mit dem Sachverhalt festgestellt werden, der bei Erlaß des früheren Bescheides[17] vorgelegen hat; denn nur „insoweit" darf eine Aufhebung erfolgen. Insbesondere berechtigt lediglich eine andere Beurteilung (zB der Kausalitätsverhältnisse, der MdE oder des Leistungsvermögens) eines nicht oder nur unwesentlich veränderten Sachverhalts nicht zur Aufhebung eines Verwaltungsakts nach dieser Vorschrift; sie kann allenfalls zur Rücknahme nach den §§ 44, 45 SGB X führen.[18]

Diese Änderung muß auch **nachträglich** eingetreten sein,[19] also *nach* dem Erlaß des letzten Verwaltungsakts, der den streitigen Anspruch geregelt hat. War die Änderung schon im Zeitpunkt des Erlasses des früheren Bescheides eingetreten, kommt idR nur eine Rücknahme nach den §§ 44, 45 SGB X in Betracht.

Die Aufhebung des früheren Verwaltungsakts darf stets nur in der **Richtung** und in dem **Ausmaß** erfolgen, in dem sich der dem früheren Verwaltungsakt zugrunde liegende Sachverhalt geändert hat („Soweit ...").[20] § 48 SGB X bietet daher insbesondere keine Handhabe zu einer nachträglichen Korrektur fehlerhafter früherer Entscheidungen (zB von Fehldiagnosen, unrichtigen Kausalitätsbeurteilungen oder MdE-Bewertungen) aus Anlaß oder im Rahmen einer nach dieser Vorschrift aus anderem Anlaß gebotenen Neufeststellung. Die Behörde (und der für sie tätig werdende Gutachter) ist an die früheren Feststellungen für die Teilbereiche, die sachlich unverändert geblieben sind, gebunden, auch wenn sich jetzt zeigt, daß diese unrichtig waren; insoweit darf eine Korrektur allenfalls nach den Vorschriften der §§ 44, 45 SGB X erfolgen. Hat sich der Sachverhalt in mehreren Richtungen geändert (zB Besserung der einen, Verschlimmerung einer anderen rechtserheblichen Gesundheitsstörung), darf die Neufeststellung gleichfalls nur insoweit erfolgen, wie in dem jeweiligen Teilbereich eine Änderung eingetreten ist; vor allem bei der Gesamtbewertung (zB bei der MdE) darf eine Neufeststellung nur insoweit vorgenommen werden, wie tatsächlich insgesamt eine Änderung eingetreten ist.

Bei inaktiven, nach ärztlicher Erfahrung aber zu Rückfällen neigenden Krankheiten (zB Tbc, Osteomyelitis) liegt eine wesentliche Änderung iS der sog **Heilungsbewährung** auch dann vor, wenn sich zwar der objektive Krankheitsbefund seit der letzten Feststellung nicht mehr wesentlich geändert hat, aufgrund der länger andauernden Inaktivität jetzt aber eine weitgehend endgültige (Defekt-) Ausheilung angenommen werden kann.[21] Auch **Anpassung und Gewöhnung** (zB nach schwieriger prothetischer Versorgung) können zu einer wesentlichen Änderung der Verhältnisse ebenso führen wie eine nachweisbare sog **„Verschiebung der Wesensgrundlage eines Leidens"** (S 68).

Die Änderung muß sich stets auf den für den streitigen Anspruch rechtserheblichen Sachverhalt beziehen; Änderungen in anderen Lebensbereichen erfüllen diese Voraussetzung idR nicht. Eine solche rechtlich unerhebliche Änderung sieht das BSG zB bei dem sog **Nachschaden** (S 31) als gegeben an, auch wenn sich hierdurch die Auswirkungen der in sich unverändert bestehenden Unfall- bzw Schädigungsfolgen auf die Erwerbsfähigkeit deutlich geändert haben.

Die eingetretene Änderung muß auch **wesentlich** sein; eine nur geringfügige, unbedeutende Änderung der Verhältnisse berechtigt zur Aufhebung des früheren Verwaltungsakts nicht. Ua muß die Änderung für den streitigen Anspruch von rechtserheblicher Bedeutung sein, also zB zu einer Veränderung der Leistungshöhe führen. Daher begründet eine Änderung der MdE um nur 5 vH eine wesentliche Änderung idR nicht; etwas anderes gilt nur, wenn hiervon die Schwerverletzten-, Schwerbeschädigten- oder Schwerbehinderteneigenschaft abhängt.

Die wesentlich Änderung muß auch in tatsächlicher Hinsicht **nachgewiesen** sein. Im *medizinischen Bereich* gilt dies vor allem für (angebliche) Besserungen ursprünglicher Unfall- oder Schädigungsfolgen. Hierzu hat das BSG unmißverständlich klargestellt, daß die schlichte Argumentation, nach der ärztlichen Erfahrung aus einer Vielzahl gleichgelagerter Fälle klängen ursprünglich unfallbedingte Beschwerden dieser Art nach einer bestimmten Zeit ab, etwaige dennoch fortbestehende Beschwerden müßten daher unfallunabhängiger Genese sein, rechtlich nicht schlüssig ist und den notwendigen

---

[16] Nach der stdRspr des BVerwG sollen die Verwaltungsakte der Sozialhilfe nicht hierzu zählen, auch wenn sie solche wiederkehrenden Leistungen (zB Hilfe zum Lebensunterhalt, Pflege-, Blindengeld usw) gewähren, so ua BVerwG Buchholz 436.0 § 39 Nr 5; § 69 Nr 3, 5; aA *Erlenkämper/Fichte* S 763

[17] Also nicht: des Gutachtens, das dem früheren Bescheid zugrunde gelegen hat.

[18] vgl hierzu aber § 48 Abs 3 SGB X (unten S 194)

[19] std Rspr, vgl ua BSG SozR 1300 § 48 Nr 11; 3200 § 81 Nr 3

[20] stdRspr; vgl *Erlenkämper/Fichte* S 764

[21] stdRspr, ua BSG SozR BVG § 62 Nr 17

Nachweis einer wesentlichen Änderung nicht ersetzen kann.[22]

Die Aufhebung des Verwaltungsakts erfolgt idR mit Wirkung **nur für die Zukunft**, § 48 Abs 1 Satz 1 SGB X.

War der frühere Verwaltungsakt ein **rechtswidriger begünstigender Verwaltungsakt**, der aber trotz Rechtswidrigkeit iS des § 45 SGB X nicht (zB wegen bestehendem Vertrauensschutz) oder nicht mehr (zB wegen Ablauf der Fristen) zurückgenommen werden kann, darf bei einer Änderung der Verhältnisse zugunsten des Betroffenen die neu festzustellende Leistung nicht über den Betrag hinaus gehen, wie er sich der Höhe nach ohne die Bestandskraft des früheren Verwaltungsakts ergeben würde (sog **Einfrieren von Leistungen**), § 48 Abs 3 SGB X.

War zB in dem früheren Verwaltungsakt zu Unrecht eine Unfallfolge als solche anerkannt, die MdE zu hoch eingeschätzt[23], Berufs- oder Erwerbsunfähigkeit festgestellt oder aus anderen Gründen die Leistung zu hoch festgesetzt worden, kann dieser Verwaltungsakt aus den erwähnten Gründen aber nicht zurückgenommen und die Leistung den wirklichen Verhältnissen entsprechend neu festgestellt werden, tritt nunmehr aber eine zugunsten des Betroffenen wirkende wesentliche Änderung (zB Verschlimmerung der anerkannten Unfall- bzw Schädigungsfolge, Erhöhung des Rentenanspruchs infolge einer Rentenanpassung) ein, so wird die zu Unrecht zu hoch gewährte Leistung solange „eingefroren", bis die tatsächlich zustehende Leistung den bisherigen Zahlbetrag erreicht.[24]

Die Aufhebung mit Wirkung für die Vergangenheit muß auch hier idR **innerhalb eines Jahres** nach Kenntnis der maßgebenden Tatsachen erfolgen, es sei denn, die Aufhebung wirkt zugunsten des Betroffenen, § 48 Abs 4 iVm § 45 Abs 2 SGB X.

Soweit die Aufhebung und Neufeststellung nach § 48 SGB X zuungunsten des Betroffenen wirkt und damit in seine Rechte eingreift, hat dem Erlaß eines solchen Bescheides die gesetzlich vorgeschriebene **Anhörung** nach § 24 SGB X (S 185) vorauszugehen.

Wird die gebotene Anhörung unterlassen, unterliegt der Aufhebungsbescheid ohne Rücksicht auf seine materielle Richtigkeit allein wegen dieses schweren Verfahrensfehlers der Aufhebung durch die Sozialgerichte (S 185).

Die **Beweislast** für das Vorliegen eines Aufhebungsgrundes richtet sich auch hier nach den allgemeinen Grundsätzen.

Danach hat der Berechtigte die Last des nicht erbrachten Beweises zu tragen, wenn die Aufhebung zu seinen Gunsten wirken würde, die Behörde dagegen, wenn die Aufhebung zu einem Wegfall oder Herabsetzung der Leistung führen würde.

7.3.8 Erstattung zu Unrecht erbrachter Leistungen

Soweit ein Verwaltungsakt aufgehoben worden ist, sind bereits erbrachte Leistungen zu erstatten; Sach- und Dienstleistungen sind in Geld zu erstatten, § 50 Abs 1 SGB X.[25]

Die Erstattungspflicht tritt direkt als Folge der Aufhebung des früheren Verwaltungsakts ein, sie folgt quasi automatisch. Soweit der frühere Verwaltungsakt nach den §§ 45, 48 SGB X auch mit Wirkung für die Vergangenheit zulässigerweise aufgehoben wird, müssen die hiernach zu Unrecht erbrachten Leistungen erstattet werden, ohne daß weitere Einwendungen vorgebracht werden können.

Soweit **Leistungen ohne Verwaltungsakt** zu Unrecht erbracht worden sind, sind diese gleichfalls zu erstatten, § 50 Abs 2 SGB X.

Hier gelten aber die – die Rücknehmbarkeit von Verwaltungsakten einschränkenden – Bestimmungen der §§ 45, 48 SGB X entsprechend.

7.3.9 Erstattungsansprüche der Leistungsträger untereinander

Gerade im Sozialrecht ergibt sich häufig, daß *ein* Leistungsträger zunächst Leistungen erbracht hat, sich später jedoch herausstellt, daß in Wahrheit nicht er, sondern *ein anderer* Träger zu Erbringung der Leistung verpflichtet war.

Fälle dieser Art kommen in der Praxis in großer Zahl vor. Hat zB die Krankenkasse zunächst Krankengeld geleistet, wird dem Versicherten aber anschließend eine Rente wegen Erwerbsunfähigkeit zugesprochen, kann die Krankenkasse Erstattung des Krankengeldes für die Zeit seit Rentenbeginn verlangen. Gleiches gilt, wenn die Krankenkasse zunächst Leistungen bei Krankheit erbracht hat, sich aber später herausstellt, daß es sich insoweit um Folgen eines Unfalls bzw einer Berufskrankheit gehandelt hat, wenn der Sozialhilfeträger Leistungen erbracht hat, für die in Wahrheit ein anderer Sozialleistungsträger zuständig war, wenn ein zunächst angegangener Leistungsträger vorläufige Leistungen erbracht hat usw.

---

[22] BSG SozR 3200 § 81 Nr 3; vgl auch S 68
[23] BSG SozR 3-3100 § 62 Nr 2
[24] vgl hierzu im einzelnen *Erlenkämper/Fichte* S 767

[25] vgl hierzu im einzelnen *Erlenkämper/Fichte* S 769

Das SGB X hat die Erstattungspflicht der Sozialleistungsträger untereinander zusammenfassend geregelt, und zwar für folgende Fallgruppen[26]:

– wenn ein Leistungsträger aufgrund gesetzlicher Bestimmungen (zB § 43 SGB I, S 96, § 6 Abs 2 RehaAnglG, S 38) **vorläufige Leistungen** erbracht hat, gegen den in Wahrheit verpflichteten, § 102 SGB X,
– wenn Sozialleistungen erbracht worden sind, der Anspruch aber nachträglich ganz oder teilweise **entfallen** ist, § 103 SGB X,
– für den **nachrangig** verpflichteten Leistungsträger gegen den vorrangig verpflichteten, § 104 SGB X,
– für den als **unzuständiger** leistenden Leistungsträger gegen den zuständigen, § 105 SGB X.

7.3.10   Sonstige Bestimmungen[27]

7.3.10.1 Schutz von Sozialdaten

Jeder Staatsbürger hat Anspruch darauf, daß Einzelangaben über seine persönlichen und sachlichen Verhältnisse (personenbezogene Daten) von den Leistungsträgern als **Sozialgeheimnis** gewahrt und nicht unbefugt offenbart werden, § 35 SGB I. Eine **Offenbarung von personenbezogenen Daten** ist daher nur zulässig, soweit der Betroffene im Einzelfall eingewilligt hat oder eine gesetzliche Offenbarungsbefugnis besteht, §§ 35 Abs 2 SGB I, 67 bis 77 SGB X.

Die Einwilligung des Betroffenen bedarf der Schriftform, soweit nicht wegen besonderer Umstände eine andere Form angemessen ist, § 67 Abs 2 SGB X. Zur Erteilung der Einwilligung sind Personen, die Sozialleistungen beantragen oder erhalten, im Rahmen ihrer gesetzlichen Mitwirkungspflichten ggf verpflichtet, § 60 Abs 1 Nr 1 SGB I (S 96).

Soweit eine Offenbarung nicht zulässig ist, besteht keine Auskunfts- oder Zeugnispflicht und keine Pflicht zur Vorlegung oder Auslieferung von Schriftstücken, Akten und ähnlichen Unterlagen, § 35 Abs 3 SGB I.

Gesetzliche Offenbarungsbefugnisse bestehen ua, zT aber mit erheblichen weiteren Einschränkungen:

– im Rahmen der Amtshilfe, § 68 SGB X,
– für die Erfüllung der gesetzlichen Aufgaben nach dem SGB, § 69 SGB X,
– für die Erfüllung der gesetzlichen Aufgaben bei der Durchführung des Arbeitsschutzes, § 70 SGB X,
– zur Abwendung geplanter Straftaten iS des § 138 StGB[28], § 71 Abs 1 Nr 1 SGB X,
– zum Schutz der öffentlichen Gesundheit ua nach dem BSeuchG, § 71 Abs 1 Nr 2 SGB X,

– zur rechtmäßigen Erfüllung der Aufgaben des Verfassungsschutzes usw sowie des Bundeskriminalamts, § 72 SGB X,
– auf richterliche Anordnung zur Aufklärung von Verbrechen und Vergehen, § 73 SGB X,
– zur Durchführung des Versorgungsausgleichs sowie zur Geltendmachung gesetzlicher oder vertraglicher Unterhaltsansprüche, § 74 SGB X,
– für die wissenschaftliche Forschung oder für die Planung im Sozialleistungsbereich, § 75 SGB X.

Die Offenbarung personenbezogener Daten, die zB einem Sozialleistungsträger ua **von einem Arzt** zugänglich gemacht worden sind, ist nur unter den Voraussetzungen zulässig, unter denen der Arzt selbst offenbarungsbefugt wäre, § 76 Abs 1 SGB X. Das gilt nicht für personenbezogene Daten, die in Zusammenhang mit einer Begutachtung wegen der Erbringung von Sozialleistungen oder wegen der Ausstellung einer Bescheinigung zugänglich gemacht werden; der Betroffene kann der Offenbarung jedoch widersprechen, § 76 Abs 2 SGB X.

Für den **Arzt selbst** gilt insoweit vor allem § 300 StGB. Danach macht sich strafbar, wer unbefugt ein fremdes Geheimnis offenbart, das ihm ua in seiner Eigenschaft als Arzt anvertraut oder bekannt geworden ist. Nicht unbefugt handelt der Arzt, wenn der Patient in die Offenbarung eingewilligt hat. Die Einwilligung bedarf auch hier regelmäßig der Schriftform. Zur Erteilung der Einwilligung sind Personen, die Sozialleistungen beantragen oder erhalten, aber verpflichtet, § 60 Abs 1 Nr 1 SGB I (S 96).

Bitten Sozialleistungsträger oder Sozialgerichte um einen Befundbericht oder eine sonstige Auskunft des behandelnden Arztes, kann idR davon ausgegangen werden, daß eine entsprechende schriftliche Einwilligung vorliegt. Denn die Antragsformulare der Sozialleistungsträger enthalten eine solche Einwilligungserklärung, und die Gerichte fordern regelmäßig eine solche ausdrückliche Erklärung der Kläger an, bevor sie schriftliche Auskünfte von Ärzten anfordern.

7.3.10.2 Zusammenarbeit der Leistungsträger

Das SGB X enthält auch eine Reihe von Bestimmungen über die Zusammenarbeit der Leistungsträger untereinander und mit Dritten, §§ 86 ff SGB X. Von Bedeutung für die sozialmedizinische Begutachtung ist hier vor allem die nachfolgende Bestimmung:

Veranlaßt ein Leistungsträger eine **ärztliche Untersuchung** (oder eine psychologische Eignungsuntersuchung) im Rahmen der Feststellung, ob die Voraussetzungen für eine Sozialleistung vorliegen, sollen die Untersuchungen in der Art und Weise vorgenommen und deren Ergebnisse so festgehalten werden, daß sie auch bei der Prüfung der Voraussetzungen anderer Sozialleistungen verwendet werden können, § 96 Abs 1 SGB X.

---

[26] vgl zu den Einzelheiten *Erlenkämper/Fichte* S 779 ff
[27] soweit für die sozialmedizinische Begutachtung von Bedeutung
[28] ua Hochverrat, Mord, Raub, erpresserischer Entführung

Der Umfang der Untersuchungsmaßnahme richtet sich zwar nach der Aufgabe des Leistungsträgers, der die Untersuchung veranlaßt hat; die Untersuchungsbefunde sollen aber auch bei der Feststellung, ob die Voraussetzungen einer anderen Sozialleistung vorliegen, verwertet werden, § 96 Abs 1 Satz 2 und 3 SGB X.

Durch Vereinbarungen haben die Leistungsträger sicherzustellen, daß Untersuchungen unterbleiben, soweit bereits verwertbare Untersuchungsergebnisse vorliegen. Für den Einzelfall sowie nach Möglichkeit für eine Vielzahl von Fällen haben die Leistungsträger zu vereinbaren, daß bei der Begutachtung der Voraussetzungen von Sozialleistungen die Untersuchungen nach einheitlichen und vergleichbaren Grundlagen, Maßstäben und Verfahren vorgenommen und die Ergebnisse der Untersuchungen festgehalten werden. Sie können darüber hinaus vereinbaren, daß sich der Umfang der Untersuchungsmaßnahme nach den Aufgaben der beteiligten Leistungsträger richtet; soweit sich die Untersuchungsmaßnahme hierdurch erweitert, ist die Zustimmung des Betroffenen erforderlich, § 96 Abs 2 SGB X. Dagegen ist die Bildung einer Zentraldatei mehrerer Leistungsträger für Daten der ärztlich untersuchten Leistungsempfänger idR nicht zulässig, § 96 Abs 3 SGB X.

Daß diese – seit 1983 in Kraft befindlichen – Bestimmungen bisher in größerem Ausmaß realisiert worden sind, ist allerdings nicht ersichtlich.

Literatur

Bley, H., W. Gitter ua: Sozialgesetzbuch, Sozialversicherung (sog Gesamt-Kommentar; Stand: 1996), Chmielorz, Wiesbaden

Erlenkämper, A., W. Fichte: Sozialrecht, 3 Auflage, Heymanns, Köln

Hauck, K., H. Haines, SGB X (Stand: 1996), Schmidt, Berlin

Kopp, F.: VwVfG, 6. Auflage, Beck, München

7.4 Sozialgerichtliches und verwaltungsgerichtliches Verfahren

7.4.1 Aufbau und Rechtsweg

Die **Sozialgerichtsbarkeit** ist dreistufig aufgebaut:

Das **Sozialgericht** entscheidet im ersten Rechtszug grundsätzlich über alle Streitigkeiten, für die der Rechtsweg vor den Gerichten der Sozialgerichtsbarkeit offensteht, § 8 SGG. Örtlich zuständig ist idR das Sozialgericht, in dessen Bezirk der Kläger zur Zeit der Klageerhebung seinen Wohnsitz hat; steht er in einem Beschäftigungsverhältnis, so kann er auch vor dem für den Beschäftigungsort zuständigen Sozialgericht klagen, § 57 SGG. Die Kammern des Sozialgerichts sind mit einem Berufsrichter (dem Vorsitzenden) und zwei ehrenamtlichen Richtern besetzt, § 12 SGG.

Das **Landessozialgericht** entscheidet im zweiten Rechtszug über die Berufung gegen die Urteile und die Beschwerden gegen andere Entscheidungen der Sozialgerichte, § 29 SGG. Die Senate des LSG werden in der Besetzung mit einem Vorsitzenden, zwei weiteren Berufsrichtern und zwei ehrenamtlichen Richtern tätig, § 33 SGG.

Das **Bundessozialgericht** entscheidet über das Rechtsmittel der Revision, § 39 Abs 1 SGG, sowie in einigen Sonderfällen in erster und letzter Instanz, § 39 Abs 2 SGG. Die Senate des BSG entscheiden gleichfalls in der Besetzung mit einem Vorsitzenden, zwei weiteren Berufsrichtern und zwei ehrenamtlichen Richtern, § 40 SGG.

Der **Rechtsweg** zu den Gerichte der Sozialgerichtsbarkeit ist gegeben für alle öffentlich-rechtliche Streitigkeiten in Angelegenheiten der Sozialversicherung (einschließlich aller Nebengebiete), der Arbeitsförderung (einschließlich der übrigen Aufgaben der Bundesanstalt für Arbeit), des sozEntschR sowie über sonstige öffentlich-rechtliche Streitigkeiten, für die durch Gesetz der Rechtsweg vor diesen Gerichten eröffnet wird, § 51 SGG.

Von den hier behandelten Rechtsmaterien des SGB entscheiden somit die Gerichte der Sozialgerichtsbarkeit über die Streitigkeiten:

– nach dem SGB III (Arbeitsförderung),
– der GKV, der GPV (einschließlich der privaten Pflegepflichtversicherung[29]), der GRV und der GUV,
– des sozEntschR (BVG, ohne Kriegsopferfürsorge, SVG, ZDG, BSeuchG, OEG)
– nach dem nach dem SchwbG (teilweise, vgl § 4 Abs 6 SchwbG).

Die **Verwaltungsgerichtsbarkeit** ist gleichfalls dreistufig aufgebaut:

Das **Verwaltungsgericht** entscheidet im ersten Rechtszug über alle Streitigkeiten, für die der Verwaltungsrechtsweg offensteht, § 45 VwGO, soweit keine ausschließliche Zuständigkeit der Oberverwaltungsgerichte oder des Bundesverwaltungsgerichts besteht. Die Kammern des Verwaltungsgerichts entscheiden in der Besetzung mit drei (Berufs-) Richtern und zwei ehrenamtlichen Richtern, § 5 VwGO.

Die **Oberverwaltungsgerichte** (in einigen süddeutschen Ländern Verwaltungsgerichtshöfe genannt) entscheiden über Berufungen gegen Urteile und über Beschwerden gegen sonstige Entscheidungen der Verwaltungsgerichte, § 46 VwGO, sowie in einigen Sonderfällen oder aufgrund besonderer landesrechtlicher Bestimmung auch in erster Instanz, §§ 47, 48 VwGO. Die Senate des OVG entscheiden idR in der Besetzung mit drei (Berufs-) Richtern; die Landesgesetzgebung kann vorsehen, daß die Senate in der Besetzung mit fünf Richtern entschieden, von denen zwei ehrenamtliche Richter sein können, § 9 VwGO.

---

[29] BSG SozR 3-1500 § 51 Nr 19

Das **Bundesverwaltungsgericht** entscheidet insbesondere über das Rechtsmittel der Revision gegen Urteile der Oberverwaltungsgerichte, § 49 VwGO, sowie in einigen Sonderfällen in erster und letzter Instanz, § 50 VwGO. Die Senate des BVerwG entscheiden in der Besetzung mit fünf (Berufs-) Richtern, § 10 VwGO.

Der **Rechtsweg** zu den Gerichten der (allgemeinen) Verwaltungsgerichtsbarkeit ist gegeben in allen öffentlich-rechtlichen Streitigkeiten, soweit diese nicht durch Bundes- oder Landesgesetz einem anderen Gericht ausdrücklich zugewiesen sind, § 40 VwGO.

Von den hier behandelten Rechtsmaterien des SGB entscheiden die Verwaltungsgerichte über die Streitigkeiten:

- aus der Kriegsopferfürsorge (§§ 25 ff BVG) und
- aus der Sozialhilfe (BSHG).

7.4.2 Rechtsschutz, Klagearten, Klage

Rechtsschutz wird auf Klage gewährt, §§ 53 SGG, 42 VwGO.

Durch eine solche Klage kann ua begehrt werden, §§ 54, 55 SGG, 42, 43 VwGO:

- die Aufhebung oder Abänderung eines Verwaltungsakts (Anfechtungsklage),
- die Verurteilung zum Erlaß eines abgelehnten Verwaltungsakts (Verpflichtungsklage),
- die Verurteilung zum Erlaß eines unterlassenen Verwaltungsakts (Vornahme-, Untätigkeitsklage),
- gleichzeitig mit der Anfechtungsklage die Verurteilung zu einer Leistung, auf die ein Rechtsanspruch besteht (verbundene Anfechtungs- und Leistungsklage),
- die Verurteilung zu einer Leistung, auf die ein Rechtsanspruch besteht, wenn ein Verwaltungsakt nicht zu ergehen hat (reine Leistungsklage),
- die Feststellung des Bestehens oder Nichtbestehens eines Rechtsverhältnisses, vor den Sozialgerichten auch die Feststellung, ob eine Gesundheitsstörung oder der Tod Folge eines Arbeitsunfalls, einer Berufskrankheit oder einer Schädigung iS des BVG ist oder welcher Versicherungsträger zuständig ist (Feststellungsklage).

Die **Anfechtungsklage** setzt voraus, daß der Kläger geltend macht, durch den Verwaltungsakt beschwert zu sein, dh behauptet, daß der Verwaltungsakt rechtswidrig ist, § 54 Abs 2 SGG, bzw durch den Verwaltungsakt in seinen Rechten verletzt werde, § 42 Abs 2 VwGO. Soweit die Behörde ermächtigt war, nach ihrem Ermessen zu handeln, ist Rechtswidrigkeit auch gegeben, wenn die gesetzlichen Grenzen des Ermessens überschritten sind oder von dem Ermessen in einer dem Zweck der Ermächtigung nicht entsprechenden Weise Gebrauch gemacht worden ist, §§ 54 Abs 2 SGG, 114 VwGO.

Die **Untätigkeitsklage** ist erst nach Ablauf von sechs Monaten seit dem Antrag auf Vornahme des Verwaltungsakts zulässig, §§ 88 SGG, 75 VwGO.

Die **Feststellungsklage** setzt voraus, daß der Kläger ein berechtigtes Interesse an der baldigen Feststellung hat, §§ 55 SGG, 43 VwGO.

Die **Klage** ist bei dem zuständigen Gericht schriftlich oder zur Niederschrift des Urkundsbeamten der Geschäftsstelle zu erheben, §§ 90 SGG, 81 VwGO.

Sie soll einen bestimmten Antrag enthalten und die zur Begründung dienenden Tatsachen und Beweismittel angeben, § 92 SGG, 82 VwGO.

Vor Erhebung der Anfechtungsklage sind Rechtmäßigkeit und Zweckmäßigkeit des Verwaltungsakts in einem **Vorverfahren** nachzuprüfen, §§ 78 SGG, 68 VwGO (S 191)

Die **Klagefrist** beträgt idR einen Monat nach Zustellung bzw Bekanntgabe des Verwaltungsakts, §§ 87 SGG, 74 VwGO. Im Geltungsbereich des SGG gilt die Klagefrist auch dann als gewahrt, wenn die Klageschrift innerhalb der Klagefrist ua bei einer anderen inländischen Behörde eingegangen ist, § 91 SGG.

War der Kläger ohne Verschulden gehindert, die Klagefrist einzuhalten, so ist ihm auf Antrag **Wiedereinsetzung in den vorigen Stand** zu gewähren, §§ 67 SGG, 60 VwGO.

Eine Partei, die nach ihren persönlichen und wirtschaftlichen Verhältnissen die Kosten der Prozeßführung (Gerichts- und notwendige Anwaltskosten) nicht, nur zum Teil oder nur in Raten aufbringen kann, erhält auf Antrag in entsprechender Anwendung der Vorschriften der ZPO **Prozeßkostenhilfe**, wenn die beabsichtigte Rechtsverfolgung oder Rechtsverteidigung hinreichende Aussicht auf Erfolg bietet und nicht mutwillig erscheint, §§ 73a SGG, 166 VwGO.

7.4.3 Verfahren, Beweisaufnahme

Im Verfahren vor den Gerichten der Sozialgerichtsbarkeit und der (allgemeinen) Verwaltungsgerichtsbarkeit gilt – anders als im Zivilprozeß – die sog **Amtsmaxime** (Untersuchungsgrundsatz): Das Gericht erforscht den gesamten Sachverhalt von Amts wegen unter Heranziehung der Beteiligten; es ist an deren Vorbringen und Beweisanträge nicht gebunden, §§ 103 SGG, 86 VwGO.

Der Rechtsstreit soll möglichst in *nur einer* mündlichen Verhandlung entschieden werden, §§ 106 Abs 2 SGG, 87 VwGO.

Das Gericht hat daher bereits vor der mündlichen Verhandlung alle Maßnahmen zu treffen, die hierfür notwendig sind. Es kann hierzu ua vorab Krankenpapiere, Untersuchungsbefunde usw beiziehen, Auskünfte jeder Art (auch zB Befundberichte der behandelnden Ärzte) einholen und die Begutachtung durch Sachverständige anordnen und durchführen, § 106 Abs 2 SGG.

Soweit das SGG und die VwGO für das Verfahren keine besonderen Vorschriften enthalten, ist die

ZPO entsprechend anzuwenden, wenn die grundsätzlichen Unterschiede der Verfahrensarten dies nicht ausschließen, §§ 202 SGG, 173 VwGO. Insbesondere für die Durchführung der **Beweisaufnahme** gelten im wesentlichen die Vorschriften der ZPO, §§ 118 Abs 1 SGG, 98 VwGO.

Der **Beweis durch Sachverständige** wird idR durch Einholung schriftlicher Gutachten im vorbereitenden Verfahren durchgeführt. Hinsichtlich der Verpflichtung des Sachverständigen zu Erstattung von Gutachten und die Folgen von Weigerung oder Säumnis s S 182. Das Gericht kann auch hier die Vernehmung des Sachverständigen in der mündlichen Verhandlung anordnen oder sein Erscheinen zur Erläuterung eines schriftlichen Gutachtens anordnen.

Abweichend von den Beweisvorschriften anderer Prozeßordnungen muß in der Sozialgerichtsbarkeit auf Antrag des Leistungsberechtigten **ein bestimmter Arzt** („Arzt des Vertrauens") gutachtlich gehört werden, § 109 SGG, soweit die Beweisfrage, über die der Arzt sich gutachtlich äußern soll, rechtserheblich ist.

Das Gericht darf den Antrag nach § 109 SGG im übrigen nur ablehnen, wenn durch die Zulassung die Erledigung des Rechtsstreits verzögert würde und der Antrag nach der freien Überzeugung des Gerichts in der Absicht, das Verfahren zu verschleppen, oder aus grober Nachlässigkeit nicht früher gestellt worden ist, § 109 Abs 2 SGG.

Auch für das Gutachten nach § 109 SGG gelten die allgemeinen Vorschriften, ua daß der Arzt – und zwar der benannte Arzt persönlich – verpflichtet ist, seiner Ernennung zum Sachverständigen Folge zu leisten und das Gutachten zu erstatten, wenn kein spezielles Gutachtenverweigerungsrecht besteht.

Das Gericht entscheidet in **freier Beweiswürdigung** nach seiner freien, aus dem Gesamtergebnis des Verfahrens gewonnenen Überzeugung, §§ 128 SGG, 108 VwGO.

Das Gericht stellt alle für die Entscheidung rechtserheblichen Tatsachen von Amts wegen fest. Im Fall der Nichterweislichkeit einer behaupteten Tatsache trägt auch hier die sog **Beweislast**, die Last des nicht erbrachten Beweises, idR der Beteiligte, der aus einer behaupteten, aber nicht erweislichen Tatsache Rechte herleiten will.[30] Das Gericht ist auch hier an **keine festen Beweisregeln** gebunden, insbesondere nicht an den Inhalt einer Zeugenaussage oder der Ausführungen eines Sachverständigen. Das Gericht darf im Gegenteil derartige Ausführungen nicht ungeprüft übernehmen, sondern muß sie im Rahmen der freien Beweiswürdigung kritisch überprüfen, ob sie geeignet sind, die notwendige Überzeugung des Gerichts zu begründen.[31] Daher sind an die Begründung von Sachverständigengutachten hohe Anforderungen zu stellen.

7.4.4 Gerichtsbescheid, Klagerücknahme, Anerkenntnis, Vergleich

Weist eine Rechtssache keine besonderen Schwierigkeiten tatsächlicher oder rechtlicher Art auf und ist der Sachverhalt geklärt, kann das Gericht nach vorheriger Anhörung der Beteiligten ohne mündliche Verhandlung durch **Gerichtsbescheid**[32] entscheiden. Hierfür gelten die Vorschriften über Urteile entsprechend, § 105 SGG.

Die Beteiligten können innerhalb eines Monats nach Zustellung des Gerichtsbescheids gegen diesen das Rechtsmittel einlegen, das zulässig wäre, wenn das Gericht durch Urteil entschieden hätte. Ist die Berufung nicht statthaft, kann mündliche Verhandlung beantragt werden, § 105 Abs 2 SGG. Wird diese beantragt, kann das Gericht in dem Urteil von einer weiteren Darstellung des Tatbestands und der Entscheidungsgründe absehen, soweit es der Begründung des Gerichtsbescheids folgt und dies in seiner Entscheidung feststellt, § 105 Abs 4 SGG.

Die **Rücknahme der Klage** kann der Kläger bis zur Rechtskraft des Urteils erklären, §§ 102 SGG, 92 VwGO. Die Klagerücknahme kann ganz oder teilweise erfolgen.

Im Verfahren nach dem SGG kann zu dem streitige Anspruch (von Seiten des Beklagten) ein **Anerkenntnis** abgegeben werden, § 101 Abs 2 SGG,.

Der Rechtsstreit kann ggf auch durch **Rücknahme des angefochtenen Verwaltungsakts** seine Erledigung finden, sofern der streitige Anspruch dadurch vollständig erledigt wird und die Beteiligten die Erledigung in der Hauptsache übereinstimmend erklären.

Um den geltend gemachten Anspruch vollständig oder zum Teil zu erledigen, können die Beteiligten ferner zur Niederschrift des Gerichts einen **Vergleich** (sog Prozeßvergleich) schließen, soweit sie über den Gegenstand der Klage verfügen können, §§ 101 SGG, 106 VwGO.

Ein Vergleich kann im *sozialgerichtlichen* Verfahren auch schriftsätzlich (zB Vergleichsangebot der Beklagten, Annahme durch den Kläger; Vergleichsvorschlag des Gerichts, Annahme durch die Beteiligten) geschlos-

---

[30] *Meyer-Ladewig* § 103 Rdz 19; *Kopp* § 108 Rdz 13
[31] so ua Meyer-Ladewig § 128 Rdz 7

---

[32] Der Gerichtsbescheid ist 1993 zur Verkürzung der sozialgerichtlichen Verfahren eingeführt worden und hat den früheren Vorbescheid ersetzt. Die VwGO kennt ein ähnliches Verfahren.

sen werden, sog **außergerichtlicher Vergleich**. Auch dieser erledigt das Verfahren, sofern der Kläger damit gleichzeitig seine Klage zurücknimmt oder die Beteiligten übereinstimmend erklären, daß dadurch der Rechtsstreit in der Hauptsache erledigt ist.

Im *verwaltungsgerichtlichen* Verfahren kann gleichfalls ein Prozeßvergleich abgeschlossen werden, § 87 VwGO; jedoch wird das Verfahren erst durch einen entsprechenden Einstellungsbeschluß des Gerichts beendet.

7.4.5   Mündliche Verhandlung; Urteil; Beschluß

Das Gericht entscheidet, soweit nichts anderes bestimmt ist, aufgrund **mündlicher Verhandlung**, §§ 124 Abs 1 SGG, 101 Abs 1 VwGO.

Der Vorsitzende des Spruchkörpers hat darauf hinzuwirken, daß der Rechtsstreit möglichst in *nur einer* mündlichen Verhandlung erledigt wird, §§ 106 Abs 2 SGG, 87 VwGO.

Mit Einverständnis der Beteiligten kann das Gericht auch ohne mündliche Verhandlung entscheiden, §§ 124 Abs 2 SGG, 101 Abs 2 VwGO.

Das Gericht kann das **persönliche Erscheinen** eines (natürlichen) Beteiligten zur mündlichen Verhandlung anordnen sowie **Zeugen und Sachverständige** laden, §§ 111 SGG, 95 VwGO.

Über die Klage wird, sofern nichts anderes bestimmt, insbesondere der Rechtsstreit nicht vorher schon anderweitig (zB durch Klagerücknahme, Anerkenntnis oder Vergleich) erledigt worden ist, durch **Urteil** entschieden, §§ 126 SGG, 107 VwGO.

Versäumnisurteile kennen SGG und VwGO nicht. Erscheint ein Beteiligter zur mündlichen Verhandlung nicht, so kann das Gericht auch ohne ihn (im sozialgerichtlichen Verfahren: sofern in der Ladung auf diese Möglichkeit hingewiesen worden ist) auf Antrag der übrigen Beteiligten **nach Lage der Akten** entscheiden, §§ 102 Abs 2 VwGO, 126 SGG.

Entscheidungen des Gerichts, die keine Urteile sind, ergehen durch **Beschluß**, §§ 124 Abs 3, 142 SGG, 122 VwGO.

Sie können idR ohne mündliche Verhandlung und ohne Mitwirkung der ehrenamtlichen Richter ergehen, §§ 142 SGG, 122 VwGO. Sie sind schriftlich zu begründen, wenn sie durch ein Rechtsmittel angefochten werden können oder über ein Rechtsmittel entscheiden, Abs 2 der §§ 142 SGG, 122 VwGO.

7.4.6   Berufung

Gegen die Urteile der Sozialgerichte und Verwaltungsgerichte findet die **Berufung** statt, soweit nichts anderes bestimmt ist, §§ 143 SGG, 124 VwGO.

Die Vorschriften über die Berufung sind im sozialgerichtlichen Verfahren 1993 vollständig umgestaltet worden. Die früher weitgehend unbeschränkt zulässige Berufung ist jetzt vielfach nur noch zulässig, wenn sie vom Sozialgericht oder vom Landessozialgericht ausdrücklich zugelassen worden ist.

Im **sozialgerichtlichen Verfahren** bedarf die **Berufung der Zulassung** in dem Urteil des Sozialgerichts (oder auf Beschwerde durch Beschluß des Landessozialgerichts), § 144 Abs 1 SGG, wenn der Wert des Beschwerdegegenstandes:

– bei einer Klage, die eine Geld- oder Sachleistung oder einen hierauf gerichteten Verwaltungsakt betrifft, 1.000,- DM, Nr 1, oder
– bei einer Erstattungsstreitigkeit zwischen juristischen Personen des öffentlichen Rechts oder Behörden 10.000,- DM, Nr 2,

nicht übersteigt. Das gilt nicht, wenn die Berufung wiederkehrende oder laufende Leistungen für mehr als ein Jahr betrifft.

Die **Berufung ist zuzulassen**, § 144 Abs 2 SGG, wenn:

– die Rechtssache grundsätzliche Bedeutung hat, Nr 1,
– das Urteil von einer Entscheidung des Landessozialgerichts, des Bundessozialgerichts oder des Gemeinsamen Senats der obersten Gerichtshöfe des Bundes abweicht und auf dieser Abweichung beruht, Nr 2, oder
– ein der Beurteilung des Berufungsgerichts unterliegender Verfahrensmangel geltend gemacht wird und vorliegt, auf dem die Entscheidung beruhen kann, Nr 3.

Das Landessozialgericht ist an die Zulassung durch das Sozialgericht gebunden, § 144 Abs 3 SGG. Die Berufung ist ausgeschlossen, wenn es sich (nur) um die Kosten des Verfahrens handelt, § 144 Abs 4 GG.

Hat das Sozialgericht die Berufung nicht zugelassen, kann die **Nichtzulassung durch Beschwerde angefochten** werden, § 145 Abs 1 SGG.

Die **Beschwerde** ist bei dem Sozialgericht, gegen dessen Urteil Berufung eingelegt werden soll, innerhalb eines Monats nach Zustellung des vollständigen Urteils einzulegen. Die Beschwerde soll das angefochtene Urteil bezeichnen und die zur Begründung dienenden Tatsachen und Beweismittel angeben, § 145 Abs 2 SGG.

Wird der Beschwerde **nicht abgeholfen**, entscheidet das Landessozialgericht durch Beschluß, § 145 Abs 4 SGG.

Im **verwaltungsgerichtlichen Verfahren** kann die Zulässigkeit der Berufung durch (materielle) Einzelgesetze von einer **besonderen Zulassung** abhängig gemacht werden, § 131 VwGO.

In diesen Fällen ist die Berufung nur unter bestimmten Voraussetzungen zuzulassen, § 131 Abs 2 VwGO. Die Nichtzulassung der Berufung kann auch hier durch die sog **Nichtzulassungsbeschwerde** angefochten werden, § 131 Abs 3 und 4 VwGO.

Die **Berufungsfrist** beträgt idR einen Monat, §§ 151 Abs 1 SGG, 124 Abs 2 VwGO.

Einzulegen ist die Berufung im *sozialgerichtlichen Verfahren* beim Landessozialgericht; die Berufungsfrist wird aber auch gewahrt, wenn die Berufung innerhalb der Frist beim Sozialgericht eingeht, § 151 Abs 1 und 2 SGG.

Im *verwaltungsgerichtlichen Verfahren* ist die Berufung beim Verwaltungsgericht einzulegen; die Berufungsfrist wird jedoch gewahrt, wenn die Berufung innerhalb der Frist beim Oberverwaltungsgericht eingeht, § 124 Abs 2 VwGO.

In beiden Gerichtszweigen ist die Berufung **schriftlich einzulegen**; sie kann aber auch zur Niederschrift des Urkundsbeamten der Geschäftsstelle erklärt werden, §§ 151 SGG, 124 VwGO.

War der Kläger ohne Verschulden gehindert, die Klagefrist einzuhalten, so ist ihm auf Antrag **Wiedereinsetzung in den vorigen Stand** zu gewähren, §§ 67 SGG, 60 VwGO.

Auch für das Berufungsverfahren erhält ein Beteiligter auf Antrag **Prozeßkostenhilfe**, wenn die beabsichtigte Rechtsverfolgung oder Rechtsverteidigung hinreichende Aussicht auf Erfolg bietet und nicht mutwillig erscheint, §§ 73a SGG, 166 VwGO.

Eine zwingende Pflicht zu **Berufungsbegründung** kennen SGG und VwGO nicht, ebenso keine Begründungsfrist. Die Berufungsschrift muß, § 124 Abs 3 VwGO, bzw soll, § 151 Abs 3 SGG, aber das angefochtene Urteil bezeichnen, einen bestimmten Antrag enthalten und soll die zur Begründung dienenden Tatsachen und Beweismittel bezeichnen; außerdem muß dargetan werden, daß und inwiefern der Berufungskläger durch das Urteil beschwert ist.

Für das **Berufungsverfahren** gelten die Vorschriften über das Verfahren im ersten Rechtszug weitgehend entsprechend, §§ 153 SGG, 125 VwGO.

7.4.7 Revision

Gegen das Urteil eines Landessozialgerichts oder eines Oberverwaltungsgerichts steht den Beteiligten die **Revision** an das Bundessozialgericht bzw Bundesverwaltungsgericht zu, idR aber nur, wenn sie von der vorhergehenden Instanz ausdrücklich zugelassen worden ist, §§ 160 SGG, 132 VwGO.

Die Nichtzulassung der Revision kann aber selbständig mit der sog **Nichtzulassungsbeschwerde** angefochten werden, §§ 160a SGG, 132 Abs 2 VwGO.

Gegen erstinstanzliche Urteile der Sozial- bzw Verwaltungsgerichte steht den Beteiligten darüber hinaus die sog **Sprungrevision** unter Umgehung der Berufungsinstanz zu, wenn der Rechtsmittelgegner zustimmt und sie von der ersten Instanz im Urteil oder durch besonderen Beschluß zugelassen worden ist, §§ 161 SGG, 134 VwGO.

Die Revision kann nur auf eine **Rechtsverletzung** gestützt werden, und zwar grundsätzlich nur auf die Ver-

letzung von Bundesrecht (also nicht auch von Landesrecht), §§ 162 SGG, 137 Abs 1 VwGO. An die im angefochtenen Urteil getroffenen tatsächlichen Feststellungen ist das Revisionsgericht idR gebunden, §§ 163 SGG, 137 Abs 2 VwGO.

Damit unterliegt ua die Würdigung von Sachverständigengutachten durch das Berufungsgericht grundsätzlich nicht der Kontrolle durch das Revisionsgericht.

Die **Revisionsfrist** beträgt einen Monat nach Zustellung des Urteils oder des Beschlusses über die Zulassung der Revision, §§ 164 SGG, 139 VwGO.

Im Gegensatz zu Klage und Berufung muß die Revision, soll sie nicht als unzulässig verworfen werden, **schriftlich begründet** werden, und zwar die Revision vor dem Bundesverwaltungsgericht innerhalb eines weiteren Monats, § 139 Abs 1 VwGO, vor dem Bundessozialgericht innerhalb von zwei Monaten, § 164 Abs 2 SGG.

Im Revisionsverfahren besteht **Vertretungszwang**, dh die Beteiligten müssen sich vor dem Bundesverwaltungsgericht durch einen Rechtsanwalt oder einen Rechtslehrer an einer deutschen Hochschule, § 67 Abs 1 VwGO, vor dem Bundessozialgericht durch einen Rechtsanwalt oder durch Mitglieder oder Angestellte von Gewerkschaften oder bestimmten anderen Verbänden, § 166 SGG, vertreten lassen.

Für das **Verfahren** gelten die Vorschriften über die Berufung im übrigen weitgehend entsprechend, §§ 165 SGG, 141 VwGO.

7.4.8 Beschwerde

Gegen die Entscheidungen der Sozial- und Verwaltungsgerichte, die nicht Urteile oder Vorbescheide sind, steht den Beteiligten die **Beschwerde** an das Landessozial- bzw Oberverwaltungsgericht zu, §§ 172 SGG, 146 VwGO.

Die Beschwerde ist idR bei dem Gericht einzulegen, das die angefochtene Entscheidung erlassen hat, §§ 173 SGG, 147 VwGO. Hilft dieses Gericht der Beschwerde nicht ab, entscheidet hierüber das LSG bzw OVG durch Beschluß, §§ 176 SGG, 150 VwGO. Die Entscheidung des Beschwerdegerichts können mit einer (weiteren) Beschwerde nicht mehr angefochten werden, §§ 177 SGG, 152 VwGO.

Damit können ua Entscheidungen der Landessozial- und Oberverwaltungsgerichte über die Höhe von Sachverständigenentschädigungen nicht mit einer weiteren Beschwerde an das BSG bzw BVerwG angefochten werden, auch wenn eine solche zur Sicherung einer einheitlichen Praxis im gesamten Bundesgebiet wünschenswert wäre.

Literatur

Erlenkämper, A., W. Fichte: Sozialrecht, 3. Auflage, Heymanns, Köln

Kopp, F.:, VwGO, 6. Auflage, Beck, München

Meyer-Ladewig, J.: SGG, 5. Auflage, Beck, München

Peters, H., Th. Sautter, W. Wolff: Kommentar zur Sozialgerichtsbarkeit (Stand: 1996), Kohlhammer, Stuttgart

8 Rechtsstellung des Gutachters

A. Erlenkämper

8.1 Atteste, Befundberichte

8.1.1 Atteste, ärztliche Bescheinigungen (auf Wunsch des Patienten)

Von den behandelnden Ärzten in Praxis und Klinik verlangt der Patient nicht selten Bescheinigungen mit Angaben zu Krankheitsverlauf, Befunden und Auswirkungen sowie einer Stellungnahme zu bestimmten Fragenkomplexen wie zB Arbeits-, Berufs- oder Erwerbsunfähigkeit, Kausalität zu bestimmten Unfallereignissen oder sonstigen Schädigungseinflüssen, MdE bzw GdB usw.

Soweit sich die erbetenen Angaben nur auf *erhobenen Befunde* und den *Krankheitsverlauf* beziehen, bestehen keine Bedenken gegen die Ausstellung derartiger Atteste, sofern die Angaben korrekt und vollständig sind. Denn der Patient hat ein Recht darauf.

Der Arzt muß sich jedoch darüber klar sein, daß der Patient solche Atteste häufig als Beweismittel zur Geltendmachung bestimmter Ansprüche einsetzen will. Er muß sich also bewußt sein, daß er von dem Versicherer bzw der Behörde (Versicherungsträger, Arbeits-, Versorgungs-, Sozialamt usw bzw Gericht) idR später um einen näheren Befundbericht ersucht, ggf sogar als Zeuge gehört wird. Wenn die erbetene Bescheinigung erteilt wird, muß sie also korrekt und so abgefaßt sein, daß zu einem späteren Befundbericht bis hin zu einer möglichen eidlichen Vernehmung als (sachverständiger) Zeuge keine Divergenzen entstehen können. Ist ein ärztliches Attest wider besseres Wissen unrichtig ausgestellt worden, droht zudem ein Strafverfahren nach § 278 StGB.

Schwieriger wird es, wenn der Arzt um eine privatärztliche *Stellungnahme zu bestimmten rechtlichen Fragenkomplexen* (zB Arbeits-, Berufs- oder Erwerbsunfähigkeit, Kausalität zu bestimmten Ereignissen, MdE bzw GdB usw) gebeten wird. Sofern es sich nicht um Bescheinigungen auf amtlichen Vordrucken handelt (zB Arbeitsunfähigkeitsbescheinigung für Krankenkasse bzw Arbeitgeber), kann dem Arzt nur größte Zurückhaltung empfohlen werden.

Auch abgesehen davon, daß es sich vielfach um Komplexe handelt, deren Beurteilung auch von zahlreichen außermedizinischen Umständen abhängt – zB bei der Arbeitsunfähigkeit von den Leistungsanforderungen des konkreten Arbeitsplatz; bei der Berufsunfähigkeit von anderen Einsatzmöglichkeiten im Rahmen des bisherigen Berufs oder in zumutbaren Verweisungstätigkeiten – ist der behandelnde Arzt mangels genauer Kenntnis *aller* maßgebenden Umstände mit einer solchen Beurteilung vielfach überfordert. Im allgemeinen ist er daher gut beraten, wenn er sich über die konkrete Befunde hinaus ausschließlich zu bestehenden funktionellen Beeinträchtigungen und ggf dem Krankheitsverlauf äußert. Auch bei der Bewertung von geklagten Schmerzen und anderen Beschwerden sollte Zurückhaltung geübt werden, sofern diese nicht durch ganz konkrete Befunde eindeutig belegt sind.

Der vom Patienten angegebene Verwendungszweck (zB zur Vorlage beim Kranken-, Unfall-, Rentenversicherungsträger, beim Arbeits-, Versorgungs-, Sozialamt usw) sollte in der Bescheinigung regelmäßig vermerkt werden, um einen Mißbrauch für andere Zwecke auszuschließen.

8.1.2 Befundberichte (auf Anforderung der Leistungsträger bzw Gerichte)

Der behandelnde Arzt wird von den privaten oder öffentlichen Versicherungsträgern, Behörden und Gerichten häufig um einen Bericht (Befundbericht) ersucht. In diesem Ersuchen werden in aller Regel konkrete Fragen gestellt, zumeist durch Verwendung eines Formulars.

Jedenfalls soweit es um öffentlich-rechtliche Sozialleistungen geht, ist der Arzt idR rechtlich verpflichtet, einen entsprechenden Bericht zu erstatten.

Sofern der Arzt der Aufforderung zur Erstellung eines solchen Berichts nicht nachkommt, können die Gerichte ihn unmittelbar als Zeugen laden und persönlich vernehmen, die Sozialleistungsträger ggf die Vernehmung durch das Gericht beantragen. Ein solches Verfahren ist für alle Beteiligten mit einem erheblichen Mehraufwand an Zeit und Geld verbunden; es sollte daher möglichst vermieden werden.

Es sollte ein nobile officium eines jeden Arztes sein, den angeforderten Bericht schnellstmöglich zu erstatten.

Denn die von ihm mitgeteilten Befunde tragen dazu bei, den Krankheitsverlauf zu verfolgen und Mehrfachuntersuchungen zu vermeiden. Zudem macht die anfordernde Stelle ihre weiteren Maßnahmen (zB Einholung von Gutachten) idR davon abhängig, daß zunächst die bereits anderweitig erhobenen Befunde zusammengetragen werden. Jede Verzögerung in der Beantwortung des Ersuchens verzögert daher die Entscheidung über den Anspruch des Patienten.

Daß ein solcher Bericht richtig und vollständig sein, insbesondere die gestellten Fragen – soweit möglich – richtig und vollständig beantworten muß, versteht sich von selbst. Eigene Befunde (zB Röntgen-, Laborbefunde usw) sollten, um Rückfragen vorzubeugen, vollständig angeführt bzw in Kopie beigefügt werden, ebenso Kopien weiterer vorhandener Befundunterlagen (zB Arztbriefe mitbehandelnder Kollegen).

Die gelegentlich zu hörenden Meinung, solche Arztbriefe mitbehandelnder Kollegen sollten nicht zur Verfügung gestellt werden, weil dies gegen die kollegiale Rücksicht verstoße, kann nicht gebilligt werden. Ärztliche ebenso wie rechtliche[1] Gründe verlangen, daß Mehrfachuntersuchungen möglichst vermieden und bereits vorliegende Untersuchungsergebnisse verwertet werden. Die Sozialleistungsträger und die Gerichte sowie die von ihnen bestellten Gutachter sind im Interesse der vollständigen und wahrheitsgemäßen Sachaufklärung darauf angewiesen, die bisher vorliegenden Befunde sowie ggf auch anderweitige Angaben zu Anamnese und Krankheitsverlauf möglichst schnell und möglichst vollständig zu kennen, damit Mehrfachuntersuchungen vermieden und sachgerechte Maßnahmen zur (weiteren) Aufklärung des Sachverhalts getroffen werden können. Der Arzt, der seine Unterlagen – ggf in Kopie – *vollständig* zur Verfügung stellt, hilft seinem Patienten bei der schnellen Klärung des Sachverhalts; er trägt dazu bei, daß wesentliche Gesichtspunkte mangels Kenntnis der Vorbefunde nicht unberücksichtigt bleiben, Mehrfachuntersuchungen mit entsprechenden Belastungen vermieden werden, zusätzliche Anfragen bei den mitbehandelnden Kollegen unnötig sind und so die Entscheidung des Leistungsträgers bzw Gerichts beschleunigt werden. Zumindest sollten die in solchen Arztbriefen enthaltenen technischen Befunde (zB Labor-, EKG-, Röntgen-, CT-Befunde usw) angegeben und mitgeteilt werden, bei welchen anderen Ärzten (mit vollständiger Anschrift) weitere Untersuchungen erfolgt sind.

Ausnahmen sind denkbar, wenn derartige Befundunterlagen Angaben über höchstpersönliche Umstände des Patienten oder Mitteilungen des Kollegen enthalten, die höchstpersönlicher Natur sind und/oder zu dem streitigen Anspruch erkennbar nicht in sachlicher Beziehung stehen.

Sofern derartige Unterlagen Daten enthalten, die *dem Patienten* aus bestimmten Gründen (zB noch nicht mitgeteilter Ca-Verdacht, subtile Daten zur Psyche, aus der Vorgeschichte oder dem sozialen und familiären Umfeld) nicht bekannt werden sollen, empfiehlt sich ein entsprechender auffallend markierter Hinweis an die anfordernde Stelle. Sozialleistungsträger und Gerichte

können dann die notwendigen Vorkehrungen treffen und bei Akteneinsicht durch den Patienten die entsprechenden Unterlagen von der Einsicht ausschließen.

8.2 Privatgutachten

Ärzte werden gelegentlich von Privatpersonen um Gutachten zum Nachweis bestimmter Ansprüche gegenüber privaten oder öffentlichen Versicherungen usw gebeten, insbesondere wenn der betreffende Arzt sich zu konkreten medizinischen Fragen literarisch oder in früheren Gutachten in einem bestimmten Sinn geäußert hat.

Solchen Ersuchen sollte der Arzt mit größter Zurückhaltung begegnen und sie nur in seltenen Ausnahmefällen erfüllen, auch wenn der Patient ihm entsprechendes Befundmaterial oder gar frühere Gutachten zur Verfügung stellt. Denn zu häufig wird dieses Material nicht alles enthalten, was zu dem streitigen Anspruch an Befunden oder sonstwie in tatsächlicher, medizinischer und auch rechtlicher Hinsicht bisher festgestellt und ausgeführt worden ist. Der Privatgutachter läuft daher Gefahr, wesentliche tatsächliche, medizinische oder rechtliche Aspekte sowie die bisher diskutierten Argumente und Gegenargumente nicht vollständig zu kennen und in seinem Gutachten so nicht würdigen zu können.

Ist er dem Grunde nach bereit, sich zu dem streitigen medizinischen Fragenkomplex gutachtlich zu äußern, sollte er den Auftraggeber möglichst veranlassen, das Gutachten von dem Versicherungsträger usw bzw vom Gericht anfordern zu lassen. Spätestens im Gerichtsverfahren kann der Auftraggeber idR verlangen, daß der von ihm als Beweismittel angebotene Sachverständige auch gehört wird (§ 109 SGG, S 193). Als Sachverständiger erhält er idR dann auch die kompletten Aktenvorgänge mit allen Vorbefunden, Gutachten und Stellungnahmen der Beteiligten hierzu und kann sich auf diese Weise besser und umfassender zum Gegenstand des Rechtsstreits äußern.

Erstattet der Arzt gleichwohl ein reines Privatgutachten, kann dieses im (späteren) Prozeß nicht als Sachverständigengutachten gewertet werden. Denn Sachverständigengutachten sind nur solche, die von einem vom Gericht prozeßförmlich bestellten Sachverständigen (S 181) erstattet werden; allein dieser unterliegt ja ggf dem Eideszwang. Das Gericht wird das Privatgutachten bei seiner Beweiswürdigung als Teil des Gesamtergebnisses des Verfahrens (S 193) zwar idR berücksichtigen, muß ihm aber keinesfalls folgen. Dies gilt besonders, wenn das Privatgutachten nicht alle in Prozeß erörterten rechtserheblichen Gesichtspunkte kennt und würdigt, sondern sich auf unvollständiges Tatsachen- und/oder Argumentsmaterial stützt.

---

[1] vgl §§ 96 Abs 2, 100 SGB X

8.3 Gutachten im Verwaltungsverfahren der Sozialleistungsträger

Soweit Sozialleistungsträger (Versicherungsträger der GKV, GUV und GRV, Arbeits-, oder Versorgungsamt usw) im Rahmen eines anhängigen Verwaltungsverfahrens um Erstattung eines Gutachtens ersuchen, ist der Arzt – der frei praktizierende ebenso wie der klinisch tätige – idR zur Erstattung des Gutachtens verpflichtet (S 202).

Die Stellung des Gutachters im Verwaltungsverfahren und damit seine Rechte und Pflichten kommen denjenigen des gerichtlichen Sachverständigen recht nahe. Für ihn gelten die Vorschriften der ZPO über den Sachverständigenbeweis weitgehend entsprechend, § 21 Abs 3 SGB X. In einem nachfolgenden gerichtlichen Verfahren gilt sein Gutachten nicht als Parteigutachten, sondern als Beweisergebnis des Verwaltungsverfahrens.

Insoweit kann daher auf die nachfolgenden Ausführungen zum gerichtlichen Sachverständigengutachten Bezug genommen werden.[2]

Auch die Entschädigung des im Verwaltungsverfahren tätig werdenden Gutachters richtet sich nach dem Gesetz über die Entschädigung von Zeugen und Sachverständigen (ZSEG, S 205), sofern keine besonderen vertraglichen Vereinbarungen bestehen, wie zB mit den Berufsgenossenschaften und den Rentenversicherungsträgern.

8.4 Gerichtliche Sachverständigengutachten

Das ärztliche Sachverständigengutachten hat im gerichtlichen Verfahren eine **große praktische und rechtliche Bedeutung**. Formell ist es für das Gericht zwar nur Beweismittel, Hilfe bei der Entscheidung. Die faktische Bedeutung geht jedoch weiter. Der Richter besitzt in aller Regel keine eigenen medizinischen Fachkenntnisse. Er ist daher gehalten, sich bei der erforderlichen Feststellung und Würdigung medizinisch relevanter Tatsachen bzw Tatsachenzusamenhänge und den daraus abgeleiteten rechtlichen Folgerungen auf Befunde und Beurteilungen ärztlicher Sachverständiger zu stützen. Das hat nicht

selten zur Folge, daß diese ärztlichen Feststellungen unmittelbar in die gerichtliche Entscheidung „durchschlagen", zumal hier idR kein „Prüfarzt" zwischengeschaltet ist, der Richtigkeit und Vollständigkeit des Sachverständigengutachtens mit ärztlichem Sachverstand nochmals überprüfen und notfalls korrigierend eingreifen kann.

Das Gericht darf sich indes der Hilfe des Sachverständigen nur bei der notwendigen Feststellung solcher Tatsachen und Erfahrungssätze bedienen, die seiner eigenen Sachkunde nicht zugänglich sind, nicht dagegen auch bei der Rechtsfindung, der Rechtsanwendung auf die festgestellten Tatsachen. Diese Aufgabe ist allein dem Richter selbst vorbehalten.

Der Bundesgerichtshof hat dies in einer für alle Rechtsbereiche wegweisenden Entscheidung einmal wie folgt formuliert:

„Der Sachverständige ist ein Gehilfe des Richter. Er hat dem Gericht den Tatsachenstoff zu unterbreiten, der nur auf Grund besonders sachkundiger Beobachtungen gewonnen werden kann, und das wissenschaftliche Rüstzeug zu vermitteln, das die Auswertung ermöglicht. Der Sachverständige ist jedoch weder berufen noch in der Lage, dem Richter die Verantwortung für die Feststellungen abzunehmen, die dem Urteil zugrunde gelegt werden. Das gilt nicht nur von der Ermittlung des Sachverhalts, von dem der Sachverständige in seinem Gutachten auszugehen hat – den Anknüpfungstatsachen – sondern auch von seinen ärztlichen Beobachtungen und Folgerungen. Selbst diese hat der Richter sogar in solchen Fällen, in denen es sich ... um besondere wissenschaftliche Fragen handelt, auf ihre Überzeugungskraft zu prüfen."[3]

Daher soll der ärztliche Sachverständige zB über den Gesundheitszustand, über Art, Ausmaß und Schweregrad von Krankheiten, Bestehen oder Nichtbestehen bestimmter Gesundheitsschäden und ihren funktionellen Auswirkungen ua auf Arbeits- und Erwerbsfähigkeit aussagen, soll er ggf dartun, welche Umstände zur Entstehung oder Verschlimmerung bestimmter Gesundheitsschäden beigetragen haben und welche Bedeutung die verschiedenen mitwirkenden Kausalfaktoren aus ärztlicher Sicht besitzen, soll er sachverständig beurteilen, welche Funktionsstörungen die bestehenden Gesundheitsschäden bewirken und welche Arbeiten damit noch verrichtet werden können bzw nicht mehr, welche MdE bzw GdB oder welchen Grad der Invalidität sie bewirken usw.

Nicht zu seiner Sachkunde und nicht zu seiner Aufgabe als Sachverständiger gehört es hingegen, sich abschließend über **Rechtsbegriffe** zu

---

[2] vgl ergänzend ua: *Mehrhoff* BG 1995, 484 und *Kaiser* BG 1995, 742

[3] BGHSt 7, 239; zitiert nach *Venzlaff/Foerster*, Psychiatrische Begutachtung, 2. Aufl S 41

äußern, also zB zu der Frage, ob eine bestehende Gesundheitsstörung Krankheit in einem bestimmten Rechtssinn (zB iS der GKV oder GRV, Berufskrankheit usw) ist, ob ein vorliegender Gesundheitsschaden Unfallfolge (Folge eines Arbeits- oder Dienstunfalls) oder eine Schädigungsfolge iS des sozEntschR ist oder ob die vorliegenden Krankheiten Berufs- oder Erwerbsunfähigkeit bewirken. Denn in diesen Rechtsfragen ist das Gericht selbst „sachverständig"; es benötigt hierzu, wenn ihm die erforderlichen medizinischen Tatsachen und Erfahrungssätze vermittelt worden sind, keine Entscheidungshilfe des Sachverständigen, es muß diese Rechtsanwendung selbst vornehmen.

Denn hier handelt es sich um Begriffe, die häufig nicht allein und nicht einmal überwiegend durch Umstände geprägt werden, die dem ärztlichem Sachstand vorbehalten sind, sondern entscheidend von außermedizinischen Tatsachen und Erwägungen. Wendet der Sachverständige derartige Begriffe gleichwohl, so besteht die Gefahr, daß er von Rechtsvorstellungen geleitet wird, die Rechtslehre und Rechtsprechung und ihrer weiteren Entwicklung nicht bzw nicht mehr entsprechen. Die Rechtsbegriffe werden dadurch uU auf den medizinischen Sachverhalt unzutreffend anwendet; sein Gutachten wird so entwertet und die Rechtsfindung insgesamt nicht gefördert, sondern erschwert („... Der Doktor hat aber doch gesagt ...").

So geschieht es auch heute noch, daß ärztliche Sachverständige vom Vorliegen oder Nichtvorliegen von „Krankheit iS der GKV" (oder gar „iS der RVO") sprechen, obwohl sie erkennbar Definition und Grenzen dieses Begriffs nicht voll übersehen, daß ein Gesundheitsschaden als Folge eines Arbeitsunfalls beurteilt wird, obwohl ein Arbeitsunfall aus außermedizinischen Gründen nicht vorliegt, eine Gelegenheitsursache angenommen wird, ohne daß die schädigungsunabhängigen Kausalfaktoren nachgewiesen sind und/oder ihre Bedeutung gegenüber den schädigungsbedingten Einwirkungen im einzelnen genau abgewogen worden ist, Berufsunfähigkeit bejaht wird, ohne daß weitere Einsatzmöglichkeiten im bisherigen Beruf und/oder zumutbare Verweisungsmöglichkeiten geprüft sind, Erwerbsunfähigkeit verneint wird, obwohl dem Versicherten der Arbeitsmarkt aus außermedizinischen Gründen praktisch verschlossen ist, oder daß Arbeitsunfähigkeit angenommen wird ohne den erforderlichen Bezug auf die maßgebende letzte Erwerbstätigkeit.

Aus solchen Gründen bestimmt das Gesetz jetzt ausdrücklich, daß das Gericht die **Tätigkeit des Sachverständigen zu leiten**, ihn auf seine Pflichten hinzuweisen hat und ihm Weisungen erteilen kann, §§ 404a Abs 1, 407a Abs 5 ZPO.[4]

Soweit erforderlich, bestimmt das Gericht, in welchem Umfang der Sachverständige zur Aufklärung der Beweisfrage befugt ist, § 404a Abs 4 ZPO. Bei streitigem Sachverhalt bestimmt das Gericht auch, welche Tatsachen der Sachverständige der Begutachtung zugrunde legen soll, § 404a Abs 3 ZPO.

Oberstes **Leitprinzip bei der Erarbeitung eines Gutachtens** sollte es sein, dem Richter – also einem ärztlichen Laien – den medizinischen Sachverhalt so aufzubereiten, daß er seine Entscheidung aufgrund dieses Gutachtens möglichst unmittelbar und ohne weitere Rückfragen oder sonstige Nachforschungen treffen kann.

Der Sachverständige hat unverzüglich nach Eingang des Gutachtenauftrags zu prüfen, ob der Auftrag in sein Fachgebiet fällt und ohne Hinziehung weiterer Sachverständiger erledigt werden kann; ist das nicht der Fall, hat er das Gericht unverzüglich zu benachrichtigen, § 407a Abs 1 ZPO.

Hat er Zweifel an Inhalt und Umfang des Auftrags, hat er unverzüglich eine Klärung durch das Gericht herbeizuführen; erwachsen voraussichtlich Kosten, die erkennbar unverhältnismäßig hoch sind oder einen angeforderten Kostenvorschuß erheblich übersteigen, so hat der Sachverständige rechtzeitig hierauf hinzuweisen, § 407a Abs 3 ZPO.

Weiterhin muß sich der Sachverständige vorab vergewissern, um welche Ansprüche es geht und worauf es bei der Entscheidung in medizinischer Hinsicht ankommt.

Denn hiervon hängen die weiteren Maßnahmen – ua Fragestellung bei der Erhebung von Anamnese und Beschwerdebild, Art und Umfang der Befunderhebungen und Untersuchungsmethoden, Diskussion der Ergebnisse im Rahmen der Beurteilung usw – entscheidend ab. Hat er insoweit Zweifel, hat er unverzüglich eine Klärung durch das Gericht herbeizuführen, § 407a Abs 3 ZPO.

Aus der Funktion des Sachverständigengutachtens – auch des ärztlichen – als prozessualem Beweismittel folgt, daß das Gericht sich nicht darauf beschränken darf, die Ergebnisse des Gutachtens unmittelbar und ohne weitere eigene Prüfung zur Grundlage der Entscheidung zu machen. Das Gericht ist nicht nur berechtigt, sondern verpflichtet zu prüfen, ob ein vorliegendes Sachverständigengutachten geeignet ist, die notwendige Überzeugung der Richtigkeit der darin gewonnenen Ergebnisse zu vermitteln.[5]

---

[4] Diese Vorschriften gelten wie die gesamten Vorschriften der ZPO über den Sachverständigenbeweis (§§ 402 ff ZPO) auch im sozial- und verwaltungsgerichtlichen Verfahren (S 193).

---

[5] BGHSt aaO

Dazu gehört einmal, daß das Gericht Schlüssigkeit und Überzeugungskraft des Gutachtens in sich kritisch prüfen und würdigen muß. Das Gericht muß also ua prüfen, ob alle für die Beurteilung bedeutsamen anamnestischen Angaben und Befunde erhoben und diskutiert, die sonstigen medizinisch relevanten Umstände nachgewiesen und ausgewertet, die nach Sachlage erforderlichen Erwägungen (zB in differentialdiagnostischer Hinsicht, Diskrepanz zwischen Befunden und Klagen, Abwägung zwischen schädigungsbedingten und schädigungsunabhängigen Kausalfaktoren, Art und Umfang der zumutbaren Arbeiten bzw der zu beachtenden Einschränkungen usw) angestellt, die gewonnenen Ergebnisse vollständig abgehandelt, zu den bisher vorliegenden Beweismitteln in Beziehung gesetzt und so insgesamt schlüssig und überzeugend bewertet worden sind. Insbesondere bei Zusammenhangsgutachten hat das Gericht auch zu prüfen, ob die Beurteilung den Grundsätze der sozialrechtlichen Kausalitätslehre entspricht und in den nach der Rechtsprechung des Bundessozialgerichts gebotenen Einzelschritten vorgenommen worden ist. Das Gutachten muß also insgesamt in einer für den Richter rechtlich schlüssigen, logisch nachvollziehbaren und sachlich überzeugenden Weise begründet werden.

Dazu gehört weiterhin, daß das Gericht das Gutachten in seinem Beweiswert abwägen muß gegen Wert und Gewicht der übrigen vorliegenden Beweismittel (zB ärztlicher Gutachten aus dem vorausgegangenen Verwaltungsverfahren oder dem bisherigen Gerichtsverfahren, Bescheinigungen, Berichten und sonstigen Stellungnahmen der behandelnden oder sonstwie zu Wort gekommenen Ärzte usw). Denn der Richter muß seine Entscheidung nach dem *Gesamtergebnis* des Verfahrens treffen, § 128 SGG. Dies gilt vor allem, wenn sich das jetzige Gutachten mit den bereits vorliegenden Beweismitteln nach Ergebnis oder Begründung nicht deckt und der Sachverständige zu den früheren abweichenden Beweisergebnissen nicht oder nicht ausreichend überzeugend Stellung genommen hat. Kollegiale Rücksichtnahme ist hier nur in der Form, nicht aber in der Sache geboten.

Ist das Gutachten ungenügend, kann das Gericht eine erneute Begutachtung – auch durch andere Sachverständige – anordnen, § 412 ZPO.

Das Gutachten muß also, soll es Grundlage der richterlichen Entscheidung bilden können, den gesamten für den streitigen Einzelfall **medizinisch relevanten Sachverhalt** vollständig aufarbeiten und dem Gericht unter Abwägung von Pro und Contra in allen Aspekten aufbereiten.

Dazu bedarf es zunächst einer guten und ausreichend vollständigen *Anamnese*. Diese muß um so sorgfältiger erhoben werden, je mehr es für die abschließende Beurteilung – ua bei der Prüfung von ursächlichen Zusammenhängen – auf frühere Krankheiten, Vorschädigungen oder sonstige Einflüsse aus dem beruflichen und auch außerberuflichen Bereich ankommt. Die nunmehrigen anamnestischen Angaben sind dabei ggf zu früheren Bekundungen des Untersuchten selbst in Anzeigen, Anträgen, Schriftsätzen oder anläßlich früherer Begut-

achtungen, zu Zeugenaussagen, zu Berichten seiner behandelnden Ärzte usw in Beziehung zu setzen.

Weiterhin müssen alle *Klagen und Beschwerden*, die bei der jetzigen Untersuchung, aber auch in vorausgegangenen Anträgen, Schriftsätzen, Gutachten und Attesten mitgeteilt worden sind, vollständig erfaßt und abgehandelt werden, auch solche, die jetzt nicht mehr vorgebracht werden oder für die entsprechende Befunde nicht mehr ersichtlich sind. Denn auch das Gericht muß diesen Fragen von Amts wegen nachgehen und in seiner Entscheidung begründen, daß weitere rechtserheblichen Krankheiten, Funktionsstörungen usw nicht (mehr) vorliegen oder doch nicht nachweisbar sind, und es muß sich auch insoweit auf das Sachverständigengutachten stützen können.

Entsprechendes gilt für früher festgestellte *Befunde, Funktionsstörungen und (Verdachts-) Diagnosen*. Sind zB in früheren Gutachten oder sonstigen ärztlichen Unterlagen auffällige Befunde oder Funktionsstörungen beschrieben oder der Verdacht zB auf eine Polyarthritis, eine Spondylitis ankylosans oder eine multiple Sklerose geäußert worden, so muß der Sachverständige, auch wenn jetzt entsprechende Klagen nicht mehr vorgebracht werden und diesbezügliche Befunde nicht vorliegen, zu diesen früheren Äußerungen Stellung nehmen und – ggf nach Durchführung entsprechender Untersuchungen – dartun, daß entsprechende Befunde, Symptome und Krankheiten nicht bzw nicht mehr vorliegen und auf welchen Gründen (zB Besserung, unrichtige bzw nicht ausreichend abgeklärte Vordiagnose) die nunmehrige Beurteilung beruht. Denn entsprechende Ausführungen muß auch das Gericht in seiner Entscheidung machen.

Die *Befunderhebung* muß dem streitigen Anspruch und den gestellten Beweisfragen entsprechend vollständig sein, sollte sich aber stets im Rahmen des objektiv Notwendigen halten. Soweit medizinisch-technische Befunde (zB Röntgen-, Labor-, CT-, Kernspin-, Szintigraphie-Befunde usw) von anderen Ärzten bereits vorliegen, sollen sie möglichst verwertet werden; neue eigene Untersuchungen sollten insoweit nur durchgeführt werden, wie es zu Kontrollzwecken usw notwendig ist. Ergibt sich aus Akten oder Anamnese, daß derartige Befunde bei anderer Gelegenheit erhoben, vom Gericht aber noch nicht beigezogen worden sind, darf der Sachverständige diese grundsätzlich nicht selbst – insbesondere nicht verdeckt – einholen, sondern muß sie durch das Gericht beiziehen lassen (s unten S 203). Dasselbe gilt, wenn zB Angehörige oder andere Zeugen zu Einzelheiten der medizinischen Befundtatsachen gehört werden sollen. Sind ausnahmsweise Befundunterlagen aus dem eigenen Hause oder von dritten Stellen unmittelbar beigezogen worden, sind sie im Original oder Kopie dem Gutachten beizufügen.

Die *Beurteilung* muß erkennen lassen, daß der Sachverständige den gesamten medizinisch relevanten Sachverhalt vollständig erfaßt und gewürdigt hat. Dazu muß er die – medizinischen wie außermedizinischen – Tatsachen (zB zum Unfallgeschehen, zu Kausalfaktoren, zum bisherigen Beruf usw), auf die er sich stützt, und die Erwägungen, die seine Beurteilung tragen, aber auch etwaige Zweifel, die verbleiben, dem Gericht im einzelnen nachvollziehbar darstellen. Vorliegende Befunde, Beurteilungen und sonstige Stellungnahmen anderer Ärzte hat er zu diskutieren und ggf in seine Beurteilung einzubeziehen. Liegen bereits Gutachten desselben oder anderer Fachgebiete vor, muß er zu den Ergebnissen dieser Gutachten ausdrücklich Stellung nehmen, diese ggf in seine Beurteilung einbeziehen und etwaige Abweichungen deutlich machen. Denn auch das Gericht muß seine Entscheidung auf das Gesamtergebnis des Verfahrens stützen.

Bestehen erhebliche *Diskrepanzen* zwischen Klagen und objektivierbaren Befunden, so ist auf die Gründe hierfür einzugehen, ggf auch darzutun, daß und inwieweit sich die Klagen mit den eigenen Befunden nicht oder nicht mehr decken und ob ggf Anhaltspunkte für eine Verursachung der Beschwerden durch Störungen seitens anderer Fachgebiete (zB neurologisch, internistisch, aber auch psychisch oder psychosomatisch) bestehen. Ebenso ist darzutun, wenn objektive Befunderhebungen zB durch mangelnde Mitarbeit, Gegenspannen usw erschwert oder unmöglich gemacht werden oder gar Anhaltspunkte für *Aggravation oder Simulation* bestehen. Soweit der Sachverständige Schlußfolgerungen aus fremden medizinischen (zB Befunden in früheren Gutachten oder Berichten der behandelnden Ärzte) oder außermedizinische (zB Angaben des Betroffenen, Zeugenaussagen, Krankenkassenauszügen usw) Fakten zieht, muß er kritisch prüfen und dartun, inwieweit die maßgebenden Tatsachen durch diese Beweismittel tatsächlich voll bewiesen sind; denn insbesondere die Beurteilung darf sich stets nur auf *nachgewiesene* Tatsachen stützen, aber nicht auf unbewiesene Vermutungen, Annahmen, Hypothesen oder sonstige Unterstellungen, auch wenn hierfür aus ärztlicher Sicht eine gute Möglichkeit oder sogar eine gewisse Wahrscheinlichkeit besteht (S 49). Die Beurteilung der Wahrscheinlichkeit ursächlicher Zusammenhänge darf sich zudem nur auf medizinisch-wissenschaftlich *gesicherte Erkenntnisse*[6] stützen; auch insoweit reichen unbewiesene Hypothesen nicht aus, auch (und gerade) nicht, wenn es um schädigungsunabhängige Ursachenzusammenhänge geht (S 49). Vertritt der Gutachter eine von der herrschenden Meinung abweichende Auffassung, hat er diese besonders sorgfältig und nachvollziehbar zu begründen.

Nicht sinnvoll und hilfreich ist es, wenn der Sachverständige sein *Gutachten aufbläht* durch eine Wiederholung der gestellten Beweisfragen[7] sowie lange Aktenauszüge und deren nochmalige Wiederholung in der Beurteilung. Beweisfragen und Akteninhalt sind dem Gericht gleichfalls bekannt. Es genügt daher, wenn er *in der Beurteilung* auf die dafür wesentlichen Fakten eingeht und sie in *diesem* Zusammenhang, soweit erforderlich, darstellt.

Sachverständigengutachten sollten auch nicht als Austragungsort *unterschiedlicher medizinisch-wissenschaftlicher Meinungen und Streitigkeiten* benutzt werden, wenn und soweit es nicht für den streitigen Einzelfall gerade auf diese Meinungsunterschiede ankommt. Ist letzteres des Fall, müssen Meinung und Gegenmeinung dargestellt und die eigene Meinung unter Abhandlung der Gegenmeinung sorgfältig begründet werden.

Übersteigt die umfassende und abschließende Beantwortung der gestellten Beweisfragen die Fachkompetenz des Sachverständigen, hat er das Gericht unverzüglich zu verständigen und ggf zu veranlassen, einen weiteren Sachverständiger als **Zusatzgutachter** für den anderen Fachbereich zu bestellen, § 407a Abs 1 ZPO (vgl auch unten S 203).

Vielfach wird der Orthopäde und Unfallchirurg aber als ausreichend kompetent anzusehen sein, Befunde auch aus Nachbardisziplinen (zB Röntgenaufnahmen, eindeutige Befunde aus dem internistischen oder neurologischen Fachbereich) in seine Beurteilung von sich aus einzubeziehen. In schwierigen Grenzfällen oder bei unklarer Art bzw Genese kann aber bei Gesundheitsstörungen des Haltungs- und Bewegungsapparats zB ein rheumatologisches, neurologisches, ggf aber auch ein psychiatrisches bzw psychosomatisches Zusatzgutachten zur vollständigen Klärung und abschließenden Beurteilung notwendig sein.

Den Zusatzgutachter darf der Sachverständige aber – auch wenn es von der Sache her noch so nützlich erscheint – nicht von sich aus bestellen; denn der Zusatzgutachter erhält die prozeßrechtliche Stellung (und damit ua Anspruch auf eigene Entschädigung) als Sachverständiger nur, wenn er durch das Gericht zuvor als solcher förmlich ernannt worden ist. Gutachten von Ärzten, die nicht zuvor in dieser Weise förmlich zum Sachverständigen bestellt worden sind, dürfen im Verfahren jedenfalls als Sachverständigenbeweis nicht verwertet und idR auch nicht entschädigt werden. Die Ernennung zum Sachverständigen darf auch nicht später nachgeholt werden.

Der Zusatzgutachter sollte die gestellten Beweisfragen idR beschränkt auf sein Sachgebiet beantworten. Die abschließende Beurteilung und zusammenfassende Würdigung der Befunde aus Haupt- und Zusatzgutachten obliegt dagegen dem Hauptgutachter.

Im übrigen kann im Rahmen dieser Ausführungen Form, Aufbau und Inhalt sozial- bzw versicherungsmedizinischer Gutachten nicht im einzelnen erörtert werden. Hierzu muß auf die einschlägige Spezialliteratur verwiesen werden.

---

[6] Die „gesicherten Erkenntnisse" können auch darin bestehen, daß der Verordnungsgeber – wie zB bei den BK's Nr 2108 bis 2110 – die Schädlichkeit entsprechender Einwirkungen aus der versicherten Tätigkeit trotz anhaltender wissenschaftlicher Differenzen anerkannt hat.

[7] Für seine eigenen Unterlagen verfügt er ja über die ihm vom Gericht übersandte Beweisanordnung mit den darin gestellten Beweisfragen.

8.5 Verpflichtung zur Erstattung von Gutachten; Delegation von Gutachtenaufträgen

8.5.1 Verpflichtung zur Erstattung von Gutachten

Die Erstattung ärztlicher Sachverständigengutachten ist keine Nebentätigkeit, die je nach Einstellung als willkommener Nebenerwerb oder als lästige Begleiterscheinung der täglichen Berufsarbeit betrachtet werden darf. Der Sachverständige erfüllt – ähnlich wie der Zeuge – eine **staatsbürgerliche Pflicht**. Und ebenso wie der Zeuge kann und darf der approbierte Arzt die Erfüllung dieser Pflicht – von seltenen Ausnahmen zB wegen Verwandtschaft oder sonstiger persönlicher Befangenheit abgesehen – nicht verweigern oder ungebührlich verzögern.

Die **Erfüllung dieser Pflicht** kann notfalls erzwungen werden. Nach § 407 Abs 1 ZPO[8] hat der zum Sachverständigen Ernannte der Ernennung Folge zu leisten, wenn er zur Erstattung von Gutachten der erforderten Art öffentlich bestellt ist oder wenn er die Wissenschaft, die Kunst oder das Gewerbe, deren Kenntnis Voraussetzung der Begutachtung ist, öffentlich zum Erwerb ausübt oder wenn er zur Ausübung derselben öffentlich bestellt oder ermächtigt ist.

Zur **Verweigerung** des Gutachtens berechtigen den Sachverständigen idR (nur) dieselben Gründe, die auch einen Zeugen zur Zeugnisverweigerung berechtigen, §§ 409, 383, 384 ZPO (S 182). Im Falle seines Nichterscheinens oder seiner unberechtigten Verweigerung des Gutachtens werden dem Sachverständigen die hierdurch entstandenen Kosten auferlegt; zugleich wird gegen ihn ein Ordnungsgeld verhängt, im Falle wiederholter Weigerung auch mehrmals, § 409 ZPO.

Das gilt nicht nur für das gerichtliche, sondern ebenso für das Verwaltungsverfahren der Sozialleistungsträger, § 21 Abs 3 SGB X (S 184). Im Falle der unberechtigten Verweigerung des Gutachtens kann die Behörde ein Ordnungsgeld allerdings nicht selbst verhängen, sondern nur das zuständige Verwaltungs- oder Sozialgericht um Vernehmung des Sachverständigen ersuchen. Auch hier ist die Erstattung von Gutachten also nicht nur nobile officium, sondern gesetzlich begründete Pflicht. Ablehnen darf der approbierte Arzt daher idR nur Gutachtenaufträge, die von nicht-öffentlichen Stellen (ua von Privatversicherungen) kommen.

---

[8] Diese Vorschriften gelten wie die gesamten Vorschriften der ZPO über den Sachverständigenbeweis (§§ 402 ff ZPO) auch im sozial- und verwaltungsgerichtlichen Verfahren (S 193).

In der Praxis werden die Dinge aber nicht so streng gehandhabt.

Macht der Arzt glaubhaft Überlastung durch berufliche Arbeit geltend, werden Gericht bzw Verwaltungsbehörde seine Bestellung zum Sachverständigen idR zurücknehmen und einen anderen Arzt ernennen. Hilfreich für das Gericht ist es, wenn der ursprünglich beauftragte Arzt (zB Chefarzt einer größeren Klinik) gleichzeitig einen anderen als Sachverständigen geeigneten Arzt (zB Oberarzt der Klinik) benennt, der zur Erstattung des Gutachtens befähigt und bereit ist.

Überlastung usw sollte aber nicht nur ein Vorwand sein, sich der manchmal lästigen Sachverständigenpflicht zu entziehen.

Der Sachverständige darf die Erstattung und Vorlage des Gutachtens nicht ungebührlich verzögern. Auch der säumige Sachverständige kann vom Gericht notfalls zur **fristgerechten Erstattung** des Gutachtens mit Zwangsmitteln angehalten werden.

Das Gericht kann dem Sachverständigen – von vornherein oder später – zur Vorlage des Gutachtens eine Frist setzen, § 411 Abs 1 ZPO. Versäumt der zur Erstattung des Gutachtens verpflichtete Sachverständige die Frist, so kann das Gericht ihm eine Nachfrist setzen und, sofern es dies mit der Nachfristsetzung angedroht hat, nach Ablauf der Nachfrist gegen ihn ein Ordnungsgeld verhängen; im Falle wiederholter Fristversäumnis kann das Ordnungsgeld nach Bestimmung einer weiteren Nachfrist erneut verhängt werden, § 411 Abs 2 ZPO.

Die Sachverständigenpflicht umfaßt nicht nur die Erstellung eines Gutachtens schlechthin und dessen fristgerechte Vorlage, sondern auch die sachgerechte Erhebung von Anamnese und Befunden, eine sorgfältige sachentsprechende Beurteilung unter Würdigung des gesamten relevanten Sachverhalts und die vollständige **Beantwortung der gestellten Beweisfragen**.

Ist das Gutachten zu oberflächlich oder unvollständig, sind etwa die Befunde unzulänglich erhoben, in der Beurteilung nur Hypothesen ohne nachvollziehbare Begründung – insbesondere ohne eingehende Feststellung und Würdigung aller relevanten Tatsachen – aufgestellt, erforderliche Stellungnahmen zu Vorgutachten oder sonstigen Beweisergebnissen unterlassen oder die Beweisfragen des Gerichts nicht oder nicht vollständig beantwortet worden und ist das Gutachten daher praktisch nicht verwendbar, („ungenügend“ iS des § 412 ZPO), kann dies auch eine Verwirkung des Entschädigungsanspruchs zu Folge haben.

Im Gerichtsverfahren muß der Sachverständige damit rechnen, daß er – auch wenn er bereits ein schriftliches Gutachten erstattet hat – zur mündlichen Verhandlung persönlich vorgeladen wird, um sein schriftliches **Gutachten mündlich zu erläutern**, § 411 Abs 3 ZPO. Von dieser Möglichkeit wird im Zivilprozeß häufig, im verwaltungs- und sozialgerichtlichen Verfahren dagegen weniger Gebrauch gemacht. Sie hat aber auch hier zu erfolgen, wenn die Prozeßbeteiligten Einwendungen gegen das Gutachten erheben, die nur im Wege der mündlichen Erörterung geklärt werden können.

Vorzuladen ist in diesen Fällen grundsätzlich stets der zum Sachverständigen ernannte Arzt, und zwar auch dann, wenn er sich zur Durchführung der körperlichen und der medizinisch-technischen Untersuchungen der Hilfe eines ärztlichen Mitarbeiters bedient und dieser das Gutachten mit unterschrieben hat. Auch hier kann der Sachverständige seine eigenen Pflichten nicht auf ärztliche Mitarbeiter delegieren (s unten).

Ist für das Gutachten ein **Kostenvorschuß** von einer Partei geleistet worden – im Zivilprozeß die Regel; im sozialgerichtlichen Verfahren nur in Fällen des § 109 SGG (S 193) – muß der Sachverständige strikt darauf achten, daß seine Gesamtkosten (also einschließlich aller Sachkosten, bei stationärer Untersuchung auch der Pflegesätze) den geleisteten Kostenvorschuß nicht übersteigen.

Wird bei Eingang des Auftrags oder in einem späteren Stadium der Begutachtung sichtbar, daß der Kostenvorschuß nicht ausreicht, etwa weil umfangreichere Untersuchungen (zB CT, Kernspintomographie usw) erforderlich sind, ist dem Gericht sofort – ggf telefonisch – entsprechende Nachricht zu geben und die Fortsetzung der Begutachtung von den Weisungen des Gerichts abhängig zu machen (§ 407a Abs 3 ZPO, s oben). Das liegt schon im eigenen Interesse des Sachverständigen. Denn er läuft sonst Gefahr, daß das Gericht seine eigene Liquidation kürzt, um aus dem vorhandenen Kostenvorschuß zunächst die Sachkosten bezahlen zu können.

Hält der Sachverständige nach Durchsicht der Akten oder auch aufgrund der Anamnese bzw der bisherigen Untersuchungsergebnisse die **Einholung weiterer Befundunterlagen** (zB über frühere Röntgen-, CT-, Kernspin-, Laboruntersuchungen; Krankenhaus- oder Operationsberichte usw) für notwendig, darf er derartige Unterlagen grundsätzlich nicht selbst beiziehen, sondern muß sie vom Gericht beiziehen lassen.

Denn insoweit handelt es sich um (weitere) Beweismittel, die aus rechtsstaatlichen Gründen als solche in das Verfahren förmlich eingeführt und den Parteien zur Kenntnis gegeben werden müssen, damit sie sich hierzu äußern können. Denn in gerichtlichen Verfahren dürfen keine Beweismittel verwendet werden, die die Prozeßbeteiligten nicht kennen und zu denen sie keine Stellung haben nehmen können (sog Anspruch auf rechtliches Gehör).

Hat der Sachverständige derartige Befundunterlagen ausnahmsweise (zB Röntgenaufnahmen oder Laborbe-

funde anläßlich früherer Untersuchungen oder Behandlungen im eigenen Hause) unmittelbar beigezogen, so muß er diese im Gutachten kenntlich zu machen und die Unterlagen im Original (zB CT-, Röntgenaufnahmen) oder Kopie beifügen.

Hält der Sachverständige zur vollständigen Klärung des streitigen Sachverhalts die Beiziehung eines fachfremden (zB internistischen, rheumatologischen, neurologischen, psychiatrischen oder auch röntgenologischen) **Zusatzgutachtens** für erforderlich, so darf er ein solches gleichfalls nicht von sich aus beiziehen, sondern muß das Gericht hierüber unverzüglich verständigen, § 407a Abs 1 ZPO.

Denn hierzu bedarf es einer Änderung und Ergänzung des der Durchführung der Beweisaufnahme zugrunde liegenden Beweisbeschlusses bzw der Beweisanordnung. Das Gericht muß, um das Zusatzgutachten als Sachverständigenbeweis werten zu können, auch den Zusatzgutachter zum gerichtlichen Sachverständigen bestellen und mit der Erstellung eines schriftlichen (Zusatz-) Gutachtens beauftragen. Zusatzgutachten, die ohne einen solchen ausdrücklichen gerichtlichen Auftrag erstattet werden, dürfen grundsätzlich im Prozeß nicht als Beweismittel verwendet und auch nicht entschädigt werden. Es erleichtert und beschleunigt dieses Verfahren, wenn der Sachverständige dem Gericht einen Zusatzgutachter benennt, der zur Erstattung des Zusatzgutachtens bereit und fachlich geeignet ist.

Keine Zusatzgutachten in diesem Sinn sind ua Röntgen-, Blut-, elektrophysiologische, rasterelektronische und ähnliche Untersuchungen, die der Sachverständige veranlaßt, auch wenn sie von einem anderen Arzt oder unter dessen Verantwortung durchgeführt werden und neben der Befundbeschreibung eine kurze gutachtliche Äußerung umfassen. Insbesondere werden derartige Leistungen nicht nach § 3 ZSEG (S 205) als Zusatzgutachten entschädigt, sondern nach § 8 ZSEG (Ersatz notwendiger Aufwendungen für Hilfskräfte, S 207) in Verbindung mit der Anlage zu § 5 ZSEG.

Hält der Sachverständige ausnahmsweise die Erstattung eines besonderen Zusatz*gutachtens* aus diesen Fachgebieten für erforderlich (zB zur nuklearmedizinischen Beurteilung komplizierter, sein eigenes Fachwissen überschreitender Befunde oder Zusammenhänge), so ist auch hier erforderlich, daß vorher die Bestellung des Zusatzgutachters zum Sachverständigen durch das Gericht erfolgt und der Beweisbeschluß entsprechend ergänzt wird.

8.5.2 Delegation von Gutachtenaufträgen

Gutachten sind grundsätzlich **von dem Arzt persönlich** zu erstatten, der zum Sachverständigen bestellt und an den der Gutachtenauftrag gerichtet ist.

Die ZPO und ihre auch im verwaltungs- und sozialgerichtlichen Prozeß anwendbaren (S 193) Vorschriften über den Sachverständigenbeweis kennen als Sachverständige nur natürliche Personen, nicht auch Kliniken, Institute oder sonstige Einrichtungen. Beweisbeschlüsse oder -anordnungen der Gerichte dürfen sich daher stets nur an einen namentlich bestimmten (zB „Prof Dr X ...") oder doch bestimmbaren (zB „Direktor der Orthopädischen Klinik") Arzt richten, also nicht zB an eine Klinik (zB „Orthopädische Klinik ...") oder eine sonstige Institution (zB „Institut für ..."). Dem in der Praxis vielfach geäußerten Wunsch vor allem größerer Kliniken, den Gutachtenauftrag an die Klinik zu richten und dieser die Auswahl des begutachtenden Arztes zu überlassen, kann daher aus zwingenden Rechtsgründen nicht gefolgt werden.

Dementsprechend muß auch der im Beweisbeschluß bzw -anordnung namentlich genannte Arzt das Gutachten stets **persönlich erstatten**. § 407a Abs 2 ZPO bestimmt in Fortführung der schon bisher geltenden Rechtsprechung jetzt ausdrücklich, daß der Sachverständige nicht befugt ist, den Auftrag an einen Dritten weiterzureichen oder zu übertragen. Das gilt auch, wenn für ihn zB als Hochschullehrer und/oder Direktor einer Klinik ein „ständiger Vertreter" bestellt ist.

Er selbst – nicht ein etwa beteiligter ärztlicher Mitarbeiter (s unten) – muß ggf beeiden, daß er das Gutachten „nach bestem Wissen und Gewissen" (§ 410 Abs 1 ZPO) erstattet habe; er selbst ist es auch, der ggf zur mündlichen Erläuterung seines Gutachtens vom Gericht geladen wird (§ 411 Abs 3 ZPO) und der unter der Strafdrohung der §§ 153 ff StGB (falsche uneidliche Aussage, Meineid) steht.[9] Das Gericht darf ein Gutachten, das erkennbar nicht von dem bestellten Sachverständigen, sondern einem anderen Arzt erstattet worden ist, im gerichtlichen Verfahren als Sachverständigenbeweis nicht verwerten und auch nicht entschädigen. Daher ist es rechtlich unzulässig und für den bestellten Sachverständigen auch gefährlich, den gerichtlichen Gutachtenauftrag an einen anderen Arzt weiterzugeben oder sich bei der Erstellung durch einen ärztlichen Mitarbeiter (Abteilungs-, Ober- oder Assistenzarzt) vertreten zu lassen.[10]

Sieht sich zB ein Klinikdirektor wegen seiner sonstigen beruflichen Beanspruchung – wie vielfach verständlich – nicht in der Lage, die Vielzahl der an ihn gerichteten Gutachtenaufträge sämtlich persönlich auszuführen, so ist es erforderlich, daß er dem Gericht seine Verhinderung und deren Gründe unverzüglich nach Eingang des Gutachtenauftrags anzeigt und um Entbindung hiervon bittet. Nützlich und für alle Beteiligten hilfreich ist es, wenn er mit dieser Anzeige den Hinweis auf einen anderen, als Sachverständiger geeigneten Arzt (zB Ab-

teilungs-, Oberarzt) verbindet, der persönlich bereit und fachlich geeignet ist, das Gutachten im konkreten Fall zu erstatten.

Bei Gutachtenaufträgen von privater Seite (zB der PUV) gelten diese Beschränkungen nicht.

Auch die öffentlich-rechtlichen Versicherungsträger (BfA, LVA, BG usw) werden idR wohl keine Einwendungen erheben, wenn statt des mit dem Gutachten beauftragten Chefarztes ein Abteilungs- oder Oberarzt das Gutachten in seiner Vertretung erstattet. Etwas anderes gilt natürlich, wenn aus dem Gutachtenauftrag oder sonstigen Umständen hervorgeht, daß im Einzelfall gerade die Stellungnahme des Chefarztes selbst eingeholt werden soll.

Auch die Gerichte verkennen indes nicht, daß die Anwendung dieser Rechtsprechung in voller Breite vor allem die Direktoren größerer Kliniken und selbst ihre auf die Erstattung von Gutachten spezialisierten leitenden Abteilungs- und Oberärzte überfordern würde.

Bisher schon von der Praxis akzeptiert und jetzt durch § 407a Abs 2 Satz 2 ZPO gebilligt wird es, wenn sich der vom Gericht bestellte Sachverständige bei der Erstattung des Gutachtens einer sog *ärztlichen Hilfsperson* bedient,[11] wenn er also die Erhebung der Anamnese, die allgemeine körperliche Untersuchung, die Erhebung und Auswertung der medizinisch-technischen Befunde und den Entwurf des Gutachtens von einem entsprechend qualifizierten ärztlichen Mitarbeiter ausführen läßt. Auch dann ist es aber unerläßlich, daß der ärztliche Mitarbeiter den Untersuchten mit allen Befunden *dem Sachverständigen persönlich*[12] vorstellt, dieser sich durch eine eigene Untersuchung von den entscheidenden Befunden selbst überzeugt und anschließend die medizinisch-technischen Befunde und vor allem den Entwurf des Gutachtens einer kritischen Eigenwertung unterzieht.

Bei einer solchen Hinzuziehung eines ärztlichen Mitarbeiters hat er diesen aber namhaft zu machen und den Umfang seiner Tätigkeit genau mitzuteilen, sofern es sich nicht um Hilfsdienste von untergeordneter Bedeutung (zB Blutentnahme) handelt, § 407a Abs 2 Satz 2 ZPO. Zu unterschreiben hat der Sachverständige das Gutachten stets selbst; die zusätzliche Unterschrift des

---

[9] so ausdrücklich BSG 28.03.1984 – 9a RV 29/83 -

[10] stdRspr; vgl ua BSG SozR SGG § 128 Nr 71, 73, 81, 93; BSG SozR 1500 § 128 Nr 24; BSG 28.03.1984 – 9a RV 29/83 – und 29.11.1985 – 4a RJ 97/84 -; BVerwG Buchholz 310 § 98 VwGO Nr 15, jeweils mwN

[11] vgl ua BSG SozR SGG § 128 Nr 73; BVerwG Buchholz 310 § 98 Nr 9; BSG 28.03.1984 – 9a RV 29/83 -

[12] Dies gilt auch, wenn (zB aufgrund hochschulrechtlicher Regelungen) ein „ständiger Vertreter" des Hochschullehrers und/oder Klinikdirektors offiziell bestellt ist. Die Sachverständigenpflicht ist stets höchstpersönlich und kann auch auf einen solchen Vertreter nicht delegiert werden.

ärztlichen Mitarbeiters ist nicht erforderlich, kann aber erfolgen.

Diese Möglichkeit der Beiziehung einer ärztlichen Hilfsperson sollte jedoch nicht leichtfertig gehandhabt werden.

Ständig wiederkehrend rügen Kläger, daß sie nicht von dem zum Sachverständigen bestellten Arzt (Klinikdirektor usw) untersucht und begutachtet worden seien, sondern von einem anderen Arzt, und daß sie den vom Gericht ernannten Sachverständigen überhaupt nicht oder nur so kurz gesehen hätten, daß dieser keine eigene Beurteilung über ihn abgeben könne. Auch wenn Inhalt und Ergebnis des Gutachtens vielfach weniger von der körperlichen Untersuchung als von der Auswertung von Akten, Vorgeschichte, medizinisch-technischen Befunden usw abhängen, geht es dabei nicht nur um Fragen von Stil und Optik. Das Gericht muß sich daher ggf vergewissern, daß der von ihm bestellte Sachverständige jedenfalls die entscheidenden körperlichen Befunde selbst kontrolliert und die technischen Befunde sowie die eigentliche Beurteilung überprüft hat. Rückfragen des Gerichts hierzu – für *alle* Beteiligten lästig und peinlich – sind bei glaubhafter entsprechender Rüge des Klägers kaum zu vermeiden. Stellt sich die Behauptung des Klägers als zutreffend heraus, kann das Gericht das Gutachten idR überhaupt nicht verwerten (und nicht entschädigen).

Auch ein weiterer Gesichtspunkt sollte berücksichtigt werden: Der vom Gericht bestellte Sachverständige – nicht der Mitarbeiter – kann ggf vom Gericht zur Erläuterung seines Gutachtens vorgeladen und hierauf vereidigt werden; wenn er Feststellungen und Beurteilungen als eigene wiedergibt, die er nicht selbst getroffen hat, unterliegt er der Strafandrohung des Meineids (§ 154 StGB), wenn er nicht vereidigt wird, der falschen uneidlichen Aussage (§ 153 StGB).[13]

Es liegt also im Interesse aller Beteiligten, daß der gerichtlich bestellte Sachverständige die ihm übertragene Aufgabe selbst persönlich wahrnimmt oder doch den vorstehend skizzierten Rahmen streng einhält. Ist er dazu nicht in der Lage, muß er dies von vornherein und unverzüglich dem Gericht mitteilen. Er sollte dem Gericht dann besser einen Abteilungs- bzw Oberarzt benennen, der zur selbständigen Erstattung des Gutachtens fähig und bereit ist, anstatt sich der Gefahr mannigfacher Schwierigkeiten auszusetzen und zudem die Beweisaufnahme des Gerichts zu verzögern.

8.6 Entschädigung des Gutachters[14]

8.6.1 Allgemeines

Wird ein Gutachten auftragsgemäß erstattet, hat der Gutachter Anspruch auf Vergütung für seine Leistung.

Der Vergütungsanspruch richtet sich nach der GOÄ, sofern nicht spezielle gesetzliche Bestimmungen bestehen oder vertragliche Vereinbarungen – allgemein oder für den Einzelfall – getroffen worden sind.

Als eine solche besondere gesetzliche Bestimmung kommt vor allem das **„Gesetz über die Entschädigung von Zeugen und Sachverständigen"** (ZSEG) in Betracht. Dieses gilt für alle gerichtlichen Sachverständigengutachten, aber auch für Gutachten, die im Verwaltungsverfahren der Versicherungsträger, Versorgungsbehörden usw eingeholt werden (§ 21 Abs 3 SGB X), soweit nicht wiederum spezielle vertragliche Vereinbarungen (§ 21 Abs 3 letzter Halbsatz SGB X) bestehen.

Derartige besondere vertragliche Vereinbarungen bestehen mit zahlreichen Sozialleistungsträgern. Auf sie kann hier aus Raumgründen nicht eingegangen werden.

8.6.2 Entschädigung des gerichtlichen Sachverständigen nach dem ZSEG

Nach dem ZSEG werden Zeugen und Sachverständige entschädigt, die vom Gericht (bzw einer Staatsanwaltschaft) zu Beweiszwecken herangezogen werden, § 1 ZSEG.

Das Gesetz gilt auch für die Entschädigung von Sachverständigen, die im Verwaltungsverfahren der Sozialleistungsträger herangezogen werden, § 21 Abs 3 SGB X, sofern keine besonderen vertraglichen Vereinbarungen bestehen.

Grundsätzlich ist hierbei zu beachten, daß es sich bei dem Leistungsrahmen des ZSEG um eine *Entschädigung für die Erfüllung einer staatsbürgerlichen Pflicht* (S 202) handelt, nicht primär um eine angemessene Honorierung ärztlicher Tätigkeit.

Der Sachverständige soll also – ähnlich wie der Zeuge, dessen Entschädigung gleichfalls in der Höhe begrenzt ist und nicht immer den vollen Verdienstausfall umfaßt – nicht unbedingt das erhalten, was er bei anderweitiger Verwertung seiner Arbeitskraft hätte erwerben können, sondern nur so viel, daß er für die Erfüllung seiner gesetzlichen Verpflichtung und den dadurch entstandenen Verdienstausfall oder Mehraufwand angemessen, aber für die Prozeßbeteiligten auch tragbar entschädigt wird. Denn jedenfalls im Zivilprozeß erfolgt die Beweisaufnahme ja auf Kosten der Parteien, nicht – wie idR im sozialgerichtlichen Verfahren – des Gerichts und damit des Staates.

Die Entschädigung des Sachverständigen wird idR nach **Zeitaufwand** bemessen, § 3 ZSEG, bei besonderen, in einer Anlage bezeichneten Leistungen nach Maßgabe dieser Anlage, § 5 Abs 1

---

[13] so ausdrücklich BSG 28.03.1984 – 9a RV 29/83 -

[14] unter Mitarbeit von Frau Justizamtmännin Gabriele Merchel, LSG Niedersachsen, Celle

ZSEG. Weiterhin werden dem Sachverständigen notwendige Fahrtkosten, § 9 ZSEG, ggf auch Abwesenheitskosten, § 10 ZSEG, und die Kosten einer notwendigen Vertretung, § 11 ZSEG, sowie die für die Vorbereitung und Erstattung des Gutachtens aufgewendeten Kosten ersetzt, § 8 ZSEG. Ausländischen Sachverständigen kann erforderlichenfalls eine höhere Entschädigung gewährt werden, § 6 ZSEG.

Im Zivilprozeß können sich die Parteien dem Gericht gegenüber mit einer bestimmten (höheren) Entschädigung des Sachverständigen einverstanden erklären, die zu gewähren ist, wenn ein ausreichender Kostenvorschuß geleistet worden ist, § 7 ZSEG.

Mit Sachverständigen, die häufiger herangezogen werden, können die Landesbehörden eine Entschädigung im Rahmen der nach dem Gesetz zulässigen Entschädigung vereinbaren, § 13 ZSEG.

Die **Entschädigung nach Zeitaufwand gemäß § 3 Abs 2 ZSEG** beträgt für jede Stunde der erforderlichen Zeit derzeit 50,- bis 100,- DM.

Für die **Bemessung des Stundensatzes** sind der Grad der erforderlichen Fachkenntnisse, die Schwierigkeit der Leistung, ein nicht anderweitig abzugeltender Aufwand für die notwendige Benutzung technischer Vorrichtungen und besondere Umstände maßgebend, unter denen das Gutachten zu erarbeiten ist. Der Stundensatz ist einheitlich für die gesamte erforderliche Zeit zu bemessen.

Die zu gewährende Entschädigung kann um bis zu 50 vH überschritten werden, § 3 Abs 3 ZSEG:

– für ein Gutachten, in dem der Sachverständige sich für den Einzelfall eingehend mit der wissenschaftlichen Lehre auseinanderzusetzen hat, oder
– nach billigem Ermessen, wenn der Sachverständige durch die Dauer oder Häufigkeit seiner Heranziehung einen nicht zumutbaren Erwerbsverlust erleiden würde, oder
– wenn er seine Berufseinkünfte zu mindestens 70 vH als gerichtlicher oder außergerichtlicher Sachverständiger erzielt.

Ärztliche Gutachten werden idR nach Stundensätze zwischen 60,- und 100,- DM entschädigt.

Die gelegentlich vertretene Meinung, der Arzt – insbesondere der Facharzt – müsse allein wegen seiner akademischen und weiteren Fachausbildung stets den höchsten Stundensatz erhalten, hat sich in der Praxis nicht durchgesetzt.

Die **Höhe des Stundensatzes** richtet sich auch nicht primär nach der fachlichen Qualifikation des Sachverständigen, sondern entsprechend dem klaren Wortlaut des Gesetzes nach den im Einzelfall für dieses Gutachten erforderlichen Fachkenntnissen und der Schwierigkeit der tatsächlich erbrachten Leistung. Daher sind Abstufungen nach dem Schwierigkeitsgrad auch bei ärztlichen Gutachten möglich. Leider sind die Maßstäbe, die Gerichte der einzelnen Gerichtsbarkeiten, aber auch Gerichte der gleichen Gerichtsbarkeit in den verschiedenen Bundesländern anwenden, sehr unterschiedlich.

In der Sozialgerichtsbarkeit werden ärztliche Gutachten idR mit einem Stundensatz von 60,- bis 80,- DM entschädigt. Der Höchstsatz von jetzt 100,- DM bleibt idR besonders schwierigen Gutachten vorbehalten, die sehr hohe Fachkenntnisse bzw besonderen Aufwand erfordern oder unter besonders erschwerten Umständen zu erarbeiten sind.[15]

Ein nicht anderweitig abzugeltender Aufwand für die notwendige *Benutzung technischer Vorrichtungen* wird bei einem Arzt nur in Betracht kommen, wenn ein besonderer, über die Standardausrüstung einer (Fach-)Arztpraxis deutlich hinausragender apparativer Aufwand für die Erstattung des speziellen Gutachtens erforderlich war und der Aufwand hierfür nicht zB nach § 5 ZSEG (s unten) ersetzt wird. Denn die Gemeinkosten der Praxis werden im übrigen von dem Stundensatz für den Zeitaufwand mitumfaßt. Abgaben, die ein Klinik-Arzt für die Benutzung der technischen Einrichtungen des Krankenhauses an dieses entrichten muß, sind dagegen gemäß § 8 Nr 1 ZSEG zusätzlich erstattungsfähig.[16]

Von der Erhöhungsmöglichkeit wegen *Auseinandersetzung mit der wissenschaftlichen Lehre* nach § 3 Abs 3 ZSEG machen die Gerichte in der Praxis nur sehr zurückhaltend Gebrauch. Kenntnis und Anwendung der wissenschaftlichen Lehre wird bei einem ärztlichen Sachverständigen ohnehin vorausgesetzt und kann daher einen erhöhten Anspruch nicht auslösen. IdR wird diese Vorschrift nur zur Anwendung kommen können, wenn das Gericht ihn zu einer speziellen wissenschaftlichen Auseinandersetzung mit bestimmten Fragen bzw Lehrmeinungen besonders beauftragt und diese auch tatsächlich in entsprechender Intensität und mit besonderem Aufwand erfolgt ist.

Um eine Überprüfung der **angesetzten Zeit** zu ermöglichen, verlangen die Gerichte vielfach, die aufgewendete Zeit getrennt anzugeben nach:

– Aktenstudium, sonstigen vorbereitenden Arbeiten,
– Erhebung der Anamnese, körperlicher Untersuchung,
– Auswertung von Eigen- und Fremdbefunden,
– Ausarbeitung des Gutachtens,

---

[15] LSG Mainz NJW 1971, 1255; LSG Celle Breith 1989, 80
[16] LSG Hamburg Breith 1969, 358; *Rieger* MedSach 1974, 38 mwN

– Diktat, Korrektur und Durchsicht.

Entschädigt wird aber nur die *erforderliche*, nicht unbedingt die tatsächlich aufgewendete Zeit. Erforderlich ist derjenige Zeitaufwand, den ein Sachverständiger mit durchschnittlichen Fähigkeiten und Kenntnissen braucht, um die gestellten Beweisfragen vollständig und sachgerecht zu beantworten.[17] IdR werden die Gerichte von den Angaben des Sachverständigen hierzu ausgehen. Eine Überprüfung findet aber dann statt, wenn der vom Sachverständigen liquidierte Zeitaufwand ungewöhnlich hoch erscheint.[18] Manche Gerichte lassen bei Zweifeln an der Erforderlichkeit des geltend gemachten Zeitaufwands diesen durch besondere Sachverständige überprüfen. Um unwürdigen diesbezüglichen Auseinandersetzungen vorzubeugen,[19] sollte sich die Liquidation des Zeitaufwands daher in angemessenen Grenzen halten. Insbesondere ist die Geltendmachung eines überhöhten Zeitaufwands kein geeignetes Instrument, den vielfach als ungenügend empfundenen Stundensatz zu korrigieren.

Die **besonderen Leistungen** iS des § 5 ZSEG sind in einer Anlage aufgeführt.

Hiernach werden ua entschädigt:

– für die Ausstellung eines Befundscheines oder Erteilung einer schriftlichen Auskunft ohne nähere gutachtliche Äußerung, Nr 3:   20,- bis 40,- DM bei außergewöhnlich umfangreicher Tätigkeit bis zu   70,- DM
– für ein Zeugnis über einen ärztlichen Befund mit kurzer gutachtlicher Äußerung oder für ein Formbogengutachten, Nr 4:   60,- DM bei außergewöhnlich umfangreicher Tätigkeit bis zu   115,- DM
– für sog Laborleistungen (einschließlich der Sachkosten und einer kurzen gutachtlichen Äußerung), Nr 6:   8,- bis 80,- DM bei außergewöhnlich umfangreichen Untersuchungen bis zu   2.000,- DM
– für elektrophysiologische Untersuchungen, Nr 7.a: 20,- bis 180,- DM
– für raster-elektronische Untersuchungen, Nr 7.b: 20,- bis 470,- DM

Zur Ausfüllung der Rahmensätze der Ziffer 6 werden idR die einfachen, der Ziffern 7.a und 7.b die 1,1-fachen[20] Gebührensätze der GOÄ herangezogen.

Röntgenleistungen – früher einmal häufiger

Streitpunkt bei der Sachverständigenentschädigung – und andere Leistungen der Strahlendiagnostik werden seit 1987 nicht mehr nach der Anlage zu § 5 Abs 1 ZSEG, sondern in Höhe des 1,1-fachen Satzes der GOÄ entschädigt, § 5 Abs 2 ZSEG.

In dieser Vorschrift heißt es: Für Leistungen der in Abschnitt O des Gebührenverzeichnisses für ärztliche Leistungen (Anlage zur GOÄ) bezeichneten Art erhält der Sachverständige in entsprechender Anwendung dieses Gebührenverzeichnisses eine Entschädigung nach dem 1,1-fachen Gebührensatz; § 1 Abs 2, § 4 Abs 2, 3 und 4 Satz 1, § 10 GOÄ[21] gelten entsprechend; im übrigen bleiben die Vorschriften der §§ 8 und 11 ZSEG unberührt.

Nach § 5 Abs 3 ZSEG wird für die zusätzlich erforderliche Zeit der Auswertung eine Entschädigung in Höhe der Mindestentschädigung nach § 3 Abs 2 ZSEG (50,- DM) für jede Stunde gewährt. Wird die Tätigkeit zu außergewöhnlicher Zeit oder unter außergewöhnlichen Umständen notwendig, kann die Gesamtentschädigung nach § 5 Abs 1 oder 2 ZSEG um bis zu 65,- DM erhöht werden.

Die nach § 8 ZSEG zu ersetzenden **Aufwendungen** umfassen:

– die für die Vorbereitung und Erstattung des Gutachtens aufgewendeten Kosten einschließlich der notwendigen Aufwendungen für Hilfskräfte, Nr 1,
– etwaige Lichtbilder und die Schreibauslagen, Nr 2 und 3 iVm § 11 Abs 2 ZSEG und Ziffer 9.000 des Kostenverzeichnisses zum GKG,
  • für das Original je angefangene Seite   4,00 DM,
  • für angeforderte weitere Abzüge, Abschriften und Ablichtungen sowie für eine Abschrift oder Ablichtung für die Handakten des Sachverständigen
    – für die ersten 50 Seiten   1,00 DM,
    – für jede weitere Seite idR   0,30 DM,
– die auf seine Entschädigung entfallende Umsatzsteuer, sofern diese nach § 19 Abs 1 UStG nicht unerhoben bleibt, Nr 4.

Ein auf Hilfskräfte (Nr 1) entfallender Teil der Gemeinkosten des Sachverständigen kann durch einen Zuschlag bis zu 15 vH auf den Betrag abgegolten werden, der als notwendige Aufwendung für die Hilfskräfte zu ersetzen ist, § 8 Abs 3 ZSEG.

Unter die „Hilfskräfte" iS von Nr 1 fallen ua auch Ärzte, die auf Veranlassung des Sachverständigen Maßnahmen diagnostischer Art ausführen, ohne selbst Sachverständige zu sein, wie zB Röntgenologen oder Laborärzte. Aufwendungen können diese Ärzte aber nicht nach Belieben liquidieren, sondern nur in dem Umfang, wie

---

[17] LSG Thüringen 19.12.1995 – L-5/B-17/94 -, MedSach 1996, 134; *Meyer/Höfer* § 3 Rdz 21 mwN

[18] LSG Thüringen aaO; *Meyer/Höfer* § 3 Rdz 22 mwN

[19] Ein Sozialgericht hat einmal einem Sachverständigen nachgewiesen, daß er innerhalb eines Monats (kalender-) täglich für mehr als 24 Stunden liquidiert hatte!

[20] LSG Nds 13.04.1989 – L 4 S (Vs) 129/88 -; *Wiegand* MedSach 1988, 133, 135

[21] Die Bestimmungen beziehen sich noch auf die alte GOÄ. Der Gesetzeswortlaut ist bisher an die neue GOÄ 1995 noch nicht angepaßt worden

dem Sachverständigen eine Entschädigung zustehen würde, wenn er die Leistung selbst erbracht hätte, also nach Maßgabe der Anlage zu § 5 Abs 1 ZSEG oder nach § 5 Abs 2 ZSEG.[22] Insbesondere können solche Ärzte keine Entschädigung nach Zeitaufwand (§ 3 ZSEG) für ein „Zusatzgutachten" liquidieren, wenn sie selbst vom Gericht nicht zum Sachverständigen bestellt und ausdrücklich mit der Erstellung eines Zusatzgutachtens beauftragt worden sind (s unten).

Zu den erstattungsfähigen Aufwendungen nach § 8 Nr 1 ZSEG gehört auch das sog *Nutzungsentgelt*, das ein Krankenhausarzt nach den bestehenden Bestimmungen oder Verträgen als Gegenleistung für die Erlaubnis zur Benutzung der krankenhauseigenen Einrichtungen für die Untersuchung usw an das Krankenhaus abzuführen hat.[23]

Ist eine *stationäre Untersuchung* erfolgt, werden die Kosten insbesondere von labor- und röntgendiagnostischen Leistungen nicht vom allgemeinen Pflegesatz umfaßt, sondern können dem Sachverständigen vom Krankenhaus gesondert in Rechnung gestellt werden. Geschieht dies, kann der Sachverständige auch insoweit Ersatz seiner Aufwendungen nach § 8 Abs 1 Nr 1 ZSEG verlangen.

Schreibauslagen werden nur nach Maßgabe des § 8 Abs 1 Nr 2 und 3 ZSEG ersetzt, also unabhängig von den tatsächlich entstandenen Kosten. Wie alle Kosten müssen aber auch diese *notwendig* sein. Daher muß der Sachverständige (oder seine Schreibkraft) mit Kürzungen auf das notwendige Maß rechnen, wenn die einzelne Seite mit einem unvertretbar breitem linken und/ oder rechten Rand bzw mit sachlich nicht gebotenen großen Zeilenabständen oder geringen Zeilenzahlen beschrieben wird.

Anspruch auf Entschädigung hat stets nur der im gerichtlichen Beweisbeschluß (bzw in einer Beweisanordnung) namentlich bestimmte Sachverständige. Denn nur er ist Sachverständiger iS des ZSEG.

Dem Gericht gegenüber nicht selbständig liquidationsberechtigt ist daher sowohl der Arzt, der als ärztliche Hilfsperson (S 204) für den gerichtlich bestellten Sachverständigen Teile der Gutachtertätigkeit übernimmt, wie auch der Arzt, der – zB als Röntgen- oder Laborarzt – diagnostische Hilfsleistungen für den Sachverständigen erbringt.

Richtet ein solcher ärztlicher Mitarbeiter gleichwohl die Liquidation für seine Tätigkeit statt an den Sachverständigen unmittelbar an das Gericht, so wird dieses idR unterstellen, daß das im Einvernehmen mit dem Sachverständigen geschieht, und entsprechend entscheiden. Gleiches gilt ua für Sachkostenrechnungen von Krankenhäusern und Liquidationen der Schreibkräfte.

Die Entschädigung wird nur **auf Antrag** gewährt, § 15 ZSEG.

Der Anspruch verjährt in zwei Jahren, §§ 15 Abs 4

ZSEG, 196 Abs 1 Nr 17 BGB. Das Gericht kann darüber hinaus den Sachverständigen auffordern, seinen Anspruch innerhalb einer bestimmten Frist (mindestens zwei Monate) zu beziffern; der Anspruch des Sachverständigen erlischt, wenn er der Aufforderung nicht fristgerecht nachkommt, sofern er vorher über diese Folge belehrt worden ist, § 15 Abs 3 ZSEG. Die Frist kann aber auf (rechtzeitig vor Ablauf gestellten) Antrag des Sachverständigen verlängert werden, und der Sachverständige kann auch Wiedereinsetzung in den vorigen Stand (S 192) innerhalb von zwei Wochen nach Beseitigung des Hindernisses beantragen, wenn er ohne Verschulden verhindert war, die Frist einzuhalten (zB eigener Krankenhaus-, längerer Auslandsaufenthalt), § 15 Abs 3 Satz 4 und 6 ZSEG.

Festgesetzt wird die Entschädigung wird idR von dem Urkundsbeamten der Geschäftsstelle des Gerichts (dem sog Kostenbeamten).

Sie wird durch **gerichtlichen Beschluß** festgesetzt, wenn der Vertreter der Staatskasse oder der Sachverständige die richterliche Festsetzung beantragt – etwa weil sie mit der Entscheidung durch den Urkundsbeamten nicht einverstanden sind – oder das Gericht dies für angemessen hält, § 16 Abs 1 ZSEG.

Gegen die richterliche Festsetzung ist die **Beschwerde** (S 195) zulässig, wenn der Beschwerdewert 100,- DM übersteigt, § 16 Abs 2 ZSEG.

Die Beschwerde ist an eine Frist nicht gebunden. Sie wird bei dem Gericht eingelegt, das die angefochtene Entscheidung erlassen hat; dieses kann der Beschwerde ggf abhelfen, § 16 Abs 2 Satz 2 bis 4 ZSEG. Im übrigen entscheidet das Beschwerdegericht durch Beschluß.

Die Beschwerde an einen obersten Gerichtshof des Bundes ist nicht zulässig, § 16 Abs 2 Satz 3 ZSEG. Die jeweiligen obersten Landesgerichte (OLG, OVG, LSG usw) entscheiden daher idR endgültig. Auch zur – manchmal wünschenswerten – Herbeiführung einer einheitlichen Rechtsanwendung in allen Bundesländern ist daher eine Beschwerde zB an das Bundessozialgericht nicht zulässig.

8.7   Aufklärungspflichten des Gutachters

Auch der als Gutachter tätig werdende Arzt ist verpflichtet, den zu Begutachtenden vor der Untersuchung über die vorgesehenen diagnostischen Maßnahmen aufzuklären.[24] Denn auch die Diagnostik im Rahmen einer Begutachtung ist ggf ein Eingriff in die körperliche Unversehrtheit und damit Körperverletzung iS des StGB und unerlaubte Handlung iS des § 823 BGB,

---

[22] LSG Celle SozVers 1989, 135 mwN
[23] LSG Hamburg Breith 1969, 358;

[24] vgl hierzu eingehend von Maydell SGb 1987, 392 mwN

wenn er nicht durch Einwilligung gerechtfertigt wird (S 82).

Um rechtswirksam einwilligen zu können, muß der Betroffene aber über Art, evtl Schmerzhaftigkeit und mögliche andere Folgen des Eingriffs umfassend und zutreffend aufgeklärt sein.

IdR wird allerdings im Falle der Begutachtung die Einwilligung zu den notwendigen diagnostischen Maßnahmen unterstellt werden können, wenn sich diese auf das bei einer solchen Untersuchung zu erwartende Maß beschränken und der Betroffene sich der Begutachtung stellt. Wird jedoch bestimmten diagnostischen Maßnahmen (zB Röntgenuntersuchungen, Angiographie) widersprochen, muß dies auch der Gutachter respektieren. Soweit er dadurch die an ihn gestellten Fragen nicht beantworten kann, muß er dies im Gutachten klar zum Ausdruck bringen. Der Auftraggeber (Versicherungsträger, Behörde, Gericht) wird dann zu prüfen haben, ob und ggf welche rechtlichen Folgerungen aus der Weigerung zu ziehen sind.

Die Anforderungen an die Aufklärung durch den Gutachter steigern sich jedoch, je invasiver der vorgesehene Eingriff ist, je schmerzhafter er für den Betroffenen sein könnte, je höher das damit verbundene gesundheitliche Risiko ist und je stärker er auch sonst in das Recht auf körperliche Unversehrtheit eingreift.

Die Aufklärungspflicht des Arztes wird durch die Mitwirkungspflichten des Betroffenen nach den §§ 60 ff SGB I (S 96) nicht aufgehoben; Aufklärungs- und Mitwirkungspflicht ergänzen sich vielmehr.

Nach § 62 SGB I hat sich den erforderlichen ärztlichen Untersuchungsmaßnahmen zu unterziehen, wer Sozialleistungen beantragt oder erhält (S 96). Nach § 65 Abs 2 SGB I können jedoch Untersuchungen abgelehnt werden, bei denen im Einzelfall ein Schaden für Leben oder Gesundheit nicht mit hoher Wahrscheinlichkeit ausgeschlossen werden kann, die mit erheblichen Schmerzen verbunden sind oder die einen erheblichen Eingriff in die körperliche Unversehrtheit bedeuten (S 97).

Das Ablehnungsrecht des § 65 SGB I kann aber sinnvoll nur genutzt werden, wenn der Betroffene durch eine entsprechende vorherige Aufklärung Kenntnis vom Ausmaß der möglichen Schmerzen, des sonstigen Gesundheitsschadens oder Eingriffs in seine Unversehrtheit erhält.

8.8 Haftung des Gutachters

8.8.1 Haftung für Verletzungen bei der Untersuchung

Der Gutachter haftet grundsätzlich nach § 823 BGB (S 82) für eine etwaige Körperverletzung des Untersuchten infolge diagnostischer Eingriffe, wenn diese rechtswidrig und schuldhaft er-

folgt sind.[25] Denn auch die diagnostischen Maßnahmen im Rahmen einer Begutachtung sind ggf ein Eingriff in die körperliche Unversehrtheit und damit Körperverletzung iS des StGB und unerlaubte Handlung iS des § 823 BGB.

Rechtswidrigkeit liegt einmal vor, wenn der Gutachter den Betroffenen nicht pflichtgemäß (s oben) aufgeklärt hat oder dieser nicht eingewilligt hat, zum anderen aber auch, wenn ihm ein Kunstfehler unterläuft, er also nicht entsprechend den gesicherten Erkenntnissen, Erfahrungen und Erfordernissen der Medizin gehandelt hat.

Der Gutachter, der von einem Sozialleistungsträger nach § 21 Abs 3 SGB X beauftragt worden ist, haftet allerdings in aller Regel nicht persönlich. Denn seine persönliche Haftung nach § 823 BGB wird idR durch die sog Amtshaftung des Art 34 GG ersetzt.[26]

Nach dieser Vorschrift trifft die Verantwortlichkeit, wenn jemand in Ausübung eines ihm anvertrauten öffentlichen Amtes die ihm einem Dritten gegenüber obliegende Amtspflicht verletzt, grundsätzlich den Staat oder die Körperschaft, in deren Dienst er steht. Nur bei Vorsatz oder grober Fahrlässigkeit bleibt der Rückgriff vorbehalten.

Dieser Haftungsausschluß wirkt aber nur zugunsten der nach § 21 Abs 3 SGB X tätig werdenden Gutachter, nicht auch für die gerichtlichen Sachverständigen; denn der gerichtliche Sachverständige übt bei der Erstellung des Gutachtens kein öffentliches Amt, keine hoheitliche Pflicht *des Staates* aus, sondern erfüllt eine Pflicht *gegenüber* dem Staat.[27]

8.8.2 Haftung für fehlerhafte Gutachten

Der Gutachter haftet nach § 823 BGB grundsätzlich auch für einen etwaigen Schaden, den er rechtswidrig und schuldhaft durch fehlerhafte Erstattung eines Gutachtens verursacht.[28]

Auch hier ist die persönliche Haftung über Art 34 GG ausgeschlossen, wenn der Gutachter nach § 21 Abs 3 SGB X für einen Sozialleistungsträger tätig wird.[29]

Die Schadensersatzpflicht für fehlerhafte Gutachten trifft besonders den gerichtlichen Sachverständigen, wenn er – auch unvereidigt, vgl § 153 StGB – vorsätzlich ein falsches Gutachten erstattet, bei fahrlässigem Handeln aber auch dann, wenn er vereidigt wird (§§ 163, 154 StGB), die Richtigkeit unter Bezugnahme auf einen früher geleisteten Eid (§ 155 StGB) oder ei-

---

[25] Jessnitzer S 292
[26] Palandt, BGB, § 839 Anm 3.b mwN
[27] BGH NJW 1973, 554; Jessnitzer S 292
[28] Jessnitzer S 289; von Maydell SGb 1987, 392 mwN
[29] Palandt, BGB, § 839 Anm 3.b mwN

desstattlich versichert (§ 156 StGB). Er hat dann dem Prozeßbeteiligten den Schaden zu ersetzen, der diesem – adäquat verursacht – durch das unrichtige Gutachten entstanden ist.[30]

Der Bundesgerichtshof hat allerdings die Haftung des Sachverständigen für eine nur fahrlässige Fehlbeurteilung dann ausgeschlossen, wenn er nicht vereidigt worden ist.[31]

Literatur

Fritze, E.: Die ärztliche Begutachtung, 4. Aufl 1992, Steinkopf, Darmstadt

Jessnitzer, K.: Der gerichtliche Sachverständige, 9. Aufl 1988, Heymanns, Köln

Marx, H.H.: Medizinische Begutachtung, 6. Aufl 1992, Thieme, Stuttgart

Meyer, P., A. Höfer: Gesetz über die Entschädigung von Zeugen und Sachverständigen, 19. Aufl 1995, Heymanns, Köln

Sozialmedizinische Begutachtung in der GRV, herausgegeben vom Verband Deutscher Rentenversicherungsträger, 5. Auflage 1995, Fischer, Stuttgart

---

[30] vgl hierzu Jessnitzer MedSach 1979, 34; Narr MedSach 1978, 75
[31] BGH NJW 1974, 312, 314; Jessnitzer S 290

9 Rechtliche Aspekte zur Begutachtung in einzelnen Sachgebieten

A. Erlenkämper

9.1 Zivilrechtliche Schadensersatzansprüche (Haftpflichtschäden)

Zwischen den Maßstäben für die Beurteilung von Haftpflichtschäden und von Ansprüchen des Sozialrechts bestehen **fundamentale Unterschiede** in fast allen Einzelfragen.

Für den Gutachter, der Haftpflichtschäden beurteilen soll, ist daher zunächst Voraussetzung, daß er sich mit den hier geltenden **Rechtsgrundlagen** (S 82) vertraut macht, die Unterschiede zu den – ihm zumeist besser vertrauten – Begriffen und Beurteilungsmaßstäben des Sozialrechts kennt und sorgfältig darauf achtet, daß er diese Begriffe und Beurteilungsmaßstäbe nicht auf das Zivilrecht überträgt.

Der **ursächliche Zusammenhang** ist nicht nach den Maßstäben der sozialrechtlichen Kausalitätslehre, sondern nach denen der **zivilrechtlichen Adäquanzlehre** (S 42, 83) zu beurteilen.

Besteht ein adäquater Kausalzusammenhang, ist es aber auch hier unerheblich, wenn der Schaden nicht allein durch die Schädigung herbeigeführt worden ist, zu seiner Entstehung vielmehr notwendig die Mitwirkung auch anderer, **schädigungsunabhängiger Bedingungen** erforderlich war (Fall der konkurrierenden Kausalität, im Zivilrecht auch Gesamtkausalität genannt).[1] Daher genügt es auch hier für die Bejahung eines rechtserheblichen Ursachenzusammenhangs, wenn die Einwirkung aus der Schädigung nur *eine* von mehreren Bedingungen ist, sofern diese dem Schaden adäquat ist.

Das gilt – ähnlich wie nach der sozialrechtlichen Kausalitätslehre – auch für die **Mitwirkung von Schadensanlagen.** Ein adäquater ursächlicher Zusammenhang besteht auch dann, wenn der (Gesundheits-) Schaden nur durch eine schadensgeneigte Konstitution oder Disposition des Geschädigten ermöglicht oder das Risiko eines solchen Schadens hierdurch doch wesentlich erhöht worden ist. Wer einen Kranken oder konstitutionell Geschwächten verletzt, kann nicht verlangen, so gestellt zu werden, als habe er einen Gesunden verletzt.[2] Eine andere Beurteilung kann geboten sein, wenn es sich um ganz ungewöhnliche, keinesfalls zu erwartende Reaktionen oder Verläufe und damit um inadäquate Ursachen handelt.[3]

Soweit dies für die ärztliche Beurteilung von Bedeutung ist, muß auch beachtet werden, daß der Schädiger nach zivilrechtlichen Maßstäben idR **nur für rechtswidriges und schuldhaftes Verhalten** haftet und ein etwaiges Mitverschulden des Geschädigten zu einer Reduzierung des Haftpflichtanspruchs führen kann (S 83, 84).

Vielfach werden die Gutachtenaufträge von Haftpflichtversicherungsunternehmen kommen.

Hierbei ist zu beachten, daß es in solchen Fällen – anders als in der Unfallversicherung, sowohl der privaten wie der gesetzlichen – nicht um unmittelbare Ansprüche des Geschädigten gegen das Versicherungsunternehmen geht (S 88). Der gesetzliche Haftpflichtanspruch des Geschädigten richtet sich ausschließlich gegen den Schädiger; auch eine etwaige Schadensersatzklage ist ausschließlich gegen ihn zu richten, nicht gegen seinen Haftpflichtversicherer. Soweit der Schädiger für die gegen ihn gerichteten Schadensersatzansprüche haftpflichtversichert ist, hat er – und *nur er* – aus dem Versicherungsvertrag einen Anspruch auf Freistellung von den Schadensersatzansprüchen und zugleich auf Abwehr unberechtigter Ansprüche, soweit der Versicherungsschutz reicht. Wenn gleichwohl unmittelbare Verhandlungen zwischen dem Geschädigten und dem Haftpflichtversicherer stattfinden, wird letzterer also nicht aus einem Rechtsverhältnis zum Geschädigten tätig; er reguliert nur Haftpflichtansprüche, die sich gegen den bei ihm versicherten Schädiger richten.

Zu beachten ist auch, daß der Schadensersatzanspruch des Geschädigten gegen den Schädiger quantitativ (zB hinsichtlich der Höhe der Schadenssumme) wie auch qualitativ (zB Ausschluß bestimmter Ansprüche vom Versicherungsschutz) weiter reichen kann als der durch den Haftpflicht-Versicherungsvertrag gewährte Schutz, wie andererseits der Schadensersatzanspruch durch ein Mitverschulden des Geschädigten eingeschränkt sein kann.

Der Schadensersatzanspruch bei Personenschäden umfaßt nach § 249 BGB zunächst und primär die Kosten der notwendigen **Heilbehandlung**, dh einer möglichst umfassenden Wiederherstellung der körperlichen Unversehrtheit und der Erwerbsfähigkeit einschließlich der er-

---

[1] *Palandt*, O.: BGB, 56. Auflage 1997, Anm 5 vor § 249 BGB
[2] stdRspr; vgl *Palandt* aaO mwN

[3] *Palandt* aaO

forderlichen medizinischen und beruflichen Rehabilitation.

Was hier erforderlich ist, hängt von den Verhältnissen des Einzelfalls ab. Nach dem das Schadensersatzrecht beherrschenden Grundsatz der Naturalrestitution (S 85) hat der Geschädigte Anspruch darauf, daß alles getan – und ggf versucht – wird, seinen Gesundheitszustand und seine Erwerbsfähigkeit möglichst weitgehend wiederherzustellen. Weitergehende Ansprüche bestehen idR nur, soweit eine solche Wiederherstellung nicht möglich ist.

Ist trotz aller Bemühungen zur Wiederherstellung eine dauerhafte **Aufhebung oder Minderung der Erwerbsfähigkeit** des Geschädigten infolge der Schädigung zurückgeblieben oder bestehen infolge der Schädigung erhöhten Bedürfnisse iS des § 843 BGB, hängt der Haftpflichtanspruch weiterhin davon ab, inwieweit der Geschädigte infolge der Schädigung tatsächlich einen **konkreten Vermögensschaden** erleidet, inwieweit sich also zB sein Erwerbseinkommen tatsächlich mindert oder durch schädigungsbedingt erhöhte Bedürfnisse zusätzliche Aufwendungen tatsächlich entstehen (S 86). Dabei sind für die Beurteilung des Schadens insbesondere die sozialrechtlichen Maßstäbe über Arbeits-, Berufs- oder Erwerbsunfähigkeit, über MdE, Pflegebedürftigkeit und Hilflosigkeit rechtlich ohne Belang. Denn Schadensersatz ist nach dieser Vorschrift nicht für eine *abstrakte* Einbuße an Erwerbsfähigkeit oder eine abstrakte Erhöhung von Bedürfnissen zu leisten, sondern für den individuell zu ermittelnden *konkreten Vermögensschaden*, den der Betroffene durch das schädigende Ereignis tatsächlich erleidet.

Diese sozialrechtlich relevanten Begriffe dürfen daher in Gutachten in Haftpflichtsachen nicht verwendet werden. Denn auch wenn nach sozialrechtlichen Maßstäben zB Arbeits-, Berufs- bzw Erwerbsunfähigkeit oder Pflegebedürftigkeit vorliegt, muß hierdurch nicht unbedingt ein konkreter Vermögensschaden bewirkt werden: Auch bei relativ hoher MdE (zB Beinverlust eines Beamten oder kaufmännischen Angestellten) kehren erfahrungsgemäß viele Verletzte an den früheren Arbeitsplatz zurück oder nehmen eine andere Beschäftigung auf, ohne eine bleibende Einkommenseinbuße zu erleiden. Daher ist es bei geminderter Erwerbsfähigkeit iS des § 843 BGB fehl am Platz, diese in den für das Sozialrecht maßgebenden Prozentsätzen an MdE auszudrücken. Denn die MdE umschreibt im wesentlichen einen *abstrakten* Verlust an körperlicher Integrität (S 39); sie gibt aber keinerlei Anhalt für die hier allein entscheidenden Frage, inwieweit der Verletzte einen *konkreten* Vermögensschadens durch die verbliebenen Verletzungsfolgen erleidet.

Wird vom Auftraggeber dennoch nach der Höhe der MdE gefragt, soll diese idR nicht zur Bemessung des Schadensersatzanspruchs herangezogen werden, sondern nur ein Bild von Ausmaß und Schweregrad der Verletzungsfolgen vermitteln.

Ob die **Erwerbsfähigkeit** des Geschädigten zeitweilig oder dauerhaft **aufgehoben** ist, ist konkret nach den Anforderungen der bisherigen Erwerbstätigkeit und unabhängig von dem Grad einer etwaigen sozialrechtlichen MdE oder dem Vorliegen von Arbeits-, Berufs- oder Erwerbsunfähigkeit zu beurteilen.

Geht es um die **Minderung** dieser konkreten **Erwerbsfähigkeit**, sollte sich der Arzt als Gutachter auf eine Beschreibung der bestehenden Funktionsstörungen und ihrer Auswirkungen auf die konkrete bisherige Erwerbstätigkeit beschränken; er sollte lediglich dartun, in welcher Weise, in welchem Umfang (qualitativ) und ggf in welchem zeitlichen Ausmaß (quantitativ) durch das schädigende Ereignis die Ausübung dieser bisherigen Erwerbstätigkeit ausgeschlossen oder eingeschränkt wird und welche Arbeiten nicht mehr und welche noch verrichtet werden können.

Werden durch die Schädigung **erhöhte Bedürfnisse** iS des § 843 BGB ausgelöst, sind auch diese nicht abstrakt zB nach den sozialrechtlichen Maßstäben zu Hilflosigkeit und Pflegebedürftigkeit zu beurteilen, sondern nach Art und Ausmaß konkret zu beschreiben. Es ist also zB darzutun, welche körperliche Funktionen im konkreten Fall in welchem Umfang ausgefallen oder vermindert sind, in welcher Weise bzw in welchem Ausmaß diese ersetzt bzw ausgeglichen werden können und welche Maßnahmen, Hilfsmittel oder Hilfspersonen hierfür erforderlich sind. Denn Schadensersatz nach § 843 BGB ist nicht abstrakt für eine Verletzung der körperlichen Unversehrtheit zu leisten, sondern für einen konkreten Vermögensschaden infolge der Schädigung, hier insbesondere durch tatsächlich notwendige zusätzliche Aufwendungen infolge der schädigungsbedingten Erhöhung der Bedürfnisse (S 86).

Verletzungsfolgen, die keinen Vermögensschaden bewirken, sind nur im Rahmen des § 847 BGB (sog **Schmerzensgeld**, S 86) zu entschädigen.

Ein Anspruch nach dieser Vorschrift besteht – entgegen der geläufigen Bezeichnung „*Schmerzensgeld*-Paragraph" – allerdings nicht nur, soweit die Schädigung Schmerzen und sonstige Unbilden verursacht hat, sondern auch, soweit aus der Schädigung Folgen zurückgeblieben sind, die das körperliche und seelische Wohlbefinden des Geschädigtem darüber hinaus dauerhaft und wesentlich beeinträchtigen (S 86).

Soweit ein solcher Anspruch streitig ist, hat sich der begutachtende Arzt aber ausschließlich über die seiner Beurteilung zugänglichen Schadensfolgen zu äußern. Er hat also ua die Stärke der Schmerzen darzutun, die der Geschädigte erlitten hat und ggf noch erleidet, er hat sich zu äußern über Dauer und Schmerzhaftigkeit der Heilbehandlung einschließlich etwaiger operativer Eingriffe, über Art, Ausmaß und Schweregrad der erlittenen Verletzungen und ihrer Folgen, über die verbliebenen Auswirkungen und Defizite (zB verringerte Lebenserwartung, Entstellung, Funktionsdefizite an den geschädigten Organsystemen, Einschränkungen der allgemeinen Beweglichkeit und sonstiger Entfaltungsmöglichkeiten, Verlust an Lebensfreude durch die Folgen der Schädigung) im privaten wie im beruflichen Leben sowie die Dauer derartiger Verletzungsfolgen. Ausführungen oder gar konkrete Feststellungen zur Höhe des „Schmerzensgeldes" obliegen ihm dagegen grundsätzlich nicht.

Auch sonst ist es keinesfalls Aufgabe des ärztlichen Gutachters, die **Schadenshöhe**, also die Höhe des Vermögensschadens oder gar des gesamten Haftpflichtanspruchs, zu bewerten. Diese hängt außer von den ärztlichen Feststellungen von zahlreichen rechtlichen Gesichtspunkten ab, die der Beurteilung des Arztes idR nicht zugänglich sind.

Im übrigen werden dem ärztlichen Gutachter von dem Auftraggeber idR sehr genaue und gezielte Fragen gestellt. Bei ihrer Beantwortung ist aber stets zu beachten, daß der Rechtsgehalt der in Haftpflichtfällen maßgebenden Begriffe und Beurteilungsmaßstäbe sich von dem des Sozialrechts durchweg erheblich unterscheidet. Werden derartige konkrete Fragen nicht gestellt, wünscht zB ein Patient eine Stellungnahme seines behandelnden Arztes, sollte sich dieser vorher genau vergewissern, welche Ansprüche streitig sind und welche Einwendungen hiergegen erhoben werden. Ua ist zu berücksichtigen, daß bei einem Mitverschulden des Geschädigten dieser ggf einen erheblichen Teil seines Schadens selbst tragen muß.

9.2 Private Unfallversicherung

Auch zwischen der *privaten* und der *gesetzlichen* Unfallversicherung bestehen **erhebliche Unterschiede** in den Rechtsgrundlagen wie in den für die ärztliche Beurteilung maßgebenden Einzelfragen. Für den Gutachter, der Unfallfolgen im Rahmen der PUV beurteilen soll, ist daher gleichfalls zunächst Voraussetzung, daß er sich mit den hier geltenden Rechtsgrundlagen und Beurteilungsmaßstäben (S 88) vertraut macht und die Unterschiede zu den – ihm zumeist bes-

ser vertrauten – Begriffen und Beurteilungsmaßstäben der GUV kennt und beachtet.

Der **Unfallbegriff** ist in allen Rechtsbereichen weitgehend identisch (S 4 und 7).

Die Bestimmungen der AUB über die sog körpereigenen Verletzungen (S 8) engen den Unfallbegriff gegenüber der GUV aber deutlich ein. In der PUV gelten darüber hinaus Ausschlüsse (S 88), wie sie die GUV nicht kennt.

Für die Beurteilung der **Kausalität** ist die zivilrechtliche Adäquanzlehre (S 42), nicht die in der GUV geltende sozialrechtliche Lehre von der wesentlichen Bedingung maßgebend. Das führt zT zu erheblichen Unterschieden bei der ärztlichen Begutachtung.

Im Bereich der – für die ärztliche Beurteilung vorwiegend bedeutsamen – *haftungsausfüllenden Kausalität* ist zu beachten, daß – anders als in der GUV – das Unfallereignis hier allgemein und nicht nur unter ganz außergewöhnlichen Umständen geeignet sein muß, den bestehenden Schaden herbeizuführen. Besteht ein solcher adäquater Kausalzusammenhang, ist es aber auch hier unerheblich, wenn der Schaden nicht allein durch den Unfall herbeigeführt worden ist, an seiner Entstehung vielmehr auch andere, unfallunabhängige Ursachen mitgewirkt haben (Fall der konkurrierenden Kausalität, im Zivilrecht auch Gesamtkausalität genannt). Daher genügt es für die Bejahung eines rechtserheblichen Ursachenzusammenhangs auch in der PUV, wenn die dem Versicherungsschutz unterliegende Ursache nur *eine* von mehreren Bedingungen ist, sofern diese dem Schaden adäquat ist. Das gilt auch für mitwirkende Schadensanlagen.

Eine völlig andersartige Bedeutung besitzen in der PUV dagegen kausal **mitwirkende Vorschädigungen.** Diese führen zu Einschränkungen der Leistungspflicht, wenn ihr Anteil an der Entstehung des Unfallschadens mindestens 25 vH beträgt (S 89). Bei der ärztlichen Begutachtung ist daher zu prüfen, ob Krankheiten oder Gebrechen als solche Vorschädigungen bestanden haben sowie ggf, ob und inwieweit sie an der Entstehung der Unfallereignisfolge ursächlich beteiligt waren. Denn anders als in der GUV, die nur eine *qualitative* Abwägung der Bedeutung verschiedener mitwirkender Kausalfaktoren kennt, ist hier eine *Quantifizierung* der kausal mitwirkenden Vorschädigungen vorzunehmen, sofern diese wenigstens 25 vH erreichen (S 89).

Als Vorschädigungen gelten aber nur „Krankheiten oder Gebrechen", also pathologisch manifeste Befunde, nicht auch Schadensanlagen, die klinisch-funktionell noch nicht manifest geworden waren. Solche Vorschädigungen können eine Einschränkung der Leistungspflicht auch hier nur bewirken, wenn sie im Wege des sog Vollbeweises *nachgewiesen* sind; Annahmen, Vermutungen oder Hypothesen vermögen diesen notwendigen Beweis nicht zu ersetzen. Auf eine sorgfältige Dokumentation der Beweise für bestehende Vorschädigungen ist daher zu achten.

Für die **Invaliditätsleistung** gelten ausschließlich die **Invaliditätsgrade** der AUB, nicht die MdE-Sätze der GUV oder des sozEntschR.

Bei *Verlust oder völliger Funktionsunfähigkeit* der in den AUB aufgeführten Körperteile bzw Sinnesorgane sind diese Invaliditätsgrade im einzelnen festgelegt und der Beurteilung ausschließlich zugrunde zu legen (S 90).

Bei *Teilverlust oder Funktionsbeeinträchtigung* dieser Körperteile oder Sinnesorgane ist ein entsprechender Teil dieser Invaliditätsgrade anzusetzen (S 90).[4] Dieser Teil wird üblicherweise nicht in einem Prozentsatz der Gesamtinvalidität, sondern in Bruchteilen des Invaliditätsgrades des jeweiligen Körperteils bzw Sinnesorgans ausgedrückt (zB 1/2 Handwert, 3/10 Fußwert).

Sind durch den Unfall Körperteile oder Sinnesorgane betroffen, die in dieser *„Gliedertaxe"* nicht enthalten sind (zB Wirbelsäulenschäden), ist zu beachten, daß nach den AUB aF und den AUB 88 unterschiedliche Bewertungsmaßstäbe gelten. Da nicht alle Verträge auf die neuen AUB umgestellt sind, muß also vorab geklärt sein, welche Fassung der AUB dem konkreten Versicherungsverhältnis zugrunde liegt. Nach den AUB aF ist die Beurteilung darauf abzustellen, inwieweit der Versicherte noch imstande ist, eine seinen Kräften und Fähigkeiten entsprechende und ihm unter billiger Berücksichtigung von Ausbildung und bisherigem Beruf zumutbare Tätigkeit auszuüben; nach den neuen AUB ist dagegen maßgebend, inwieweit die normale körperliche oder geistige Leistungsfähigkeit unter ausschließlicher Berücksichtigung medizinischer Gesichtspunkte beeinträchtigt ist. Nach den AUB aF ist Maßstab der Beurteilung also die bisherige Berufstätigkeit des Versicherten; die neuen AUB stellen dagegen auf den Verlust an körperlicher und geistiger Integrität, bezogen auf eine normale, gesunde, gleichaltrige Person, ab.

Liegen Vorschädigungen iS einer sog **Vorinvalidität** vor, so können diese – über die ggf bestehende kausale Bedeutung (s oben) hinaus – auch zu einer Einschränkung bei der Bewertung des Invaliditätsgrades führen. Allerdings muß auch hier vorab geklärt sein, welche Fassung der AUB dem konkreten Versicherungsverhältnis zugrunde liegt; denn auch insoweit gelten unterschiedliche Bestimmungen.

Nach den AUB aF wird, wenn der Versicherte vor Eintritt des Unfalls durch Krankheit oder Gebrechen (gleich welcher Art und Genese und welchen Umfangs) in seiner Arbeitsfähigkeit behindert war oder Körperteile oder Sinnesorgane ganz oder teilweise verloren oder ge-

brauchsunfähig geworden waren, von der nach dem Unfall vorhandenen Gesamtinvalidität ein Abzug in Höhe dieser Vorinvalidität gemacht. Nach den AUB 88 wird ein solcher Abzug dagegen nur vorgenommen, wenn durch den Unfall eine körperliche oder geistige Funktion betroffen wird, die schon vorher dauernd beeinträchtigt war. Die AUB aF gehen also von der *Gesamtintegrität* aus und schreiben einen Abzug von der nach dem Unfall vorhandenen Gesamtinvalidität in Höhe der Vorinvalidität vor; die neuen AUB gestatten einen Abzug nur noch, wenn die Unfallereignisfolgen auf einer Vorschädigung *desselben* Organs oder Organsystems stoßen, und nur in der Höhe, wie an *diesem* Organ bzw Organsystem eine Vorschädigung bestanden hat.

Auch hier gilt, daß Vorschädigungen, die zu einem Abzug bei der Invaliditätsleistung führen sollen, iS des sog Vollbeweises nachgewiesen sein müssen.

9.3   Medizinische Rehabilitation im Sozialrecht

9.3.1   Hilfsmittel

Soweit es um die Begutachtung von Notwendigkeit und Angemessenheit von orthopädischen und sonstigen **Hilfsmitteln** geht, ist darauf zu achten, für welchen Sozialleistungsbereich bzw -träger die Begutachtung erfolgt. Denn der Umfang der Leistungspflicht ist in den einzelnen Leistungsbereichen unterschiedlich.

So besteht eine Leistungspflicht **in der GKV** nur für solche Hilfsmittel, die notwendig und unmittelbar darauf gerichtet sind, eine fehlende oder gestörte Funktion (zB Greifen, Gehen, Hören, Sehen) zu beheben oder auszugleichen, und nur, wenn der Versicherte zwangsläufig gerade auf *dieses* Hilfsmittel angewiesen ist. Ein Anspruch gegen die Krankenkasse besteht dagegen nicht, wenn das Hilfsmittel lediglich die Auswirkungen der Behinderung in einzelnen (zB beruflichen, gesellschaftlichen oder privaten) Lebensbereichen beheben oder mildern soll (S 106).

Die Leistungspflicht der **Rehabilitationsträger** (GRV, GUV, sozEntschR, ggf auch der Arbeitsverwaltung) geht dagegen weiter. Hier kommt es nicht allein auf den Ausgleich fehlender oder gestörter Funktionen an, sondern primär auf die Wiedereingliederung des Behinderten in das Erwerbsleben. Es sind also ggf auch solche Hilfsmittel zu gewähren, die für die Ausübung eines Berufs überhaupt oder einer bestimmten beruflichen Tätigkeit erforderlich sind.

Besteht kein Anspruch gegen die Krankenkasse oder einen Rehabilitationsträger, aber Bedarf an Hilfsmitteln, so sind diese ggf im Wege der **Eingliederungshilfe nach**

---

[4]   vgl hierzu die Synopse S 419

dem **BSHG** zu gewähren. Dies gilt vor allem für solche Hilfsmittel, die weder dem unmittelbaren Ausgleich fehlender oder gestörter Funktionen noch der beruflichen Rehabilitation dienen, sondern der Hilfe des Behinderten im allgemeinen Leben, insbesondere seiner Integration in das soziale und gesellschaftliche Umfeld.

9.3.2 Kraftfahrzeughilfe

Die **Kfz-Hilfe** war früher in den einzelnen Sozialleistungsbereichen, zT sogar bei verschiedenen Leistungsträgern desselben Leistungsbereichs, in Verordnungen, Verwaltungsvorschriften und Richtlinien unterschiedlich geregelt.

Diese unterschiedlichen Regelungen sind 1987 durch die **Kraftfahrzeughilfe-Verordnung** (KfzHV) für alle Rehabilitationsbereiche weitgehend vereinheitlicht worden. Hiernach setzt die Gewährung von Kfz-Hilfe ua voraus, daß der Behinderte infolge seiner Behinderung nicht nur vorübergehend auf die Benutzung eines Kfz angewiesen ist, um seinen Arbeits- oder Ausbildungsort usw zu erreichen, insbesondere, wenn er nur auf diese Weise dauerhaft beruflich eingegliedert werden kann.

Für die ärztliche Begutachtung kommt es entscheidend darauf an, ob die Behinderung insbesondere im Steh- und Gehvermögens nach Art und Ausmaß tatsächlich so schwerwiegend ist, daß der Behinderte nicht nur gelegentlich oder vorübergehend, sondern regelmäßig und dauerhaft seinen Arbeitsplatz ohne ein Kfz nicht erreichen kann. Voraussetzung ist nicht unbedingt, daß der Behinderte einen Arbeitsplatz gegenwärtig innehat; denn in manchen Fällen ist das Vorhandensein eines Kfz erst Voraussetzung für eine erfolgversprechende Bewerbung. Andererseits ist die Kfz-Hilfe nicht dafür bestimmt, die Einschränkung der Beweglichkeit im *allgemeinen* Leben auszugleichen; sie ist Maßnahme und Leistung der beruflichen Rehabilitation, soll also primär die (Wieder-) Eingliederung in das Erwerbsleben ermöglichen bzw erhalten.

Kfz-Hilfe kommt aber auch für solche Behinderte in Betracht, die zwar (theoretisch) öffentliche Verkehrsmittel benutzen könnten, infolge einer Beeinträchtigung ihrer Wegefähigkeit solche öffentlichen Verkehrsmittel aber zu Fuß nicht erreichen können. Im Bereich der GRV wird dies idR angenommen, wenn der Behinderte nur noch Fußwege von maximal 500 m an einem Stück zurücklegen kann.

Für Verletzte der **GUV** und für Beschädigte iS des **sozEntschR** gelten darüber hinaus ergänzende Bestimmungen (S 144 und 158).

So soll in der **GUV** einem erheblich gehbehinderten Verletzten auch unabhängig davon, ob er dieses zu seiner beruflichen Wiedereingliederung benötigt, anstelle des Krankenfahrzeuges (Rollstuhl) auf Antrag ein Zuschuß zur Beschaffung eines Kfz gewährt werden, wenn

dieser in der Lage ist, ein Kfz zu führen oder wenn ihm ein geeigneter Fahrer (zB Ehegatte) zur Verfügung steht. Neben dem Zuschuß kann auch noch ein Darlehen gewährt werden , § 6 Abs 2 bis 4 OrthVO/GUV.

Im **sozEntschR** können zur Ergänzung der Versorgung mit Hilfsmitteln – auch hier unabhängig davon, ob das Kfz zur beruflichen Wiedereingliederung benötigt wird – als Ersatzleistung Zuschüsse und ggf eine volle Kostenübernahme gewährt werden, §§ 11 Abs 3 BVG, 22 ff OrthV/BVG. Hier werden sogar Instandhaltungszuschüsse für Motorfahrzeuge gewährt, § 26 OrthV/BVG.

9.3.3 Medizinische Rehabilitationsmaßnahmen

Medizinische Rehabilitationsmaßnahmen – sowohl ambulante wie auch stationäre bzw teilstationäre – sind idR **Kann-Leistungen**, dh der Rehabilitationsträger *kann* sie gewähren, *muß* dies aber nicht in jedem Fall; die Gewährung steht vielmehr in seinem Ermessen. Das gilt sowohl für die Rehabilitationskuren der GKV (§ 40 SGB V) wie auch für die der GRV (§ 9 Abs 2 SGB VI).

Durch diese rechtliche Ausgestaltung entstehen nicht selten Probleme der Gerichte mit ärztlichen Gutachten, die diese rechtlichen Voraussetzungen nicht oder nicht ausreichend beachten und dadurch für die anschließende Verwaltungsentscheidung keine ausreichende Grundlage schaffen.

Denn für Ermessensentscheidungen schreibt das Gesetz eine besonders eingehende Begründung vor. Diese muß ua erkennen lassen, daß der *gesamte* rechtserhebliche Sachverhalt erkannt und berücksichtigt ist und tatsächlich *alle* Gesichtspunkte pro und contra geprüft worden sind, die für die konkrete Entscheidung Bedeutung besitzen (S 95).

Dabei ist zu unterscheiden zwischen den sog *Ermessensvoraussetzungen*, dh den Tatbestandsmerkmalen, die das Gesetz selbst als Anspruchsvoraussetzung vorgibt, und den eigentlichen *Ermessensgesichtspunkten*, die in Abwägung von Pro und Contra der Zweckmäßigkeit zu der konkreten Entscheidung führen. Die Ermessens*voraussetzungen* sind vom Gericht jeweils in vollem Umfang nachprüfbar; die Ermessens*gesichtspunkte* dürfen nur daraufhin überprüft werden, ob die Verwaltung die gesetzlichen Grenzen ihres Ermessens überschritten oder von dem Ermessen in einer dem Zweck der Ermächtigung nicht entsprechenden Weise Gebrauch gemacht hat (S 96). Dazu gehört aber auch, ob in der Ermessensentscheidung tatsächlich der gesamte relevante Sachverhalt gewürdigt und alle Gesichtspunkte pro und contra erwogen worden sind. Da die Verwaltungsentscheidungen der Sozialleistungsträger durchweg auf ärztlichen Stellungnahmen des MDK oder anderer Gutachter bzw Beratungsärzte beruhen, müssen diese ärztlichen Gutachten und Stellungnahmen in Angelegenheiten der medizinischen Rehabilitation daher so begründet werden, daß die darauf gestützten Entscheidungen der späteren Nachprüfung durch die Gerichte standhalten. Gutachtliche Stellungnahmen etwa: „... ist nicht erforderlich ..." oder „... kann nicht befürwortet werden ..." reichen dafür nicht aus.

Zu den vorgenannten *Ermessensvoraussetzungen*, die der vollen gerichtlichen Überprüfung unterliegen gehört insbesondere die Frage, ob die Durchführung einer stationären Maßnahme objektiv notwendig (§ 40 Abs 1 SGB V, § 15 Abs 2 SGB VI) ist, insbesondere ob nicht eine ambulante Krankenbehandlung ausreicht. In der GRV ist darüber hinaus die besondere Zweckbestimmung des § 9 SGB VI zu beachten.

Im Rahmen der eigentlichen *Ermessensgesichtspunkte* ist zu berücksichtigen, daß es idR dem Zweck des Gesetzes (der Rehabilitation) entspricht, daß die gesetzlich vorgesehenen Leistungen gewährt werden, wenn sie objektiv erforderlich sind. Entscheidungen über Rehabilitationsmaßnahmen stehen daher, auch wenn sie rechtlich als Kann-Leistungen ausgestaltet sind, den Pflichtleistungen näher als den einen Ermessensleistungen. Die Ablehnung objektiv notwendiger Maßnahmen darf also nur erfolgen, wenn schwerwiegende Umstände des konkreten Einzelfalls entgegenstehen (zB wiederholter disziplinarischer Abbruch früherer Maßnahmen, weitere Gewichtszunahme trotz früherer Hinweise auf eine medizinisch notwendige Gewichtsreduktion, Alkoholoder Drogenabhängigkeit bei Allgemeinkuren usw). Wenn wegen derartiger Umstände die Zweckmäßigkeit einer Rehabilitationsmaßnahme verneint werden soll, bedarf es im ärztlichen Gutachten daher eingehender Darlegung dieses Sachverhalts und der daraus abzuleitenden Gründe, die gegen die Gewährung der Maßnahme sprechen oder ihre Erfolgsaussicht infrage stellen. Erwägungen zur finanziellen Auswirkung für den Leistungsträger dürfen die ärztliche Beurteilung nicht beeinflussen.

9.4   Arbeitslosenversicherung

Ärztliche Gutachten im Rahmen der Arbeitslosenversicherung betreffen zumeist die Arbeitsvermittlung und hier die Frage nach **Verfügbarkeit und Arbeitsfähigkeit** des Arbeitslosen aus ärztlicher Sicht.

Nach den §§ 118 ff SGB III[5] steht den Vermittlungsbemühungen des Arbeitsamtes nur zur **Verfügung**, wer arbeitsfähig und seiner Arbeitsfähigkeit entsprechend arbeitsbereit ist. **Arbeitsfähig** ist ein Arbeitsloser ua nur dann, wenn er eine versicherungspflichtige Beschäftigung unter den üblichen Bedingungen des für ihn in Betracht kommenden Arbeitsmarktes aufnehmen und ausüben kann und darf.

In diesem Zusammenhang ist zunächst die Frage zu beantworten, ob und inwieweit der Arbeitslose *Tätigkeiten innerhalb seines bisherigen Berufs* noch ausüben kann. Hat der Gutachter keine genauen Kenntnisse über das Anforderungsprofil dieses bisherigen Berufs und der verschiedenen Betätigungsmöglichkeiten innerhalb dieses Berufs, sollte er diese Frage vorab durch Rückfrage bei der Verwaltung klären. Von ihm wird keine berufskundliche, sondern nur medizinische Sachkunde erwartet.

Im übrigen ist – ggf auch für die weitere berufskundliche Prüfung der Einsetzbarkeit in anderen Tätigkeitsbereichen – stets ein *positives und negatives Leistungsbild* zu erstellen. Es ist also darzutun, welche Arbeiten noch geleistet werden können (zB leichte/mittelschwere/schwere Arbeiten, vollschichtig/halb- bis untervollschichtig/unter halbschichtig) und welche Leistungseinschränkungen (zB nicht/nicht ständig/im Wechsel von Gehen/Stehen/Sitzen, ohne schweres Heben, Tragen, Zwangshaltung, Bücken; Funktionsstörungen der Extremitäten usw) vorliegen. Bestehende Leistungseinschränkungen sind zu begründen, und zwar um so eingehender, je schwerwiegender sie sind und je stärker sie die Vermittlungsfähigkeit des Arbeitslosen einschränken. Das gilt besonders für Beschränkungen in zeitlicher Hinsicht. Fragen um die Zumutbarkeit einer Beschäftigung sind im ärztlichen Gutachten nur zu behandeln, soweit sie die Zumutbarkeit aus gesundheitlichen Gründen betreffen.

Ergibt die Untersuchung, daß der Arbeitslose allein deswegen nicht verfügbar und arbeitsfähig ist, weil er wegen einer mehr als sechsmonatigen **dauerhaften Minderung seiner Leistungsfähigkeit** versicherungspflichtige Beschäftigungen nicht unter den üblichen Bedingungen des allgemeinen Arbeitsmarktes ausüben kann (und damit ggf Erwerbsunfähigkeit iS der GRV vorliegt), ist hierauf im Gutachten besonders hinzuweisen.

In diesen Fällen hat das Arbeitsamt trotz fehlender Arbeitsfähigkeit im Interesse der Nahtlosigkeit der sozialen Sicherheit Alg bzw Alhi solange zu zahlen, bis das Vorliegen von Berufs- oder Erwerbsunfähigkeit festgestellt worden ist, § 125 SGB III. Die Entscheidung darüber, ob Berufs- oder Erwerbsunfähigkeit iS der GRV vorliegt oder nicht, trifft allerdings nicht das Arbeitsamt, sondern der RentV-Träger, § 125 Abs 1 Satz 2 SGB III. Dementsprechend sollte im sozialmedizinischen Gutachten für das Arbeitsamt auf einen solchen Sachverhalt zwar hingewiesen werden; das Vorliegen von Erwerbsunfähigkeit darf aber nicht Gegenstand des Gutachtens sein.

Das Arbeitsamt soll den Arbeitslosen in solchen Fällen auffordern, innerhalb eines Monats Antrag auf Maßnahmen zur beruflichen Eingliederung (beim Arbeitsamt) oder zur Rehabilitation bei dem zuständigen RentV-Träger (der gemäß § 116 Abs 2 SGB VI ggf auch als Antrag auf Rente gilt) zu stellen, § 125 Abs 2 SGB III. Wird der Antrag nicht gestellt, ruht der Anspruch auf Alg und Alhi. Wird Rente wegen Erwerbsunfähigkeit gewährt, entfallen Alg bzw Alhi.

---

[5] Dieses löst mit Wirkung ab 01.01.1998 das bisherige Arbeitsförderungsgesetz (AFG) ab.

Ärztliche Gutachten werden auch eingeholt, wenn es um die **Verhängung einer Sperrzeit** geht, und damit um die Frage, ob der Arbeitslose sein bisheriges Arbeitsverhältnis gelöst oder eine ihm angebotene Arbeit nicht angenommen bzw nicht angetreten hat, ohne für sein Verhalten einen wichtigen Grund zu haben (§ 144 SGB III). Ein wichtiger Grund kann ua vorliegen, wenn der Arbeitslose durch die Anforderungen seines letzten Arbeitsplatzes bzw der ihm angebotenen Tätigkeit gesundheitlich überfordert ist.

In solchen Fällen ist (ggf durch Rückfrage bei der Vermittlungsstelle) möglichst eingehend zu ermitteln, welchen Leistungsanforderungen der Arbeitslose in einer solchen Tätigkeit ausgesetzt war bzw wäre, und im einzelnen darzulegen, inwieweit er diesen Anforderungen gesundheitlich noch gewachsen ist oder nicht mehr.

9.5 Gesetzliche Krankenversicherung

Soweit orthopädische Gutachten aus dem Bereich der GKV angefordert werden, geht es zumeist um die Frage der Arbeitsunfähigkeit oder um Fragen zur Notwendigkeit von Hilfsmitteln.

Bei der Begutachtung von **Arbeitsunfähigkeit** (S 10) ist zu beachten, daß unter der *bisherigen Erwerbstätigkeit* grundsätzlich nur die unmittelbar vor der Erkrankung verrichtete *konkrete Tätigkeit* zu verstehen ist. Daher muß das Anforderungsprofil dieser Tätigkeit genau feststehen.

Anders als bei der Berufs- oder Erwerbsunfähigkeit iS der GRV ist eine Verweisung auf andere Tätigkeiten – selbst gleichwertige – idR nicht zulässig. Nur wenn der Versicherte diese bisherige Tätigkeit infolge der Erkrankung dauerhaft nicht mehr verrichten kann und er seinen bisherigen Arbeitsplatz infolge der Erkrankung oder aus anderen Gründen ohnehin verloren hat, kommt es nicht mehr auf den bisherigen Arbeitsplatz, sondern auf die *Art der verrichteten Tätigkeit* an, aber erst mit Beginn einer neuen Blockfrist. In diesen Fällen ist Arbeitsunfähigkeit nur noch zu bejahen, wenn der Versicherte auch eine ähnliche, qualitativ gleichwertige, aber körperlich leichtere Tätigkeit nicht (wieder) verrichten kann (S 11).

Zu beachten ist weiterhin, daß Arbeitsunfähigkeit ist vielfach kein **absoluter**, sondern **ein relativer Zustand** ist (S 11).

Deswegen ist es vor der ärztlichen Begutachtung von Arbeitsunfähigkeit zwingend erforderlich, daß der Arzt sich über den Inhalt und die Leistungsanforderungen der maßgebenden Tätigkeit genau informiert.

Wichtig sind auch die neuen Regelungen des § 74 SGB V über die Möglichkeiten einer **stufenweise Wiedereingliederung in das Erwerbsleben** (S 11).

Hinsichtlich der Voraussetzungen für die Gewährung von **Hilfsmitteln** siehe S 214.

9.6 Gesetzliche Pflegeversicherung

Bei der Begutachtung für die GPV stehen im Vordergrund Fragen zur **Pflegebedürftigkeit** und zur maßgebenden **Pflegestufe**.

Pflegebedürftig sind Personen, die wegen einer körperlichen, geistigen oder seelischen Krankheit oder Behinderung für die gewöhnlichen und regelmäßig wiederkehrenden Verrichtungen im Ablauf des täglichen Lebens auf Dauer, voraussichtlich für mindestens sechs Monate, in erheblichem oder höherem Maße der Hilfe bedürfen, § 14 Abs 1 SGB XI (S 32).

Hierzu haben die Spitzenverbände der Pflegekassen Richtlinien zur Abgrenzung der Merkmale der Pflegebedürftigkeit und der Pflegestufen sowie zum Verfahren der Feststellung der Pflegebedürftigkeit, die Pflegebedürftigkeits-Richtlinien (PflRi) vom 07.11.1994 idF vom 21.12.1995, erlassen;[6] ergänzend hat der Bundesverband der Pflegekassen umfangreiche Begutachtungsrichtlinien vom 21.03.1997 herausgegeben, die bei der sozialmedizinischen Begutachtung beide zu beachten sind.

Für die (Erst-) Begutachtung durch den MDK oder von ihm beauftragte Ärzte sind Gutachtenformulare verbindlich vorgeschrieben. Freie Gutachten kommen daher nur in Betracht, wenn es im Rahmen von Widerspruchs- oder Klageverfahren um spezielle Einzelfragen geht.

Die Sachverhalte, zu denen im Gutachten differenziert Stellung zu nehmen ist, sind vor allem in den Ziffern 5.8 und 5.9 PflRi festgelegt.

Zu den Krankheitsbereichen, die Pflegebedürftigkeit verursachen können, zu den Verrichtungen, zu denen Hilfe benötigt wird, s S 32 f, zu weiteren sozialmedizinisch relevanten Einzelheiten S 114.

Die **Pflegebedürftigkeit** muß darauf beruhen, daß die Fähigkeit, die in § 14 Abs 4 SGB XI (S 33) abschließend bezeichneten Verrichtungen im Ablauf des täglichen Lebens auszuüben, infolge Krankheit oder Behinderung eingeschränkt oder nicht mehr vorhanden ist.

---

[6] abgedruckt ua bei *Hauck/Wilde* C 460

Maßstab der Beurteilung der Pflegebedürftigkeit ist ausschließlich die durch Krankheit oder Behinderung iS des §14 Abs 2 SGB XI bewirkte Beeinträchtigung der Fähigkeiten zur Ausübung solcher Verrichtungen, nicht Art oder Schwere der vorliegenden Erkrankungen (wie zB Krebs oder Aids) oder Behinderungen (wie zB Taubheit, Blindheit, Lähmung). Bei der Begutachtung ist daher zu berücksichtigen, daß allein der aus dem konkreten Funktionsausfall resultierende Hilfebedarf bei den genannten Verrichtungen die Grundlage zur Bestimmung der Pflegebedürftigkeit dienen darf.

Der Hilfebedarf im Bereich der hauswirtschaftlichen Versorgung muß idR *zusätzlich* zum Hilfebedarf in den übrigen Bereichen bestehen; ein Hilfebedarf *nur* bei der hauswirtschaftlichen Versorgung soll keine Pflegebedürftigkeit iS des SGB XI begründen, Ziffer 4.1 PflRi.

Pflegebedürftigkeit ist aber nicht nur gegeben, wenn die Fähigkeit zu diesen Verrichtungen durch *organische* Befunde ausgeschlossen oder erheblich eingeschränkt ist.

Sie kann auch bestehen, wenn der Betroffene diese Verrichtungen zwar motorisch ausüben, jedoch deren Notwendigkeit nicht erkennen oder nicht in sinnvolles zweckgerichtetes Handeln umsetzen kann (zB bei Antriebs- und Gedächtnisstörungen, verminderter Orientierung oder Störungen der emotionalen Kontrolle), Ziffer 3.3 PflRi. Vor allem bei (auch) geistig und seelisch Behinderten, psychisch Kranken sowie geistig verwirrten Menschen bildet daher Bestandteil der Pflege nicht nur die (physische) Übernahme der notwendigen Verrichtungen bzw eine entsprechende Unterstützung (Ziffer 3.5.2 PflRi), sondern auch die Beaufsichtigung und Anleitung mit dem Ziel, die körperliche, psychische und geistige Fähigkeiten zu fördern und zu erhalten, Eigen- oder Fremdgefährdung zu vermeiden und Ängste, Reizbarkeit oder Aggressionen abzubauen, Ziffer 3.5.3 PflRi.

Da Krankheiten oder Behinderungen, die schon organisch die Fähigkeit zu den Verrichtungen im Ablauf des täglichen Lebens ausschließen oder doch erheblich einschränken, häufig auch mit psychischen bzw psychoreaktiven Beeinträchtigungen verbunden sein werden, ist auf das Vorhandensein solcher Beeinträchtigungen und ihre Auswirkung auf die Pflegebedürftigkeit auch in orthopädischen Gutachten zu achten und ggf auf ihr Vorliegen hinzuweisen. Dies gilt nicht zuletzt bei alten Menschen.

Die erforderliche **Hilfe** für die gewöhnlichen und regelmäßig wiederkehrenden Verrichtungen im Ablauf des täglichen Lebens besteht in der Unterstützung, in der teilweisen oder vollständigen Übernahme der Verrichtungen im Ablauf des täglichen Lebens oder in Beaufsichtigung oder Anleitung mit dem Ziel der eigenständigen Übernahme dieser Verrichtungen, § 14 Abs 3 SGB XI.

Übernahme bedeutet, daß die Pflegeperson den Teil der Verrichtungen des täglichen Lebens übernehmen muß, den der Pflegebedürftige selbst nicht ausführen kann. Eine teilweise Übernahme einer Verrichtung liegt zB beim An- und Auskleiden schon dann vor, wenn lediglich die Strümpfe und/oder Schuhe nur mit Hilfe einer anderen Person angezogen werden können.

Unterstützung bedeutet, noch vorhandene Fähigkeiten bei den Verrichtungen des täglichen Lebens zu erhalten und zu fördern sowie dem Pflegebedürftigen zu helfen, verlorengegangene Fähigkeiten wieder zu erlernen und nicht (mehr) vorhandene zu entwickeln (aktivierende Pflege). Eine Unterstützung liegt zB vor, wenn bei partieller Lähmung des Armes die Hand zum Kämmen durch eine andere Person geführt werden muß. Zur Unterstützung können ferner bei kranken oder behinderten Kindern auch sonstige pflegerische Maßnahmen durch Pflegepersonen (sog pflegeunterstützende Maßnahmen) gehören, Ziffer 3.5.1 PflRi ; solche Maßnahmen sind dann bei dem Zeitaufwand für die Grundpflege der jeweiligen Pflegestufe mit zu berücksichtigen.

Eine **Anleitung** liegt vor, wenn der Pflegebedürftige trotz vorhandener motorischer Fähigkeiten eine konkrete Verrichtung nicht ohne Hilfe einer anderen Person aus- oder zu Ende führen kann, zB wenn die Pflegeperson beim Waschen den Ablauf der einzelnen Handlungsabschnitte lenken oder demonstrieren muß.

Bei der **Beaufsichtigung** steht die Sicherheit beim konkreten Handlungsablauf der Verrichtungen im Vordergrund. So ist B eine Beaufsichtigung beim Rasieren erforderlich, wenn es durch unsachgemäße Benutzung der Klinge oder des Stroms zu einer Selbstgefährdung kommen kann. Eine *allgemeine* Beaufsichtigung, die über die Sicherung der definierten Verrichtungen hinausgeht, ist bei der Bemessung des Hilfebedarfs nicht zu berücksichtigen. So ist zB die allgemeine, über den ganzen Tag bestehende Umtriebigkeit eines Dementen oder geistig Behinderten nur insoweit zu berücksichtigen, wie dadurch ein erhöhter Hilfebedarf bei den täglichen Verrichtungen ausgelöst wird.

Pflegebedürftigkeit ist vielfach kein unveränderbarer Zustand, sondern ein Prozeß, der durch präventive, therapeutische bzw rehabilitative Maßnahmen und durch aktivierende Pflege beeinflußbar ist. Die **aktivierende Pflege** soll daher gemeinsam mit den therapeutischen und den Rehabilitationsmaßnahmen dem Pflegebedürftigen helfen, trotz seines gegenwärtigen Hilfebedarfs eine möglichst weitgehende Selbständigkeit im täglichen Leben zu fördern, zu erhalten bzw. wiederherzustellen.

Im sozialmedizinischen Gutachten ist daher ua auch zu prüfen und zu beurteilen, inwieweit vorhandene Selbstversorgungsaktivitäten zu erhalten und solche, die verloren gegangen sind, zu reaktivieren sind,

Die einzelnen **Pflegestufen** und ihre Voraussetzungen sind in § 15 SGB XI festgelegt (S 32), weitere Einzelheiten in den PflRi.

Kriterien für die Zuordnung zu einer der Pflegestufen sind vor allem die Häufigkeit des Hilfebedarfs und der hierfür erforderliche Zeitaufwand. Da diese Kriterien vom begutachtenden

Arzt gelegentlich nur schwer einzuschätzen sind, kann insoweit ergänzend die Begutachtung durch Pflegefachkräfte veranlaßt werden, Ziffer 5.5 PflRi.

Für die Einstufung in eine der drei Pflegestufen kommt es zum einen darauf an, zu welchen verschiedenen **Tageszeiten** (morgens, mittags, abends oder „rund um die Uhr") die Hilfen erforderlich sind, und zum anderen, wie lange die Hilfe bei den einzelnen Verrichtungen konkret dauert.

Bei der Bemessung der **Häufigkeit** des jeweiligen Hilfebedarfs für die Verrichtungen des täglichen Lebens ist gemäß § 15 Abs. 1 SGB XI von den tatsächlichen individuellen Lebensgewohnheiten auszugehen, die der Antragsteller nachvollziehbar in seinem persönlichen Umfeld hat. Es gibt keine anerkannten allgemeingültigen Standards, wie oft man zB täglich kämmt oder die Zähne putzt. Unrealistische, weil nicht krankheitsbedingte Lebensgewohnheiten sind bei der Anzahl der jeweiligen Verrichtungen jedoch nicht zu berücksichtigen. Andererseits sollen grundlegende Mindesthygieneanforderungen nicht unterschritten werden.

Die konkrete Bemessung des jeweiligen **Zeitaufwands** für die einzelnen Verrichtungen gemäß § 15 Abs 3 SGB XI hat auf der Grundlage der eigenen medizinischen Erhebung des Gutachters, der häuslichen Bedingungen und der Angaben des Antragstellers bzw seiner Pflegeperson zu erfolgen. Der Gutachter hat den Zeitbedarf für die einzelnen Verrichtungen entsprechend den medizinischen Befunden und den häuslichen Gegebenheiten zu schätzen. Deckt sich dieser aufgezeigte zeitliche Hilfeumfang nicht mit den Angaben des Antragstellers oder der Pflegeperson, ist dies zu begründen. Die eigene Erhebung des Gutachters hat auch die hauswirtschaftliche Versorgung einzubeziehen.

Dem Gutachter muß bewußt sein, daß das Gutachten idR aufgrund eines einzigen Hausbesuchs erstellt wird. Dadurch kann die Tagesform des Antragstellers die Einschätzung des aktuellen Hilfebedarfs beeinflussen; es kommt aber aber auch immer wieder gerade bei alten und/oder psychisch behinderten Personen zu euphorische Einschätzungen der eigenen Leistungsfähigkeit bis hin zur Dissimulation.

Besteht wechselnder Hilfebedarf, ist der durchschnittliche Hilfebedarf über einen längeren Zeitraum einzuschätzen.

Im Rahmen der **sozialmedizinischen Beurteilung der Pflegebedürftigkeit** ist demnach in dem Gutachten differenziert zu folgenden Sachverhalten Stellung zu nehmen, Ziffern 5.8 PflRi:

– zum Vorliegen der Voraussetzungen für Pflegebedürftigkeit und Beginn der Pflegebedürftigkeit,
– zur Pflegestufe,
– zu der Frage, ob und inwieweit ein außergewöhnlich hoher Pflegeaufwand vorliegt (§ 36 Abs 4 SGB XI),
– zum notwendigen Umfang der Pflegetätigkeit (§ 44 SGB XI).

In diesem Rahmen sind Feststellungen zu treffen:

– über den Hilfebedarf bei den gesetzlich definierten Verrichtungen,
– über die Häufigkeit der hierzu erforderlichen Hilfeleistungen im Tagesdurchschnitt,
– über den jeweiligen Zeitbedarf für diese Hilfeleistungen im Tages-/Wochendurchschnitt,
– über die zeitliche Gewichtung der Maßnahmen der Grundpflege (ggf einschließlich der pflegeunterstützenden Maßnahmen) und der hauswirtschaftlichen Versorgung,
– über die Dauer des voraussichtlichen Hilfebedarfs über mindestens 6 Monate.

Beantragt der Pflegebedürftige Pflegegeld, hat sich die Stellungnahme auch darauf zu erstrecken, ob die häusliche Pflege in geeigneter Weise sichergestellt ist.

Darüber hinaus sind, Ziffer 5.9 PflRi, in einem **individuellen Pflegeplan**:

– Aussagen über die im Bereich der pflegerischen Leistungen und die im Einzelfall erforderlichen Hilfen,
– Aussagen über notwendige Hilfsmittel und technische Hilfen (§ 40 SGB XI),
– Vorschläge für Maßnahmen zur Rehabilitation,
– Vorschläge für Maßnahmen zur Prävention,
– Angaben zur Prognose über die weitere Entwicklung der Pflegebedürftigkeit,
– Aussagen über die sich im Einzelfall daraus ergebende Notwendigkeit und die Zeitabstände von Wiederholungsbegutachtungen

zu machen.

9.7 Gesetzliche Rentenversicherung

Gutachten der GRV betreffen ganz überwiegend die Frage, ob eine verminderte Erwerbsfähigkeit (**Berufs- oder Erwerbsunfähigkeit**) iS der §§ 43, 44 SGB VI vorliegt.

Zur Begutachtung von Rehabilitationsmaßnahmen s S 215.

Für die **Beurteilung der Erwerbsfähigkeit** gelten hier völlig andere Kriterien und Maßstäbe als in der GUV oder im sozEntschR.

Dort geht es idR nur um *bestimmte* Gesundheitsstörungen, deren ursächlicher Zusammenhang oder Bewertung streitig ist.

In der GRV sind dagegen stets *alle Krankheiten und Behinderungen*, der gesamte „*Zustand des Krankseins*" zu bewerten, unabhängig von der Frage, durch welche Ursachen sie bewirkt worden sind. Der Begriff der „Behinderung" in der Neufassung der Definition von Berufs- und Erwerbsunfähigkeit durch das SGB VI ist dabei nicht iS des Schwerbehindertenrechts einzuschränken (S 9); er umfaßt auch weiterhin – entsprechend dem Wortlaut der früheren §§ 23, 24 AVG, 1246, 1247 RVO aF – *alle* Krankheiten und körperlichen oder geistigen Schwächen, also auch die altersphysiologischen Schwächen der körperlichen und geistigen Kräfte. Die Erwerbsfähigkeit kann daher auch bei einem altersentsprechend Gesunden durch ein altersphysiologisches Nachlassen der körperlichen und/oder geistigen Kräfte beeinträchtigt sein.

Zu berücksichtigen sind andererseits nur solche Krankheiten und Behinderungen, die die Erwerbsfähigkeit *dauerhaft* beeinträchtigen bzw ausschließen. Akute Krankheiten, die mit den Mitteln der GKV relativ kurzfristig behoben werden können und daher (nur) vorübergehende Arbeitsunfähigkeit iS der GKV bewirken, sollten zwar als solche erwähnt werden, dürfen bei der abschließenden Beurteilung der Erwerbsfähigkeit aber nicht berücksichtigt werden. Denn ihre wirtschaftlichen Folgen werden durch die Leistungen der GKV entschädigt, nicht von der GRV. *Renten auf Zeit* wegen verminderter Erwerbsfähigkeit (§ 102 SGB VI) sieht das Gesetz dementsprechend nicht vor Beginn des 7. Kalendermonats nach dem Eintritt der Minderung der Erwerbsfähigkeit vor.

Liegen andererseits Krankheiten oder Behinderungen vor, die die Erwerbsfähigkeit zwar zunächst dauerhaft beeinträchtigen oder ausschließen, kann aber erwartet werden, daß sie sich in absehbarer Zeit (bis zu drei Jahren) erheblich bessern oder gar völlig wegfallen, sollte dies im Gutachten aufgezeigt werden, damit RentV-Träger bzw Gericht Gelegenheit erhalten, über die Frage einer *Rente auf Zeit* zu entscheiden.

Auch die **Bewertungsmaßstäbe** sind hier völlig andere.

In der GUV und im sozEntschR werden die rechtlich relevanten Gesundheitsschäden nach weitgehend *abstrakten* MdE-Sätzen bewertet. Dagegen geht es in der GRV um die *konkrete* Erwerbsfähigkeit des einzelnen Versicherten und *seine individuelle* Beeinträchtigung durch die bestehenden Krankheiten und Behinderungen (sog konkrete Betrachtungsweise).

Entgegen dem ersten Anschein aus dem Wortlaut des § 43 SGB VI steht im Vordergrund der Beurteilung sogar nicht das „Herabsinken der Erwerbsfähigkeit", sondern das Ausmaß der trotz Krankheit und Behinderung noch bestehenden Erwerbsfähigkeit und die konkrete Möglichkeit, diese noch lohnbringend im Erwerbsleben einzusetzen. Denn Rente soll und darf hier nur gewährt werden, wenn der Versicherte infolge Krankheit oder Behinderung überhaupt nicht mehr lohnbringend arbeiten (Erwerbsunfähigkeit, § 44 SGB VI) bzw weder seinen bisherigen Beruf noch eine zumutbare sog Verweisungstätigkeit ausüben kann (Berufsunfähigkeit, § 43 SGB VI).

Das kann zu völlig konträren Ergebnissen zu den anderen Rechtsgebieten führen. So kann zB ein Erblindeter, dessen MdE dort stets 100 vH beträgt und der nach den dort geltenden Grundsätzen erwerbsunfähig ist, durchaus noch in der Lage sein, zB als Telefonist einer vollschichtigen und vollbezahlten Erwerbstätigkeit nachzugehen mit der Folge, daß er in der GRV nicht erwerbsunfähig, bei entsprechendem Berufsbild und be-

stehender Verweisbarkeit sogar nicht einmal berufsunfähig ist. Andererseits kann zB ein Opernsänger, der wegen einer geringfügigen Stimmbandveränderung, die – wenn überhaupt – allenfalls eine geringe MdE bewirken würde, die Kraft oder auch Brillanz seiner Stimme verloren hat, berufsunfähig sein, wenn keine geeignete Verweisungsmöglichkeit besteht.

Das Bestehen und die Höhe einer MdE (bzw eines GdB) ist daher hier ohne jede rechtliche Relevanz. In Gutachten für die GRV ist es daher zu vermeiden, die bestehenden Krankheiten oder Behinderung mit einer MdE zu bewerten oder auf eine bereits bekannte Bewertung von MdE (bzw GdB) bei der Beurteilung der beruflichen Leistungsfähigkeit Bezug zu nehmen.

Die Rechtsbegriffe **Berufs- und Erwerbsunfähigkeit** werden nicht allein durch Tatbestände geprägt, die der medizinischen Sachkunde und damit der Beurteilung des als Gutachter tätig werdenden Arztes zugänglich sind, sondern entscheidend auch von rein rechtlichen Gesichtspunkten. In ärztlichen Gutachten sollte daher unbedingt vermieden werden, eine Beurteilung dahin abzugeben, der Versicherte sei berufs- bzw erwerbsunfähig oder nicht.

Bei der **Berufsunfähigkeit** sind neben den vorliegenden Krankheiten bzw Behinderungen und ihren Auswirkungen auf die Erwerbsfähigkeit der ua durch Berufsausbildung und bisherigen beruflicher Lebensweg geprägte bisherige Beruf, das Bestehen von Verweisungsmöglichkeiten und die Realisierbarkeit des restlichen Leistungsvermögens angesichts der Verhältnisse und Anforderungen des Arbeitsmarktes von Bedeutung. Hierbei handelt es sich um Merkmale, die nicht in den Bereich ärztlicher Sachkunde fallen und deswegen nicht vom Gutachter, sondern allein vom Leistungsträger bzw Gericht festgestellt werden können und dürfen.

Insbesondere muß auch an dieser Stelle nochmals dem nicht nur in Ärztekreisen verbreiteten **Rechtsirrtum** entgegengetreten werden, daß ein Versicherter, der seine bisherige Berufstätigkeit wegen Krankheit oder Behinderung nicht mehr ausüben kann, allein deswegen berufsunfähig iS des § 43 Abs 2 SGB VI sei, also zB ein Maurer, der nicht mehr im Gehen und Stehen, ein Schlosser, der nicht mehr mit bestimmten Metallen arbeiten darf, ein Feinmechaniker, Elektriker oder Uhrmacher mit Funktionsstörungen der Finger, eine Krankenschwester, die nicht mehr schwer heben oder tragen darf, oder ein Chirurg, der nicht mehr operieren kann.

Das entscheidende **Kriterium der Berufsunfähigkeit** liegt nach dem klaren und eindeutigen Wortlaut des § 43 Abs 2 Satz 2 SGB VI nicht allein in Art und Schwere von Krankheit oder Behinderung, sondern gleichermaßen darin, welches der für die Beurteilung maßgebende bisherige Beruf ist, welche Betätigungsmöglichkeiten im Rahmen dieses bisherigen Berufs trotz Krankheit und

Behinderung noch bestehen (zB des Schlossers, Elektrikers usw in Funktionen als Qualitätskontrolleur, der Krankenschwester als Röntgen- bzw EKG-Schwester oder in Rehabilitationskliniken, des Chirurgen als niedergelassener oder auch als beratender Arzt eines Versicherungsträgers usw) und welche Verweisungsmöglichkeiten auch auf andere – selbst berufsfremde – Tätigkeiten in sozial zumutbarer Weise noch bestehen (S 129). Die erforderlichen Feststellungen und Entscheidungen hierüber obliegen aber allein dem Leistungsträger bzw dem Gericht, nicht dem begutachtenden Arzt.

Der ärztliche Gutachter sollte also den Rechtsbegriff der Berufsunfähigkeit in seinem Gutachten strikt vermeiden.

Ähnliches gilt für die **Erwerbsunfähigkeit**. Auch dieser Begriff ist nicht allein – wenn auch stärker als der der Berufsunfähigkeit – von dem Frage geprägt, ob der Versicherte nach dem gesundheitlichen Leistungsvermögen überhaupt nicht mehr arbeiten kann, sondern auch davon, ob er einen etwaigen Rest an Erwerbsfähigkeit im allgemeinen Erwerbsleben noch lohnbringend verwirklichen könnte.

So ist nicht nur zB manchen Bazillenausscheidern, die im übrigen durchaus noch vollschichtig arbeiten können, der **Arbeitsmarkt praktisch verschlossen**, sondern nach der inzwischen gesicherten und unbestrittenen Rechtsprechung des Bundessozialgerichts idR auch solchen Versicherten, die *nicht mehr vollschichtig* arbeiten können, oder die zwar (theoretisch) noch vollschichtig arbeiten, aber wegen einer besonders schwerwiegenden Behinderung oder wegen einer ungewöhnlichen Summation von Leistungseinschränkungen ihre restliche Erwerbsfähigkeit praktisch nicht mehr verwerten können (S 128).

Ein verschlossener Arbeitsmarkt liegt ferner vor, wenn der Versicherte infolge Krankheit oder Behinderung in seiner **Wegefähigkeit** so stark eingeschränkt ist, daß er einen Arbeitsplatz nicht mehr erreichen kann, dh Wege zum oder vom Arbeitsplatz bzw öffentlichen Verkehrsmitteln von mehr als 500 m nicht mehr zurücklegen oder öffentliche Verkehrsmittel wegen Art und Schwere seiner Behinderung nicht mehr benutzen kann und über andere Beförderungsmöglichkeiten zum Arbeitsplatz nicht verfügt (S 128).

Die Notwendigkeit, *alle* bestehenden Krankheiten und Behinderungen zu berücksichtigen, den *gesamten „Zustand des Krankseins"* zu beurteilen, macht es bei der Begutachtung für die GRV häufiger als sonst notwendig, **Zusatzgutachten anderer Fachgebiete** (zB internistisch, neurologisch-psychiatrisch) beizuziehen.

Zwar wird man auch hier den orthopädischen Gutachter idR für hinreichend kompetent erachten können, Befunde angrenzender Fachbereiche mitzubeurteilen, also die normalen röntgenologischen sowie grundlegenden internistischen und/oder neurologische Befunde zu ermitteln und zu bewerten (S 203). Anderer-

seits werden hier häufiger die speziellen Untersuchungsmittel und Erfahrungen des im anderen Fachgebiet tätigen Arztes erforderlich sein, um die bestehenden Krankheiten und Funktionsstörungen vollständig zu erfassen, hinsichtlich ihrer Auswirkungen auf die Erwerbsfähigkeit zu beurteilen und zB gegenüber Aggravation und Simulation abzugrenzen. Das gilt nicht zuletzt dort, wo psychische bzw psychosomatische Störungen das organische Krankheitsbild überlagern.

Zeigt sich, daß ein solches Zusatzgutachten sachlich erforderlich ist, sollte der Gutachter den Rentenversicherungsträger bzw das Gericht unverzüglich – alsbald nach Eingang des Gutachtenauftrags und möglichst unter Benennung eines zur Erstattung des Zusatzgutachtens befähigten und bereiten Kollegen – bitten, den Zusatzgutachter zu bestellen,[8] und sein Gutachten erst zu erstatten, wenn das Zusatzgutachten vorliegt. In seinem (Haupt-) Gutachten hat er sodann die Ergebnisse des Zusatzgutachtens mit einzubeziehen und die Erwerbsfähigkeit abschließend insgesamt – also nicht nur beschränkt auf sein Fachgebiet – zu beurteilen.

Aber auch dann, wenn erst bei der Untersuchung Befunde sichtbar werden, die auf relevante Krankheiten oder Behinderungen in anderen Fachgebieten hindeuten und die bisher nicht geltend gemacht oder sonstwie hervorgetreten sind (zB Hirnleistungsschwäche, Depressionen, Neurosen oder sonstige schwerwiegende psychische Störungen, Herz-Kreislauf-Insuffizienz, Lungenveränderungen, Alkohol- oder Drogenabhängigkeit usw), sollte der Arzt auch ohne gezielte Fragen des Leistungsträgers bzw das Gericht auf die Klärungsbedürftigkeit dieser Symptome hinweisen, erforderlichenfalls auf die Beiziehung eines entsprechenden Zusatzgutachtens hinwirken und sein Gutachten erst abschließen, wenn diese Symptomatik geklärt ist.

Liegen selbständige **Gutachten mehrerer Fachbereiche** vor, wird es idR erforderlich sein, die gesamten funktionellen Auswirkungen von Krankheit und Behinderung aus den verschiedenen Fachgebieten auf die Erwerbsfähigkeit des Versicherten zusammenfassend zu beurteilen.

Diese zusammenfassende Würdigung kann in der Weise geschehen, daß ein erfahrener Arbeits- oder Sozialmediziner mit dieser Aufgabe betraut wird. Dies geschieht bei den Rentenversicherungsträgern regelmäßig durch den dortigen beratenden Arzt.

Im gerichtlichen Verfahren steht ein solcher Beratungsarzt dagegen in aller Regel nicht zur Verfügung. Hier soll der zuletzt tätig werdende Sachverständige in der Zusammenfassung nicht nur die Krankheiten und Behinderungen seines Fachgebiets beurteilen, sondern in die Bewertung des Leistungsvermögens auch die Ergebnisse der bisher vorliegenden Gutachten anderer Fachgebiete einbeziehen und so die restliche Erwerbsfähigkeit nach Maßgabe *aller* bestehenden Krankheiten und Behinderungen beurteilen. Sieht er sich dazu nicht

---

[8] vgl hierzu auch S 209

in der Lage, muß er auf die Notwendigkeit einer solchen zusammenfassenden Bewertung durch einen anderen Sachverständigen hinweisen.

Für die **Beurteilung der Erwerbsfähigkeit** in der GRV ist – wie schon gesagt – nicht primär maßgebend, inwieweit die Erwerbsfähigkeit durch Krankheit oder Behinderung *gemindert* ist, sondern inwieweit sie *noch erhalten* ist und dem Versicherten trotz Krankheit und Behinderung die lohnbringende Verrichtung einer Erwerbstätigkeit ermöglicht.

Im Vordergrund steht daher idR die Frage, inwieweit der Versicherte seine bisherige Berufstätigkeit – bzw eine Erwerbstätigkeit überhaupt – trotz der bestehenden Krankheiten und Behinderungen noch ausüben kann oder nicht mehr. Vielfach wird der Gutachter diese Frage von sich aus beantworten können, vor allem, wenn es sich um Tätigkeiten handelt, deren Anforderungen an das gesundheitliche Leistungsvermögen allgemeinkundig oder dem Arzt aus seinem beruflichen Umfeld bekannt und vertraut sind.

In den vielen anderen Fällen wird er dies mangels ausreichender berufskundlicher Kenntnisse und Erfahrungen aber nicht oder doch nicht ausreichend kompetent können. Denn im Rahmen der Berufsunfähigkeit kommt es – anders als bei der Arbeitsunfähigkeit – nicht auf die zuletzt ausgeübte konkrete Berufstätigkeit an, sondern auf die Anforderungen innerhalb des gesamten Einsatzspektrums des maßgebenden bisherigen Berufs und der zumutbaren Verweisungstätigkeiten, bei der Erwerbsunfähigkeit auf die Einsatzmöglichkeiten auf dem gesamten sog allgemeinen Arbeitsmarktes und damit ggf auf Einsatzmöglichkeiten, die der Gutachter nicht übersieht.

Deswegen und für die notwendige Beurteilung der Verweisungsmöglichkeiten nach dem gesundheitlichen Leistungsvermögen durch den Rentenversicherungsträger bzw das Gericht ist es stets erforderlich, über die Diagnose hinaus die bestehenden **Funktionsstörungen** genau zu beschreiben und ein komplettes **positives und negatives Leistungsbild** zu erstellen.

Es ist also im Gutachten stets im einzelnen darzutun, welche *Funktionen* an welchen Organen bzw Organsystemen nach Art und Ausmaß beeinträchtigt sind, welche körperlichen Arbeiten (leichte/mittelschwere/schwere) der Versicherte gleichwohl noch verrichten oder nicht mehr leisten kann, welche weiteren Einschränkungen bestehen (zB nicht/nicht ständig in gebückter/sonstiger Zwangshaltung; nicht/nicht ausschließlich/überwiegend/im Wechsel von Stehen/Gehen/Sitzen; ohne schweres (5/10/20 kg) Heben und Tragen; nicht im Akkord oder am Fließband, keine Überkopfarbeiten, ohne kräftiges Zufassen/manuelle Feinarbeiten/häufiges Schreiben/Schreibmaschinenschreiben usw) und ggf welche Fußwege zur Erreichung eines Arbeitsplatzes bzw zu öffentlichen Verkehrsmitteln noch zurückgelegt werden (nur noch bis zu oder auch über

500 m) und ob öffentliche Verkehrsmittel nach Art und Schwere der Behinderung noch benutzt werden können.

Weiterhin ist darzutun, ob die hiernach noch möglichen Arbeiten *zeitlichen Begrenzungen* zu unterwerfen sind, ob sie also unter regulären beruflichen Bedingungen (s unten) noch **vollschichtig**, nur noch halb- bis untervollschichtig oder gar unter halbschichtig möglich und zumutbar sind. Wird nur noch eine untervollschichtige Belastbarkeit angenommen, ist dies wegen der weittragenden rechtlichen Folgen besonders sorgfältig und eingehend zu begründen.

Die **Beurteilung** darf sich dabei nicht allein nach medizinisch-klinischen Gesichtspunkten ausrichten. Maßstab für die Beurteilung der Erwerbsfähigkeit haben vielmehr die *realen Verhältnisse und Anforderungen der Arbeitswelt* zu bilden.

Nicht zumutbar sind zunächst Arbeiten, die klinisch-funktionell zwar möglich sind, aber nur unter unzumutbaren Beschwerden, unter Überforderung der Kräftereserven oder Gefährdung der Restgesundheit verrichtet werden können.

Im übrigen ist ua zu fragen, ob der Versicherte die klinisch-funktionell möglichen Arbeiten auch unter normalen Bedingungen einer tagtäglichen Berufsbelastung mit der erforderlichen Regelmäßigkeit durchhalten kann oder ob die Belastbarkeit insgesamt oder der einzelnen Organe bzw Organsysteme hierzu nicht mehr ausreicht, und ob er angesichts der bestehenden Funktionseinschränkungen und Beschwerden eine üblichen Arbeitgebererwartungen entsprechende qualitativ wie quantitativ vollwertige Arbeitsleistung erbringen kann oder nicht mehr. Denn für die Entscheidung der Rentenversicherungsträger und Gerichte kommt es darauf an, ob der Versicherte trotz Krankheit und Behinderung unter den realen Voraussetzungen, Anforderungen und Leistungserwartungen der heutigen Arbeitswelt tatsächlich noch in der Lage ist, regelmäßig zu arbeiten und seine restliche Erwerbsfähigkeit lohnbringend zu verwerten. Daher ist auch die ärztliche Begutachtung auf diese Anforderungen und Voraussetzungen abzustellen.

Wegen der Notwendigkeit, *alle* bestehenden Krankheiten und Behinderungen zu erfassen und zu berücksichtigen, ist es in Gutachten für die GRV nicht angebracht, nur die *bestehenden* Krankheiten und Behinderungen in Gestalt einer zusammenfassenden Diagnose aufzuzählen und (nur) diese Punkt für Punkt abzuhandeln. Vielmehr empfiehlt es sich, die einzelnen **Organe bzw Organsysteme** – Wirbelsäule, Extremitäten usw – hinsichtlich der bestehenden Funktionsverhältnisse insgesamt zu beschreiben und zu würdigen (sog Zustandsgutachten).

Dabei ist besonders auf die jeweils *geklagten Beschwerden und Funktionsstörungen* einzugehen und darzutun, inwieweit diese nach Art und Ausmaß aufgrund der erhobenen Befunde als begründet bzw glaubhaft angesehen werden und inwieweit nicht. Soweit sich Klagen über bestimmte Beschwerden oder Funktionsstörungen nicht objektivieren lassen, ist dies im Gutachten gleichfalls mit entsprechender Begründung auszuführen (S 201). Denn auch Leistungsträger und Gericht müssen in ihren Entscheidungen auf *alle* behaupteten Krankheiten, Behinderungen und dadurch bedingte Funktionsstörungen und Einschränkungen der Erwerbsfähigkeit eingehen und ggf begründen, welche hiervon nicht haben festgestellt werden können. Sie müssen sich daher auch insoweit auf die Ausführungen ihrer Gutachter stützen können.

Bei der Erstattung von **Erstgutachten** ist jetzt – anders als nach früherem Recht – nicht auf die Einschränkung der Erwerbsfähigkeit im Zeitpunkt der Rentenantragstellung abzustellen, sondern darauf, ob sie innerhalb der letzten drei Monate vor der Rentenantragstellung eingetreten ist.

Denn nach § 99 SGB VI setzt der *Rentenbeginn* jetzt mit dem Kalendermonat ein, zu dessen Beginn die Anspruchsvoraussetzungen für die Rente erfüllt sind, wenn die Rente spätestens bis zum Ende des dritten Monats danach beantragt wird; nur bei späterer Antragstellung wird sie (erst) vom Antragsmonat ab geleistet.

Nachuntersuchungen werden im Bereich der GRV idR (nur) erforderlich, wenn festgestellt werden soll, ob eine bestehende Berufs- oder Erwerbsunfähigkeit infolge einer wesentlichen Änderung der Verhältnisse (§ 48 SGB X, S 187) entfallen und die bisher gewährte Rente deswegen zu entziehen ist, oder ob eine bisher bestehende Erwerbsunfähigkeit zwar entfallen ist, aber Berufsunfähigkeit fortbesteht.

Kein Fall der wesentlichen Änderung liegt hingegen vor, wenn nach Ablehnung eines früheren Rentenantrags erneut Rente beantragt oder jetzt Rente wegen Erwerbsunfähigkeit statt der bisher gewährten Rente wegen Berufsunfähigkeit begehrt wird. Denn dann geht es um die Frage, ob ein neuer Versicherungsfall eingetreten ist. In solchen Fällen ist daher ein Erstgutachten zu erstatten, kein Nachuntersuchungsgutachten, durch das (nur) der Eintritt einer wesentlichen Änderung festgestellt werden soll.

Geht es dagegen um eine *wesentliche Änderung der Verhältnisse* gegenüber der bisherigen Rentenfeststellung, ist ein sorgfältiger Vergleich anzustellen zwischen den Befunden, die im Zeitpunkt der früheren Rentenfeststellung (nicht: -begutachtung) vorgelegen haben, und den jetzt bestehenden Verhältnissen. Eine wesentliche Änderung darf nur angenommen werden, wenn sich eine entsprechende Änderung der Befunde und ihrer funktionellen Auswirkungen auf die Erwerbsfähigkeit feststellen läßt, die im Gutachten dann genau zu belegen und sorgfältig zu begründen ist. Eine andere Einschätzung der Erwerbsfähigkeit ohne den Nachweis einer entsprechenden Befundänderung vermag – von be-

sonderen Umständen wie Gewöhnung oder Heilungsbewährung (S 188) abgesehen – auch hier eine Rentenentziehung oder -umwandlung nicht zu rechtfertigen.

Maßgebend für den Vergleich ist jetzt (entgegen früherem Recht) der Zustand, der im Zeitpunkt der früheren *Rentenfeststellung* vorgelegen hat; nicht maßgebend ist der Zustand gegenüber den dieser Feststellung zugrunde liegenden Gutachten. Ist zwischen einem solchen Gutachten und der definitiven Rentenfeststellung eine wesentliche Änderung (zB eine wesentliche Besserung) eingetreten,[9] führt dies ggf zu einer Unrichtigkeit des Rentenfeststellungsbescheides, die nur nach § 45 SGB X beseitigt werden kann (s unten), nicht zu einer wesentlichen Änderung iS des § 48 SGB X.

Nicht maßgebend sind auch zwischenzeitliche Nachuntersuchungen, die den Beweis einer wesentlichen Änderung (noch) nicht erbracht hatten. Es kommt nicht darauf an, ob sich seit der letzten *Begutachtung* eine wesentliche Änderung ergeben hat, sondern seit der letzten *Rentenfeststellung.* Derartige Zwischengutachten geben jedoch ggf wertvolle Hinweise über Krankheitsverlauf und Befundentwicklung.

War es nach Auffassung des nunmehrigen Gutachters früher zu einer **unrichtigen Anerkennung oder Ablehnung von Berufs- oder Erwerbsunfähigkeit** gekommen und der entsprechende Bescheid dadurch schon *bei seinem Erlaß* unrichtig, darf ein solcher Fehler nicht durch eine Neufeststellung der Rente wegen wesentlicher Änderung iS des § 48 SGB X korrigiert werden, sondern nur durch eine **Rücknahme des früheren rechtswidrigen Bescheides** nach den §§ 44, 45 SGB X (S 186).

Zugunsten des Versicherten ist nach § 44 SGB X ein Verwaltungsakt ua zurückzunehmen, soweit im Einzelfall von einem unrichtigen Sachverhalt (zB nicht vollständige Berücksichtigung tatsächlich vorliegender Krankheiten bzw Behinderungen, unrichtige Einschätzung der Erwerbsfähigkeit) ausgegangen worden ist und dadurch Sozialleistungen (hier: zustehende Rente wegen Berufsbzw Erwerbsunfähigkeit) zu Unrecht nicht erbracht worden sind (S 186).

Zuungunsten des Versicherten darf ein rechtswidriger Verwaltungsakt nach § 45 SGB X nur unter besonderen, erheblich erschwerten Voraussetzungen zurückgenommen werden, ua soweit er durch arglistige Täuschung oder falsche Angaben bewirkt worden ist. Die Rücknahme ist zudem idR nur innerhalb von zwei Jahren insgesamt und innerhalb eines Jahres nach Kenntnis der maßgebenden Tatsachen durch den Leistungsträger zulässig (S 187).

Stellt sich bei der *Nachuntersuchung* heraus, daß die tatsächliche Beeinträchtigung der Erwerbsfähigkeit früher unrichtig – zugunsten oder zuungunsten des Versicherten – beurteilt und beschieden worden ist, sollte der Gutachter auf diesen Sachverhalt besonders hinwei-

---

[9] Das kann zB eintreten, wenn die Rentenfeststellung durch langwierige versicherungsrechtliche Nachforschungen verzögert wird.

sen. Insbesondere muß er klar erkennbar und nachvollziehbar darlegen, daß und inwieweit der frühere Rentenbescheid durch die frühere unrichtige Beurteilung *schon bei seinem Erlaß unrichtig* war und inwieweit sich die Verhältnisse *nachträglich geändert* haben. Denn nur so wird es Verwaltung bzw Gericht ermöglicht, die rechtliche zutreffenden Konsequenzen aus einem solchen Sachverhalt zu ziehen.

9.8 Gesetzliche Unfallversicherung

In Gutachten für die GUV stehen Fragen um den Begriff des Unfalls, des ursächlichen Zusammenhangs zwischen Unfall (bzw Einwirkungen iS einer Berufskrankheit) und einem bestehenden Gesundheitsschaden sowie der Feststellung und Bewertung bestehender Unfall- bzw BK-Folgen im Vordergrund.

Ob ein **Unfall** (S 4) iS der GUV vorliegt, ist von dem begutachtenden Arzt nicht nach medizinisch-traumatologischen, sondern nach rechtlichen Kriterien zu beurteilen. Und die GUV sieht den Unfallbegriff – anders als die PUV – sehr weit. Der Versicherungsschutz erfaßt hier grundsätzlich alle schädigenden Ereignisse erfassen, die „infolge" der geschützten Tätigkeit, dh verursacht durch diese, eintreten und zu einem Gesundheitsschaden führen.

Zwar ist das **Unfallereignis** zumeist ein auffallender, eindrucksvoller Vorgang, der vielfach schlagartig einsetzt. Nach der Rechtsprechung erfüllen die Voraussetzungen eines Unfalls aber auch unauffälligere Ereignisse wie zB Ausgleiten, Umknicken, Stolpern, Fallen sowie Einwirkungen durch erhebliche Kraftanstrengungen wie Heben, Tragen, Bewegen und insbesondere Abfangen schwerer Lasten. Erforderlich ist – entgegen verbreiteter sozialmedizinischer Auffassung – nicht, daß *außergewöhnliche* Belastungen oder sonstige Einwirkungen vorgelegen haben, auch nicht, daß die Belastungen den Organismus unvorbereitet getroffen haben; auch normale, betriebsübliche Tätigkeiten und Belastungen können zu einem Unfall führen (S 5).

Ohne Relevanz für die sozialmedizinische Begutachtung ist die häufig zur Voraussetzung erhobene Frage, ob die Unfalleinwirkung *generell geeignet* war, den eingetretenen Gesundheitsschaden zu bewirken (s unten).

Ebenso ohne rechtliche Bedeutung ist idR die Frage, ob es sich bei der zum Unfall führenden Einwirkung bzw Belastung um eine solche gehandelt hat, wie sie – beliebig austauschbar – auch im täglichen Leben ständig vorkommt. Handelt es sich um einen Unfall und ist dieser durch die versicherte Tätigkeit verursacht, liegt ein Arbeitsunfall vor, unabhängig von der Frage, ob dem Betroffenen ein gleichartiges Ereignis ebenso gut auch im unversicherten Privatleben hätte widerfahren können.

Im übrigen ist die Frage, ob ein Unfall im Rechtsinn vorliegt und dieser einer versicherten Tätigkeit zuzurechnen ist, letztlich vom Leistungsträger bzw vom Gericht zu entscheiden. In zweifelhaften Grenzfällen sollte der begutachtende Arzt diese Entscheidung dem Leistungsträger bzw Gericht überlassen; er sollte ggf auf seine Bedenken hinweisen, das Gutachten aber nicht mit der Feststellung abschließen, ein Unfall habe nicht vorgelegen und Unfallfolgen seien daher nicht vorhanden.

Hat ein Arbeitsunfall (bzw eine Einwirkung iS einer BK-Listenerkrankung) vorgelegen und liegt der **ursächliche Zusammenhang** zu dem behaupteten Gesundheitsschaden, die sog haftungsausfüllende Kausalität, nicht klar auf der Hand, so bedarf es sorgfältiger, eingehender Feststellung und Erörterung aller – medizinischer wie außermedizinischer, unfallbedingter und unfallunabhängiger – Faktoren und Einflüsse, die bei der Entstehung des Gesundheitsschadens mitgewirkt haben.

Gerade in diesem Bereich setzt die ärztliche Gutachtertätigkeit eine umfassende Kenntnis der Grundsätze der **sozialrechtlichen Kausalitätslehre** von der wesentlichen Bedingung (S 43 ff) mit all ihren Besonderheiten und ihrer Weiterentwicklung durch die Rechtsprechung voraus. Auf S 76 ff sind Schemata wiedergegeben, die eine Hilfe für die auch rechtssystematisch richtige und vollständige Erfassung und Beurteilung der Zusammenhangsfragen im Regelfall geben.

Zu beachten ist zunächst, daß es nach diesen Grundsätzen nicht erforderlich ist, daß der Arbeitsunfall die alleinige oder doch allein wesentliche Bedingung bildet, sondern für die Bejahung eines rechtlich wesentlichen ursächlichen Zusammenhangs ausreicht, daß er mit hinreichender Wahrscheinlichkeit eine **wesentliche Teilursache** für die Entstehung des Gesundheitsschadens gesetzt hat (S 47).

Es ist also nicht erforderlich ist, daß der Arbeitsunfall (bzw bei Berufskrankheiten die Einwirkungen aus der versicherten Tätigkeit) die alleinige, überwiegende oder allein wesentliche Ursache bildet; es können durchaus auch andere, **unfallunabhängige Faktoren** (zB Einwirkungen aus der unversicherten privaten Sphäre, frühere Erkrankungen, Vorschädigungen traumatischer oder degenerativer Genese usw) mitgewirkt haben, ohne daß deswegen der Zusammenhang mit dem Arbeitsunfall entfällt. Derartige Faktoren können eine rechtlich wesentliche Kausalität zwischen Arbeitsunfall und Gesundheitsschaden zum einen nur ausschließen, wenn ihr Vorliegen in tatsächlicher Hinsicht bewiesen ist (s unten), und sie zum anderen bei der gebotenen objektiven, vernünftigen und lebensnahen Würdigung und Abwägung an Gewicht und Bedeutung für den Eintritt des streitigen Gesundheitsschadens so eindeutig überwiegen, daß die Einwirkungen aus der versicherten

Tätigkeit demgegenüber als unbedeutend zurücktreten müssen (S 54).

Einer unfallunabhängig bestehenden **Schadensanlage** darf die Bedeutung einer solchen überwiegenden Ursache zudem nur zugesprochen werden, wenn diese nachweisbar so stark ausgeprägt und so leicht ansprechbar war, daß daß der Gesundheitsschaden wahrscheinlich auch durch andere, alltäglich vorkommende Einwirkungen zu derselben Zeit eingetreten wäre (s unten).

Ob der Arbeitsunfall aus ärztlicher Sicht **generell geeignet** war, den vorliegenden Gesundheitsschaden zu bewirken, ist – entgegen zahlreichen sozialmedizinischen Veröffentlichungen und Einzelgutachten – dabei rechtlich ohne jede Relevanz (S 46).

Bei der Kausalitätsprüfung kommt es insoweit nur darauf an, ob die Einwirkungen aus der versicherten Tätigkeit mit hinreichender Wahrscheinlichkeit eine conditio sine qua non (S 42) für den Eintritt des Gesundheitsschadens gebildet, diesen also *tatsächlich verursacht haben*. Ist das der Fall, hängt die weitere rechtliche Beurteilung des ursächlichen Zusammenhangs nur noch davon ab, ob diese Einwirkungen zumindest eine wesentliche Teilursache bilden oder ob unfallunabhängige Einwirkungen eindeutig überwiegen. Für diese Abwägung hat die Frage, ob das Unfallereignis ärztlicherseits als *generell* geeignet angesehen wird, den Schaden zu verursachen, keinerlei Bedeutung; es *hat* ihn ja im konkreten Fall (mit-) verursacht.

Wird erwogen, daß **unfallunabhängige Ursachen** an dem Eintritt des Gesundheitsschadens mitgewirkt haben, bedarf es sorgfältiger und überzeugend begründeter Feststellungen zu Art und Intensität dieser Einwirkungen. Denn Voraussetzung für eine solche Abwägung zwischen unfallbedingten und unfallunabhängigen Kausalfaktoren ist, daß diese in ihren tatsächlichen Grundlagen iS des sog Vollbeweises überzeugend **nachgewiesen** sind; die Beweiserleichterung der Wahrscheinlichkeit gilt nur für den ursächlichen Zusammenhang als solchen, nicht auch für die Tatsachen, aus denen er abgeleitet wird. Läßt sich Vorhandensein und/oder ursächliche Mitwirkung solcher unfallunabhängigen Faktoren schon vom Tatsächlichen her nicht sicher feststellen und überzeugend nachweisen, darf sich nach der Rechtsprechung des Bundessozialgerichts „gar nicht erst die Frage" stellen, ob sie überhaupt Ursache im Rechtssinn sein könnten, auch wenn aus ärztlicher Sicht solche Zusammenhänge naheliegen mögen. Denn nicht beweisbare Annahmen, Vermutungen, Hypothesen oder auch der Rückgriff auf die „allgemeine ärztliche Erfahrung" vermögen diesen notwendigen Beweis nicht zu ersetzen.

Dies gilt auch (und nicht zuletzt), wenn erwogen wird, eine **Schadensanlage** habe an der Entstehung des Schadens wesentlich oder gar überwiegend mitgewirkt.[10]

Vor allem, wenn die Schadensanlage rein konstitutionell oder degenerativ bedingt ist, werden nicht selten **Beweisschwierigkeiten** einsetzen. Denn eine solche Schadensanlage wird sich einem Vollbeweis nicht selten entziehen, weil sie ja nur etwas „Angelegtes" und somit noch nicht etwas real Existentes und damit Beweisbares ist. Gleichwohl kann auf einen solchen Beweis nicht verzichtet werden; denn den Entscheidungen der Leistungsträger und der Gerichte dürfen aus rechtsstaatlichen Gründen nur Tatsachen zugrunde gelegt werden, die iS eines solchen Vollbeweises nachgewiesen sind. Annahmen, Vermutungen oder Hypothesen, gute Möglichkeiten und selbst eine gewisse Wahrscheinlichkeit vermögen hier wie im gesamten Kausalitätsrecht diesen erforderlichen Beweis nicht zu ersetzen,[11] auch nicht ein Rückgriff auf allgemeines ärztliches Erfahrungswissen, wenn es sich nicht auf nachgewiesene Umstände des konkreten Einzelfalls stützt.[12] Läßt sich daher das Vorliegen einer Schadensanlage schon vom Tatsächlichen her nicht ausreichend sicher feststellen und überzeugend nachweisen, darf sich gar nicht erst die Frage stellen, ob sie Ursache im Rechtssinn sein könnte.[13] Denn unbewiesene bzw nicht beweisbare Schadensanlagen sind als hypothetische Ursachen nach der sozialrechtlichen Kausalitätslehre nicht rechtserheblich; sie können die Unfalleinwirkungen als tatsächlich vorhandene Ursache nicht aus dem Weg räumen, auch nicht auf dem Umweg über den Begriff der Gelegenheitsursache.[14]

Im übrigen werden solche Schadensanlagen als Bestandteil des Gesundheitszustands des einzelnen Versicherten nach dem Schutzzweck des Gesetzes (S 44) von der Versicherung grundsätzlich mitumfaßt. Eine Schadensanlage darf daher als unfallunabhängig überwiegende Ursache nur bewertet werden, wenn sie einmal nach Art, Ausprägung und Ausmaß ihrer Ansprechbarkeit in tatsächlicher Hinsicht iS des sog Vollbeweises überzeugend festgestellt ist, und wenn sie zum anderen nachweisbar so stark ausgeprägt und so leicht ansprechbar war, daß es zur Auslösung des Gesundheitsschadens nicht der besonderen, in ihrer Art unersetzlichen äußeren Einwirkungen aus der geschützten Tätigkeit bedurft hat, sondern der Schaden wahrscheinlich auch durch

---

[10] Zu den hier bestehenden Diskrepanzen zwischen sozialmedizinischen und sozialrechtlichen Denkansätzen s S 58

[11] stdRspr; vgl ua BSG SozR 2200 § 548 Nr 75, 84, 91, § 550 Nr 75; SozR 3-2200 § 548 Nr 4; BSG 06.12.1989 – 2 RU 7/89 – Meso B 240/123

[12] vgl hierzu in anderem Zusammenhang BSG SozR 3200 § 81 Nr 3; *Erlenkämper* Gutachtenkolloquium Bd 8 S 119, 125

[13] stdRspr; vgl ua BSG 61,127, 130; BSG SozR 2200 § 548 Nr 84 und § 550 Nr 8, 75; BSG SozR 3-2200 § 548 Nr 11; BSG 24.02.1987 – 2 RU 20/87 Meso B 290/143 und 06.12.1989 – 2 RU 7/89 – Meso B 240/123

[14] so BSG SozR 3-2200 § 548 Nr 4

andere, alltäglich vorkommende Einwirkungen des unversicherten Alltagslebens zu derselben Zeit eingetreten wäre[15]. Auch dieser Beweis wird sich in der Praxis nur selten überzeugend führen lassen.

Die Wahrscheinlichkeit eines ursächlichen Zusammenhangs des streitigen Gesundheitsschadens mit solchen unfallunabhängigen Kausalfaktoren oder gar eine überwiegende Bedeutung für seine Entstehung darf zudem nur bejaht werden, wenn **gesicherte Erkenntnisse der medizinischen Wissenschaft** über deren Ursächlichkeit vorliegen, die dann im einzelnen anzuführen und nachzuweisen sind. Annahmen, Vermutungen oder Hypothesen reichen auch hier nicht aus.

Dies gilt auch für die Beurteilung von **Berufskrankheiten**, besonders für solche Krankheiten, die auch in der beruflich nicht spezifisch belasteten Bevölkerung häufig vorkommen (zB bei den BK's Nr 2101, 2102, 2108 bis 2110).

Zu beachten ist nicht zuletzt die nunmehr durch § 9 Abs 3 SGB VII begründete Rechtsvermutung, daß eine Berufskrankheit durch die versicherte Tätigkeit verursacht worden ist, wenn Versicherte, die infolge der besonderen Bedingungen ihrer versicherten Tätigkeit in erhöhtem Maß der Gefahr der Erkrankung an einer Berufskrankheit ausgesetzt waren, an einer solchen Krankheit erkranken und Anhaltspunkte für eine Verursachung außerhalb der versicherten Tätigkeit nicht festgestellt werden können (S 139).

Vorsicht und Zurückhaltung ist insbesondere geboten, wenn es um die Beurteilung der Frage geht, ob der Arbeitsunfall eine wesentliche Teilursache oder nur eine sog **Gelegenheitsursache** (S 52) bildet, also erwogen wird, der Gesundheitsschaden sei *nur bei Gelegenheit* einer versicherten Tätigkeit eingetreten, durch diese aber nicht wesentlich bedingt.

Vor allem, wenn die allein wesentliche Ursache in einer konstitutionellen oder degenerativen Schadensanlage gesehen werden soll, bedarf es zunächst für den konkreten Einzelfall des überzeugenden Nachweises des tatsächlichen Bestehens sowie von Ausprägung und Ausmaß der Ansprechbarkeit einer solchen Schadensanlage. Ist das – wie bei vielen solcher Schadensanlagen – praktisch nicht möglich, darf sich nach der gesicherten Rechtsprechung des Bundessozialgerichts „gar nicht erst die Frage stellen", ob sie eine Ursache im Rechtssinn bilden.[16]

Auch wenn dieser Nachweis erbracht ist, darf eine Gelegenheitsursache – wiederum entgegen zahlreichen sozialmedizinischen Veröffentlichungen und vielfach geübter Gutachtenspraxis – nach der ständigen Rechtsprechung des Bundessozialgerichts nur angenommen werden, wenn die Schadensanlage und die dadurch begründete Krankheitsdisposition nachweisbar bereits so stark ausgeprägt und so leicht ansprechbar war, daß der jetzt bestehende Gesundheitsschaden mit hoher Wahrscheinlichkeit auch ohne das schädigende Ereignis – bzw bei Berufskrankheiten auch ohne die schädigenden Einwirkungen der versicherten Tätigkeit – zu annähernd gleicher Zeit und in annähernd gleicher Schwere durch andere – beliebig austauschbare – Einwirkungen des täglichen Lebens ausgelöst worden wäre[17].

Im übrigen sollte die Verwendung des Begriffs „Gelegenheitsursache" möglichst vermieden und von vornherein ausschließlich nach den Grundsätzen der konkurrierenden Kausalität geprüft werden, ob das Unfallereignis zumindest eine wesentliche Teilursache bildet oder die Schadensanlage nach Art, Ausprägung und Ausmaß ihrer Ansprechbarkeit nach diesen Grundsätzen in ihrer Bedeutung für den Eintritt des Gesundheitsschadens eindeutig überwiegt.

Die **Erörterung derartiger Zusammenhangsfragen** kann um so knapper gehalten werden, je klarer und eindeutiger die kausalen Verhältnisse liegen; sie muß um so ausführlicher sein, je unsicherer der ursächliche Zusammenhang und die Bedeutung der mitwirkenden Kausalfaktoren ist. Zu beachten ist vor allem, daß die Beurteilung stets nur auf *nachgewiesene Tatsachen* aufbauen darf; Annahmen, Vermutungen oder unbewiesene Hypothesen sind keine rechtlich zulässigen Grundlagen für die Zusammenhangsbeurteilung.

Art und Umfang des Diskussion sollten dabei stets vom Zweck des Gutachtens her bestimmt werden, dem Leistungsträger bzw Gericht die schlüssige und überzeugende Grundlage für eine sachgerechte Entscheidung des Einzelfalls aufzubereiten.

Nicht gerecht wird dieser Aufgabe der Gutachter, der komplizierte Zusammenhangsfragen simplifiziert, seine Beurteilung auf nicht nachgewiesene tatsächliche Umstände aufbaut, medizinisch-wissenschaftlich nicht gesicherte Hypothesen zugrunde legt oder die Zusammenhangsfrage ohne eingehende Erörterung und überzeugende Begründung aller bedeutsamen Umstände auf dem Boden der geltenden Rechtsgrundsätze in apodiktischer Weise zu entscheiden versucht.

Ebenso sollen natürlich einfache, klare Zusammenhänge nicht unnötig kompliziert und zum (willkommenen) Anlaß einer Darstellung subjektiver, für die Entscheidung des Einzelfalls nicht relevanter Hypothesen und sonstiger Theorien genommen werden.

---

[15] stdRspr; vgl ua BSG SozR 2200 § 548 Nr 75, 84, 91; BSG SozR 2200 § 589 Nr 10; BSG SozR 3-2200 § 548 Nr 4; BSG 06.12.1989 – 2 RU 7/89 – Meso B 240/123, jeweils mwN

[16] stdRspr; vgl ua BSG 06.12.1989 – 2 RU 7/89 – Meso B 240/123 mwN

[17] stdRspr; vgl ua BSG SozR 2200 § 548 Nr 75, 84, 91; BSG SozR 2200 § 589 Nr 10; BSG SozR 3-2200 § 548 Nr 4; BSG 06.12.1989 – 2 RU 7/89 – Meso B, jeweils mwN

Die **Feststellung der Unfallfolgen** (bzw der als Berufskrankheit in Betracht kommenden Gesundheitsschäden) hat umfassend und klar zu erfolgen. Hierzu gehört auch die Feststellung, ob der als Unfallfolge anzuerkennende Gesundheitsschaden durch den Arbeitsunfall iS der *Entstehung oder der Verschlimmerung* (S 63) verursacht worden ist.

Denn die Feststellung der Unfallfolgen nach Art und Ausmaß bildet die Grundlage nicht nur für den gegenwärtig zu erlassenden Rentenbescheid, sondern auch die maßgebende Vergleichsgrundlage für alle späteren Entscheidung ua bei Verschlimmerung der anerkannten Unfallfolgen, etwaigen späteren mittelbarer Schäden usw sowie über die Rentenfeststellung hinaus für weitere Maßnahmen und Entscheidungen (zB der Rehabilitation).

Verletzungsfolgen dürfen daher nicht schlicht zB als „Zustand nach ..." bezeichnet werden, sondern müssen diesen Zustand im einzelnen nach Art, Ausmaß und funktioneller Auswirkung genau beschreiben.

Beurteilt und nach diesen Maßstäben festgestellt und erörtert werden müssen nicht nur die tatsächlich bestehenden Unfallfolgen, sondern auch die Gesundheitsstörungen, die von dem Betroffenen als Unfallfolge geltend gemacht werden, für die ein wesentlicher ursächlicher Zusammenhang mit dem angeschuldigten Unfallereignis aber nicht hinreichend wahrscheinlich gemacht werden kann, die **unfallunabhängigen Gesundheitsschäden**.

Das gilt auch für solche (Neben-) Befunde und Beschwerden, bei denen der ursächliche Zusammenhang aus ärztlicher Sicht eindeutig nicht bestehen mag, aus der *Sicht der Laiensphäre* – des Betroffenen ebenso wie der des Leistungsträgers oder des Gerichts – aber nicht mit gleicher Sicherheit ausgeschlossen werden kann. Denn entschieden werden muß über *alle* Folgen eines Unfalls. Das bedeutet aber, daß immer dann, wenn Beschwerden geklagt werden oder Befunde hervortreten, deren unfallunabhängiger Charakter nicht auch dem zur Entscheidung berufenen medizinischen Laien offensichtlich ist, das ärztliche Gutachten eine schlüssige und überzeugende Antwort über Bedeutung und Tragweite dieser Umstände geben muß.

Die **Bewertung der Unfallfolgen** richtet sich nach der **Höhe der MdE** (S 17).

Diese ist vom Gutachter grundsätzlich in der Weise *abstrakt zu bewerten*, daß gleichartige Körperschäden bei verschiedenen Betroffenen stets gleich hoch bewertet werden. Hierfür gibt es gerade bei Schäden an den Haltungs- und Bewegungsorganen zahlreiche Richtlinien, die durch das vorliegende Werk zusammengefaßt und ergänzt werden.[18] Sie stellen eine wertvolle Hilfe für die aus rechtsstaatlichen Gründen erforderliche gleichmäßige Bewertung gleichgelagerter Fälle dar.

---

[18] vgl hierzu die Synopse S 417

Die Bewertung der MdE durch den Gutachter hat insbesondere ohne Rücksicht auf etwaige Besonderheiten des Berufs des Verletzten zu erfolgen. Bestehen für den vor dem Unfall ausgeübten Beruf jetzt aber *besondere* Behinderungen (sog *besonderes berufliches Betroffensein*, sollte dies im Gutachten angemessen deutlich zum Ausdruck gebracht werden, damit Leistungsträger bzw Gericht die entsprechenden rechtlichen Konsequenzen ziehen können; eine etwaige Höherbewertung der MdE nach § 56 Abs 2 Satz 3 SGB VII (früher: § 581 Abs 2 RVO) ist aber ausschließliche Aufgabe von Verwaltung bzw Gericht, nicht des Gutachters.

Im übrigen ist die Bewertung der MdE **individuell** vorzunehmen, also unter Berücksichtigung der Besonderheiten des Einzelfalls vor allem hinsichtlich der konkreten funktionellen Verhältnisse.

Abweichungen von den allgemeinen Richtlinien können daher insbesondere bei besonders ungünstigen Funktionsverhältnissen einzelner Unfallfolgen, bei Summationswirkung zwischen mehreren Unfallfolgen oder bei Zusammentreffen mit unfallunabhängigen Vorschäden geboten sein. In diesen Fällen, vor allem aber überall dort, wo die Richtlinien nur Rahmensätze („von ... bis ...") vorgeben, genügt die schlichte Wiedergabe der vom Gutachter geschätzten MdE nicht. Die Schätzung ist vielmehr unter Anführung der maßgebenden Befunde und Erwägungen zu begründen, und zwar auch hier um so eingehender, je unübersichtlicher die Verhältnisse für den medizinischen Laien liegen, je mehr Faktoren und Gesichtspunkte bei der Schätzung mitwirken und je stärker die Ergebnisse von den allgemeinen Richtlinien abweichen. Nur so genügt das Gutachten rechtsstaatlichen Anforderungen an Klarheit und Durchschaubarkeit der Beurteilungsmaßstäbe, und nur so können Leistungsträger und Gericht, aber auch etwaige Nachgutachter Grundlagen und Ergebnisse der Bewertung überprüfen und nachvollziehen.

Anspruch auf Rente (früher: Verletztenrente) besteht idR nur bei einer (Gesamt-) MdE um mindestens 20 vH.

Gleichwohl ist es geboten, im ärztlichen Gutachten die MdE auch dann genau zu schätzen, wenn dieser Mindestsatz nicht erreicht wird. Denn auch geringere MdE-Sätze können im Wege der sog **Stütz-MdE** zur Gewährung von Verletztenrente führen, wenn aus einem früheren oder späteren anderen Arbeits- oder gleichstehenden Unfall eine – ggf für sich allein ebenfalls nicht rentenberechtigende – MdE resultiert (S 148).

Im **Erstgutachten** („Erstes Rentengutachten") bildet den Bezugszeitpunkt für die MdE-Bewertung normalerweise der Zeitpunkt, in dem die unfallbedingte Arbeitsunfähigkeit entfallen ist; denn dies ist idR der Zeitpunkt, in dem die Rente einsetzt, für die Zeit vorher wird ja idR Verletztengeld gewährt. Neu ist jetzt, daß Verletztenrente nur noch gewährt wird, wenn die Erwerbsfähigkeit über die 26. (bisher: 13.) Woche hinaus um wenigstens 20 vH gemindert bleibt, § 56 Abs 1 SGB VII.

Nur wenn ein Anspruch auf Verletztengeld nicht entstanden ist, muß die MdE seit dem Unfallzeitpunkt bewertet werden. Haben sich zwischen dem maßgebenden Bezugszeitpunkt und der (ersten) Beurteilung bereits wesentliche Veränderungen in der MdE ergeben, bedarf es entsprechender Darlegungen im Gutachten und ggf einer unterschiedlichen Bewertung der MdE für die verschiedenen Zeiträume.

Die Erstbegutachtung wird häufig nur zur Festsetzung einer Rente als **vorläufige Entschädigung** (§ 62 SGB VII; früher: § 1585 Abs 1 RVO, S 148) führen.

Die rechtliche Möglichkeit, diese vorläufige Entschädigung bzw die ihr zugrunde liegende MdE später auch ohne Nachweis einer wesentlichen Änderung der Verhältnisse wieder abzuändern (§ 62 Abs 2 Satz 2 SGB VII; früher: § 1585 Abs 2 RVO), entbindet den Gutachter nicht von der Pflicht, auch diese Einschätzung sorgfältig und unter Berücksichtigung aller medizinisch wie rechtlich wesentlichen Aspekte vorzunehmen. Denn abgesehen davon, daß eine Abänderung der MdE bei der Festsetzung der Renten auf unbestimmte Zeit (früher: Dauerrenten) ohne Änderung in den zugrunde liegenden Verhältnissen erfahrungsgemäß zu Streitigkeiten Anlaß gibt, wird die vorläufige Entschädigung, wenn sie nicht rechtzeitig in eine Rente auf unbestimmte Zeit umgewandelt wird, spätestens mit Ablauf von drei (früher: zwei) Jahren automatisch zu einer Rente auf unbestimmte Zeit (§ 62 Abs 2 SGB VII; früher: § 622 Abs 2 RVO); diese darf dann nur noch abgeändert werden, wenn und soweit eine wesentliche Änderung gegenüber den Verhältnissen bei Feststellung der vorläufigen Rente nachgewiesen werden kann.

Andererseits kann und soll der Gutachter die MdE für die Rente auf unbestimmte Zeit entsprechend korrigieren, wenn sie bei Festsetzung der vorläufigen Entschädigung – aus welchen Gründen auch immer – eindeutig zu hoch oder zu niedrig angesetzt worden war.

Nachuntersuchungen werden veranlaßt, um festzustellen, ob gegenüber den Verhältnissen, die für die bisherige Rentenfestsetzung maßgebend gewesen sind, eine wesentliche Änderung – Besserung oder Verschlimmerung der Unfallfolgen und der dadurch bedingten MdE – iS des § 48 SGB X (S 187) eingetreten ist.

Sie können vom Leistungsträger von Amts wegen veranlaßt werden, aber auch auf einem Antrag des Verletzten beruhen. Auch wenn der Antrag vom Verletzten kommt und so regelmäßig eine Erhöhung der MdE zum Ziel hat, ist eine niedrigere Einschätzung der MdE als bisher nicht ausgeschlossen, wenn und soweit diese neue Bewertung auf einer entsprechenden Änderung der Verhältnisse gegenüber dem letzten Rentenbescheid beruht.

Erfolgt die Nachuntersuchung zwecks Umwandlung einer vorläufigen Entschädigung in eine Rente auf unbestimmte Zeit, kann die MdE – wie schon gesagt – auch

dann abweichend von der früheren Bewertung neu eingeschätzt werden, wenn eine wesentliche Änderung der Verhältnisse nicht nachweisbar ist.

Im übrigen muß *Ausgangspunkt der Beurteilung* einer Änderung von Unfallfolgen und MdE aber stets der Zustand sein, der bei Erlaß des *letzten Rentenbescheides* (nicht: des hierfür maßgebenden *Gutachtens*) vorgelegen hat, und die MdE, mit der dieser Zustand im letzten Rentenbescheid bewertet worden ist. Denn MdE und Renten dürfen gemäß § 48 Abs 1 SGB X nur erhöht oder herabgesetzt werden, „soweit" gegenüber jenen Verhältnissen eine wesentliche Änderung eingetreten ist. War zwischen dem letzten Gutachten und der Rentenfeststellung eine wesentliche Änderung (zB eine wesentliche Besserung) eingetreten, führt dies ggf zu einer Unrichtigkeit des Rentenfeststellungsbescheides, die nur nach § 45 SGB X beseitigt werden kann (s unten), nicht zu einer wesentlichen Änderung iS des § 48 SGB X.

Art und Ausmaß der Änderung von Unfallfolgen und MdE sind daher durch einen sorgfältigen Vergleich der nunmehrigen Befunde und deren funktionelle Auswirkungen mit denjenigen, die im Zeitpunkt der letzten Rentenfestsetzung vorgelegen haben, zu ermitteln und festzustellen. Eine einfache Neueinschätzung der MdE ohne einen solchen Vergleich und dem daraus abgeleiteten Nachweis einer wesentlichen Änderung wäre rechtlich nicht schlüssig. Etwaige *Zwischengutachten*, die seit der letzten Rentenfestsetzung erstattet worden sind, aber zu einer Rentenänderung nicht geführt haben, dürfen als maßgebende Vergleichsgrundlage nicht herangezogen werden. Es kommt nicht darauf an, ob sich seit der letzten *Begutachtung* eine wesentliche Änderung ergeben hat, sondern seit der letzten *Rentenfeststellung*. Derartige Zwischengutachten geben jedoch ggf wertvolle Hinweise über Krankheitsverlauf und Befundentwicklung.

Renten auf unbestimmte Zeit (früher: Dauerrente) dürfen jetzt aufgrund einer Änderung der MdE nur entzogen oder herabgesetzt werden, wenn seit der letzten Rentenfeststellung **mindestens ein Jahr** vergangen ist, § 74 Abs 1 SGB VII. Solche Renten dürfen auch nicht für Zeiten neu festgestellt werden, in denen Anspruch auf Verletztengeld besteht, § 74 Abs 2 SB VII (S 151).

Ergibt die Nachuntersuchung eine *wesentliche Änderung* der anerkannten Unfallfolgen oder den Eintritt weiterer mittelbarer Schäden mit einer entsprechenden **Änderung der MdE**, ist auf den Zeitpunkt, zu dem diese Änderung funktionell wirksam geworden ist, einzugehen. Denn nach § 73 Abs 1 SGB VII wird die Rente in neuer Höhe mit Ablauf des Monats geleistet, in dem die Änderung wirksam geworden ist.

Eine Herabsetzung der MdE auch ohne objektiv nachweisbare Befundänderungen ist ausnahmsweise dann möglich, wenn *Gewöhnung* an einen stark gewöhnungsbedürftigen Zustand (zB prothetische Versorgung nach Amputationen, Hüft- oder Kniegelenksendoprothesen usw) tatsächlich eingetreten ist oder wenn bei chronischen bzw chronisch-rezidivierenden Erkrankungen (zB Osteomyelitis, Ca- oder Tbc- Erkrankungen) nach längerer Rezidivfreiheit eine endgültige (Defekt-) Ausheilung (sog *Heilungsbewährung*, S 188) angenommen werden kann.

War es nach Auffassung des nunmehrigen Gutachters früher zu einer **unrichtigen Anerkennung bzw Nichtanerkennung von Unfallfolgen** oder zu einer eindeutigen **Fehleinschätzung der MdE** gekommen, darf ein solcher Fehler – abgesehen von der Umwandlung einer vorläufigen Entschädigung in eine Rente auf unbestimmte Zeit – im Rahmen einer Neufeststellung der Rente wegen wesentlicher Änderung iS des § 48 SGB X nicht korrigiert werden, insbesondere nicht durch eine schlichte Neubezeichnung der – nach Ansicht des nunmehrigen Gutachters – bestehenden Unfallfolgen und/oder eine Neubewertung der MdE (Verbot einer sog kalten Berichtigung).

Denn im Rahmen einer Neufeststellung nach § 48 SGB X darf ein früherer Rentenbescheid – wie schon gesagt – nur geändert werden, „soweit" gegenüber den Verhältnissen, die bei seinem Erlaß vorgelegen haben, eine wesentliche Änderung eingetreten ist. Das gilt sowohl zugunsten wie auch zuungunsten des Verletzten.

Fehler dieser Art dürfen, wenn der bisherige Bescheid dadurch *schon bei seinem Erlaß* unrichtig und rechtswidrig war, nur durch eine (teilweise) **Rücknahme des früheren rechtswidrigen Bescheides** nach den §§ 44, 45 SGB X korrigiert werden.

Zugunsten des Verletzten ist nach § 44 SGB X ein Verwaltungsakt ua zurückzunehmen, soweit im Einzelfall von einem unrichtigen Sachverhalt (hier: unrichtige Unfallfolgen und/oder MdE) ausgegangen worden ist und dadurch Sozialleistungen (hier: Verletztenrente) zu Unrecht nicht erbracht worden sind (S 186).

Zuungunsten des Verletzten darf ein rechtswidriger (hier: unrichtige Unfallfolgen und/oder MdE) Verwaltungsakt nach § 45 SGB X nur unter besonderen, erschwerten Voraussetzungen zurückgenommen werden, ua soweit er durch arglistige Täuschung oder falsche Angaben bewirkt worden ist (S 187). Die Rücknahme ist zudem idR nur innerhalb von zwei Jahren insgesamt und innerhalb eines Jahres nach Kenntnis der maßgebenden Tatsachen durch den Leistungsträger zulässig.

Stellt sich bei der Nachuntersuchung heraus, daß Unfallfolgen und/oder MdE früher unrichtig – zugunsten oder zuungunsten des Verletzten – beurteilt und beschieden worden sind, sollte der Gutachter auf diesen Sachverhalt besonders hinweisen. Insbesondere muß er klar erkennbar und nachvollziehbar darlegen, daß und inwieweit der frühere Rentenbescheid *schon bei seinem Erlaß unrichtig* war und inwieweit sich die Verhältnisse *nachträglich geändert* haben. Denn nur so wird Verwal-

tung bzw Gericht ermöglicht, die rechtliche zutreffenden Konsequenzen aus einem solchen Sachverhalt zu ziehen.

9.9 Soziales Entschädigungsrecht

Im sozEntschR stehen bei der ärztlichen Begutachtung ähnlich wie in der GUV Fragen nach dem Ursachenzusammenhang von Gesundheitsstörungen mit schädigenden Einwirkungen iS des BVG bzw der entsprechend anwendbaren Gesetze sowie die Bewertung der bestehenden Schädigungsfolgen im Vordergrund. Auf die vorstehenden Ausführungen zur GUV wird daher zunächst Bezug genommen.

Jedoch liegen hier die Akzente zT etwas anders, besonders im Bereich der eigentlichen KOV. Während es in der GUV zumeist um die Erfassung und Bewertung der Folgen *eines bestimmten* Unfalls geht, der idR relativ kurz zurückliegt, sind hier *alle Folgen* zu erfassen, die durch schädigende Ereignisse bzw Einwirkungen iS des BVG (oder auch der anderen Gesetze des sozEntschR) verursacht sind; denn das sozEntschR kennt – anders als die GUV – nur *eine* (Gesamt-) Rente für *alle* nach dem BVG und den übrigen Gesetzen des sozEntschR zu entschädigenden Gesundheitsschäden. Die Ereignisse, auf die es ankommt, liegen zudem vielfach lange Zeit zurück; sie sind in Hergang wie Auswirkungen gelegentlich nur schwer zu rekonstruieren und in ihren ursächliche Spätwirkungen vielfach nur schwer zu beurteilen sind.

§ 15 VerwVG bestimmt hier, daß die Angaben des Antragstellers, die sich auf die mit der Schädigung in Zusammenhang stehenden Tatsachen beziehen, der Entscheidung zugrunde zu legen sind, wenn Unterlagen nicht mehr vorhanden, nicht mehr zu beschaffen oder ohne Verschulden des Antragstellers oder seiner Hinterbliebenen verloren gegangen sind, soweit sie nach den Umständen des Falles glaubhaft erscheinen. Die Entscheidung hierzu hat allerdings das Versorgungsamt zu treffen, nicht der sozialmedizinische Gutachter. Zu der Frage, ob die Angaben glaubhaft sind, kann ggf aber auch der Gutachter beitragen.

Versorgungsrechtliche Gutachten[19] stellen daher vielfach besonders hohe Anforderungen an die Sorgfalt und Gewissenhaftigkeit des Gutachters.

Sie erfordern durchweg ein besonders eingehendes Aufbereiten aller Erkenntnisquellen, nicht zuletzt der vorhandenen Akten, die Rekonstruktion von Krankheitsentstehung und -verlauf, sorgfältige Prüfung und Abwägung aller hierbei mitwirkenden schädigungsbedingten wie schädigungsunabhängigen Einwirkungen und eine umfassende Begründung. Ua sind Brückensymptome

---

[19] vgl hierzu auch die neuen *Anhaltspunkte* 1996

wie auch alle anderen für die Entwicklung des streitigen Gesundheitsschadens bedeutsamen Faktoren anhand der bereits vorliegenden Gutachten und sonstigen Unterlagen genau zu überprüfen und zu erfassen, fehlendes Beweismaterial (zB Krankenkassenauszüge, frühere Arztberichte, Krankengeschichten, Röntgen- und Laborbefunde, auch frühere Gutachten aus anderen Sachbereichen wie zB Unfall-, Renten-, Arbeitsamts- oder MdK-Gutachten) sind, soweit sie für die Beurteilung sachdienliche Hinweise versprechen, vom Auftraggeber beiziehen zu lassen. Denn gerade hier kann die Wahrscheinlichkeit (bzw nicht ausreichende Wahrscheinlichkeit) des ursächlichen Zusammenhangs idR nur dann schlüssig und überzeugend begründet werden, wenn wirklich *alle* bedeutungsvollen Fakten erfaßt und gewürdigt sind.

Bei der **Bewertung der MdE** ist zu beachten, daß die nach dem BVG maßgebenden Sätze aufgrund besonderer Regelungen (S 160) von denen der GUV teilweise nach oben hin abweichen.[20]

Bei diesen Sätzen handelt es sich zudem um Mindestsätze, die im allgemeinen nicht unterschritten werden dürfen, die bei bestehenden Komplikationen (zB besonders ungünstige Funktions- oder Stumpfverhältnisse, schmerzhafte Neurome usw), bei Summationswirkungen mit anderen Schädigungsfolgen oder Zusammentreffen mit Vorschäden dagegen erhöht werden können und ggf müssen.

Tritt hier zu den bereits anerkannten eine **weitere Schädigungsfolge** hinzu, handelt es sich stets um eine wesentliche Änderung der Verhältnisse iS des § 48 SGB X, nicht – wie im GUV – um einen neuen Versicherungs- und Leistungsfall mit eigenständiger Rente, auch wenn die Gesundheitsschäden auf verschiedenen schädigenden Ereignissen beruhen. Denn im sozEntschR sind stets *alle* Schädigungsfolgen zusammenzufassen und mit *einer einheitlichen Gesamt-MdE* zu bewerten.

Gleiches gilt, wenn entschädigungspflichtige Gesundheitsschäden aus **verschiedenen Teilbereichen des sozEntschR** zusammentreffen (zB Kriegsbeschädigung + Schaden nach dem OEG; Schädigungsfolge nach dem SVG + Impfschaden). Auch dann sind die Schädigungsfolgen aus allen Teilbereichen zusammenzufassen, und die MdE aus den Gesundheitsschäden *aller* Teilbereiche ist in *einer Gesamt-MdE* zusammenzufassen (S 21).

Anspruch auf Beschädigtenrente besteht im gesamten sozEntschR nur bei einer (Gesamt-) MdE um 30 – bzw im Wege der Aufrundung – um 25 vH (**Mindest-MdE**).

Gleichwohl ist es angezeigt, im ärztlichen Gutachten die MdE auch dann genau zu schätzen, wenn diese Mindestsätze nicht erreicht werden. Denn auch geringere MdE-Sätze können im Wege der sog *Stütz-MdE* zur Gewährung von Rente aus der GUV führen, wenn dort die eigentliche Unfall-MdE für sich allein zur Rentengewährung ebenfalls nicht ausreicht (S 148).

Erstgutachten sind im Bereich der KOV heute selten. Sie fallen idR nur noch bei Schäden nach dem SVG, ZDG, OEG oder BSeuchG an. Auf diese Gutachten sind die oben für die GUV entwickelten Grundsätze weitgehend entsprechend anzuwenden.

Gleiches gilt für **Nachuntersuchungen**. Hier sind jedoch einige **Besonderheiten** zu beachten:

Ua darf die MdE eines rentenberechtigten Beschädigten vor Ablauf von zwei Jahren nach Bekanntgabe des (letzten maßgebenden) Feststellungsbescheides idR *nicht niedriger festgesetzt* werden; nur wenn durch eine Heilbehandlungsmaßnahme eine wesentliche und nachhaltige Steigerung der Erwerbsfähigkeit erreicht worden ist, darf die niedrigere Festsetzung schon früher erfolgen, auch dann jedoch frühestens ein Jahr nach Abschluß der Heilbehandlung, § 62 Abs 2 BVG (S 165).

Bei Versorgungsberechtigten, die *das 55. Lebensjahr* vollendet haben, dürfen die MdE und ggf die Stufe der Schwerstbeschädigtenzulage wegen Besserung des Gesundheitszustandes nicht mehr niedriger festgesetzt werden, wenn sie in den letzten zehn Jahren unverändert geblieben sind, § 62 Abs 3 BVG (S 165).

Hinsichtlich der **Rücknahme früherer rechtswidriger Bescheide** – sowohl zugunsten wie auch zuungunsten des Betroffenen – kann gleichfalls auf die oben zur GUV dargestellten Aspekte Bezug genommen werden.

Auch hier gibt es indes eine *Besonderheit*: Die Anerkennung von Schädigungsfolgen und hierauf beruhende (weitere) Verwaltungsakte können (auch) mit Wirkung für die Vergangenheit zurückgenommen werden, wenn **unzweifelhaft feststeht**, daß die Gesundheitsstörung *nicht* Folge einer Schädigung iS des BVG (bzw der anderen Gesetze des sozEntschR) ist; aufgrund der früheren unrichtigen Anerkennung erbrachte Leistungen sind allerdings nicht zu erstatten, § 1 Abs 3 Satz 3 BVG (S 157). Hinsichtlich der Frage der unzweifelhaften Unrichtigkeit von Kausalitätsbeurteilungen ist jedoch auf die bei der früheren Anerkennung bestehenden ärztlichen Erkenntnismöglichkeiten abzustellen; Fortschritte der medizinischen Wissenschaft und ihrer Erkenntnismöglichkeiten rechtfertigen die Rücknahme wegen unzweifelhafter Unrichtigkeit daher nicht.[21]

---

[20] vgl hierzu die neuen *Anhaltspunkte* 1996 und die Synopse S 417

[21] BSG SozR 3100 § 1 Nr 39; 3900 § 41 Nr 5; BSG Breith 1990, 220

9.10   Schwerbehindertenrecht

Gutachten aus dem Schwerbehindertenrecht beziehen sich ganz überwiegend auf die Fragen, welche Behinderungen iS des SchwbG vorliegen, wie hoch der hierdurch bedingte GdB einzuschätzen ist und welche Vergünstigungsmerkmale einzuräumen sind.[22]

Der **Begriff der Behinderung** (S 9) ist nach dem SchwbG gegenüber dem allgemeinen Behinderungsbegriff (zB in der GRV und nach dem BSHG) eingeschränkt.

Als **Behinderung** gilt hier nicht jede körperliche, geistige oder seelische Regelwidrigkeit mit nicht nur vorübergehenden Auswirkungen und Funktionsstörungen, sondern nur ein Zustand, der von dem für das Lebensalter typischen abweicht, § 3 Abs 1 Satz 2 SchwbG (S 9). Damit sind von der Anerkennung als Behinderung und bei der Bewertung des GdB ausgeschlossen ua alle *altersphysiologischen Degenerations- und Verschleißvorgänge* ua an den Haltungs- und Bewegungsorganen.

Die *Grenzen* zwischen dem (noch) Altersphysiologischen und dem (schon) Krankhaften sind aber auch hier bisweilen schwierig abzustecken, auch abgesehen davon, daß dieses „Altersphysiologische" kein fester Begriff, kein feststehendes Maß ist. IdR wird man davon ausgehen können, daß zB Veränderungen an der Wirbelsäule oder den großen Gelenken, die bis auf die altersphysiologischen Einschränkungen in der Beweglichkeit usw keine Beschwerden machen, keine Behinderung iS des SchwbG sind. Bestehen aber zB wesentliche Störungen der Geh- oder Greiffähigkeit, Nervenwurzelreizerscheinungen mit dauerhaften oder häufig rezidivierenden Beschwerden oder sonstige, das altersphysiologische Maß überschreitende krankhafte Funktionsbeeinträchtigungen, ist eine Behinderung anzunehmen. Bei der Bewertung des GdB ist dann nicht nur die das altersentsprechende Maß überschreitende Einschränkung zu berücksichtigen, sondern das *gesamte Ausmaß* der durch diese – nunmehr ja anzuerkennende – Behinderung bedingten Symptomatik bzw funktionelle Beeinträchtigung.

Die Auswirkungen der Funktionsbeeinträchtigungen sind seit der Neufassung der SchwbG von 1986 nicht mehr als „MdE", sondern als „Grad der Behinderung" (**GdB**, S 17) festzustellen, § 3 Abs 2 SchwbG.

Für den GdB gelten die in § 30 Abs 1 BVG festgelegten Maßstäbe jedoch weiterhin entsprechend, § 3 Abs 3 SchwbG.

Eine *eigenständige Bewertung* nach dem SchwbG ist jedoch *nicht* zu treffen, wenn eine Feststellung über das Vorliegen einer Behinderung und den Grad einer auf ihr beruhenden MdE schon in einem Rentenbescheid (zB der GUV), einer entsprechenden Verwaltungs- oder Gerichtsentscheidung oder einer vorläufigen Bescheinigung der für diese Entscheidungen zuständigen Dienststellen getroffen worden ist, es sei denn, der Behinderte kann ein Interesse an einer anderweitigen Feststellung glaubhaft machen, § 4 Abs 2 SchwbG.

Ein solches besonderes Interesse des Behinderten wird regelmäßig anzunehmen sein, wenn neben den in derartigen Entscheidungen (zB eines UV-Trägers oder einer Dienstunfallbehörde) festgestellten Gesundheitsschäden (zB bestimmten Unfallfolgen) weitere unfallunabhängige Behinderungen vorliegen und zusammen mit den Unfallfolgen einen höheren GdB bewirken, aber auch, wenn die angesetzte MdE (zB Unterschenkelverlust in der GUV: MdE 40 vH) nach den Maßstäben des BVG und damit des SchwbG höher zu bewerten ist (im Beispiel: 50 vH).

Sind neben dem Vorliegen einer Behinderung weitere gesundheitliche Merkmale Voraussetzung für die Inanspruchnahme von Nachteilsausgleichen (sog **Vergünstigungsmerkmale**), so haben auch hierfür die Versorgungsämter und damit die in einem solchen Verfahren tätigen Gutachter die entsprechenden Feststellungen zu treffen, § 4 Abs 4 SchwbG.

Zu den in Betracht kommenden Vergünstigungsmerkmale und ihren Voraussetzungen s S 167.

---

[22] vgl hierzu auch die neuen Anhaltspunkte 1996

Medizinische Aspekte

1   Befunderhebung an den Gliedmaßen

H. Hess

Meßmethode

Gemessen wird nach der **Neutral-Null-Metho-de**, wobei als Bezugsstellung bzw. Nullstellung eine Haltung eingenommen wird, wie sie der gesunde aufrecht stehende Mensch mit hängenden Armen und nach vorn gehaltenen Daumen mit parallelen Füßen einnehmen kann. Von dieser Stellung aus wird der Bewegungsausschlag der Gelenke mit dem Winkelmesser gemessen. Der gemessene Winkel entspricht direkt dem abgelesenen Bewegungssausschlag, und zwar für alle Bewegungen, gleichgültig, ob sie in der sagittalen, der frontalen, der Transversal- oder der Rotationsebene stattfinden. Die passive Beweglichkeit wird dokumentiert, ggf. muß eine eingeschränkte aktive Beweglichkeit gesondert vermerkt werden.

Als Meßinstrumente haben sich durchsichtige Plastikwinkelmesser mit einer Gradeinteilung von 360 Grad bestens bewährt. Diese Plastikwinkelmesser werden mittlerweile in verschiedenen Größen hergestellt. Grundsätzlich sollte aus Gründen einer möglichst genauen Messung ein Winkelmesser mit langen Schenkeln benutzt werden. Für die Umfangsmessungen bevorzugen wir schmale Bandmaße aus Plastik oder stoffüberbezogenem Plastik, da Stahlbänder sich wesentlich schlechter der Haut anpassen.

Die Messung muß so genau wie möglich durchgeführt werden. Da jede Einzelmessung von Natur aus mit systematischen Fehlern belastet ist, sollten die zufälligen Fehler, welche durch Präzisionsmängel der Meßinstrumente, ungenaues Anlegen sowie Ungenauigkeiten bei der Beobachtung und Ablesung entstehen, vermieden werden. Beim Ablesen des Winkelmessers ist daher möglichst genau über die Extremitätenachse zu peilen und das Zentrum des Winkelmessers, wenn möglich, mit dem Bewegungszentrum des Gelenkes zur Deckung zu bringen. Selbstverständlich ergeben sich hier bei fettleibigen Patienten schon bei der Anlegung des Meßinstrumentes Schwierigkeiten. Um den Ablesefehler möglichst gering zu halten, sollte die Ablesung auf dem Winkelmesser auf ein Grad

genau erfolgen. Bei der Notierung des gemessenen Wertes kann man auf die nächste Fünferstelle auf- oder abrunden.

Zur Protokollierung werden immer 3 Ziffern eingetragen. Bei Gelenken, die über die Nullstellung hinaus in beiden Richtungen zu bewegen sind (z. B. Hüftgelenk: Auswärts- und Einwärtsdrehung), wird die 0 zwischen beide Ziffern gesetzt. Man sollte sich angewöhnen, die vom Körper wegführenden Bewegungen als erste zu notieren, da praktisch sämtliche Meßanleitungen und vorgedruckten Meßbögen nach dieser Anordnung aufgebaut sind.

Ist ein Gelenk, wie z. B. bei Kontrakturen, von der Nullstellung aus nur in einer Richtung zu bewegen, so wird die Zahl 0 vor oder nach der Angabe der Bewegungsendstellung gesetzt. So wird z. B. bei einem Hüftgelenk, das infolge einer Rotationseinschränkung keine Innenrotationsfähigkeit mehr besitzt, vielmehr nur im Sinne der Außenrotation beweglich ist, die 0 hinter die beiden Zahlen gesetzt. Bei der Innenrotationskontraktur würde die 0 vor die beiden Zahlen gesetzt. Die Null schreiben wir immer als Zahl.

Bei Ankylosen werden nach der 0 oder vor der 0 zwei gleiche Zahlen eingesetzt, um anzuzeigen, daß eine Bewegung nicht möglich ist. Das folgende Meßprotokoll soll dies erläutern:

Hüftgelenk	rechts	links
Extension/Flexion	10-0-130	0-20-90
Abduktion/Adduktion	40-0-30	30-0-20
Außenrotation/Innen-rotation	30-0-45	30-0-0

Anmerkung: Das rechte Hüftgelenk ist frei beweglich. Das linke Hüftgelenk zeigt außer dem Wegfall der physiologischen Überstreckung von 10 Grad eine weitere Beugekontraktur von 20 Grad und läßt sich nur bis 90 Grad beugen. Abduktion und Adduktion sind konzentrisch eingeschränkt. Die Außenrotation ist normal, jedoch kann das Gelenk nur bis zur Nullstellung zurückgedreht werden, da die Innenrotation völlig aufgehoben ist.

Kniegelenk	rechts	links
Extension/Flexion	10-0-150	0-20-20

Anmerkung: Das rechte Kniegelenk ist normal beweglich. Das linke Kniegelenk ist in einer Beugestellung von 20 Grad versteift.

Zur besseren Dokumentation nach der Neutral-Null-Methode wurden Meßbögen entwickelt, welche wesentlich die Protokollführung der Untersuchungsbefunde erleichtern (Abb. 1.**1**, 1.**2**).

Schultergürtel und obere Extremitäten

Inspektion

Zunächst ist auf die Konturen der Schultern zu achten, wobei insbesondere auch umschriebene Atrophien der Schulterblattmuskulatur oder des M. deltoideus registriert werden müssen. Frische oder ältere Subluxationen oder Luxationen im Akromioklavikulargelenk sind durch den typischen Hochstand des lateralen Klavikulaendes zu erkennen, der durch eine Gewichtsbelastung des Armes noch verstärkt werden kann. Ferner ist die Höhe und Lagebeziehung der Schulterblätter bei beidbeinigem Barfußstand zu beurteilen. Differenzen in der Schulterblatthöhe und einseitig abstehende Schulterblätter sind nicht nur bei Skoliosen nachweisbar, sondern können auch Hinweise auf eine neurogene Schädigung sein. Umfangsdifferenzen der Arme sind nur sichtbar, wenn sie mehr als 1 cm betragen – also mehr als der physiologische Unterschied beim ausgeprägten Rechts- oder Linkshänder.

Palpation

Geprüft wird zunächst die Festigkeit der Gelenke am medialen und lateralen Schlüsselbeinanteil, also am Sternoklavikular- und Akromioklavikulargelenk. Eine veraltete Luxation in einem dieser Gelenke kann eine Behinderung der Funktion des Schultergürtels verursachen. Bei der Palpation ist ferner auf die Insertionstendopathien zu achten, die sich durch Druckempfindlichkeit im Ansatzbereich der Subskapularis- und der Supraspinatussehne dokumentieren. Gerade bei Einschränkungen der Schultergelenkbeweglichkeit sind oft diese typischen Stellen druckempfindlich. Auch der Verlauf der langen Bizepssehne im Sulcus intertubercularis ist auf Druckempfindlichkeit zu prüfen. Insertionstendopathische Schmerzpunkte finden sich vielfach noch an der seitlichen Begrenzung des Akromions zur oberen Schultergelenkkapsel hin sowie am oberen Teil der Schultergräte und am medialen Skapularand im Ansatzbereich der Levatoren.

Weiter abwärts finden sich die typischen Insertionstendopathien im Ansatzbereich des M. deltoideus der Olekranonspitze, weitaus am häufigsten jedoch im Ursprungsbereich der Hand- und Fingerstrecker bzw. Hand- und Fingerbeuger am Epicondylus lateralis und medialis.

Schultergelenke

Funktion

Zunächst ist die Funktionsprüfung des gesamten Schultergürtels durchzuführen. Die Beweglichkeit des Schultergürtels im Sinne der Hochhebung der Schulter bzw. des Vorwärts- und Rückwärtsführens der Schulter wird vom funktionellen Gesamteindruck her beurteilt, jedoch nicht gemessen. Bei der Prüfung der Beweglichkeit der Schultergelenke geht jedoch in die Gesamtbeweglichkeit außer dem Bewegungsausmaß der Schultergelenke selbst auch die Beweglichkeit des Schultergürtels mit ein. Es sollte eine gleichzeitige Beurteilung beider Schultergelenke durchgeführt werden, da andernfalls durch ein Ausweichen mit dem Oberkörper sich möglicherweise ein Meßfehler einschleicht. Gemessen wird nach der Neutral-Null-Methode, wobei als Bezugsstellung bzw. Nullstellung diejenige Armhaltung angenommen wird, bei der die Arme seitwärts am Körper herabhängen und der Daumen nach vorn zeigt.

Abduktion/Adduktion: Aus der Nullstellung heraus werden beide Arme seitwärts geführt, wobei bis zu einer Abduktion von 70 Grad das Schulterblatt sich nicht mitbewegen sollte. Über 70 Grad hinaus muß das Schulterblatt mit der Schultergelenkpfanne gekippt werden, wobei gleichzeitig auch eine gewisse Außendrehbewegung im Schultergelenk stattfindet. Durch Fixation mit der Hand kann bis 70 Grad die Mitbewegung des Schulterblattes verhindert werden. Die Adduktion des Armes im Schultergelenk wird vor dem Körper ausgeführt, läßt sich jedoch manchmal bei sehr dickleibigen Patienten nur ungenügend messen.

Meßblatt für obere Gliedmaßen (nach der Neutral-0-Methode)

Name:				Untersuchungstag:
geb.:	Rechtshänder ☐ Linkshänder ☐	(Abb. 12b)	Aktenzeichen:	Untersuchender Arzt:

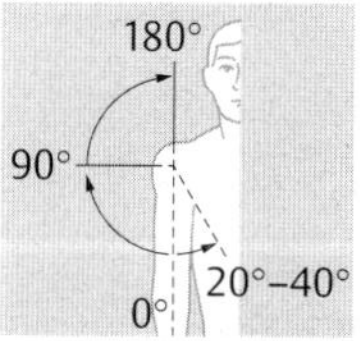

Abb. 1 Abb. 2 Abb. 3 Abb. 4 Abb. 5 Abb. 6 Abb. 7 Abb. 8

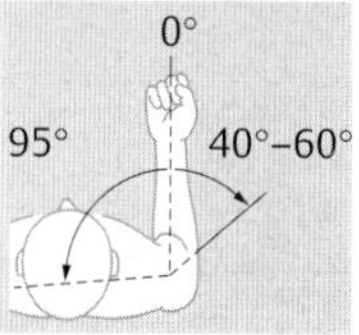

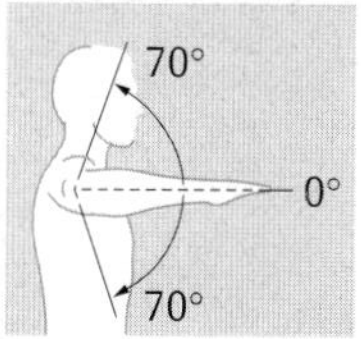

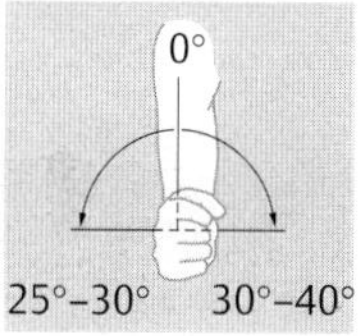

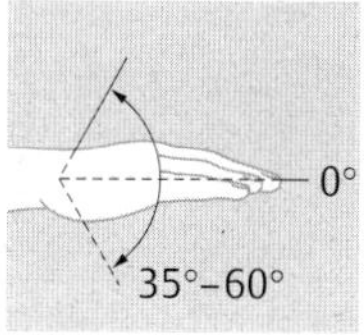

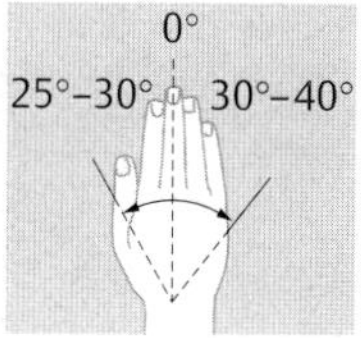

				Rechts					Links				
Schulter-gelenke:	Arm seitwärts/körperwärts	(Abb. 1)											
	Arm rückwärts/vorwärts	(Abb. 2)											
	Oberarm auswärts/einwärts drehen (Oberarm anliegend)	(Abb. 3)											
	Oberarm aus-/einwärts drehen (Oberarm 90° seitw. abgehalten)	(Abb. 4)											
Ellenbogen-gelenke:	Streckung/Beugung	(Abb. 5)											
Unterarm-drehung:	auswärts/einwärts	(Abb. 6)											
Hand-gelenke:	handrückenwärts/hohlhandwärts	(Abb. 7)											
	ellenwärts/speichenwärts	(Abb. 8)											
Finger-gelenke:	Nagelrand/quere Hohlhandfalte	(Abb. 9)		II	III	IV	V		II	III	IV	V	
	Nagelrand/verlängerte Hand-rückenebene	(Abb. 10)											

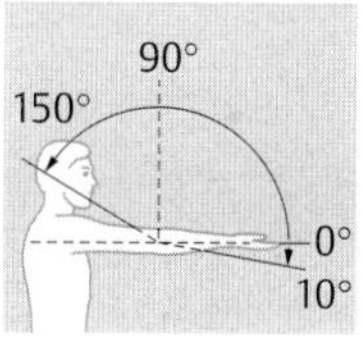

Abb. 1.1 Meßblatt für obere Gliedmaßen (nach der Neutral-Null-Methode)

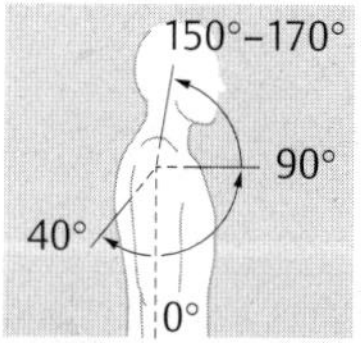

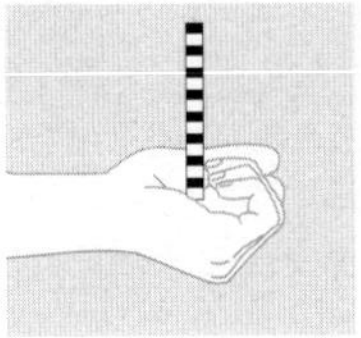

Abb. 9

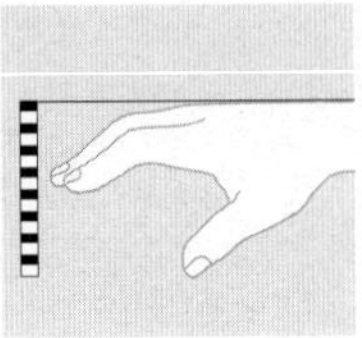

Abb. 10

Abb. 11

Abb. 12

Abb. 12b

70°–90°

50°–60°

0

Führungshand:	R	L
Kämmen		
Zähneputzen		
Brotschneiden		
Streichholzzünden		
Werfen		
Hämmern (nur M)		
Nähen (nur F)		
Schreiben		

Daumengelenke:

Streckung/Beugung Grundgelenk

Streckung/Beugung Endgelenk

Abspreizung (Winkel zwischen 1. und 2. Mittelhandknochen)

in der Handebene (Abb. 11)

Rechtwinklig zur Handebene (Abb. 12)

Ankreuzen, welche Langfingerkuppen mit der Daumenspitze erreicht werden können

II III IV V   II III IV V

Handspanne:

Größter Abstand in cm zwischen Daumen und Kleinfingerkuppe:

Umfangmaße in cm: (hängender Arm)

15 cm oberhalb äußerem Oberarmknorren

Ellbogengelenk

10 cm unter äußerem Oberarmknorren

Handgelenk

Mittelhand (ohne Daumen)

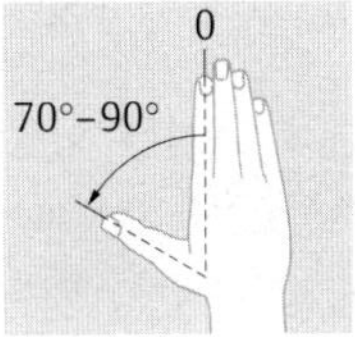

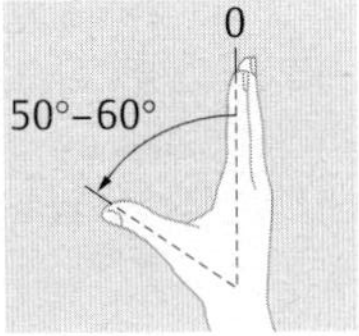

Armlänge in cm:

Schulterhöhe – Speichenende

Stumpflängen in cm:

Schulterhöhe – Stumpfende

Äußerer Oberarmknorren – Stumpfende

(Fortsetzung)
Meßblatt für obere Gliedmaßen (nach der Neutral-0-Methode)

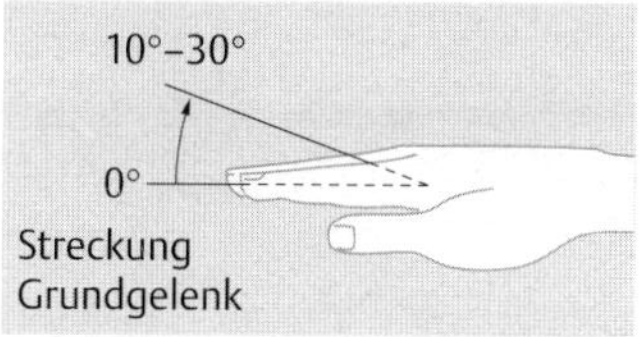

10°–30°
0°
Streckung
Grundgelenk
Abb. 13a

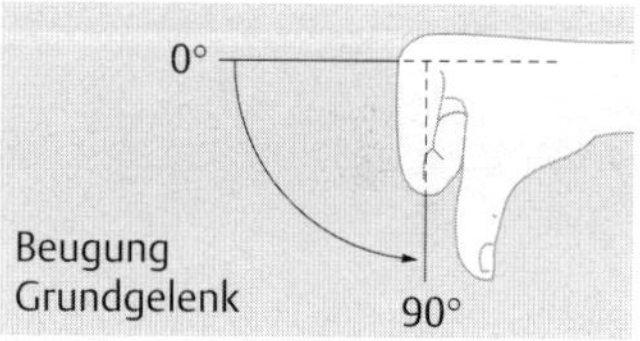

0°
90°
Beugung
Grundgelenk
Abb. 13b

90°
100°
0°
Beugung
Mittelgelenk
Endgelenk
Abb. 13c

Rechts | Links

II. Finger:
Grundgelenk
Mittelgelenk
Endgelenk

III. Finger:
Grundgelenk
Mittelgelenk
Endgelenk

IV. Finger:
Grundgelenk
Mittelgelenk
Endgelenk

V. Finger:
Grundgelenk
Mittelgelenk
Endgelenk

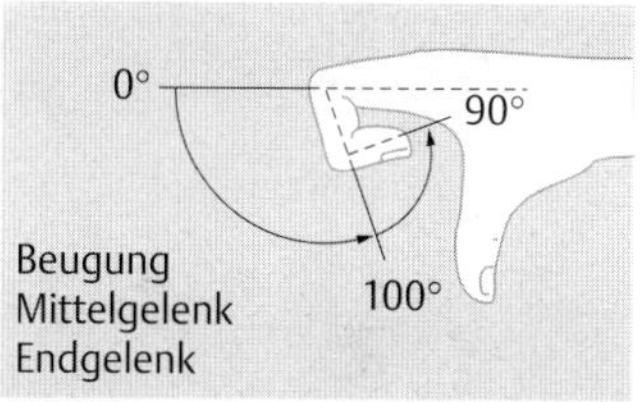

Meßblatt für untere Gliedmaßen (nach der Neutral-0-Methode)

| Name: | | geb. | | Untersuchungstag: |
| Aktenzeichen: | | Standbein: Rechts/Links | | Untersuchender Arzt: |

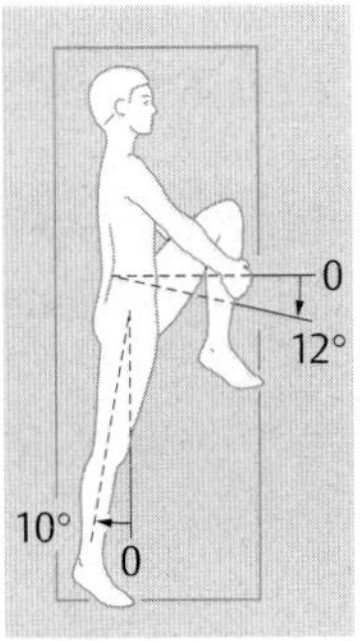

Abb. 1a

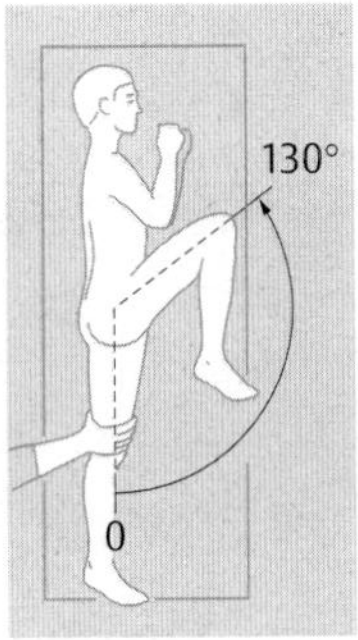

Abb. 1b

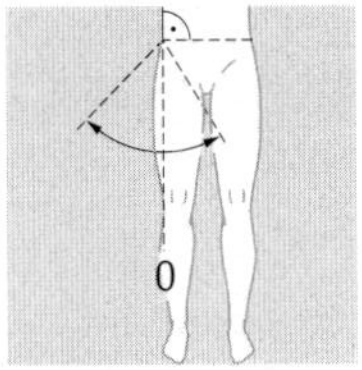

Abb. 2

Abb. 3

Abb. 4

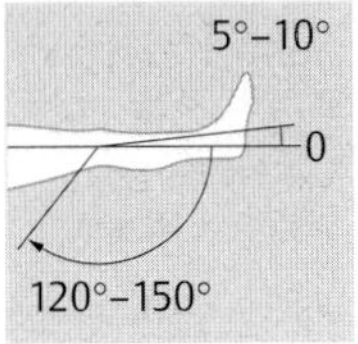

Abb. 5

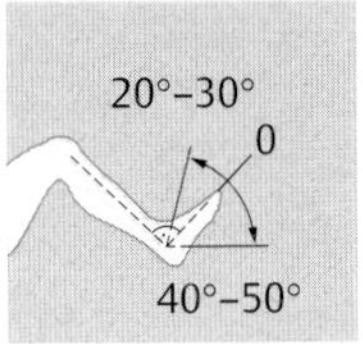

Abb. 6

				Rechts			Links		
Hüft-gelenke:	Streckung/Beugung	(Abb. 1a und 1b)							
	Abspreizen/Anführen	(Abb. 2)							
	Drehung auswärts/einwärts (Hüftgelenk 90° gebeugt)	(Abb. 3)							
	Drehung auswärts/einwärts (Hüftgelenk gestreckt)	(Abb. 4)							
Knie-gelenke:	Streckung/Beugung	(Abb. 5)							
Obere Sprung-gelenke	Heben/Senken des Fußes (fußrückenwärts/fußsohlenwärts)	(Abb. 6)							

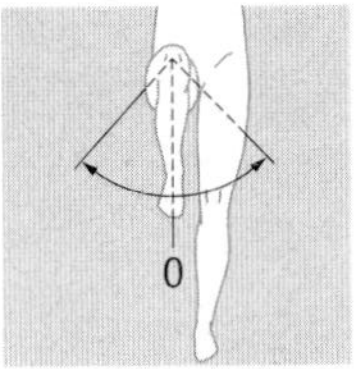

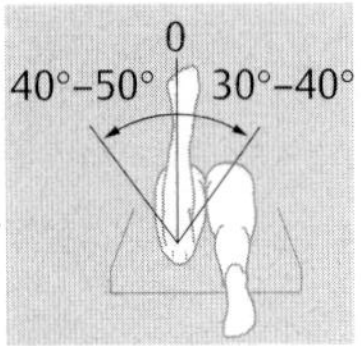

Abb. 1.2 Meßblatt für untere Gliedmaßen (nach der Neutral-Null-Methode)

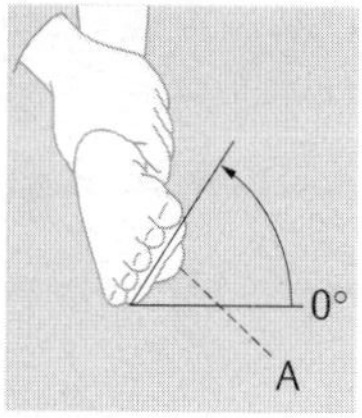

Abb. 7a

Abb. 7b

Abb. 8a

Abb. 8b

Untere Sprunggelenke	ges. Beweglichkeit (Fuß außenrotieren/heben/senken)	(Abb. 7a und 7b)				
	Teilbeweglichkeit der vorderen Kammer bei fixierter Ferse	(Abb. 8a und 8b)				
	Teilbeweglichkeit der hinteren Kammer bei fixiertem Vorfuß					
Zehengelenke:	(in Bruchteilen der normalen Beweglichkeit)					
Umfangmaße: in cm	20 cm oberhalb innerem Kniegelenkspalt					
	10 cm oberhalb innerem Kniegelenkspalt					
	Kniescheibenmitte					
	15 cm unterhalb innerem Kniegelenkspalt					
	Unterschenkel, kleinster Umfang					
	Knöchel					
	Rist über Kahnbein					
	Vorfußballen					
Beinlänge in cm:	Vorderer, oberer Darmbeinstachel – Außenknöchelspitze					
Stumpflänge in cm:	Sitzbein – Stumpfende					
	innerer Kniegelenkspalt – Stumpfende					

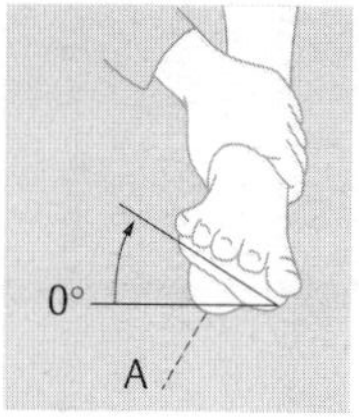

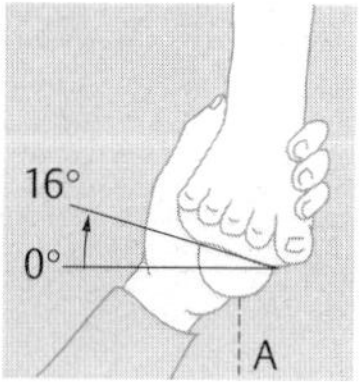

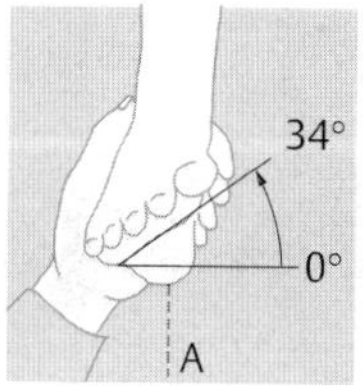

Elevation nach vorwärts/rückwärts: Die Elevation nach vorn erfolgt wiederum aus der Nullstellung heraus, wobei über 90 Grad hinaus das Schulterblatt mitbewegt wird. Die Elevation nach rückwärts wird ebenfalls aus der Nullstellung heraus ausgeführt und gemessen.

Die Horizontalbewegung der Schultergelenke (bei seitwärts abgespreizten Armen um 90 Grad) nach vorwärts und rückwärts kann zwar zur weiteren Vervollkommnung der Elevation geprüft werden, ist jedoch als besonderer Bewegungsausschlag im Meßblatt nicht vorgesehen.

Außenrotation/Innenrotation: Als Standardverfahren sollte zur Messung der Oberarm anliegen und der Ellenbogen rechtwinklig gebeugt sein. Dabei wird der Unterarm als Zeiger benutzt und über ihn mit dem Winkelmesser der Bewegungsausschlag angepeilt.

Bei dieser Messung mit hängendem Oberarm ist die Außenrotation deutlich verringert gegenüber dem zweiten Meßverfahren, bei dem der Oberarm um 90 Grad seitwärts abduziert und der Ellenbogen rechtwinklig gebeugt wird. Es empfiehlt sich dabei, zur besseren Führung mit der anderen Hand den Schultergürtel etwas zu fixieren. Bei 90 Grad abgespreiztem Arm sind die Bewegungsausmaße im allgemeinen etwas größer als bei anliegendem Arm, was insbesondere bei der Prüfung der Außenrotation auffällt. Gerade bei den bewegungseingeschränkten Schultergelenken ist es vorteilhaft, die Rotation in beiden Stellungen zu messen. Auf dem Meßbogen sind hierfür auch 2 Rubriken vorgesehen. Die gesonderte Beurteilung der Rotatorenmanschettenfunktion ist sehr wichtig und wird insbesondere durch den Supra- und Infraspinatustest sowie den Impingement-Test nach Neer ermöglicht. Ein Impingement-Schmerz wird hervorgerufen durch eine Kompression von Weichteilen (z.B. Supraspinatussehne, Bursa subdeltoidea und subacromialis) zwischen Oberarmkopf und Schulterhöhe. Abduktion gegen Widerstand verstärkt meist den Schmerz. Durch starke Außenrotation vor Beginn der Abduktion kann der Schmerz regelrecht „umgangen" werden, da jetzt das Tuberculum majus nach hinten ausweichen kann. Auch die Beurteilung der Schultergelenkstabilität ist z.B. durch den Apprehension-Test, evtl. ergänzt durch den Relokationstest, erforderlich.

Kombinationsbewegungen: Klinisch wichtige Anhaltspunkte für Gesamtbeweglichkeit und Funktion bieten der Schürzengriff (Innenrotation mit Adduktion von etwa 30 Grad) und der Nackengriff (Außenrotation mit Abduktion von etwa 100 Grad). Die Bestimmung des Abstandes zwischen 7. Halswirbeldornfortsatz und Daumenkuppe erlaubt eine exakte Befunddokumentation.

Ellenbogengelenke

Zunächst ist die Armachse in Streckstellung bei bei Supination des Unterarmes zu beurteilen. Achsenabweichungen von maximal 10 Grad im Valgussinne können bei Männern noch als physiologisch angesehen werden. Bei Frauen geht die Valgusstellung oft über 10 Grad hinaus. In der Streckstellung des Ellenbogengelenks wird auch eine Prüfung des Bandapparates durchgeführt, wobei insbesondere eine Aufklappbarkeit im Valgussinne Ursache einer erheblichen Instabilität und Funktionsminderung sein kann. Durch Tastbefund werden Myotendopathien, z.B. die radiale und ulnare Epikondylopathie, festgestellt. Davon zu differenzieren sind die Nervenkompressionssyndrome des N. radialis (Supinatorsyndrom) des N. ulnaris (Rinnensyndrom) sowie des N. medianus (Pronator-teres-Syndrom). Gegebenenfalls ist Verifizierung durch NLG erforderlich.

Funktion

Die **Prüfung der Beweglichkeit** des Ellenbogengelenks geht von der Nullstellung, also der Streckung aus. Eine Überstreckbarkeit bis zu 15 Grad bei Frauen und bis zu 10 Grad bei Männern ist gelegentlich zu beobachten.

Flexion und Extension im Ellenbogengelenk werden in typischer Weise am hängenden Arm geprüft. Die beste Gebrauchsstellung ist bei 90 Grad Flexionsstellung gegeben.

Pro- und Supination des Unterarmes werden bei hängendem Oberarm und 90 Grad gebeugtem Unterarm geprüft. Das Handgelenk muß dabei gestreckt bleiben. Der Daumen dient als Zeiger für den Bewegungsausschlag. Die Pronation ist für den täglichen Gebrauch wichtiger als die Supination!

Handgelenk

Die **Inspektion** läßt Fehlstellungen, z.B. nach Frakturen, erkennen sowie Handgelenkganglien, die meist dorsal liegen. Die **Palpation** deckt eine

Styloiditis ulnae oder radii auf sowie eine Tendovaginitis stenosans de Quervain. Letztere wird oft nicht diagnostiziert. Es handelt sich dabei um eine Stenose der Sehnenscheide um die Sehnen des M. abductor pollicis longus und M. extensor pollicis brevis. Hingegen ist bei der Styloiditis radii zwei Querfinger distal davon der Processus styloideus radii als Insertion der Brachioradialissehne druckschmerzhaft. Bei klopfschmerzhaftem Retinakulum der Flexoren ist an ein Karpaltunnelsyndrom zu denken.

Funktion

Das gestreckte Handgelenk gilt wiederum als Nullstellung. Von dieser Stellung aus werden Dorsalextension und Volarflexion sowie die ulnare und radiale Abduktion gemessen. Üblicherweise und nach Übereinkunft erfolgt diese Messung in Pronationsstellung des Unterarmes, da in Supinationsstellung etwas andere Werte, insbesondere bezüglich der Ulnarabweichung, gefunden werden können.

Hand und Finger

Die **Inspektion** erfaßt Form, spontane Haltung der Hand, Hautfarbe, Beschwielung, Hautfeuchte und Zustand der Nägel. Auch der Zustand der Fingergelenke sowie das Muskelrelief von Daumenballen und Kleinfingerballen sind zu beachten.

Unphysiologische Stellungen von Daumen und Langfinger oder einzelnen Fingergelenken lassen häufig schon Rückschlüsse auf Sehnenverletzungen zu, die durch die Funktionsprüfung nachher abgeklärt werden können.

Die **Funktionsstörung** der tiefen Beugesehne wird bei fixierten Mittelgelenken durch aktive Beugung der Endgelenke durchgeführt; die der oberflächlichen Beugesehnen III–V durch Fixierung der benachbarten Finger in Streckstellung. Hierdurch wird die Funktion der tiefen Beugesehne aufgehoben, nur das Endgelenk ist locker. Nach Durchtrennung der oberflächlichen Beugesehne ist das Endgelenk durch den Zug der tiefen Sehne gebeugt. Beim Finger II wird durch festen Spitzgriff (Daumen/Zeigefingerkuppe) die Funktion geprüft.

Wichtig ist die Abgrenzung einer Beugesehnenverletzung von einem motorischen Funktionsausfall, z.B. durch Kontrakturen und Verwachsungen. Bei letzteren ändert sich die Bewegungseinschränkung je nach Stellung der Nachbargelenke. Arthrogen bedingte Bewegungseinschränkungen hingegen sind durch Stellungsänderungen vom Nachbargelenk nicht zu beeinflussen. Zusätzlich sind hier der aktive und passive Bewegungsumfang immer gleich groß.

Von den **Strecksehnenverletzungen** sind außer dem traumatisch bedingten Abriß am Endglied (Volleyballfinger) die Knopflochdeformität und die Schwanenhalsdeformität anzuführen. Bei der **Knopflochdeformität** des Mittelgelenks kommt es durch Überdehnung oder nach Zerreißung des Tractus intermedius (meist bei Rheumatikern, aber auch traumatisch z.B. durch Schnittverletzungen) zu einem Abgleiten der seitlichen Sehnenzügel nach palmar und dadurch zu einer Beugekontraktur des Mittelgelenks sowie einer Überstreckung des Endgelenks.

Am **Daumen** kommt es durch Zerreißung der Kapsel des Daumengrundgelenks und der Sehne des M. extensor pollicis brevis zu einer ähnlichen Deformität. Hierbei führt dann die erhaltene Sehne des M. extensor pollicis longus zu einer Beugekontraktur des Grundgelenks und einer Überstreckung des Endgelenks (Ninety-to-ninety-Deformität).

Die **Schwanenhalsdeformität** entsteht umgekehrt durch Verkürzung des Strecksehnenmittelzügels und Verlagerung der Seitenzügel nach dorsal über die Gelenkachse. Hierdurch wird das Mittelgelenk überstreckt, Grund- und Endgelenk aber werden gebeugt. Die Ruptur des Flexor digitorum superficialis erzeugt ein ähnliches Bild.

Die **Stabilität** muß immer im Seitenvergleich geprüft werden. Außer der bekannten Instabilität des Daumengrundgelenks durch Verletzungen des ulnaren Kollateralbandes (Skidaumen) gibt es auch Instabilitäten der Langfingergelenke nach Kollateralbandzerreißungen sowie pathologische Überstreckungen nach Verletzungen der palmaren Kapselplatte.

Folgende Fingergelenkbezeichnungen sind durch Abkürzungen international festgelegt:

DIP distales Interphalangealgelenk
(auch Fingerendgelenk),

PIP proximales Interphalangealgelenk
(Fingermittelgelenk),

MP Metacarpophalangealgelenk
(Fingergrundgelenk),

CM Carpometacarpalgelenk
(Daumensattelgelenk).

Bei der Prüfung der **Beweglichkeit** müssen zumindest von den betroffenen Fingern die aktiven und passiven Bewegungsumfänge mit Seitenvergleich festgehalten werden (s. Meßbogen).

Der **Spitzgriff** sollte nicht nur mit Daumen und Zeigefinger, sondern auch mit den übrigen Langfingern geprüft werden.

Beim vollständigen **Faustschluß** sollen die Fingerendglieder „eingeschlagen" und die Fingerkuppen versteckt sein. Beim mangelnden Faustschluß durch Funktionsbehinderung einzelner oder aller Langfinger ist der Abstand vom Nagelende zur Hohlhandfalte in Millimetern zu messen und – aufgerundet auf den nächsten oberen oder nächst unteren Halb-Zentimeterwert – im Meßprotokoll zu protokollieren.

Zusätzlich sollten für das tägliche Leben wichtige Verrichtungen, wie Kämmen, Zähneputzen, Brotschneiden mit dem Messer, Streichholzanzünden, Schreiben, Umfassen eines Besen- oder Hammerstiels, Führen einer Nadel oder ähnliches geprüft werden.

Untere Extremitäten

Inspektion

Zu prüfen ist zunächst das Gangbild mit Schuhen und barfuß, wobei zusätzlich zum normalen Gehen noch Hackengang und Zehenspitzengang zu beobachten sind. Im Stehen wird die Horizontalachse des Beckens von hinten und vorn (Linie der vorderen Spinae) geprüft, wobei Beinlängendifferenzen durch definierten Brettchenausgleich zu equilibrieren sind. Zusätzlich wird die Beinlänge mit dem Maßband nachgemessen. Im Zweifelsfall ergänzt eine Beckenübersichtsaufnahme im Stehen mit exakt durchgedrückten Kniegelenken die klinische Messung.

Der einbeinige Stand vermittelt zunächst einen groben Eindruck von der Kraft der Hüftabduktionsmuskulatur und ist insbesondere nach Traumen im Hüftbereich bzw. nach Operationen zu prüfen. Zu beachten sind auch „virtuelle" Beinverkürzungen durch Gelenkkontrakturen.

Die muskuläre Kontur der Ober- bzw. Unterschenkel ergibt wichtige Hinweise auf bestehende Funktionsstörungen der angrenzenden Gelenke. Es ist zu beachten, daß durch Muskelatrophien Gelenkverdickungen oder sogar Achsenfehlstellungen vorgetäuscht werden können. Im Zweifelsfall ist deshalb die klinische Messung einer Valgus- oder Varusfehlstellung durch Innenknöchel- bzw. Femurkondylenabstand vorzunehmen oder die Achse durch eine lange Röntgenaufnahme genau zu vermessen.

Torsionsfehler am Oberschenkel (z. B. nach Nagelungen) dokumentieren sich durch Veränderungen der Hüftgelenkrotation. Torsionsfehler am Unterschenkel werden am besten im Sitzen mit gebeugtem Kniegelenk (z. B. an der Kante der Untersuchungsliege) in Neutralstellung der oberen Sprunggelenke gemessen. Gröbere Torsionsfehler führen nicht nur zu Störungen des Gangbildes, sondern auch zu Fehlbelastungen des Kniegelenks.

Fersenstellung und Fußform, insbesondere Zustand des Fußlängs- und Fußquergewölbes, sind ebenfalls Gegenstand der Inspektion bei beidbeinigem Barfußstand. Zu notieren sind ferner Zustand der Haut (einschließlich Narben, Pigmentierung, Ulzera und sonstigen Auffälligkeiten), des Fettgewebes sowie der oberflächlichen sichtbaren Venen.

Palpation

Geprüft wird zunächst der Zustand der Muskulatur und der Weichteile insbesondere in Gelenknähe. Weichteilverdickung des Kniegelenks und des oberen Sprunggelenks müssen nicht immer auf einen Erguß hinweisen, sondern sind gelegentlich nur Ausdruck einer Schwellung der Gelenkkapseln bzw. der unmittelbar daran angrenzenden Weichteile. Von derartigen Schwellungen ist am Kniegelenk nach Verletzungen und Operationen insbesondere der Hoffa-Fettkörper für lange Zeit betroffen, ohne daß noch ein wesentlicher Erguß im Kniegelenk vorhanden ist. Das gleiche gilt für die Weichteile des oberen Kniegelenkrezessus.

Insertionstendopathien mit entsprechender Druckempfindlichkeit finden sich insbesondere an der oberen und seitlichen Begrenzung des Trochanter major, am Adduktorenansatz, am oberen und unteren Patellapol, an der Tuberositas tibiae, an der Tibiakante und am Ansatz der Mm. tibialis posterior und anterior. Ligamentopathien äußern sich oft an den Bandursprüngen bzw. Bandansätzen, so z. B. am Skipunkt (im Ursprungsbereich des Innenbandes), am Pes anserinus sowie im Bereich der Innen- und Außenbänder des oberen Sprunggelenks.

Eine weitere häufige Insertionstendopathie findet sich am Ansatz der Achillessehne und am vordersten medialen Fersenbeinrand. Das Gleitlager der Achillessehne ist bei der Achillodynie als Ausdruck chronischer Entzündungszustände oft mit der Sehne verbacken. Die Sehne selbst weist dann vielfach knotige Verdickungen oder narbige Einziehungen auf, die druckempfindlich sind. Zusatzuntersuchungen wie z. B. die Sonographie sind hier hilfreich.

Funktion

Bezüglich der Messung gilt genau das gleiche, wie schon oben gesagt. Wie bei der Schulter können auch hier Funktionsprüfungen allgemeiner Art, z B. Einbeinstand, Hüpfen, Gesäß-Boden-Abstand bei tiefer Hocke, aufschlußreich sein.

Hüftgelenke

Es müssen immer beide Seiten gemessen und verglichen werden. Die Lordose der Lendenwirbelsäule darf während der Messung nicht zu stark ausgeprägt werden. Sie entspricht normalerweise einer Beckenneigung von 12 Grad, wie durch den Thomas-Handgriff überprüft werden kann. Bezugspunkte sind der Beckenkamm, die Spina iliaca und am Oberschenkel der Trochanter major sowie der laterale und mediale Femurkondylus.

Flexion/Extension: Die Prüfung kann in Rückenlage auf einer möglichst harten Unterlage oder auch in Seitenlage erfolgen. Bei der Prüfung in Rückenlage wird das Ausmaß der Lordose festgestellt und bei einer evtl. Flexionskontraktur das entsprechende Knie so weit angehoben und unterlegt, daß die Lordose einer Beckenkippung von ca. 12 Grad nach vorn entspricht. Von dieser Stellung aus wird dann die Flexion des Hüftgelenks gemessen. Die Beugefähigkeit ist erreicht, wenn das Becken mit der Beugebewegung mitgeht (Prüfung durch Fixierung des Beckens mit der Hand). Diese Methode ist zwar etwas umständlich, erlaubt jedoch eine relativ genaue Prüfung der Bewegungsausmaße.

Die Extension wird praktisch in gleicher Form geprüft. Nach Beugung des gegenseitigen Hüftgelenks bis zur Normalstellung des Beckens ist eine Extension bis zur Neutral-Null-Stellung dann möglich, wenn der Oberschenkel flach auf die Unterlage aufgelegt werden kann.

Bei der Prüfung in Seitenlage liegt der Patient auf der Gegenseite; das zu messende Hüftgelenk ist gestreckt. Die Lage des Beckens wird durch eine Hand kontrolliert und fixiert. Die andere Hand führt das Knie in Flexions- bzw. Extensionsstellung, bis das Becken mitgeht. Bewegungsgesunde Hüftgelenke lassen sich um etwa 10–12 Grad überstrecken. Die Beugefähigkeit ist bei gebeugtem Knie zu messen. Die Extension kann nur bei gestrecktem Kniegelenk voll erreicht werden.

Abduktion/Adduktion: Sie wird vorzugsweise in Streckstellung gemessen. Es gibt allerdings auch Untersucher, die zusätzlich eine Untersuchungen bei 90 Grad Hüftbeugung für notwendig halten. Die beiden vorderen oberen Darmbeinstachel gelten als Bezugspunkte, deren Verbindungsgerade mit der Linie zwischen den Spinae und den lateralen Femurkondylen einen rechten Winkel bei der Neutral-Null-Stellung bildet. Es ist im Protokoll zu vermerken, wenn bei stärkerer Einschränkung der Beweglichkeit die Abduktion in Beugestellung gemessen werden muß. Bei Säuglingen ist die Abduktion grundsätzlich nur bei einer Beugestellung in den Hüftgelenken möglich.

Außen-/Innenrotation: Die Standardmessung erfolgt üblicherweise in einer Beugestellung von 90 Grad. Hierbei wird in Rückenlage gemessen. Hüft- und Kniegelenk sind rechtwinklig gebeugt. Ist zusätzlich eine Messung in Streckstellung erwünscht, so wird diese Messung in Bauchlage durchgeführt, wobei das Knie rechtwinklig angebeugt wird. Da gerade am Hüftgelenk die Rotationsausschläge in verschiedenen Beugestellungen verschieden groß sind, muß die Beugestellung im Protokoll vermerkt werden.

Kniegelenk

Bandfestigkeit: Die früher übliche Prüfung des medialen Seitenbandes nur in Streckstellung und des vorderen Kreuzbandes in 90 Grad Beugestellung entspricht nicht mehr den heutigen Erkenntnissen der Kniegelenkmechanik. Nach den grundlegenden Arbeiten, insbesondere von Nicholas, mit Einteilung in einen medialen, lateralen, vorderen und hinteren Komplex spricht man heute von vier Komplexinstabilitäten:

1. anteromediale Rotationsinstabilität (häufigste Instabilität) nach Verletzung von vorderem Kreuzband, medialem Seitenband mit dorsomedialer Kapselschale und evtl. medialem Meniskus,
2. anterolaterale Rotationsinstabilität nach Verletzungen von lateralem Seitenband, vorderem Kreuzband und Arkuatumkomplex,
3. posterolaterale Rotationsinstabilität (meist nach direkten Traumen von vorn) nach Verletzung von Arkuatumkomplex und hinterem Kreuzband,
4. posteromediale Rotationsinstabilität (sehr selten) nach Verletzung von medialem Seitenband, hinterem Kreuzband und dorsomedialer Kapsel.

Massive Gewalteinwirkung führt oft zu noch ausgedehnteren Verletzungsmustern mit Kombination mehrerer dieser hier angeführten Gruppen.

Klinische Prüfung

Das Auslösen der „vorderen Schublade" in 90-Grad-Beugestellung wird leider immer oft noch als geeignete Stabilitätsprüfung für das vordere Kreuzband angesehen – sie ist es jedoch nicht! Gerade die so häufigen isolierten vorderen Kreuzbandrisse sind mit diesem Zeichen nicht festzustellen. Nur wenn bei gröberen Instabilitäten auch die dorsomediale Kapsel mitverletzt ist, wird die vordere Schublade in 90 Grad positiv.

Der wichtigste Test für dieses wichtigste Band und die vorderen Rotationsinstabilitäten ist der **Lachman-Test**. Er wird in etwa 20–30 Grad Flexion ausgelöst, indem eine Hand des Untersuchers den Oberschenkel knapp oberhalb des Kniegelenks fixiert und die andere Hand den Tibiakopf umfaßt und nach vorn zieht (Abb. 1.**3**). Ein intaktes vorderes Kreuzband schlägt dabei hart, fast „knallend" an. Bei partiellen oder totalen Rupturen läßt sich jedoch der Tibiakopf weich, federnd und ohne Anschlag nach vorn durchziehen.

Die **Objektivierung** eines vom Patienten angegebenen Instabilitätsgefühls kann durch mehrere Prüfungen erfolgen, so durch den Lemaire-Test, den Pivot-shift-Test nach Macintosh, den Jerk-Test nach Hughston, den Slocum-Test, den Martens-Test und noch mehrere andere. Man sollte immer versuchen, sich mit einem bis zwei dieser Tests genügend Erfahrung zu verschaffen.

Der Versuch mit möglichst vielen Methoden zu untersuchen, führt nicht zu besseren Erkenntnissen, sondern nur zu mehr Verwirrung. Mit einiger Kenntnis läßt sich z. B. der Pivot-shift-Test recht gut dokumentieren, indem das im Kniegelenk gestreckte Bein mit einer Hand unter der Ferse fixiert, innenrotiert und dabei mit dieser Hand durch axialen Druck nach oben im Kniegelenk langsam gebeugt wird. Die andere Hand drückt in Höhe des Tibiakopfes nach innen und führt sozusagen das Knie. Bei positivem Zeichen schnappt der zunächst nach vorn subluxierte Tibiakopf ab etwa 30–40 Grad Flexion nach dorsal in seine Normalstellung (Wirkung des Tractus iliotibialis) (Abb. 1.**4a** u. **b**).

Der Jerk-Test ist praktisch ein umgekehrter Pivot-shift-Test und wird bei etwa 70–80 Grad Beugung begonnen. Bei Überführung in Streckung subluxiert dann der Tibiakopf bei etwa 30 Grad nach vorn.

Wichtig für die Auslösung dieser Tests ist eine gute Führung des zu untersuchenden Patienten mit weitgehender muskulärer Entspannung.

Die Prüfung des medialen und lateralen Banderhalts tritt gegenüber den Zeichen der Rotationsinstabilität in den Hintergrund.

Die **hinteren Rotationsinstabilitäten** sind sehr schwer zu objektivieren. Eine „chronische hintere Schublade" mit spontaner dorsaler Subluxation des Tibiakopfes in 70–80 Grad Beugung ist zwar oft zu sehen, jedoch läßt sich hieraus noch nicht der Schluß auf eine sichere dorsale Instabilität ziehen. Zunächst ist die hintere Schublade

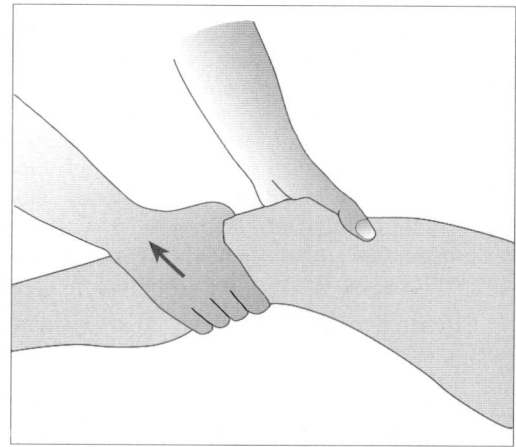

Abb. 1.**3** Prüfung des Lachman-Zeichens

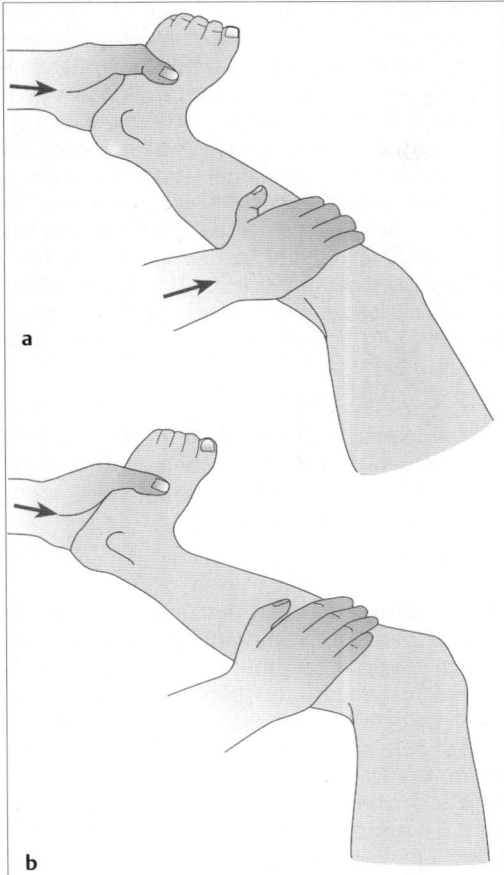

Abb. 1.**4a** u. **b** Prüfung des Pivot-shift-Zeichens nach Macintosh

Diese manuelle Untersuchung **ist grundsätzlich die wichtigste Funktionsprüfung** und ausschlaggebend für die Beurteilung des Gelenkzustandes. Die **radiologische Diagnostik**, auch mit Hilfe apparativer Verfahren, ist zwar als zusätzliche Maßnahme von Bedeutung, kann jedoch die gute manuelle Untersuchung nicht ersetzen. Es kommt hinzu, daß leider der Informationsgehalt vieler sog. gehaltener Röntgenaufnahmen „gleich Null" ist, weil sie nur im a.-p. Strahlengang und ohne definierten Flexionsgrad gemacht wurden. Standardisierte, reproduzierbare gehaltene Aufnahmen sind nur durch technisch sehr aufwendige Halteapparaturen (z. B. nach Scheuba, Rippstein, Stedtfeld u. ä.) zu realisieren (Abb. 1.**5**).

Der Trend der standardisierten Stabilitätsuntersuchung geht ohnehin in Richtung „nichtradiologische" Meßapparate mit Computerauswertung der Instabilitätszeichen.

Der Untersucher darf jedoch nie den Fehler machen, die „quasistatischen" Zeichen bei der Bandprüfung gleichzusetzen mit entsprechenden Ausfällen unter Alltags- oder Sportbela-

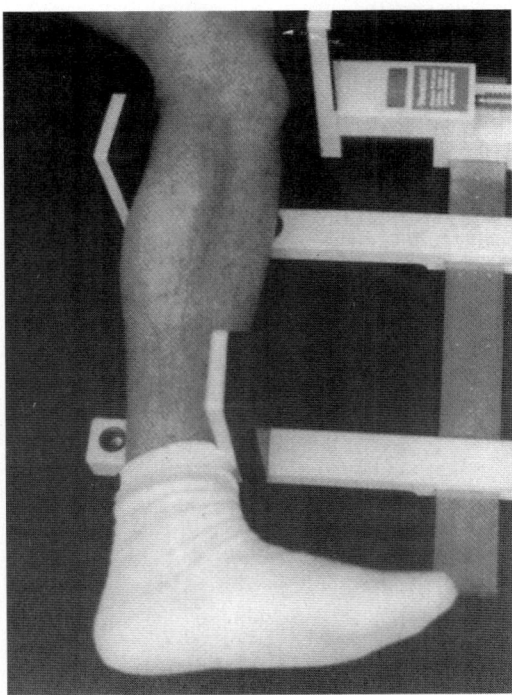

Abb. 1.**5** Lagerung im Halteapparat zur Prüfung der vorderen Knieinstabilität

bei 90 Grad Flexion in Mittelstellung sowie Außen- und Innenrotation des Unterschenkels zu prüfen. Anschließend ist dieselbe Prüfung in 60–70 Grad Flexion zu wiederholen. Bei groben dorsalen Instabilitäten, wie sie oft nach Verkehrsunfällen zu sehen sind, spürt man dabei keinen dorsalen Anschlag. Hierbei kann auch manchmal der „reversed-Pivot-shift-Test" nach Jakob gelingen, bei welchem das Knie zunächst in Beugung und der Unterschenkel in Außenrotation gehalten werden. Unter Valgusstreß wie beim Pivot-shift-Test geht man dann langsam in die extensionsnahe Stellung über. Schwierig wird die Objektivierung allemal, wenn Komplexinstabilitäten in mehreren Ebenen vorliegen und vielleicht auch noch das vordere Kreuzband zusätzlich insuffizient ist.

stung. Nicht selten nämlich finden wir relativ wenig objektive Instabilitätszeichen, während über ein „Wegknicken" geklagt wird, und umgekehrt kann das Kniegelenk bei eindeutiger klinischer Insuffizienz subjektiv als stabil empfunden werden. Dieses „giving way" kann jedoch auch andere Ursachen, z. B. eine Chondropathia patellae, haben.

Funktion

Kniegelenke können individuell überstreckbar sein, aber auch ein seitengleiches Streckdefizit aufweisen. Gemessen werden üblicherweise Streckung und Beugung, nicht jedoch die Rotation des Unterschenkels.

Oberes Sprunggelenk

Bandfestigkeit: Die laterale Sprunggelenkbandzerreißung ist die häufigste Bandverletzung beim Menschen. Bei der klinischen Untersuchung kann man oft schon bei Supination des Fußes mit dem Daumen der anderen Hand das „Aufgehen" des lateralen Gelenkspalts mit Vor-

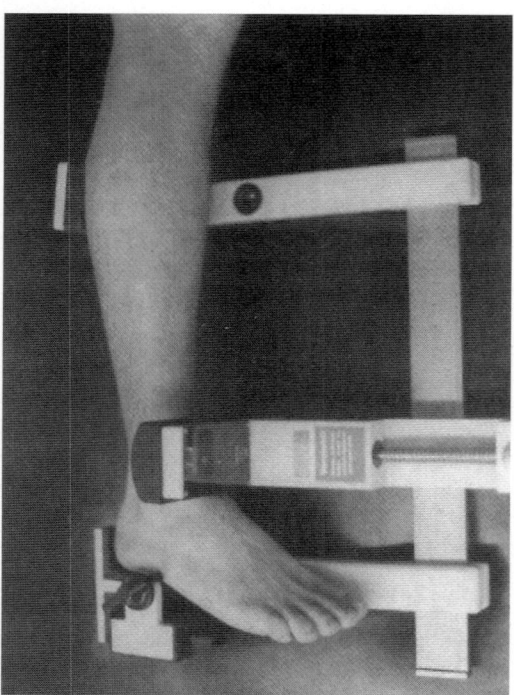

Abb. 1.6 Lagerung im Halteapparat zur Prüfung der vorderen Talusschublade

schub der Taluskante fühlen. Bei ausgeprägter lateraler Instabilität ist auch immer eine vermehrte Supination des Gesamtfußes vorhanden. Objektiviert werden kann die Instabilität durch gehaltene a.-p. und Seitenaufnahme in den entsprechenden Halteapparaten, wobei jedoch im Zweifelsfall immer der Seitenvergleich durchzuführen ist. Nicht selten stellt sich eine posttraumatische Instabilität bei näherer Prüfung als individuelle seitengleiche Bandlaxität heraus. (Abb. 1.6). Wichtig für eine Prüfung der Stabilität ist auch die Talusschublade mittels gelenknaher Fixation der Tibia von vorn, Fixation der Ferse mit kräftigem Schub.

Es ist ferner wichtig zu wissen, daß es auch posttraumatische **Instabilitäten der unteren Sprunggelenke** gibt, bei denen natürlich die Halteaufnahme des oberen Sprunggelenks falschnegative Befunde ergeben muß.

Funktion

In der Nullstellung steht der Unterschenkel gegenüber dem Fuß rechtwinklig wie beim aufrechten Stand. Bezugspunkte sind die beiden Malleolen, die vordere Tibiakante sowie der laterale Fußrand. In der Plantarflexion sind eine geringe Seitenverschiebung und Rotation möglich. In der Dorsalextensionsstellung ist der Talus jedoch vollständig in der Malleolengabel fixiert. Es wird üblicherweise bei gebeugtem Kniegelenk gemessen, da dann die Fußmuskulatur besser entspannt ist.

Plantarflexion/Dorsalextension: Debrunner (1973) gibt eine sehr zweckmäßige Messung an, wobei der Fuß flach auf den Boden gesetzt wird und der Unterschenkel maximal nach vorn bzw. nach hinten gebeugt wird. An der Achse des Unterschenkels kann der Bewegungsausschlag gemessen werden. Typischerweise werden jedoch die Bewegungen im oberen Sprunggelenk durch eine Peilung über den lateralen Fußrand gemessen.

Untere Sprunggelenke

Die Bewegungen im unteren Sprunggelenk, im Chopart- und Lisfranc-Gelenk sind praktisch immer miteinander kombiniert. Es empfiehlt sich aber, die Bewegungen im unteren Sprunggelenk und die Bewegungen im Chopart- sowie Lisfranc-Gelenk auch isoliert zu betrachten und zumindest für den persönlichen Eindruck die Bewegungen des Mittelfußes von denen des Vorfußes und des Rückfußes abzugrenzen. Es ist bei einiger Übung durchaus möglich, das Quergewölbe des Fußes als Bezugsachse zu benutzen und die Bewegungsausschläge in Graden zu messen. Üblicherweise genügt jedoch für die Routinefunktionsprüfung die Angabe der Beweglichkeit in Bruchteilen der Norm. Es empfiehlt sich dabei, sowohl das gesamte Bewegungsausmaß (Eversion/Inversion) als auch die Teilbeweglichkeit der sog. vorderen Kammer des Fußes durch Fixation des Rückfußes und der hinteren Kammer durch Fixation des übrigen Fußes zu prüfen.

Zehengelenke

Die Großzehengelenke können im Bedarfsfall nach der Neutral-Null-Methode exakt vermessen werden, während dies bei den Zehen II–V normalerweise nicht üblich ist. In besonderen Fällen kann allerdings auch hier nach der Neutral-Null-Methode vorgegangen werden.

Umfangs- und Längenmessungen

Umfangmessungen der Beine werden im Liegen durchgeführt. Die gefundenen Meßwerte sind, aufgerundet auf die nächste Fünfmillimeterstelle, im Meßblatt einzutragen. Die vorgesehenen Meßstellen sind im Meßblatt angegeben.

Messung der Beinlänge und evtl. Stumpflänge sollten ebenfalls so durchgeführt werden und protokolliert werden, wie es im Meßblatt vorgeschlagen ist.

2 Orthopädische Befunderhebung an Hals und Rumpf

G. Rompe

Vorbemerkung

Die dreistufige Ordnung des Achsenorgans mit seinen passiven Bauelementen, den energieliefernden Muskeln und den übergreifenden neuralen und vasalen Steuerungen und Versorgungen erfordert einen mehrstufigen Untersuchungsgang. Dabei hat der Gutachter Gelegenheit, sich durch eine geschickte und wechselvolle Untersuchung ein Bild zur Übereinstimmung von Beschwerdeangaben und Funktionsstörungen zu machen.

Es ist wichtig, Einzelbefunde in großer Zahl zu fixieren – auch wenn jeder einzelne Befund für sich allein nicht charakteristisch erscheint – und durch ausführliche Befundbeschreibungen, ggf. auch Foto- und Röntgendokumentation zu ergänzen. Nur so wird es gelingen, das Fundament zu einem ausreichend anschaulichen Gesamtbefund zu legen, anhand dessen später Besserungs- bzw. Verschlimmerungsmerkmale erörtert werden können.

Visuelle Prüfung

Um den Zeitaufwand ökonomisch zu gestalten, ist es zweckmäßig, die Inspektion, die Prüfung der aktiven Haltungsfähigkeit und die Prüfung der aktiven Wirbelsäulenbeweglichkeit gleichzeitig bei den einzelnen Untersuchungsgängen am Patienten vorzunehmen.

Die Befundaufzeichnung beginnt mit Angabe zu Alter, Größe, Gewicht und Konstitutionstyp.

Die Betrachtung von vorn erlaubt die Prüfung des Beckengeradstandes, der Rumpfsymmetrie, des Schultergleichstandes, der Brustkorbform und der Beschaffenheit der Bauchdecke.

Zur Prüfung des Beckengeradstandes am barfuß stehenden Probanden legt der Untersucher die Hände auf die Beckenkämme des Probanden oder besser noch seine Daumen an die untere Begrenzung des vorderen unteren Darmbeinstachels.

Diese manuelle Untersuchung hat selbstverständlich erhebliche Fehlerquellen, vor allem wegen des oft ausgedehnten Weichteilpolsters in dieser Region. In Zweifelsfällen ist eine Röntgenaufnahme der Lendenwirbelsäule und/oder des Beckens a.-p. im Stehen zur Befunddokumentation zu veranlassen.

Einem Beckenschiefstand liegen infolge der Hebelarme der beiden Beckenhälften nur $3/5$ der Beckenkammdifferenz als tatsächliche Beinlängendifferenz zugrunde (Roesler und Rompe 1972).

Der Ausgleich einer Beinlängendifferenz wird deshalb am besten durch Brettchenunterlage unter das verkürzte Bein vorgenommen, bis die Verbindungslinie zwischen den beiden vorderen unteren Darmbeinstacheln horizontal ausgerichtet ist (Abb. 2.1). Die Höhe der Brettchenunterlage entspricht dem tatsächlich erforderlichen Beinlängenausgleich.

Am Brustkorb ist nicht nur auf Deformitäten im Sinne vertikal verlaufender Einziehungen und Ausstülpungen (Trichterbrust, Kielbrust) oder querverlaufende Einschnürungen (Glockenthorax, Harrison-Furche) zu achten, sondern auch eine Brustkorbasymmetrie (Rippenbuckel bei Skoliose) zu beschreiben.

Die Betrachtung von der Seite führt zu Aussagen über Gewohnheitshaltung, Fähigkeiten zur aktiven Aufrichtung des Beckens und der Wirbelsäule, über Ausdehnung der Brustkyphose und Lendenlordose und die Lage ihrer Scheitelwirbel sowie zur Feststellung der Beckenneigung (gemessen an der Abweichung der Linie zwischen dem hinteren oberen und dem vorderen oberen Darmbeinstachel zur Horizontalen, die physiologisch 10–15 Grad beträgt).

Bei der Betrachtung von hinten wird der Beckengeradstand durch Auflage der Hände des Untersuchers (oder eines Tasterzirkels mit Wasserwaage) auf die Beckenkämme des Probanden geprüft. Eine Asymmetrie der Michaelis-Raute oder – beim Vorwärtsbeugen – ein seitliches Gefälle des Kreuzbeinplateaus – sind Hinweise auf eine Beinlängendifferenz.

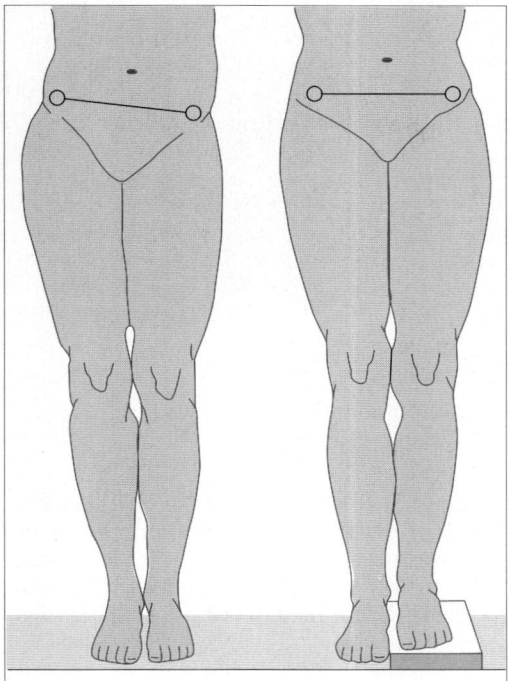

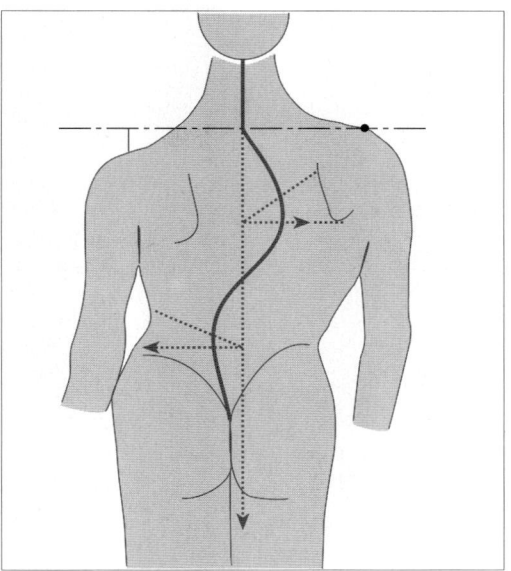

Abb. 2.**2** Höhendifferenz der Schultern und Schulterblätter und Asymmetrie der Taillendreiecke sind Kriterien der Skoliose (aus Debrunner, H. U.: Orthopädisches Diagnostikum. Thieme, Stuttgart, 5. Aufl. 1987)

Abb. 2.**1** Messung des Beinlängenunterschiedes mit Hilfe der Verbindungslinie beider Spinae iliacae anteriores superiores (aus Chapchal, G.: Orthopädische Krankenuntersuchung, 2. Aufl. Enke, Stuttgart 1971)

Der Verlauf der Dornfortsatzlinie ist im aufrechten Stand vor und nach Ausgleich eines Beckenschiefstandes sowie bei Rumpfvorbeuge um 90 Grad (oder bei Rumpfauflage) zu prüfen. Bei Wirbelsäulenverbiegungen ist zu erwähnen, ob das Lot aus dem 7. Halswirbeldornfortsatz (Vertebra prominens, letzter Dornfortsatz, der Halsbewegungen folgt) den 5. Lendendornfortsatz trifft.

Die Symmetrie der Taillendreiecke, der unteren Schulterblattwinkel, der Schulterbreite und der Schulterkulisse ist zu prüfen (Abb. 2.**2**); sie fehlt bei Wirbelsäulenverbiegungen. Fast alle fixierten Skoliosen gehen mit konvexseitigem Rippenbuckel und Lendenwulst einher, die vor allem bei Vorwärtsbeugung neben der Abweichung der Dornfortsatzreihe und der Brustkorbasymmetrie auffallen (Abb. 2.**3**).

Bei Wirbelsäulenverbiegungen sind Zahl, Richtung und Scheitelpunkt jeder einzelnen Krümmung zu nennen. Wegen der oft erheblichen Diskrepanz zwischen klinischem und radiologi-

schen Befund ist eine Röntgendokumentation anzustreben.

Geprüft werden:

Rechts-/Linksseitneigung des Rumpfes	40-0-40 Grad
Rechts-/Linksdrehung	30-0-30 Grad

bei festgestelltem Becken sowie die Vorbeugung und Rückneigung der Wirbelsäule. Rumpfdrehungen werden an der Abweichung der queren Schulterachse zur queren Beckenachse gemessen. Die Rumpfseitneigung an der maximalen Annäherung der Fingerkuppe zum Fußboden oder an der Abweichung der „Verbindungslinie 7. Halswirbeldornfortsatz/5. Lendenwirbeldornfortsatz" zur Vertikalen (Abb. 2.**4**, 2.**5**).

Die Vorbeugung wird an der maximalen Annäherung der Mittelfingerkuppe zum Fußboden festgestellt (FBA 10 cm).

Über die Entfaltbarkeit der Brustwirbelsäule gibt die Messung nach Ott Auskunft (Abb. 2.**6**). Gemessen wird die Veränderung einer in Ruhehaltung vom 7. Halswirbeldornfortsatz (Vertebra prominens) nach kaudal aufgetragenen Distanz von 30 cm:

BWS-Vor-/Rückneigung	32-30-27 cm.

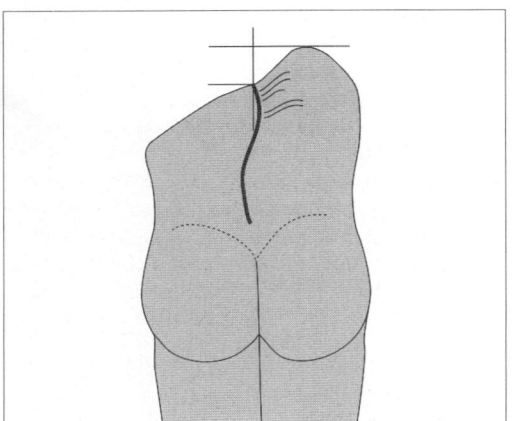

Abb. 2.**3**   Prüfung des Rippenbuckels bei Rumpfvorbeuge (nach Debrunner)

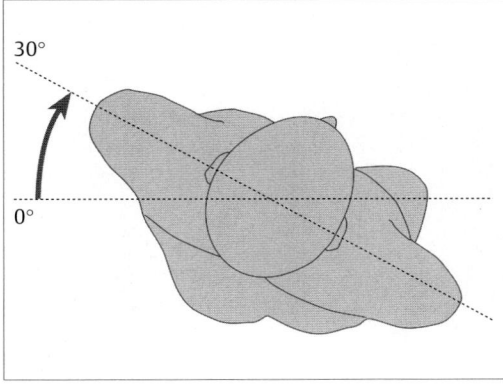

Abb. 2.**4**   Messung der Rumpfdrehung (nach Debrunner)

Über die Entfaltbarkeit der Lendenwirbelsäule unterrichtet das Maß nach Schober. Festgestellt wird die Veränderung einer in Ruhehaltung vom Dornfortsatz S 1 nach kranial aufgetragenen Distanz von 10 cm:

LWS-Vor-/Rückneigung   15-10-8 cm.

Die Untersuchung der aktiven Rumpfvorbeuge ergibt recht brauchbare Hinweise auf die Kyphosierbarkeit und Rundung der Brust- und Lendenwirbelsäule; die Beobachtung der aktiven Wiederaufrichtung und der Rückneigung erlaubt das Ausmaß der Lordosierbarkeit zu beurteilen. Bei nicht fixierten Kyphosen gibt die Aufrichtung gegen leichten Widerstand der Handfläche des Untersuchers (als Hypomochlion unterhalb des Krümmungsscheitels) Auskunft über die Korrigierbarkeit des Rundrückens.

Die orientierende Funktionsuntersuchung der Halswirbelsäule kann ebenfalls am stehenden Probanden erfolgen und nach der Neutral-Null-Methode dokumentiert werden (Abb. 2.**7**, 2.**8**).

Prüfung aus Neutralstellung:

HWS-Beugung/-Streckung   45-0-45 Grad,
HWS-Rechts-/Linksneigung   45-0-45 Grad,
HWS-Rechts-/Linksdrehung   80-0-80 Grad.

Prüfung aus maximaler Vorbeugung:

HWS-Rechts-/Linksdrehung   45-0-45 Grad.

Prüfung aus maximaler Rückwärtsneigung:

HWS-Rechts-/Linksdrehung   60-0-60 Grad.

Beugung und Streckung der Halswirbelsäule können auch verläßlich mit der Bestimmung des Kinn-Brustbein-Abstandes und die Seitneigung durch den Abstand Ohrläppchen/Schultereckgelenk in Zentimetern dokumentiert werden.

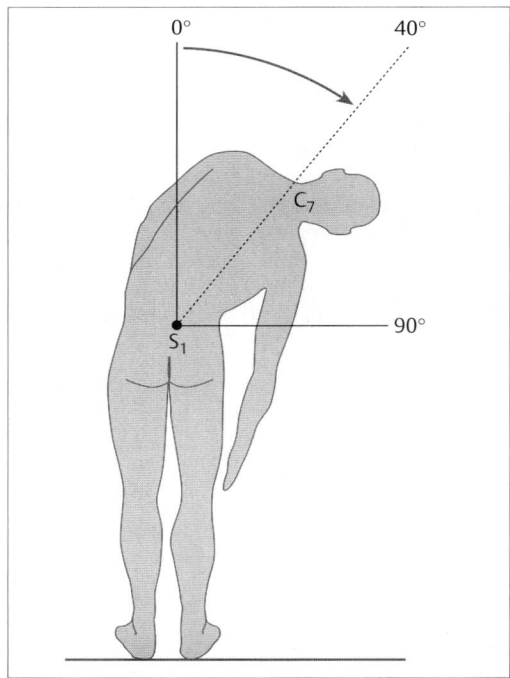

Abb. 2.**5**   Messung der Seitneigbarkeit des Rumpfes (nach Debrunner)

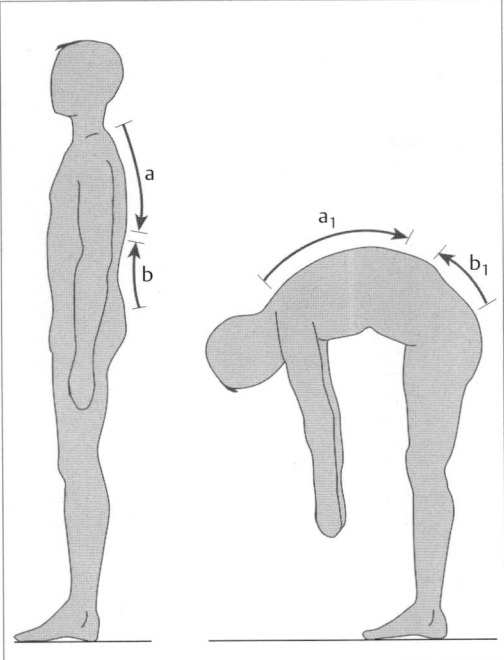

Abb. 2.**6** Über die Entfaltbarkeit der Brustwirbelsäule (a–a₁) gibt das Ott-Maß, über die Entfaltbarkeit der Lendenwirbelsäule (b–b₁) das Schober-Maß Auskunft (nach Debrunner)

Bei Vorbeugung des Kopfes erfolgt die Drehung infolge Wirbelbandstraffung vorwiegend im Segment C 1/C 2 Bei ergiebiger Kopfrotation erfolgt die Nickbewegung fast ausschließlich im Segment C 0/C 1).

Die visuelle Untersuchung des Achsenorgans endet mit der Untersuchung im Liegen. Beim Gang (zum Untersuchungstisch) prüft der Arzt beidhändig die wechselseitige Entspannung der Lendenstreckmuskulatur. Beschrieben wird das Ausmaß der verbleibenden Brustkyphose (Rundrücken) mit Lendenlordose (Hohlkreuz) sowie eines evtl. Hinterhaupt-Unterlagen-Abstandes (Flêche) bei Rückenlage des Probanden auf ebener Untersuchungsliege, gefolgt von der Beschreibung eines evtl. Rippenbuckels oder einer Seitenausbiegung des Dornfortsatzverlaufs in Bauchlage (mit Hinweisen auf die Befundänderung gegenüber der Untersuchung im Stehen).

Vor allem im Bereich der Halswirbelsäule sollte das Ergebnis einer Bewegungseinschränkung am liegenden Patienten überprüft werden.

Viele dieser Befunde – auch die Bewegungsausschläge – lassen sich durch Fotografien im übrigen besser als durch Worte dokumentieren.

Manuelle Untersuchung

Die manuelle Untersuchung informiert zuverlässig über den Tonus und die Trophik der Weichgewebe (Myogelosen, Hautverschieblichkeit u. ä.). Die Prüfung der Kraftentfaltung beim Rückwärtsaufrichten aus Bauchlage und/oder aus dem Überhang gegen die eigene Schwere (während die Hand des Untersuchers die Funktionsmuskulatur tastet) gehören zu den Feststellungen des Sachverständigen, mit denen latente Paresen, Muskelatrophien und funktionelle Fehlinnervationen belegt werden.

Die eigenständige Wirbelsäulenprüfung sollte stets durch eine fremdtätige Prüfung der Wirbelsäulenbeweglichkeit ergänzt werden, weil letztere ergiebiger und segmentbezogener ist als Summationsaussagen über die Kraft der Rückenstrecker oder den Fersenstauchschmerz.

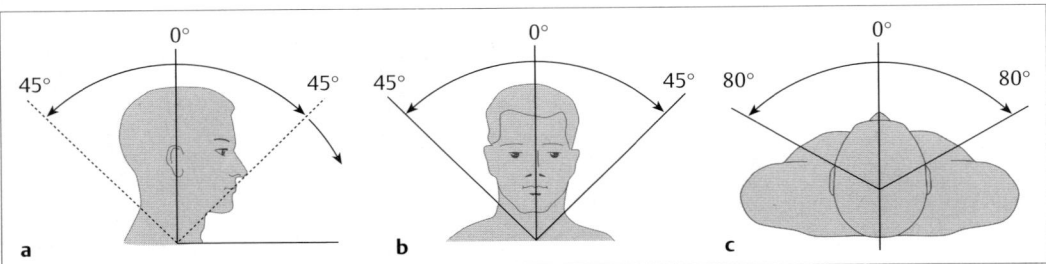

Abb. 2.**7a–c** Bewegungsausschläge der Halswirbelsäule bei Vor- und Zurückneigen **(a)**, Rechts-links-Neigung **(b)** und Rechts-links-Drehung **(c)** (nach Debrunner)

Meßblatt für die Wirbelsäule (nach der Neutral-0-Methode)

Name:

geb.:   Aktenzeichen:

Untersuchungstag:

Untersuchender Arzt:

Abb. 1   35°–45°   0   35°–45°

Abb. 2   45°   0   45°

Abb. 3   60°–80°   0   60°–80°

Abb. 4   Flexion   30°–50°   0   Extension   30°–40°

Abb. 5   0   30°–40°

Abb. 6   50°–60°

Halswirbelsäule:				
Vorneigen/Rückneigen	(Abb. 1)			
Seitneigen rechts/links	(Abb. 2)			
Drehen rechts/links	(Abb. 3)			
Kinnspitzen-Schulterhöhen-Abstand bei maximaler Drehseitneigung		rechts		cm
		links		cm
BWS und LWS				
Beckentiefstand		rechts		cm
		links		cm
DF-Reihe: BWS-LWS				
Seitprofil				
Vorneigen/ Rückneigen	(Abb. 4)			
Finger-Boden-Abstand	(Abb. 8,d)			cm
Finger-Fußspitzen-Abstand auf U-Liege	(Abb. 9)			cm
Seitneigen rechts/links	(Abb. 5)			
Drehen im Sitzen rechts/links	(Abb. 6)			

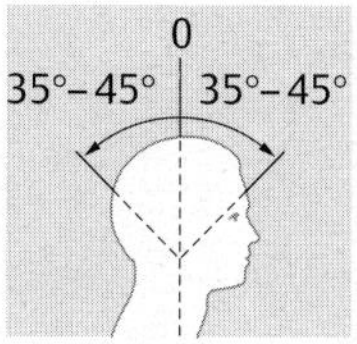

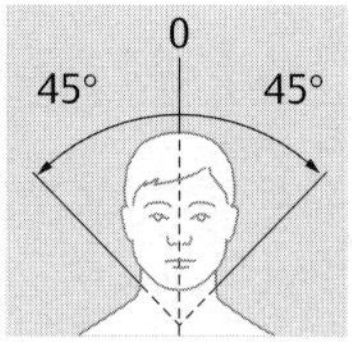

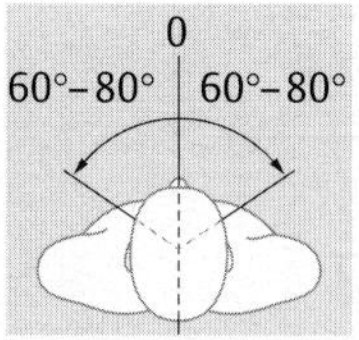

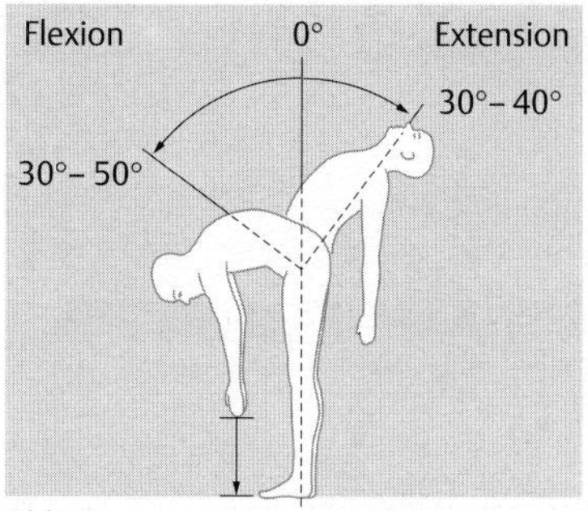

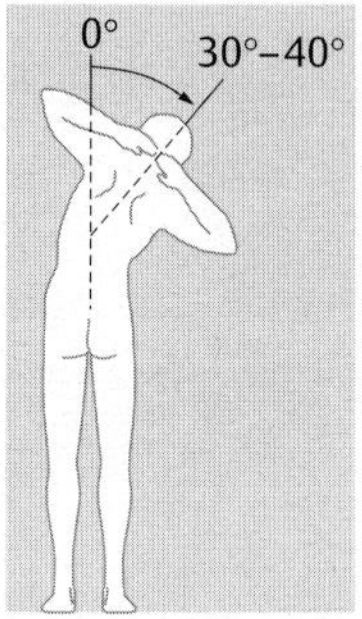

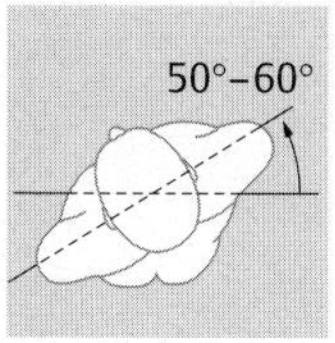

Abb. 7

a : a' = 30 : 32
b : b' = 10 : 15
c : c' = 10 : 14
d = 10 cm

Abb. 8

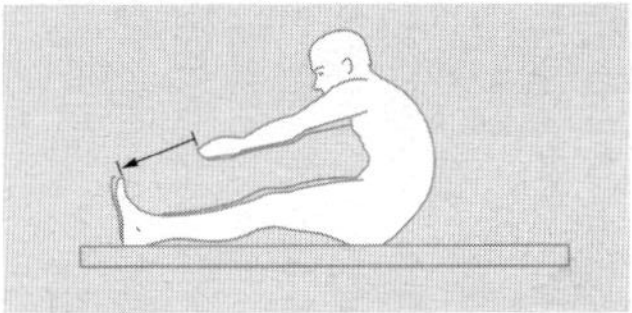

Abb. 9

Liege-Jugulum-Abstand	(Abb. 7)		cm
Ott DF C7 – 30 cm kaudal	(Abb. 8,a)		cm
Schober DF S1 – 10 cm kranial	(Abb. 8,b)	/	cm
Meßstrecke 10 cm mit Mittelpunkt DF L1	(Abb. 8,c)	/	cm
Finger-Boden-Abstand	(Abb. 8,d)	/	cm
Atembreite über den Mamillen		/	cm
Bauchumfang in Nabelhöhe			cm
Finger-Fußspitzen-Abstand bei Aufrichtung aus Rückenlage	(Abb. 9)	/	cm

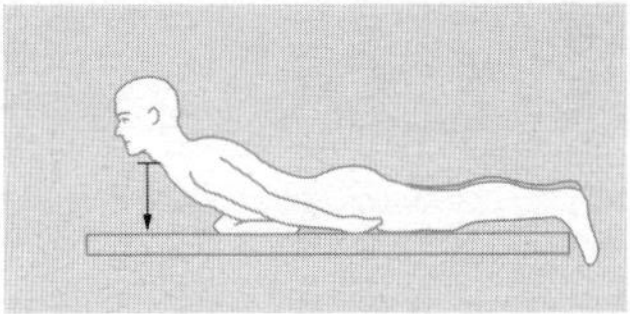

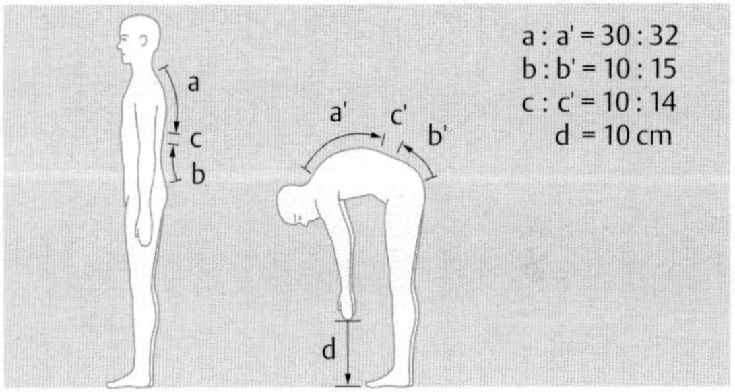

Abb. 2.**8**   Meßblatt für die Wirbelsäule (nach der Neutral-Null-Methode)

Die Tastpalpation der Dornfortsatzspitzen gibt einen Hinweis auf Druckempfindlichkeit der ligamentären Strukturen dort.

Die Federungspalpation der Dornfortsätze in Bauchlage führt zu einer Ventralverschiebung des Wirbels und damit zu einer nahezu isolierten Beanspruchung von 2 benachbarten Bewegungssegmenten mit den dazugehörigen Bandscheiben und Bändern; der Aussagewert dieser Untersuchung ist also gerade in funktioneller Hinsicht von hohem Wert.

Bei der Prüfung des segmentalen Bewegungsspiels läßt sich die Vor- und Rückwärtsneigung eines Wirbelsäulensegments in Seitenlage des Patienten bei über das Becken bzw. über den Kopf angreifenden geführten lordosierenden und kyphosierenden Bewegungen am Ausmaß der Exkursion benachbarter Dornfortsätze palpieren.

Die Prüfung der segmentalen Seitneigungsfähigkeit (in der Regel mit Konkavrotation der Dornfortsätze an Brust- und Lendenwirbelsäule bzw. Konvexrotation der Dornfortsätze an der Halswirbelsäule) läßt sich bei passiver Seitneigung des Kopfes gegenüber dem Rumpf bzw. des Rumpfes gegenüber dem Becken ebenfalls an der Reaktion zweier benachbarter Dornfortsätze ablesen.

Gerade an der Halswirbelsäule ist es besonders wichtig, nicht nur bei eigentätiger, sondern auch bei geführter Bewegung zu prüfen. Die Halsregion ist mit zahlreichen nervalen Rezeptoren ausgestattet, wodurch das Bewegungsmuster der Halswirbelsäule stärker in das Bewegungsbild des Untersuchten eingeordnet ist, als dies für die beiden anderen Regionen der Wirbelsäule gilt. Differenzen zum tatsächlichen Bewegungsvermögen sind deshalb gerade hier besonders häufig.

Die Untersuchung bei geführten Summationsbewegungen und die Abtastung der in der Tiefe liegenden knöchernen Elemente und Gelenkstrukturen verlangt, daß die Kopfhaltemuskulatur der zervikalen Region vollkommen entspannt ist. Die schonendste Untersuchung ist deshalb die, bei der die eine Hand des Untersuchers den Kopf des Probanden stützt, während die andere Hand und Kopf führt. Die geführte Untersuchung der Summationsbewegung ist allerdings ebenso wie die manualmedizinische Untersuchung der monosegmentalen Beweg-

lichkeit sehr stark von der Mitarbeit des Untersuchten abhängig.

Die Dokumentation der segmentalen Bewegung gelingt vorläufig nur auf Röntgenfunktionsaufnahmen. Rotationsbewegungen der Hals-Kopf-Gelenke (C 0 bis C 2) lassen sich mit der funktionellen zervikalen Computertomographie oder Kernspintomographie darstellen.

Der physiologische Bewegungsausschlag in den einzelnen Zwischenwirbelsegmenten ist gut bekannt (Arlen 1979, Gutmann 1982); sorgfältige Ausmessungen von unter optimalen Bedingungen zustandegekommenen Funktionsaufnahmen eignen sich deshalb zum Nachweis isolierter Bewegungsstörungen.

Nicht nur die Summationsbewegung, auch das Ergebnis röntgenologischer Funktionsaufnahmen ist von der Mitarbeit des Untersuchten abhängig. Auch Ungeübten gelingt es, die Bewegung segmentbezogen zu stören. Bei unzureichender Mitarbeit verlieren deshalb selbst röntgenologische Verlaufskontrollen von Funktionsaufnahmen erheblich an Aussagefähigkeit (Rompe 1989). Das gleiche gilt natürlich auch für andere bildgebende Verfahren.

Die Untersuchung der tiefen (autochthonen) Rückenmuskulatur erfolgt zweckmäßig in entspannter Bauchlage (schmerzlose oder schmerzhafte paravertebrale Muskelhärten, dattelkerngroße Myogelosen, Insertionstendinosen?).

Beschwerden an der Rückseite des Beines verstärken sich oft bei zunehmender Hüftbeugung des im Kniegelenk gestreckten Beines im Liegen. Der Unterlagenabstand kann in Winkelgraden bis zur Erträglichkeitsgrenze angegeben werden (Lasègue-Zeichen). Schmerzverstärkung in dieser Position durch passive Dorsalflexion des Fußes (Bragard-Zeichen) oder passive Dorsalflexion der Großzehe (Turyn-Zeichen) erhärtet den Verdacht auf eine Wurzelreizsymptomatik.

Mit der Überstreckung im Hüftgelenk läßt sich die gleichseitige Kreuzbein-Darmbein-Fuge überprüfen (Zeichen von Mennell). M. iliopsoas und die ischiokrurale Gruppe neigen zu Verkürzungen (als Ursache oder Folge einer Beckenkippung mit Hohlkreuz). Mangelnde Dehnbarkeit des M. iliopsoas (Lenden-Darmbein-Muskel) diagnostiziert man am Ausbleiben der Entlordosierung in Rückenlage, wenn der gegenseitige M. iliopsoas bei angestelltem Bein durch Hüftbeugung entlastet ist; in schweren Fällen verbleibt auch eine Restbeugung im Hüftgelenk. Mangelnde Dehnbarkeit der ischiokruralen Gruppe eines Beines (M. biceps femoris, M. semimembranosus und M. tendinosus = hamstrings) diagnostiziert man an der Streckbehinderung des Kniegelenks bei vorgegebener Hüftbeugung.

Der Halteleistungstest nach Matthiass (Beibehaltung aufgerichteter Rumpfhaltung trotz gleichzeitiger Armvorhalte über 30 Sekunden) ist nur für das Schulkindalter (7–14 Jahre) aussagekräftig.

Röntgenbefund

Hinzuziehung und sorgfältige Auswertung alter Röntgenaufnahmen sind mindestens ebenso wichtig wie die Anfertigung neuer Bilder. Die Erstbegutachtung erfordert eine gründliche Röntgendokumenation (mit der z. B. Unfallbefund und unfallunabhängige Veränderungen der Wirbelsäule gegeneinander abgegrenzt werden).

Bei Wirbelsäulenbefunden sind auch unter Berücksichtigung des Grundsatzes der Verhältnismäßigkeit hinsichtlich der Strahlenbelastung Wirbelsäulenganzaufnahmen in 2 Ebenen im Stehen und Abschnittsaufnahmen in 2 Ebenen im Liegen zweckmäßig. Wo die technischen Voraussetzungen für Ganzaufnahmen fehlen, müssen Aufnahmen des betroffenen Wirbelsäulenabschnitts ausreichen, wobei allerdings je 5 angrenzende Wirbelkörper in die Aufnahme einbezogen werden sollten.

Bei der Erstbegutachtung – später nur in besonderen Fällen – sind Funktionsaufnahmen des betroffenen Wirbelsäulenabschnitts seitlich in Vor- und Rückwärtsneigung sowie im sagittalen Strahlengang bei Links- und Rechtsseitneigung zur Bestimmung der Segmentstabilität und -deformierung angezeigt. Spätere Begutachtungen erfordern im allgemeinen nur die Wiederholung der Aufnahmen des betroffenen Wirbelsäulenabschnitts einschließlich der Nachbarwirbel.

Literatur

Arlen, A.: Röntgenologische Funktionsdiagnostik der Halswirbelsäule. Manu. Med. 17 (1979) 2

Buckup, K.: Klinische Tests an Knochen, Gelenken und Muskeln. Thieme, Stuttgart 1995

Frisch, H.: Programmierte Untersuchung des Bewegungsapparates, 6. Aufl. Springer, Berlin 1995

Gutmann, G.: Die funktionelle Pathologie und Klinik der Wirbelsäule, B. II. Fischer, Stuttgart 1982

Ludolph, E.: Gutachtliche Befunderhebung nach Rückenverletzungen. Akt. Traumatol. 26 (1996) 135–139

Roesler, H., G.: Rompe: Beinlängendifferenz und Verkürzungsausgleich. Z. Orthop. 110 (1972) 623

Rompe, G.: Kritische Stellungnahme zum aktuellen Stand der Beschleunigungsverletzung der HWS. In: Krause, W.: Die Halswirbelsäule. Praktische Orthopädie, Bd. 19. Schork, Bruchsal 1989 (S. 285)

3 Neurologische Diagnostik

G. Rompe

Auch der Nichtneurologe sollte über ein gründliches Basiswissen verfügen, um entsprechende Störungen zu diagnostizieren und kompetenter Begutachtung zuführen zu können. Dabei ist zu berücksichtigen, daß sich die funktionellen Ausfälle häufig weitgehend überlagern, ja mitunter der MdE-Vorschlag des einen Fachgebiets die Funktionsstörung auf dem anderen Fachgebiet voll umfaßt, also aus der Tatsache einer fachgebietsübergreifenden Funktionsstörung nicht ohne weiteres eine stärkere Beeinträchtigung (und damit höhere MdE) abgeleitet werden darf.

Motorische Ausfälle

Schlaffe Paresen

Peripherneurologische Ausfälle führen zu klar umrissenen, meist gut erkennbaren typischen Funktionsstörungen. Für die häufigsten isolierten Nervenschäden gibt es zahlreiche – leider oft weit auseinanderklaffende – MdE-Vorschläge, die bei Rauschelbach u. Jochheim (1995) zusammengetragen sind.

Spastische Lähmungen

Zentralnervöse Störungen können zu pyramidalen und extrapyramidalen Ausfällen an den Gliedmaßen führen. Auch multiple Sklerose, angeborene und erworbene Rückenmarkschäden führen oft zu Funktionsausfällen. Auf Blasen-, Mastdarm- und Potenzstörungen ist zu achten.

Rezeptorenausfälle

Sensibilitätsstörungen einzelner Nerven sind nur in der Autonomzone kennzeichnend (Tab. 3.1). In den Randzonen ist dagegen eine Mitversorgung durch Nachbarnerven festzustellen. Durch Training der Rezeptoren der Nachbarvenen im mitversorgten Gebiet kommt es außerhalb der Autonomzonen zu einer Besserung der Sensibilität. Deshalb erlaubt die Besserung des Sensibilitätsausfalls außerhalb der autonomen Zone keinen Rückschluß auf die Regeneration eines geschädigten Nervs.

Wegen der überlappenden Sensibilität ist bei monoradikulären Ausfällen in der Regel keine Hypästhesie zu erwarten. Erst beim Ausfall von zwei Wurzeln kommt es zu einem schmalen hypästhetischen Streifen. Bei radikulären Ausfällen steht also die Störung der Schmerzempfindlichkeit im Vordergrund.

Vegetative Ausfälle (Störungen der Schweißsekretion und Piloarrektion) sind bei Wurzelschädigungen nicht zu erwarten, wohl aber bei Schädigung bestimmter Nerven, vor allem der Nn. medianus und tibialis.

Tabelle 3.**1** Unterschiedliche Rezeptorenausfälle bei Schädigung einer Nervenwurzel bzw. eines peripheren Nervs (aus Mumenthaler, M., H. Schliack, Läsionen der peripheren Nerven. Thieme, Stuttgart 1979)

	Radikulärer Ausfall	Nervenausfall
Hypalgesie	+ + +	+
Hypästhesie	+	+ + +
Vegetative Symptome	keine	(+)

Trophische Störungen

Bei (nahezu) kompletter Unterbrechung eines Nervs ist zunächst eine Atrophie der zugehörigen Muskeln zu erwarten. Später kommt es zu trophischen Störungen im Bereich der Haut und Hautanhangsgebilde, also zu Verhornungsstörungen, Schweißsekretionsstörungen und Wundheilungsstörungen. Für die Finger gilt die Zuspitzung der Fingerbeeren im Bereich der Nagelkuppe als typisches Zeichen einer trophischen Störung (Tab. 3.**2** u. 3.**3**).

Kausalgie

Die Kausalgie wird als eine komplexe Störung definiert, die tief in die Persönlichkeit eingreift und Ausdruck von Empfindung, Wahrnehmung

Tabelle 3.**2** Wichtige Muskeleigenreflexe (nach Suchenwirth u. Wolf)

Bezeichnung	Wirkung	Nerv	Wurzel
Biceps-brachii-Reflex	Armbeugung	N. musculocutaneus	C 5–C 6
Brachioradialisreflex	Armbeugung	N. radialis	(C 5)–C 6
Triceps-brachii-Reflex	Armstreckung	N. radialis	C 6–C 7 (–C 8)
Pronatorreflex	Pronation	N. medianus	C 6–C 7 (C 8)
Flexor-policis-Reflex	Daumenbeugung	N. medianus	C 7–C 8
Pektobralisreflex	Armadduktion	N. thoracicus anterior	C 5–C 8
Adduktorenreflex	Beinadduktion	N. obturatorius	L 2–L 3 (L 4)
Quadrizepsreflex[1]	Unterschenkelhebung	N. femoralis	L 2–L 4
Semireflex	Unterschenkelbeugung	N. ischiadicus	S 1
Biceps-femoris-Reflex	Unterschenkelbeugung	N. ischiadicus	S 1–S 2
Triceps-surae-Reflex[2]	Plantarflexion des Fußes	N. tibialis	S 1–S 2
Tibialis-posterior-Reflex	Einwärtsbewegung des Fußes	N. tibialis	L 5
Sonstige Reflexe			
Kornealreflex	Kontraktion des M. orbicularis oculi	N. trigeminus, N. facialis	
Bauchhautreflex	Verziehen des Nabels		Th 7–Th 12
Kremasterreflex	Hochziehen des Hodens	N. genitofemoralis	L 1–L 2
Fußsohlenreflex	Dorsalflexion von Fuß und Zehen	N. tibialis	S 1–S 2
Mayer-Zeichen	Opposition und Adduktion des Daumens	N. ulnaris, N. medianus	C 8–Th 1

[1] auch Patellarsehnenreflex genannt
[2] auch als Achillessehnenreflex bezeichnet

Tabelle 3.**3** Leitsymptome bei geschädigten Nerven (aus Suchenwirth, R. M. A., G. Wolf: Neurologische Begutachtung, 2. Aufl. Fischer, Stuttgart 1987)

Geschädigter Nerv	Leitsymptom
Ulnaris	Krallenhand
Medianus	Schwurhand (Predigerhand)
Armplexus	Schulter-Arm-Lähmung
Radialis	Fallhand
Peronaeus (Fibularis)	Steppergang (Platschfuß)
Ischiadikus	Unterschenkelbeugung- und Fußlähmung
Axillaris	Deltoideuslähmung
Supraskapularis	Außenrotatorenlähmung „kann sich nicht am Kopf kratzen"
Thorakodorsalis	Innenrotatorenlähmung
Thoracicus longus	Serratuslähmung (Scapula alata)
Dorsalis scapulae	Außenrotation der Skapula
Muskulokutaneus	Armbeugerschwäche
Obturatorius	Adduktorenschwäche
Tibialis	„Hohlfußklaue" – Plantarflexion des Fußes aufgehoben

und bewußtem Erleben ist. Die Kausalgie ist an zentrale Strukturen und neuropsychische Funktionen gebunden. An den Gliedmaßen stehen vegetative trophische Störungen im Sinne eines Sudeck-Syndroms im Vordergrund.

Die entsprechenden Veränderungen finden sich nicht nur im Ausbreitungsgebiet des betroffenen Nervs, sondern im einem ganzen peripheren Gliedmaßenabschnitt. Das typische, oft wochen- oder sogar monatelang anhaltende wellenförmige Schmerzsyndrom wird vor allem durch taktile, akustische und emotionelle Reize verstärkt.

Regenerationszeiten, Nerven

Die Zeit für die vollständige Regeneration eines peripheren Nervs ist außerordentlich lang. Für den Ischiasnerv sind bis zu 3 Jahre zu veranschlagen, für die Armnerven etwa 2 Jahre. Die Kenntnis der Regenerationszeiten ist für die prognostische Beurteilung und die Festsetzung eines Nachuntersuchungstermins wichtig:

N. radialis	6–30 Monate,
N. medianus	4–25 Monate,
N. ulnaris	4–25 Monate,
N. ischiadicus	4–30 Monate,
N. peronaeus	11–30 Monate.

Abgesehen von seltenen Fällen, muß man damit rechnen, daß das motorische Defizit nach einem Jahr bleibt und nur die nichtdenervierte Muskulatur trainiert werden kann.

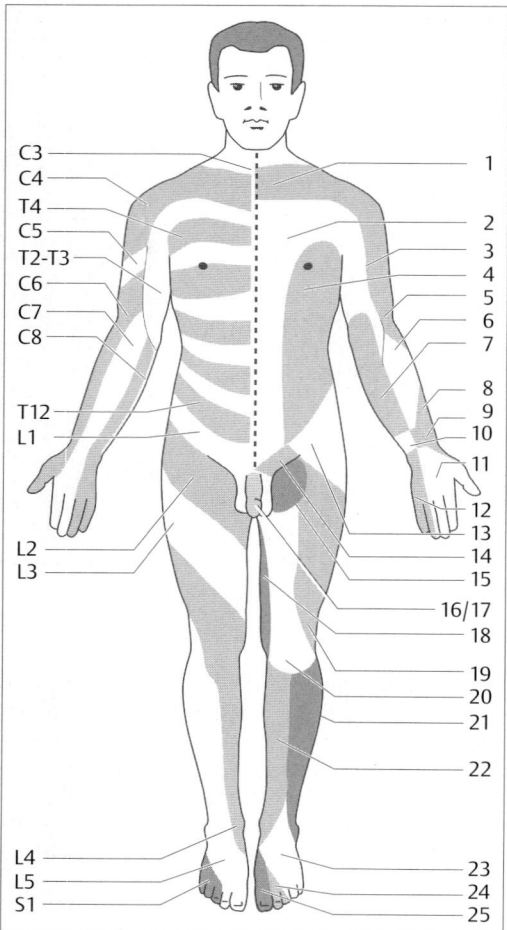

C3
C4
T4
C5
T2-T3
C6
C7
C8

T12
L1

L2
L3

L4
L5
S1

1
2
3
4
5
6
7
8
9
10
11
12
13
14
15
16/17
18
19
20
21
22
23
24
25

Abb. 3.1 Segmentale Verteilung der Spinalnerven und Hautversorgungsgebiete der peripheren Nerven (aus Suchenwirth, R. M. A.: Neurologische Begutachtung. Fischer, Stuttgart 1977)

a von vorn

 1 Nn. supraclaviculares
 2 Nn. cutanei anteriores nn. intercostalium
 3 N. cutaneus brachii lateralis
 4 Nn. cutanei laterales nn. intercostalium
 5 N. cutaneus brachii posterior
 6 N. cutaneus antebrachii lateralis
 7 N. cutaneus antebrachii medialis
 8 R. superficialis n. radialis
 9 R. palmaris n. mediani
10 R. palmaris n. ulnaris
11 Nn. digitales palmares (n. medianus)
12 Nn. digitales palmares (n. ulnaris)
13 R. cutaneus lateralis n. iliohypogastrici
14 N. iliohypogastricus
15 R. femoralis n. genitofemoralis
16 R. genitalis n. genitofemoralis
17 N. dorsalis penis (n. pudendus)
     N. dorsalis clitoridis (n. pudendus)
18 R. cutaneus n. obturatorii
19 N. cutaneus femoris lateralis
20 Rr. cutanei anteriores n. femoralis
21 N. cutaneus surae lateralis
22 N. saphenus
23 Nn. cutanei dorsales pedis
24 N. suralis
25 N. peronaeus profundus

Spätparesen

Chronische Schädigungen durch perineurale Prozesse sind noch Jahre bis Jahrzehnte nach erfolgter Verletzung zu erwarten. Paradebeispiel ist das Ulnarisrinnensyndrom mit Ausbildung einer Ulnarisspätlähmung, bei der im allgemeinen die ulnarisversorgte Muskulatur an der Hand (Kleinfingerballen, Daumenadduktion und -beugung) stärker befallen ist als der ulnare Handgelenkbeuger und die tiefen Beuger des 3.–5. Fingers.

Als Postpoliomyelitissyndrom wird eine neuerliche Zunahme der motorischen Schwäche nach 20–30 Jahren bezeichnet, die entweder auf eine Axonopathie oder auf eine Sekundärmyopathie zurückzuführen ist. Dabei spielt die Dekompen-sation des hypertrophierten Restmuskels oder der durch Reinnervation kritisch vergrößerten motorischen Einheiten offenbar die entscheidende Rolle.

Pseudolähmungen

Lähmungsähnliche Befunde werden bei Schmerzschonhaltung und bei Sehnenverletzungen beobachtet.

Selbst nach knöchernen Verletzungen der Speiche an typischer Stelle wird der Ausfall der Daumenstreckung nicht selten auf die Schädigung eines Astes des R. profundus n. radialis bezogen, ohne die Ruptur der langen Daumenstrecksehne in Rechnung zu stellen, obwohl dieses Krank-

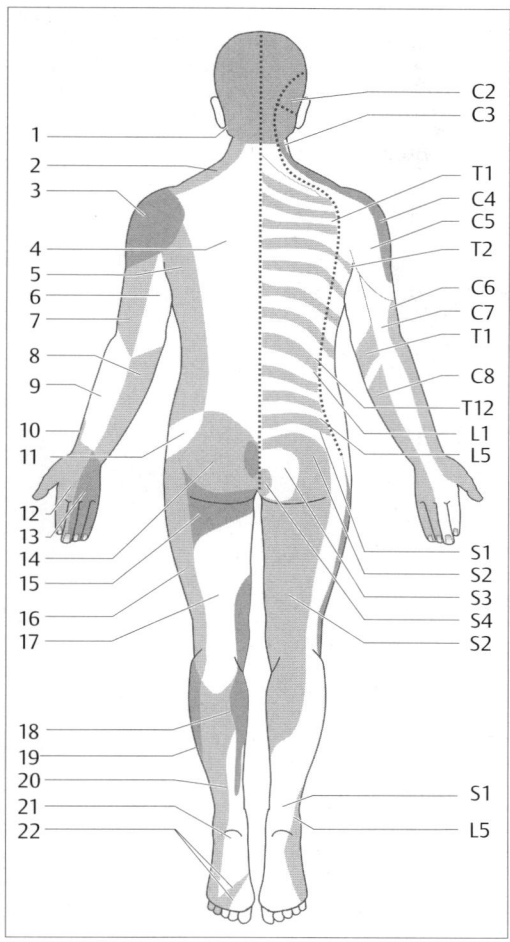

b von hinten

1 N. occipitalis major
2 Nn. supraclaviculares
3 N. cutaneus brachii lateralis
4 Rr. dorsales nn. cervicalium et thoracalium
5 Nn. cutanei laterales nn. intercostalium
6 N. cutaneus brachii medius
7 N. cutaneus brachii posterior
8 N. cutaneus antebrachii medialis
9 N. cutaneus antebrachii posterior
10 N. cutaneus antebrachii lateralis
    (n. musculocutaneus)
11 R. cutaneus lateralis n. hypogastrici
12 R. superficialis n. radialis
13 R. dorsalis n. ulnaris
14 Nn. clunium superiores
15 Nn. clunium inferiores
16 N. cutaneus femoris lateralis
17 N. cutaneus femoris posterior
18 N. saphenus
19 N. cutaneus surae lateralis
20 N. cutaneus surae medialis
21 N. suralis
22 Nn. plantares mediales et laterales

heitsbild schon lange unter dem Namen „Trommlerlähmung" bekannt ist.

Auch das Chassaignac-Syndrom der Radiusköpfchenluxation des kleinen Kindes tritt oft unter dem Bild der plötzlichen Armlähmung in Erscheinung.

Psychogene Paresen

Funktionelle Lähmungen lassen sich durch elektroneurologische Untersuchung enttarnen. Der Verdacht auf funktionelle Lähmung ergibt sich aus der Diskrepanz zwischen Lähmung und Umfangsdifferenz, aus wechselnder Mitarbeit während des Untersuchungsvorganges, aus Einbeziehung von Muskeln und Ausbreitung von Ge-

fühlsstörungen, die nicht zum neurologischen Befund passen.

Lang anhaltende Lähmungen führen in der Regel zu einer deutlichen Knochenkalksalzminderung, zu deren Diagnostik in der Praxis am ehesten eine Röntgenaufnahme des Endes der betroffenen und der nicht betroffenen Gliedmaße in einem Strahlengang zu empfehlen ist (beide Hände a.–p., beide Füße dorsoplantar in einem Strahlengang).

Auch ist bei anhaltenden Lähmungen in aller Regel mit Kontrakturen durch Überwiegen der antagonistischen Muskulatur zu rechnen.

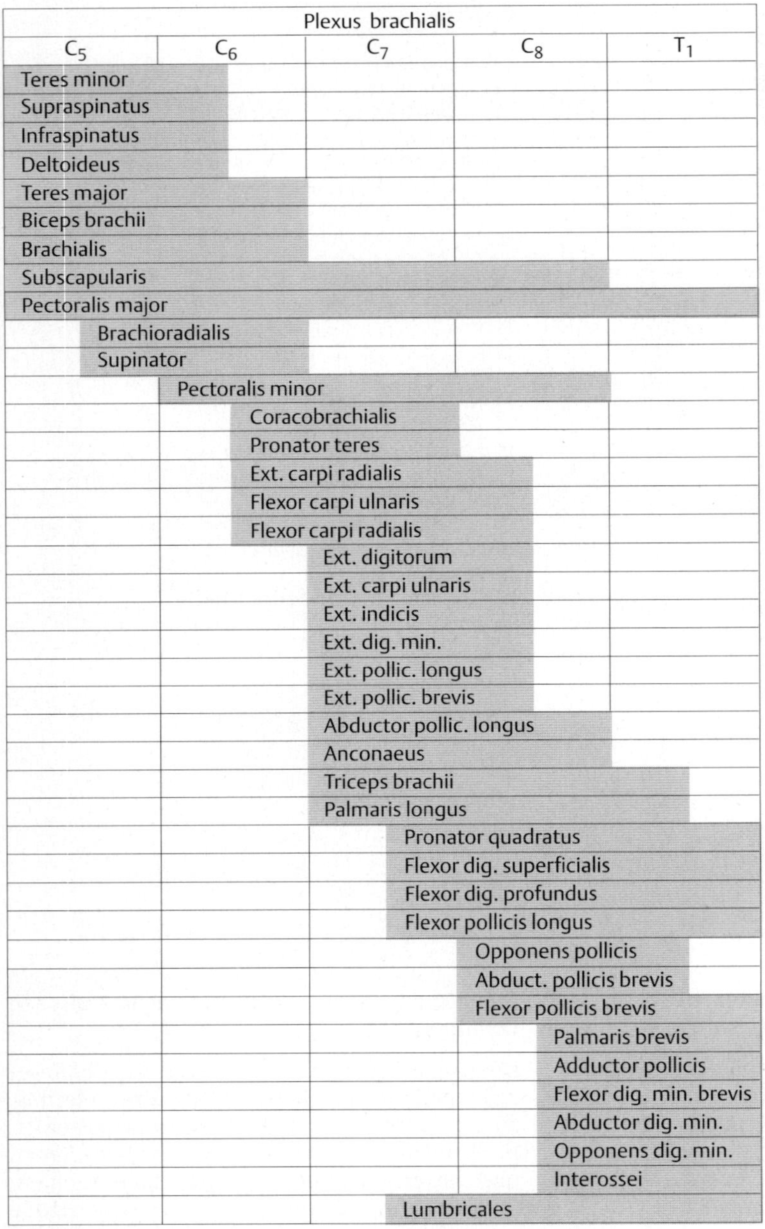

Plexus brachialis				
C_5	C_6	C_7	C_8	T_1
Teres minor				
Supraspinatus				
Infraspinatus				
Deltoideus				
Teres major				
Biceps brachii				
Brachialis				
Subscapularis				
Pectoralis major				
Brachioradialis				
Supinator				
Pectoralis minor				
Coracobrachialis				
Pronator teres				
Ext. carpi radialis				
Flexor carpi ulnaris				
Flexor carpi radialis				
Ext. digitorum				
Ext. carpi ulnaris				
Ext. indicis				
Ext. dig. min.				
Ext. pollic. longus				
Ext. pollic. brevis				
Abductor pollic. longus				
Anconaeus				
Triceps brachii				
Palmaris longus				
Pronator quadratus				
Flexor dig. superficialis				
Flexor dig. profundus				
Flexor pollicis longus				
Opponens pollicis				
Abduct. pollicis brevis				
Flexor pollicis brevis				
Palmaris brevis				
Adductor pollicis				
Flexor dig. min. brevis				
Abductor dig. min.				
Opponens dig. min.				
Interossei				
Lumbricales				

Abb. 3.2 Segmentale motorische Innervation (aus Suchenwirth, R. M. A.: Neurologische Begutachtung. Fischer, Stuttgart 1977)

a der vom Plexus brachialis versorgten Muskulatur

Plexus lumbosacralis					
L$_2$	L$_3$	L$_4$	L$_5$	S$_1$	S$_2$
Iliopsoas					
Gracilis					
Sartorius					
Pectineus					
Adductor longus					
Adductor brevis					
	Adductor min.				
	Quadriceps femoris				
	Adductor magnus				
	Obturatorius externus				
		Tensor fasciae latae			
		Glutaeus medius			
		Glutaeus minimus			
			Quadratus femoris		
			Gemelli		
			Semitendinosus		
			Semimembranosus		
				Piriformis	
				Obturatorius internus	
				Biceps femoris	
				Glutaeus maximus	
		Tibialis anterior			
		Popliteus			
		Plantaris			
			Peronaeus tertius		
			Extensor dig. longus		
				Abductor hallucis	
				Flexor dig. brevis	
				Flexor und Extensor hall. brev.	
				Flexor dig. longus	
				Peronaeus longus	
				Peronaeus brevis	
				Tibialis posterior	
				Flexor hallucis longus	
				Extensor hallucis longus	
				Soleus	
					Gastrocnemius
					Extensor dig. brevis
					Quadratus plantae
					Adductor hallucis
					Abductor dig. min.
					Flexor dig. min. brevis
					Interossei
			Lumbricales		

b der vom Plexus lumbosacralis versorgten Muskulatur

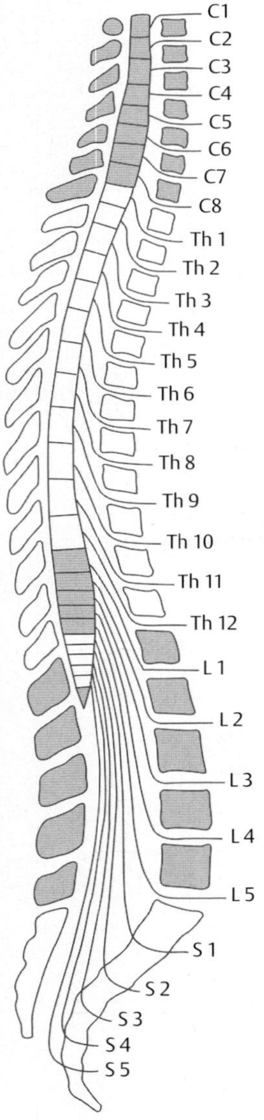

Läsionshöhe

- letztes funktionsfähiges Rückenmarksegment
- innervierte Kennmuskeln (M.)

Funktionsbereiche

a) persönliche Pflege (Nahrungsaufnahme, Körperpflege, Bekleiden, Toilettengang usw.)
b) Kommunikation (Schreiben, Telefonieren etc.)
c) Mobilität
d) Steh- und Gehtraining

Tetraplegie

C 0/1, C1/2
M. longus colli et capitis scaleni
M. trapezius
M. sternocleidomastoideus

a) vollständig abhängig
b) ausschließlich über Mundbedienung, eingeschränkte Kopfkontrolle
c) Fahren im Elektro-Rollstuhl mit Mundbedienung
d) unterstütztes Stehen mit fixierten Kniegelenken und Oberkörper

C 2/3
M. longus colli et capitis Mm. scaleni
M. trapezius
M. sternocleidomastoideus

a) vollständig abhängig
b) ausschließlich über Mundbedienung, Kopfkontrolle eingeschränkt, kleiner Aktionsradius
c) Fahren im Elektro-Rollstuhl mit Mundbedienung
d) unterstütztes Stehen mit fixierten Kniegelenken und Oberkörper

C 3/4
Diaphragma

a) vollständig pflegeabhängig
b) ausschließlich über Mundbedienung, sichere Kopfkontrolle, kleiner Aktionsradius
c) Fahren im Elektro-Rollstuhl mit Kinnsteuerung
d) unterstütztes Stehen mit fixierten Kniegelenken und Oberkörper

C 5
M. biceps brachii

a) überwiegend pflegeabhängig
b) beidhändiges Arbeiten mit Hilfsmitteln begrenzt möglich
c) Fahren im Elektro-Rollstuhl, Fahren mit mechanischem Rollstuhl auf kurzer ebener Strecke
d) unterstütztes Stehen mit fixierten Kniegelenken und Oberkörper

C 6
M. extensor carpi radialis

a) teilweise selbständig
b) beidhändiges Arbeiten mit Hilfsmitteln möglich
c) Fahren mit mechanischem Rollstuhl, Fahren im Elektro-Rollstuhl, evtl. Fahren eines adaptierten PKW
d) unterstütztes Stehen mit fixierten Knie- und Hüftgelenken

C 7
M. triceps brachii

a) weitgehend selbständig
b) beidhändiges Arbeiten möglich, evtl. mit Hilfsmitteln
c) Fahren mit mechanischem Rollstuhl auf unebener Strecke, Fahren eines adaptierten PKW
d) unterstütztes Stehen mit fixierten Knie- und Hüftgelenken

C 7/8
Fingerflexoren und -extensoren,
M. latissimus dorsi

a) in der Regel selbständig
b) beidhändiges Arbeiten möglich
c) Fahren mit mechanischem Rollstuhl in unebenem Gelände ohne Steigung; Fahren eines adaptierten PKW
d) unterstütztes Stehen mit fixierten Knie- und Hüftgelenken

Paraplegie

Th 1–9
Mm. intercostales

a) selbständig
b) beidhändiges Arbeiten möglich
c) Fahren mit mechanischem Rollstuhl auf unebenem Gelände mit Steigung; Fahren eines adaptierten PKW
d) Gehtraining: Stehen, Gehen, Stufen überwinden

Th 10/L 2
Rumpfmuskeln

M. rectus femoris
M. sartorius

a) selbständig
b) beidhändiges Arbeiten auch auf Stuhl (mit Rückenlehne) möglich
c) Fahren mit mechanischem Rollstuhl; Fahren eines adaptierten PKW
d) Gehtraining: Aufstehen, Gehen kurzer Strecken, Treppen überwinden

L 3/4
M. quadriceps
M. tibialis anterior

a) selbständig
b) beidhändiges Arbeiten evtl. vom Hocker aus möglich
c) teilweise rollstuhlunabhängig, Fahren mit mechanischem Rollstuhl, Fahren eines adaptierten PKW
d) Gehtraining: Aufstehen, Gehen längerer Strecken, Treppen überwinden

L 5/S 1
M. triceps surae
M. peronaeus longus et brevis

a) selbständig
b) beidhändiges Arbeiten auch im Stehen möglich
c) freies Gehen, Treppensteigen; Fahren eines Automatik-PKW
d) Sport evtl. im Rollstuhl

unterhalb S. 1

a) selbständig
b) keine Einschränkungen
c) Gehen auch längerer Strecken; Fahren eines PKW mit Schaltgetriebe

Hinweis: Bei kompletter Querschnittlähmung besteht grundsätzlich eine Blasen- und Mastdarmlähmung.

Abb. 3.**3** Innervations- und Funktionsschema bei kompletter Querschnittlähmung

Versorgung
Pflege
Hilfsmittel

- Umweltkontrollgerät
- Schieberollstuhl mit Schalensitz und Atemhilfsgerät
- individuell angepaßter Mundarbeitsplatz
- Elektro-Rollstuhl mit Schalensitz, Mund-Steuerung, Atemhilfsgerät und evtl. Kopffixierung

- maschinelle Beatmung
- pflegerische Betreuung 24 Stunden täglich
- Pflegestehbett, Duschliege, Lifter, Notrufsystem

- Umweltkontrollgerät
- Schieberollstuhl mit Schalensitz und evtl. Atemhilfsgerät
- individuell angepaßter Mundarbeitsplatz
- Elektro-Rollstuhl mit Schalensitz und evtl. Atemhilfsgerät

- evtl. maschinelle Unterstützung der Atmung
- pflegerische Betreuung 24 Stunden täglich
- Pflegestehbett, Duschliege, evtl. Duschrollstuhl, Lifter Notrufsystem

---

- evtl. Umweltkontrollgerät
- Schiebe-Rollstuhl evtl. mit Schalensitz
- Elektro-Rollstuhl mit Kinnsteuerung
- individuell angepaßter Mundarbeitsplatz

- volle pflegerische Betreuung nach Bedarf
- evtl. Atemtherapie-Gerät
- Pflegestehbett, Dusch-Rollstuhl, Lifter oder Übersetzhilfen

---

- evtl. Umweltkontrollgerät
- Adaptionen für Besteck, Rasierapparat, Bürogeräte
- mechanischer Rollstuhl
  Elektro-Rollstuhl mit Handsteuerung

- volle pflegerische Betreuung nach Bedarf
- Pflegestehbett, Dusch-Rollstuhl, Übersetzhilfen

- teilweise Adaptionen für Bürogeräte, Besteck
- mechanischer Rollstuhl
- Elektro-Rollstuhl mit Handsteuerung
  adaptierter PKW mit Handsteuergerät
- elektrisches Stehgerät

- regelmäßige pflegerische Betreuung
- Pflegebett, evtl. Badewannenlifter oder -sitz, Übersetzhilfen

---

- wenige Adaptionen für Bürogeräte
- mechanischer Rollstuhl, evtl. Elektro-Rollstuhl
- adaptierter PKW mit Handsteuergerät
- elektrisches Stehgerät

- regelmäßig pflegerische Hilfe
- Pflegebett, Dusch-Rollstuhl, Übersetzhilfen
- evtl. Badewannenlifter oder -sitz

- selten Adaptionen für Bürogeräte etc.
- mechanischer Rollstuhl, Elektro-Rollstuhl
  adaptierter PKW mit Handsteuergerät
- mechanisches Stehgerät, evtl. Stützapparate und Barren

- geringfügig pflegerische Hilfe
- Pflegebett, Dusch-Rollstuhl oder -sitz, Übersetzhilfen
- evtl. Badewannenlifter oder -sitz

- keine Adaptionen für Bürogeräte etc.
- mechanischer Rollstuhl
  adaptierter PKW mit Handsteuergerät
- Stützapparate und Barren oder mechanisches Stehgerät

- rollstuhlgerechte Wohnung als Voraussetzung für Selbständigkeit
- Spezialmatratze, Dusch-Rollstuhl oder -sitz
- evtl. Badewannenlifter oder- sitz

- mechanischer Rollstuhl
  adaptierter PKW mit Handsteuergerät
- Stützapparate und Unterarmstützen, Barren, Rollator

- rollstuhlgerechte Wohnung als Voraussetzung für Selbständigkeit
- Spezialmatratze, Duschsitz oder -Rollstuhl

- mechanischer Rollstuhl
  adaptierter PKW mit Handsteuergerät
- Fußheberhilfen, Anti-genu-recurvatum-Schienen, Unterarmstützen

- rollstuhlgerechte Wohnung als Voraussetzung für Selbständigkeit
- Spezialmatratze, Duschhocker

- evtl. Sport-Rollstuhl
- evtl. Peronaeus-Schienen

- Spezifische Hilfsmittel nicht erforderlich

© 1993 Herausgegeben von Wiltrud Grosse
Erarbeitet im Zusammenarbeit mit dem Zentrum für Rückenmarkverletzte der Werner Wicker Klinik, Bad Wildungen, und dem Rehabilitationszentrum für Querschnittgelähmte der Stiftung Orthopädische Universitätsklinik, Heidelberg.

Topische Zuordnung

Diagnostische und differentialdiagnostische Erwägungen erfordern Kenntnis des nervalen Verbundes (Abb. 3.**1** u. 3.**2**).

Übersichtliche Darstellungen der wichtigsten Muskeln finden sich bei Chapchal (1981) und instruktive Gegenüberstellungen der segmentalen Innervation und der Hautversorgungsgebiete peripherer Nerven für die vordere und hintere Körperhälfte bei Suchenwirth u. Wolf (1987).

Eindrucksvolle Piktogramme für die segmentale und neurologische Untersuchung bringt Hoppenfeld (1980), eine hervorragende Übersicht über Funktion und besondere Testmöglichkeiten geben Mumenthaler u. Schliack (1993).

Bei speziellen Fragen, z. B. über die Stellung, in welcher ein bestimmter Muskel seine optimale Wirkung entfaltet, informieren die Bücher von Janda (1979) oder Daniels u. Worthingham (1992).

Psychische Störungen

Posttraumatische Belastungsstörung: Sowohl nach kurzdauernden erheblichen Belastungen (z. B. Geiselnahme, Vergewaltigung) als auch nach langdauernden psychischen Belastungen (Kriegsgefangenschaft, Konzentrationslager mit Zwangsarbeit und Mißhandlungen) und psychischen Traumen im Kindesalter (Mißbrauch, Mißhandlungen) kann es zu kurzfristig reaktiven Störungen bis zu chronischen Persönlichkeitsveränderungen mit depressiven Beschwerden, Mißtrauen, Motivationsverlust, Gefühl der Leere usw. kommen. Fachärztliche psychiatrische Begutachtung ist angezeigt, denn es kommt nicht nur darauf an, was der Betroffene erlebt hat, sondern auch wie sich diese Belastungen bei ihm nach seiner individuellen Belastbarkeit und Kompensationsfähigkeit ausgewirkt haben.

Neurotische Störungen werden häufig erst spät diagnostiziert. Verantwortlich sind diagnostische Gewohnheiten und psychodynamische Konstellationen in der Arzt-Patient-Beziehung, die erst bei fortlaufender Arbeitsunfähigkeit einen Diagnosewandel von organischer zu neurotischer Störung veranlassen bzw. erlauben (Stevens u. Foerster 1995). Zwischenzeitlich sind wiederholt Krankschreibungen erfolgt, bevor die organische Verursachung in Frage gestellt wird.

Als *neurotische Arbeitsstörung* läßt sich bei gutachtlicher Tätigkeit eine Sonderform neurotischer Entwicklungen abgrenzen. Bei Versagen an und Aufgabe der Auseinandersetzung mit der Realität, die durch das Arbeitsfeld vertreten wird, kommt der Arbeitsunfähigkeit die Rolle einer neurotischen Scheinlösung zu als Mittel zur Vermeidung dieser Auseinandersetzung (Foerster 1993, Hohage 1994).

Schmerz

Schmerz wird auch aus medizinischer Sicht weitgehend an die Selbstschilderung des Patienten gebunden. Wichtigste Begutachtungsform ist die Aussage des Betroffenen. Empfindung, Wahrnehmung und bewußtes Erleben zu messen, ist aber schwierig. So muß auf allgemeine medizinische Erfahrungen zurückgegriffen werden, z. B. beim Phantomschmerz. Der Ausschluß von Organpathologie kann zwar rechtlich keinesfalls stets die Nichtexistenz von Schmerzen beweisen, aber aus den erhobenen wie fehlenden pathologischen Befunden können aufgrund der ärztlichen Erfahrung doch Schlüsse auf das Fehlen oder Vorhandensein von Schmerzen gezogen werden. Schmerz wird nicht nur von verschiedenen Individuen unterschiedlich empfunden, er wird auch personenbedingt oder ethnotypisch unterschiedlich geschildert. Die mögliche Messung und ggf. Abschätzung der Schmerzstärke und ihrer Auswirkungen im Rahmen einer Begutachtung sind oft noch schwieriger als der Nachweis, ob überhaupt Schmerzen vorliegen, welcher Art und worauf sie zurückzuführen sind.

Zu bewerten ist bei der Begutachtung aber nicht der Schmerz an sich, sondern seine Auswirkung auf die Leistungsfähigkeit. Im allgemeinen sind üblicherweise auftretende Schmerzen (z. B. bei Amputation oder Nervenverletzung) in den MdE-Erfahrungswerten bereits eingeschlossen. Eine höhere Leistungsbeeinträchtigung ist nur zu begründen bei über das übliche Maß hinausgehenden Schmerzen und Schmerzempfindlichkeit mit Auswirkung auf die Erwerbsfähigkeit, z. B. bei ständigen oder häufigen heftigen Schmerzzuständen oder einem chronischen Schmerzzustand (Krasney 1995, Mayer 1995, Rauschelbach 1995).

Literatur

Bundesministerium für Arbeit und Sozialordnung: Anhaltspunkte für die ärztliche Gutachtertätigkeit im sozialen Entschädigungsrecht und nach dem Schwerbehindertengesetz. Köllen, Bonn 1996

Chapchal, G.: Untersuchung des Haltungs- und Bewegungssystems. In Witt, A. N., H. Rettig, K. F. Schlegel, M. Hackenbroch, W. Hupfauer: Orthopädie in Praxis und Klinik, Bd. II. Thieme, Stuttgart 1981

Daniels, L., C. Worthingham: Muskeltest (manuelle Untersuchungstechniken), 6. Aufl. Fischer, Stuttgart 1992

Foerster, K.: Die psychiatrische Beurteilung von Patienten mit neurotischen und somatoformen Störungen im Rahmen der gesetzlichen Rentenversicherung. Psychiat. Prax. 20 (1993) 15

Hohage, R.: Diagnostik und Therapie neurotischer Arbeitsstörungen. Psychotherapeut 39 (1994) 146

Hoppenfeld, St.: Orthopädische Neurologie. Enke, Stuttgart 1980

Janda, V.: Muskelfunktionsdiagnostik. Acco, Leuven 1979

Krasney, O. E.: Neurologische Begutachtung des Schmerzes. Nervenheilkunde 14 (1995) 203

Mayer, K.: Neurologische Begutachtung des Schmerzes. Nervenheilkunde 14 (1995) 230

Mumenthaler, M., H. Schliack: Läsionen peripherer Nerven, 6. Aufl. Thieme, Stuttgart 1993

Pongratz, D.: Erkrankung des peripheren Nervensystems und der Muskulatur. In Schmidt, K. L., H. Drexel, K. A. Jochheim: Lehrbuch der physikalischen Medizin und Rehabilitation. Fischer, Stuttgart 1995 (S. 357)

Rauschelbach, H. H.: Neurologische Begutachtung von Schmerzzuständen im Versorgungswesen und nach dem Schwerbehindertengesetz. Nervenheilkunde 14 (1995) 233

Rauschelbach, H. H., K. A. Jochheim: Das neurologische Gutachten, 2. Aufl. Thieme, Stuttgart 1995

Stevens, A., K. Foerster: Diagnostik und Umgang mit neurotischen Arbeitsstörungen (vor dem Rentenantrag). Nervenarzt 66 (1995) 811

Suchenwirth, R. M. A., G. Ritter: Qualitätssicherung bei der neurologischen Begutachtung. Fischer, Stuttgart 1996

Suchenwirth, R. M. A., G. Wolf: Neurologische Begutachtung, 2. Aufl. Fischer, Stuttgart 1987

4   Orthopädische Hilfsmittel – Technische Orthopädie

L. Schilgen

Vorbemerkung

Der Ursprung des orthopädischen Fachgebietes ist zweifelsohne die Technische Orthopädie. Das symbolhafte Wahrzeichen der Orthopädie, der gerade Pfahl, der mit Hilfe einer Bandage das in seinem vorgegebenen Geradewachstum „behinderte" Bäumchen stützt und lenkt, steht geradezu Pate hierfür. Dieser Pfahl mit seiner Bandage ist für das Bäumchen eine Orthese, ein äußeres, ein extrakorporales, orthopädietechnisches Hilfsmittel. Und orthopädietechnische Hilfsmittel – ganz allgemein – stellen die materiellen Voraussetzungen für die therapeutischen Einflußmöglichkeiten der Technischen Orthopädie dar.

Das Fachgebiet der Orthopädie hat sich von seinen Anfängen an stetig weiterentwickelt und ausgeweitet. Prophylaktische sowohl als auch ambulante und klinische Orthopädie haben Bahnbrechendes geleistet und die Grenzen der orthopädischen Behandlungsmöglichkeiten durch diesen Geländegewinn weit nach vorn verschoben. Dadurch wurden orthopädietechnische Hilfsmittel nicht selten entbehrlich, sie verloren scheinbar an Bedeutung und gerieten so etwas aus dem Blickfeld.

Wenn der therapeutische Behandlungsspielraum der ambulanten und klinischen (intrakorporalen) Orthopädie jedoch ausgeschöpft ist und alle weiteren Therapiebemühungen schließlich zum Scheitern verurteilt sind, d. h. wenn die Orthopädie an ihre Grenzen stößt, entsinnt man sich gern wieder der Quellen der Orthopädie. Dann kann die Grenze überschritten werden, hinein in das weite Terrain der (extrakorporalen) Technischen Orthopädie. So könnte man im wohlverstandenen Sinne formulieren: **Die Technische Orthopädie ist der Anfang – und das Ende – der Orthopädie**.

Was also beinhaltet die Technische Orthopädie? Sie umfaßt das weite Gebiet der extrakorporalen, der sächlichen orthopädisch-therapeutischen Möglichkeiten, d. h. das Gebiet der orthopädischen Hilfsmittel.

Drei Gruppen gehören zu den orthopädischen Hilfsmitteln:

– Prothesen,
– Orthesen und
– technische Hilfen.

Prothesen sind Hilfsmittel, die das Fehlen (pränatal) oder den Verlust (postnatal) von Gliedmaßen oder Gliedmaßenabschnitten ersetzen.

Orthesen sind Hilfsmittel, die an Körperabschnitten nach Art eines „Außenskeletts" getragen werden zum Zweck der Kompensation von ossär, artikulär, muskulär oder nerval bedingten Defekten der Haltungs- und Bewegungsorgane.

Bei den Orthesen können vom therapeutischen Ansatz her 2 Gruppen unterschieden werden: die kurativen (passageren) Orthesen und die kompensierenden (persistierenden) Orthesen.

Die *kurativen Orthesen* haben die Funktion der Wachstumslenkung, indem sie stützen und korrigieren. Oder sie haben die Funktion der Einflußnahme auf insbesondere ossär oder artikulär bedingte Noxen, indem sie ruhigstellen, schienen, entlasten, stabilisieren oder quengeln. Ist das therapeutische Ziel erreicht, so werden die kurativen Orthesen in der Regel entbehrlich.

Kompensierende Orthesen haben manche Zielrichtungen mit den kurativen Orthesen gemein und sind nicht selten von ähnlicher Bauart. Nur wird hier nicht mehr als therapeutisches Ziel die „restitutio ad integrum" ins Auge gefaßt, sondern nur noch angestrebt, ursächlich nicht mehr zu beeinflussende Defekte so gut wie möglich zu kompensieren. Auch hier kann es sich um ossäre oder artikuläre, häufig aber auch um muskuläre oder nervale Schäden handeln. Auch die kompensierenden Orthesen stützen und stabilisieren, stellen ruhig, schienen und entlasten.

Zu den kompensierenden Orthesen zählen ebenfalls die Orthesen, die bei exorbitantem Längendefizit einer Gliedmaße (Dysmelie) zum Zweck des Längenausgleichs und des Funktionsersatzes der Gliedmaße gebaut werden. Bei dieser Art von Orthesen mit einem (Prothesen-)

Kunstfuß oder einer (Prothesen-)Kunsthand wird gelegentlich ebenfalls von „Ortho-Prothesen" gesprochen, wobei das Wort „Proth-Orthesen" eigentlich richtiger wäre.

Technische Hilfen sind Hilfsmittel, die nicht direkt am Körper getragen werden, sondern ähnlich einem Werkzeug eine indirekte Hilfe für Körperbehinderte darstellen.

Das Feld der Technischen Hilfen ist entsprechend mannigfach und fast unabgrenzbar. Hierzu gehören z. B. Gehstöcke und Armstützen als einfachste Hilfen, aber auch der Gehwagen, der Lifter, das Dreirad und der Rollstuhl. Hinzu kommt die Vielzahl von Werkzeugen, die für die Selbsthilfe, d. h. für die „Verrichtung der Dinge des täglichen Lebens", erforderlich sind. Selbst behindertengerechte, spezielle Krankenbetten müssen zu den Technischen Hilfen gerechnet werden.

Aus der dargelegten schematischen Übersicht über orthopädische Hilfsmittel geht die ungeheure Mannigfaltigkeit der Hilfsmittel und ihrer Varianten hervor. Stellen schon die Prothesen mit ihren Paßteilen ein unerhört breites Spektrum von verschiedensten Möglichkeiten dar, so ist die Vielgestaltigkeit der Orthesen und Technischen Hilfen kaum zu überblicken. Die Vielfältigkeit aller möglichen Körperbehinderungen „gebiert" auch heute noch immer neue Varianten technischer Produkte. Keine Behinderung ist gleich der anderen, jede Behinderung erfordert eine urspezifische Versorgung. Jedoch erst der genaue orthopädieärztliche Befund mit der klaren medizinisch-rehabilitativen Zielvorstellung – in Verbindung mit der Kunstfertigkeit des orthopädischen Handwerks und dem weitgefächerten Leistungsangebot der Zulieferindustrie – läßt die Versorgung der Körperbehinderten optimal gedeihen.

Prothesen der unteren Extremitäten

Die Amputationstechnik mit ihren breitgefächerten Möglichkeiten stellt bereits eine entscheidende Präformation für die bevorstehende prothetische Versorgung dar. Der Operateur sollte deshalb schon vor der Amputation das rehabilitative Ziel im Auge haben, d. h. die Art der anschließenden Versorgungsmöglichkeiten kennen und sein Handeln danach ausrichten.

Fußstümpfe kompetent zu versorgen ist heute vielfach durch verbesserte Techniken und neue Materialien wie Kunststoffe und Gießharze mehr und mehr in die Hände des Orthopädie-Schuhmacherhandwerks übergegangen, so daß der sog. *Mobilisator*, die Fußstumpfprothese, an Bedeutung verloren hat. Ein *Innenschuh* ist kosmetisch ansprechender und funktioneller, oft auch ein orthopädischer Schuh.

Sind nur noch proximale Anteile des Fußes erhalten bzw. fehlt der Fuß völlig, so ist nur die Versorgung mit einer Fußprothese möglich. Diese Prothese umfaßt den Fußstumpf, verlängert den Restfuß auf das normale Maß und reicht bis in den Wadenbereich hinein. Wegen der Kolbigkeit der Stümpfe muß der Schaft häufig gefenstert bzw. mit einer sog. „Klappe" versehen werden.

Bei Amputationen im Unterschenkelbereich kommen neuerlich mehr und mehr sog. *Kurz-Prothesen* wie KBM-Prothesen (Kondylen-Bettung-Münster) oder Varianten dieser Bauart zum Tragen, d. h. Prothesen mit einer die Femurkondylen übergreifenden Stumpfeinbettung ohne Kniegelenkschienen und Oberschenkelhülse. Diese Prothesenart ist leicht, kosmetisch ansprechend, funktionell und wenig reparaturbedürftig; sie wird auch noch bei recht kurzen, bis wenige Zentimeter langen Unterschenkelstümpfen angewandt. Für körperlich schwer arbeitende Patienten oder solche mit ultrakurzen oder problematischen Stümpfen hat jedoch auch heute noch die Unterschenkelprothese mit Gelenkschienen und Oberschenkelhülse ihre Bedeutung (Abb. 4.**1**).

Exartikulationen im Kniegelenk standen früher gegenüber Oberschenkelamputationen in Mißkredit wegen der Schwierigkeit, das Kniepaßteil der Prothese unterbringen zu können. Dies war nur durch Inkaufnahme eines überlangen, kosmetisch und funktionell störenden Oberschenkelschaftes mit entsprechend verkürztem Unterschenkelschaft erreichbar. Ermöglicht durch neue, verbesserte Kniepaßteile sind diese Nachteile heute fast vergessen, und deshalb sind Knieexartikulationen den Amputationen im Oberschenkelbereich wegen besserer Funktionalität deutlich vorzuziehen. Es ist hier die wichtige sog. „Endbelastung" möglich, d. h., der Patient „steht" gewissermaßen mit seinem Stumpfende in seiner Prothese, während der Oberschenkelamputierte auf seinem Tuber eher „sitzt".

Der Vollständigkeit halber muß der neuerdings ins Gespräch gekommene *CAT-CAM-Schaft*, der eine neue Art der Schafteinbettung von Oberschenkelstümpfen darstellt, kurz erwähnt werden. Er verzichtet auf die Tuberbettung zugunsten einer umfassenden Gesamtbelastung des Stumpfes unter Einbeziehung der unteren Anteile der Glutäalmuskulatur.

Der Verlust des anatomischen Kniegelenks bei allen Kniegelenkexartikulierten und Oberschenkelamputierten ist ein wesentlicher, entscheidender Nachteil dieser Personengruppe gegenüber der der Unterschenkelamputierten. Diese kann ihren Unterschenkelstumpf mit ihrer Prothese im Kniegelenk noch aktiv strecken, was jener nicht mehr gelingt. So ist es folglich auch nicht mehr möglich, aktiv mit dem Kunstbein voraus eine Stufe zu erklimmen; dies geht nur noch im sog. Nachstellschritt. Auch das vielfältige Angebot an Kniegelenkkonstruktionen, vom einfachen Einachsknie ohne Bremse bis zum pneumatisch oder hydraulisch gesteuerten

Bremsknie neuester Bauart, vermag diesen Mangel nicht zu beheben. Die Pneumatik oder Hydraulik ermöglicht nicht etwa ein direktes mechanisch-aktives Strecken des Kunstbeines – das ist aus energietechnischen Gründen nicht möglich –, sondern verbessert nur die Standphase und steuert die Schwungphase, d. h. das Schwingen des Unterschenkelanteils des Kunstbeines (Abb. 4.2).

Der *Beckenkorb-Prothesenträger*, der Patient, der nur noch einen ultrakurzen Oberschenkelstumpf besitzt bzw. hüftexartikuliert oder gar hemipelvektomiert wurde, ist noch schlechter gestellt. Damit die Prothese funktionieren kann, ist hier neben dem künstlichen Kniegelenk zusätzlich ein künstliches Hüftgelenk erforderlich. Der Gang mit einer Beckenkorbprothese gestaltet sich entsprechend schwierig. Da ein Beinstumpf fehlt, muß das Becken als Steuerelement der künstlichen Gliederkette (Fuß, Fußgelenk, Unterschenkel, Kniegelenk, Oberschenkel, Hüftgelenk) dienen. Das heißt: Nur durch Becken-

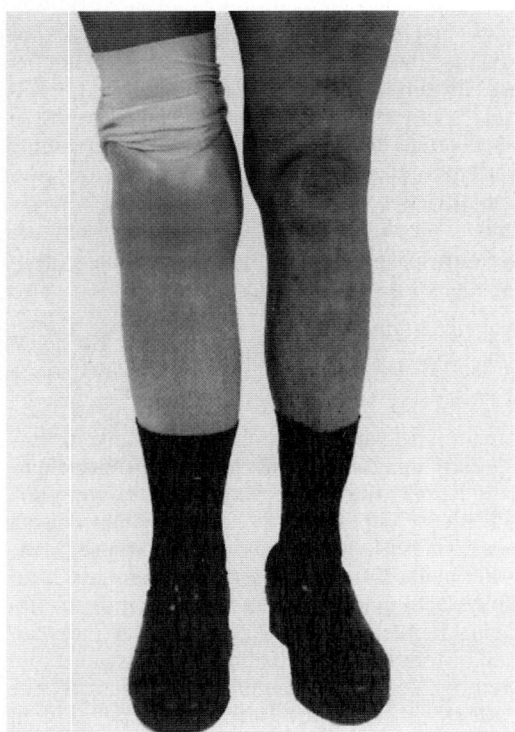

Abb. 4.1 „Kurz"-Prothese moderner Bauart bei Unterschenkelamputation

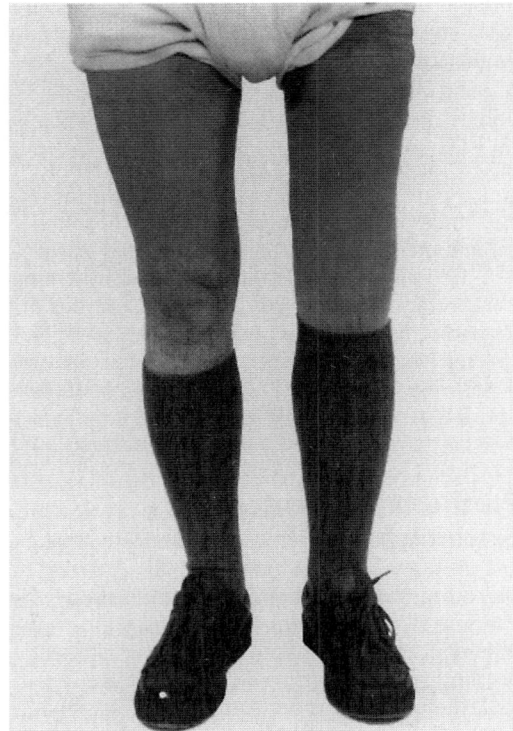

Abb. 4.2 Modularoberschenkelprothese

kippung und Beckenaufrichtung mit gleichzeitiger Lordosierung und Kyphosierung der Lendenwirbelsäule und in Verbindung mit einem erheblichen Balanceaufwand ist hier der Gehakt vollführbar. In der Regel gelingt das nicht ohne Zuhilfenahme mindestens eines Handstockes (Abb. 4.**3**).

Schwieriger wird das Gehen bei *doppelseitig Beinamputierten*. Ist mindestens ein Kniegelenk erhalten, d. h., ist ein Bein im Unterschenkelbereich und das zweite im Oberschenkelbereich amputiert, so ist das noch – gute körperliche Konstitution vorausgesetzt – kompensierbar. Wenn aber beide Kniegelenke geopfert werden mußten, wird es schwierig, wird der Gehakt zur Akrobatik. Entscheidend ist neben den allgemeinen körperlichen Voraussetzungen auch das Alter des Patienten. Nachuntersuchungen an einer größeren Zahl von erstversorgten Doppel-Oberschenkelamputierten haben gezeigt, daß – trotz klinischer Anpassung der Prothesen mit krankengymnastischer Übungsbehandlung und Gehschulung – ab einem Alter von etwa 50 Jahren

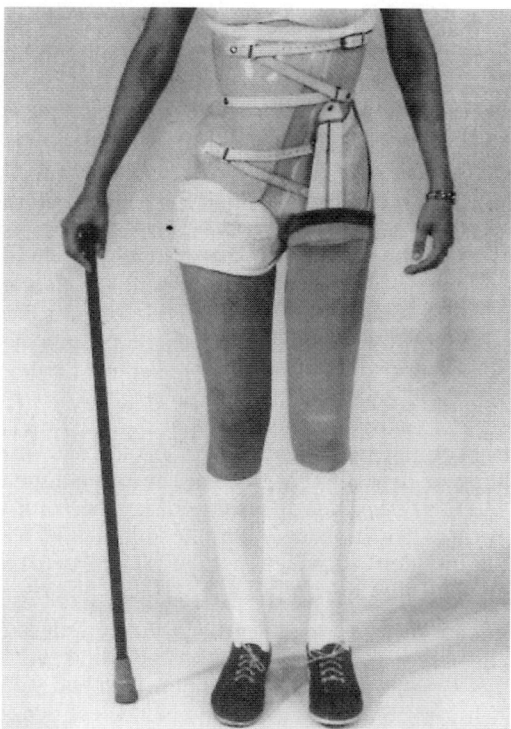

Abb. 4.**3** Hüftexartikulationsprothese bei Hemipelvektomie

alle Bemühungen letztendlich fast immer zum Scheitern verurteilt waren. Die Patienten landeten im Rollstuhl.

Bei der Betrachtung aller Stumpfarten und der verschiedenen Stumpfeinbettungen ist zu bedenken, daß Hautpartien zur Belastung herangezogen werden müssen, die von ihrer Bestimmung her dafür nicht vorgesehen waren. Sie unterliegen einem verstärkten Druck, oft einer vermehrten tangentialen Zug- und Schubbelastung und einer „intertrigo"-artigen verminderten Belüftung. Hinzu kommt, daß die fehlenden, prothetisch ersetzten Anteile der Gliederkette des Beines von den erhaltenen Resten dieser Gliederkette gesteuert werden müssen. Daß jede Art von Prothese zudem im besten Fall nur nach Art einer Pseudarthrose, also mehr oder weniger lose mit dem Stumpf verbunden ist, bedeutet einen weiteren Nachteil. Zusammengefaßt handelt es sich folglich beim prothetischen Körperteilersatz um einen stark kompromißbehafteten Körper-Teilersatz.

Es wird vielfach vergessen und übersehen, daß die Güte der prothetischen Versorgung im wesentlichen von der Stumpfeinbettung und dem statischen Aufbau des Kunstbeines abhängt. Vor diesem Hintergrund sind die Paßteile und Materialien des Kunstbeines mitsamt ihrem Gewicht erst von sekundärer Bedeutung.

Eine Darstellung des riesigen Angebotes an Prothesenpaßteilen und deren individuelle Indikation würde den Rahmen dieses Beitrages bei weitem sprengen. Selbst die verwendbaren Materialien für die Herstellung der Schäfte sind mannigfach. Bevorzugt werden heute vornehmlich – neben dem keineswegs verdrängten Leder und Holz – Gießharze und Kunststoffe, häufig auch mit elastischen Innentrichtern versehen.

Erwähnt sei noch die häufig überschätzte Bedeutung des *Gewichts der Prothese*. Unter Fachleuten gilt: „Eine gut passende Prothese ist fast nie zu schwer, eine nicht passende Prothese ist immer zu schwer." Sicher hat das Gewicht seine Bedeutung. Die Verwendung der gängigen Paßteile aus Stahl ist durch die in jüngster Zeit heftig propagierte Verwendung von Leichtmetallen und armierten Kunststofasern jedoch keineswegs obsolet. Es ist nämlich das Verhältnis des Gewichtes der Paßteile ins Verhältnis zu setzen zu dem Gewicht des restlichen Kunstbeines. Dies wird häufig übersehen. Eine Ausnahme stellt wohl die Beckenkorbprothese dar. Durch ihre Ausmaße und durch die Menge an Paßteilen ist diese Prothesenart so schwer, daß die Verwendung von Paßteilen in Titan häufig gerechtfertigt erscheint. Eine deutliche Gewichtsreduktion wird im übrigen in der Gießharztechnik auch durch die Verwendung von Carbon-, Kevlar- und anderen Fasermatten anstelle der üblichen Glasfasermatten erreicht.

Die erfolgreiche prothetische Versorgung bedarf – das wird aus dem Gesagten klar – gewisser allgemeiner körperlicher Leistungsvoraussetzungen mit Mindestanforderungen an Kreislauf, Gleichgewicht und Psyche. Eine *krankengymnastische Gehschulung* sollte bei jeder Erstversorgung zu einer „conditio sine qua non" erhoben werden. Die häufig geübte Einweisung in den Gebrauch der Prothese durch den Orthopädiemechaniker kann keinesfalls genügen.

Voraussetzungen einer jeden prothetischen Versorgung sind der genaue orthopädisch-ärztliche Befund, die Auswahl der zu verwendenden Materialien, die Kunstfertigkeit des Orthopädiemechanikers und die krankengymnastische Gehschulung.

Fehler beim Kunstbeinbau zu erkennen, setzt die Kenntnis dieses sehr speziellen Fachgebietes voraus. Leider wird die Technische Orthopädie in den Ausbildungskliniken unterbewertet, so daß es an dieser speziellen Ausbildung hapert. Es sollten deshalb fachkundige Kollegen häufiger hinzugezogen werden. Ob aber schließlich ein Kunstbein getragen werden kann oder nicht, kann letztendlich nur der Amputierte selbst zu erkennen geben. So wie es kein „Algometer" gibt, existiert auch kein „Portometer", und es sind Fälle bekannt, wo die Prothese erst getragen werden konnte, nachdem die Rente „durch" war.

Bei der Begutachtung des Beinamputierten spielt die prothetische Versorgung keine so entscheidende Rolle. Sicher, es gibt „schlechte" Stümpfe und „gute" Stümpfe. Aber was ist ein schlechter Stumpf? Die Hautverhältnisse spielen eine Rolle wie Ulzerationen, sog. Prothesenrandknoten und Allergien. Auch eventuelle Narben in den Belastungszonen, Verwachsungen, knochige, nicht muskelplastisch gedeckte Stümpfe, schlechte Durchblutungsverhältnisse, nicht fixierte Muskelanteile im Stumpf, Stumpflähmungen, vermehrtes Schwitzen, oberflächlich liegende Neurome, Weichteilüberhänge, verminderte Beweglichkeit und Schmerzen in den

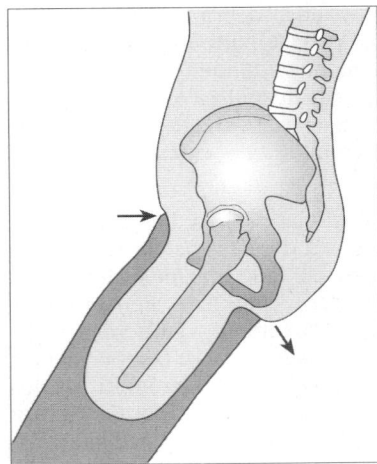

Abb. 4.**4**   Nicht im Schaft berücksichtigte Hüftbeugekontraktur

verbliebenen Gelenken stellen eine Beeinträchtigung dar.

Die übersehene *Hüftbeuge- und Abspreizkontraktur* ist ein häufiger Fehler beim Kunstbeinbau. Sie ist in der Regel desto stärker, je kürzer der Oberschenkelstumpf ist. Das liegt daran, daß das gewünschte muskuläre Gleichgewicht zwischen Beuge- und Streckmuskeln und zwischen Adduktoren und Abduktoren bei abnehmender Stumpflänge immer mehr zum Ungleichgewicht wird. Die Adduktoren und Strecker im Hüftgelenk sind ja Muskeln, die normalerweise bis zum distalen Femurende herunterreichen und dort inserieren. Die wichtigsten Abduktoren und Beuger (M. iliopsoas!) hingegen setzen im Bereich des proximalen Femurs an und bleiben bei Amputationen nahezu immer vollständig erhalten. Wird eine bestehende Beugekontraktur in der Form des Schaftes (nicht in der Stellung!) nicht genügend berücksichtigt, so kann der Amputierte den aufrechten Stand nur einnehmen durch eine vermehrte unphysiologische Lordosierung der Lendenwirbelsäule mit häufig resultierenden pathogenetischen Konsequenzen (Abb. 4.**4** u. 4.**5**)

Wichtig bei der Begutachtung Beinamputierter und anderer orthopädisch Versorgter sind eventuelle *Sekundärschäden* an den verbliebenen Haltungs- und Bewegungsorganen. Diese Schäden finden sich insbesondere an der Wirbelsäule, aber auch nicht selten an Gelenken der kontralateralen Gliedmaßen. Hier rein anlage-

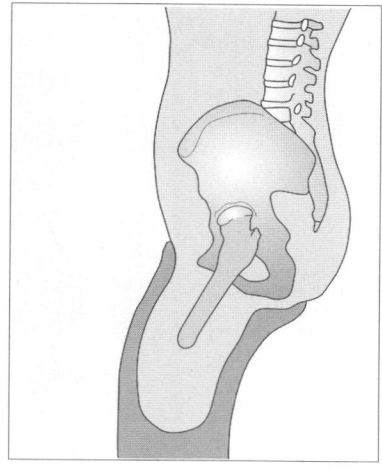

Abb. 4.**5**   Richtige Stumpfeinbettung bei Hüftbeuge-kontraktur

bedingte Schäden von solchen abzugrenzen, die – obwohl anlagebedingt – durch die Krankheit verschlimmert oder aber gar direkt durch die Krankheit verursacht wurden, bedarf eines gerüttelten Maßes an Erfahrung. Gedanken hierzu wurden in „Anhaltspunkte für die ärztliche Gutachtertätigkeit" aus dem Jahre 1983 in Punkt 128 abgehandelt. Es ist hier unter Zugrundelegung der unumgänglich wichtigen Anamnese eine ins Detail gehende Diagnostik erforderlich.

Prothesen der oberen Extremitäten

Einseitig Armamputierte tragen – im Gegensatz zu Beinamputierten – häufig keine Prothese. Ein einseitig Beinamputierter kann ohne Prothese nicht gehen. Ein einseitig Armamputierter hingegen kann viele Verrichtungen des täglichen Lebens mit einer Hand bewerkstelligen; kommt dann noch ein längerer Unterarmstumpf bei der Arbeit hinzu, so verbessert sich die Situation deutlich. Und jede Kunsthand – auch die modernste – ist immer ein recht primitiver Ersatz. Es fehlen ihr eben die unsere Hand kennzeichnenden vielfältigen Eigenschaften, nämlich die Sensibilität, das freie kombinatorische Spiel der einzelnen Finger und die Proportionalität der Bewegungen in bezug auf Zeit und Kraft. Deshalb sind auch die Krukenberg-Stümpfe, Unterarmstümpfe mit getrennten, zangenartig gegeneinander beweglichen Radius- und Ulnaanteilen, die besten „Prothesen". Obwohl die Hand

fehlt, machen die erhaltene sensible Rückkopplung und die proportionale Muskelaktivität den Krukenberg-Stumpf einem jeglichen Kunstarm weit überlegen.

Bei *Schmuckarmen* (kosmetische Prothesen ohne Handfunktion) kann ein aktiver Beugezug für den Unterarm zusätzlich angebracht werden, evtl. auch ein zusätzliches passives Prothesen-Ellenbogengelenk. Bei funktionellen Prothesen unterscheidet man passive und aktive Ausführungen. Der alte passive Arbeitsarm für den Unterarmstumpf, bei dem Hand und Arbeitsgerät wie Ring, Haken, Greifklaue usw. gegeneinander auswechselbar sind, hat auch heute seine Bedeutung für schwere körperliche Arbeit. Die komplizierteren aktiven Greifarme sind dafür im allgemeinen nicht geeignet.

Der gebräuchlichste aktive Arbeitsarm ist der aus den USA stammende und in Deutschland vor allem von Hepp und Kuhn weiterentwickelte *Greifarm*. Er wird aus Gießharz gefertigt und hat Kraftzugbandagen mit Bowdenzügen, die die Aktionen des Kunstarmes ermöglichen, wie beispielsweise das Öffnen der Kunsthand bzw. des Greifhakens (Hook). Bei Oberarmamputierten dient ein Zug der Beugung der Prothese im Prothesen-Ellengelenk und ein Zug der Sperrung und Entriegelung dieses Gelenkes.

Die Funktionen, die mit dem Greifarm ausführbar sind, müssen vom Betroffenen unter kompetenter ergotherapeutischer Anleitung erlernt und geübt werden. Wenn der Unterarmstumpf lang genug ist und eine Pro- und Supination gut gelingt, sollte man diese Möglichkeit nutzen. Sie kann sowohl dem Öffnen und Schließen, aber auch dem Pro- und Supinieren der Kunsthand dienen.

Eine Besonderheit unter den durch Eigenkraft zu bedienenden Greifarmen sind die *Sauerbruch-Arme*. Operationen nach Sauerbruch setzen große operative Fähigkeiten, die heute schon fast verlorenzugehen drohen, voraus. Prothesenaktionen wie das Öffnen und Schließen der Kunsthand werden bei der Sauerbruch-Prothese durch direkten Muskelzug getätigt. Die direkte aktive Steuerung der Funktionen macht die Sauerbruch-Prothese den vorher besprochenen, indirekt aktiven Greifarmen weit überlegen. Sauerbruch-Prothesenträger geben deshalb auch ihrer Versorgung modernsten myoelektrischen Prothesen gegenüber bei weitem den Vorzug.

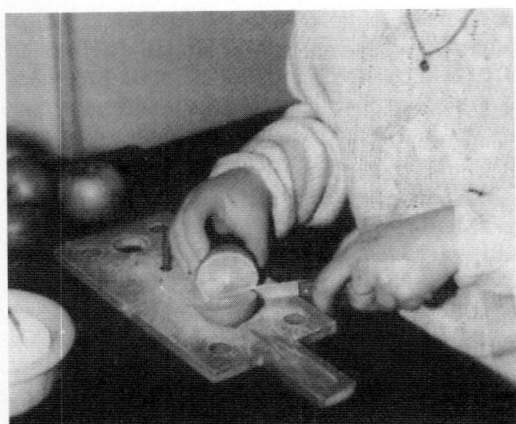

Abb. 4.6   Myoelektrische Prothese im Einsatz

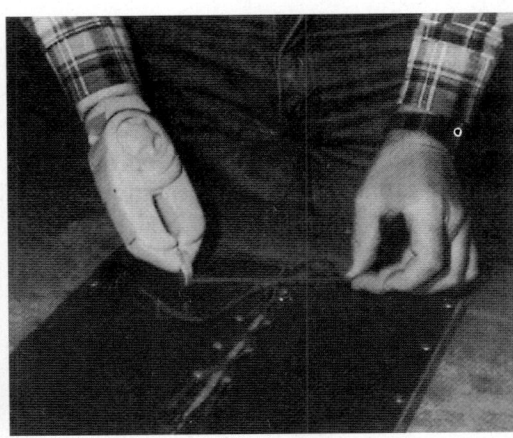

Abb. 4.7   Der „Elektrogreifer", bei dem weniger Kosmetik als vielmehr Funktion im Vordergrund steht

Neben den durch Eigenkraft zu bedienenden Armprothesen haben durch *Fremdkraft betriebene Prothesen* an Bedeutung gewonnen, wenn sie auch keineswegs imstande sind, diese zu verdrängen. Nachteile sind das deutlich erhöhte Gewicht, die Erschöpfbarkeit der Fremdenergie und die geringere Robustheit.

Die durch Gasdruck betriebenen Prothesen haben sich gegenüber den elektrisch betriebenen *(myoelektrischen) Prothesen* nicht behaupten können. Letztere sind mit einem Akkumulator als Energiereservoir ausgerüstet. Bei diesen Prothesen werden Muskelaktionsströme vom Stumpf oder von benachbarten Körperpartien als Signale für die Steuerung der Prothesenfunktionen wie Öffnen und Schließen, Pro- und Supination benutzt (Abb. 4.6).

Vor der Verordnung einer solchen Prothese ist zu prüfen, ob die Stumpfverhältnisse gut sind, ob die ableitbaren Aktionsströme ausreichen (Prüfgeräte benutzen!) und ob der zu Versorgende eine genügende Intelligenz mitbringt, die zum sinnvollen Einsatz eines myoelektrischen Kunstarmes unerläßlich ist. Wünschenswert ist auch, daß der Patient vorher einen Greifarm getragen hat, sofern es sich nicht um die Erstversorgung eines frisch Amputierten handelt. Die übliche Kunsthand kann im übrigen auch durch andere Greifgeräte ersetzt werden (Abb. 4.7).

Bei der Begutachtung von Amputationen der oberen Extremitäten sollte neben der Beschaffenheit des Stumpfes auch die Funktion berück-

sichtigt werden. Es erscheint wichtig, mit in die Bewertung einzubeziehen, ob der Amputierte seine Gebrauchshand oder die andere Hand verloren hat, d. h., ob er vor der Amputation Rechts- oder Linkshänder war. Der rechtsseitig amputierte Rechtshänder wird linksseitig nie so geschickt werden, wie er es rechtsseitig vor der Amputation war. Von nicht zu überschätzender Bedeutung ist die Beweglichkeit in dem zum Stumpf gehörenden Schultergelenk, das bei fehlender Pro- und Supination der Prothese die Umwendebewegungen in einem nicht unerheblichen Maß zu kompensieren imstande ist. Das gilt insbesondere für Oberarmamputierte, die mit einer *Winkelosteotomie* am Stumpfende versorgt sind. Die Prothese wird hierdurch drehstabil auf dem Stumpf und kann exakter geführt werden. Darüber hinaus ist durch diese Stumpfform auch eine einfachere Bauweise des Kunstarmes möglich, da auf den die Schulter übergreifenden (und behindernden) Anteil des Schaftes verzichtet werden kann.

Orthesen

Hier sollen nur die eingangs als kompensierende Orthesen bezeichneten Hilfsmittel besprochen werden, d. h. Orthesen, die manifeste Defekte der Haltungs- und Bewegungsorgane kompensieren. Es gibt Orthesen für die unteren und die oberen Gliedmaßen und für den Rumpf, wobei der Hals mit eingeschlossen werden sollte (z. B. der zervikale Stützapparat).

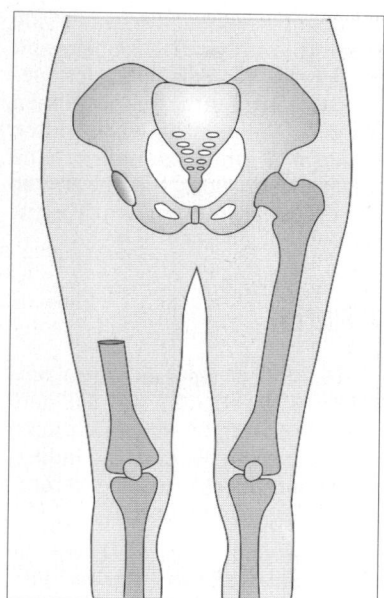

Abb. 4.**8**   Femurresektion: fehlendes Endoskelett – funktionsloses Bein

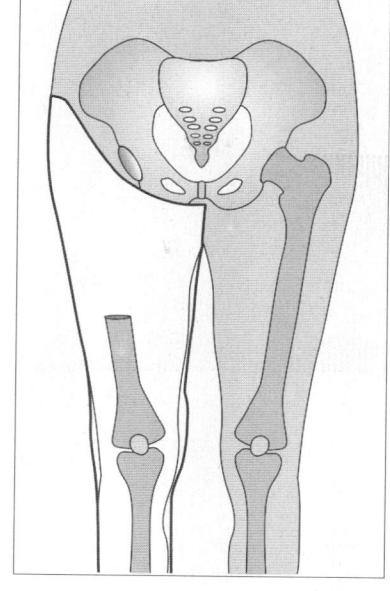

Abb. 4.**9**   Extensionsorthese als Exoskelett, wiedergewonnene Gehfähigkeit (Schema)

Schon bei der einfachen Schuheinlage oder einer orthopädischen Schuhzurichtung handelt es sich im Prinzip um eine Orthese. Ganz ohne Zweifel sind der orthopädische Schuh und der Innenschuh Orthesen. Auf sie wird noch zurückzukommen sein. Die klassischen Beinorthesen werden auch heute noch vielfach als „Bein-Stützapparate" bezeichnet. Diese „führen" und/ oder sperren die Fuß-, Knie- und Hüftgelenke. Bei völlig gelähmten Beinen kann neben den an beiden Seiten des Beines in ganzer Länge vorhandenen Schienen und den dazugehörigen „Schellen" oder „Hülsen" ein Beckenkorb notwendig werden, ähnlich den Beckenkorbprothesen.

Es ist unmöglich, auf diesem engen Raum auch nur annähernd auf die vielen Variationsmöglichkeiten der Orthesen einzugehen. Immer wieder wird die Orthopädietechnik neu gefordert. Die unerschöpfliche Vielfalt der möglichen Behinderungen gebiert immer wieder neue Variationen, wie das Beispiel einer Patientin zeigen soll, der das proximale Femurende in einer Länge von ca. 20 cm mitsamt der Hüftpfanne entfernt werden mußte. Das dadurch funktionslos gewordene Bein wirkte mangels Endoskeletts nur noch als Störfaktor (Abb. 4.**8**). Aber mit einer Extensions-

orthese, die das funktionslose Bein unter Zug (Walkschuh und Tubersitz) nach Art eines Exoskeletts stabilisierte und die erschlafften Oberschenkelmuskeln dadurch wieder vorspannte und ihnen ihre Funktion in begrenztem Maße zurückgab, wurde erreicht, daß die Patientin wieder gehfähig wurde und heute – nach gut 10 Jahren – noch ist (Abb. 4.**9** u. 4.**10**).

Orthesen für die oberen Extremitäten sind in der Bauart im Prinzip ähnlich. Von distal nach proximal aufsteigend sind auch hier Orthesen für die Finger (Rheuma), Orthesen für die Hand (Mittelhand-Unterarm-Hülsen) weiterhin Orthesen für den Unter- und Oberarm bekannt. Sie werden bei Lähmungen, bei Pseudarthrosen, bei defekten Gelenken und anderen Behinderungen benötigt.

Über die Proth-Orthesen wurde eingangs bereits gesprochen. Im Prinzip sind es Orthesen; wegen eines vorhandenen Kunstfußes bzw. einer Kunsthand jedoch ähneln sie mehr einer Prothese.

Rumpforthesen – im normalen klinischen Sprachgebrauch auch Leibbinden, Mieder, Korsetts o. ä. genannt – brauchen hier nicht weiter erörtert zu werden, sie sind bekannt. In der großen Anzahl der Fälle handelt es sich zudem um

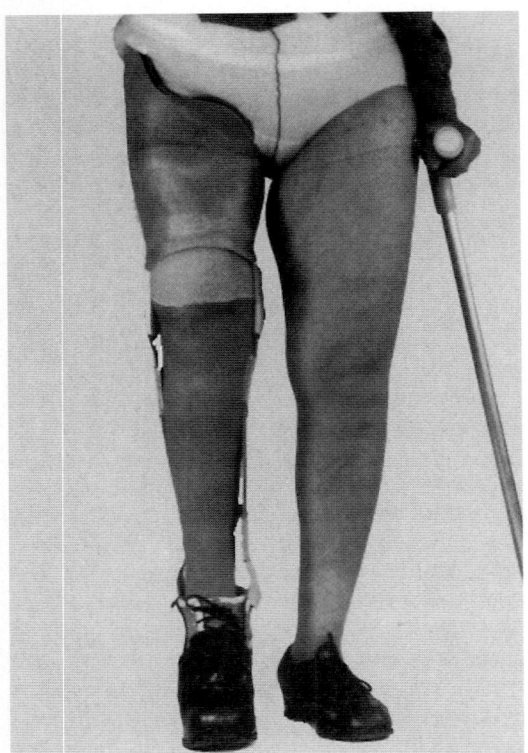

Abb. 4.**10**   Extensionsorthese in Funktion (s. Abb. 4.**9**)

kurative Orthesen, wie beispielsweise bei der Skoliose.

Den wichtigen orthopädischen Maßschuhen und Innenschuhen, die außer bei Fußamputationen ebenfalls als Fußorthesen zu bezeichnen sind, sei ein kurzes Wort gegönnt. Das Orthopädie-Schuhmacherhandwerk hat sich mittlerweile gegenüber dem Schuhmacherhandwerk zu voller Eigenständigkeit emanzipiert. Die Vielfältigkeit der Herstellungstechniken und der zu verwendenden Materialien und die dadurch gegebenen Möglichkeiten sind enorm. Im Straßenbild zwar fällt ein orthopädischer Schuh nur selten auf, die orthopädischen Schuhe aber sind weitverbreitet. Das liegt daran, daß durch die Kunstfertigkeit des Orthopädie-Schuhmacherhandwerks auch schwere Fußfehlformen kompetent, aber dennoch kosmetisch ansprechend und kaum auffallend, versorgt werden können.

Zur Herstellung eines funktionellen orthopädischen Schuhs bedarf es einer echten Interaktion zwischen Orthopädie-Schuhmacher und Ortho-

päden. Die häufig auf Rezepten vorzufindende Diagnose „Fußdeformität" genügt keineswegs. Wenn auch weitgehend das Vokabular der speziellen Schuhlisten mit den Schuhpositionen von den Ärzten nicht beherrscht wird, sollten dem Schuhmacher aber immer zumindest eine sehr genaue Diagnose und das therapeutische Ziel mitgeteilt werden, am besten „am Patienten".

Technische Hilfen

Hier gilt der Grundsatz „Je weniger, desto besser;" was natürlich nicht bedeuten soll, daß dem Patienten dringend benötigte Rehabilitationsmittel vorzuenthalten seien. Es muß die Indikation nur sehr gekonnt gestellt und die Verordnung sehr spezifisch gemacht werden.

Technische Hilfen werden da benutzt, wo die Rehabilitation des Patienten mit Hilfe von Prothesen oder Orthesen nicht gelingt. Wenn er z. B. nicht gehen kann, benötigt er Hilfen, z. B. einen Handstock, Unterarmstützen oder Gehgestelle. In schweren Fällen werden Fortbewegungsmittel notwendig, die vom Rollbrett, Dreirad, mechanisch oder elektrisch betriebenen Rollstuhl bis hin zum behindertengerecht zugerichteten Auto reichen.

Wenn der Patient nicht selbständig essen, sich selbst nicht baden, nicht die Toilette benutzen, d. h. die Verrichtungen des täglichen Lebens nicht selbständig ausführen kann, gibt es hier eine große Produktpalette von Technischen Hilfen. Es gibt Telefonhilfen, Schreibmaschinenhilfen, Hilfen zur Betätigung von Schaltern, elektrische Kommunikationshilfen u. a. m.

Der *Rollstuhl* sei besonders erwähnt: Der einfachste ist der (passive) Schieberollstuhl mit 4 kleinen Rädern, der gängigste der Greifreifenfahrer, der sich durch seine Leichtigkeit, Zusammenfaltbarkeit (Transport im Auto!) und optimale Manövrierbarkeit auszeichnet. Daher wird er auch nicht selten als Sportgerät benutzt.

Der Handhebelfahrer ist wegen seiner schlechteren Manövrierfähigkeit nicht für die Wohnung, sondern vielmehr für draußen gedacht. Er ermöglicht gegenüber dem Greifreifenfahrer einen physiologischeren Kräfteeinsatz. Dadurch ist er schneller, wenn auch schwerer, und erfordert auch mehr Kraft. Für ältere Patienten ist er oft nicht mehr geeignet.

Wenn eine schlechte körperliche Konstitution, mangelnde Armkraft oder auch eine bergige Wohngegend die Betätigung eines Eigenkraftrollstuhls nicht mehr erlauben, ist ein Fremdkraftrollstuhl erforderlich (Abb. 4.**11**).

Der Verbrennungsmotor hat in unseren Breiten ausgedient, heute wird der Elektrofahrer benutzt. Auch hier – wie bei den Eigenkraftrollstühlen – liefert die Industrie ein umfangreiches Sortiment, das auf die jeweiligen Bedürfnisse abgestimmt werden muß. In extremen Fällen ist ein Rollstuhl sogar von Hand umzubauen, d. h. an die individuellen Gegebenheiten anzupassen.

Einige Grundsätze sind zu beachten: Es sollte nie ein Elektrorollstuhl verordnet werden, wenn der Patient mit eigener Kraft einen Rollstuhl bedienen kann. Er braucht ja die körperliche Betätigung. Ein Elektrorollstuhl benötigt eine Unterstellmöglichkeit und eine regelmäßige Wartung der Batterien. Das muß vor der Verordnung geprüft werden. Wichtig ist aber auch insbesondere, daß der Rollstuhlfahrer „draußen" aktiver Verkehrsteilnehmer wird. Der verordnende Arzt hat die Verantwortung dafür zu tragen, daß der Patient die erforderlichen geistigen Fähigkeiten besitzt, sonst wird dieser für sich und andere Verkehrsteilnehmer zu einer immanenten Gefahr.

Kostenträger

Für die orthopädische Versorgung der Behinderten ist in erster Linie die gesetzliche Krankenversicherung zuständig. Sie übernimmt die Versorgung mit Hilfsmitteln allerdings nur, soweit sie unmittelbar darauf gerichtet ist, die behinderte Funktion in medizinischer Hinsicht auszugleichen.

Die orthopädische Versorgung der durch einen Arbeitsunfall oder eine Berufskrankheit Betroffenen ist Sache des jeweils zuständigen UV-Trägers (BG).

Soweit es sich um die Folgen einer Kriegsbeschädigung (BVG), einer Wehrdienstbeschädigung (SVG) oder einer sonstigen Schädigung im Sinne des sozialen Entschädigungsrechts (z. B. nach dem Opfer-Entschädigungsgesetz, Impfschaden nach dem Bundesseuchengesetz) handelt, sind die Versorgungsämter bzw. die ihnen zugeordneten Orthopädischen Versorgungsstellen der Länder zuständig.

Bedarf es zur beruflichen Rehabilitation einer über die Leistungszuständigkeit der gesetzlichen Krankenversicherung hinausreichenden orthopädischen Versorgung (z. B. einer besonderen Arbeitshand, eines Arthrodesenstuhls, einer KFZ-Hilfe für Bewegungsbehinderte), ist in der Regel die Zuständigkeit der gesetzlichen Rentenversicherung gegeben, sofern es sich nicht um die Folgen eines Arbeitsunfalls, einer Kriegs-

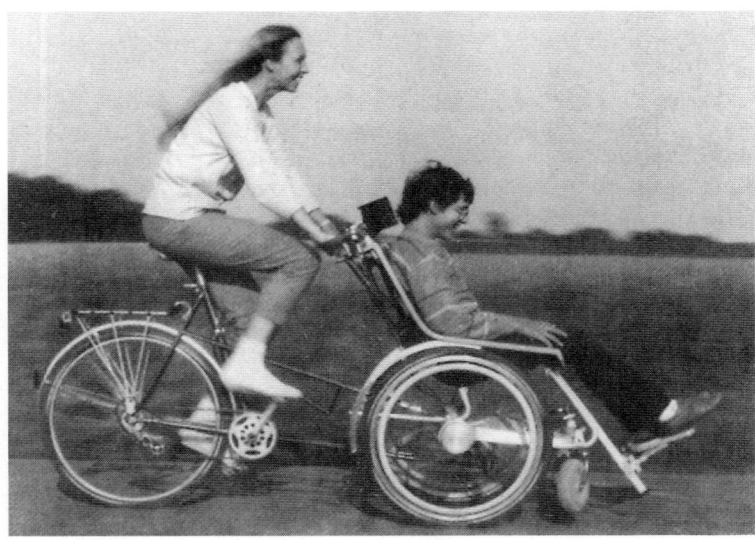

Abb. 4.**11** „Roll-FIETS", von einer Hilfsperson betätigt

beschädigung usw. handelt. Ggf. kommen auch Hilfen nach dem Schwerbehindertengesetz in Betracht.

Ist keiner dieser Träger zuständig, besteht Anspruch auf die zur gesellschaftlichen und beruflichen Eingliederung notwendige orthopädische Versorgung nach den Bestimmungen über die Eingliederungshilfe der Sozialhilfe.

Schlußbemerkungen

Es wurde versucht, das weite Terrain der Technischen Orthopädie abzustecken. Die Herstellung der Hilfsmittel (Prothesen und Orthesen) setzt die Zusammenarbeit von Ärzten für Orthopädie mit Handwerkern voraus. Es gibt nicht viele Länder, die ein ähnlich dichtes – über das ganze Land verteiltes – Netz von Fachwerkstätten besitzen wie wir. Die dem deutschen Handwerk eigentümlichen streng reglementierten Ausbildungsgänge für den Nachwuchs bis hin zum Meisterbrief, die von den Innungen und ihren Innungsfachschulen geleistet werden, gewähren einen hohen Qualifikationsstandard der Innungsmitglieder, der im Ausland vielfach seinesgleichen sucht.

In bezug auf die technischen Produkte können wir Ärzte nur verordnen, Hinweise geben, anregen und Kritik üben, d. h. schreiben oder reden. Machen kann nur der Handwerker. Wir sind auf ihn, seinen Sachverstand, sein Können und sein Engagement angewiesen. Das mag uns bescheiden sein lassen.

5 Qualitätssicherung in der Begutachtung

F. Schröter

Das Streben nach einer optimierten ärztlichen Tätigkeit im Sinne des angestrebten Heilerfolges begleitet die Medizin schon seit ihren Ursprüngen, spiegelt sich auch wider im hippokratischen Eid. **„Primum nihil nocere"** ist wohl das bedeutendste Gebot für ärztliches Denken und Handeln, somit im philosophischen Sinne das wichtigste Qualitätskriterium. Dieses Gebot hat eine uneingeschränkte Gültigkeit auch für den Arzt in seiner Rolle als Sachverständiger, dies gleich im doppelten Sinne: Er muß sowohl die schutzbedürftigen Interessen des ihm anvertrauten Probanden als auch den Schutz der Solidargemeinschaft vor ungerechtfertigten Leistungen – beides ohne irgendwelche Einschränkungen – beachten.

Dieses Prinzip des „primum nihil nocere" würde als einziges Qualitätskriterium in der Begutachtung genügen, vorausgesetzt, daß man grundsätzlich von einer integren und emotionsfreien Handlungsweise des Sachverständigen, seiner unbestrittenen Kompetenz sowohl in medizinischen wie auch versicherungsrechtlichen Fragen, der notwendigen Sorgfalt sowohl bei Aufarbeitung des konkreten Sachverhaltes als auch der Untersuchung des Probanden ausgehen könnte. Die Unzulänglichkeit der menschlichen Natur, das kaum mögliche völlig emotionsfreie Denken, eine unzulängliche Ausbildung insbesondere bei den versicherungsrechtlichen Grundlagen, aber auch z. B. durch Zeitmangel bedingte Unzulänglichkeiten beim Aktenstudium und der Untersuchung führen jedoch nur allzu häufig zu korrekturbedürftigen oder gar widerlegbaren gutachtlichen Beurteilungen auch dann, wenn an der persönlichen Integrität des Sachverständigen keine Zweifel bestehen.

Das Bemühen um eine adäquate Qualitätssicherung im Gutachtenwesen muß daher beginnen mit der Entwicklung von logisch begründeten und konsensfähigen Gütekriterien (Qualitätsplanung), da nur auf diesem Wege die notwendige Transparenz im Qualitätsmanagement erreicht werden kann. Der ärztliche Sachverständige kann sich schon bei der Erstellung seines Gutachtens hieran orientieren und die Qualität seiner gutachtlichen Beurteilung überprüfen. Ziel der Qualitätssicherung in der Medizin im allgemeinen und der Begutachtung im besonderen ist somit nicht nur die Möglichkeit zur Überprüfung von Gutachten durch Dritte, sondern in erster Linie die Fehlervermeidung bei der Erstellung des Gutachtens.

Persönliche Voraussetzungen des Gutachters

Es ist unbestritten, daß sich auch die Ärzte aus einem Querschnitt der Bevölkerung – mit all ihren Stärken und Schwächen – rekrutieren, somit auch in ihren menschlichen Eigenschaften und nur allzu verständlichen Unzulänglichkeiten sich nicht – zumindest nicht wesentlich – von dem Bevölkerungsdurchschnitt unterscheiden.

Die ärztliche Sachverständigentätigkeit setzt jedoch – ähnlich wie bei einem Richter – eine überdurchschnittliche menschliche Reife und Integrität voraus, erfordert ein möglichst emotionsfreies Denken und Handeln mit der notwendigen Distanz zu eigenen sozialpolitischen Wunschvorstellungen, die gerade in der Ärzteschaft aus nachvollziehbaren Gründen weit verbreitet sind. Der sachverständige Arzt muß über die Fähigkeit eines systematischen und geordneten Denkens verfügen, was sich schon am Aufbau des Gutachtens erkennen läßt.

Grundvoraussetzung ist ein solides fachmedizinisches Basiswissen über die gesamte Breite des Fachgebietes hinweg, aber auch die Bereitschaft des Arztes, sich ständig über neue Erkenntnisse zu informieren und bezogen auf den konkreten Einzelfall – sofern notwendig – auch gezielt zu belesen.

Die persönliche Qualifikation eines Sachverständigen ähnelt somit den Voraussetzungen, die von einem Arzt in leitender Stellung als selbstverständlich erwartet werden.

Der kurativ tätige Arzt in der Praxis und Klinik – dort nur in der Garantenstellung eines „Anwaltes" für seinen Patienten – muß sich als medizinischer Sachverständiger von dieser Denkweise freimachen, insbesondere Abschied nehmen von der „Erfahrungsmedizin": Was unter Umständen an diagnostischen Arbeitshypothesen und im therapeutischen Procedere – möglicherweise auch nur mit Placeboeffekten – sinnvoll und gerechtfertigt erscheint, hat in der Begutachtung mangels gesicherter wissenschaftlicher Grundlagen und der rechtlichen Vorgaben z. B. zur Beweisführung keinen Platz. Besonders dem „nebenbei" erstellten Gutachten in der Alltagspraxis drohen solche Gefahren, die – ist sich der Arzt des Rollenwechsels zum Sachverständigen bewußt – vermeidbar sind.

Rechtsstellung des Sachverständigen

In zahlreichen Aufsätzen und juristischen Schriftsätzen findet man immer wieder an erster Stelle die Forderung nach der „Neutralität" des Sachverständigen, die zur korrekten Erstellung eines Gutachtens unabdingbar erforderlich sei. Diese Forderung ist richtig und falsch zugleich: es ist eine Selbstverständlichkeit, daß der Sachverständige – wie auch jeder Richter – weder mit dem Probanden noch der Versicherung in einer persönlichen, insbesondere abhängigen Beziehung steht. Die persönliche Integrität eines Sachverständigen würde anderenfalls die umgehende Rückgabe des Gutachtenauftrages verlangen, da in einem solchen Fall das Rechtsinstitut der Befangenheit greifen muß.

Gelegentlich vorgebrachte Zweifel an der „Neutralität" des Sachverständigen unter Hinweis auf seine Honorierung durch die auftraggebende Versicherung „Dessen Brot ich eß', dessen Sprach' ich sprech'" sind nicht gerechtfertigt, da grundsätzlich niemals eine Honorierung in Abhängigkeit vom Ergebnis der gutachtlichen Beurteilung erfolgt. Der Sachverständige ist in unserer Rechtsordnung der „Erfüllungsgehilfe" einer juristischen Person oder Institution, dessen Honorierung nicht ergebnisorientiert, sondern dem Aufwand entsprechend meist nach festen Regeln (z. B. Ärzteabkommen mit Renten- und Unfallversicherungsträgern, ZSEG, GOÄ usw.) erfolgt. Die Bevorzugung eines erfahrenen Sachverständigen durch eine Versicherung oder ein Gericht beinhaltet auch keineswegs eine ergebnisorientierte Erwartungshaltung „zugunsten"

des Auftraggebers. Erwartet wird vielmehr ein fehlerfreies Gutachten, welches einer Überprüfung – insbesondere in einer prozessualen Auseinandersetzung – standhält. Gewünscht wird weder der „versicherungsfreundliche" noch der „patientenfreundliche" Sachverständige, da solche gutachtlichen Beurteilungen im Endeffekt allen Beteiligten unangemessen höhere Unkosten – z. B. durch neuerliche Begutachtungen und unnötige Auseinandersetzungen – bereiten. Eine in diesem Sinne richtig verstandene „Neutralität" nützt somit allen Beteiligten in einem Prüfungsverfahren, ist somit ein herausragendes Qualitätsmerkmal, dem die Neuregelung zur Auswahl des Sachverständigen im SGB VII (§ 200 Abs. 2) nicht dienlich ist.

Diese „Neutralität" kann nicht vom behandelnden Arzt erwartet werden, da er mit Übernahme der Behandlung nach dem BGB seinem Patienten eine Optimierung der ärztlichen Betreuung schuldet, insofern auch bei seinen Attestierungen „Anwalt seines Patienten" ist. Insofern erscheint es zweifelhaft, ob dem Behandler der Rollentausch zum „neutralen" Sachverständigen gelingen kann. Zu bedenken ist nämlich auch, daß die Therapie aufbauen darf allein auf der *Möglichkeit* des krankhaften bzw. unfallbedingten Befundes, während die Grundlage jeglicher finanziellen Entschädigung in allen Versicherungsbereichen der *Vollbeweis* des Schadens ist. Die krankhaften/unfallbedingten Funktionseinbußen, der Körperschaden, dürfen gutachtlich keinem vernünftigen Zweifel unterliegen, da andernfalls die Diagnose für den Sachverständigen nicht existiert. Der Behandler müßte somit im Zweifelsfall gegenüber seinem Patienten die Negierung vorausgegangener Arbeitsdiagnosen vertreten, was unweigerlich das notwendige Vertrauen des Patienten in seinen behandelnden Arzt in Frage stellen muß. Insofern ist es grundsätzlich nicht sinnvoll, den behandelnden Arzt mit der Begutachtung zu beauftragen.

Wenig sinnvoll ist auch die Beauftragung von Klinikdirektoren, Lehrstuhlinhabern und Abteilungsleitern. Diese haben in der Regel andere – wichtigere – Schwerpunkte in der Klinikführung, operativer und wissenschaftlicher Art. Die Begutachtung ist aber keine ärztliche „Nebentätigkeit". Sie will gelernt und gekonnt sein. Sie verlangt vom Gutachter ein Mindestmaß an Kenntnis des Versicherungsrechts und der Beweisregeln unserer Rechtsordnung. Je mehr Unterschriften ein Gutachten zieren, um so mehr

Skepsis ist geboten, da schon die Verantwortlichkeit nicht mehr durchschaubar ist und in der Regel der letzte in der Hierarchie – damit der unerfahrenste – das Gutachten erstellt hat. Es ist daher zu fordern, daß auch in den Kliniken ein entsprechend erfahrener Arzt als Ansprechpartner für die Begutachtung zur Verfügung und auch in voller Verantwortung steht, insofern auch Adressat des Auftrages sein muß. War die Klinik im therapeutischen Procedere einbezogen, berührt dies die „Neutralität". Diese Klinik sollte daher – wie auch der behandelnde niedergelassene Arzt – nicht gutachtlich tätig werden.

Im übrigen ist der Sachverständige nicht „neutral", sondern er ist gebunden an unstreitige wissenschaftliche Erkenntnisse einerseits und rechtliche Normen andererseits. Folgt er diesen Vorgaben, dürfte auch die Auswahl eines Sachverständigen nicht – wie so oft behauptet – prozeßentscheidend sein. Die Aufgabe eines Sachverständigen sollte – von wenigen Ausnahmen abgesehen – dann immer lösbar sein im Sinne eines „mit Gründen versehenen Urteils über eine zweifelhafte Frage" (Der große Brockhaus 1930).

Normen medizinischer Erkenntnisse

Der Schadensausgleich beruht im Versicherungsrecht auf der Abweichung von der Norm, im medizinischen Bereich auf dem normwidrigen Gesundheitszustand, dessen Kausalität einen wie auch immer gearteten Anspruch auf Schadensausgleich begründet. Läßt sich die Norm und ihre noch tolerable Normabweichung im technischen Bereich als Ergebnis eines allgemein akzeptierten, häufig auch von der Rechtsprechung sanktionierten Konsenses definieren, ist dies in der Medizin nicht ohne weiteres möglich. Die Norm dessen, was gesund und krank ist, kann nicht als Konsens willkürlich bestimmt werden, da es sich um biologisch vorgegebene Parameter handelt, welche die medizinische Wissenschaft ermitteln muß, was in der Regel nicht absolut präzise möglich ist. Einen Konsens kann es daher stets nur über einen Normbereich geben mit fließenden Grenzzonen, die in einer ständigen Diskussion stehen und über die nicht immer ein allgemein akzeptierter Konsens erreichbar ist. Man denke an die uneinheitlichen Vorgaben z. B. zum Normbereich der Blutdruckwerte, dem „Normgewicht" usw.

Der medizinische Sachverständige hat es somit ungleich schwerer als sein Fachkollege im technischen und industriellen Bereich, der sich widerspruchslos z. B. auf eine DIN-Norm stützen kann. Dem Techniker stehen so genaue Meßmethoden zur Verfügung, wie sie in der Medizin bei allem Fortschritt der diagnostischen Möglichkeiten nicht denkbar erscheinen. Das ärztliche Messen und Wägen, also das Untersuchungsergebnis, unterliegt immer einer Meßfehlerbreite, die zwar möglichst gering zu halten, aber unvermeidbar ist.

Normbereich statt fester Norm, fließende Grenzzonen und Meßfehlerbreite können dazu führen, daß trotz eines im übrigen fehlerfreien Arbeitens ein und derselbe Sachverhalt unterschiedlich ärztlich beurteilt wird.

Je präziser die Vorgaben der medizinischen Wissenschaft sind, um so klarer und treffender wird auch die hierauf aufbauende gutachtliche Beurteilung sein können. Nur die naturwissenschaftlich begründete Medizin kann diesen Anforderungen – geprägt von den Beweisregeln der Rechtsordnung – gerecht werden. Eine nicht naturwissenschaftlich begründete Paramedizin, Hypothesen und persönliche Glaubensbekenntnisse, resultierend auf der eigenen „Erfahrungsmedizin", können deshalb nicht die Grundlage einer gutachtlichen Beurteilung bilden. Gerade aus diesen Lagern werden jedoch in der gutachtlichen Diskussion mit Vehemenz Überzeugungen vorgetragen, die erkennbar den Charakter eines Glaubensbekenntnisses tragen. Sie sind lediglich geeignet, beim Betroffenen fragwürdige Überzeugungen zu bestärken und unrealistische Entschädigungswünsche zu stimulieren mit dem Ergebnis einer Demütigung des Probanden nach einem langwierigen, fast regelhaft erfolglosen Gerichtsverfahren. Diese Art der „Begutachtung" verletzt schon das eingangs aufgezeigte Grundprinzip jeglichen ärztlichen Handelns: **Primum nihil nocere!**

Beauftragung des Sachverständigen

Der sorgfältig und richtig vorbereitete Gutachtenauftrag ist die Schiene, auf der der Sachverständige in korrekter Anwendung gesicherter medizinischer Erkenntnisse zum korrekten gutachtlichen Ergebnis geführt wird. Fehler in der

Begutachtung können somit schon im Vorfeld – durch mangelhafte Vorbereitung des Auftrages, unzulängliche Vorgaben (Anknüpfungstatsachen) und falsche Fragestellungen – vorprogrammiert sein. Ist der vorgegebene Sachverhalt unvollständig oder gar falsch, kann der Sachverständige diesen Mangel nicht ausgleichen, sein Gutachten ist von vornherein wertlos.

Wenn eben möglich, sollte dem Sachverständigen grundsätzlich der korrekt ermittelte Sachverhalt (Anknüpfungstatsachen) vorgegeben werden, von dem er in seiner ärztlichen Beurteilung auszugehen hat. Sachverhalte zu ermitteln ist keine ärztliche Aufgabe, wird jedoch dennoch immer wieder – mangels genügender Möglichkeiten zur verwaltungsseitigen Vorermittlung – vom Arzt abverlangt, wenngleich dies nur mittels einer Befragung des Probanden möglich ist. Jeder erfahrene Sachverständige weiß jedoch, wie sich Sachverhalte in der Erinnerung eines Anspruchstellers im Laufe der Zeit verändern können, nicht zuletzt mitgeprägt von ärztlichen Vermutungen, aber auch versicherungsrechtlichen Aspekten.

Ist der Proband nicht mehr in der Lage, verwertbare Angaben zu machen, ist der Versuchung zu widerstehen, Sachverhalte „hineinzufragen", was zu groben Entstellungen – und damit letztendlich zu einem wertlosen Gutachten – führen kann.

Grundsätzlich gilt, daß dem Sachverständigen kein eigenes Ermittlungsrecht zusteht, jedoch bei konsequenter Anwendung dieser Regel nur allzu häufig jegliche Grundlage für eine gutachtliche Beurteilung fehlen würde. In diesem Spannungsfeld ist der Sachverständige gut beraten, nur in Absprache mit dem Auftraggeber den Probanden *ergänzend* soweit zu befragen, wie dies zur Lösung der Aufgabe notwendig erscheint. Dabei sind Widersprüche zum bereits bestehenden Erkenntnisstand aufzuzeigen, nötigenfalls Alternativbeurteilungen zu erarbeiten.

Bei korrekter Vorarbeit des Auftraggebers begrenzen sich die Fragestellungen an den Sachverständigen auf folgende Aspekte:

1. Welche objektiv krankhaften/unfallbedingten Befunde wurden – im *Vollbeweis* – gesichert? Welche Normvarianten sind hiervon abzugrenzen?
2. Korrelieren die objektiven mit den semiobjektiven Befunden und mit den Klagen des Versicherten?

3. Sind die Befunde, insbesondere die bildtechnischen Darstellungen, krankheits- bzw. verletzungsspezifisch? Lassen sie zwingend auf Funktionseinbußen rückschließen, oder finden sich derartige Veränderungen auch beim Gesunden?
4. Welche Diagnosen sind zu stellen?
5. Wie ist es um die Krankheitsrelevanz der einzelnen Diagnosen bestellt, und welche Funktionseinbußen sind zu sichern?
6. Wie sind diese Befunde und Funktionseinbußen im Rahmen der rechtlichen Grundlagen dieses Gutachtenauftrages zu bewerten?

In der Unfallbegutachtung geht die Forderung nach dem **Vollbeweis** des versicherten Schadens über den Ist-Zustand hinaus, da nach jüngster richterlicher Auffassung (Lemcke 1996) auch der Erstschaden dahingehend zu hinterfragen ist, ob es sich ursprünglich nur um eine „Verdachtsdiagnose" gehandelt hat oder ob der Erstschaden objektiv belegt werden konnte. Diese Forderung beruht nicht zuletzt auf zahlenmäßig ausufernden unseriösen Praktiken z. B. mit dem obligaten „Schleudertrauma" auch nach jedem Bagatellunfall. Wenn sich mehr als 80% derartiger Erstatteste als unzutreffend erweisen (Schuller u. Eisenmenger 1993), ist diese Entwicklung in der Rechtsprechung nachvollziehbar, bedeutet jedoch für den Sachverständigen einen beträchtlichen Mehraufwand, der besonders große Sorgfalt und Sachkenntnis in der Unfallanalyse erfordert. Schließlich ist das Erstschadensbild, also die definierte und im Vollbeweis belegte Primärverletzung, der entscheidende Ausgangspunkt für alle gutachtlichen Überlegungen: Ohne eine eingetretene Verletzung können keine organischen Unfallfolgen verbleiben!

Der notwendige *Vollbeweis* bei den eigenen Befunderhebungen und Diagnosen des Sachverständigen *gilt als erfüllt, wenn die Befunde von jedem anderen gleichartig befähigten Arzt reproduziert werden können und vernünftig begründete Zweifel an den hieraus abgeleiteten Diagnosen nicht verbleiben.* Sind solche Zweifel berechtigt, handelt es sich also um eine Verdachtsdiagnose, so ist sie für den Gutachter nicht existent: Alle anspruchsbegründenden Tatsachen unterliegen dem Vollbeweis (Spohr 1991).

Der Sachverständige sollte daher den Gutachtenauftrag auch unter formellen Aspekten sorgfältig prüfen und im Zweifelsfalle den Auftraggeber um Nachbesserung – z. B. bezüglich der

Anknüpfungstatsachen – bitten, sich auch nicht scheuen, einen nicht lösbaren Gutachtenauftrag zurückzugeben. Damit schützt er nicht nur sich, sondern auch den Probanden und den Auftraggeber vor einer fehlerhaften Entscheidung.

Vorbereitung zur Begutachtung

Mit dem Auftrag zur Erstellung eines ärztlichen Gutachtens verbindet jeder Auftraggeber die Erwartung einer optimalen Klärung der anstehenden Problematik, die – in Fragen gekleidet – dem Sachverständigen nahegebracht wird. Diese Vorbereitung durch den Auftraggeber erfolgt so gut wie ausnahmslos durch einen Nichtmediziner, der somit trotz besten Bemühens nicht immer in der Lage ist, die Bedeutung aller aktenkundig gewordenen Einzelaspekte richtig einzuordnen und hieraus ggf. notwendige Zielfragen abzuleiten. Es gehört somit zur Grundvoraussetzung jeglicher Begutachtung, daß der Sachverständige – möglichst umgehend nach Auftragseingang – eine vorbereitende Aktendurchsicht vornimmt, um solche, möglicherweise entscheidungsrelevanten Einzelaspekte zu erkennen. Hieraus kann sich z. B. die Notwendigkeit zu einer fachspezifischen Zusatzbegutachtung ergeben, wozu jedoch das Einverständnis des Auftraggebers notwendig ist.

Steht eine Zusammenhangsbeurteilung ins Haus, muß die Akte selbstverständlich alle Befundberichte, z. B. das Operationsprotokoll wie auch den histologischen Befund, enthalten, die ggf. nachzufordern sind. Fachbezogene Röntgenbildbefunde sollten grundsätzlich *nicht* unkritisch ohne eigene Durchsicht dieser Bilder – die ggf. anzufordern sind – akzeptiert werden. Die Problematik einer Überinterpretation solcher Bildbefunde ist nicht nur im medizinischen Bereich allgemein bekannt. Entbehrt der Akteninhalt hinreichend definierter Anknüpfungstatsachen, so ist auch diesbezüglich eine Kontaktaufnahme mit dem Auftraggeber – wie schon näher ausgeführt – notwendig.

Unter diesen aufgezeigten Aspekten ist es unzureichend, wenn die Aktendurchsicht erst unmittelbar vor der gutachtlichen Untersuchung – oder gar erst im nachhinein – erfolgt. Letzteres bringt es mit sich, daß man noch nicht einmal die Chance hat, den Probanden zu aktenkundigen Widersprüchlichkeiten und fehlenden Informationen zu befragen. An diesen Dingen kann

eine Begutachtung schon im Vorfeld scheitern, weil zwingend gebotene Fragen nicht gestellt, somit auch nicht beantwortet werden können. Die Qualitätssicherung durch den Sachverständigen beginnt also mit der vorbereitenden Aktendurchsicht, sinnvollerweise mit einem schon hierbei zu erstellenden knapp gefaßten Aktenauszug, der somit im Gutachten grundsätzlich der anamnestischen Exploration und Befunddokumentation vorauszugehen hat.

Dieser Aktenauszug dient nicht – wie so häufig u. a. auch von Gerichten argumentiert – der Mitteilung des ohnehin schon bekannten Akteninhalts an den Auftraggeber, sondern als Gedächtnisstütze für den Sachverständigen, um im späteren anamnestischen Gespräch wie auch bei der abschließenden Beurteilung solche aktenkundigen Mitteilungen sofort wiederfinden und verwerten zu können. Dazu bedarf es keiner seitenlangen Wiedergabe bekannter Akteninhalte, sondern einer stichwortartigen Notiz – möglichst mit Blattzahl versehen –, die ausschließlich dem Sachverständigen als Arbeitsunterlage dient.

Fehlt es in einem Gutachten gänzlich an einer erkennbaren Berücksichtigung des aktenkundigen Sachverhalts, stützt sich der beauftragte Sachverständige also nur auf anamnestische Mitteilungen des Probanden, leitet er hieraus z. B. rückblickend ein „schweres Schleudertrauma" ab, obwohl ein Bagatellunfall – oder gar eine ungeeignete Unfallmechanik – aktenkundig dokumentiert wurde, ist ein solches Gutachten nicht verwertbar, auch dann nicht, wenn alle anderen Qualitätskriterien beachtet und erfüllt wurden.

Die – ärztlicherseits allgemein unbeliebte – Aktenvorbereitung ist somit der Schlüssel, der überhaupt einen Zugang zu den Anknüpfungstatsachen des speziellen Einzelfalles ermöglicht, ohne die keine sinnvolle Begutachtung erfolgen kann.

Dies gilt um so mehr, wenn eine Begutachtung auf mehreren Fachgebieten ansteht und dem beauftragten Sachverständigen – als Hauptgutachter – sowohl die Entscheidung zur Notwendigkeit weiterer Fachgutachten als auch die Auswahl der Fachkollegen überlassen bleibt, wie dies gelegentlich seitens der gesetzlichen Unfallversicherung, häufiger seitens der privaten Unfallversicherung erfolgt. Es liegt dann auch in der Verantwortung des Hauptgutachters, zur

Qualitätssicherung bei den Zusatzgutachten beizutragen, z. B. schon durch Auswahl des jeweiligen Sachverständigen. Solche fachübergreifenden Begutachtungen bedürfen zudem einer sorgfältigen organisatorischen Vorbereitung, um nicht das gutachtliche Procedere über unvertretbar lange Zeiträume hinzuziehen. Anzustreben ist eine gutachtliche Untersuchung auf allen in Betracht kommenden Fachgebieten möglichst an einem oder zwei aufeinanderfolgenden Tagen, um überhaupt die Möglichkeit eines sinnvollen fachübergreifenden Konsils zu eröffnen, für das die Detailkenntnisse des Einzelfalles noch im Gedächtnis verhaftet sein müssen. Nur dann kann der beauftragte (Haupt-)Gutachter garantieren, daß Überschneidungen in den Befunderhebungen, damit auch in den Bewertungen erkannt und korrigiert werden, schließlich eine angemessene Bildung der Gesamt-MdE unter Berücksichtigung diesbezüglicher Grundsätze in der Rechtsprechung – in der Regel subsumierend – erfolgen kann (Schröter 1997). Liegen zwischen den einzelnen Fachbegutachtungen Tage, gar Wochen oder Monate – wie nicht selten zu beobachten –, so ist das Ergebnis im zuerst erstellten Gutachten möglicherweise schon längst überholt, wenn der letzte Fachgutachter sein Votum abgibt.

Somit ist auch eine Optimierung in der Organisation von Begutachtungen in mehreren Fachbereichen ein wichtiges Qualitätskriterium, dem zunehmend auch von der Rechtsprechung Beachtung geschenkt wird. Hierzu benötigt der Sachverständige gut ausgebildetes Personal in einem funktionierenden Organisationsbüro, welches derzeit nur wenigen Sachverständigen zur Verfügung steht. Welche Klinik, welche ärztliche Praxis würde jedoch ohne einen gut geschulten Mitarbeiterstab funktionieren? Insofern ist die qualitätssichernde Forderung nach einem Organisationsbüro für einen erfahrenen Sachverständigen eigentlich eine Selbstverständlichkeit.

Die Aufgaben dieses Organisationsbüros beinhalten den Schriftverkehr, wie z. B. die Anforderung von Röntgenbildern und weiteren Fremdbefunden, die fachbezogene schriftliche Aufforderung zur Untersuchung, z. B. „nüchtern" beim Internisten, mit verwandtschaftlicher Begleitung beim Nervenarzt oder auch nur mit der Bitte zum Tragen einer kurzen Unterhose oder einer ablegbaren Korsettage beim Orthopäden. Hilfreich sind Mitteilungen an die Probanden

zur problemlosen Bewältigung des Weges, z. B. mit nützlichen Hinweisen für die Nutzung öffentlicher Verkehrsmittel oder die Zufahrt mit dem eigenen PKW.

Das Organisationsbüro muß die im zunehmenden Umfang geforderten Entbindungserklärungen von der Schweigepflicht anfordern. Dem Auftraggeber ist stets der Eingang des Gutachtenauftrages zu bestätigen, verbunden mit der Mitteilung, wann die Untersuchung erfolgen soll. Nicht zuletzt wird ein gut funktionierendes Organisationsbüro die Untersuchungstermine so planen können, daß unnötige Wartezeiten der Probanden vermieden werden. Der Umgang sowohl mit dem Probanden als auch dem Auftraggeber oder anderweitigen, am Procedere beteiligten Personen hat höflich und zuvorkommend zu erfolgen, und zwar auch dann, wenn mit schwierigen Persönlichkeiten – die in der Begutachtungssituation nicht selten anzutreffen sind – umzugehen ist. Allein hiervon kann in erheblicher Weise die emotionale Akzeptanz des Gutachtens abhängen. Für all diese scheinbar nebensächlichen Dinge trägt der Sachverständige die Verantwortung. Er – und niemand sonst – muß im zugehörigen Mitarbeiterstab die hierfür notwendige Qualitätssicherung organisieren und garantieren.

Sprachdisziplin des Sachverständigen

Der medizinische Sachverständige muß sich stets bewußt sein, daß er als „Erfüllungsgehilfe" für Nichtmediziner tätig wird, also medizinische Sachverhalte so darstellt, daß sie auch für den medizinischen Laien verständlich sind. Der ärztliche Gutachter ist insofern Helfer und Berater des Auftraggebers, aber auch des zu untersuchenden Probanden. Seine Aufgabe besteht lediglich darin, über die Vermittlung wesentlicher medizinischer Inhalte die Grundlagen für eine versicherungsrechtliche Entscheidung zu schaffen. Dies setzt aber voraus, daß das Gutachten sprachlich so abgefaßt wird, daß es alle Beteiligten – insbesondere auch der/die Betroffene – verstehen können (Ludolph u. Schröter 1997).

Die Sprache des Gutachters hat daher soweit wie irgend möglich medizinische Fachausdrücke zu meiden. Sind Teile eines Gutachtens für den Laien nicht verständlich, so ist dies ein schwerer

Qualitätsmangel, da weder der Auftraggeber in der Lage ist, das Gutachten in eine Entscheidung umzusetzen, noch der Proband die Möglichkeit zur Stellungnahme hat. Ein solches Gutachten ist nicht brauchbar, auch dann nicht, wenn es auf dem Titelblatt als „wissenschaftliches Gutachten" qualifiziert wird.

Um die ärztliche Sprachdisziplin ist es nicht selten schlecht bestellt. Ärztliche Berichte – und leider auch Gutachten – übertünchen, insbesondere wenn es schwierig wird, inhaltliche Aussagen gern durch Worthülsen. Worte müssen aber Inhalte vermitteln, sie sind anderenfalls nutzlos.

Besondere Vorsicht ist im gutachtlichen Sprachgebrauch bei der Nutzung des Begriffes „Syndrom" geboten. Im naturwissenschaftlichen Sinne subsumiert das „Syndrom" alle für ein Krankheitsbild typischen Einzelbefunde und Symptome, die im Einzelfall keineswegs immer komplett vorliegen müssen. Zudem wird dieser Begriff von den praktizierenden Ärzten fast regelhaft gebraucht für ein nicht ausdiagnostiziertes Symptomenbild (z. B. HWS- oder LWS-Syndrom), welches sich häufig rasch zurückbildet, ohne daß eine kostenaufwendige diagnostische Abklärung medizinisch, ethisch oder wirtschaftlich vertretbar wäre. Diese im kurativen Bereich so häufig angewandten – naturwissenschaftlich aber unkorrekten – Syndrombezeichnungen (z. B. HWS/LWS-Syndrom, Schulter-Arm-Syndrom, psychovegetatives Erschöpfungssyndrom usw.) sind somit auch nicht zu finden im Standardwerk über „Die klinischen Syndrome, Sequenzen und Symptomenkomplexe" (Leiber, 7. Aufl. Urban & Schwarzenberg 1990). Läßt sich diagnostisch ein Krankheitsbild mit eigener, naturwissenschaftlich definierter Entität sichern, so ist fast immer der Syndrombegriff überflüssig: Das „Baastrup-Syndrom" kann z. B. sprachlich einwandfrei als „Osteoarthrosis interspinalis" bezeichnet werden.

Die ohnehin nur auf eine Beschreibung patientenseitiger Subjektivismen abzielenden Syndrombegriffe sind keine Krankheitsdiagnose, somit gutachtlich diagnostisch unbrauchbar. Ist der Sachverständige nicht in der Lage, dem subjektiven Beschwerdebild eine organisch begründete, also objektiv nachweisbare krankhafte Ursache zuzuordnen, so handelt es sich definitionsgemäß (ICD 10) um eine „somatoforme Störung", deren Krankheitsrelevanz sehr zurückhaltend zu sehen ist und nach Häfner (1997) im

Sinne einer subdiagnostischen Störung auch nur „…dauerhaft besser durch eigene Aktivität im Alltag, durch die Bewältigung von Lebensproblemen und die kognitive Auseinandersetzung mit der eigenen Bewertung des Lebens und der Welt zu bessern oder zu beheben…" ist.

Im traumatologischen Bereich treibt der Begriff „Ruptur" – zu deutsch: „Riß" – besondere Blüten. Der Sinngehalt des Wortes vermittelt eine materielle Zerstörung durch Gewalteinwirkung („Der Löwe zerreißt die Antilope"), jedoch nicht die mit zunehmendem Lebensalter eintretenden Gewebsveränderungen durch Verschleiß und Altersschwäche. Im ärztlichen Alltag steht dennoch die Bezeichnung „Ruptur" für jegliche Diskontinuität, also auch für alle *degenerativ* bedingten Defektbildungen, was zwangsläufig falsche Inhalte vermittelt, die weder Grundlage einer sinnvollen Therapie noch einer gutachtlichen Entscheidung sein können.

Betroffen sind insbesondere Schadensbilder am Haltungs- und Bewegungsapparat, die typisch verschleißbedingt sind. Dies gilt für Schulterbeschwerden (Ruptur der Rotatorenmanschette) in gleicher Weise wie für den Bandscheibenschaden und Veränderungen am Meniskus.

Selbst wenn für die gutachtliche Beurteilung die Ursache von Funktionseinbußen unerheblich sein sollte, sind die funktionellen Auswirkungen – abhängig von ihrer Ursache – häufig sehr unterschiedlich: Verschleißbedingte Veränderungen verlaufen im Gegensatz zu unfallursächlichen Gewebsschäden klinisch weitgehend stumm. Sie sind *nicht zwingend* mit Beschwerden und/oder Funktionseinbußen verbunden. Dennoch werden bildtechnische, also optisch wahrnehmbare degenerative Veränderungen häufig als krankheitsrelevantes Substrat gedeutet und mit Funktionseinbußen gleichgesetzt, nicht selten mit der Folge unkritischer Therapieansätze. Es geht also nicht um falsche Worte, sondern um falsche Inhalte und damit fast automatisch auch um falsche gutachtliche Beurteilungen, sofern sich der Gutachter nicht einer logisch begründeten Denk- und Sprachdisziplin unterwirft.

Eine besondere Berücksichtigung bedarf die beliebte diagnostische Formulierung „Zustand nach…", die an nichtssagendem Inhalt kaum zu überbieten ist: So kann ein „Zustand nach Schädel-Hirn-Trauma" sowohl die folgenlose Ausheilung als auch das bedauerliche Ableben des/der

Betroffenen beinhalten. Mit dieser Wortwahl im Gutachten ist die Klärung eines strittigen Sachverhaltes nicht möglich.

Rangordnung der Befunde

Das herausragende Merkmal einer ärztlichen Sachverständigentätigkeit ist bzw. sollte die nüchterne Beschreibung der Befunde zwecks Sicherung der Diagnose sein.

Die medizinischen Befunde unterteilen sich – entsprechend ihrer Rangordnung – in *objektive*, *semiobjektive* und *subjektive* Befunde.

Objektive Befunde sind die sog. harten – und damit entscheidenden – Daten der Begutachtung. Es sind Befunde, deren Erhebung von der Mitarbeit des Untersuchten *unabhängig* ist. Deren Aussagekraft hat insbesondere für die unfallchirurgisch-orthopädische Begutachtung Signalfunktion, da die Begutachtung auf diesem Fachgebiet strukturelle (morphologische) Veränderungen und reproduzierbare funktionelle Störungen zum Gegenstand hat, die selten interpretationsfähig und interpretationsbedürftig sind, wie Befunde z. B. in der Verhaltensbeobachtung der „Psycho-Wissenschaften".

Objektive Befunde sind z. B. Körperlänge und Gewicht, die Ausprägung der Muskulatur, der Reflexstatus, die Fußsohlen- und Hohlhandbeschwielung, der Kalksalzgehalt im Röntgenbild sowie viele – leider nicht alle – bildtechnischen Darstellungen und fast alle laborchemischen Parameter. Von besonderer Aussagekraft sind dabei alle Befunde, die einen Seitenvergleich erlauben. Die altersentsprechend normal beschaffene kontralaterale Gliedmaße ist die Meßlatte für die kranke Gliedmaße.

Semiobjektiv – je nach Standpunkt auch **„semisubjektiv"** – sind Befunde, deren Erhebung der Mitarbeit des Probanden bedarf. Strenggenommen gehören hierzu auch die aktiven Bewegungsausschläge der Gelenke. Es gibt Indizien, die erkennen lassen, ob dem Versicherten ein weiterer Bewegungsausschlag möglich ist oder nicht. Spannt z. B. der Untersuchte muskulär gegen, signalisiert dies, daß er mehr kann, als er zeigt, mehr noch: Er kann das Gelenk muskulär kontrollieren! Ob der Untersuchte schmerzbedingt gegenspannt oder nur, weil er es so will, ist nicht immer sicher beurteilbar, es sei denn, daß das Gelenk spontan – z. B. beim Aus- und

Ankleiden – besser oder sogar normal bewegt wird.

„Semiobjektiv" sind somit immer auch die Prüfungen der Kraftentfaltung, aber auch eine Vielzahl apparativer Befunde, nicht nur die Röntgenfunktionsaufnahmen, sondern auch alle subjektiv interpretationsbedürftigen Detaildarstellungen bei den bildgebenden Verfahren.

Die objektiven und semiobjektiven Befunde werden z. B. mittels Meßdaten erfaßt. Es ist darauf zu achten, daß diese Daten mit dem Text übereinstimmen. Es muß insbesondere erkennbar sein, ob die aktiven, also die vom Probanden vorgeführten Bewegungsausschläge, oder die passiven, also die vom Gutachter überprüften Werte dokumentiert wurden. Bei widersprüchlichen Ergebnissen empfiehlt es sich, sowohl die passiven wie auch die aktiven Bewertungsparameter schriftlich zu fixieren, um dem Auftraggeber selbst eine *eigene* Wertung zu ermöglichen.

Zu den Meßblattdaten ist abschließend noch auf die Meßfehlerbreite hinzuweisen, die bei den Umfangmaßen *mindestens* bei 5 mm liegt, bei den Bewegungsausschlägen *mindestens* bei 5 Grad. Wer genauere Meßdaten – z. B. mit Millimeterangaben – zu vermitteln gedenkt, signalisiert eine Überschätzung der eigenen Möglichkeiten und gibt ein Signal, auch die nachfolgende Beurteilung besonders kritisch zu prüfen. Eine scheinbar übergenaue Befunddokumentation ist somit ebenso als negatives Qualitätskriterium zu werten wie die Überschätzung der gutachtlichen Aufgabe schlechthin: Ärztliche Gutachten genügen in den seltensten Fällen einem „wissenschaftlichen" Anspruch, der seitens der Auftraggeber auch so gut wie nie gefordert wird.

Subjektiv sind alle Befunde, die allein von den Angaben des Versicherten abhängig sind. Vorrangig ist der Druckschmerz, aber auch der Bewegungsschmerz zu nennen. Alle Schmerzen schlechthin, aber auch Schwindel und andere Mißempfindungen sowie – in Anteilen – auch Seh-, Hör- und Geschmacksstörungen.

Ebenso wie der ärztliche Gutachter kein Hellseher ist, ist er nicht Sachverständiger in „Glaubens-"Fragen. Wenn es also im Gutachten heißt, der Gutachter *glaubt* dem Versicherten, daß er diese oder jene Beschwerden hat, dann indiziert dies fast immer eine defizitäre gutachtliche Untersuchung und Beurteilung. Die „Glaubwürdigkeit" des Versicherten steht *nicht* auf dem

Prüfstand. Deren Diskussion gehört *nicht* in ein Gutachten, kann allenfalls von einem Gericht überprüft und beurteilt werden. Strenggenommen sind derartige Ausführungen in einem Gutachten über eine medizinisch-somatische Problematik kränkend, können allenfalls Teil einer psychiatrischen Begutachtung sein.

Die meisten medizinischen Fachgebiete, insbesondere die Chirurgie, Unfallchirurgie und Orthopädie, sind den Naturwissenschaften zuzuordnen. Ein Gutachten muß diesen Regeln folgen, subjektive Klagen und semiobjektive Befunde anhand der objektiven Befunde hinterfragen. In der Praxis bedeutet dies, daß der ärztliche Gutachter dokumentieren muß, wenn ein Versicherter die Beweglichkeit eines Armes nur stark eingeschränkt vorführt, die Muskulatur unter Berücksichtigung der Händigkeit jedoch seitengleich entwickelt ist oder gar der Arm spontan frei bewegt wird. Diesen Widerspruch muß der Gutachter aufzeigen und Stellung beziehen. Unterläßt er dies, ist schon die Befunddokumentation unvollständig, was die Beurteilung u. U. grob verfälschen kann.

Die gutachtliche Beurteilung

Ist die korrekte Vorbereitung und Formulierung des Gutachtenauftrages die Schiene, auf der der Gutachter geführt wird, so ist die korrekte diagnostische Feststellung die Weichenstellung zu einer plausiblen Beurteilung. Wird die versicherungsrechtlich einwandfrei formulierte Fragestellung verknüpft mit der gesicherten Diagnose und den hieraus resultierenden Funktionsstörungen, so ergibt sich fast zwangsläufig die richtige Antwort, die es dem Auftraggeber erlaubt, zu einer rechtsfähigen Entscheidung zu gelangen.

Soweit Funktionsstörungen zahlenmäßig zu bewerten sind, bedarf es einerseits einer individuellen Beurteilung, andererseits der Orientierung am medizinisch-gesellschaftspolitischen Konsens in Form bewährter tabellarischer Vorgaben und dem Ergebnis der hierzu vorliegenden Rechtsprechung.

Wird diese doppelte Orientierung aus der gutachtlichen Beurteilung erkennbar, so begründet dies einerseits die Plausibilität – und damit Akzeptanz – der gutachtlichen Aussage, macht sie andererseits überprüfbar, ist somit letztendlich ein vom Sachverständigen bereits mitgeliefertes Instrumentarium der Qualitätsprüfung.

Eine gutachtliche Beurteilung, beruhend auf Meinungsäußerungen („Wir sind der Meinung, daß…") ohne erkennbaren Bezug zu gesicherten medizinischen Erkenntnissen und/oder unstreitigen Bewertungsvorgaben, ist weder überzeugend noch überprüfbar, verfehlt letztendlich das erwünschte Ziel, nämlich im Widerstreit der Meinungen mit nachvollziehbarer Begründung zu einem hinreichend wahrscheinlichen Ergebnis zu gelangen. Auch wenn dies im Einzelfall nicht immer mit einer sicheren Beweisführung gelingt, sollte das Ergebnis doch möglichst der Kantschen Logik entsprechen: „Das Fürwahrhalten aus unzureichenden Gründen, die aber zu den zureichenden ein größeres Verhältnis haben als die Gründe des Gegenteiles."

Literatur

Lemcke, H.: Das „HWS-Schleudertrauma". Verkehrsrecht 9 (1996) 337–384
Ludolph, E., F. Schröter: Die professionelle ärztliche Begutachtung. Med. Sachverständ. 4 (1997) 112–116
Schuller, E., W. Eisenmenger: Die verletzungsmechanische Begutachtung des HWS-Schleudertraumas. Unfall- u. Sicherheitsforsch. Straßenverkehr 89 (1993) 193–196
Spohr, H.: Fragen und Probleme bei der Erstellung chirurgischer Gutachten – ausgewählte Rechtsfragen. BG-Schr.-R. 76 (1991) 117–125
Häfner, H.: Was tun mit Krankheiten, die keine sind? Münch. med. Wschr. 139 (1997) 26–28
Kant, E.: Über die Logik. Kritik der eigenen Vernunft. Könnemann, Köln (1995) (2. Band der Werksausgabe)
Schröter, F.: Koordination bei der Einschätzung der Gesamt-MdE. In Hierholzer, G., et al.: Gutachtenkolloquium 12. Springer, Berlin 1997 (S. 77–85)

6 Beurteilung von Zusammenhangsfragen für den Bereich des Sozialrechts am Beispiel der „habituellen" Patellaluxation *

G. Rompe und A. Erlenkämper

Einteilung

Bei der Begutachtung der Patellaluxation sind zu unterscheiden:

1. Angeborene Verrenkung

Ursachen: Entwicklungsfehler wie unter 2.

Die angeborene Luxation besteht schon bei der Geburt oder manifestiert sich im Kleinkindalter, meist doppelseitig.

2. Habituelle Verrenkung

Ursachen: Luxationsbegünstigende anatomisch-funktionelle Anomalien:
a) Form- oder Lageanomalie der Kniescheibe,
b) Lateralisation der Tuberositas tibiae,
c) Dysplasie des knöchern-knorpeligen Gleitweges bei Hypoplasie des lateralen Femurkondylus und/oder mangelhafter Ausbildung des Patellagleitlagers an der Kniescheibengelenkfläche,
d) Genu valgum,
e) Torsionsfehler des Femurs oder der Tibia,
f) Imbalance der muskulären und/oder sehnigen Zügelung (Lateralisation des Quadrizepszuges, schlaffe Retinaculae patellae).

Die Luxation erfolgt immer nach lateral. Die Manifestation erfolgt ganz überwiegend im 2. Lebensjahrzehnt; Mädchen werden dreimal häufiger betroffen.

Die habituelle Luxation renkt sich (im Gegensatz zur traumatischen Verrenkung) häufig spontan wieder ein. Bei den ersten Luxationen kommt es häufig noch zu einem Reizerguß, später seltener.

3. Traumatische Erstverrenkung

Ursachen:
a) Traumatische Einwirkung gleichzeitig mit einer komplexen Kniebandverletzung und/oder Kniegelenkverrenkung,

b) Einwirkung einer lateralisierenden Kraft auf den medialen Rand der Kniescheibe bei gestrecktem Kniegelenk. Dabei kommt es oft zur osteochondralen Abscherfraktur (Flake-Fraktur) und relativ selten zu Rezidiven.

4. Rezidivierende Verrenkung

Ursache: Als Folge einer traumatischen Verrenkung ist eine mediale Kapselbandinstabilität verblieben, so daß die Kniescheibe bei alltäglichen Bewegungen wie bei einer habituellen Luxation verrenkt wird.

5. Willkürliche Verrenkung

Ursache: Selbsttätige willkürliche Verrenkung auf dem Boden ausgeprägter Gelenkinstabilität im Anschluß an 1, 2 oder 4.

Zusammenhangsbeurteilung

Die Zusammenhangsbeurteilung** hat nach den Grundsätzen der sozialrechtlichen Kausalitätslehre, hier insbesondere der Grundsätze über die Beurteilung von degenerativen und Anlageleiden sowie der Gelegenheitsursache zu erfolgen.

War ein Arbeits- oder Dienstunfall an dem Eintritt der Luxation mit hinreichender Wahrscheinlichkeit i. S. einer conditio sine qua non ursächlich beteiligt, bedarf es für die Beurteilung der Zusammenhangsfrage neben der Erfassung des konkreten, durch den Unfall bewirkten Körperschadens der genauen Feststellung einerseits des Unfallereignisses und seiner biomechanischen Einwirkungen, andererseits der unfallunabhängig vorgegebenen konstitutionellen oder degenerativen Besonderheiten des betroffenen Kniegelenks. Für diese Feststellungen genügt nicht die Wahrscheinlichkeit; hierzu ist der sog. Vollbeweis erforderlich (S. 71).

---

* Kausalitätsfragen der privaten Unfallversicherung, des Haftpflichtrechts usw. werden in diesem Beitrag nicht erörtert.

** Vgl. hierzu auch S. 75 und das Schema S. 77.

Für die Bejahung eines ursächlichen Zusammenhangs mit einem Arbeits- oder Dienstunfall ist nach den Grundsätzen der sozialrechtlichen Kausalitätslehre nicht erforderlich, daß die schädigende Einwirkung aus dem Unfallereignis die alleinige oder allein wesentliche Ursache für den Eintritt des Schadens bildet; es genügt, wenn sie neben anderen, unfallunabhängigen Ursachen (hier z. B. luxationsbegünstigende anatomisch-funktionelle Anomalien) zumindest eine **wesentliche Teilursache** ist (S. 47).

Bei der Zusammenhangsbeurteilung ist daher, wenn neben den Unfalleinwirkungen derartige andere Ursachen nachweisbar vorliegen und an der Entstehung des Schadens mitgewirkt haben, die Bedeutung der einzelnen mitwirkenden Kausalreihen für den Eintritt des Schadens abzuwägen. Dabei dürfen die schädigungsunabhängigen Kausalfaktoren das Schädigungsereignis in der Bedeutung nur verdrängen, wenn sie bei der gebotenen objektiven und lebensnahen Würdigung an Bedeutung so sehr überwiegen, daß sie die sozialrechtlich allein wesentliche Ursache des Schadens bilden. Bei dieser Abwägung der Bedeutung von unfallbedingten und unfallunabhängigen Kausalfaktoren ist der Schutzzweck des Gesetzes zu berücksichtigen; danach ist der Betroffene stets in dem Gesundheitszustand geschützt, in dem er sich im Zeitpunkt der schädigenden Einwirkung befunden hat. Insbesondere kommt es daher nicht darauf an, ob die Unfalleinwirkungen allgemein oder bei einem vorher Gesunden geeignet waren, die Luxation auszulösen; maßgebend ist vielmehr, ob sie bei *diesem* Verletzten angesichts *seiner* konstitutionellen Verhältnisse von wesentlicher ursächlicher Bedeutung waren (S. 50).

Das Vorhandensein von luxationsbegünstigenden anatomisch-funktionellen Anomalien des Kniegelenks steht daher der Annahme eines rechtlich wesentlichen ursächlichen Zusammenhangs mit einem schädigenden (Unfall-) Ereignis nicht von vornherein entgegen. Für die Zusammenhangsbeurteilung kommt es vielmehr entscheidend auf die ursächliche Bedeutung der einzelnen Kausalfaktoren an, die zum Eintritt der Luxation beigetragen haben. War ein Dienst- oder Arbeitsunfall an dem Eintritt der Luxation ursächlich beteiligt, darf ihm die Bedeutung einer Gelegenheitsursache i. d. R. nur beigemessen werden, wenn hinreichend wahrscheinlich gemacht werden kann, daß eine Luxation auch ohne das konkrete Unfallereignis

aufgrund der normalen alltäglichen Belastungen zu annähernd gleicher Zeit und in annähernd gleicher Schwere eingetreten wäre. Für die Beurteilung dieser Frage werden Art und Schwere der Einwirkungen aus dem konkreten Unfallereignis vielfach von entscheidender Bedeutung sein (S. 54).

1. Angeborene Verrenkung

Bei der angeborenen Verrenkung wird den Einwirkungen aus einem Dienst- oder Arbeitsunfall in aller Regel keine wesentliche Bedeutung i. S. der sozialrechtlichen Kausalitätslehre beigemessen werden können.

2. Habituelle Verrenkung

Besteht aus ärztlicher Sicht Anlaß zur Annahme einer habituellen Verrenkung, ist es vorab erforderlich, die luxationsbegünstigenden Anomalien in allen bedeutsamen Einzelheiten festzustellen und nachzuweisen. Denn der Zusammenhangsbeurteilung dürfen nur solche Umstände zugrunde gelegt werden, die in ihren tatsächlichen Grundlagen i. S. des sog. Vollbeweises nachgewiesen sind; Umstände, die nicht in diesem Sinn nachgewiesen sind, dürfen bei der Zusammenhangsbeurteilung nicht berücksichtigt werden.

2.1 Erstverrenkung auf dem Boden luxationsbegünstigender Anlagefaktoren

Tritt die Luxation erstmalig im Rahmen eines versicherten Ereignisses (Arbeits- oder Dienstunfall) ein, bedarf es nach den vorstehenden Grundsätzen einer sorgfältigen Abwägung hinsichtlich der ursächlichen Bedeutung einerseits der bestehenden und nachgewiesenen luxationsbegünstigenden Anomalien, andererseits von Art und Schwere der gleichfalls nachzuweisenden unfallbedingten Einwirkungen.

Eine ursächlich eindeutig überwiegende Bedeutung der vorbestehenden unfallunabhängigen Anomalien darf nur angenommen werden, wenn diese im Zeitpunkt der Schädigung nachweisbar bereits so stark ausgeprägt waren, daß bei der gebotenen Abwägung der verschiedenen mitwirkenden Kausalreihen den Unfalleinwirkungen nicht die Bedeutung einer wesentlichen Teilursache, sondern nur einer Gelegenheitsursache beizumessen ist. Das ist (nur) der Fall, wenn mit hinreichender Wahrscheinlichkeit begründet werden kann, daß die Luxation auch ohne den Arbeits- bzw. Dienstunfall zu annähernd gleicher Zeit und in annähernd gleicher Schwere durch eine andere – beliebig austauschbare – Belastung des täglichen Lebens eingetreten wäre. Eine solche hinreichende Wahrscheinlichkeit wird i. d. R. begründet sein, wenn es z. B. an der Kniescheibe des anderen Gelenks aufgrund gleichartiger Anomalien bereits früher unter alltäglichen Belastungen zu Luxationen gekommen war.

Gleiches gilt, wenn die Anomalien erheblich, die Einwirkungen aus dem konkreten Unfallereignis dagegen relativ geringfügig ausgeprägt waren. Bei Verletzten, die in ihrem – versicherten oder unversicherten – Leben auch bisher schon häufig wiederkehrend luxationsgefährdenden Belastungen ausgesetzt waren, ohne daß eine Verrenkung tatsächlich eingetreten ist, wird eine solche Wahrscheinlichkeit dagegen i. d. R. nur schwer zu begründen sein.

Ist der Unfall zumindest als eine wesentliche Teilursache für den Eintritt der Erstluxation zu bewerten, ist als Unfallfolge nicht diese allein festzustellen und zu bezeichnen, sondern der *gesamte* durch den Unfall hervorgerufene Schaden, also auch der Anteil an Instabilität, der durch diese Erstluxation bewirkt worden ist. Gerade der genauen Feststellung von Art und Ausmaß dieser Bandinstabilität kommt hier im Hinblick auf die kausale Beurteilung etwaiger Rezidive entscheidende Bedeutung zu.

2.2 Rezidive

Hatte sich die habituelle Luxation schon früher ohne Einwirkungen aus einem Arbeits- bzw. Dienstunfall manifestiert und kommt es durch einen Arbeits- oder Dienstunfall zu einem – ggf. wiederholten – Rezidiv, werden i. d. R. die anlagebedingten Anomalien in Verbindung mit der durch die unfallunabhängige(n) frühere(n) Verrenkung(en) bewirkten Bandinstabilität an Bedeutung für den Eintritt des nunmehrigen Unfallschadens so sehr überwiegen, daß den Unfalleinwirkungen die Bedeutung selbst einer wesentlichen Teilursache nicht beigemessen werden kann. Zu prüfen ist jedoch, ob der jetzige Unfall eine dauerhafte Verschlimmerung des vorbestehenden Zustandes bewirkt hat.

3. Traumatische Erstverrenkung

Die Anerkennung einer traumatischen (Erst-) Verrenkung als Unfallfolge erfordert eine lateralisierende Gewalteinwirkung auf die Kniescheibe als Unfallereignis, sofern es nicht zu weiteren Verletzungen gekommen ist. Der Nachweis einer Abscherfraktur vom mittleren Rand der Kniescheibe reicht allein nicht aus; denn solche Abscherfrakturen werden auch bei habituellen Luxationen beobachtet und sind abhängig von der Kippung der Kniescheibe und der Beugestellung des Kniegelenks.

Im Rahmen der Zusammenhangsbeurteilung bedarf es hier zunächst der eindeutigen Feststellung, daß keine angeborene oder habituelle Verrenkung vorliegt.

Handelt es sich um eine echte traumatische Erstverrenkung und ist diese durch einen Dienst- oder Arbeitsunfall bewirkt worden, wird der ursächliche Zusammenhang i. d. R. zu bejahen sein. Hat eine anlagebedingte Fehlform oder eine degenerative Vorschädigung an der Entstehung des Schadens ursächlich mitgewirkt, richtet sich die Beurteilung nach den Grundsätzen zur habituellen Luxation.

4. Rezidivierende Verrenkung

Für die Zusammenhangsbeurteilung eines Rezidivs ist von entscheidender Bedeutung, ob die Erstverrenkung Folge eines Arbeits- bzw. Dienstunfalls war oder nicht.

4.1 War die Erstverrenkung *keine Folge eines Arbeits- oder Dienstunfalls*, hat sie aber eine den Eintritt eines Rezidivs erheblich begünstigende Bandinstabilität hinterlassen und ist das Rezidiv durch einen Arbeits- bzw. Dienstunfall verursacht worden, hängt die Zusammenhangsbeurteilung von der Bedeutung einerseits dieser Bandinstabilität und etwa bestehender konstitutioneller Anomalien, andererseits der Unfalleinwirkungen für den Eintritt des Rezidivs ab. Dabei ist wiederum zu berücksichtigen, daß der Verletzte grundsätzlich in dem Gesundheitszustand geschützt ist, in dem er sich im Zeitpunkt des (erneuten) Unfalls befunden hat.

War die durch die Erstverrenkung bewirkte Bandinstabilität – ggf. in Verbindung mit vorgegebenen, aber weiterwirkenden unfallunabhängigen Anomalien – erheblich und überwiegen diese unfallunabhängigen Faktoren Art und Schwere der Einwirkungen aus dem nunmehrigen Arbeits- bzw. Dienstunfall an Bedeutung für den Eintritt des Rezidivs derart, daß sie auch unter Berücksichtigung des Schutzzweckes des Gesetzes sozialrechtlich als die allein wesentliche

Ursache für den nunmehrigen Schaden angesehen werden müssen, wird eine wesentliche Mitverursachung des Rezidivs durch den nunmehrigen Arbeits- oder Dienstunfall nicht angenommen werden können; der nunmehrige Unfall ist dann nur als Gelegenheitsursache zu werten. Eine solche Beurteilung ist vor allem dann angezeigt, wenn die Folgen der Erstverrenkung – ggf. wiederum in Verbindung mit vorgegebenen, aber weiterwirkenden unfallunabhängigen Anomalien – so ausgeprägt waren, daß mit hinreichender Wahrscheinlichkeit das Luxationsrezidiv auch ohne den nunmehrigen Arbeits- bzw. Dienstunfall zu annähernd gleicher Zeit und in annähernd gleicher Schwere durch ein anderes – beliebig austauschbares – Ereignis des täglichen Lebens ausgelöst worden wäre.

Hat jedoch z. B. einerseits eine luxationsbegünstigende Anomalie ursprünglich nicht oder in nur unwesentlichem Ausmaß vorgelegen und war die durch die Erstverrenkung bewirkte Bandinstabilität nur gering ausgeprägt, andererseits die biomechanische Einwirkung aus dem jetzigen Arbeits- bzw. Dienstunfall aber schwerwiegend, wird die erforderliche Abwägung der verschiedenen Kausalreihen ergeben können, daß letztere sozialrechtlich zumindest als wesentliche Teilursache für den Eintritt des Rezidivs gewertet werden muß.

Auch bei weiteren Rezidiven durch Einwirkungen aus Arbeits- bzw. Dienstunfällen ist jeweils abzuwägen, inwieweit diese zumindest i. S. einer wesentlichen Teilursache auf den Einwirkungen aus dem konkreten Unfall oder überwiegend auf hiervon unabhängigen Faktoren beruhen. Hierbei ist u. a. zu berücksichtigen, inwieweit schon vor der Erstverrenkung luxationsbegünstigende Anomalien bestanden haben oder nicht, in welchem Ausmaß die Erstverrenkung und spätere Rezidive zu einer bleibenden Bandinstabilität geführt haben, inwieweit diese Rezidive ihrerseits Folge eines Arbeits- bzw. Dienstunfalls waren und zu dem jetzt vor dem (erneuten) Unfall bestehenden Zustand beigetragen haben, wie schwerwiegend die Einwirkungen aus dem nunmehrigen Unfall waren und ob nach alledem die schädigungsunabhängigen Kausalfaktoren insgesamt an Bedeutung eindeutig überwiegen oder die Einwirkungen aus dem nunmehrigen Unfall nicht doch zumindest eine wesentliche Teilursache für den Schaden bilden.

4.2 War die Erstverrenkung *Folge eines Arbeits- bzw. Dienstunfalls,* bildet die dadurch bewirkte Bandinstabilität i. d. R. zumindest eine wesentliche Teilursache für den Eintritt späterer Rezidive. Das gilt unabhängig davon, ob das Rezidiv seinerseits durch einen Dienst- bzw. Arbeitsunfall bewirkt worden ist oder nicht. Denn das Rezidiv ist ein mittelbarer Schaden aus dem früheren Arbeitsunfall (S. 64). Gleiches gilt für etwaige weitere Rezidive.

Liegt auch jetzt ein Arbeitsunfall vor, so ist das Rezidiv gleichwohl als mittelbarer Schaden aus dem früheren Arbeitsunfall zu bewerten. Denn bei einer solchen Konstellation hat bei Verschiedenheit der UV-Träger der für den ersten Arbeitsunfall zuständige Träger auch die Folgen des Rezidivs zu entschädigen, nicht der für den jetzigen Arbeitsunfall zuständige Träger.

Die unmittelbaren Folgen des Rezidivs werden i. d. R. durch die anschließende Heilbehandlung beseitigt, so daß insoweit keine (weiteren) Unfallfolgen zurückbleiben. Hat das Rezidiv jedoch die Bandinstabilität vermehrt, ist diese ggf. als *Verschlimmerung* anzuerkennen, und zwar in der Fallgruppe *4.2* als Verschlimmerung bereits bestehender Unfall- bzw. Schädigungsfolgen.

5. Willkürliche Verrenkung

Hier gelten die vorstehenden unter 1, 2 und 4 entwickelten Grundsätze entsprechend.

Danach wird, auch wenn ein Arbeits- oder Dienstunfall zu der erneuten Verrenkung geführt hat, i. d. R. wegen eindeutig überwiegender Bedeutung der vorbestehenden Anomalien und der durch frühere wiederholte Luxation bewirkten Bandinstabilität eine Verursachung auch i. S. einer wesentlichen Teilursache nicht angenommen werden können. Der Arbeits- bzw. Dienstunfall kann daher nur als Gelegenheitsursache gewertet werden, da hier hinreichend wahrscheinlich ist, daß derartige Luxationen durch beliebig austauschbare Belastungen des unversicherten Alltagslebens zu annähernd gleicher Zeit und in annähernd gleicher Schwere ausgelöst worden wären.

7 Orthopädische Begutachtung entzündlich-rheumatischer Erkrankungen und des Weichteilrheumatismus

M. Lukoschek

Vorbemerkungen

Entzündlich-rheumatische Gelenkerkrankungen sind nicht Gelenkerkrankungen im engeren Sinne, sondern der arthrogene Ausdruck einer entzündlichen Systemerkrankung. Der orthopädische Gutachter muß sich der Systemerkrankung mit ihren chronischen Verlaufsformen bewußt sein, da es anders als bei posttraumatischen und degenerativen Gelenkerkrankungen zu frühen und zum Teil gravierenden Funktionsstörungen des gesamten Haltungs- und Bewegungsapparates kommen kann. Im Rahmen der Begutachtung ergeben sich für Rheumatiker besondere Aspekte, die diagnoseabhängiger Betrachtung bedürfen. Zum Teil verlaufen rheumatische Erkrankungen schubweise, so daß der Gutachter zum Untersuchungszeitpunkt einen punktuellen Befund erheben kann, der der wahren Leistungsminderung des Patienten nicht gerecht wird. Für entzündlich-rheumatische Erkrankungen ist eine Ursache selten bekannt und eine Unterscheidung anhand eines Krankheitsmerkmals nicht möglich. Deshalb haben sich zur Diagnoseeinordnung Klassifikationskriterien etabliert, an denen sich der Gutachter orientieren kann, um eine Diagnose des rheumatischen Formenkreises überprüfen und stellen zu können, da er häufig mit Diagnosen aus dem rheumatischen Formenkreis konfrontiert wird, die bar jeglicher Klassifikationsgrundlage sind.

Im folgenden sollen die häufigsten chronisch entzündlich-rheumatischen Erkrankungen hinsichtlich ihrer Diagnosekriterien und gutachterlichen Bewertung besprochen werden. Etwas ausführlicher wird auf die rheumatoide Arthritis (chronische Polyarthritis) als Hauptvertreter der Gruppe eingegangen. Hinweise, die sich unter dem Kapitel „Leistungsbeurteilung" befinden, stehen stellvertretend für die Gesamtgruppe der entzündlich-rheumatischen Erkrankungen. Bei den einzelnen im weiteren besprochenen Erkrankungen werden die gemeingültigen Aussagen nicht mehr wiederholt, sondern es wird nur schwerpunktmäßig auf besondere Fakten hingewiesen.

Chronisch entzündliche Gelenkerkrankungen

Rheumatoide Arthritis (chronische Polyarthritis)

Klinik

Definition: Die rheumatoide Arthritis (RA) ist eine chronische, zum Teil remittierend oder schubweise verlaufende, entzündliche Gelenkerkrankung mit Destruktion der Gelenke.

Ätiologie: Eine genetisch verankerte Immunantwort, die an die Klasse-II-MHC-Moleküle gekoppelt ist, scheint gesichert. Ein exogenes Agens (Trigger) wird vermutet, ist aber unbekannt.

Der pathogenetische Ablauf der Entzündung verläuft über viele Zellen (B-Zellen, Makrophagen, antigenpräsentierende Zellen) und Mediatoren. Aufmerksamkeit wird den HLA-DR4/D1-Molekülen gewidmet, die den T-Lymphozyten eine vielleicht krankheitsspezifische Rolle zuweisen.

Diagnose der rheumatoiden Arthritis: Die Klassifikationskriterien des American College of Rheumatology (ACR, früher ARA) von 1987 sind anerkannte Grundlage der Diagnosefindung:

1. Morgensteifigkeit,
2. Arthritis von drei oder mehr Gelenkregionen,
3. Arthritis der Hand,
4. symmetrische Arthritis,
5. Rheumaknoten,
6. Rheumafaktor im Serum,
7. typische radiologische Veränderungen.

Die Diagnose wird gestellt, wenn 4 der 7 Kriterien erfüllt sind. Die Kriterien 1–4 müssen 6 Wochen bestanden haben. Die Verdachtsdiagnose kann bereits bei einer Monarthritis gestellt werden. Ausgeschlossen werden sollten insbesondere Spondylarthropathien und reaktive Arthritiden sowie Kollagenosen.

Prognose: Der Verlauf der rheumatoiden Arthritis ist nicht vorhersehbar, und eine Prognose der Beeinträchtigung der Patienten kann nicht gestellt werden. Circa 10% der Erkrankten nehmen eine mutilierende Verlaufsform an, die nach wenigen Jahren in der Erwerbsunfähigkeit endet. Faktoren, die mit einer schlechten Prognose verbunden werden, sind hohe Rheumafaktortiter, symmetrischer Befall, hohe Entzündungskonstellation, hohes Alter sowie die Präsentation des HLA-DR4-Moleküls. 20% der Erkrankten zeigen einen kurzen Krankheitsverlauf, während 70% eine schubweise, zum Teil progrediente Verlaufsform aufweisen.

Begutachtung

Funktionsbeurteilung: Zur Funktionsbeurteilung der Patienten hat sich die Steinbrocker-Klassifikation etabliert. Dem Begutachter gibt sie Auskunft über die globale Beeinträchtigung des Erkrankten und der Verlauf der Erkrankung (Tab. 7.**1**).

Tabelle 7.**1** Funktionsklassifikation der chronischen Polyarthritis (mod. nach Steinbrocker u. Mitarb. 1949)

Grad	Funktionsbeeinträchtigung
I	Keine Einschränkung
II	Mäßige Einschränkung: tägliche Aktivitäten durch Schmerz- und geringe Bewegungseinschränkung behindert. Arbeitsplatzberatung, z. T. Berufsunfähigkeit
III	Starke Einschränkung: tägliche Aktivitäten nur mit Hilfe möglich. Im Arbeitsprozeß nur zeiteingeschränkte, adaptierte Arbeit möglich, z. T. Erwerbsunfähigkeit
IV	Ausgeprägte Funktionsbehinderung: pflegebedürftig, Rollstuhl oder Bett

Leistungsbeeinträchtigung: Die Beurteilung der Berufs- und Erwerbsfähigkeit wird beim Polyarthritiker hauptsächlich von der Funktionsfähigkeit der Hände und der großen Gelenke bestimmt. Um die vorzeitige leistungsmindernde Beeinträchtigung der Gelenke zu vermeiden, ist beim Rheumatiker die frühe Diagnose und Therapie von entscheidender Bedeutung. Der „Rheumatiker" sollte in einen interdisziplinären Behandlungsrahmen gestellt werden, in dem die Diagnose erhärtet, die medikamentöse, physikalische, krankengymnastische, ergotherapeutische, operative und orthopädie-technische Versorgung koordiniert und optimiert wird. Die berufliche Rehabilitation sollte vorausschauend geplant werden, um auch bei zu erwartender Leistungsminderung die berufliche Tätigkeit langfristig ausüben zu können. Auch in frühen Krankheitsstadien sollte bei noch geringer Be-

hinderung von der Möglichkeit zur „Schwerbehindertengleichstellung" Gebrauch gemacht werden, wenn ohne die ein geeigneter Arbeitsplatz nicht erlangt oder behalten werden kann, und der Behinderungsgrad 30 erreicht. Die Berentung der „Rheumatiker" erfolgt durchschnittlich 10 Jahre vor Erreichen der Altersgrenze, die Hälfte der Fälle als Berufsunfähigkeit. Die hohe Motivation der Rheumatiker, beruflich aktiv zu bleiben, sollte frühzeitig durch Anpassungen am Arbeitsplatz oder durch geeignete Berufsfindung unterstützt werden. Erwerbsunfähigkeit tritt ein bei besonders schweren Funktionsstörungen, wie Gebrauchsunfähigkeit der Finger oder Beeinträchtigung der Gehstrecke, oft weniger als 500 m, durch rheumatische Vorfußveränderungen oder posttraumatische Arthrosen.

Zusammenhangsfragen: Da die Ätiologie der rheumatoiden Arthritis unbekannt ist, bleibt die Zusammenhangsfrage im allgemeinen offen. Unter bestimmten Bedingungen ist eine „Kann-Versorgung" (s. dort) möglich. Im Hinblick auf die Ungewißheit der Ätiologie sind bei infektiösen und anderen Krankheiten, die die Immunitätslage nachhaltig verändern, bei körperlichen Belastungen, die geeignet sind, die Resistenz erheblich herabzusetzen, sowie bei Kälteeinwirkung, Traumen, seelischem Streß die Voraussetzungen für eine Kann-Versorgung zu prüfen, wenn die Erkrankung in einem zeitlichen Zusammenhang von bis zu 6 Monaten auftrat.

In der Unfallversicherung wird es oft erforderlich, Vorschaden und Progredienz der vorbestehenden Erkrankung vom Unfallschaden und seinen Folgen zu trennen. Auskunft über den individuellen, unfallunabhängigen Verlauf einer rheumatoiden Arthritis gibt häufig der Vergleich mit dem nicht unfallgeschädigten Gelenk der anderen Gliedmaße. Dies läßt sich dann mit der röntgenologischen Progredienz des traumatisierten Gelenks in Beziehung setzen und zu einem gewissen Grad den entzündlich-rheumatischen Anteil der Progredienz abschätzen. Zudem hat sich als hilfreich die röntgenologische Progredienzdokumentation an beiden Händen bewährt.

Spondarthritiden (seronegative Spondarthritiden, seronegative Spondylarthropathien)

Definition: Diese Gruppe ist charakterisiert durch ein Sakroiliitis-Spondylitis-Arthritis-Syndrom ohne Rheumaknoten und Rheumafaktoren. Gemeinsam finden sich folgende klinischen Charakteristika:

1. asymmetrischer Mono-, Oligo-, polyartikulärer Befall großer tragender Gelenke,
2. Enthesiopathien,
3. extraartikuläre Manifestation (Augen-, Schleimhautentzündung, Hautveränderungen),
4. familiäre Häufung und
5. HLA-B27-Assoziation.

Zu den Spondarthritiden werden gezählt:

Spondylitis ankylosans, die Psoriasisarthropathie, das Reiter-Syndrom (z. T. auch unter reaktiven Arthritiden eingeordnet), der Morbus Crohn, die Colitis ulcerosa und der Morbus Whipple.

Initial ist es schwierig, die in den Spondarthritiden beinhalteten Diagnosen zu differenzieren. Dies gelingt oft erst im Krankheitsverlauf, so daß man auf die Klassifikationskriterien der European Spondylarthropathy Study Group (ESSG) zurückgreifen muß, um die Diagnose der Spondarthritis stellen zu können. Neben Wirbelsäulenschmerz vom entzündlichen Typ oder asymmetrisch an der unteren Extremität auftretenden Arthritiden muß eines der folgenden Kriterien erfüllt sein:

– *positive Familienanamnese* für Spondylitis ankylosans, Psoriasis, reaktive Arthritis, Morbus Crohn oder Colitis ulcerosa,
– *Befund oder Anamnese* von Psoriasis, Morbus Crohn, Colitis ulcerosa, beidseitig wechselnden Gesäßschmerzen, Fersenschmerzen, Sakroiliitiden.

Differentialdiagnostisch sollte besondere Aufmerksamkeit dem Kreuzschmerz vom entzündlichen Typ gewidmet werden, der von Kreuzschmerzen degenerativer Ursache abzugrenzen ist. Vier der folgenden Kriterien sollten erfüllt sein, um Kreuzschmerzen vom entzündlichen Typ zu diagnostizieren:

1. Krankheitsbeginn vor dem 40. Lebensjahr,
2. schleichender Beginn der Beschwerden,
3. Dauer von mindestens 3 Monaten,
4. Morgensteifigkeit,
5. Besserung bei Bewegung.

Spondylitis ankylosans (Morbus Bechterew)

Klinik

Definition: Die Spondylitis ankylosans ist eine rheumatische Systemerkrankung mit chronischem, ankylosierendem, destruierendem Verlauf am Achsenskelett und den peripheren Gelenken mit häufig begleitenden Enthesiopathien.

Diagnose des Morbus Bechterew: Für die Spätformen der Erkrankung haben sich die New-York-Kriterien 1977 bewährt:

1. deutlich eingeschränkte Beweglichkeit der Lendenwirbelsäule in allen Ebenen,
2. frühere oder aktuelle Schmerzen im Bereich des lumbalen Übergangs oder der LWS,
3. eingeschränkte Atembreite unter 2,5 cm in Höhe des 4. Interkostalraumes.

Von einer gesicherten Spondylitis ankylosans wird gesprochen, wenn eine Sakroiliitis Grad 3–4 und ein klinisches Kriterium erfüllt sind oder eine Sakroiliitis Grad 2 mit dem Kriterium 1 oder den Kriterien 2 und 3 kombiniert ist.

Gradeinteilung der Sakroiliitis:
Grad 0 Normalbefund,
Grad 1 verwaschener Gelenkspalt, Pseudoerweiterung, mäßige Sklerosierung,
Grad 2 unregelmäßige Gelenkspalterweiterung, ausgeprägte Sklerosierung, Erosionen, Perlschnurbild,
Grad 3 Gelenkspaltverschmälerung und Verengung, Erosionen, Sklerosierung, partielle Ankylosierung,
Grad 4 totale Ankylose.

Für die Frühdiagnose (Verdachtsdiagnose) muß man auf die Spondylarthritis-Kriterien ausweichen. Der positive HLA-B27-Nachweis ist nicht beweisend für die Diagnose, da in 7% der gesunden Mitteleuropäer HLA-B27 exprimiert wird.

Wie alle Spondarthritiden zeigt auch der Morbus Bechterew Organmanifestationen:

– Iritis/Iridozyklitis 50%,
– Aortitis (z. T. mit Insuffizienz),
– Reizleitungsstörungen,
– verminderte Vitalkapazität mit Oberlappenfibrose,
– Nierenbeteiligung ca. 10%,
– C1/C2-Instabilität mit neurologischen Symptomen.

Prognose: Das Vollbild des Morbus Bechterew – „der die Sonne nicht mehr sieht" – ist durch physikalische, krankengymnastische, medikamentöse und operative Therapie selten geworden. 10% der Erkrankten zeigen hochgradige funktionelle Einschränkungen, 90% sind mit Einschränkungen arbeitsfähig.

Begutachtung

Leistungsminderung: Maßgeblich für die Leistungseinschränkung sind die Kyphosierung der Wirbelsäule (Hinterhaupt-Wand-Abstand) sowie die Kontrakturen der großen Gelenke der unteren Extremitäten mit Kniebeuge- und Hüftbeugekontrakturen. Hierdurch wird die maximale Blickaufrichtung kompensatorisch vergrößert.

Im Vollbild sind die Versicherten erheblich leistungsbehindert bis arbeitsunfähig. Die Leistungsbereitschaft der Bechterew-Patienten hält sie lange Zeit im Arbeitsprozeß, wenn entsprechende Tätigkeiten, sitzend ohne Zwangshaltung, mit leichten manuellen oder intellektuellen Tätigkeiten verbunden werden. Frühe Berufssteuerung, ggf. Umschulung, läßt die Arbeitsfähigkeit und die soziale Integration erhalten. Rehabilitationsmaßnahmen mit dem Schwerpunkt krankengymnastischer, physikalischer und balneologischer Therapien sind bei progredientem Verlauf regelmäßig angezeigt.

Weil der Spondylitis-ankylosans-Patient seine Krankheit dissimuliert und von seiner Persönlichkeitsstruktur her seine soziale Absicherung eher vernachlässigt, ist frühzeitig an die Möglichkeit der Schwerbehindertengleichstellung zu denken.

Zusammenhangsfragen: Wie bei der rheumatoiden Arthritis kommt unter bestimmten Umständen eine ➤ Kann-Versorgung in Betracht. Krankheitsbedingt ist auch ohne auffällige äußere Einwirkung auf dem Boden der eingeschränkten Beweglichkeit mit Frakturen, insbesondere im Wirbelsäulenbereich bis hin zur Querschnittlähmung, zu rechnen.

Psoriasisarthritis (Psoriasisarthropathie, Arthritis psoriatica)

Klinik

Definition: Seronegative Arthritis peripherer Gelenke, zum Teil mit Spondarthritiden und Psori-

asis der Haut und Nägel bei Ausschluß anderer Arthritiden.

Diagnose der Psoriasisarthropathie:

Klinisch wichtige Diagnosebausteine: Es gibt keine einheitlich anerkannten Kriterien bzw. Klassifikationen.

– Psoriasis bei Patienten oder Verwandten,
– Schmerzen und Schwellung an Fingerend- und Zehengelenken,
– Strahlbefall (Daktylitis),
– asymmetrischer Befall großer Gelenke,
– Enthesiopathien (Ferse)
– Rheumafaktor negativ,
– BSG-Erhöhung (oft unauffällig),
– Röntgenveränderung: erosiv-produktives Bild (Osteolysen und Protuberantien/Spikulae),
– Wirbelsäulenparasyndesmophyten,
– Wirbelsäulenschmerzen vom entzündlichen Typ,
– HLA B27 20–40% (je nach axialem Befall).

Prognose: Der Verlauf ist variabel. Kriterien, die die Prognose beeinflussen, sind noch nicht gefunden. Assoziationen mit dem HLA-B27-Locus sind ohne prognostische Bedeutung. Bei HLA-B27-Positivität ist ein axialer Befall doppelt so wahrscheinlich. Die Erkrankung verläuft schubweise, rezidivierend, wobei die Schubdauer von heftig kurz bis lang anhaltend sein kann. Medikamentös schlecht kupierbar, wie auch die Enthesiopathien zum Teil Gehunfähigkeit bedingen.

Begutachtung

Leistungsbeurteilung. Durch den schubweisen Verlauf sind wiederholte Heilmaßnahmen notwendig. Die berufliche Orientation wird durch das Befallsmuster bestimmt, so daß im Einzelfall zu entscheiden ist, ob und inwieweit manuelle Tätigkeiten möglich sind und wie die Gehbelastung gestaltet werden kann.

Ungünstige Witterungseinflüsse, z.B. feuchte Kälte, können eine Verschlimmerung bewirken.

Im übrigen siehe rheumatoide Arthritis.

Reaktive Arthritiden

Klinik

Definition: Reaktive Arthritiden sind bakteriell induzierte immunologisch rheumatische Arthritiden, die nach einer von Tagen bis Wochen dauernden Latenzzeit auftreten. Das Reiter-Syndrom nimmt eine Sonderstellung ein, da bei Befall des Achsenorgans der Verlauf einer Spondarthritis ähnelt. Von rheumatisch immunologischer Seite müßte man das rheumatische Fieber und viral induzierte Arthritiden zu den reaktiven Arthritiden zählen. Da die Gelenksymptomatik meist selbst limitierend verläuft, werden diese Erkrankungen hier nicht näher behandelt. Ebenfalls eine Sonderstellung nimmt die Lyme-Borreliose ein. Sie fällt aus dem Rahmen der reaktiven Arthritiden, da die extraartikuläre Symptomatik führend sein kann.

Diagnose der reaktiven Arthritis: Gebräuchliche Kriterien zur Diagnose sind nicht etabliert. Der Vorschlag der Arbeitsgruppe Qualitätssicherung in der Rheumatologie sieht folgende Diagnosekriterien vor:

– asymmetrischer, oligoartikulärer, peripherer Befall der unteren Extremität,
– positive Anamnese (Diarrhoe, Urethritis, Infekteintrittspforte),
– Erregerdirektnachweis (Urethralabstrich, Stuhlprobe usw.),
– Antikörpernachweis mit 4fachem Titeranstieg,
– HLA-B27-Antigen,
– Nachweis von Erregermaterial (Polymerasekettenreaktion, PCR, noch nicht Routine).

Die Diagnose gilt als gesichert, wenn der direkte oder indirekte Erregernachweis mit dem Befallsmuster übereinstimmt. Als Erreger sind Salmonellen der Gruppe BCD, Shigellen, Yersinien, Campylobacter, Chlamydia trachomatis bekannt. Neben dem typischen Gelenkmuster finden sich schneller Beginn, zum Teil Enthesiopathien, Sakroiliitiden und Daktylitis. Extraartikuläre Manifestationen erinnern an die Spondarthritiden, die differentialdiagnostisch schwer von den reaktiven Arthritiden zu trennen sind.

Prognose: Von den reaktiven Arthritiden sollen bis zu 2/3 einen chronischen Verlauf nehmen, was unserer Erfahrung nach bei ca. 40–50% liegen dürfte. Erschwert wird die Verlaufsbeurteilung durch inkomplette Ausprägungen, jahrelange freie Intervalle sowie unregelmäßig rezidivierende Verläufe. HLA-B27-Positivität hat keinen Einfluß auf die Prognose. Inwieweit die frühe Diagnosestellung und die zielgerichtete Irradiation der Erreger die Prognose und den Verlauf verbessern, ist nicht gesichert, aber denkbar.

Begutachtung

Leistungsbeurteilung: Wie bei den Spondarthritiden kann hauptsächlich die Gehfähigkeit durch Kalkaneusenthesiopathien und Arthritiden der Knie- und Sprunggelenke gemindert sein. Komplizierend bei Morbus-Reiter-Syndrom und den HLA-B27-assoziierten reaktiven Arthritiden sind die Iritiden und Karditiden, die auf extraorthopädischem Gebiet die Leistung führend einschränken können. Da die Prognose ungewiß ist, sollte man die Berufslenkung/Umschulung auf sitzende und leichte Tätigkeiten vornehmen. Heilbehandlungen sind bei Schüben indiziert.

Zusammenhangsfragen: Hinreichend geklärt ist nur die ursächliche Bedeutung von infektiösen Harnwegs- und Darmwegserkrankungen. Sind diese Vorerkrankungen nachgewiesen, ist ein Zusammenhang wahrscheinlich. Eine ➤ Kann-Versorgung ist in Betracht zu ziehen, wenn infektiöse und sonstige Krankheiten wie körperliche Belastungen die Immunitätslage oder Resistenz erheblich herabsetzen und sich das Leiden in einer zeitlichen Verbindung bis zu 6 Monaten manifestiert.

Lyme-Arthritis

Klinik

Definition: Die Lyme-Arthritis ist eine Borreliose, ausgelöst durch Borrelia burgdorferi, übertragen durch Zeckenbiß (im deutschen Sprachraum Ixodes ricinus). Die Lyme-Borreliose löst eine Multisystemerkrankung aus. Im Stadium III des chronischen Verlaufs, meist nach wenigen Monaten post infectionem, finden sich Arthritiden.

Verlauf und Befallsmuster: Meist verläuft die Krankheit intermittierend, selten chronisch mit Mon- oder Oligoarthritiden, wobei das Kniegelenk am häufigsten befallen ist. Es können Daktylitiden und Enthesiopathien auftreten, die eine Abgrenzung zu den Spondarthritiden schwierig machen können.

Diagnostische Kriterien existieren nicht. Folgende Kriterien werden von der Kommission für Qualitätssicherung in der Gesellschaft für Rheumatologie vorgeschlagen:

1. Typische Hautveränderungen, neurologische, kardiologische, Augen-, Gelenk- (Arthritiden, Arthralgien, Enthesiopathien), Muskel- und Leberaffektionen,

2. Nachweis einer Infektion mit Borrelia burgdorferi, Nachweis spezifischer Antikörper,
IgG, IgM, IgA sowie der Erregernachweis
(nicht Routine),
3. differentialdiagnostischer Ausschluß anderer
rheumatischer Erkrankungen. Für eine sichere Lyme-Arthritis müssen sowohl klinische,
serologische und differentialdiagnostische
Ausschlußkriterien erfüllt sein.

Serologisch positive Befunde werden oft mit der
Diagnose der Lyme-Arthritis gleichgesetzt. Zum
einen bestehen falsch-positive Titerbestimmun-
gen, die im Immunoblot oder im ELISA mit ge-
reinigten oder rekombinanten Antigenen verifiziert werden müssen. IgM-Titer finden sich nur
in der Frühphase der Infektion, während IgG-
Titer regelmäßig persistierend nachweisbar sind.
Nicht jede IgG-Erhöhung ist demnach mit einer
Lyme-Arthritis gleichzusetzen. Der Nachweis
von Erreger-DNS aus Liquor oder Synovialflüssig-
keit ist keine diagnostische Routinemethode.

Begutachtung

Prognose: Der intermittierende Verlauf nimmt
nur selten chronische Gestalt an. Die Synovialitiden sind weniger schmerzhaft als bei anderen
rheumatischen Erkrankungen, führen in den seltensten Fällen zu destruierenden Gelenkveränderungen.

Leistungsbeurteilung: Die Mon- oder Oligoarthritiden limitieren die Geh- und Stehfähigkeit. Die
Gehfähigkeit wird zum Teil durch die Enthesiopathien maßgeblich limitiert. Führend für die
Leistungseinschränkung können Veränderungen
auf extraorthopädischem Gebiet, hauptsächlich
neurologischer Art sein.

In Schubsituationen sind Heilmaßnahmen indiziert. Sitzende und leichte Tätigkeit sollte angestrebt werden.

Zusammenhangsfragen: Bei der Lyme-Arthritis
ist die Ursache bekannt. Berufliche Exposition
kommt bei Waldarbeitern und Landwirten vor
(s. auch Berufskrankheiten).

Chronische Arthritis im Kindesalter (juvenile chronische Arthritis, juvenile rheumatoide Arthritis)

Klinik

Klassifikationskriterien sind sowohl von der
Europäischen Liga gegen Rheuma (EULAR), der
Weltgesundheitsorganisation (WHO) 1977 als
auch von der Akademie Amerikanischer Rheu-
matologen (ARA) 1977 vorgestellt worden.

Uneinigkeit besteht hauptsächlich in der Zeit-
begrenzung.

Folgende Merkmale sind gültig:

1. Beginn vor dem 16. Lebensjahr (EULAR).

2. Persistierende oder rezidivierende Arthritis
von mindestens 3 Monaten (Arthritiden, Ge-
lenkschwellung und Funktionseinschränkung
mit Überwärmung von mindestens 6 Wochen, ARA).

3. Ausschlußkriterien beinhalten andere rheumatische Erkrankungen, reaktive Arthritiden,
Kollagenosen usw.

Des weiteren werden in der EULAR-Klassifika-
tion 5 Subgruppen aufgrund ihrer klinischen
und laborchemischen Erscheinungsform unterschieden.

Verlauf und Prognose: Es handelt sich bei der juvenilen chronischen Arthritis um ein heteroge-
nes Krankheitsbild. Der Verlauf und die Prognose sind in den Subgruppen unterschiedlich. Bei
der systemischen Form sind bis zu 14% tödliche
Verläufe zu verzeichnen, während der oligoartikuläre Typ II in der Regel keine krankheitsbedingten Todesfälle aufweist. Insgesamt wird die
Prognose der juvenilen chronischen Arthritis jedoch günstiger als die Erwachsenenform betrachtet. Die meisten Kinder wachsen mit Resi-
duen der Erkrankung ins Erwachsenenalter. Bei
adäquater Therapie werden 80% der Kinder arbeitsfähig.

Begutachtung

Leistungsminderung: Befunde an tragenden Gelenken, viszerale Beteiligung und Augenerkran-
kung sind maßgeblich für die Leistungsminderung. Von sozialmedizinischer Bedeutung ist die
richtige Berufsplanung, wobei leichte körperliche Tätigkeiten, vorwiegend sitzend ohne besondere Geh- und Fingerbelastung, zu bevorzugen sind. Je nach Grad der Behinderung sollte
die berufliche und soziale Eingliederung durch
das SchwbG erleichtert werden. Bei geringeren
Graden der Behinderung sollte ab 30% von der
Schwerbehindertengleichstellung Gebrauch gemacht werden.

Chronisch entzündliche systemische Bindegewebserkrankungen

Kollagenosen

Klinik

Definition: Die chronisch entzündlichen systemischen Autoimmunerkrankungen befallen das Binde- und Stützgewebe diffus je nach vorliegender Erkrankung mit wechselnder Bevorzugung von Organsystemen. In diese Gruppe der Erkrankungen werden der systemische Lupus erythematodes (SLE), die progressiv-systemischen Sklerosen (PS), die Polydermatomyositis (PM, DM), die Mischkollagenosen (MCTD, mixed connective tissue diseases), die Polymyalgia rheumatica und verschiedene Vaskulitiden gezählt. Der epidemiologisch wichtigste Vertreter der Kollagenosen ist der SLE, der nach den ARA-Kriterien von 1982 klassifiziert und diagnostiziert wird. Von 11 aufgeführten klinischen und Laborparametern der Klassifikation betrifft die Arthritis nur einen Punkt, was die untergeordnete Rolle der Gelenkmitbeteiligung am Gesamtkrankheitsbild widerspiegelt. Wichtig für den Orthopäden sind die chronisch entzündlich systemischen Bindegewebserkrankungen hinsichtlich ihrer differentialdiagnostischen Abgrenzung der Poly- und Oligoarthritiden. 90% der SLE-Patienten klagen im Verlauf der Erkrankung über Arthritiden. Die klinischen Bilder des SLE ähneln der rheumatoiden Arthritis im Bereich der Hände und Füße, wobei im Gegensatz zur rheumatoiden Arthritis geringe oder keine destruierenden Veränderungen zu verzeichnen sind. Da die Muskulatur bei den Systemerkrankungen mitbefallen ist, sind Schwäche und Bewegungsschmerzen den Kollagenosen eigen (Differentialdiagnose: corticoidinduziert). Muskelschwächen sind Leitsymptom und Dermatomyositis.

Gelenkmanifestationen von Kollagenosen

Lupus erythematodes (SLE): Nicht erosive Arthritiden, Arthralgien mehrerer peripherer Gelenke, charakterisiert durch Steifigkeit, Schwellung, Erguß, Fehlstellungen möglich, wie Ulnardeviation, Schwanenhalsdeformität. Das Röntgenbild zeigt periartikuläre Weichteilschwellung, gelenknahe Entkalkung, Akrosklerose der Nagelfortsätze, Gelenkdeviation ohne Destruktion, Weichteilverkalkungen, Knochennekrosen.

Progressiv-systemische Sklerose (PS): Polyartikulärer Befall der peripheren Gelenke, distal betont, oligoartikulärer Befall der großen Gelenke, Bewegungseinschränkung kontrastiert zum Röntgenbild, Akroosteolysen, Calciumablagerungen in Weichteilen.

Polydermatomyositis (PM und DM): Polydrome und chronische Polyarthritiden, im fortgeschrittenen Stadium Kontrakturen. Im Röntgenbild nicht destruktiv bei klinisch ausgeprägtem Bild von Schmerz- und Bewegungseinschränkung.

Mischformen (MCTD/SHARP-Syndrom) werden häufiger angetroffen als die Individualformen. Gelenkbefall kann obengenannte Formen annehmen.

Begutachtung

Die Prognose der Kollagenosen ist nicht vom Gelenkbefall bestimmt. Auch die Leistungsfähigkeit wird in der Regel durch den Befall der inneren Organe bestimmt.

Leistungsbeurteilung: Sowohl SLE, PS und MCTD gehen mit vorübergehendem Befall der peripheren Gelenke einher. Heilbehandlungen unter manualtherapeutischen Gesichtspunkten zur Erhaltung der Fingermobilität sind angezeigt. Die PM und DM führen im akuten Schub zur Arbeitsunfähigkeit. Nach Einstellung auf Kortikoide gelingt jedoch bei einem Großteil der Erkrankten die Wiedereingliederung in den Arbeitsprozeß. Leichte körperliche Tätigkeiten, vorwiegend sitzend ohne differenzierte manuelle Fertigkeiten, sind anzuraten. Eine definitive Berentung ist im Fall der PM und DM vor Ablauf von 3 Jahren nicht zu empfehlen, da unter optimaler medikamentöser Einstellung Rezidive selten auftreten und teilweise uneingeschränkte Arbeitsfähigkeit wiedererlangt werden kann.

Polymyalgia rheumatica

Klinik

Definition: unklares entzündliches Krankheitsgeschehen mit rumpfnahen Bewegungsschmerzen, Steifigkeit und myogener Schwäche mit sehr guter Ansprechbarkeit auf Glucokorticoide.

Diagnose der Polymyalgia rheumatica: 7 Kriterien sind hinsichtlich Positivität und Spezifität evaluiert worden:

1. Schulterschmerz/Steifigkeit beidseitig,
2. Gesäß-/Oberschenkelschmerz,
3. akuter Krankheitsbeginn,
4. BSG über 40 mm nach Westergreen,
5. Morgensteifigkeit über eine Stunde,
6. Erkrankungsbeginn mit über 65 Jahren,
7. Depression plus Gewichtsverlust,
8. Oberarmdruckschmerz beidseitig,
9. sofortiges Ansprechen auf Glucocorticoide.

Gelenkveränderungen: Oligoartikuläre Synovialitiden und Morgensteifigkeit können gegenüber der „Late onset rheumatoiden Arthritis" differentialdiagnostische Schwierigkeiten bereiten.

Röntgen: Keine Destruktion, Gelenksymptomatik bessert sich prompt auf Glucocorticoide.

Begutachtung

Leistungsfähigkeit: Da die Erkrankung jenseits des 65. Lebensjahres auftritt, ist krankheitsbedingte Arbeitsunfähigkeit selten. Wegen der guten Ansprechbarkeit auf Glucocorticoide ist eine fast 100%ige Wiederherstellung der Leistungsfähigkeit innerhalb kurzer Zeit zu erwarten. Später sind cortisonbedingte Schäden (Hüftkopfnekrosen) im Sinne einer Verschlimmerung der Grundkrankheit zu werten.

Weichteilrheumatismus

Unter dem Begriff Weichteilrheumatismus subsumieren sich eine Vielzahl von Erkrankungen entzündlicher und nicht entzündlicher Natur, deren Gemeinsamkeiten chronische Schmerzen und Veränderungen in den Weichteilen sind. Viele der unter dem Sammelbegriff zu findenden Erkrankungen haben eine bekannte Ätiologie, werden aber teilweise unter nebulösen Begriffen wie z. B. im Bereich der Schulter als Periarthritis humeroscapularis zusammengefaßt.

Hier finden sich Erkrankungen der ➤ Rotatorenmanschette, Kalkablagerungen ➤ Bursitiden, Ansatztendinosen ➤ Sehnenrupturen und zum Teil Einrisse im Labrum glenoidale. Für die orthopädische Begutachtung ist die zugrundeliegende Erkrankung maßgeblich und nicht das Symptom, so daß eine symptombezogene Darstellung nicht möglich ist. In diesem Zusammenhang wird auf die ➤ BKVO Nr. 2101–06 verwiesen.

Von orthopädisch gutachterlichem Interesse ist das bei den chronisch entzündlichen rheumatischen Erkrankungen als Differentialdiagnose relevante ➤ Fibromyalgiesyndrom, welches als eigenständiges Krankheitsbild definiert ist.

Fibromyalgiesyndrom (Fibromyalgie, Fibromyalgia, generalisierte Tendomyopathie)

Klinik

Definition: Das Fibromyalgiesyndrom (FMS) ist eine weichteilrheumatische Störung unbekannter Ursache, die durch chronische polytope Schmerzen am Bewegungsorgan und erniedrigte Schmerzschwelle an definierten Schmerzpunkten (tender points) überprüfbar ist und mit vegetativen Funktionsstörungen einhergeht. Eine Prävalenz von 3% (Prozent!) wird angenommen.

Diagnose: Die ACR-Kriterien sind zwar noch in Diskussion, sind aber zur Zeit die, die eine Diagnose am reproduzierbarsten erfassen.

1. Generalisierte Schmerzen:

Generalisiert sind die Schmerzen, wenn sie auf einer Körperhälfte zu finden sind, das gesamte Achsenskelett betreffen oder im Schulter- und Beckengürtelbereich zu finden sind.
2. Schmerzen an 11 von 18 (2×9 links und rechts) „tender points":
   – Ansatz M. suboccipitalis,
   – Querfortsätze C 5–7,
   – M. trapezius (medioaxillar),
   – Supraspinatus,
   – Knochen-Knorpel-Grenze der 2. Rippe,
   – Epicondylus radialis (2 cm distal),
   – oberer Quadrant Glutäalregion,
   – Trochanter major,
   – Fettpolster des Kniegelenks medioproximal der Gelenklinie.
3. Vegetative und funktionelle Störungen.

Ätiologie und Pathogenese: Bei FMS-Patienten konnten verminderte Liquorwerte von Bioaminen (wie Serotonin), verminderte Substanz P, Somatostatin und verminderte Werte des Cortison-releasing-Hormons gefunden werden. 50% der Patienten geben auslösende Ursachen an, Traumen, Infekte, emotionale Traumen oder Abbrechen der Corticoidmedikation.

Prognose: Da das FMS in seiner Definition ein neues Krankheitsbild ist (1990), sind prognostische Parameter nicht bekannt.

Begutachtung

Leistungsminderung: Die Versicherten werden oft als Drückeberger oder Simulanten abgestempelt, da Laborparameter und bis auf die tender points reproduzierbare Parameter nicht vorliegen. Der subjektive Leidensdruck kann jedoch eine AU notwendig machen. Heilmaßnahmen unter dem Gesichtspunkt aktiver Bewegungstherapie und psychotherapeutischer Betreuung sind angezeigt. Beruflich sind Zwangshaltungen, Akkordarbeit, ständig sitzende Tätigkeit nicht anzuraten. Leichte Tätigkeiten auch mit viel Bewegung und Ablenkung (Publikumsverkehr) sind anzuraten.

Literatur

Arnett, F. C., S. M. Edworthy, D. A. Bloch, D. J. McShane, F. J. Fries, N. S. Cooper, L. A. Healey, S. R. Kaplan, M. H. Liang, H. S. Luthra, T. A. Medsger jr., D. M. Mitchell, D. H. Neustadt, R. S. Pinals, J. G. Schaller, J. T. Sharp, R. L. Wilder, G. G. Hunder: The American Rheumatism Association 1987 revised criteria for the classification of rheumatoid arthritis. Arth. and Rheum. 21 (1988) 315–324

Bird, H. A., W. Esselinckx, A. S. Dixon, A. G. Mowat, P. N. H. Wood: An evaluation of criteria for polymyalgia rheumatica. Ann. rheum. Dis. 38 (1979) 434–439

Brewer, E. J., J. Bass, J. Baum, J. T. Cassidy, C. W. Fink, J. C. Jacobs, V. Hanson, J. F. Levison, J. G. Schaller, J. S. Stillmann: Current proposed revision of JRA criteria. Arthr. and Rheum. 20, Suppl. (1977) 195–199

Bundesministerium für Arbeit und Sozialordnung: Anhaltspunkte für die ärztliche Gutachtertätigkeit im sozialen Entschädigungsrecht und nach dem Schwerbehindertengesetz. Köllen, Bonn 1996

Calin, A., J. Parta, J. F. Fries, D. J. Schurmann: Clinical history as a screening test for ankylosing spondylitis. J. Amer. med. Ass. 237 (1977) 2613–2614

Dougados, M., S. van der Linden, R. Julien, B. Huitfeldt, B. Amor, A. Calin, A. Cats, I. Dijkmans, I. Olivieri, G. Pasero, E. Veys, H. Zeidler and the European Spondylarthropathy Study Group: The European Spondylarthropathie Study Group preliminary criteria for the classification of spondylarthropathy. Arthr. and Rheum. 34 (1991) 1218–1230

Herzer, P.: Rheumatic manifestations in Lyme borreliosis. Clin. Dermatol. 11 (1993) 401–406

Keitel, W., E. Genth, E. Gromnica-Ihle, H. Häntzschel, J. R. Kalden, H. Mathies, M. Schneider, H. Warnatz.: Diagnostische Kriterien. In DGRh: Qualitätssicherung in der Rheumatologie. Steinkopff, Darmstadt 1995

Mau, W., H. Zeidler, R. Mau, A. Majewski, J. Freyschmidt, W. Stangel, H. Deicher: Evaluation of early diagnostic criteria for ankylosing spondylitis in an 10 year follow-up. Z. Rheumatol. 49 (1990) 82–87

Müller, W., I. Lautenschläger: Die Generalisierte Tendomyopathie (GTM) – Teil 1: Klinik, Verlauf und Differentialdiagnose. Z. Rheumatol. 49 (1990) 11–21

Munthe, E.: Diagnostic criteria, nomenclature, classification. The care of rheumatic children. EULAR Bull. 3: Session VI EUL., Publ. Basel (1977) 42–50

Raspe, H. H.: Grundzüge einer wohnortnahen kontinuierlichen und kooperativen Versorgung von chronisch Rheumakranken in der Bundesrepublik Deutschland. Z. Rheumatol. 53 (1994) 113–134

Steere, A. C.: The clinical evolution of Lyme arthritis. Ann. intern. Med. 107 (1987) 725–731

Steinbrocker, O., C. H. Traeger, R. C. Butterman: Therapeutic criteria in rheumatoid arthritis. J. Amer. med. Ass. 140 (1949) 659–663

Tan, E. M., A. S. Cohen, J. F. Fries, A. T. Masi, D. J. McShane, N. F. Rothfield, J. G. Schaller, N. Talal, R. J. Winchester: The 1982 revised criteria for the classification of systemic lupus erythematosus. Arth. and Rheum. 25 (1982) 1271–1277

8 Begutachtung von bösartigen Tumoren der Haltungs- und Bewegungsorgane

J.-D. Rompe

Bei der Begutachtung des Problemfeldes Knochentumoren wird der Gutachter in der Regel mit folgenden Fragenkomplexen konfrontiert:

1. Fragen nach Kausalzusammenhängen bei der Entstehung primärer Tumoren,
2. Fragen zur Leistungsfähigkeit.

Kausalität

Die lange Reihe bekannte karzinogener Substanzen steht der Annahme entgegen, daß bösartige Geschwülste überwiegend eine endogene Entstehungsgeschichte aufweisen. Entscheidend bei der *Tumorgenese* scheinen die Gesamtmenge, Konzentration und Expositionszeit der jeweiligen Noxe zu sein, so daß die für die Krebsentstehung nötigen Grenzwerte erst nach längerer, oft erst nach sehr langer Einwirkungszeit erreicht werden.

Vom Spontankrebs, der endogen und /oder durch Umwelteinflüsse, karzinogene Naturstoffe und verschiedene Strahlenbelastungen entsteht, ist der sog. *Traumakrebs* zu unterscheiden. Prinzipiell kann das einen Tumor verursachende Trauma mechanischer, thermischer, radioaktiver oder chemischer Natur sein. Bei mechanischen Traumata kann der häufig vermutete Kausalzusammenhang mit der Tumorgenese so gut wie immer verneint werden (Ewerbeck u. Rompe 1992), selbst wenn folgende Bedingungen erfüllt sind:

a) Die Gewalt hat diejenige Körperstelle unmittelbar oder mittelbar getroffen, die später Sitz der *Geschwulstbildung* ist.
b) Die Gewalteinwirkung hat längerdauernde eingreifende Gewebs- und Stoffwechselstörungen in dem betroffenen, zuvor gesunden Gebiet hervorgebracht.
c) Der Zeitraum zwischen Gewalteinwirkung und den ersten auf eine Geschwulstbildung zu beziehenden Erscheinungen steht mit Größe, geweblichem Aufbau, der bekannten Entwicklungsdauer und Wachstumsgeschwindigkeit der besonderen Gewächsart in Einklang.

d) Es bestehen Brückensymptome zwischen den auf die Gewalteinwirkung zu beziehenden und den auf die Geschwulstbildung zu beziehenden Krankheitserscheinungen.

Wilner (1982) berichtete über Untersuchungen von Hartcourt u. Reed, nach denen in einem Kollektiv von 26000 traumatisierten Patienten maligne *Knochentumoren* mit der gleichen Häufigkeit auftraten wie bei nicht traumatisierten. Daß Tumoren auf der Grundlage einer chronischen Osteomyelitis entstehen können, ist seit langem bekannt. Plattenepithelkarzinome, seltener (Fibro-)Sarkome, wurden beschrieben. Auch hier sind die Beurteilungskriterien sehr vage und unsicher, da stets an die Möglichkeit einer primären Falschdiagnose aufgrund einer Unterschätzung der pathohistologischen Malignitätskriterien gedacht werden muß. Genauso schwach ist die Kausalitätskette zwischen Knocheninfarkt und Sarkom, obwohl theoretisch die Möglichkeit eines Unfallzusammenhangs, z. B. bei der Caissonkrankheit, gegeben ist (Wilner 1982).

Im Vergleich zum „Traumakrebs" ist der Zusammenhang zwischen ionisierender Strahlung und der Entstehung maligner Knochentumoren besonders nach Inkorporation radioaktiver Substanzen klar nachgewiesen. Ebenso bekannt ist die Kausalität zwischen exogener Strahlung und bösartigen knöchernen Geschwülsten (Kotz u. Mitarb. 1984), wobei eine mittlere Induktionszeit von 9 Jahren, bei einem beschwerdefreien Intervall von etwa 4 Jahren, beschrieben wurde.

Primäre Knochentumoren sowie maligne Weichgewebstumoren fallen nicht unter die Krebskrankheiten nach der Berufskrankheitenverordnung, bei denen versicherungsmedizinisch kausale berufsbedingte Faktoren wahrscheinlich sind, wie z. B. bei der Asbestose und Lungen- bzw. Rippen- oder Bauchfelltumoren (Marx 1991, Fritze 1986).

Fragen zur Leistungsbeeinträchtigung

Obwohl nahezu ein Viertel aller Todesfälle in Deutschland auf maligne Tumorerkrankungen zurückgeht, stellen diese Erkrankungen gerade einmal bei 6% der Mitglieder der gesetzlichen Rentenversicherungsträger den Grund für die Berentung. Die Häufigkeit wegen bösartiger Erkrankungen notwendiger Rehabilitationsmaßnahmen wird zwischen 3 und 12% eingeschätzt (Zellmann u. Rauthe 1995).

Prinzipiell müssen bei Patienten mit den seltenen Knochentumoren oder Weichgewebsgeschwülsten – sie machen nur etwa 1% aller Malignome im Erwachsenenalter und 10–15% im Kindesalter aus – die gleichen Bewertungskriterien zur Anwendung kommen wie bei Patienten ohne Tumorerkrankung.

Auch wenn bösartige Geschwülste wegen ihrer Wirkung auf den ganzen Körper die Leistungsfähigkeit erheblich beeinträchtigen können, so ist allein die Diagnose eines Malignoms noch nicht mit der völligen Aufhebung der Leistungsfähigkeit gleichzusetzen. Eine individuelle gutachterliche Beurteilung, unter Berücksichtigung des Stagings, ist notwendig; statistische Angaben zur Überlebenswahrscheinlichkeit spielen dagegen in der Bewertung praktisch keine Rolle. Zu berücksichtigen ist insbesondere bei primär malignen Tumoren das Ausmaß der durch eine operative Versorgung verursachten Verstümmelung bzw. bei sekundären Tumoren das Ausmaß der operativ erzielten Stabilität. Bei primären Tumoren kann heute die Amputation oft vermieden werden, allerdings sind in der Regel mehrfache Reoperationen notwendig. Das funktionelle Ergebnis konnte gegenüber der Amputation verbessert werden, nicht jedoch die Lebensqualität (Kotz u. Mitarb. 1992, Ewerbeck u. Friedl 1992).

Der Gutachter sollte weiterhin nicht aus den Augen verlieren, daß lediglich bei primär benignen Tumoren in der Regel eine Heilung erzielt werden kann. Allerdings kann der Erfolg auch in diesen Fällen durch ein Rezidiv gefährdet werden. Bei primär malignen Knochentumoren ist eine Heilung zwar möglich, hierunter ist aber immer die sog. klinische Heilung zu verstehen. Die häufig zur Prognoseabschätzung herangezogene 5-Jahres-Überlegenszeit stellt für die biologisch sehr unterschiedlichen Knochensarkome keine

Hilfe dar, da sich das Schicksal z. B. bei *Osteosarkom* und *Ewing-Sarkom* im allgemeinen früher entscheidet, wohingegen beim parossalen Osteosarkom oder beim *Chondrosarkom* weit längere Zeitspannen abgewartet werden müssen. Bei sekundären Tumoren, also bei metastatischer Absiedlung, ist eine Heilung nicht mehr möglich. Bei dieser Patientengruppe, die die primär benignen und primär malignen Knochentumoren in einem Verhältnis von etwa 5:1 übertrifft, liegt die Überlebenszeit nach einer operativen Versorgung pathologischer Instabilitäten lediglich bei durchschnittlich 13 Monaten bei solitärem Befall bzw. bei 11 Monaten bei multipler Knochenmetastasierung, so daß eine berufliche Reintegration höchstens kurzfristig gelingt (Kotz u. Mitarb. 1984, Rompe u. Mitarb. 1992, 1993).

Als Leitlinie kann gesagt werden, daß, wenn Aussicht besteht, bei geringer Tumorgröße und entsprechend weniger aggressivem Vorgehen die Arbeitsfähigkeit wiederherzustellen, eine Erwerbsunfähigkeit in der Regel nicht angenommen werden sollte. Da Lokalrezidive nach malignen Knochengeschwülsten auch noch später als 5 Jahre nach der Therapie auftreten können, andererseits Rezidive meistens in den ersten 2 Jahren diagnostiziert werden, kann die Einschätzung des aktuellen Befundes und seiner Prognose im Einzelfall aber außerordentlich schwierig sein.

Obwohl eine Aussage über eine klinische Heilung erst nach mehreren Jahren mit Wahrscheinlichkeit möglich ist, sind in der gesetzlichen Rentenversicherung Erwerbsunfähigkeit und Berufsunfähigkeit in der privaten Berufsunfähigkeitsversicherung weder auf Dauer noch auf Zeit gegeben, wenn nach erfolgreicher Therapie wieder eine ausreichende berufliche Belastbarkeit erreicht ist.

Sofern Erwerbsunfähigkeit in der gesetzlichen Rentenversicherung oder Berufsunfähigkeit in der privaten Berufsunfallversicherung angenommen werden muß, etwa weil Dauer und Schwere der Behandlung sowie der anschließend bestehende Folgezustand nicht absehbar sind, sollte dies zunächst immer nur befristet geschehen. Nach Ablauf dieser Zeit ist ausschließlich auf das Maß der dann bestehenden Erwerbsbeeinträchtigung abzustellen, wenn nicht außergewöhnliche Umstände, z. B. geringe Überlebenszeit bei Metastasierung, eine andere Beurteilung erfordern. Erweist sich der Befund später als stabil, ist dem ggf. als *Heilungsbewährung* Rechnung zu tragen.

Ewerbeck u. Rompe (1992) weisen in diesem Zusammenhang aber darauf hin, daß einer möglichst frühzeitigen Wiedereingliederung des Patienten in das Berufsleben, auch noch vor Ablauf der Heilungsbewährung, der Vorzug gegeben werden sollte vor einer vorzeitigen, evtl. auch befristeten Berentung, die neben psychologischen Schwierigkeiten in aller Regel auch noch die Kündigung des Arbeitsverhältnisses mit sich bringt.

Erwerbsunfähigkeit auf Dauer sollte nur angenommen werden, wenn aufgrund sehr einschneidender Operationsfolgen oder beim Vorliegen von *Metastasen* auf unabsehbare Zeit mit einer Wiederherstellung der Erwerbsfähigkeit nicht zu rechnen ist.

Literatur

Ewerbeck, V. Friedl: Chirurgie von Skelettmetastasen. Springer, Berlin 1992

Ewerbeck, V., G. Rompe: Begutachtungsfragen bei Knochentumoren. Z. Orthop. 130 (1992) 269

Fritze, E.: Die ärztliche Begutachtung. Steinkopff, Darmstadt 1986

Kotz, R., M. Salzer-Kuntschik, G. Lechner, M. Immenkamp: Knochentumoren. In Witt, A. N., H. Rettig, K. F.. Schlegel, M. Hackenbroch, W. Hupfauer: Orthopädie in Praxis und Klinik, Bd. III/2. Thieme, Stuttgart 1984

Kotz, R., P. Ritsch, D. Kropej, C. Schiller, C. Wurnig, M. Salzer-Kuntschik: Die Grenzen der Extremitätenerhaltung – Amputation versus Resektion. Z. Orthop. 130 (1992) 299

Marx, H. H.: Medizinische Begutachtung, 6. Aufl. Thieme, Stuttgart 1992

Rompe, J.-D., C. Hopf, J. Heine: Der Stellenwert der dorsalen Dekompression und Instrumentation im Behandlungskonzept von Wirbelsäulenmalignomen. Z. Orthop. 130 (1992) 51

Rompe, J.-D., P. Eysel, C. Hopf, C. Heine, T. Schaub: Der Einsatz der Tumorprothese bei sekundär-maligner Destruktion des proximalen Femurendes. Z. Orthop. 131 (1993) 446

Wilner, D.: Radiology of Bone Tumors and Allied Disorders. Saunders, Philadelphia 1982

Zellmann, K., G. Rauthe: Tumorerkrankungen. In Verband Deutscher Rentenversicherungsträger: Sozialmedizinische Begutachtung in der gesetzlichen Rentenversicherung, 5. Aufl. Fischer, Stuttgart 1995

9   Orthopädische Begutachtung bei Osteoporose

D. Sabo

Epidemiologie

Osteoporose kann zu schweren Beeinträchtigungen des Allgemeinbefindens führen. Insbesondere bei osteoporoseassoziierten Frakturen, z.B. in Form hüftgelenknaher Oberschenkelbrüche können dramatische Konsequenzen für den Patienten resultieren.

So führen etwa 15 % dieser Frakturen innerhalb eines Jahres zum Tode. Mehr als 15 % der Überlebenden bleiben langfristig, teilweise lebenslänglich bewegungseingeschränkt (Bernau u. Mitarb. 1994). Derzeit wird von einer Inzidenz von ca. 70 000 proximalen Fermurfrakturen ausgegangen. Nach Hochrechnungen ist für das Jahr 2030 mit ca. 95 000 hüftgelenknahen Oberschenkelbrüchen in der Bundesrepublik zu rechnen (Bernau u. Mitarb. 1994). Bei der derzeitigen Entwicklung der Alterspyramide ist ein weiterer Anstieg zu erwarten. Die Osteoporose ist zudem aufgrund ihrer Häufigkeit eine Erkrankung mit hohen volkswirtschaftlichen Auswirkungen. In den USA sind 25 Millionen Menschen betroffen. Die Kosten für deren Behandlung belaufen sich auf 10 Milliarden US-$ im Jahr (Ringe 1991). Ein Viertel aller Frauen (Dambacher u. Mitarb. 1986) und ca. 10 % der Männer über 60 Jahre soll an einer manifesten Osteoporose leiden.

Definition und Unterteilung des Krankheitbegriffs „Osteoporose"

Seit der Konsensuskonferenz von Hongkong 1993 ist Osteoporose als eine Systemerkrankung des Skeletts definiert, die sich durch Erniedrigung der Knochenmasse und Störung der Knochenmikroarchitektur mit Erhöhung der Knochenbrüchigkeit und Erhöhung des Frakturrisikos auszeichnet (Consensus Development Conference 1993). Im Gegensatz zu früheren Ansichten ist nach dieser Definition der Eintritt von Frakturen nicht Voraussetzung für die Diagnosestellung; lediglich für die Zuordnung zu dem Begriff der „manifesten" Osteoporose (siehe Tab.

9.1) als der quantitativ schwersten Form der Erkrankung ist die Fraktur Voraussetzung.

Zu unterscheiden sind die zahlenmäßig weit im Vordergrund stehenden *primären* oder idiopathischen von den *sekundären* Osteoporoseformen.

Die **primäre Osteoporose** wird in 2 Gruppen unterteilt: Zum einen in die osteoklastenvermittelte Typ-I-Osteoporose (auch postmenopausale Osteoporose) mit vorwiegender Beteiligung des spongiösen und trabekulären Knochens und dem typischen Risiko von Wirbelkörperfrakturen, zum anderen in die Typ-II-Osteoporose (auch senile Osteoporose) mit im Vordergrund stehender Beteiligung kortikalen Knochens. Typisch für die Typ-II-Osteoporose ist die Schenkelhalsfraktur nach dem 75. Lebensjahr.

Den sekundären Osteoporosen liegen nicht beeinflußbare (Alter, genetischer Faktoren) und beeinflußbare Faktoren (Ernährung, Bewegung, Sexualhormone, Erkrankungen wie z.B. Hyperkortisolismus, Neoplasien, chronische Entzündungen, Hyperthyreose, Hyperparathyreoidismus) zugrunde.

Orthopädische Befunderhebung

Neben den allgemeinen Grundsätzen der orthopädischen Begutachtung ist bei der Befunderfassung ein Schwergewicht auf eine gezielte Befragung hinsichtlich Risikofaktoren (Tab. 9.1) und Anamnese (Tab. 9.2) zu legen. Dabei ist insbesondere auf Faktoren, die das Erreichen der maximalen Knochenmasse in der Jugend (peak bone mass) verhinderten, zu achten.

Ein wesentliches Augenmerk des Gutachters muß zudem auf den Zielorganen der Osteoporose liegen, denn obwohl sich die Minderung der Knochenmasse naturgemäß an allen Skelettabschnitten manifestieren kann, stehen Schmerzen, Deformierungen und Frakturen am körperfernen Unterarm, am Oberschenkelhals und an der Wirbelsäule weit im Vordergrund. Bei den Wirbelfrakturen ist in ca. $^1/_3$ der Fälle ein Wirbel, in den anderen Fällen mehr als ein Wir-

Tabelle. 9.**1**   Risikofaktoren hinsichtlich Osteoporoseentstehung (Franke und Mitarb. 1996, Ringe und Mitarb. 1996 b, Lane und Mitarb. 1996)

Risikofaktoren	weniger gesicherte Risikofaktoren
positive Familienanamnese	Alkohol- und Nikotinabusus
Östrogenmangel	Chon. Laxantienabusus
frühe oder iatrogen bedingte Menopause	Heparinmedikation
verlängerte Phasen der Amenorrhoe	geringe Sonnenexposition
weibliches Geschlecht	genetische Faktoren
Alter	prolongierte Immobilität wegen Krankheit
niedriges Aktivitätslevel	Nullipara
Frakturen nach dem 50. Lebensjahr	metabolische Anomalien (z.B. Hyperthyreoidismus)
Kalziummangel/Laktasemangel	Malignome (z.B. mal. Melanom)
Glukokortikoide	gastrointestinale Erkrankungen (z.B. Zöliakie)

Tabelle 9.**2**   Anamnese bei Verdacht auf Osteoporose (nach Franke und Mitarb. 1996)

akute heftige Rückenschmerzen, spontan oder nach minimalem Trauma
chronische Rückenschmerzen durch statische Veränderungen der Wirbelsäule
Erschütterungsempfindlichkeit
Verlust an Körpergröße
Psychische Veränderungen (Depression, Ängstlichkeit)

bel betroffen (Lee u. Yip 1996). Diese Daten sind vorsichtig zu interpretieren, da viele Frakturen subklinisch verlaufen (Melton 1989).

Der Schwund der Knochenmasse selbst wird vom Patienten vordergründig kaum bemerkt, jedenfalls wurde bisher ein eindeutiger Zusammenhang zwischen Minderung der Knochenmasse und Schmerzhaftigkeit oder Funktionseinschränkung nicht bewiesen. Ursachen für die klinisch reproduzierbaren **Schmerzen am Bewegungsapparat** bei Patienten mit Osteoporose ohne Frakturen können periostale Reizungen bei sich langsam entwickelnden Wirbelkörpersinterungen und -deformierungen darstellen. Nicht selten führen diese chronischen Knochenschmerzen zudem weiter in den Circulus vitiosus der verminderten körperlichen Aktivität und zum Fortschreiten des Mineralisationsmangels durch Inaktivität. Akute Schmerzen treten dagegen bei Eintritt einer oestoporosebedingten Fraktur an der Wirbelsäule oder am Extremitätenskelett auf.

Bei der klinischen Untersuchung muß der Gutachter neben den möglichen Funktionseinschränkungen insbesondere für die Osteoporose typische Befunde erfassen (Tab. 9.**3**).

Neben den klinischen Untersuchungsparametern kommt der **radiologischen Bildgebung** eine tragende Rolle zu: konventionelle Röntgenaufnahmen des Stamm- und Extremitätenskeletts erlauben bei ausgeprägten Befunden die Diagnose Osteoporose zu stellen. Es ist jedoch zu beachten, daß eine Kalksalzminderung im Röntgenbild erst nach ca. 30 %igem Mineralsalzverlust feststellbar ist. An der Wirbelsäule fallen insbesondere im Seitbild der Brust- und Lendenwirbelsäule Transparenzerhöhungen der Wirbelkörper mit Betonung der Grund- und Deckplatten auf („wie mit dem Bleistift nachgezogen"). Die spongiöse Architektur erscheint durch anfängliche Auslöschung der horizontalen Trabekel vermehrt vertikal gestreift. Bei fortschreitender Demineralisierung kommt es zu Wirbelkörperdeformierungen im Sinne einer Höhenminderung. Je nach Beanspruchung zeigen sich Wirbelkörperdeformierungen im Sinne von Fisch-, Keil- oder Flachwirbeln. Durch Verstärkung der thorakalen Kyphose kommt es kompensatorisch zur lordotischen Einstellung der Lendenwirbelsäule, so daß sich im fortgeschrittenen Zustand die Dornfortsätze der unteren Lendenwirbelsäule berühren (Baastrup-Phänomen). Abstützreaktionen im Verlauf des Krank-

Tabelle 9.**3**   Klinische Befunde bei Osteoporosepatienten

Typischer Habitus (vermehrte Brustkyphose und Lendenlordose, Rumpfverkürzung, Hautfältelung am Rücken [„Tannenbaumphänomen"])
Größenverlust
Klopf- und Stauchschmerzen der Wirbelsäule
reduzierte Wirbelsäulenbeweglichkeit (Neutral-0-Methode)
paravertebrale Myalgien
Frakturen und Frakturfolgen

heitsbildes können zu teilweise ausgeprägten Randsklerosierungen und arthrotischen Veränderungen führen. Im Vollbild kann die Osteoporose groteske klinische und radiologische Befunde aufweisen („Witwenbuckel").

Wirbelfrakturen auf dem Boden einer Osteoporose können im Sinne einer Gelegenheitsursache auftreten, z.B. bereits beim Anheben von minimalen Lasten, bei simplen täglichen Verrichtungen (z.B. leichte Hausarbeit) oder durch unkontrollierte Bewegungen. Meist führen solche einfachen osteoporosebedingten Wirbelfrakturen nicht zu neurologischen Ausfällen. In der Regel ist in diesen Fällen die konventionelle Bildgebung, ggf. erweitert durch konventionelle Tomographie zur Einschätzung der Deformierung ausreichend. Therapie der Wahl ist die konservative Frakturtherapie, mit den drei Pfeilern *Analgesie, Mobilisierung unter Rumpfstabilisierung* und *Rehabilitation.*

Bei den seltenen Fällen einer neurologischen Symptomatik durch eine osteoporosebedingte Fraktur (2 % , Lane u. Mitarb. 1996) sowie bei schweren traumatisch verursachten Frakturen, kann zur Frakturklassifikation, Festlegung des Behandlungsplanes und zur etwaigen Operationsplanung (z.B. ventrale Dekompression, Aufrichtung und Defektrekonstruktion durch Bekkenkammspan) eine Computertomographie oder ein MRT indiziert sein.

Die Häufigkeit von Unterarm- und Femurfrakturen wird außer von der Knochenqualität wesentlich von dem Risiko eines *unkontrollierten Sturzes* und der Schwere des Unfalls beeinflußt. Es ist bekannt, daß beispielsweise ca. 90 % aller Femurfrakturen mit Stürzen assoziiert sind (Grisso u. Mitarb. 1991). In diesem Zusammenhang muß dem ärztlichen Gutachter bewußt sein, daß die Osteoporose selbst lediglich zu einem Verlust der knöchernen Stabilität führen kann. Das Auftreten von Frakturen ist jedoch in der Regel eng an häufig mit der Osteoporose einhergehender allgemeiner Morbidität und Erhöhung des Sturzrisikos gekoppelt.

Laboruntersuchungen

Laboruntersuchungen können mit Vorteil zur Differenzierung zwischen primären und sekundären Osteoporoseformen eingesetzt werden. Die Aktivität von Osteoklasten und Osteoblasten

kann über die Bestimmung der Pyrolidine („crosslinks" Quervernetzer) im Urin und anhand der knochenalkalischen Phosphatase im Serum beurteilt werden (Schmidt-Gayk u. Mitarb. 1994). Hier sei auf die weitergehende Spezialliteratur (Becker u. Mitarb. 1993, Seibel u. Mitarb. 1993) verwiesen.

Messung der Knochenmasse

Während die Mikro- und Makroarchitektur von Knochen einer standardisierten Beurteilung naturgemäß nicht einfach zugänglich ist, erlauben die Bewertung des Mineralsalzgehaltes von Knochen und der Vergleich der Meßwerte mit gesunden Normkollektiven eine recht gute Näherung zur Einschätzung der Knochenqualität. Die einzige klinische Möglichkeit, ein erhöhtes Frakturrisiko zu erfassen, bietet die **Osteodensitometrie** (Felsenberg u. Mitarb. 1991).

Neben zwischenzeitlich eher historischen Verfahren wie der Single- und der Dual-Photonen-Absorptiometrie (SPA, DPA) wird die Knochendichte heute weit überwiegend mit der Dual-Energie-Absorptiometrie (DEXA), der quantitativen Computertomographie (QCT) oder der peripheren quantitativen Computertomographie (pQCT) bestimmt. Die sonographischen Verfahren können bei entsprechender Geräteweiterentwicklung in Zukunft eine wesentliche Rolle spielen, sind aber zum jetzigen Zeitpunkt noch nicht verbreitet im Einsatz.

Der in der Vergangenheit häufig eher unkritisch geübte Einsatz der Knochendichtemessung hat die Methode in ein besonders scharfes Rampenlicht gerückt (Fischer u. Mitarb. 1994). Entsprechend haben die Kostenträger in der Bundesrepublik Deutschland den Punktewert der Untersuchung jüngst drastisch gesenkt. Dieser teilweise Ansehensverlust der Methode in der öffentlichen Meinung sollte jedoch nicht verkennen lassen, daß die korrekt durchgeführte und verantwortungsvoll ausgewertete Osteodensitometrie derzeit die *präziseste, strahlenärmste und kostengünstigste Technik zur Einschätung der Knochenqualität* darstellt (Bernau u. Mitarb. 1994).

Meßort

„Den" korrekten Meßort zur Einschätzung des osteoporosebedingten Frakturrisikos gibt es nicht. Zwar gilt die Wirbelsäule mit ihrem hohen Anteil an spongiösen Strukturen als einer der empfindlichsten Knochenabschnitte des menschlichen Skeletts, der sehr frühzeitig Osteoporose-Folgeveränderungen aufweist, doch ist in der Fachwelt die Diskussion um den praktikabelsten und repräsentativsten Meßort bisher nicht abgeschlossen (Felsenberg u. Mitarb. 1991). Eine sichere Aussage zum Frakturrisiko kann nur die Messung der fraglichen Körperareales liefern. Um Fehleinschätzungen zu minimieren empfehlen Expertengremien möglichst die Messung an zwei unterschiedlichen Skelettabschnitten (Franke und Mitarb. 1996). Möglicherweise werden zukünftig Messungen am Schenkelhals, am ultradistalen Radius oder am Kalkaneus an Bedeutung gewinnen.

Eine sinnvolle Möglichkeit, die Mineralisationsdichte eines bereits frakturierten Wirbelkörpers zu messen, besteht in vivo nicht. Durch die Einstauchung der Frakturfragmente wird ein falsch erhöhter Dichtewert bestimmt. Ebenso sind die Standard-ROI (region of interest) am Schenkelhals und am distalen Radius, die über ein automatisches Konturfindungsprogramm ermittelt werden, bei eingetretener Fraktur nicht anwendbar. D.h., der Gutachter ist entweder auf vorbestehende Knochendichtemessungen mit einer der verschiedenen etablierten Methoden angewiesen (Korrekturfaktoren bei Vergleich der Meßwerte verschiedener Gerätetypen und -fabrikate beachten) (Bernau u. Mitarb. 1994, Fischer u. Kempers 1992), oder Neumessungen beispielsweise der benachbarten Wirbel oder der frakturkontralateralen Seite an Femur oder Radius müssen hilfsweise herangezogen werden.

Gutachterliche Problematik zu Fragen der Osteoporose

Verfahrensrichtlinien zur Begutachtung von Patienten mit Osteoporose in der Literatur sind bisher sehr spärlich (Probst 1971, Probst u. Graeber 1987, Bilow 1986, Minne 1992).

Der medizinische Gutachter wird sich im allgemeinen von vier Ansätzen dem Problem zu nähern haben:

1. **Erhöhtes Risiko:** Es steht zur Diskussion, ob ein Patient mit bestimmter Ausprägung der Osteoporose gewisse Arbeiten nicht verrichten sollte, um sich nicht einem – im Vergleich zur altersentsprechenden knochenstoffwechselgesunden Bevölkerung – erhöhten Risiko einer Fraktur am Achs- oder Stammskelett auszusetzen.

2. **Arbeitsunfähigkeit/Berufsunfähigkeit:** Es ist zu klären, ob ein Patient mit Osteoporose aufgrund der Erkrankung in seinem Beruf arbeitsfähig ist.

3. **Minderung der Erwerbsfähigkeit (MdE)/ Grad der Behinderung (GdB):** Häufig stellt sich die Frage, in welchem Maße die Osteoporose zu Minderung der Erwerbsfähigkeit (MdE)/Grad der Behinderung (GdB) führt.

4. **Zusammenhangsbeurteilung:** Zu diskutieren ist der Einfluß einer bereits bestehenden Osteoporose auf Wirbelsäulen- oder Extremitätenverletzungen ([Mit]verursachung, Verschlimmerung).

Zu 1: Bei verminderter Knochenmasse ist das Risiko, Frakturen an Schenkelhals, Radius, Wirbelsäule oder anderen Skelettabschnitten zu erleiden, erhöht. Ein Osteoporosekranker wird sich also etwa bei einem Sturz in der Regel eher eine Fraktur zuziehen als ein vergleichbarer, gleichalter und osteologisch gesunder Mensch. Das Ausmaß dieser „Erniedrigung der Frakturschwelle" ist jedoch aufgrund ihres multifaktoriellen Charakters schwer festzulegen. Die Messung der Knochendichte kann hierzu einen Anhaltswert liefern: Es gilt als sicher, daß die individuelle Abweichung vom altersentsprechenden Median der Knochendichte um eine Standardabweichung (Z-Scose) eine *Erhöhung des Frakturrisikos* um den Faktor 1,5 bis 3 bewirkt (Cummings u. Mitarb. 1993, Hui u. Mitarb. 1989). Für eine 50jährige, osteologisch gesunde Frau beträgt das Risiko, in der verbleibenden Lebensspanne eine Fraktur zu erleiden, 15 %. Für eine vergleichbare Person mit Verminderung der Knochendichte um *eine* Standardabweichung vom Median beträgt das Risiko somit ca. 30 % und bei einer Abweichung um *zwei* Standardabweichungen bereits ca. 60 % (Kanis u. Mitarb. 1994).

Daraus wird ersichtlich, daß einer Person mit nachgewiesener Osteoporose (definitionsgemäß Knochendichteminderung um $\geq$ 2,5 Standardabweichungen) unter dem Durchschnitt junger Erwachsener [T-Score] eine gefährdete Tätigkeit nicht zugemutet werden soll. Dies gilt sicher für die Osteoporose Grad 3, eingeschränkt auch für die Grad 2.

Tabelle 9.**4**   Klassifikation der Osteoporose (modifiziert nach [Consensus Development Conference 1996, Amsterdam], [Ringe 1996 b], [Minne 1995], [Franke 1996])

Keine Osteoporose, Grad 0	Knochenmineralgehalt bis 1 σ unterhalb des Mittelwertes*	Bisher keine Knochenbrüche	Keine osteoporosebedingte Einschränkung der Arbeitsfähigkeit
Osteopenie, Leichte Osteoporose, Grad 1	Knochenmineralgehalt zwischen 1 und 2,5 σ unterhalb des Mittelwertes*	Bisher keine Knochenbrüche. In der Regel keine krankheitsbedingten Beschwerden	Erhöhtes Knochenbruchrisiko bei körperlichen Belastungen. Einschränkung der Berufsausübung bei körperlich belastender Tätigkeit
Mäßige Osteoporose, Grad 2	Knochenmineralgehalt ≥ 2,5 σ unterhalb des Mittelwertes*	Frakturen werden nicht vorausgesetzt, können jedoch bei banalem Anlaß eintreten. Deutlich über Grad 1 hinausgehendes Risiko weiterer Frakturen. Beschwerden als Frakturfolge	Einschränkung der Arbeitsunfähigkeit durch belastungsabhängige Schmerzen (z.B. auch bei konstant gleichförmig sitzender Tätigkeit
Schwere Osteoporose, Grad 3	Knochenmineralgehalt ≥ 2,5 σ unterhalb des Mittelwertes*	Frakturen mit deutlicher Einschränkung der Skelettarchitektur	Körperlich belastende Tätigkeit nicht möglich. Auch sitzende Tätigkeit mit der Möglichkeit zum Positionswechsel kann vollschichtig nicht mehr zugemutet werden

* Vergleich des individuellen Knochenmineralgehalts mit dem Durchschnittswert junger Erwachsener (peak bone mass) als T-Score-Werte

Zu 2: Osteoporose kann zur vorübergehenden und auch langfristigen Arbeitsunfähigkeit führen. Dies kann selbstverständlich für den Befund bei eingetretener Frakturierung zutreffen, aber auch für Befunde mit ausschließlich schmerzhafter Funktionseinschränkung ohne Frakturnachweis. Im Vordergrund der Einschätzung muß dabei die Einschränkung der Funktion stehen, und nicht etwa der radiologische Befund oder der Knochendichtemeßwert. Bei Osteoporose sind beispielsweise Tätigkeiten mit leichter körperlicher Belastung (z.B. Büroarbeit mit der Möglichkeit, die Körperhaltung zu wechseln) durchaus zumutbar, anstrengende körperliche Tätigkeiten (z.B. Maschinenführer, Krankenschwester usw.) jedoch nicht.

Zu 3: In Abhängigkeit von eingetretenen Funktionsstörungen bei Osteoporose sind MdE/GdB zu bewerten. Die Spannweite der möglichen Befunde kann von einer nach adäquater Therapie verheilten distalen Radiusfraktur ohne Funktionseinbuße bis zur aufwendig endoprothetisch zu versorgenden proximalen Femurfraktur mit allen möglichen Komplikations- und Folgebefunden (Bewegungseinschränkung, Belastungsschmerzen, Prothesenversagen, Infekt usw.) reichen.

Um dem Gutachter einen Maßstab an die Hand zu geben, kann eine von der WHO vorgeschlagene (WHO Study Group 1994), diskutierte (Consensus Development Conference 1996, Amsterdam) und in ähnlicher Form bereits klinisch eingesetzte Richtlinie (Ringe 1996, Minne 1995) mit Klassifizierung der Osteoporose in 4 Grade hilfreich sein (Tab. 9.**4**).

Minderung der Erwerbsfähigkeit/ Grad der Behinderung bei Osteoporose   **MdE %/ GdB**

Grad 1   mit geringen Auswirkungen (leichte Funktionseinbußen und Beschwerden, geringe Krankheitsaktivität)   **bis 20**

Grad 2   mit mittelgradigen Auswirkungen (dauernde erhebliche Funktionseinbuße und Beschwerden, therapeutisch schwer beeinflußbare Krankheitsaktivität)   **bis 40**

Grad 3   mit schweren Auswirkungen (irreversible Funktionseinbußen, hochgradige Progredienz)   **über 50**

In der Regel wird Grad 0 und Grad 1 nicht, Grad 2 gelegentlich und Grad 3 jedoch meist mit MdE/GdB einhergehen. Maßgebliche Kriterien hierfür sind jedoch die tatsächlich nachweislichen Funktionseinschränkungen (auch einbezüglich der Einschränkung aufgrund von Schmerzen). Folgender Vorschlag zur Bemessung von MdE/GdB mag als Richtschnur gelten und läßt dem Gutachter ausreichenden Ermessensspielraum.

Zu 4: Die Kausalitätsproblematik stellt sich bei gleichem medizinischem Ablauf für verschiedene Versicherungszweige unterschiedlich.

So ist beispielsweise für den Bereich der privaten Unfallversicherung (PUV) das Ausmaß des Vorschadens (die Bedeutung von Osteoporose für den Eintritt eines Wirbelbruchs) abzuschätzen, und es wird dann dementsprechend ein Abzug bei den Unfallfolgen vorgenommen.

Im Rahmen der gesetzlichen Unfallversicherung ist einmal darauf hinzuweisen, daß der Versicherte in dem Gesundheitszustand versichert ist, mit dem er die Arbeit am Unfalltag angetreten hat. Selbst eine erhebliche Osteoporose schließt die Anerkennung eines Unfalls im Sinne der rechtlich wesentlichen Verursachung nicht aus, wenn sowohl der Osteoporose als auch den Unfallumständen jeweils die Bedeutung einer rechtlich wesentlichen Mitursache einzuräumen ist.

Eine rechtlich unwesentliche Ursache (Gelegenheitsursache) ist dann anzunehmen, wenn mit den gleichen Folgen ungefähr zu gleicher Zeit unter alltäglichen Bedingungen zu rechnen ist.

Literatur

Becker, S., L. Traber, H. Schmidt-Gayk: Free and peptide bound pyrilidinium crosslinks in urine measured in healthy people, patients with bone metastases and women after menopause. Calcif. Tiss. Int. 52, Supp. 1 (1993) 72

Bernau, A., M. Fischer, K. J. Münzenberger, C. Reiners, J. D. Ringe, J. Spitz: Diagnostik der Osteoporose. Osteologie 3 (1994) 179–196

Bilow, H.: Begutachtung nach Wirbelsäulenverletzungen. Unfallmedizinische Tagungen der Landesverbände der gewerblichen Berufsgenossenschaften 68 (1988) 145–154

Consensus Development Conference: Diagnosis, prophylaxis and treatment of osteoporosis. Amer. J. Med. 94 (1993) 646–650

Consensus Development Conference: Prevention and therapy of osteoporosis. EFFO/NOF, 19.-23.05.1996, Amsterdam

Cummings, S. R., D. M. Black, M. C. Nevitt, W. Browner, J. Cauley, K. Ensrud, H. Genant, L. Palermo, J. Scott, T. M. Vogt: Bone density at various sites for prediction of hip fractures. Lancet 341 (1993) 72–85

Dambacher, M. A., J. Ittner, P. Rüegsegger: Osteoporose – Pathogenese, Prophylaxe, Therapie. Internist 27 (1986) 206

Felsenberg, D., M. Fischer, B. Kempers, J. D. Ringe, P. Ruegsegger: Osteodensitometrie – eine Standortbestimmung. BV Orthopädie 3 (1991) 139–144

Fischer, M., B. Kempers: Phantom studies in osteoporosis. Europ. J. nucl. Med. 20 (1993) 434–439

Fischer, M., E. Keck, H. P. Kruse, H. J. Pesch, C. Wüster: Stellungnahme der Deutschen Gesellschaft für Osteologie (DGO) e.V. zur Knochenmasse- und Knochendichtebestimmung (Osteodensitometrie). Osteologie 3 (1994) 177–178

Franke J, Clarenz P, Dören M, Fischer M, Franck H, Keck E, Kruse HP, Schmidt-Gayk H, Seibel M, Werner E: Bericht der interdisziplinären Leitlinienkommission zur Diagnostik der Osteoporose. Osteologie 5, 3 (1996) 162–173

Grisso, J. A., J. L. Kelsey, B. L. Strom, G. Y. Chiu, G. Maislin, L. A. O'Brien, S. Hoffmann, F. Kaplan: Risk factors for falls as a cause of hip fracture in women. New Engl. J. Med. 324 (1991) 1326–1331

Hui, S. L., C. W. Slemenda, C. C. Johnston: Baseline measurement of bone mass predicts fracture in white women. Ann. intern. Med. 111 (1989) 355–361

Kanis, J. A., L. J. Melton, C. Christiansen, C. C. Johnston, N. Khaltaev: Perspective: the diagnosis of osteoporosis. J. Bone Mineral Res. 9 (1994) 1137–1141

Kunczik, Th., J. D. Ringe: Osteoporose. Eine Herausforderung für die Zukunft. Dtsch. Ärztebl. 91 (1994) 1126–1129

Lane, J. M., E. H. Riley, P. Z. Wirganowicz: Osteoporosis: diagnosis and treatment. J. Bone Jt Surg. 78 (A) (1996) 618–632

Lee, Y. L., K. M. H. Yip: The osteoporotic spine. Clin. Orthop. 323 (1996) 91–97

Melton, L. J.: Epidemiology of vertebral fractures in women. Amer. J. Epidemiol. 129 (1989) 1000–1011

Minne, H. W.: Osteoporose und Erwerbsfähigkeit. Mobiles Leben 2 (1992) 9–13

Minne, H. W.: Persönl. Mitt. (1995)

Probst, J.: Die Begutachtung traumatischer WS-Schäden bei Osteoporose. Akt. Traumatol. 1 (1971) 155

Probst, J., M. Graeber: Begutachtung von Wirbelsäulenverletzungen. Schr.-Reihe Unfallmedizinische Tagung der Landesverbände der gewerblichen Berufsgenossenschaften 62 (1987) 73–81

Ringe, J. D.: Osteoporose, Pathogenese, Diagnostik, Therapiemöglichkeiten. de Gruyter, Berlin 1991

Ringe J.D, Riis B.J: Prävention und Therapie der Osteoporose. Arzneimitteltherapie 14 (1996 a), 338–343

Ringe J.D: Neues Konzept in der Osteoporosetherapie. Arzneimitteltherapie 14 (1996 b), 174–178

Schmidt-Gayk, H., S. Becker, L. Traber: Diagnostik der Osteoporose. Osteologie (1994) 187–191

Seibel, M. J., H. W. Woitge, R. Ziegler: Biochemische Marker des Knochenstoffwechsels. Klin. Lab. 39 (1993) 717–727, 839–850

WHO Study Group: Assessment of fracture risk and its application to screening for postmenopausal osteoporosis. WHO Technical Report Series (1994) 843

10 Orthopädische Begutachtung von Fahrerlaubnisbewerbern

G. Rompe

Nach deutschem Straßenverkehrsrecht hat jeder Bürger das Recht auf Erteilung einer Fahrerlaubnis (§ 2 Abs. 1 Satz 2 StVG; § 1 StVZO). Die Fahrerlaubnis kann je nach Bedarf auf Fahrzeuge beschränkt werden, die in ganz bestimmter Weise für die Bedürfnisse des Behinderten umgerüstet wurden, oder auf bestimmte Einzelfahrzeuge beschränkt werden oder mit „Auflagen" (s. u.) versehen werden.

Technisch ist jeder körperliche Mangel ausgleichbar, solange minimale Steuerungsbewegungen mit definiertem Anfangs- und Endpunkt und definiertem Krafteinsatz dem Behinderten auch unter Einwirkung von Flieh- und Trägheitskräften im Straßenverkehr zuverlässig möglich sind. Die geistigen Fähigkeiten dürfen in keiner Weise eingeschränkt sein.

Während üblicherweise Gutachten von neutralen Sachverständigen erstattet werden, ist für den medizinischen Teil der Begutachtung zum Erwerb/Erhalt eines Führerscheins *der Fahrerlaubnisbewerber Auftraggeber für das Gutachten*. Denn die Behörde erteilt keinen Gutachtenauftrag, sondern gibt dem Bewerber auf, ein Gutachten beizubringen. Der Bewerber kann durch Einschränkung der Schweigepflichtentbindung Einfluß auf den Inhalt des Gutachtens nehmen. Er kann dem Gutachter z. B. zur Auflage machen, daß keine Aussage über Notwendigkeit und Häufigkeit von Medikamenteneinnahmen gemacht wird oder daß er sich eng an den Wortlaut der Auflage der Behörde hält (z. B. zur Beeinträchtigung durch eine Gehbehinderung, nicht aber zu deren Ursache – z. B. infantile Zerebralparese – Stellung nimmt). In vielen Fällen werden sich die soeben genannten Probleme gar nicht stellen, weil es sich um einfache Sachverhalte handelt (z. B. Unterschenkelamputation links), die sich eindeutig und klar definieren lassen. In anderen Fällen wiegt dagegen das Umgehen von nicht explizit gestellten Fragen um so schwerer.

Es ist auch nicht zulässig, das Gutachten direkt der Behörde zu übermitteln, auch dann nicht, wenn die Verwaltungsbehörde dem vom Betroffenen benannten Facharzt Unterlagen übersendet.

Die Beibringung eines Gutachtens zur körperlichen Eignung eines Fahrerlaubnisbewerbers/ -inhabers darf nur angeordnet werden, wenn der *konkrete Verdacht auf eine Eignungsbeeinträchtigung* besteht.

Inhalt des medizinischen Gutachtens zu einer Körperbehinderung ist je nach Fragestellung die (für die Verwaltungsbehörde verständliche) Darlegung, ob eine Behinderung, Krankheit usw. vorliegt und wie sie sich auswirkt bzw. ob die konkret erfragte Gesundheitsstörung das Führen eines Kraftfahrzeugs beeinträchtigt.

Ziel der Begutachtung ist eine Stellungnahme zur **Kraftfahrzeugtauglichkeit**.

Neben uneingeschränkter Tauglichkeit (z. B. bei Verlust der Finger 3–5 links) und eindeutiger Nichteignung (z. B. bei angeborener Querschnittlähmung mit geistiger Beeinträchtigung durch erheblichen Hydrozephalus) gibt es gerade für die Behinderten einen weiten Bereich der *eingeschränkten Kraftfahrzeugtauglichkeit*.

Häufig sind die Funktionsbeeinträchtigungen einer Körperbehinderung durch technische Hilfsmittel/Zurichtungen kompensierbar. Dabei unterscheidet die Straßenverkehrszulassungsordnung (StVZO) zwischen Auflagen und Beschränkungen.

Auflagen im Sinne der StVZO richten sich an den Fahrzeugführer, z. B. sich in bestimmten zeitlichen Abständen ärztlichen Nachuntersuchungen zu unterziehen oder beim Führen eines Kraftfahrzeugs stets eine Brille zu tragen.

Beschränkungen betreffen das Fahrzeug. Sie beschränken den Geltungsbereich einer erteilten Fahrerlaubnis auf bestimmte Fahrzeugarten oder auf bestimmte Fahrzeuge mit besonderen Einrichtungen. Auflagen und Beschränkungen sind für zahlreiche typische Körperbehinderungen seit 1973 vom Bundesminister für Verkehr aufgelistet und von Ärzten und KFZ-Sachverständigen empfohlen im Gutachten „Krankheit und Kraftverkehr" (5. Aufl. 1996 als Heft 73 der Schriftenreihe des Bundesministers für Verkehr).

Dort finden sich umfangreiche Darstellungen zu

- Erkrankungen des Gehirns, des Rückenmarks und der neuromuskulären Peripherie,
- Herz-Kreislauf-Erkrankungen,
- Erkrankungen des Stoffwechsels und des Endokriniums,
- Magen- und Darmerkrankungen,
- Nierenerkrankungen,
- Krankheiten des Blutes,
- Schwerhörigkeit und Gehörlosigkeit,
- Störungen des Gleichgewichts,
- Erkrankungen und Funktionsstörungen an Extremitäten und Wirbelsäule.

Die Ausführungen zu Gliedmaßenschäden sind besonders ausgefeilt, und es wird für jeden der nachstehend genannten Befunde auch auf die besonderen Belange der einzelnen Kraftfahrzeugarten (Krafträder, Krafträder mit Beiwagen, Personenkraftwagen, Lastkraftwagen, Fahrzeugkombinationen aus einem Zugfahrzeug und Anhänger, landwirtschaftliche Zugmaschinen – Ackerschlepper) eingegangen:

1. vollständiger Ausfall beider Arme,
2. Ausfall beider Unterarme oder Hände,
3. Ausfall des linken Armes,
4. Ausfall der linken Hand,
5. Ausfall des rechten Armes,
6. Ausfall der rechten Hand,
7. vollständiger Ausfall beider Beine,
8. Ausfall beider Unterschenkel oder Füße,
9. Ausfall des linken Oberschenkels,
10. Ausfall des rechten Oberschenkels,
11. Ausfall des linken Unterschenkels oder Fußes,
12. Ausfall des rechten Unterschenkels oder Fußes,
13. gleichzeitiger Ausfall eines Armes und eines Beines.

Über Möglichkeiten zur Gestaltung behindertengerechter Kraftfahrzeuge bei *Gliedmaßenfehlbildungen* und *Amputationen* oder bei *Querschnittgelähmten* informieren die Veröffentlichungen von Barone u. Mitarb. 1996, Löhlein 1996, Rompe u. Rompe 1995, Wenz u. Mitarb. 1996.

Probleme bereitet die Führerscheintauglichkeit bei Personen mit Mehrfachbehinderungen, insbesondere auf dem Boden einer *infantilen Zerebralparese*, da neben den motorischen Funktionsstörungen vor allem Perzeptionsdefizite in Form von Störungen der Raumorientierung und des Körperschemas bestehen, die zu erheblichen Fehlleistungen beim Führen eines Kraftfahrzeugs führen können (Stotz 1996).

Vom VdK, Landesverband Bayern, Schellingstr. 31, 80799 München, werden in regelmäßigen Abständen *Ratgeber für Behinderte* über Finanzierungshilfen beim Kauf eines Kraftfahrzeugs, über den Erwerb eines Führerscheins und zusammen mit dem Deutschen Versehrtenfahrzeugdienst über behindertengeeignete Kraftfahrzeuge erstellt.

Literatur

Krankheit und Kraftverkehr. Begutachtungsleitlinien des gemeinsamen Beirats für Verkehrsmedizin beim Bundesministerium für Verkehr und beim Bundesministerium für Gesundheit, bearbeitet von H. Lewrenz und B. Friedel. Schriftenreihe des Bundesministeriums für Verkehr 73 (1996)

Barone, M., J. Mitternacht, B. Rosemeyer: Biomechanische Untersuchungen zur Gestaltung eines behindertengerechten Autositzes. Med.-orthop. Techn. 116 (1996) 76–78

Löhlein, A.: Querschnittgelähmte als aktive Teilnehmer am Straßenverkehr. Med. orthop. Techn. 116 (1996) 84–89

Rompe, G., K. Rompe: Die Kompensationsmöglichkeiten für Körperbehinderungen bei Kraftfahrern im höheren Lebensalter. In Allgemeiner Deutscher Automobil-Club: Ältere Menschen im Straßenverkehr. Schriftenreihe Straßenverkehr, Heft 34, ADAC-Verlag, München 1995 (S. 193–206)

Stotz, S.: Führerschein bei Zerebralparese? Med. orthop. Techn. 116 (1996) 90–93

Wenz, W., J. Graf, E. Marquardt, H. J. Gerner: Patienten mit Gliedmaßenfehlbildungen und Amputationen im Auto. Med.-orthop. Techn. 116 (1996) 79–83

11 Beurteilung der Wehrdienstfähigkeit

J. Roggatz

Vorbemerkungen

Die Grundlage der Tauglichkeitsbeurteilung sind die Bestimmungen für die Durchführung der ärztlichen Untersuchung bei Musterung und Diensteintritt von Wehrpflichtigen, Annahme und Einstellung von Freiwilligenbewerbern sowie bei der Entlassung von Soldaten, niedergelegt als Zentrale Dienstvorschrift (ZDv) 46/1.

Durch Änderung des Wehrpflichtgesetzes wurde 1994 der Verwendungsgrad „verwendungsfähig für bestimmte Tätigkeiten des Grundwehrdienstes unter Freistellung von der Grundausbildung" geschaffen. Dem entspricht der neu eingeführte Tauglichkeitsgrad VII, der deshalb sinngemäß vor die Gradation V (vorübergehende) und vor die Gradation VI (dauernde Untauglichkeit) einzuordnen ist.

Der festgestellte Körperfehler wird mit einer Fehlernummer (arabische Zahl) gekennzeichnet.

Diese sind nach anatomischen Gebieten von 1 bis 82 gegliedert.

Der Schweregrad des festgestellten Körperfehlers wird mit den römischen Zahlen I bis VII dokumentiert. Die Kombination von Gradation und Fehlernummer ergibt die Fehlerziffer.

Die Tauglichkeitsgrade wehrdienstfähig, vorübergehend nicht wehrdienstfähig und nicht wehrdienstfähig sowie die dem Tauglichkeitsgrad „wehrdienstfähig" zuzuordnenden Verwendungsgrade „voll verwendungsfähig", „verwendungsfähig mit Einschränkung für bestimmte Tätigkeiten", „verwendungsfähig mit Einschränkung in der Grundausbildung und für bestimmte Tätigkeiten" sowie „verwendungsfähig für bestimmte Tätigkeiten des Grundwehrdienstes unter Freistellung von der Grundausbildung" werden zum Zweck der innerdienstlichen Dokumentation mit arabischen Ziffern (1–5 und 7) signiert.

Unter Wehrdienstfähigkeit wird die geistige und körperliche Tauglichkeit für den Wehrdienst verstanden.

Signierziffern

Signierziffer 1

Der Wehrpflichtige weist nur Körperfehler der Gradation I bis III auf, die keinen Einfluß auf die Tauglichkeit und Verwendungsfähigkeit besitzen.

Signierziffer 2

Die Körperfehler des Wehrpflichtigen sind den Gradationen I bis III zuzuordnen. Die schwerwiegendste Fehlerziffer schließt jedoch eine Verwendungsfähigkeit in bestimmten Tätigkeitsbereichen aus (z. B. keine Pionierdienstverwendungsfähigkeit bei deutlicher Skoliose).

Signierziffer 3

Der schwerwiegendste Körperfehler ist nach Gradation IV zu beurteilen. Dies bedeutet: tauglich mit erweiterten Verwendungsausschlüssen und eingeschränkter Grundausbildung (z. B. teilfixierter Rundrücken, einseitige Spondylolyse, abgeheilter Perthes als Ausschluß für eine Reihe von Tätigkeiten wie u. a. Sprechfunker, Koch, Panzerschlosser).

Signierziffer 7

Sie entspricht Gradation VII und bedeutet den Einsatz für bestimmte Tätigkeiten des Grundwehrdienstes unter Freistellung von der Grundausbildung.

Voraussetzung für die Feststellung ist ein Gesundheitszustand, der den Wehrpflichtigen befähigt, bestimmten Leistungsmerkmalen zu genügen (verkürzt: Tragen der Dienstbekleidung und persönlichen Ausrüstung, Treffen der persönlichen ABC-Schutzmaßnahmen, Schießen mit der Handwaffe zur Selbstverteidigung, Leisten der Erste-Hilfe-Maßnahmen, Formaldienst, begrenzt auf Grundstellung und Gruß des einzelnen, Wohnen in der Gemeinschaftsunterkunft, Reinigen der Unterkunft, Teilnahme an der Truppenverpflegung, Teilnahme am Unterricht, täglich bis zu 6 Unterrichtsstunden, Leben in der militärischen Gemeinschaft und nutzbringender Einsatz in der Verwendung).

Signierziffer 4

Sie entspricht Gradation V und bedeutet: vorübergehend nicht wehrdienstfähig infolge akuter Erkrankung oder Verletzung.

Die Ausheilung der Gesundheitsstörung wird voraussichtlich mehr als 4 Wochen, jedoch maximal 5 Jahre dauern.

Der Befund muß nach ärztlicher Erfahrung eine spätere Beurteilung wenigstens nach Gradation VII erwarten lassen.

Signierziffer 5

Sie entspricht Gradation VI und bedeutet: dauernd nicht wehrdienstfähig (z. B. schwere Skoliose und Kyphose, Spondylolisthese mit starken Beschwerden, Morbus Bechterew, Arthrosen großer Gelenke mit mehr als geringgradiger Funktionseinschränkung, Gelenkprothesen).

Bei den Teilstreitkräften Heer, Luftwaffe und Marine wird von der körperlichen Anforderung her eine einheitliche Grundausbildung durchgeführt.

Der Truppenarzt befindet im Einzelfall, von welchen bestimmten Tätigkeiten der Soldat zu befreien ist. Auch der eingeschränkt verwendungsfähige Wehrpflichtige muß die allgemeinen „Mindestanforderungen an die militärische Verwendbarkeit" und die Leistungsmerkmale erfüllen. Den „Tätigkeitsmerkmalen in der Grundausbildung" hat zu genügen, wer nach Signierziffer 1–3 beurteilt wird.

Die ZDv 46/1 wird den Entwicklungen regelmäßig angepaßt.

Ziel der ärztlichen Bemühungen ist es, den Wehrpflichtigen vor körperlichen Schäden durch den Wehrdienst zu schützen.

Fehlernummer

Die auf orthopädischem Gebiet relevanten Veränderungen sind unter folgenden Fehlernummern zu finden:

FNr. 5 (gutartige Geschwülste, Exostosen),
FNr. 6 (Knochenbrüche),
FNr. 7 (Narben),

FNr. 8 (Muskel-, Sehnen- und Bandveränderungen),
FNr. 11 (Erkrankungen des rheumatischen Formenkreises),
FNr. 41 (Schiefhals),
FNr. 42 (Wirbelsäule),
FNr. 43 (Brustverformung),
FNr. 47 (Beckenschiefstand in Verbindung mit Veränderungen des Beckengürtels),
FNr. 68 (Beinveränderungen),
FNr. 59 (Gelenke),
FNr. 60 (Schlüsselbein),
FNr. 61–66 (Handveränderungen),
FNr. 71–74 (Fußveränderungen).

Zu den einzelnen Fehlernummern

FNr. 5 (gutartige Geschwülste, Exostosen)

Gradation I + II

Gutartige, im Dienst nicht hinderliche Geschwülste oder Knochenauswüchse (z. B. Lipom, kleine Exostose, Hämangiom, Basaliom).

Gradation III

Gutartige, durch Kleidung verdeckte Geschwülste oder vereinzelte Knochenauswüchse, die die dienstliche Leistungsfähigkeit nur unwesentlich behindern.

Das Tragen der jeweils geforderten Dienstkleidung und/oder persönlichen Ausrüstung **muß uneingeschränkt** möglich sein.

Gradation IV

Gutartige, größere Geschwülste oder Knochenauswüchse, die einen Einsatz in bestimmten Funktionen zulassen. Gleicher Zusatz zum Tragen der Dienstbekleidung oder persönlichen Ausrüstung.

Gradation VII

Gutartige, größere hinderliche Geschwülste, deren Entfernung nicht zumutbar ist. Größere, behindernde Hämangiome. Das Tragen der Dienstbekleidung muß noch möglich sein. Bei Veränderungen im sichtbaren Bereich ist die psychische Belastbarkeit zu berücksichtigen.

Gradation V

Gutartige, größere Geschwülste oder Knochenauswüchse stärkeren Grades oder semimaligne

Tumoren, deren operative Entfernung zumutbar und wenn nach Entfernung mindestens eine Beurteilung nach IV, V oder VII zu erwarten ist. Nachuntersuchung spätestens nach 12 Monaten erforderlich.

Gradation VI

Gutartige, große hinderliche Geschwülste und Knochenauswüchse, deren Entfernung nicht zumutbar ist. Größere, behindernde Hämangiome. Bösartige Neubildungen. Zustand nach Operation oder Bestrahlung bösartiger Neubildungen.

FNr. 6 (Knochenbrüche)

Gradation I + II

Geheilte Knochenbrüche oder Knochenerkrankungen ohne Deformierung oder Funktionsstörung.

Gradation III

Mit Veränderungen geheilte Knochenbrüche und Knochenerkrankungen, die die Ausübung des militärischen Dienstes nicht erschweren.

Gradation IV

Zustand nach Knochenbruchbehandlung (u. a. Osteosynthese bei noch liegendem Material) bei klinisch oder röntgenologisch einwandfreier Konsolidierung und/oder bei mäßiger Funktionseinschränkung von großen Gelenken. Mit oder ohne Deformierung geheilte Knochenbrüche mit mäßiger Funktionseinschränkung von Gelenken der betreffenden Gliedmaßen. Osteomyelitis 5 Jahre rezidivfrei (ohne klinischen Nachweis akuter osteomyelitischer Veränderungen).

Gradation VII

Pseudarthrosen des Wadenbeines ohne wesentliche Funktionseinschränkung.

Gradation V

Akute Erkrankungen oder Verletzungen der Knochen. Zustand nach operativer Knochenbruchbehandlung bei noch nicht ausreichender Konsolidierung der Fraktur und/oder noch vorhandener Funktionseinschränkung von Gelenken der betreffenden Gliedmaßen mit der Aussicht auf Besserung.

Gradation VI

Ungünstig verheilte Knochenbrüche oder Knochenerkrankungen mit nicht besserungsfähigen Folgeerscheinungen (z. B. Pseudarthrosen mit statischer oder funktioneller Auswirkung und/oder erheblicher Beeinträchtigung der Gesamtstatik der betreffenden Gliedmaßen). Chronische oder fortschreitende Erkrankungen der Knochen, die jeden militärischen Dienst unmöglich machen.

Eine chirurgische oder orthopädische Untersuchung und prognostische Einschätzung nach Abschluß der Knochenbruchbehandlung ist ab Gradation III erforderlich.

FNr. 7 (Narben)

Gradation I + II

Oberflächliche, durch Sitz und Ausdehnung nicht hinderliche Narben.

Gradation III

Narben, welche die Gebrauchsfähigkeit eines Körperteils gering beeinträchtigen, jedoch das Tragen von militärischer Ausrüstung und Bekleidung nicht erschweren und nicht entstellend wirken.

Gradation IV

Ausgedehnte Narben, die die Funktion beeinträchtigen, jedoch eine Verwendung in bestimmten militärischen Funktionen noch zulassen.

Gradation VII

Größere Narben, welche die Gebrauchsfähigkeit eines Körperteils wesentlich herabsetzen, das Tragen der Dienstbekleidung noch erlauben und/oder die psychische Belastbarkeit nicht wesentlich beeinträchtigen.

Gradation V

Frische größere Weichteilverletzungen, abheilende größere Wunden.

Gradation VII

Größere Narben, welche die Gebrauchsfähigkeit eines Körperteils wesentlich herabsetzen, das Tragen der militärischen Ausrüstung und Bekleidung erheblich erschweren oder entstellend wirken. Umfangreiche oder mit dem Knochen verwachsene Narben, welche die Gebrauchsfähigkeit des betreffenden Körperteils erheblich behindern und die Leistungsfähigkeit stark beeinträchtigen oder aufheben.

FNr. 8 (Muskel-, Sehnen- und Bandveränderungen)

Gradation I

Überstandene Muskel- und Sehnenerkrankungen oder Verletzungen ohne Folgeerscheinungen.

Gradation II

Überstandene Muskel- und Sehnenerkrankungen oder Verletzungen ohne wesentliche funktionelle Ausfälle.

Gradation III

Myalgien und Myogelosen mit Neigung zu gelegentlichen Rückfällen (s. auch FNr. 42). Myarthropathien der Kiefergelenke (s. FNr. 34).

Bleibende Veränderungen oder Erkrankungen der Muskeln und Sehnen, die die Leistungsfähigkeit nicht wesentlich beeinträchtigen (z. B. Sehnennaht, Muskelriß).

Gradation IV

Bleibende Veränderungen oder Erkrankungen der Muskeln und Sehnen, die die Leistungsfähigkeit zwar beeinträchtigen, aber den Dienst in bestimmten Funktionen noch zulassen.

Gradation VII

Bleibende schwerwiegende Veränderungen oder Erkrankungen der Muskeln, Sehnen, Sehnenscheiden und Schleimbeutel, die die Leistungsfähigkeit wesentlich beeinträchtigen, aber nicht zur Gebrauchsunfähigkeit führen.

Gradation V

Nicht abgeheilte Verletzungen und akute Erkrankungen der Muskeln, Sehnen, Sehnenscheiden und Schleimbeutel.

Gradation VI

Bleibende schwere Veränderungen oder Erkrankungen der Muskeln, Sehnen, Sehnenscheiden und Schleimbeutel, die die Leistungsfähigkeit aufheben.

FNr. 11 (Erkrankungen des rheumatischen Formenkreises)

Gradation I + II

Eine Beurteilung in dieser Gradation entfällt.

Gradation III

Mindestens 2 Jahre zurückliegende Symptomatik einer entzündlichen rheumatischen Erkrankung ohne Beeinflussung der körperlichen Leistungsfähigkeit.

Gradation IV

Mindestens 2 Jahre zurückliegende entzündliche rheumatische Erkrankung, deren Folgen die körperliche Leistungsfähigkeit nur geringfügig beeinflussen.

Gradation VII

Eine Beurteilung in dieser Gradation entfällt.

Gradation V

Akute entzündliche rheumatische Erkrankung, akute Arthritis.

Gradation VI

Folgeerscheinungen nach rheumatischem Fieber. Chronische entzündliche Bindegewebserkrankung (z. B. Kollagenosen), auch außerhalb des Schubes. Chronische und/oder rezidivierende Arthritis, auch unbekannter Ursache, mit letztem Schub vor weniger als 2 Jahren. Chronische schwere Beeinträchtigung der Leistungsfähigkeit durch Arthritis.

Eine fachärztliche Untersuchung ist ab Gradation III erforderlich.

FNr. 41 (Schiefhals)

Gradation I

Eine Beurteilung in dieser Gradation entfällt.

Gradation II

In bekleidetem Zustand nicht auffallende Schiefheit des Halses oder Erhöhung einer Schulter geringen Grades ohne Beeinträchtigung der Beweglichkeit (vorwiegend Haltungsfehler und geringe organische Fehler).

Gradation III

In bekleidetem Zustand nicht auffallende Schiefheit des Halses oder Erhöhung einer Schulter stärkeren Grades ohne Beeinträchtigung der Beweglichkeit (vorwiegend Haltungsfehler und geringe organische Fehler).

Gradation IV

In bekleidetem Zustand auffallende organisch bedingte Schiefheit des Halses (s. FNr. 20 und 79) und/oder Erhöhung einer Schulter ohne wesentliche Beeinträchtigung der Beweglichkeit.

Gradation VII

In bekleidetem Zustand auffallende Schiefheit des Halses und/oder Erhöhung einer Schulter mit geringer Beeinträchtigung der Beweglichkeit (Tragen der Dienstbekleidung noch möglich).

Gradation V

Eine Beurteilung in dieser Gradation entfällt.

Gradation VI

In bekleidetem Zustand auffallende Schiefheit des Halses und/oder Erhöhung einer Schulter mit erheblicher Beeinträchtigung der Beweglichkeit (Tragen der Dienstbekleidung nicht mehr möglich).

FNr. 42 (Wirbelsäule)

Gradation I + II

Geringe Abweichungen von den physiologischen Krümmungen der Wirbelsäule ohne Beeinträchtigung ihrer Beweglichkeit (Schiefhaltung), abgeheilte Verletzungsfolgen und/oder leichte Anomalien am Wirbelskelett ohne Einschränkung in der Funktion und Belastbarkeit (s. auch FNr. 79).

Gradation III

Stärkere Grade der unter I und II genannten Abweichungen, die jedoch die Beweglichkeit nicht beeinträchtigen und den Waffen- wie auch Truppendienst nicht behindern (z. B. Skoliose oder Kyphose). Wachstums- oder Entwicklungsstörungen der Wirbelsäule mit entsprechenden Keilwirbeln und Schmorl-Knötchen, ohne Funktionseinschränkung und ohne wesentliche Einschränkung der Belastbarkeit (z. B. überstandener Morbus Scheuermann, Spina bifida occulta).

Gradation IV

Stärkere Veränderungen der Wirbelsäule mit mäßiger Funktionseinschränkung, die das Tragen jeglicher militärischer Ausrüstung noch erlauben und die für den Einsatz in bestimmten militärischen Verwendungen noch geeignet erscheinen (Skoliosen bis zu einem Biegungswinkel von 30 Grad, Mehrfachskoliosen, Flachrücken mit ausreichend entwickelter Rückenmuskulatur, überstandener Morbus Scheuermann mit mindestens 3 Keilwirbeln). Der Zustand der Rückenmuskulatur ist hierbei zu berücksichtigen. Einseitige laterale Spondylolyse (s. FNr. 79). Operierte Bandscheibenschäden ohne Beschwerden. Lumbosakraler Übergangswirbel mit mäßiger Funktionseinschränkung.

Gradation VII

Spondylolyse bds. und/oder Spondylolisthesis ohne wesentliche Beschwerden. Nachgewiesener Bandscheibenvorfall mit unwesentlichen sensiblen Ausfallserscheinungen. Lumbosakralarthrose mit mäßigen Funktionseinschränkungen. Schwere Kyphose bis 45 Grad ohne/mit nur unwesentlicher Beeinträchtigung der Brustorgane.

Gradation V

Krankheiten oder Verletzungen der Wirbelsäule, deren Heilungsverlauf noch nicht sicher beurteilt werden kann (z. B. florider Morbus Scheuermann, Osteoporose) und die nach Ausheilung mindestens eine Beurteilung nach Gradation IV erwarten lassen (s. FNr. 79).

Bei Wirbelkörper-, Querfortsatz- und Dornfortsatzfrakturen Kontrolle nach 12 Monaten erforderlich.

Gradation VI

Leiden der Wirbelsäule mit starker Bewegungseinschränkung und/oder Beeinträchtigung der Brustorgane (z. B. schwere Skoliose und Kyphose, Wirbelsäulentuberkulose und ihre Folgezustände, stark ausgeprägte Osteochondrose oder Spondylosis deformans mit Funktionseinschränkung). Wirbelgleiten (Spondylolisthesis) mit starken Beschwerden. Spondylarthritis ankylosans (Morbus Bechterew), Lumbosakralarthrose mit Funktionseinschränkung. Zustand nach schweren Verletzungen oder Operationen der Wirbelsäule mit Nervenlähmungen und starker

Funktionsbeeinträchtigung. Operierte Bandscheibenschäden mit stärkeren Beschwerden und anhaltenden Wurzelreizungen (s. auch FNr. 79).

Ab Gradation IV ist eine chirurgische oder orthopädische Untersuchung mit prognostischer Einschätzung erforderlich. Die Berufsanamnese ist zu berücksichtigen.

FNr. 43 (Brustverformung)

Gradation I + II

Angeborene oder erworbene geringe Verformung des Brustkorbes.

Gradation III

Formveränderungen des Brustkorbs (z. B. Trichterbrust, Kyphoskoliose), die im bekleideten Zustand nicht auffallen und das Tragen militärischer Ausrüstung nicht behindern. Korrigierte Formveränderung des Brustkorbes ohne Funktionseinschränkung der Lunge und des Herzens.

Gradation IV

Stärkere Formveränderungen des Brustkorbs mit geringer Funktionseinschränkung der Lunge und des Herzens, die das Tragen militärischer Ausrüstung und den Einsatz in bestimmten militärischen Verwendungen noch erlauben. Korrigierte Formveränderung des Brustkorbs mit geringer Funktionseinschränkung der Lunge und des Herzens.

Gradation VII

Durch Anlage, Krankheit oder Trauma bedingte Formveränderungen des Brustkorbs mit unwesentlicher Funktionseinschränkung der Lunge und des Herzens.

Gradation V

Akute Erkrankungen und Verletzungen des Brustkorbs. Korrigierbare Formveränderungen des Brustkorbs mit stärkerer Funktionseinschränkung der Lunge und des Herzens.

Gradation VI

Durch Anlage, Krankheit oder Trauma bedingte Formveränderungen des Brustkorbs mit nachgewiesener erheblicher Funktionseinschränkung der Lunge und des Herzens.

In Zweifelsfällen ab Gradation IV orthopädisch/chirurgische bzw. internistische Untersuchung erforderlich.

FNr. 47 (Beckenschiefstand)

Gradation I

Eine Beurteilung in dieser Gradation entfällt.

Gradation II

Beckenschiefstand und/oder schiefe Hüfte ohne Einschränkung der Leistungsfähigkeit.

Gradation III

Veränderungen des Beckengürtels (auch nach gut geheilten Beckenbrüchen) ohne Einschränkung der Funktion und der Leistungsfähigkeit.

Gradation IV

Veränderungen des Beckengürtels (z. B. in Fehlstellung verheilte Beckenbrüche, Beckenverwringung), die die Leistungsfähigkeit beeinträchtigen, aber den Einsatz in bestimmten militärischen Verwendungen noch zulassen.

Gradation VII

Mißbildungen und starke Veränderungen des Beckengürtels, soweit ausreichende Gehfähigkeit (u. a. durch orthopädische Hilfsmittel) gewährleistet ist.

Gradation V

Stärkere akute Veränderungen des Beckengürtels, die durch Behandlung gebessert werden können, wenn spätere Einstufung mindestens nach Gradation VII zu erwarten ist.

Gradation VI

Mißbildungen und starke Veränderungen des Beckengürtels mit starker Beeinträchtigung der Gehfähigkeit.

FNr. 59 (Gelenke)

Gradation I

Eine Beurteilung in dieser Gradation entfällt.

Gradation II

Überstandene Gelenkerkrankungen oder Operationen ohne Funktionseinschränkung. Gelenkgeräusche ohne Beeinträchtigung der Funktion.

Gradation III

Nach Verletzung oder Krankheit zurückgebliebene geringe Gelenkveränderungen ohne wesentliche Funktionseinschränkung und/oder Krankheitswert (z. B. Zustand nach medialer oder lateraler Meniskusoperation, sog. Meniskopathie, Chondropathia patellae ohne Reizzustand). Geringfügige Coxa vara oder Coxa valga ohne Funktionseinschränkung. Erfolgreich behandelte habituelle Subluxation oder Luxation großer Gelenke. Gelenkveränderungen der Kiefergelenke (s. auch FNr. 34).

Gradation IV

Abgeheilte Perthes-Erkrankung und Epiphysenlösung. Coxa vara oder Coxa valga stärkeren Grades mit Hüftpfannendysplasie. Operative Behandlung des inneren und/oder äußeren Meniskus an einem Knie mit mäßiger Funktionseinschränkung. Chondropathia patellae mit stärkerer Funktionseinschränkung. Osteochondrosis dissecans in nichttragenden Gelenkflächen. Verletzungen oder Krankheitsfolgen großer Gelenke mit mäßiger Funktionseinschränkung. Beginnende Arthrose großer Gelenke ohne Funktionseinschränkung. Operativ behandelte habituelle Subluxationen oder Luxationen großer Gelenke mit mäßiger Funktionseinschränkung.

Gradation VII

Rezidivierende/habituelle Verrenkungen mit jeweils nur kurz anhaltenden Beschwerden, sofern eine Operation nicht bevorsteht. Geringgradige/beginnende Arthrose großer Gelenke mit geringgradiger Funktionseinschränkung. Erfolgreich behandelte Osteochondrosis dissecans in tragenden Gelenkflächen bei einwandfreier Gelenkfunktion, mindestens 1 Jahr nach der Operation.

Gradation V

Akute Gelenkerkrankungen oder Verletzungen (s. auch FNr. 11).

Gradation VI

Gelenkprothesen. Schlottergelenke der unteren Extremitäten oder des Gebrauchsarmes mit Erfordernis zur apparativen Stabilisierung. Rezidivierende Verrenkungen mit länger anhaltenden stärkeren Beschwerden. Arthrose großer Gelenke mit mehr als geringgradiger Funktionseinschränkung. Osteochondrosis dissecans in tragenden Gelenkflächen.

Ab Gradation III ist fachärztliche Untersuchung erforderlich. Die Berufsanamnese ist zu berücksichtigen.

FNr. 60 (Schlüsselbein)

Gradation I

Eine Beurteilung in dieser Gradation entfällt.

Gradation II

Deformierungen des Schlüsselbeines, die das Tragen der Dienstbekleidung und/oder Ausrüstung nicht beeinträchtigen.

Gradation III

Deformierungen des Schlüsselbeines, die das Tragen der Dienstbekleidung und/oder Ausrüstung nur gering beeinträchtigen.

Gradation IV

Deformierungen des Schlüsselbeines, die das Tragen der Dienstbekleidung und/oder Ausrüstung stärker beeinträchtigen.

Gradation VII

Stärkere Deformierungen des Schlüsselbeines, sofern das Tragen der Dienstbekleidung noch möglich ist.

Gradation V

Schlüsselbeinbruch (s. auch FNr. 6).

Gradation VI

Stärkere Deformierungen des Schlüsselbeines, die das Tragen der Dienstbekleidung und/oder Ausrüstung unmöglich machen (s. auch FNr. 6).

FNr. 61–66 (Handveränderungen)

Gradation I

Fehlen eines Fingergliedes mit Ausnahme am Daumen oder Zeigefinger der Gebrauchshand. Verlust eines Fingers an einer Hand (nicht Daumen oder Zeigefinger) ohne Beeinträchtigung der Gebrauchsfähigkeit. Verkrüppelung einzelner Nagelglieder der Finger ohne Störung der Gebrauchsfähigkeit. Krümmung der kleinen Finger im Mittel- oder Endgelenk bei normaler Beweglichkeit der Finger im Grundgelenk.

Gradation II

Verwachsung des 4. und 5. Fingers bei funktionstüchtiger Hand. Fehlen mehrerer Fingerglieder mit Ausnahme am Daumen und/oder Zeigefinger der Gebrauchshand. Endgliedverlust am Daumen und Zeigefinger der Nichtgebrauchshand, sofern keine Einschränkung der Gebrauchsfähigkeit vorliegt. Verlust eines Fingers an einer Hand (nicht Daumen oder Zeigefinger) ohne Beeinträchtigung der Gebrauchsfähigkeit. Verlust des Zeigefingers der Nichtgebrauchshand, wenn keine Funktionsstörung vorliegt. Verkrüppelung mehrerer Nagelglieder der Finger mit erhaltener Beweglichkeit. Geringe Beweglichkeitseinschränkung einzelner Fingergelenke ohne nennenswerte Gebrauchsstörung. Krümmung der kleinen Finger im Mittel- oder Endgelenk bei normaler Beweglichkeit der Finger im Grundgelenk.

Gradation III

Geringfügige Mißbildungen oder Verwachsungen von Fingern bei funktionstüchtiger Gebrauchshand. Fingerverlust an einer Hand mit nur geringer Einschränkung der Gebrauchsfähigkeit und ohne wesentliche Erschwerung der Handhabung von Waffen/Gerät. Verlust des Zeigefingers der Gebrauchshand, wenn die Gebrauchsfähigkeit nicht wesentlich beeinträchtigt und die Handhabung von Waffen/Gerät nicht erschwert ist. Verkrüppelung mehrerer Nagelglieder bei ausreichender manueller Geschicklichkeit. Steifheit oder Krümmung eines Fingers, wenn die Gebrauchsfähigkeit der Hand unwesentlich beeinträchtigt und die Handhabung Waffen/Gerät nicht erschwert wird.

Gradation IV

Fehlen eines oder mehrerer Fingerglieder, wenn die Gebrauchsfähigkeit der betroffenen Hand nicht wesentlich beeinträchtigt und die Handhabung von Waffen/Gerät nicht erschwert ist. Verkrüppelung der Nagelglieder der Finger und/oder Bewegungseinschränkung von Fingergelenken, die den Wehrdienst erschweren. Steifheit oder Krümmung von Fingern, wenn die Handhabung von Waffen/Gerät erschwert ist.

Gradation VII

Mißbildungen oder Verwachsungen mehrerer Finger an der Nichtgebrauchshand bei ausreichender Restfunktion. Fehlen von Fingergliedern mit erheblicher Einschränkung der Gebrauchsfähigkeit der Hand, sofern die Nichtgebrauchshand betroffen ist und eine Verwendung in bestimmten militärischen Funktionen noch möglich ist. Verlust des Daumens der Nichtgebrauchshand.

Gradation V

Eine Beurteilung in dieser Gradation entfällt.

Gradation VI

Mißbildungen oder Verwachsungen mehrerer Finger an der Gebrauchshand oder beiden Händen, die eine militärische Verwendung ausschließen. Fehlen von Fingergliedern bei erheblicher Einschränkung der Gebrauchsfähigkeit der Hand, sofern die Gebrauchshand betroffen ist. Fingerverlust an einer Hand oder beiden Händen, wenn die Gebrauchsfähigkeit eingeschränkt ist, so daß eine Verwendung in militärischen Funktionen ausgeschlossen ist. Verlust des Zeigefingers der Gebrauchshand, wenn die Gebrauchsfähigkeit wesentlich eingeschränkt ist.

Verlust des Daumens der Gebrauchshand. Verlust oder diesem gleichzusetzende Verstümmelung beider Zeigefinger oder beider Daumen. Steifheit oder Krümmung von Fingern, wenn die Funktion der Gebrauchshand stark herabgesetzt und die Verwendung in einer militärischen Funktion nicht möglich ist.

FNr. 68 (Beinveränderungen)

Gradation I

Eine Beurteilung in dieser Gradation entfällt.

Gradation II

Vorübergehende oder leichte Inaktivitätsatrophie der unteren Gliedmaßen nach kürzlich überstandener Krankheit oder Verletzung, wenn keine Funktionsstörung vorliegt. Beinverkürzung bis 1 cm.

Gradation III

X- oder O-Beine stärkeren Grades ohne Behinderung des Gehvermögens. Verkürzung eines Beines bis einschließlich 1,5 cm. Inaktivitätsatrophie der unteren Gliedmaßen ohne Einschränkung der Belastungsfähigkeit.

Gradation IV

X- oder O-Bein stärkeren Grades mit mäßiger Behinderung des Gehvermögens. Verkürzung eines Beines von 1,6 bis 2,5 cm. Stärkere Inaktivitätsatrophie der unteren Gliedmaßen mit mäßiger Einschränkung der Belastungsfähigkeit unter Berücksichtigung der Berufsanamnese.

Gradation VII

Beinverkürzung über 2,5 cm, soweit ein suffizienter Verkürzungsausgleich – ggf. durch orthopädisches Schuhwerk – möglich ist, ohne Gehbehinderung. Ausgeprägte X- oder O-Beine, auch mit beginnenden arthrotischen Veränderungen und geringgradiger Funktionseinschränkung.

Gradation V

Vorübergehende, stärkere Inaktivitätsatrophie mit erheblicher Gehbehinderung.

Gradation VI

Bleibende und/oder schwere (Inaktivitäts-)Atrophie der unteren Gliedmaßen mit Gehbehinderung.

FNr. 71–74 (Fußveränderungen)

Gradation I

Geringe Verbildung einzelner Zehen, wenn die Gebrauchsfähigkeit der Füße nicht beeinträchtigt ist (z. B. Hammerzehen, übereinanderliegende Zehen). Verlust, Teilverlust (außer Großzehe) oder Verwachsungen von Zehen untereinander, wenn die Gehfähigkeit nicht beeinträchtigt und kein besonderes Schuhwerk erforderlich ist. Überzahl einer Zehe an einem Fuß oder an beiden Füßen, wenn das Gehen nicht behindert wird.

Gradation II

Formveränderung der Füße (Senk-, Spreiz-, Knickfuß). Überzahl einer Zehe an einem Fuß oder an beiden Füßen, wenn das Gehen nicht behindert wird.

Gradation III

Stärkerer Grad der unter II genannten Fehler (haltungsschwacher Fuß), Schiefstellung der großen Zehe im Grundgelenk (Hallux valgus). Einlagenträger mit guter Leistungsfähigkeit. Ver-

bildung der Zehen ohne Beeinträchtigung des Gehens. Verlust, Teilverlust oder Versteifung mehrerer Zehen oder Einsteifung einer Großzehe, wenn das Gehen nicht wesentlich beeinträchtigt ist. Überzahl von Zehen bei geringer Beeinträchtigung der Gehfähigkeit, sofern normales Schuhwerk getragen werden kann.

Gradation IV

Formveränderungen an den Füßen, die den Waffendienst und die Marschfähigkeit erschweren (z. B. starke Hohlfüße, Sichelfüße). Haglund-Ferse (Fersensporn s. FNr. 5). Verbildung der Zehen, die den Gang beeinträchtigen, aber die Verwendung in bestimmten militärischen Funktionen zulassen. Verlust, Teilverlust oder Versteifung mehrerer Zehen oder Einsteifung einer Großzehe, wenn das Gehen zwar behindert, aber die Verwendung in bestimmten militärischen Funktionen möglich ist.

Gradation VII

Erhebliche Formveränderungen an den Füßen, die den Waffendienst und die Marschfähigkeit deutlich beeinträchtigen. Ggf. Befreiung vom Stiefeltragen und Versorgung mit orthopädischem Schuhwerk erforderlich. Verbildung der Zehen, die den Gang stark beeinträchtigen, dies jedoch durch orthopädisches Schuhwerk ausgleichbar ist. Verlust, Teilverlust oder Versteifung mehrerer Zehen bzw. einer oder beider Großzehen mit ausreichender Gehfähigkeit nach Versorgung mit orthopädischem Schuhwerk. Überzahl von Zehen mit erheblicher Beeinträchtigung des Gehens, sofern dies durch Versorgung mit orthopädischem Schuhwerk ausreichend verbessert werden kann.

Gradation V

Akute entzündliche Fußdeformierung mit Aussicht auf Abheilung. Funktionsstörende Verbildung der Zehen, deren operative Beseitigung geplant ist und eine Besserung der Gebrauchsfähigkeit der Füße erwarten läßt. Nachuntersuchung in 6 Monaten erforderlich.

Gradation VI

Klump-, Spitzfuß, Verbildung der Zehen, deren operative Beseitigung keine Besserung der Gebrauchsfähigkeit der Füße erwarten läßt oder dies durch orthopädisches Schuhwerk nicht ausgleichbar ist. Verlust, Teilverlust oder Versteifung mehrerer Zehen bzw. einer oder beider Großzehen mit nicht ausreichender Gehfähigkeit nach Versorgung mit orthopädischem Schuhwerk. Überzahl von Zehen mit erheblicher Beeinträchtigung des Gehens, sofern dies durch Versorgung mit orthopädischem Schuhwerk nicht wesentlich verbessert werden kann.

Nach Gradation III und schlechter sind nur die ausgeprägten Fußdeformierungen zu beurteilen, die mit Sicherheit die Tauglichkeit einschränken. In Zweifelsfällen ist eine orthopädische Untersuchung empfohlen, die Berufsanamnese ist zu beachten.

Beurteilung der Wehrdienstfähigkeit

Grundlage der Beurteilung der Wehrdienstfähigkeit ist nicht die bestehende Krankheit oder ihr Folgezustand als solcher, sondern ihre funktionsmäßige Auswirkung auf die Leistungsfähigkeit, ggf. unter Berücksichtigung des ausgeübten Berufs.

Dazu geht die Prognose der Krankheitsentwicklung in die Beurteilung mit ein.

Trotz z. T. sehr detaillierter Festschreibung einzelner Befunde bietet die ZDv 46/1 ausreichend Ermessensspielraum für den beurteilenden Arzt.

Beurteilung der Dienstfähigkeit

Der niedergelassene Orthopäde wird selten bei der Beurteilung der Dienstfähigkeit eines Soldaten um gutachterlichen Rat gefragt werden. Der Dienstherr pflegt derartige Beurteilungen in eigener Zuständigkeit zu erledigen.

Die ZDv 46/1 gilt für die Beurteilung der Dienstfähigkeit nicht unbedingt, mag aber als gewisser Anhalt anzusehen sein.

Die allgemeine Prognose des bestehenden und zu beurteilenden Krankheitsbildes hat hier eine entscheidende Bedeutung.

Der Soldat ist dienstunfähig, wenn er infolge einer oder mehrerer Gesundheitsstörungen, d. h. wegen eines körperlichen Gebrechens oder wegen Schwäche seiner körperlichen oder geistigen Kräfte, zur Erfüllung seiner Dienstpflichten dauernd unfähig ist.

Dienstunfähigkeit liegt somit vor, wenn der Soldat infolge einer Gesundheitsstörung entweder keinen Dienst leisten kann oder in seiner Dienstleistungsfähigkeit so beeinträchtigt ist, daß er den Anforderungen, die an ihn in seiner gegenwärtigen Dienststellung oder in den wesentlichen Dienststellungen seines Dienstgrades gestellt werden, nicht ausreichend gerecht wird.

Der Soldat ist dauernd dienstunfähig, wenn mit der Wiederherstellung der Dienstfähigkeit in absehbarer Zeit nicht zu rechnen ist, und lediglich vorübergehend dienstunfähig, wenn mit der Wiederherstellung der Dienstfähigkeit in absehbarer Zeit zu rechnen ist.

Die vorübergehende Dienstunfähigkeit kommt einer dauernden gleich, wenn die Wiederherstellung der Dienstfähigkeit nicht innerhalb der verbleibenden Dienstzeit zu erwarten ist, beim Berufssoldaten nicht innerhalb von 5 Jahren oder beim Zeitsoldaten nicht innerhalb von 3 Jahren ab dem Zeitpunkt der Entscheidung über seine Versetzung in den Ruhestand bzw. Entlassung.

Ist eine Wiederherstellung der Dienstfähigkeit nicht innerhalb von 2 Jahren ab dem Zeitpunkt der Entscheidung über die Versetzung in den Ruhestand bzw. Entlassung zu erwarten, soll der Soldat in der Regel als dienstunfähig angesehen werden.

Ist sie jedoch in dieser Frist zu erwarten, kann der Soldat nur ausnahmsweise als dienstunfähig angesehen werden.

Ob die Wiederherstellung der Dienstfähigkeit zu erwarten ist, soll, abgesehen von den Fällen, in denen offensichtlich nicht mit der Wiederherstellung zu rechnen ist, erst nach 6monatiger Heilbehandlung festgestellt werden.

Somit gewinnt für die Beurteilung der Dienstfähigkeit die weitere zeitliche Entwicklung der vorliegenden Krankheit die entscheidende Bedeutung.

Literatur

ZDv 46/1 BMVg In San I 5 1979
Änderung der ZDv 46/1 BMVg In San I 5 vom 13. 11. 1995
VMBl 1994 Nr. 6 S. 86–88 vom 4. Mai 1994

12 Orthopädische Aspekte der gesetzlichen und der privaten Pflegepflichtversicherung

Dagmar Heinzelmann

Allgemeines

Zur sozialen Absicherung des Risikos der Pflegebedürftigkeit wurde als fünfte Säule unseres Sozialversicherungssystems die soziale Pflegeversicherung geschaffen (§ 1 Abs. 1 und 3 SGB XI). Die Leistungen der Pflegeversicherung werden für die häusliche Pflege seit dem 1. 4. 1995 und für die stationäre Pflege ab dem 1. 7. 1996 gewährt.

In den Pflegebedürftigkeits-Richtlinien vom 7. 11. 1994 wurden von den Spitzenverbänden der Pflegekassen die Merkmale der Pflegebedürftigkeit und der Pflegestufen sowie das Verfahren der Feststellung der Pflegebedürftigkeit festgelegt (Pflegebedürftigkeits-Richtlinien ➤ PflRi).

Beteiligt waren neben dem Medizinischen Dienst der Spitzenverbände der Krankenkassen

die Kassenärztliche Bundesvereinigung,
die Bundesverbände der Pflegeberufe und der Behinderten,
die Bundesarbeitsgemeinschaft der Freien Wohlfahrtspflege,
die Bundesarbeitsgemeinschaft der überörtlichen Träger der Sozialhilfe,
die Kommunalen Spitzenverbände auf Bundesebene,
die Bundesverbände privater Alten- und Pflegeheime sowie
die Verbände der privaten, ambulanten Dienste.

Nach Auswertung der ersten Begutachtungen zeigte sich, daß es deutliche regionale Unterschiede gab. Um noch stärker als in der Vergangenheit bundesweit eine Begutachtung nach einheitlichen Kriterien zu gewährleisten, wurden von den Spitzenverbänden der Pflegekassen unter Beteiligung des Medizinischen Dienstes und der oben genannten Verbände am 21. 3. 1997 gemeinsame Richtlinien zur Begutachtung von Pflegebedürftigkeit (Begutachtungs*richtlinie* ➤ BRi) beschlossen. Diese Richtlinien ersetzen die Begutachtungsanleitung „Pflegebedürftigkeit gemäß SGB XI" vom 29. 5. 1995.

Neben diesen neuen Begutachtungsrichtlinien sollen bundesweite Maßnahmen zur Qualitätssicherung gewährleisten, daß die Begutachtung nach einheitlichen Kriterien erfolgt.

Auch in Zukunft werden die Begutachtungsrichtlinien an Erkenntnisse, insbesondere der Pflegewissenschaft, der Medizin und der Rechtsprechung anzupassen sein.

Diese neuen Begutachtungsrichtlinien wurden vom Bundesministerium für Arbeit und Sozialordnung genehmigt und traten am 1. 6. 1997 in Kraft. Sie sind für den Gutachter bindend.

Der Vorrang der häuslichen vor der vollstationären Pflege stellt eines der wesentlichen Ziele der Pflegeversicherung dar, damit es den Pflegebedürftigen ermöglicht wird, möglichst lange in ihrer häuslichen Umgebung bleiben zu können. Durch eine aktivierende Pflege soll die Selbständigkeit im täglichen Leben gefördert, erhalten bzw. wiederhergestellt werden.

Begriff der Pflegebedürftigkeit

Nach § 14 SGB XI sind Personen **pflegebedürftig**, die wegen einer körperlichen, geistigen oder seelischen Krankheit oder Behinderung für die gewöhnlichen und regelmäßig wiederkehrenden Verrichtungen im Ablauf des täglichen Lebens **auf Dauer**, voraussichtlich für **mindestens sechs Monate, in erheblichem oder höherem Maße der Hilfe bedürfen**. Bei Kindern ist für die Zuordnung der zusätzliche Hilfebedarf gegenüber einem gesunden gleichaltrigen Kind maßgebend. Krankheiten oder Behinderungen in diesem Sinne sind:

1. Verluste, Lähmungen oder andere Funktionsstörungen am Stütz- und Bewegungsapparat,
2. Funktionsstörungen der inneren Organe oder der Sinnesorgane,
3. Störungen des Zentralnervensystems wie Antriebs-, Gedächtnis- oder Orientierungsstörungen sowie endogene Psychosen, Neurosen oder geistige Behinderungen.

Bei der Beurteilung der Pflegebedürftigkeit wird die Fähigkeit zur Ausübung der Verrichtungen des täglichen Lebens zugrunde gelegt. Hierbei sind die funktionellen Einschränkungen und nicht die Art oder Schwere der Erkrankung entscheidend. Ebenso ist zu berücksichtigen, wie der Pflegebedürftige mit dieser funktionellen Einschränkung zurechtkommt und sie ggf. kompensieren kann. Aus diesem Grund ist es auch erforderlich, das häusliche und soziale Umfeld bei der Beurteilung der Pflegebedürftigkeit zu berücksichtigen.

Pflegebedürftigkeit ist auch dann gegeben, wenn der Pflegebedürftige die Verrichtung zwar motorisch ausüben, jedoch deren Notwendigkeit nicht erkennen oder nicht in sinnvolles, zweckgerichtetes Handeln umsetzen kann, wie dies nach einem Schädel-Hirn-Trauma oder bei Demenz vorkommen kann.

Grundlage für die Feststellung der Pflegebedürftigkeit sind allein die im Gesetz genannten gewöhnlichen, regelmäßig wiederkehrenden Verrichtungen im Ablauf des täglichen Lebens in den Bereichen Körperpflege, Ernährung, Mobilität und hauswirtschaftliche Versorgung. Die zu berücksichtigenden Verrichtungen sind im § 14 SGB XI einzeln und abschließend benannt. So wird im Bereich der Körperpflege der Hilfebedarf

> beim Waschen,
> beim Duschen/Baden,
> bei der Zahnpflege,
> beim Kämmen/Rasieren und
> bei der Darm-/Blasenentleerung,

im Bereich der Ernährung
> die mundgerechte Zubereitung und
> die Nahrungsaufnahme und

im Bereich der Mobilität das
> Aufstehen/Zu-Bett-Gehen,
> das An-/Auskleiden,
> das Stehen,
> das Gehen,
> das Treppensteigen und
> das Verlassen/Wiederaufsuchen der Wohnung

beurteilt.

Zu der hauswirtschaftlichen Versorgung zählen das Einkaufen, das Kochen, Reinigen der Wohnung, das Spülen, das Beheizen der Wohnung und das Wechseln/Waschen der Wäsche/Kleidung. Die Hilfeleistung umfaßt hierbei die teilweise oder vollständige Übernahme der Verrich-

tungen, aber auch die Unterstützung, Anleitung oder Beaufsichtigung bei diesen. Hilfebedürftigkeit in der hauswirtschaftlichen Versorgung allein begründet keine Pflegebedürftigkeit.

Stufen der Pflegebedürftigkeit

Bei bestehender Pflegebedürftigkeit erfolgt die Zuordnung zu einer der 3 Pflegestufen.

Bei Pflegestufe I besteht **erhebliche Pflegebedürftigkeit**, bei der mindestens einmal täglich Hilfe bei zwei oder mehr Verrichtungen aus den Bereichen Körperpflege, Ernährung oder Mobilität erforderlich sein muß. Zusätzlich muß bei allen Pflegestufen mehrfach in der Woche Hilfe bei der hauswirtschaftlichen Versorgung benötigt werden. Der zeitliche Aufwand, den die Pflegeperson für die Hilfe bei den verschiedenen Verrichtungen benötigt, muß bei Pflegestufe I durchschnittlich 1,5 Stunden pro Tag betragen. Der Zeitaufwand für die Grundpflege muß hierbei mehr als 45 Minuten betragen.

Bei Pflegestufe II besteht **Schwerpflegebedürftigkeit**. Hier muß mindestens dreimal täglich zu verschiedenen Zeiten Hilfe bei der Körperpflege, Mobilität oder Ernährung mit einem täglichen Zeitaufwand, einschließlich für die hauswirtschaftliche Versorgung, von mindestens drei Stunden erforderlich sein, wobei auf die tägliche Grundpflege mindestens 120 Minuten entfallen müssen.

Bei der Pflegestufe III besteht **Schwerstpflegebedürftigkeit**. Hier muß der Hilfebedarf so groß sein, daß die Pflegeperson Tag und Nacht erreichbar sein muß und auch regelmäßig nachts Tätigkeiten der Grundpflege anfallen müssen. Die nächtliche Erreichbarkeit der Pflegeperson und ein nur gelegentlicher Hilfebedarf in der Nacht begründen nicht die Pflegestufe III. Der zeitliche Aufwand muß hier insgesamt mindestens fünf Stunden pro Tag betragen, wobei mindestens 240 Minuten für die Grundpflege aufgebracht werden müssen.

Eine weitere Steigerung stellt der **Härtefall** dar. Hier muß entweder die Grundpflege auch nachts von mehreren Hilfspersonen/Pflegepersonen zeitgleich erbracht werden, oder der Hilfebedarf bei der Grundpflege muß mindestens 7 Stunden täglich betragen, wobei mindestens 2 Stunden davon nachts anfallen müssen.

Unterschiede zwischen der Begutachtungsanleitung und den neuen Begutachtungsrichtlinien

In den neuen Begutachtungsrichtlinien wird bei der Pflegezeitbemessung die Individualität der Pflegeperson nicht mehr berücksichtigt.

Während zuvor berücksichtigt wurde, ob die Pflege von der 80jährigen Ehefrau, dem 20jährigen Enkelkind oder einer professionellen Pflegekraft durchgeführt wurde, gibt es nun für alle Tätigkeiten Anhaltswerte, die in etwa dem entsprechen, was ein fiktiver, routinierter, rüstiger Laienpfleger leisten kann.

Der Zeitaufwand bei der Laienpflege ist auch die Grundlage für die Zeitbewertung im stationären Bereich. Der zu berücksichtigende Hilfebedarf ist nur auf die Individualität des Pflegebedürftigen abzustellen.

Bei der Feststellung der Pflegebedürftigkeit wird nur der Hilfebedarf im Rahmen des medizinisch und pflegerisch Notwendigen bewertet. Es wird nicht mehr von der „Ist-Situation" bei der Pflege ausgegangen, sondern lediglich von der „Soll-Situation", die sich an den körperlichen Gebrechen und nicht an den Gewohnheiten des Pflegebedürftigen orientiert.

Für die Einstufung der Pflegebedürftigkeit muß der Gutachter auch bei einer Unterversorgung von der medizinisch und pflegerisch notwendigen Soll-Situation ausgehen.

Die Orientierungswerte zur Pflegezeitbemessung wurden neu aufgenommen. Diese Zeitkorridore für die einzelnen Verrichtungen der Grundpflege haben nur eine Leitfunktion. Sie entbinden den Gutachter nicht davon, in jedem Einzelfall den Zeitaufwand für den Hilfebedarf bei der Grundpflege des Versicherten entsprechend der individuellen Situation des Einzelfalles festzustellen. Bei der Festlegung der Zeitkorridore wurde von einer vollständigen Übernahme der Verrichtungen durch die Pflegeperson ausgegangen. Abweichungen von den Zeitkorridoren ergeben sich z. B. durch die Form der Hilfe (Unterstützung, Beaufsichtigung) und allgemeine Erschwernisfaktoren (Kontrakturen, Körpergewicht, eingeschränkte Belastbarkeit, Abwehrverhalten) oder erleichternde Faktoren (Hilfsmitteleinsatz, pflegeerleichternde räumliche Verhältnisse). Hierdurch kann es zu einer Erhöhung oder Erniedrigung der Zeitorientierungs-

werte kommen, die im Gutachten begründet werden müssen.

Die Vor- und Nachbereitung zu den Verrichtungen ist bei den Zeitorientierungswerten bereits berücksichtigt.

Für eine Ganzkörperwäsche beispielsweise wird ein Zeitorientierungswert von 20–25 Minuten, für eine Teilwäsche des Oberkörpers 8–10 Minuten angegeben. Weitere Orientierungswerte sind z. B. 8–10 Minuten für das gesamte Ankleiden, 4–6 Minuten für das gesamte Entkleiden.

Das Anlegen von Kompressionsstrümpfen zählt ab der Kompressionsklasse II zur Behandlungspflege und wird nicht berücksichtigt.

Bei der aktivierenden Pflege soll die Selbständigkeit und Unabhängigkeit des Versicherten gefördert werden. Diese aktivierende Pflege wird jedoch nur bei den gesetzlich definierten Verrichtungen (Körperpflege, Ernährung, Mobilität und hauswirtschaftliche Verrichtungen) berücksichtigt. Ferner müssen die aktivierende Pflege erfolgversprechend und die erreichten Fortschritte aus der Pflegedokumentation ersichtlich sein.

Zeigt z. B. das Toilettentraining nach 3 Monaten keinerlei Erfolg, ist es fraglich, ob dies bei dem Versicherten noch sinnvoll ist.

Verfahren zur Feststellung der Pflegebedürftigkeit

Der Versicherte selbst oder sein gesetzlicher Vertreter beantragt bei seiner Pflegekasse Leistungen. Teilweise erfolgt dies auch nach Aufforderung des Versicherten durch einen anderen Leistungsträger (z. B. Landesblindenhilfe). Ein ärztliches Attest ist hierzu bei den gesetzlichen Pflegekassen nicht erforderlich. Von der Pflegekasse wird nun der Medizinische Dienst der Krankenversicherung (MDK) beauftragt, ein Gutachten zu erstellen, anhand dessen die Pflegekasse entscheidet, ob Pflegebedürftigkeit vorliegt. Um Auskünfte und Unterlagen über die pflegebegründenden Vorerkrankungen zu erhalten, werden die behandelnden Ärzte und die Pflegepersonen vom MDK befragt. Die Begutachtung findet in der Regel im Wohnbereich des Pflegebedürftigen statt, da nur hier Feststellungen zur pflegerischen Versorgung, Versorgung mit Pflegehilfsmitteln, Hilfsmitteln oder zur Verbesserung des Wohnumfeldes (z. B. Verbreiterung der Türen für Rollstuhlfahrer) gemacht werden können.

Bei Versicherten, die Leistungen der vollstationären Pflege beantragt haben, werden die gleichen Kriterien für die Zuordnung zu einer der Pflegestufen wie im ambulanten Bereich zugrunde gelegt. Es wird hier von einer durchschnittlichen häuslichen Wohnsituation ausgegangen.

Bei pflegebedürftigen Versicherten, die bereits vor dem 1. 4. 1996 in einer vollstationären Pflegeeinrichtung lebten, wurde die Notwendigkeit der vollstationären Pflege unterstellt. Bei späteren Anträgen wird die Notwendigkeit der stationären Pflege

– bei drohender oder bereits eingetretener Verwahrlosung des Pflegebedürftigen,
– bei Eigen- oder Fremdgefährdungstendenzen des Pflegebedürftigen,
– beim Fehlen einer Pflegeperson,
– bei fehlender Bereitschaft möglicher Pflegepersonen,
– bei drohender oder bereits eingetretener Überforderung der Pflegeperson oder
– bei räumlichen Gegebenheiten im häuslichen Bereich, die keine häusliche Pflege ermöglichen, gesehen.

In der Regel wird vor der Aufnahme in ein vollstationäres Pflegeheim das Pflegegutachten erstellt.

Häufig erfolgt daher die Begutachtung im Krankenhaus, falls von dort die Verlegung in das Pflegeheim stattfindet.

Eine Untersuchung im Wohnbereich des Pflegebedürftigen oder im Pflegeheim kann entfallen, falls das Ergebnis des Gutachters aufgrund eindeutiger Aktenlage feststeht.

Wird in vollstationären Einrichtungen der Behindertenhilfe ein Antrag auf Leistungen nach § 43a SGB XI gestellt, hat der Gutachter festzustellen, ob mindestens Pflegestufe I vorliegt; eine weitere Differenzierung nach Pflegestufen entfällt. Werden jedoch auch Leistungen der häuslichen Pflege beantragt, erfolgt eine vollständige Begutachtung.

Inhalt des Pflegegutachtens

Das Gutachten zur Feststellung der Pflegebedürftigkeit gemäß SGB XI erfolgt anhand eines einheitlichen Formulars. Es sollen die funktionellen Einschränkungen des Stütz- und Bewegungsapparates, der inneren Organe, der Sinnesorgane, des zentralen Nervensystems und der Psyche genau beschrieben werden.

Im Rahmen des Gutachtens werden die bestehende Pflegesituation, Art und Umfang körperlicher Gebrechen, deren Auswirkung auf die Aktivitäten des täglichen Lebens und die daraus zu berücksichtigende Pflegeleistung festgehalten. Die Fähigkeiten des Antragstellers sind in jedem Bereich der Aktivitäten des täglichen Lebens nach den Graden „selbständig", „bedingt selbständig", „teilweise selbständig" und „unselbständig" einzuschätzen.

In dem vom MDK erstellten Gutachten wird dazu Stellung genommen, ob, seit wann und in welcher Stufe Pflegebedürftigkeit vorliegt. Darüber hinaus werden der Pflegekasse Vorschläge über Maßnahmen zur Prävention und Rehabilitation, Angaben über den Umfang der Pflegetätigkeit und ein individueller Pflegeplan vorgelegt. In diesem Pflegeplan werden Aussagen über die im Bereich der pflegerischen Leistungen und im Einzelfall erforderlichen Hilfen, Aussagen über notwendige Hilfsmittel und technische Hilfen, Prognosen über die weitere Entwicklung der Pflegebedürftigkeit und Aussagen über den Zeitabstand einer ggf. notwendigen Wiederholungsbegutachtung gemacht.

In dem Gutachten werden Angaben über die Fähigkeiten in bezug auf die Aktivitäten des täglichen Lebens (ATL) gemacht. Die Beurteilung dieser Fähigkeiten dient jedoch nicht der Einstufung in die Pflegestufen; diese ist allein auf der Grundlage der Bewertung des Hilfebedarfs bei den gesetzlich vorgeschriebenen Verrichtungen vorzunehmen. Die ATL dienen als Grundlage für die Rehabilitationsmaßnahmen und den individuellen Pflegeplan.

Sofern vom Pflegebedürftigen Pflegegeld beantragt wird, äußert sich der Gutachter auch darüber, ob die häusliche Pflege in geeigneter Weise sichergestellt ist.

Die Entscheidung, ob eine Pflegestufe vorliegt, wird von der Pflegekasse getroffen. Grundlage hierfür ist jedoch das Gutachten des MDK.

Von der Pflegekasse werden bei erforderlichen Rehabilitationsmaßnahmen die zuständigen Leistungsträger informiert (s. auch ➤ Hilfe zur Pflege).

Grundsätzlich werden bei der Beurteilung der Pflegebedürftigkeit nach SGB XI nur die Leistungen zur Grundpflege und der hauswirtschaftlichen Versorgung berücksichtigt. Die Behandlungspflege (z. B. Verbandwechsel und Injektionen) stellt keine Leistung der Pflegeversicherung dar. Diese werden weiterhin durch die gesetzliche Krankenversicherung erbracht.

Zu Art und Umfang der Leistungen siehe ➤ Pflegeversicherung im juristischen Teil.

Unterschiede zum sozialen Entschädigungsrecht

Verluste, Lähmungen oder andere Funktionsstörungen am Stütz- und Bewegungsapparat können Pflegebedürftigkeit verursachen. Während im ➤ Schwerbehindertenrecht als Behinderung ein Zustand gilt, der von dem für das Lebensalter typischen abweicht, wird bei der Pflegeversicherung das Alter bei der Beurteilung Erwachsener nicht berücksichtigt. Es besteht nicht automatisch ab einem bestimmten Lebensalter Pflegebedürftigkeit. Versicherte, die jedoch aufgrund ihrer Altersschwäche nicht mehr in der Lage sind, z. B. sich allein zu waschen, aufzustehen, anzuziehen und zu gehen, erfüllen die Voraussetzungen für die Anerkennung der Pflegebedürftigkeit.

Bei der Begutachtung im sozialen Entschädigungsrecht und nach dem Schwerbehindertengesetz werden Gliedmaßenschäden und Gliedverluste anhand von Anhaltswerten für die MdE (Minderung der Erwerbsfähigkeit) eingestuft. Es spielt hier keine Rolle, wie der Versicherte z. B. mit seiner Oberschenkelprothese zurecht kommt, ob er sie selber anziehen kann und sich dann allein fortbewegen kann; bei der Pflegeversicherung hingegen begründet ein Gliedmaßenverlust keine Pflegebedürftigkeit; nur der Hilfebedarf bei der Körperpflege, Ernährung und Mobilität zählt.

Die Versorgung mit Körperersatzstücken, orthopädischen und anderen Hilfsmitteln bedingen im sozialen Entschädigungsrecht keine Änderung der MdE. Bei der Beurteilung im Rahmen

der Pflegeversicherung kann durch eine gute Versorgung mit Hilfsmitteln die Pflegebedürftigkeit entfallen. So muß z. B. bei Querschnittgelähmten nicht unbedingt Pflegebedürftigkeit bestehen.

Der orthopädische Aspekt des Pflegegutachtens

Praktisch alle Aktivitäten des täglichen Lebens und die pflegerelevanten Verrichtungen erfordern vom Versicherten ein gewisses Maß an Mobilität, Geschicklichkeit und Kraft, so daß hier orthopädische Beschreibungen zur Anwendung kommen.

So sollte der Grad der Einschränkung beim Stütz- und Bewegungsapparat möglichst anhand der Neutral-Null-Methode angegeben werden.

Bei den ATL erfolgt die Einstufung „selbständig", sofern die Bewegung ohne Einschränkung möglich ist. So gehört z. B. zu dem Bereich „Sich bewegen können" die geistige und körperliche Fähigkeit, sich zweckgerichtet und sicher bewegen zu können.

Ist die Bewegung erschwert, unsicher oder verlangsamt, kann sie jedoch mit Hilfsmitteln (z. B. mit einem Rollstuhl/Gehhilfen sowie mit Hilfsmitteln zur selbständigen Lebensführung) selbständig erfolgen, so erfolgt die Einstufung „bedingt selbständig".

„Teilweise selbständig" ist ein Versicherter, der für die Bewegung ggf. neben dem Hilfsmittel eine personelle Hilfe zeitweise/teilweise benötigt.

Ist zur Bewegung ständig personelle Hilfe erforderlich, so erfolgt die Einstufung „unselbständig".

So ist z. B. der Querschnittgelähmte, der allein vom Bett in den Rollstuhl kommt und damit allein in das Badezimmer fahren kann, lediglich „bedingt selbständig". Hingegen ist ein Versicherter mit Unterarmfraktur der Gebrauchshand und gleichzeitigem Schwindel „teilweise unselbständig".

Art und Umfang des Einsatzes von Hilfsmittel und Hilfsperson sollen genau dokumentiert werden.

Bei der Verrichtung „An-/Auskleiden" ist auch das An-/Ablegen von Prothesen, Korsetts und

Stützstrümpfen der Kompressionsklasse I zu berücksichtigen. Der Zeitaufwand hierfür sollte im Rahmen einer Demonstration ermittelt werden.

Die Beurteilung der Pflegebedürftigkeit beruht nur auf dem Hilfebedarf bei der Körperpflege, Ernährung, Mobilität und der hauswirtschaftlichen Versorgung. Hier ist zu berücksichtigen, wie oft, in welchem Umfang und mit welchem zeitlichen Aufwand die Hilfe erfolgt. Da die einzelnen Pflegestufen sich auch hinsichtlich des zeitlichen Aufwandes für die erbrachten Hilfeleistungen unterscheiden, muß dies hier ersichtlich werden. Bei Versicherten, die ausgeprägte Kontrakturen haben, ist der Zeitaufwand für z. B. das Baden und Anziehen meist deutlich höher. Ebenso müssen die häuslichen Bedingungen berücksichtigt werden.

Wichtig ist auch, daß der Zeitaufwand für die Hilfe beim Gehen, Stehen und Treppensteigen nur insoweit berücksichtigt wird, als sie im Zusammenhang mit gesetzlich vorgegebenen Verrichtungen stattfindet. Beim Verlassen der Wohnung werden nur Gänge zum Arzt, Therapeuten oder Behörden gerechnet. So wird der zeitliche Hilfebedarf für den Weg zu kulturellen Veranstaltungen nicht berücksichtigt. Gleiches gilt für den vom Orthopäden empfohlenen Spaziergang.

Der Hilfebedarf muß bei regelmäßig wiederkehrenden Verrichtungen im Ablauf des täglichen Lebens bestehen. Bei entzündlichen rheumatischen Gelenkerkrankungen kann während eines Schubes eine Pflegebedürftigkeit vorliegen. Zwischen den Schüben ist der zeitliche Hilfebedarf jedoch oft deutlich geringer, so daß bei der Ermittlung des durchschnittlichen Hilfebedarfs keine Pflegestufe erreicht wird.

Wichtig sind auch Vorschläge zur Verbesserung des Wohnumfeldes wie z. B. die Verbreiterung der Zimmertüren, das Aufstellen von Rampen für Rollstuhlfahrer oder der Einbau einer behindertengerechten Toilette, Dusche oder Badewanne. Ebenso sind Pflegehilfsmittel, mit denen eine Verbesserung oder Erleichterung der Pflegesituation sowohl für den Pflegebedürftigen als auch für die Pflegeperson erreicht werden kann, zu empfehlen. Des weiteren können rehabilitative Maßnahmen wie z. B. Krankengymnastik, Ergotherapie und Logopädie empfohlen werden. Es wird auch dazu Stellung genommen, ob die häusliche Pflege in geeigneter Weise sichergestellt ist oder ob weitere Pflegeleistungen erforderlich sind, ob z. B. zur Entlastung der Pflege-

person eine Tagespflege sinnvoll ist oder die Pflegeperson einen Pflegekurs besuchen sollte.

Es gibt zahlreiche orthopädische Krankheitsbilder, die Pflegebedürftigkeit vermuten lassen. Doch von einer Diagnose können keine Rückschlüsse auf den benötigten Hilfebedarf bei der Grundpflege gezogen werden. Es muß stets der individuelle Hilfebedarf ermittelt werden. Bei den Extremitätenfehlbildungen z. B. ist in der Regel keine Hilfe bei der Grundpflege erforderlich; da die Behinderung seit Geburt besteht, findet sich auch ein gutes Kompensationsvermögen bei den Versicherten. Anders kann es bei Amputationen im Alter sein; es fehlt hier dann häufig auch die Motivation des Versicherten, obwohl er ausreichend mit Hilfsmitteln versorgt ist.

Sofern für eine bestimmte Tätigkeit nur deshalb Hilfe benötigt bzw. in Anspruch genommen wird, weil sie auch schon früher z. B. von der Ehefrau übernommen worden war, obwohl dieser Tätigkeit keine funktionellen Einschränkungen entgegenstehen, wird der hier anfallende Hilfebedarf nicht mitberücksichtigt.

Die Durchführung von Nachuntersuchungen ist bei progredienten Erkrankungen stets erforderlich.

Bei der progressiven Muskeldystrophie z. B. liegt in der Regel zu Beginn der Manifestation keine erhebliche Pflegebedürftigkeit vor. Dies kann sich jedoch bei malignen Verlaufsformen rasch ändern. Es muß jedoch bei jeder Begutachtung der individuelle Hilfebedarf ermittelt werden.

Die Annahme, daß bei jedem Querschnittgelähmten eine Pflegestufe vorliegen muß, ist genauso falsch wie die Annahme, daß ein hohes Lebensalter Leistungen aus der Pflegeversicherung garantiert. Durch eine behindertengerechte Wohnung und die Versorgung mit den erforderlichen Hilfsmitteln liegt der tägliche Hilfebedarf bei der Grundpflege oft unter 45 Minuten.

Der Zeitorientierungswert z. B. für den Transfer auf einen Rollstuhl oder Toilettenstuhl bzw. in eine Badewanne oder eine Dusche beträgt jeweils 1 Minute. Es müssen hier jedoch ggf. auch Erschwernisfaktoren berücksichtigt werden.

Versicherte, die an degenerativen Wirbelsäulen- oder Gelenkerkrankungen leiden, können oft die hauswirtschaftlichen Verrichtungen nicht mehr durchführen. Dies begründet jedoch keine Pflegestufe, obwohl dies von den Versicherten oft angenommen wird.

Von den Versicherten wird ebenfalls oft angenommen, daß ein Tumorleiden eine Pflegestufe begründet. Auch hier ist jedoch der tägliche Hilfebedarf bei der Körperpflege, Ernährung, Mobilität und der hauswirtschaftlichen Versorgung zu ermitteln. Dieser kann zwar zeitweise erhöht sein, muß dann aber auf den durchschnittlichen täglichen Hilfebedarf umgerechnet werden.

Verletzungen und Frakturen führen in der Regel nicht zu einem über 6 Monate dauernden pflegerelevanten Hilfebedarf.

Die Beurteilung des Hilfebedarfs ist bei psychisch kranken und geistig behinderten Menschen erschwert. Zum einen gibt es hier starke Tagesschwankungen, die berücksichtigt werden müssen. Zum anderen kommt hier der Form der Hilfeleistung, also Anleitung, Beaufsichtigung oder teilweise Übernahme, besondere Bedeutung zu. Der erforderliche Aufwand kann hier sehr unterschiedlich sein. So kann eine einmalige Aufforderung ausreichend sein, oder der Versicherte muß bei jedem Bissen erneut zum Essen aufgefordert werden.

Die „Beaufsichtigung" und „Anleitung" wird jedoch nur bei den regelmäßig wiederkehrenden Verrichtungen im Ablauf des täglichen Lebens berücksichtigt.

Für den Gutachter ist es hier besonders hilfreich, wenn eine ausführliche Pflegedokumentation oder ein Pflegetagebuch vorliegt.

Was macht der behandelnde Orthopäde bzw. Chirurg, wenn er meint, die Pflegebedürftigkeit sei gegeben oder die Pflegestufe sei zu ändern?

Sollte noch kein Antrag auf Leistungen nach dem Pflegegesetz gestellt sein, so sollte der behandelnde Arzt seinen Patienten dazu auffordern. Ferner sollte ein ausführlicher Befundbericht mit Angaben über die Dauer und den Umfang der funktionellen Einschränkungen dem MDK-Gutachter zur Verfügung gestellt werden. Krankenhausberichte, Berichte über durchgeführte Operationen und Vorschläge für benötigte Hilfsmittel erleichtern die Begutachtung, die ja lediglich aufgrund eines einzigen Hausbesuches mit der jeweiligen „Tagesform" des Versicherten erfolgt.

Bei einem Höherstufungsantrag sollte von dem behandelnden Arzt ebenso vorgegangen werden. Hierbei sind Angaben, die die Höherstufung begründen, und Angaben, seit wann der erhöhte Hilfebedarf besteht, sinnvoll. In gleicher Weise sollten diese Angaben bei Anfragen durch den MDK gemacht werden.

Um einen Eindruck davon zu vermitteln, welchen zahlenmäßigen Umfang die Pflegegutachten einnehmen, seien einige statistische Werte aus dem Bereich des MDK Baden-Württemberg genannt.

Von Oktober 1994 bis Januar 1997 wurden vom MDK Baden-Württemberg insgesamt knapp 400000 Gutachten erstellt. Hiervon entfielen ca. 80% auf die ambulante Pflege und rund 20% auf die stationäre Pflege, für die jedoch erst ab dem 1. 7. 1996 Leistungen gewährt wurden.

Bei der ambulanten Pflege wurde bei 25% der Gutachten keine Pflegestufe empfohlen, bei ca. 75% erfolgte die Einstufung in eine Pflegestufe. Hiervon entfielen jeweils ca. 30% auf die Stufen I und II und nur 15% auf die Stufe III.

Bei der stationären Pflege wurden ebenfalls ca. 25% keiner Pflegestufe und ca. 15% der Pflegestufe III zugeordnet. Der Anteil der Stufe II lag mit fast 40% jedoch höher als im ambulanten Bereich.

Da ein Großteil der Patienten einer orthopädischen Praxis an funktionellen Einschränkungen des Bewegungsapparates leidet, sollte man als behandelnder Orthopäde auch die Patienten bezüglich eines Antrags auf Leistungen der Pflegeversicherung beraten.

Vorgehensweise der privaten Pflegepflichtversicherung

Nimmt der Versicherte an, daß bei ihm Pflegebedürftigkeit vorliegt, informiert er hierüber seine private Pflegepflichtversicherung. Er erhält nun Formulare, die zum einen er selbst bzw. seine Pflegeperson und zum anderen sein behandelnder Arzt auszufüllen haben. Hier werden Fragen über Art und Ausmaß der Funktionsstörung, den Behandlungsverlauf und den Hilfebedarf bei der Körperpflege, Ernährung, Mobilität gestellt. Die Pflegebedürftigkeit wird dann durch den Medizinischen Dienst der privaten Krankenversicherung festgestellt. Auch hier erfolgt eine Begutachtung im Wohnbereich. Die Durchführung der Begutachtung, die Kriterien für die Anerkennung der Pflegebedürftigkeit und die Leistungen der privaten Pflegepflichtversicherungen unterscheiden sich nicht von denen der gesetzlichen Pflegeversicherungen.

Literatur

Begutachtungsanleitung Pflegeversicherung gemäß SGB XI. Medizinischer Dienst der Spitzenverbände der Krankenkassen e. V., Juni 1995

Richtlinien der Spitzenverbände der Pflegekassen über die Abgrenzung der Merkmale der Pflegebedürftigkeit und der Pflegestufen sowie zum Verfahren der Feststellung der Pflegebedürftigkeit (Pflegebedürftigkeits-Richtlinien) vom 07. 11. 1994

Richtlinien der Spitzenverbände der Pflegekassen zur Begutachtung von Pflegebedürftigkeit nach dem XI. Buch des Sozialgesetzbuches (Begutachtungs-Richtlinien) vom 21. 3. 1997

13 Hilfen nach dem Bundessozialhilfegesetz

Eva Seifert und P. Simon

Einleitung

Das Bundessozialhilfegesetz (BSHG) heutiger Fassung hat seinen historischen Ursprung im Krüppelfürsorgegesetz. Dementsprechend ist echtes orthopädisches Grunddenken verankert. Vorausschau in Dezennien bei ärztlichem Beraten und Handeln, Einsatz fachbezogener und fremder technischer Hilfen, interdisziplinäre Zusammenarbeit im medizinischen Bereich, Ausschöpfung aller Möglichkeiten auf sozialem, schulischem, beruflichem und gesellschaftlichem Gebiet sind die Leitlinien.

Im Rahmen dieses Buches können aus dem Sozialhilferecht nur die für das ärztliche Mitwirken besonders wichtigen Abschnitte der Eingliederungshilfe und der Hilfe zur Pflege dargestellt werden. Gerade hier kann die Kenntnis der vielfältigen Hilfsmöglichkeiten dem Arzt die gebotene Mitwirkung bei der sozialen Eingliederung des Behinderten erleichtern. Denn im Gegensatz zu zahlreichen anderen Gesetzen läßt das BSHG der Verwaltung an vielen Stellen Raum für Ermessensentscheidungen. Diese Beweglichkeit des Ermessens kann aber häufig nur dann zugunsten des Behinderten wirksam werden, wenn die medizinischen Voraussetzungen erkannt und den zuständigen Verwaltungsstellen eindeutig und überzeugend dargestellt werden. Gerade im Sozialhilferecht bieten nur Stellungnahmen, die eine qualifizierte Kenntnis der einschlägigen Materie erkennen lassen, die Gewähr dafür, den Anspruch des Behinderten auf sach- und fachgerechte Hilfe rasch zu erfüllen.

Eingliederungshilfe

Personenkreis (§ 39 Abs. 1 und 2 BSHG)

Personen, die nicht nur vorübergehend körperlich, geistig oder seelisch wesentlich behindert sind, ist Eingliederungshilfe (EinglH) zu gewähren. Personen mit einer anderen körperlichen, geistigen oder seelischen Behinderung kann sie gewährt werden.

Den Behinderten stehen die von einer Behinderung Bedrohten gleich.

In den §§ 1 bis 5 der Eingliederungshilfeverordnung (EinglHVO) ist der Personenkreis, der für die Eingliederungshilfe in Betracht kommt, im einzelnen definiert:

Körperlich wesentlich behindert im Sinne des § 39 Abs. 1 Satz 1 des Gesetzes sind Personen, bei denen infolge einer körperlichen Regelwidrigkeit die Fähigkeit zur Eingliederung in die Gesellschaft in erheblichem Umfang beeinträchtigt ist. Die Voraussetzungen des Satzes 1 sind erfüllt bei

1. Personen, deren Bewegungsfähigkeit durch eine Beeinträchtigung des Stütz- und Bewegungssystems in erheblichem Umfang eingeschränkt ist,
2. Personen mit erheblichen Spaltbildungen des Gesichts oder des Rumpfes oder mit abstoßend wirkenden Entstellungen vor allem des Gesichts,
3. Personen, deren körperliches Leistungsvermögen infolge Erkrankung, Schädigung oder Fehlfunktion eines inneren Organs oder der Haut in erheblichem Umfang eingeschränkt ist,
4. Blinden oder solchen Sehbehinderten, bei denen mit Gläserkorrektur ohne besondere optische Hilfsmittel
   a) auf dem besseren Auge oder beidäugig im Nahbereich bei einem Abstand von mindestens 30 cm oder im Fernbereich eine Sehschärfe von nicht mehr als 0,3 besteht oder
   b) durch Buchstabe a) nicht erfaßte Störungen der Sehfunktion von entsprechendem Schweregrad vorliegen.
5. Personen, die gehörlos sind oder denen eine sprachliche Verständigung über das Gehör nur mit Hörhilfen möglich ist,
6. Personen, die nicht sprechen können, Seelentauben und Hörstummen, Personen mit erheblichen Stimmstörungen sowie Personen, die stark stammeln, stark stottern oder deren Sprache stark unartikuliert ist.

Geistig wesentlich behindert im Sinne des § 39 Abs. 1 Satz 1 des Gesetzes sind Personen, bei denen infolge einer Schwäche ihrer geistigen Kräfte die Fähigkeit zur Eingliederung in die Gesellschaft in erheblichem Umfang beeinträchtigt ist.

Seelisch wesentlich behindert im Sinne des § 39 Abs. 1 Satz 1 des BSHG sind Personen, bei denen infolge seelischer Störungen die Fähigkeit zur Eingliederung in die Gesellschaft in erheblichem Umfang beeinträchtigt ist. Seelische Störungen, die eine solche Behinderung zur Folge haben können, sind

1. körperlich nicht begründbare Psychosen,
2. seelische Störungen als Folge von Krankheiten oder Verletzungen des Gehirns, von Anfallsleiden oder von anderen Krankheiten oder körperlichen Beeinträchtigungen,
3. Suchtkrankheiten,
4. Neurosen und Persönlichkeitsstörungen.

Als *nicht nur vorübergehend* im Sinne des § 39 Abs. 1 Satz 1 BSHG ist ein Zeitraum von mehr als 6 Monaten anzusehen.

Von Behinderung bedroht im Sinne des § 39 Abs. 2 Satz 1 BSHG sind Personen, bei denen der Eintritt der Behinderung nach allgemeiner ärztlicher oder sonstiger fachlicher Erkenntnis mit hoher Wahrscheinlichkeit zu erwarten ist.

Dieser in § 39 BSHG genannte Personenkreis hat einen Rechtsanspruch auf EinglH. Die Begriffsbestimmung des Behinderten ist im BSHG final ausgerichtet und stellt eine umfassende und gleiche Hilfegewährung für alle Behinderten sicher. Der Rechtsanspruch auf EinglH besteht dem Grunde nach. Über Form und Maß der Sozialhilfe ist nach pflichtgemäßem Ermessen zu entscheiden, soweit nicht dazu Festlegungen in § 39 Abs. 3 und 4 (S. 332), in § 40 BSHG (S. 333) und der EinglHVO (S. 333 ff.) getroffen sind.

Voraussetzung für den Rechtsanspruch ist, daß die Behinderung sowohl wesentlich als auch nicht nur vorübergehend ist.

Es muß also stets festgestellt werden, ob die Behinderung *wesentlich* ist. Bei Körperbehinderten muß die Bewegungsfähigkeit durch eine Beeinträchtigung des Stütz- und Bewegungssystems in erheblichem Umfang eingeschränkt sein. Die Feststellung, ob eine Behinderung im Sinne des Gesetzes vorliegt, trifft der Sozialhilfeträger. Diese Feststellung beruht jedoch in der Regel auf Befunden und Äußerungen von Ärzten, Fachärzten, des Gesundheitsamtes oder des Landesarztes. Läßt sich nach ärztlichem Gutachten nicht erkennen, daß eine Behinderung wesentlich ist, kann diese Voraussetzung nicht bejaht werden.

Ein Zustand ist dann *nicht nur vorübergehend*, wenn er über einen Zeitraum von mehr als 6 Monaten bestehen bleibt (§ 4 EinglHVO). Behinderungen, die im Rahmen einer kürzeren (ärztlichen) Behandlung beseitigt werden kön-

nen, erfüllen diese Voraussetzung nicht. Das gilt z. B. für die meisten Knochenbrüche bei normalem Heilungsverlauf.

Der Begriff *drohende Behinderung* ist in der Neufassung des BSHG (§ 39 Abs. 2 Satz 2) erst dann gegeben, wenn auch bei Durchführung von Maßnahmen der in den §§ 36, 37 genannten Art (vorbeugende Gesundheitshilfe und Krankenhilfe) eine Behinderung einzutreten droht.

Von einer Bedrohung ist dann zu sprechen, wenn der Eintritt der Behinderung nach allgemeinen ärztlichen oder sonstigen fachlichen Erkenntnissen mit hoher Wahrscheinlichkeit zu erwarten ist (§ 5 EinglHVO). Es ist nicht notwendig, daß die Behinderung mit Sicherheit oder mit einer an Sicherheit grenzenden Wahrscheinlichkeit zu erwarten ist. Andererseits reicht es nicht aus, daß die Behinderung nur wahrscheinlich ist. Der Eintritt der Behinderung muß auch nicht unmittelbar bevorstehen. Es genügt, daß er zu erwarten ist, und zwar mit hoher Wahrscheinlichkeit. Ist nach allgemeiner ärztlicher Erkenntnis bei entsprechender Behandlung der Eintritt einer Behinderung unwahrscheinlich, so droht keine Behinderung.

Die Beurteilung, ob eine Behinderung droht, ist oft besonders schwierig. Maßgebend ist die allgemeine ärztliche oder fachliche Erkenntnis, wobei der jeweilige Erkenntnisstand der Wissenschaft und Praxis maßgebend ist. An die Stelle der ärztlichen Erkenntnis treten solche anderer Fachbereiche, wenn es sich überwiegend um nichtärztliche Fragen handelt.

Wenn **mehrfache Behinderungen** vorliegen, ist zu prüfen, ob diese zusammen zu einer wesentlichen und nicht nur vorübergehenden Behinderung führen. Dabei ist nicht nur die Schwere der Einzelbehinderung maßgebend, sondern die Auswirkung der Gesamtbehinderung.

In der Regel können solche Entscheidungen vom Sozialhilfeträger nur aufgrund einer Stellungnahme oder eines Gutachtens des behandelnden Arztes getroffen werden. In Zweifelsfällen wird das Gesundheitsamt oder der Landesarzt (§§ 126, 126a BSHG) eingeschaltet.

Für die **Beurteilung von Körperbehinderungen** nach dem BSHG gilt ganz allgemein eine *funktionelle Betrachtungsweise*, die weder nach den Ursachen, noch nach den primären oder sekundären Erscheinungen fragt. Die Diagnose allein reicht als Begründung für die Zuordnung zum Personenkreis der Behinderten im Sinne des Gesetzes nicht aus. Bekanntlich zeigen viele blande Verlaufsformen einer multiplen Sklerose oder auch einer Kinderlähmung u. v. a. m., daß es nicht zu wesentlichen Behinderungen kommen muß. Umgekehrt reichen für die Annahme einer Behinderung im Sinne des Gesetzes aber objektivierbare Befunde aus, die wesentliche und nicht nur vorübergehende Beeinträchtigungen der Haltungs- oder Bewegungsorgane beschreiben, ohne daß die Diagnose abgesichert ist. Für das praktische Vorgehen muß also keineswegs das diagnostische Verfahren bis in die letzten Einzelheiten abgeschlossen sein. Im Einzelfall ist der Begriff der *functio laesa* als Orientierungshilfe ausreichend.

Eine Behinderung im Sinne des BSHG liegt auch dann vor, wenn die Beeinträchtigung des Bewegungssystems die Folge eines Krebsleidens oder eines Schlaganfalls ist. Nach der neuen Fassung des Gesetzes gehören zu den körperlich wesentlich Behinderten auch Personen, deren körperliches Leistungsvermögen infolge Erkrankung, Schädigung oder Fehlfunktionen eines inneren Organes oder der Haut in einem erheblichen Umfang eingeschränkt ist. Dies sind für den Gutachter, der sich mit dem Haltungs- und Bewegungsapparat befaßt, Bestimmungen grundsätzlicher Art, da Fachgebietsüberschneidungen bezüglich der Auswirkung von Behinderungen durchaus nicht selten sind. Das gilt z. B. auch für bestimmte Systemerkrankungen, die mehrere Organsysteme betreffen und dann durchaus als „Mehrfachbehinderung" in Erscheinung treten. Beispielhaft sei an die zahlreichen Hauterkrankungen erinnert, die gleichzeitig auch Auswirkungen auf das Stütz- und Bewegungssystem haben können (Psoriasis, Erythematodes usw.).

Personen mit einem unvollständigen Verschluß der Wirbelsäule und insbesondere des Rückenmarkskanals fallen unter den Kreis derer, die erhebliche *Spaltbildungen des Gesichts oder des Rumpfes* aufweisen (§ 1 Satz 2 Nr. 2 EinglHVO). Für sie gelten die bisherigen Ausführungen sinngemäß.

Eine Begutachtung, die zur Beurteilung des Personenkreises beitragen soll, dem EinglH zu gewähren ist, erfordert nicht allein eine fundierte Fachkenntnis bezüglich der Darstellung des objektiven Befundes, sondern insbesondere auch und ganz vordergründig die Beurteilung der auf den Einzelfall bezogenen Auswirkungen der Behinderung. Den praxisbezogenen Konsequenzen ist in diesem Zusammenhang bei weitem der Vorrang zu geben gegenüber noch so ausgefeilten akademischen Darstellungen. Schon in der

Ausdrucksweise (auch in der Diagnose) sollten deutsche Fachausdrücke bevorzugt werden, da nicht davon ausgegangen werden darf, daß die entscheidende Verwaltung über spezielles Fachwissen verfügt. Bei Unklarheiten bzw. in Grenzbereichen ist der beschreibenden Darstellungsform der Vorrang zu geben.

Aufgabe und Dauer der Eingliederungshilfe (§ 39 Abs. 3 und 4 BSHG)

Aufgabe der EinglH ist es, eine drohende Behinderung zu verhüten und eine vorhandene Behinderung oder deren Folgen zu beseitigen oder zu mildern und den Behinderten in die Gesellschaft einzugliedern. Hierzu gehört vor allem, dem Behinderten die Teilnahme am Leben in der Gemeinschaft zu ermöglichen oder zu erleichtern, ihm die Ausübung eines angemessenen Berufes oder einer sonstigen angemessenen Tätigkeit zu ermöglichen oder ihn so weit wie möglich unabhängig von Pflege zu machen.

Die EinglH für Behinderte geht ihrer Zielsetzung nach über die Wiederherstellung der Erwerbsfähigkeit hinaus. Die EinglH nach dem BSHG ist umfassend, also nicht mit der Eingliederung in Arbeit und Beruf abgeschlossen. EinglH wird ohne Rücksicht auf die Art der Behinderung und das Alter des Behinderten gewährt. Die Ursache für die Behinderung ist nicht maßgebend.

Die *Voraussetzung* für die Gewährung von EinglH ist immer schon dann gegeben, wenn nur eine der genannten Aufgaben ganz oder teilweise erreicht werden kann. Dies gilt auch für die Bestrebungen, einen Behinderten so weit wie möglich unabhängig von Pflege zu machen.

Eingliederung im Sinne des BSHG ist eine vielfältige Hilfe medizinischer, schulischer, arbeits- und berufsfördernder sowie sozialer Art. Eingliederung ist also kein umschriebener Begriff, sondern ein Programm, welches der Habilitation bzw. Rehabilitation Kranker und Behinderter dient. Die Eingliederung benötigt eine von Fall zu Fall recht unterschiedliche Zahl von Maßnahmen, die einem bestimmten Programm zuzuordnen sind (S. 337: Gesamtplan).

Die Gewährung von EinglH ist von der *Aussicht auf Erfolg* der Eingliederungsmaßnahme abhängig. Die EinglH entfällt jedoch nicht zwangsläufig bei Eintritt des Erfolges, sondern wird ohne zeitliche Einschränkung gewährt, wenn der Dauererfolg nur der ständig wirkenden Eingliederungsmaßnahme abhängig ist. Kann z. B. ein Behinderter auf Dauer nur unter den besonderen Bedingungen, die in einer Werkstatt für Behinderte bestehen, arbeiten, so ist für die Zeit seiner Tätigkeit in der Werkstätte EinglH erforderlich.

Schwierigkeiten kann die Abgrenzung gegenüber der **„Hilfe zur Pflege"** (§§ 68, 69 BSHG) bereiten. Entsprechend den vorstehend geschilderten Aufgaben der EinglH ist eine solche zu gewähren, solange noch Fortschritte in der selbständigen Lebensführung des Behinderten erreicht werden können. Demnach haben auch Behinderte, die noch lebenspraktisch bildbar sind, Anspruch auf Maßnahmen der EinglH, soweit und solange Fortschritte erreichbar sind. Das schließt Hilfe zur Pflege nicht aus, da nach dem BSHG auch mehrere Hilfearten gleichzeitig erforderlich sein können, z. B. EinglH in einer Werkstatt für Behinderte und Hilfe zur Pflege im häuslichen Bereich sowie eventuell auch Hilfe zum Lebensunterhalt.

Für den Arzt ist es besonders wichtig, bei vorhandener Behinderung die EinglH von der **vorbeugenden Gesundheitshilfe** (§ 36 BSHG) im Einzelfall abzugrenzen. Vorbeugende Gesundheitshilfe kommt in Frage, wenn eine Maßnahme zur Besserung des allgemeinen Gesundheitszustandes oder zur Vorbeugung von Erkrankungen, also nicht im Zusammenhang mit einer Behinderung, erforderlich ist. Ferner ist bei vorhandener Behinderung die EinglH von der **Krankenhilfe** (§ 37 BSHG) im Einzelfall abzugrenzen. Erfolgt eine ärztliche Behandlung unabhängig von der Beseitigung oder Milderung einer vorhandenen Behinderung oder deren Folgen, so ist Krankenhilfe zu gewähren. Wird z. B. ein Querschnittgelähmter wegen eines Ohrfurunkels behandelt, so ist dies Krankenhilfe.

Dient aber die Krankenbehandlung der Beseitigung oder Milderung der Behinderung oder ihrer Folgen, besteht also ein kausaler Zusammenhang zwischen Behinderung und Behandlung, dann ist EinglH zu gewähren.

Maßnahmen der Hilfe (§ 40 Abs. 1 Nr. 1 bis 8, Abs. 2 und 3 BSHG)

Maßnahmen der EinglH sind vor allem:

1. ambulante oder stationäre Behandlung oder sonstige **ärztliche** oder ärztlich verordnete **Maßnahmen** zur Verhütung, Beseitigung oder Milderung der Behinderung,
2. Versorgung mit Körperersatzstücken sowie mit **orthopädischen** oder anderen **Hilfsmitteln**,
2a) heilpädagogische Maßnahmen für Kinder, die noch nicht im schulpflichtigen Alter sind,

3. Hilfe zu einer angemessenen Schulbildung, vor allem im Rahmen der allgemeinen Schulpflicht und durch Hilfe zum Besuch weiterführender Schulen, *einschließlich der Vorbereitung hierzu* (die Bestimmungen über die Ermöglichung der Schulbildung im Rahmen der allgemeinen Schulpflicht bleiben unberührt),
4. Hilfe zur Ausbildung für einen angemessenen Beruf oder für eine sonstige angemessene Tätigkeit,
5. Hilfe zur Fortbildung im früheren oder in einem diesem verwandten Berufen oder zur Umschulung für einen angemessenen Beruf oder eine sonstige angemessene Tätigkeit; Hilfe kann auch zum Aufstieg im Berufsleben gewährt werden, wenn die Besonderheit des Einzelfalles dies rechtfertigt,
6. Hilfe zur Erlangung eines geeigneten Platzes im Arbeitsleben, insbesondere in einer anerkannten Werkstatt für Behinderte oder in einer sonstigen Beschäftigungsstätte (§ 41),
6a) Hilfe bei der Beschaffung und Erhaltung einer Wohnung, die den besonderen Bedürfnissen des Behinderten entspricht,
7. **nachgehende Hilfe** zur Sicherung der Wirksamkeit der ärztlichen oder ärztlich verordneten Maßnahmen und zur Sicherung der Eingliederung des Behinderten in das Arbeitsleben,
8. Hilfe zur Teilnahme am Leben in der Gemeinschaft.

Eingliederungshilfeverordnung (EinglHVO)

Diese im Gesetz verankerten Maßnahmen sind durch die §§ 6 bis 24 EinglHVO in der Fassung vom Juli 1996 ergänzt und erweitert worden:

§ 6 Kuren, Leibesübungen

Zu den Maßnahmen im Sinne des § 40 Abs. 1 Nr. 1 des Gesetzes gehören auch

1. Kuren in geeigneten Kur- oder Badeorten oder in geeigneten Sondereinrichtungen, wenn andere Maßnahmen nicht ausreichen und die Kur im Einzelfall nach ärztlichem Gutachten zur Verhütung, Beseitigung oder Milderung der Behinderung oder ihrer Folgen erforderlich ist,
2. Leibesübungen, die ärztlich verordnet sind und für Behinderte sowie für von einer Behinderung bedrohte Personen unter ärztlicher Überwachung in Gruppen durchgeführt werden.

§ 7 Krankenfahrzeug

Zu den orthopädischen Hilfsmitteln im Sinne des § 40 Abs. 1 Nr. 2 des Gesetzes gehören auch handbetriebene oder motorisierte Krankenfahrzeuge für den häuslichen Gebrauch und für den Straßengebrauch.

§ 8 Hilfe zur Beschaffung eines Kraftfahrzeuges

(1) Die Hilfe zur Beschaffung eines Kraftfahrzeuges gilt als Hilfe im Sinne des § 40 Abs. 1 Nr. 2 des Gesetzes. Sie wird in angemessenem Umfange gewährt, wenn der Behinderte wegen Art und Schwere seiner Behinderung zum Zwecke seiner Eingliederung, vor allem in das Arbeitsleben, auf die Benutzung eines Kraftfahrzeuges angewiesen ist.

(2) Die Hilfe nach Absatz 1 kann auch als Darlehen gewährt werden.

(3) Die Hilfe nach Absatz 1 ist in der Regel davon abhängig, daß der Behinderte das Kraftfahrzeug selbst bedienen kann.

(4) Eine erneute Hilfe zur Beschaffung eines Kraftfahrzeuges soll in der Regel nicht vor Ablauf von 5 Jahren nach Gewährung der letzten Hilfe gewährt werden.

§ 9 Andere Hilfsmittel

(1) Andere Hilfsmittel im Sinne des § 40 Abs. 1 Nr. 2 des Gesetzes sind nur solche Hilfsmittel, die dazu bestimmt sind, zum Ausgleich der durch die Behinderung bedingten Mängel beizutragen.

(2) Zu den anderen Hilfsmitteln im Sinne des Absatzes 1 gehören auch

1. Schreibmaschinen für Blinde, Ohnhänder und solche Behinderte, die wegen Art und Schwere ihrer Behinderung auf eine Schreibmaschine angewiesen sind,
2. Verständigungsgeräte für Taubblinde,
3. Blindenschrift-Bogenmaschinen,
4. Blindenuhren mit Zubehör, Blindenweckuhren,
5. Tonbandgeräte mit Zubehör für Blinde,
6. Blindenführhunde mit Zubehör,
7. besondere optische Hilfsmittel, vor allem Fernrohrlupenbrillen,
8. Hörgeräte, Hörtrainer,
9. Weckuhren für Hörbehinderte,
10. Sprachübungsgeräte für Sprachbehinderte,
11. besondere Bedienungseinrichtungen und Zusatzgeräte für Kraftfahrzeuge, wenn der Behinderte wegen Art und Schwere seiner Behinderung auf ein Kraftfahrzeug angewiesen ist,
12. Gebrauchsgegenstände des täglichen Lebens und zur nichtberuflichen Verwendung bestimmte Hilfsgeräte für Behinderte, wenn der Behinderte wegen Art und Schwere seiner Behinderung auf diese Gegenstände angewiesen ist.

(3) Die Versorgung mit einem anderen Hilfsmittel im Sinne des § 40 Abs. 1 Nr. 2 des Gesetzes wird nur ge-

währt, wenn das Hilfsmittel im Einzelfall erforderlich und geeignet ist, zu dem in Absatz 1 genannten Ausgleich beizutragen, und wenn der Behinderte das Hilfsmittel bedienen kann.

§ 10 Umfang der Versorgung mit Körperersatzstücken, orthopädischen oder anderen Hilfsmitteln

(1) Zu der Versorgung mit Körperersatzstücken sowie mit orthopädischen oder anderen Hilfsmitteln im Sinne des § 40 Abs. 1 Nr. 2 des Gesetzes gehört auch eine notwendige Unterweisung in ihrem Gebrauch.

(2) Soweit im Einzelfall erforderlich, wird eine Doppelausstattung mit Körperersatzstücken, orthopädischen oder anderen Hilfsmitteln gewährt.

(3) Zu der Versorgung mit Körperersatzstücken sowie mit orthopädischen oder anderen Hilfsmitteln gehört auch deren notwendige Instandhaltung oder Änderung. Die Versorgung mit einem anderen Hilfsmittel umfaßt auch ein Futtergeld für einen Blindenführhund in Höhe des Betrages, den blinde Beschädigte nach dem Bundesversorgungsgesetz zum Unterhalt eines Führhundes erhalten, sowie die Kosten für die notwendige tierärztliche Behandlung des Führhundes und für eine angemessene Haftpflichtversicherung, soweit die Beiträge hierfür nicht nach § 76 Abs. 2 Nr. 3 des Gesetzes vom Einkommen abzusetzen sind.

(4) Eine erneute Versorgung wird gewährt, wenn sie infolge der körperlichen Entwicklung des Behinderten notwendig oder wenn aus anderen Gründen das Körperersatzstück oder Hilfsmittel ungeeignet oder unbrauchbar geworden ist.

(5) Bei der Hilfe nach § 7 umfaßt die Versorgung auch die Betriebskosten des motorisierten Krankenfahrzeuges.

(6) Als Versorgung kann Hilfe in angemessenem Umfange auch zur Erlangung der Fahrerlaubnis, zur Instandhaltung sowie durch Übernahme von Betriebskosten eines Kraftfahrzeuges gewährt werden, wenn der Behinderte wegen seiner Behinderung auf die regelmäßige Benutzung eines Kraftfahrzeuges angewiesen ist oder angewiesen sein wird.

§ 11 Heilpädagogische Maßnahmen

Heilpädagogische Maßnahmen im Sinne des § 40 Abs. 1 Nr. 2a des Gesetzes werden gewährt, wenn nach allgemeiner ärztlicher oder sonstiger fachlicher Erkenntnis zu erwarten ist, daß hierdurch eine drohende Behinderung im Sinne des § 39 Abs. 1 des Gesetzes verhütet werden kann oder die Folgen einer solchen Behinderung beseitigt oder gemildert werden können. Sie werden auch gewährt, wenn die Behinderung eine spätere Schulbildung oder eine Ausbildung für einen angemessenen Beruf oder für eine sonstige angemessene Tätigkeit voraussichtlich nicht zulassen wird.

§ 12 Schulbildung

Die Hilfe zu einer angemessenen Schulbildung im Sinne des § 40 Abs. 1 Nr. 3 des Gesetzes umfaßt auch

1. heilpädagogische sowie sonstige Maßnahmen zugunsten behinderter Kinder und Jugendlicher, wenn die Maßnahmen erforderlich und geeignet sind, dem Behinderten den Schulbesuch im Rahmen der allgemeinen Schulpflicht zu ermöglichen oder zu erleichtern.
2. Maßnahmen der Schulbildung zugunsten behinderter Kinder und Jugendlicher, wenn die Maßnahmen erforderlich und geeignet sind, dem Behinderten eine im Rahmen der allgemeinen Schulpflicht üblicherweise erreichbare Bildung zu ermöglichen,
3. Hilfe zum Besuch einer Realschule, eines Gymnasiums, einer Fachoberschule oder einer Ausbildungsstätte, deren Ausbildungsabschluß dem einer der oben genannten Schulen gleichgestellt ist, oder, soweit im Einzelfalle der Besuch einer solchen Schule oder Ausbildungsstätte nicht zumutbar ist, sonstige Hilfe zur Vermittlung einer entsprechenden Schulbildung; die Hilfe wird nur gewährt, wenn nach den Fähigkeiten und den Leistungen des Behinderten zu erwarten ist, daß er das Bildungsziel erreichen wird.

§ 13 Ausbildung für einen Beruf oder für eine sonstige Tätigkeit

(1) Die Hilfe zur Ausbildung für einen angemessenen Beruf im Sinne des § 40 Abs. 1 Nr. 4 des Gesetzes umfaßt vor allem Hilfe

1. zur Berufsausbildung im Sinne des Berufsbildungsgesetzes,
2. zur Ausbildung an einer Berufsfachschule,
3. zur Ausbildung an einer Berufsaufbauschule,
4. zur Ausbildung an einer Fachschule oder höheren Fachschule,
5. zur Ausbildung an einer Hochschule oder einer Akademie,
6. zum Besuch sonstiger öffentlicher, staatlich anerkannter oder staatlich genehmigter Ausbildungsstätten,
7. zur Ableistung eines Praktikums, das Voraussetzung für den Besuch einer Fachschule oder einer Hochschule oder für die Berufszulassung ist,
8. zur Teilnahme am Fernunterricht; § 34 Satz 2 des Arbeitsförderungsgesetzes gilt entsprechend,
9. zur Teilnahme an Maßnahmen, die geboten sind, um die Ausbildung für einen angemessenen Beruf vorzubereiten.

(2) Die Hilfe nach Absatz 1 wird nur gewährt, wenn

1. nach den körperlichen und geistigen Fähigkeiten und den Leistungen des Behinderten zu erwarten ist, daß er das Ziel der Ausbildung oder der Vorbereitungsmaßnahmen erreichen wird,
2. der beabsichtigte Ausbildungsweg erforderlich ist,
3. der Beruf oder die Tätigkeit voraussichtlich eine ausreichende Lebensgrundlage bieten oder, falls dies wegen Art und Schwere der Behinderung nicht

möglich ist, zur Lebensgrundlage in angemessenem Umfange beitragen wird.

(3) Die Hilfe zur Ausbildung für eine sonstige angemessene Tätigkeit im Sinne des § 40 Abs. 1 Nr. 4 des Gesetzes wird insbesondere gewährt, wenn die Ausbildung für einen Beruf aus besonderen Gründen, vor allem wegen Art und Schwere der Behinderung, unterbleibt. Absatz 2 gilt entsprechend.

§ 14 Fortbildung, Umschulung

(1) Für die Gewährung der Hilfe zur Fortbildung oder Umschulung im Sinne des § 40 Abs. 1 Nr. 5 des Gesetzes gilt § 13 entsprechend.

(2) Hilfe zur Fortbildung im früheren oder in einem diesem verwandten Beruf wird gewährt, wenn der Behinderte ohne die Fortbildung den früheren Beruf wegen der Behinderung nicht oder nur unzureichend ausüben kann.

(3) Hilfe zur Umschulung für einen angemessenen Beruf oder eine sonstige angemessene Tätigkeit wird gewährt, wenn der Behinderte den früheren Beruf oder die frühere sonstige Tätigkeit wegen der Behinderung nicht oder nur unzureichend ausüben kann.

§ 15 Besondere Maßnahmen außerhalb der Hilfe nach den § 11 bis 14

Kommen wegen der Art oder der Schwere der Behinderung Maßnahmen nach den § 11 bis 14 nicht in Betracht, so umfaßt die Hilfe auch Maßnahmen zum Erwerb praktischer Kenntnisse und Fähigkeiten, die erforderlich und geeignet sind, dem Behinderten die für ihn erreichbare Teilnahme am Leben in der Gemeinschaft zu ermöglichen.

§ 16 Allgemeine Ausbildung

Zu den Maßnahmen der Eingliederungshilfe für Behinderte gehören auch

1. die blindentechnische Grundausbildung,
2. Kurse und ähnliche Maßnahmen zugunsten der in § 1 Nr. 5 und 6 EinglHVO (S. 330) genannten Personen, wenn die Maßnahmen erforderlich und geeignet sind, die Verständigung mit anderen Personen zu ermöglichen oder zu erleichtern,
3. hauswirtschaftliche Lehrgänge, die erforderlich und geeignet sind, dem Behinderten die Besorgung des Haushalts ganz oder teilweise zu ermöglichen,
4. Lehrgänge und ähnliche Maßnahmen, die erforderlich und geeignet sind, den Behinderten zu befähigen, sich ohne fremde Hilfe sicher im Verkehr zu bewegen.

§ 17 Eingliederung in das Arbeitsleben

(1) Zu der Hilfe im Sinne des § 40 Abs. 1 Nr. 6 und 7 des Gesetzes gehören auch die Hilfe zur Beschaffung von Gegenständen sowie andere Leistungen, wenn sie wegen der Behinderung zur Aufnahme oder Fortsetzung einer angemessenen Tätigkeit im Arbeitsleben erforderlich sind; für die Hilfe zur Be-

schaffung eines Kraftfahrzeuges ist § 8, für die Hilfe zur Beschaffung von Gegenständen, die zugleich Gegenstände im Sinne des § 9 Abs. 2 Nr. 12 sind, ist § 9 maßgebend. Die Hilfe nach Satz 1 kann auch als Darlehen gewährt werden.

(2) Die Hilfe in einer sonstigen Beschäftigungsstätte nach § 41 Abs. 1 Satz 2 des Gesetzes können Behinderte erhalten, die mindestens die Voraussetzungen zur Aufnahme in einer Werkstätte für Behinderte (§ 54a SchwbG) erfüllen.

§ 18 Wohnungsmäßige Unterbringung Behinderter

Die Hilfe bei der Beschaffung und Erhaltung einer Wohnung im Sinne des § 40 Abs. 1 Nr. 6a des Gesetzes umfaßt auch notwendige Umbauten. Kommen für die Hilfe nach § 40 Abs. 1 Nr. 6a des Gesetzes Geldleistungen in Betracht, können sie als Beihilfe oder als Darlehen gewährt werden.

§ 19 Hilfe zur Teilnahme am Leben in der Gemeinschaft

Die Hilfe zur Teilnahme am Leben in der Gemeinschaft im Sinne des § 40 Abs. 1 Nr. 8 des Gesetzes umfaßt vor allem

1. Maßnahmen, die geeignet sind, dem Behinderten die Begegnung und den Umgang mit nichtbehinderten Personen zu ermöglichen, zu erleichtern oder diese vorzubereiten,
2. Hilfe zum Besuch von Veranstaltungen oder Einrichtungen, die der Geselligkeit, der Unterhaltung oder kulturellen Zwecken dienen,
3. die Bereitstellung von Hilfsmitteln, die der Unterrichtung über das Zeitgeschehen und über kulturelle Ereignisse dienen, wenn wegen der Schwere der Behinderung anders eine Teilnahme am Leben in der Gemeinschaft nicht oder nur unzureichend möglich ist,
4. Tätigkeiten zur Vorbereitung auf Maßnahmen der Eingliederung in das Arbeitsleben nach § 40 Abs. 1 Nr. 6 des Gesetzes.

§ 20 Anleitung von Betreuungspersonen

Bedarf ein Behinderter wegen der Schwere der Behinderung in erheblichem Umfange der Betreuung, so gehört zu den Maßnahmen der Eingliederungshilfe auch, Personen, denen die Betreuung obliegt, mit den durch Art und Schwere der Behinderung bedingten Besonderheiten der Betreuung vertraut zu machen.

Die Aufzählung dieser Maßnahmen ist nicht abschließend, sondern beispielhaft. Die Maßnahmen können ständig den neuen Erkenntnissen in Wissenschaft und Praxis angepaßt werden. Entscheidend ist, ob sie im Einzelfall geeignet sind, eine drohende Behinderung zu verhüten oder eine vorhandene Behinderung oder deren Folgen zu beseitigen oder zu mildern. Es können im Einzelfall auch mehrere Maßnahmen gleichzeitig notwendig sein.

Erweiterte Hilfe (§ 43 Abs. 1 und 2 BSHG)

Erfordert die Behinderung Gewährung der Hilfe in einer *Anstalt*, einem Heim oder einer gleichartigen Einrichtung, einer Tageseinrichtung für Behinderte oder ärztlich oder ärztlich verordnete Maßnahmen, ist die Hilfe hierfür auch dann in vollem Umfang zu gewähren, wenn den in § 28 BSHG genannten Personen (dem Hilfesuchenden, seinem nicht getrennt lebenden Ehegatten und, wenn er minderjährig und unverheiratet ist, auch seinen Eltern) die Aufbringung der Mittel zu einem Teil zuzumuten ist. In Höhe dieses Teiles haben sie zu den Kosten der Hilfe beizutragen. Hat der Behinderte das 21. Lebensjahr noch nicht vollendet, so ist ihnen bzw. den Unterhaltspflichtigen die Aufbringung der Mittel nur für die Kosten des Lebensunterhalts (sog. häusliche Einsparung) zuzumuten.

Die speziellen Gegebenheiten am Einzelfall sind mit dem Sozialhilfeträger abzuklären.

Mit der „erweiterten Hilfe" werden die Eingliederungsmaßnahmen wesentlich erleichtert, da Betreuungen in Tageseinrichtungen wie Werkstätten für Behinderte, Tagessonderschulen, Sonderschulkindergärten u. a. einbezogen werden. Auch heilpädagogische Maßnahmen im noch nicht schulpflichtigen Alter und Maßnahmen, die den Behinderten lebenspraktisch zu bilden haben – auch insoweit, als er in einer Sonderschule nicht gefördert werden kann –, gehören hierher.

Vorläufige Hilfeleistung (§ 44 BSHG)

Steht spätestens 4 Wochen nach Bekanntwerden des Bedarfs beim Träger der Sozialhilfe nicht fest, ob ein anderer als der Träger der Sozialhilfe oder welcher andere zur Hilfe verpflichtet ist, hat der Träger der Sozialhilfe die notwendigen Maßnahmen unverzüglich durchzuführen, wenn zu befürchten ist, daß sie sonst nicht oder nicht rechtzeitig durchgeführt werden.

Durch diese Bestimmung soll erreicht werden, daß die EinglH rasch zum Tragen kommt und *Unklarheiten über die Zuständigkeit* von Kostenträgern den Behinderten nicht benachteiligen.

Kann die EinglH aufgeschoben werden, ohne daß ihre Durchführung oder ihr Erfolg gefährdet oder die Erfolgsaussichten gemindert werden und ohne daß sich aus der Verschiebung für den Behinderten oder seine Angehörigen Nachteile oder Härten ergeben, kann die Klärung der Zuständigkeit abgewartet werden.

Gesamtplan der Eingliederung (§ 46 BSHG) (S. 332)

Der Träger der Sozialhilfe hat so frühzeitig wie möglich einen Gesamtplan zur Durchführung der einzelnen Maßnahmen aufzustellen. Dieser Gesamtplan umfaßt *sämtliche Maßnahmen* der EinglH, die im Zeitpunkt seiner Aufstellung übersehbar sind.

Bei der Aufstellung des Gesamtplanes und der Durchführung der Maßnahmen wirkt der Träger der Sozialhilfe mit dem Behinderten und den sonst im Einzelfall Beteiligten, vor allem mit dem behandelnden Arzt, dem Gesundheitsamt, dem Landesarzt, dem Jugendamt und den Dienststellen der Bundesanstalt für Arbeit zusammen.

Das Zusammenwirken bezieht sich sowohl auf die Aufstellung als auch auf die Durchführung der Maßnahmen des Gesamtplanes. Das Zusammenwirken bedeutet, daß der Behinderte und die beteiligten Stellen einige Vorschläge über die in Betracht kommenden Eingliederungsmaßnahmen und deren Verwirklichung machen können und der zuständige Sozialhilfeträger diese Vorschläge mit ihnen erörtert.

Obgleich der Begriff Gesamtplan für Eingliederungs- bzw. Rehabilitationsverfahren Behinderter schon seit sehr langer Zeit existiert, ist bisher offensichtlich noch nie der Versuch unternommen worden, zumindest einheitliche Rahmenvorstellungen dazu zu entwickeln. Der begutachtende Arzt hat hier die Möglichkeit, alle Maßnahmen aufzuführen, die er im Einzelfall nebeneinander bzw. nacheinander kurz-, mittel- und langfristig für erforderlich hält. Viele Einzelbegutachtungen und mancher aufwendige Schriftwechsel könnte vermieden werden, wenn der Erstbegutachter in dafür geeigneten Fällen hiervon Gebrauch machte.

Muß also beispielsweise für die stationären Maßnahmen der Erstbehandlung einer traumatischen Querschnittslähmung eine Leistung der EinglH in Anspruch genommen werden, so sollten bei der Beurteilung aus ärztlicher Sicht *gleich alle* die *Maßnahmen* mit aufgeführt werden, die wahrscheinlich über kurz oder lang notwendig oder zweckmäßig sein werden. Solch ein Plan kann z. B. den Rollstuhl, den Stützapparat, das Stehbrett, den behinderungsgerechten Wohnungsumbau, das Pflegegeld, die berufliche Umschulung und die geeignete Arbeitsplatzsuche usw. vorsehen. Der zeitliche Abruf der Einzelmaßnahmen kann vorbehalten bleiben. Der Sozialhilfeträger wird aber auf diese Weise in die Lage versetzt, das Gesamtproblem rechtzeitig erfassen zu können.

Der begutachtende Arzt ist also aufgerufen, *zum frühestmöglichen Zeitpunkt auf alle erforderlichen Eingliederungshilfemaßnahmen hinzuweisen.* Dabei sollten unter Einbeziehung prognostischer Überlegungen aber nicht nur allgemein gehaltene Hinweise gegeben werden, da diese erfahrungsgemäß wenig hilfreich sind. Andererseits dürfen aber die geplanten Maßnahmen auch nicht zu speziell formuliert werden, um nicht jeden Spielraum auszuschließen.

Hilfe zur Pflege (HzPfl) (§§ 68, 69 BSHG)

Allgemeines

Hilfe zur Pflege ist eine Pflichtleistung des BSHG. Sie ist nachrangig gegenüber den Leistungen der Pflegeversicherung (§ 13 Abs. 3 SGB XI, § 69c BSHG), die zunächst vom Versicherten zu beantragen sind. Sie umfaßt häusliche Pflege einschließlich Verhinderungspflege, Hilfsmittel, teilstationäre Pflege, Kurzzeitpflege und vollstationäre Pflege. Der Inhalt dieser Hilfen richtet sich nach den entsprechenden Regelungen des SGB XI. HzPfl wird als vollstationäre Hilfe nur gewährt, wenn es nach der Besonderheit des Einzelfalles erforderlich ist, insbesondere ambulante oder teilstationäre Hilfen nicht zumutbar sind oder nicht ausreichen (§ 68 Abs. 1). Die Hilfe in Einrichtungen umfaßt die pflegebedingten Aufwendungen, die Kosten der Unterkunft und Verpflegung (sog. Hotelkosten) und die Investitionskosten.

Anspruch auf HzPfl besteht nur, wenn die Pflegebedürftigkeit wegen einer körperlichen, geistigen oder seelischen Krankheit oder Behinderung besteht. Zur Abgrenzung der Merkmale der Pflegebedürftigkeit und der Pflegestufen sowie zum Verfahren der Feststellung der Pflegebedürftigkeit wird auf die **Pflegebedürftigkeits-Richtlinien** der Pflegekassen (PflRi) verwiesen. Sie finden zur Bestimmung des Begriffs der Pflegebedürftigkeit und zur Abgrenzung, Höhe und Anpassung der Pflegegelder entsprechende Anwendung.

Die Entscheidung der Pflegekasse über das Ausmaß der Pflegebedürftigkeit nach SGB XI ist auch der Entscheidung im Rahmen der HzPfl zugrunde zu legen, soweit sie auf Tatsachen beruht, die bei beiden Entscheidungen zu berücksichtigen sind (§ 68a BSHG). Die **Bin-**

dungswirkung erstreckt sich dabei lediglich auf die Feststellung der Pflegebedürftigkeit und auf die Einstufung in eine bestimmte Pflegestufe, nicht aber auf den Leistungsumfang.

Der Medizinische Dienst der Krankenkassen (MDK) erstellt die Gutachten nur für die Pflegekassen, also nur für kranken- bzw. pflegeversicherte Personen. Für versicherte Hilfesuchende kann der Sozialhilfeträger bei der Pflegekasse im Rahmen der Amtshilfe (§§ 3–7 SGB X) das **Gutachten des MDK** anfordern. Die Übermittlung des vom MDK erstellten Gutachtens ist (§ 69 Abs. 1 Nr. 1 SGB X) datenschutzrechtlich zulässig.

Der MDK und der Sozialhilfeträger gehen davon aus, daß die im Gutachten enthaltenen Feststellungen zum Hilfebedarf des Pflegebedürftigen so umfassend sind, daß sie zur Prüfung eines eventuellen Anspruchs unterhalb der Pflegestufe I oder eines in Pflegestufe III nicht gedeckten Pflegebedarfs ausreichen.

Für nichtversicherte Hilfesuchende erfolgt die **Begutachtung durch das Gesundheitsamt** nach den Richtlinien der Pflegekassen.

Personenkreis (§ 68 Abs. 1 u. 3 BSHG)

HzPfl ist Personen zu gewähren, die wegen einer körperlichen, geistigen oder seelischen Krankheit oder Behinderung für die gewöhnlichen und regelmäßigen Verrichtungen im Ablauf des täglichen Lebens auf Dauer, voraussichtlich für mindestens 6 Monate, in erheblichem oder höherem Maße der Hilfe bedürfen.

Krankheiten oder Behinderungen in diesem Sinne sind Verluste, Lähmungen oder andere Funktionsstörungen am Stütz- und Bewegungsapparat, Funktionsstörungen der inneren Organe oder der Sinnesorgane, Störungen des Zentralnervensystems wie Antriebs-, Gedächtnis- oder Orientierungsstörungen sowie endogene Psychosen, Neurosen oder geistige Behinderungen und andere Krankheiten oder Behinderungen, infolge derer Personen pflegebedürftig im o. g. Sinne sind.

Der Personenkreis nach § 68 Abs. 1 Satz 1 BSHG ist identisch mit dem nach § 14 Abs. 1 SGB XI. Über diesen Personenkreis hinaus können bei sozialhilferechtlicher Bedürftigkeit **weitergehende Leistungen** im Rahmen der HzPfl noch

folgende Personen erhalten, und zwar unabhängig davon, ob sie nach dem SGB XI versichert sind oder nicht, nämlich Kranke oder Behinderte, die

– voraussichtlich für weniger als 6 Monate der Hilfe bedürfen (Ausnahme: kürzere verbleibende Lebensspanne) oder

– einen geringeren Hilfebedarf haben als in erheblichem oder höherem Maße, d. h. unter Pflegestufe I, oder

– der Hilfe für andere Verrichtungen als nach § 68 Abs. 5 BSHG bedürfen.

Darüber hinaus können Pflegebedürftige neben den Leistungen der Pflegeversicherung **ergänzende Pflegeleistungen** nach dem BSHG erhalten, wenn im einzelnen objektiv z. B. durch den Medizinischen Dienst der Krankenkassen oder den Amtsarzt des Gesundheitsamtes nachgewiesen wird, daß ein höherer Hilfebedarf besteht und die im Pflege-VG vorgesehenen Leistungen ausnahmsweise nicht ausreichen.

Ergänzend kann HzPfl auch neben Krankenhilfe, Hilfe für werdende Mütter und Wöchnerinnen, Eingliederungshilfe, Hilfe zur Weiterführung des Haushalts und zur Hilfe zum Lebensunterhalt in Betracht kommen.

Hilfebedarf (§ 68 Abs. 4 u. 5 BSHG)

Maßgeblich für die Beurteilung der Pflegebedürftigkeit ist der Hilfebedarf bei den Verrichtungen in den Bereichen Körperpflege, Ernährung, Mobilität und hauswirtschaftliche Versorgung. Der Hilfebedarf besteht in der Unterstützung, in der teilweisen oder vollständigen Übernahme der Verrichtungen im Ablauf des täglichen Lebens oder in Beaufsichtigung oder Anleitung mit dem Ziel der eigenständigen Übernahme dieser Verrichtungen.

Gewöhnliche und regelmäßig wiederkehrende Verrichtungen sind im Bereich der Körperpflege das Waschen, Duschen, Baden, die Zahnpflege, das Kämmen, Rasieren, die Darm- und Blasenentleerung, im Bereich der Ernährung das mundgerechte Zubereiten oder die Aufnahme der Nahrung, im Bereich der Mobilität das selbständige Aufstehen und Zu-Bett-Gehen, An- und Auskleiden, Gehen, Stehen, Treppensteigen oder das Verlassen und Wiederaufsuchen der Wohnung und im Bereich der hauswirtschaftlichen Versorgung das Einkaufen, Kochen, Reinigen der

Wohnung, Spülen, Wechseln und Waschen der Wäsche und Kleidung oder gegebenenfalls das Beheizen.

Im Einzelfall kommen auf der Grundlage von medizinischen Gutachten auch andere Verrichtungen in Betracht, die Pflegebedürftigkeit auslösen (§ 68 Abs. 1 Satz 2 erster Halbsatz).

Gegenüber dem bisherigen Hilflosigkeitsbegriff, der sich ausschließlich an den regelmäßig wiederkehrenden rein personenbezogenen Verrichtungen des täglichen Lebens orientierte, umfaßt die HzPfl nun die Sicherstellung der normalen Lebensführung. Ist lediglich Hilfe zur Haushaltsführung erforderlich, liegen nicht die Voraussetzungen für HzPfl vor, sondern evtl. für Hilfe zum Lebensunterhalt (§ 11 Abs. 3 BSHG) oder zur Weiterführung des Haushalts (§ 70 BSHG).

Weitere Hilfemaßnahmen (§ 68 Abs. 2 BSHG)

Neben der Übernahme der Kosten für die häusliche Pflege oder der erforderlichen Pflege in Einrichtungen sind weitere Hilfen möglich. So können dem Pflegebedürftigen auch Hilfsmittel zur Verfügung gestellt werden, die zur Erleichterung seiner Beschwerden wirksam beitragen.

Zu den entsprechenden **Hilfsmitteln** zählen unter anderem Krankenstühle und geeignete Betten, soweit diese nicht im Rahmen der Krankenhilfe oder der Eingliederungshilfe zu gewähren sind bzw. der Vorrang der Krankenversicherung besteht.

Für zum Verbrauch bestimmte Pflegehilfsmittel (sog. Verbrauchsmittel) wie beispielsweise Desinfektionsmittel, Einmalhandschuhe sowie saugende Bettschutzeinlagen zum einmaligen Gebrauch richten sich die monatlichen Beträge nach dem individuellen Bedarf im Einzelfall.

Die Übernahme der Anschlußkosten und der monatlichen Mietgebühren für eine **Notrufanlage** (z. B. Hausnotruf oder eine entsprechende Einrichtung) kommt in Betracht, wenn die Leistungen nicht von der Pflegekasse übernommen werden und jederzeit mit der Möglichkeit des Eintretens lebensbedrohlicher Situationen oder großer Schmerzzustände gerechnet werden muß und/oder zur rechtzeitigen Herbeirufung von Hilfe ein Hausnotruf erforderlich sein muß. Ärztlich muß ausdrücklich bestätigt sein, daß ein Telefonanschluß allein zur recht-

zeitigen Herbeirufung von Hilfe nicht ausreicht und bei alleinstehenden Personen, daß eine erforderliche Heimunterbringung durch Installation einer Hausnotrufanlage vermieden werden kann.

Häusliche Pflege (§ 69 BSHG)

Reicht häusliche Pflege aus, soll der Träger der Sozialhilfe darauf hinwirken, daß die Pflege einschließlich der hauswirtschaftlichen Versorgung durch Personen, die dem Pflegebedürftigen nahestehen, oder im Wege der Nachbarschaftshilfe übernommen wird. Das Nähere regeln die §§ 69a bis c. In einer Anstalt, einem Heim oder einer gleichartigen Einrichtung oder in einer Einrichtung zur teilstationären Betreuung erhalten Pflegebedürftige keine Hilfen zur häuslichen Pflege.

Es liegt im Interesse des Sozialhilfeträgers, allgemein und im Einzelfall die Möglichkeiten der häuslichen Pflege zu sichern und zu erhalten, damit solange wie möglich die Unterbringung eines Pflegebedürftigen in einem Heim, einer Anstalt oder einer sonstigen Pflegeeinrichtung vermieden wird. Dem Pflegebedürftigen soll durch Sicherstellung der häuslichen Pflege, ggf. unterstützt durch Tages- und Nachtpflege, einschließlich der hauswirtschaftlichen Versorgung das Verbleiben in seiner bisherigen Umgebung ermöglicht werden. In der Regel entspricht auch eine Pflege in der bisherigen häuslichen Umgebung eher dem Willen des Pflegebedürftigen als die Unterbringung in einem Heim.

Ob **häusliche Pflege** ausreicht, ist nach Maßgabe der Umstände des Einzelfalls nach objektiven Maßstäben (PflRi) zu beurteilen. Die Formulierung stellt keine Bewertung der Schwere eines Pflegefalles etwa in dem Sinne dar, in leichteren Pflegefällen die Leistungen nach den §§ 69a–c zu erbringen und in schweren Fällen die Unterbringung in einer Anstalt usw. zu veranlassen. Kann die nach § 68 Abs. 1 erforderliche HzPfl unter Berücksichtigung des § 69 im häuslichen Bereich durchgeführt werden und ist sie tatsächlich gewährleistet, dann reicht häusliche Pflege aus, ungeachtet des Umfangs und der Dauer der Pflege sowie der Gründe, die den Verbleib im häuslichen Bereich veranlassen.

Nahestehende Personen sind in erster Linie nicht nur Ehegatten, Familienangehörige, erreichbare Verwandte und Verschwägerte, sondern auch enge Freunde und gute Bekannte sowie Personen, die sich gegenseitig verpflichtet fühlen. Unter Nachbarschaftshilfe ist die überkommene Form des gegenseitigen Helfens und Unterstützens unter Nachbarn zu verstehen, wie sie im ländlichen Bereich noch weitgehend gehandhabt wird.

Die Leistungen der häuslichen Pflege umfassen das Pflegegeld und sog. andere Leistungen.

Pflegegeld
(§ 69a BSHG)

Nach § 69a erhalten **erheblich Pflegebedürftige** ein Pflegegeld in Höhe von 400 DM, wenn sie bei der Körperpflege, der Ernährung oder Mobilität für wenigstens zwei Verrichtungen aus einem oder mehreren Bereichen mindestens einmal täglich und zusätzlich mehrfach in der Woche der Hilfe bei der hauswirtschaftlichen Versorgung bedürfen.

Schwerpflegebedürftige erhalten ein monatliches Pflegegeld in Höhe von 800 DM, wenn sie Hilfe bei der Körperpflege, der Ernährung oder der Mobilität für mehrere Verrichtungen mindestens dreimal täglich benötigen und zusätzlich mehrfach in der Woche der Hilfe bei der hauswirtschaftlichen Versorgung bedürfen.

Schwerstpflegebedürftige erhalten ein monatliches Pflegegeld in Höhe von 1300 DM, wenn sie Hilfe bei der Körperpflege, der Ernährung oder der Mobilität für mehrere Verrichtungen täglich rund um die Uhr, auch nachts und zusätzlich mehrfach in der Woche Hilfe bei der hauswirtschaftlichen Versorgung benötigen.

Bei **pflegebedürftigen Kindern** ist der infolge Krankheit oder Behinderung gegenüber einem gesunden gleichaltrigen Kind zusätzliche Pflegebedarf maßgebend.

Der **Zeitaufwand**, den ein Familienangehöriger oder eine andere nicht als Pflegekraft ausgebildete Pflegeperson für die erforderlichen Leistungen der Grundpflege und hauswirtschaftlichen Versorgung benötigt, muß wöchentlich im Tagesdurchschnitt

1. in der Pflegestufe I mindestens 90 Minuten betragen; hierbei müssen auf die Grundpflege mehr als 45 Minuten entfallen,
2. in der Pflegestufe II mindestens drei Stunden betragen; hierbei müssen auf die Grundpflege mindestens zwei Stunden entfallen,

3. in der Pflegestufe III mindestens fünf Stunden betragen; hierbei müssen auf die Grundpflege mindestens vier Stunden entfallen.

Die Höhe des Pflegegeldes nach dem BSHG entspricht der Höhe des Pflegegeldes nach dem Pflege-VG (§ 37 SGB XI).

Pflegebedürftige, deren Pflegebedarf unterhalb der Pflegestufe I liegt, können kein Pflegegeld erhalten. Für sie kommen bei Bedarf nur sog. andere Leistungen nach § 69b in Betracht.

Nach der **Übergangsregelung** (Art. 51 SGB XI) erhalten Pflegebedürftige, die bis zum 31.3. 1995 nach § 69 alter Fassung Pflegegeld bezogen haben, das Pflegegeld insoweit weiter, als es zusammen mit dem bis zum 31.3. 1995 gezahlten Pflegegeld nach § 57 SGB V den Pflegegeldanspruch nach § 37 SGB XI übersteigt und die geltenden Vorschriften des BSHG den Leistungsbezug nicht ausschließen. Bei der Anwendung dieser Bestimmung wird von den am 31.3. 1995 in § 69 BSHG festgelegten Beträgen ausgegangen.

Andere Leistungen
(§ 69b BSHG)

Pflegebedürftigen im Sinne des § 68 Abs. 1 sind die angemessenen Aufwendungen der Pflegeperson zu erstatten; auch können angemessene Beihilfen gewährt sowie Beiträge der Pflegeperson für eine angemessene Alterssicherung übernommen werden, wenn diese nicht anderweitig sichergestellt ist. Ist neben oder anstelle der Pflege nach § 69 Satz 1 die Heranziehung einer besonderen Pflegekraft erforderlich oder eine Beratung oder zeitweilige Entlastung der Pflegeperson geboten, so sind die angemessenen Kosten zu übernehmen.

Pflegebedürftigen, die Pflegegeld nach § 69a erhalten, sind zusätzlich die Aufwendungen für die Beiträge einer Pflegeperson oder einer besonderen Pflegekraft für eine angemessene Alterssicherung zu erstatten, wenn diese nicht anderweitig sichergestellt ist.

Angemessene Aufwendungen der Pflegeperson sind z.B. Fahrtkosten, Kosten doppelter Haushaltsführung, Aufwendungen für besonderen Kleider- oder Wäscheverschleiß. **Angemessene Beihilfen** (Kann-Leistung) kommen in Betracht z.B. als Taschengeld für die Pflegeperson. Was angemessene Aufwendungen sind, richtet sich nicht allein nach den Gegebenheiten des Einzelfalles, sondern findet auch seine Grenze in den Kosten einer beruflichen Pflegekraft oder eines Anstaltsaufenthaltes. Übersteigen die Aufwendungen im Einzelfall diese vergleichbaren Kosten, dann steht es im pflichtgemäßen Ermessen des Sozialhilfeträgers, ob er sie dennoch erstattet oder sie mit der Maßgabe entsprechend kürzt, daß der Hilfeempfänger sich für eine andere Hilfsform entscheiden möge.

Die Übernahme der Beiträge der Pflegeperson für eine **angemessene Alterssicherung**, wenn diese nicht anderweitig sichergestellt ist, dient vor allem dazu, die Pflegebereitschaft zu erhalten.

Eine **besondere Pflegekraft** ist eine Person, die die Pflege gegen Vergütung wahrnimmt; darunter fallen nicht nahestehende Personen oder Nachbarn, die unentgeltlich helfen. Der Einsatz einer besonderen Pflegekraft darf nur dann einzeln oder neben der häuslichen Pflege erfolgen, wenn die Pflege durch Nahestehende oder Nachbarn nicht oder nicht voll gesichert ist.

Die **Beratung der Pflegeperson** gehört zu den Pflichtleistungen, sofern sich dafür die Notwendigkeit herausstellt. Die Angebote der Pflegekassen, z. B. Programme für pflegende Angehörige, die sich derzeit auch auf nichtversicherte Personen erstrecken, sind vorrangig zu nutzen.

Für Personen, die keine Ansprüche an die Pflegeversicherung haben, gehören aufgrund von § 69b Abs. 1 Satz 2 **(zeitweilige Entlastung der Pflegeperson)** auch vergleichbare Leistungen der häuslichen Pflege bei Verhinderung der Pflegeperson nach § 38 SGB XI und der Kurzzeitpflege nach § 42 SGB XI. Der Umfang der dort geregelten Pflegeleistungen wird in der Regel auch bei Sozialhilfegewährung als ausreichend angesehen.

Leistungskonkurrenz (§ 69c BSHG)

Bei Erhalt von gleichartigen Leistungen nach anderen Rechtsvorschriften bestehen nach § 69c verschiedene Anrechnungs- und Kürzungsmöglichkeiten.

Besondere Einkommensgrenze (§ 81 BSHG)

Die besondere Einkommensgrenze wird berücksichtigt bei der Pflege in einer Anstalt (§ 68),

wenn sie voraussichtlich auf längere Zeit erforderlich ist, sowie bei der häuslichen Pflege (§ 69), wenn der in § 69a Abs. 1 oder 2 genannte Schweregrad der Hilflosigkeit besteht.

Die erhöhte besondere Einkommensgrenze (§ 81 Abs. 2) wird bei der Pflegegeldgewährung für den Personenkreis der Pflegestufe III angewendet. Der ärztliche Gutachter, der zu solchen und ähnlichen Fragen gehört wird, oder der behandelnde Arzt, der eine Beratung durchführt, sollte zumindest soweit informiert sein, daß bei dem vorstehend genannten Personenkreis eine wesentlich höhere Einkommensgrenze berücksichtigt wird, als es bei dem Personenkreis der Fall ist, für den sinngemäß die übrigen Regelungen zutreffen.

Literatur

Bundessozialhilfegesetz (BSHG) in der Fassung der Bekanntmachung vom 23. 3. 1994 (BGBl. I S. 646), berichtigt am 28. 9. 1994 (BGBl. I S. 2975)

Entscheidungen der Spruchstellen für Fürsorgestreitigkeiten, Bd. 23 bis 27. Filthut, Hannover 1971–1975

Erstes SGB XI-Änderungsgesetz (1. SGB-ÄndG) vom 14. 6. 1996 (BGBl. I S. 830)

Gesetz über die Angleichung der Leistungen zur Rehabilitation. Rehabilitations-Angleichungsgesetz (RehaG) vom 7. 8. 1974 (BGBl. I S. 1881)

Gesetz zur Reform des Sozialhilferechts vom 23. 7. 1996 (BGBl. I S. 1088)

Gesetz zur Sicherung der Eingliederung Behinderter in Arbeit, Beruf und Gesellschaft – Schwerbehindertengesetz (SchwbG) vom 24. 4. 1974 (BGBl. I S. 981)

Knopp, A., O. Fichtner: BSHG, Kommentar, 3. Aufl. Vahlen, Berlin 1974

Mergler, O., G. Zink, E. Dahlinger: Bundessozialhilfegesetz, Kommentar, 4. Aufl. Kohlhammer, Stuttgart, Stand Jan. 1991

Rehabilitation – eine neue Aufgabe der gesetzlichen Krankenversicherung im Zusammenwirken der Sozialleistungsträger. Die Ortskrankenkasse (DOK) 56 (1974) 785–960

Richtlinien der Spitzenverbände der Pflegekassen über die Merkmale der Pflegebedürftigkeit und der Pflegestufen sowie zum Verfahren der Feststellung der Pflegebedürftigkeit, Pflegebedürftigkeits-Richtlinien (PflRi) vom 7. 11. 1994, geändert durch Beschluß vom 21. 12. 1995

Schellhorn, W., H. Jirasek, P. Seipp: BSHG, Kommentar zum Bundessozialhilfegesetz, 14. Aufl. Luchterhand, Neuwied, Kriftel, Berlin 1993

Sozialgesetzbuch (SGB), Allgemeiner Teil, vom 11. 12. 1975 (BGBl. I S. 3015)

Sozialgesetzbuch (SGB), Soziale Pflegeversicherung, Pflege-Versicherungsgesetz (PflegeVG), vom 26. 5. 1994 (BGBl. I S. 1014, 2797)

Sozialhilferichtlinien. Richtlinien und Anhaltspunkte zur Anwendung des Bundessozialhilfegesetzes – (SHR), hrsg. vom Landkreis und Städtetag Baden-Württemberg, 2. Aufl. Boorberg, Stuttgart 1995

Verordnung nach § 47 des Bundessozialhilfegesetzes – Eingliederungshilfe-Verordnung (EinglHVO) in der Fassung vom 1. 2. 1975 (BGBl. I S. 434), geändert durch Gesetz vom 23. 7. 1996 (BGBl. I S. 1088)

14 Orthopädische Aspekte bei Berufskrankheiten

J. Thürauf

Allgemeiner Teil

Definition der Berufskrankheit
(3, 4, 12, 15, 17, 19, 37ff., 44, 47f., 59, 69f.)*

In § 9 Abs. 1 SGB VII (Sozialgesetzbuch VII, welches 1996 die Reichsversicherungsordnung (RVO) abgelöst hat) wird die Berufskrankheit (BK) wie folgt definiert:

§ 9 Abs. 1 SGB VII: Berufskrankheiten sind Krankheiten, die die Bundesregierung durch Rechtsverordnung mit Zustimmung des Bundesrates als Berufskrankheiten bezeichnet und die Versicherte infolge einer den Versicherungsschutz nach § 2, 3 oder 6 begründenden Tätigkeiten erleiden. Die Bundesregierung wird ermächtigt, in der Rechtsverordnung solche Krankheiten als Berufskrankheiten zu bezeichnen, die

- nach den Erkenntnissen der medizinischen Wissenschaft
- durch besondere Einwirkungen verursacht sind, denen
- bestimmte Personengruppen
- durch ihre Arbeit
- in erheblich höherem Grade als die übrige Bevölkerung ausgesetzt sind;

sie kann dabei bestimmen, daß die Krankheiten **nur dann** Berufskrankheiten sind, wenn sie durch die Arbeit in bestimmten Unternehmen verursacht sind, oder wenn sie zur Unterlassung aller Tätigkeiten geführt haben, die für die Entstehung, die Verschlimmerung oder das Wiederaufleben der Krankheit ursächlich waren oder sein können. In der Rechtsverordnung kann ferner bestimmt werden, inwieweit Versicherte der Seefahrt auch in der Zeit gegen Berufskrankheiten versichert sind, in der sie an Land beurlaubt sind.

§ 9 Abs. 2 SGB VII: Die Unfallversicherungsträger haben eine Krankheit, die nicht in der Rechtsverordnung bezeichnet ist oder bei der die dort bestimmten Voraussetzungen nicht vorliegen, **wie** eine Berufskrankheit als Versicherungsfall anzuerkennen, **sofern** nach neuen Erkenntnissen der medizinischen Wissenschaft die Voraussetzungen für eine Bezeichnung nach Absatz 1 Satz 2 erfüllt sind.

§ 9 Abs. 3 SGB VII: Erkranken Versicherte, die infolge der besonderen Bedingungen ihrer versicherten Tätigkeit in erhöhtem Maße der Gefahr der Erkrankung an einer in der Rechtsverordnung nach Absatz 1 genannten Berufskrankheit ausgesetzt waren, an einer solchen Krankheit und können **Anhaltspunkte** für eine Verursachung außerhalb der versicherten Tätigkeit nicht festgestellt werden, wird **vermutet**, daß diese infolge der versicherten Tätigkeit verursacht worden ist.

§ 9 Abs. 4 SGB VII: Setzt die Anerkennung einer Krankheit als Berufskrankheit die **Unterlassung aller Tätigkeiten** voraus, die für die Entstehung, die Verschlimmerung oder das Wiederaufleben der Krankheit ursächlich waren oder sein können, haben die Unfallversicherungträger **vor** Unterlassung einer noch verrichteten gefährdenden Tätigkeit darüber zu entscheiden, ob die übrigen Voraussetzungen für die Anerkennung einer Berufskrankheit erfüllt sind.

Demnach kann als BK nicht jede Krankheit anerkannt werden, die durch berufliche Einwirkungen verursacht oder doch mitverursacht worden ist. Voraussetzung ist vielmehr im Regelfall, daß sie in der Anlage der seit dem 1. 12. 1997 gültigen Berufskrankheiten-Verordnung (**BKV**) vom 31. 10. 1997 (BGBl. I S. 2623) aufgeführt wird, d. h. eine **Listenkrankheit** ist (Tab. 14.**1**). Aus Gründen der Aktualität werden in der Tabelle auch jene Erkrankungen (*kursiv* gedruckt) genannt, deren Einführung als BK empfohlen wurde, aber derzeit nicht rechtsverbindlich erfolgt ist.

Grundsätzlich stellt eine BK einen **regelwidrigen Körperzustand** dar, bedingt **Behandlungsbedürftigkeit** und/oder eine MdE (z. B. BK Nr. 2301). Darüber hinaus bedarf die Beurteilung des Ursachenzusammenhangs (➤ haftungsbegründende und haftungsausfüllende Kausalität)

---

* Die Zahlen beziehen sich auf das Literaturverzeichnis S. 377ff

Tabelle 14.**1   Liste der Berufskrankheiten** (Anlage der BKV, Stand 1997; die aus Gründen der Praktikabilität oftmals verwendete **Kurzbezeichnung** ist fett, die Fundstelle des jeweiligen Merkblattes im *Bundesarbeitsblatt* in Klammern *kursiv* gedruckt). Die Häufigkeitsangaben der angezeigten **Verdachtsfälle** und der **erstmals berenteten** BKen beziehen sich auf das Jahr 1995

BK Nr.	Bezeichnung	Anzeigen	Renten
1	**Durch chemische Einwirkungen verursachte Krankheiten**	**3668**	**321**
11	**Metalle und Metalloide**	**435**	**50**
1101	Erkrankungen durch **Blei** oder seine Verbindungen *(5/1964, 126)*	170	6
1102	Erkrankungen durch **Quecksilber** oder seine Verbindungen *(5/1964, 129)*	93	4
1103	Erkrankungen durch **Chrom** oder seine Verbindungen *(4/1981, 129)*	75	25
1104	Erkrankungen durch **Cadmium** oder seine Verbindungen *(11/1963, 281)*	18	2
1105	Erkrankungen durch **Mangan** oder seine Verbindungen *(5/1964, 128)*	3	1
1106	Erkrankungen durch **Thallium** oder seine Verbindungen *(6/1962, 134)*	2	0
1107	Erkrankungen durch **Vanadium** oder seine Verbindungen *(6/1962, 134)*	5	0
1108	Erkrankungen durch **Arsen** oder seine Verbindungen *(5/1964, 125)*	53	10
1109	Erkrankungen durch **Phosphor** oder seine anorganischen Verbindungen *(12/1966, 309; 4/1981, 56)*	10	1
1110	Erkrankungen durch **Beryllium** oder seine Verbindungen *(11/1963, 285)*	6	1
12	**Erstickungsgase**	**104**	**2**
1201	Erkrankungen durch **Kohlenmonoxid** *(11/1963, 282)*	86	1
1202	Erkrankungen durch **Schwefelwasserstoff** *(2/1964, 32)*	18	1
13	**Lösemittel, Schädlingsbekämpfungsmittel (Pestizide) und sonstige chemische Stoffe**	**3129**	**269**
1301	**Schleimhautveränderungen,** Krebs oder andere Neubildungen der Harnwege durch aromatische Amine *(6/1963, 129)*	261	64
1302	Erkrankungen durch **Halogenkohlenwasserstoffe** *(9/1962, 201; 6/1985, 55)*	1108	46
1303	Erkrankungen durch **Benzol,** seine Homologe oder Styrol *(2/1964, 30; 10/1994, 139)*	468	78
1304	Erkrankungen durch Nitro- oder **Aminoverbindungen des Benzols** oder seine Homologe oder ihrer Abkömmlinge *(6/1963, 129)*	112	0
1305	Erkrankungen durch **Schwefelkohlenstoff** *(2/1964, 31)*	19	9
1306	Erkrankungen durch **Methylalkohol** (Methanol) *(6/1962, 133)*	31	0
1307	Erkrankungen durch **organische Phosphor**verbindungen *(12/1966, 309; 7–8/1979, 69)*	100	2
1308	Erkrankungen durch **Fluor** oder seine Verbindungen *(9/1962, 201; 4/1987, 57)*	40	1
1309	Erkrankungen durch **Salpetersäureester** *(11/1963, 283)*	15	0
1310	Erkrankungen durch halogenierte Alkyl-, Aryl- oder **Alkylaryloxide** *(9/1962, 201; 7–8/1979, 70)*	109	30
1311	Erkrankungen durch halogenierte Alkyl-, Aryl- oder **Alkylarylsulfide** *(8–9/1977, 204)*	1	0
1312	Erkrankungen der **Zähne** durch Säuren *(9/1962, 202)*	738	0
1313	Hornhautschädigungen des Auges durch **Benzochinon** *(6/1963, 129)*	2	0
1314	Erkrankungen durch para-tertiär-**Butylphenol** *(7–8/1988, 123; 11/1989, 62)*	4	0
1315	Erkrankungen durch **Isocyanate,** die zur Unterlassung aller Tätigkeiten gezwungen haben, die für die Entstehung, die Verschlimmerung oder das Wiederaufleben der Krankheit ursächlich waren oder sein können *(3/1993, 48)*	121	36
1316	Erkrankungen der Leber durch **Dimethylformamid** *(4/1996, 29)*	/	1
1317	Polyneuropathie oder Enzephalopathie durch organische **Lösungsmittel** oder deren Gemische *(9/1996, 44–49)*	/	/
–	Krebs durch Gefahrstoffe (in der ehemaligen DDR)	/	2

Zu den Nummern 1101 bis 1110, 1201 und 1202, 1303 bis 1309 und 1315:
Ausgenommen sind Hauterkrankungen. Diese gelten als Krankheiten im Sinne dieser Anlage nur insoweit, als sie Erscheinungen einer Allgemeinerkrankung sind, die durch Aufnahme der schädigenden Stoffe in den Körper verursacht werden oder gemäß Nummer 5101 zu entschädigen sind.

Tabelle 14.**1** **Fortsetzung**

BK Nr.	Bezeichnung	Anzeigen	Renten
2	**Durch physikalische Einwirkungen verursachte Krankheiten**	**40223**	**2978**
21	**Mechanische Einwirkungen**	**25172**	**996**
2101	Erkrankungen der **Sehnenscheiden** oder des Sehnengleitgewebes sowie der Sehnen- oder Muskelansätze, die zur Unterlassung aller Tätigkeiten gezwungen haben, die für die Entstehung, die Verschlimmerung oder das Wiederaufleben der Krankheit ursächlich waren oder sein können *(2/1963, 64)*	1719	26
2102	**Meniskusschäden** nach mehrjährigen, andauernden oder häufig wiederkehrenden, die Kniegelenke überdurchschnittlich belastenden Tätigkeiten *(2/1963, 23; 2/1990, 135)*	2314	356
2103	Erkrankungen durch Erschütterung bei Arbeit mit **Druckluftwerkzeugen** oder gleichartig wirkenden Werkzeugen oder Maschinen *(2/1963, 21)*	839	187
2104	Vibrationsbedingte **Durchblutungsstörungen** an den Händen, die zur Unterlassung aller Tätigkeiten gezwungen haben, die für die Entstehung, die Verschlimmerung oder das Wiederaufleben der Krankheit ursächlich waren oder sein können *(7–8/ 1979, 72)*	141	32
2105	Chronische Erkrankungen der **Schleimbeutel** durch ständigen Druck *(2/1963, 20)*	689	12
2106	**Drucklähmungen** der Nerven *(2/1964, 32)*	93	3
2107	Abrißbrüche der **Wirbelfortsätze** *(2/1964, 34)*	25	0
2108	Bandscheibenbedingte Erkrankungen der **Lendenwirbelsäule** durch langjähriges **Heben** oder Tragen schwerer Lasten oder durch langjährige Tätigkeiten in extremer Rumpfbeugehaltung, die zur Unterlassung aller Tätigkeiten gezwungen haben, die für die Entstehung, die Verschlimmerung oder das Wiederaufleben der Krankheit ursächlich waren oder sein können *(3/1993, 50)*	16363	268
2109	Bandscheibenbedingte Erkrankungen der **Halswirbelsäule** durch langjähriges Tragen schwerer Lasten auf der Schulter, die zur Unterlassung aller Tätigkeiten gezwungen haben, die für die Entstehung, die Verschlimmerung oder das Wiederaufleben der Krankheit ursächlich waren oder sein können *(3/1993, 53)*	1610	7
2110	Bandscheibenbedingte Erkrankungen der **Lendenwirbelsäule** durch langjährige, vorwiegend vertikale Einwirkung von **Ganzkörperschwingungen** im Sitzen, die zur Unterlassung aller Tätigkeiten gezwungen haben, die für die Entstehung, die Verschlimmerung oder das Wiederaufleben der Krankheit ursächlich waren oder sein können *(3/1993, 55)*	1289	40
–	Wirbelsäulen-BK Nr. 70 in der ehemaligen DDR	56	65
2111	Erhöhte **Zahnabrasionen** durch mehrjährige quarzstaubbelastende Tätigkeit *(3/1993, 58)*	34	0
22	**Druckluft**	**49**	**1**
2201	Erkrankungen durch Arbeit in **Druckluft** *(2/1964, 33)*	49	1
23	**Lärm**	**13982**	**1561**
2301	**Lärmschwerhörigkeit** *(8–9/1977, 204)*	13982	1561
24	**Strahlen**	**1020**	**420**
2401	**Grauer Star** durch Wärmestrahlung *(6/1963, 130)*	17	1
2402	Erkrankungen durch **ionisierende Strahlen** *(2/1963, 22; 7–8/1991, 72)*	1003	419
3	**Durch Infektionserreger oder Parasiten verursachte Krankheiten sowie Tropenkrankheiten**	**3683**	**254**
3101	**Infektionskrankheiten,** wenn der Versicherte im Gesundheitsdienst, in der Wohlfahrtspflege oder in einem Laboratorium tätig oder durch eine andere Tätigkeit der Infektionsgefahr in ähnlichem Maße besonders ausgesetzt war *(8/1969, 202)*	2143	197
3102	Von **Tieren auf Menschen übertragbare Krankheiten** *(6/1963, 131)*	844	45
3103	**Wurmkrankheit** der Bergleute, verursacht durch Ankylostoma duodenale oder Strongyloides stercoralis *(6/1963, 133)*	3	0
3104	**Tropenkrankheiten,** Fleckfieber *(11/1963, 287; 7/1968, 195)*	693	12
4	**Erkrankungen der Atemwege und der Lungen, des Rippenfells und Bauchfells**	**18061**	**3101**
41	**Erkrankungen durch anorganische Stäube**	**9671**	**2366**
4101	Quarzstaublungenerkrankung **(Silikose)** *(12/1966, 311)*	3396	654
4102	Quarzstaublungenerkrankungen in Verbindung mit aktiver Lungentuberkulose **(Silikotuberkulose)** *(12/1966, 311)*	104	49

Tabelle 14.**1**   **Fortsetzung**

BK Nr.	Bezeichnung	Anzeigen	Renten
4103	**Asbeststaublungenerkrankungen (Asbestose)** oder durch Asbeststaub verursachte Erkrankungen des Rippenfells, des Bauchfells oder des Perikards *(12/1966, 309; 7–8/ 1983, 51; 7–8/1988, 122)*	3719	420
4104	**Lungenkrebs** oder **Kehlkopfkrebs** – in Verbindung mit Asbeststaublungenerkrankungen (Asbestose), – in Verbindung mit durch Asbeststaub verursachter Erkrankung der Pleura oder – bei Nachweis der Einwirkung einer kumulativen Asbestfaserstaubdosis am Arbeitsplatz von mindestens 25 Faserjahren ($25*10^6$ [Fasern/m^3 *Jahre]) *(12/1966, 310; 7–8/1983, 52; 7–8/1988, 723; 7/1994, 65; 16/1996, 25–28)*	1562	648
4105	Durch Asbest verursachtes **Mesotheliom** des Rippenfells, des Bauchfells oder des Perikards *(7–8/1983, 53; 7/1994, 67)*	723	503
–	Asbest-Karzinome in der ehemaligen DDR	5	61
4106	Erkrankungen der tieferen Atemwege und der Lungen durch **Aluminium** oder seine Verbindungen *(11/1963, 283)*	14	1
4107	Erkrankungen an **Lungenfibrose** durch Metallstäube bei der Herstellung oder Verarbeitung von Hartmetallen *(6/1962, 733; 7–8/1983, 54)*	90	4
4108	Erkrankungen der tieferen Atemwege und der Lungen durch **Thomasmehl** (Thomasphosphat) *(9/1962, 205)*	4	0
4109	Bösartige Neubildungen der Atemwege und der Lungen durch **Nickel** oder seine Verbindungen *(11/1989, 62)*	30	9
4110	Bösartige Neubildungen der Atemwege und der Lungen durch **Kokereirohgase** *(2/ 1990, 135)*	24	17
–	*Lungenkrebs durch polycyclische aromatische Kohlenwasserstoffe bei Nachweis der Einwirkung einer kumulativen Dosis von mindestens 100 Benzo[a]pyren-Jahren [($\mu g/m^3$)*Jahre]*		
4111	Chronische obstruktive **Bronchitis** oder Emphysem von Bergleuten im **Steinkohlenbergbau** bei Nachweis der Einwirkung einer kumulativen Dosis von mindestens 100 Feinstaub-Jahren [(mg/m^3)*Jahre] *(10/1995, 39)*	/	/
42	**Erkrankungen durch organische Stäube**	**337**	**107**
4201	Exogen-allergische **Alveolitis** *(8–9/1977, 205; 4/1981, 58; 11/1989, 63)*	268	69
4202	Erkrankungen der tieferen Atemwege und Lungen durch Rohbaumwoll-, Rohflachs- oder Rohhanfstaub **(Byssinose)** *(8–9/1977, 206; 11/1989, 65)*	13	1
4203	**Adenokarzinome** der Nasenhaupt- und Nasennebenhöhlen durch Stäube von Eichen- oder Buchenholz *(2/1990, 136)*	56	37
43	**Obstruktive Atemwegserkrankungen**	**8053**	**628**
4301	Durch **allergisierende** Stoffe verursachte obstruktive **Atemwegserkrankungen** (einschließlich Rhinopathie), die zur Unterlassung aller Tätigkeiten gezwungen haben, die für die Entstehung, die Verschlimmerung oder das Wiederaufleben der Krankheit ursächlich waren oder sein können *(6/1963, 133; 7–8/1979, 73)*	5634	371
4302	Durch **chemisch-irritativ** oder toxisch wirkende Stoffe verursachte obstruktive **Atemwegserkrankungen,** die zur Unterlassung aller Tätigkeiten gezwungen haben, die für die Entstehung, die Verschlimmerung oder das Wiederaufleben der Krankheit ursächlich waren oder sein können *(6/1962, 133; 7–8/1979, 74)*	2419	257
5	**Hauterkrankungen**	**21336**	**866**
5101	Schwere oder wiederholt rückfällige **Hauterkrankungen,** die zur Unterlassung aller Tätigkeiten gezwungen haben, die für die Entstehung, die Verschlimmerung oder das Wiederaufleben der Krankheit ursächlich waren oder sein können *(2/1963, 24; 6/1996, 22–25)*	21284	855
5102	**Hautkrebs** oder zur Krebsbildung neigende Hautveränderungen durch Ruß, Rohparaffin, Teer, Anthrazen, Pech oder ähnliche Stoffe *(2/1963, 25)*	52	11
6	**Krankheiten sonstiger Ursache**	**1**	**0**
6101	**Augenzittern** der Bergleute *(6/1962, 136)*	1	0
Summe		**86972**	**7266**
§ 551 (2) RVO (ab 1996: § 9 Abs. 2 SGB VII)		4584	54
BK-Nr. fehlend		6	1
Sonderentscheide der ehemaligen DDR		/	10
Insgesamt		**91562**	**7331**

eingehender arbeitstechnischer und medizinischer Begründung, weil eine **ätiopathogenetisch abgesicherte Diagnose** gefordert wird – und keine Verdachts- oder Ausschlußdiagnose.

Ferner ist bei einigen Krankheiten, die auch in der Allgemeinbevölkerung eine hohe Prävalenz aufweisen und ohne berufstypische Belastungen auftreten, die Anerkennung als BK davon abhängig, daß bestimmte weitere Voraussetzungen (sog. ➤ **Listenvorbehalte**) erfüllt sind. Derartige „verlängerte Tatbestände" können sich auf

– die Einwirkung,
– das Krankheitsbild und/oder auf
– die geforderte Aufgabe der schädigenden Tätigkeit beziehen.

Entsprechende Formulierungen finden sich bei Meniskus-, Schleimbeutel-, Sehnenscheiden- und Wirbelsäulenerkrankungen. So können nur dann anerkannt werden, z. B.

– eine *chronische* Erkrankung der Schleimbeutel, wenn sie durch ständigen Druck hervorgerufen worden ist (Nr. 2105, S. 345, 358 f),
– ein Meniskusschaden nur nach Ausübung von *regelmäßigen andauernden* oder *häufig wiederkehrenden*, die Kniegelenke *überdurchschnittlich belastenden Tätigkeiten* (Nr. 2102, S. 345, 355 f),
– eine Erkrankung der Sehnenscheiden bzw. bandscheibenbedingte Erkrankungen der Hals-/Lendenwirbelsäule durch (nach Dauer und Intensität objektivierte) mechanische Überlastung nur, wenn sie zur Aufgabe der *gesundheitsschädigenden Tätigkeiten* gezwungen haben (Nr. 2101, S. 345, 353 f bzw. Nr. 2108 ff., S. 361 ff).

Ist eine Erkrankung **nicht** in der BK-Liste aufgeführt oder sind die dort genannten weiteren Voraussetzungen **nicht** erfüllt, kann eine Anerkennung als BK auch dann **nicht** erfolgen, wenn ein Ursachenzusammenhang zwischen beruflicher Tätigkeit und Entstehung der Krankheit zunächst eindeutig erscheint. Ausnahmen sind nur nach der vorstehend wiedergegebenen Vorschrift des § 9 Abs. 2 SGB VII möglich. Als derartige ➤ **Quasi-Berufskrankheiten** wurden von 1963 bis 1991 insgesamt 4676 (darunter 1864 „orthopädische") Fälle angezeigt und 333 (darunter 26 orthopädische) Erkrankungen entschädigt.

Häufigkeit der Berufskrankheiten
(11, 27, 48)

In der Berufskrankheiten-Liste (Tab. 14.**1**, S. 344 ff) wird bei den einzelnen Krankheiten die jeweilige Anzahl der angezeigten Verdachtsfälle und der erstmals berenteten Fälle angegeben. Diese Zahlenangaben für das Jahr 1995 basieren auf den Erhebungen des Bundesministeriums für Arbeit und Sozialordnung (11). Zu beachten ist, daß die Attribute „angezeigt" und „neu berentet" (präziser als „erstmals entschädigt", weil daneben zusätzlich kostenintensive Maßnahmen der Prävention und Rehabilitation erfolgen) die beiden Extreme eines breiten Spektrums sind: Die im Berichtsjahr erstmals berenteten Fälle entsprechen besonders schweren Krankheitsverläufen innerhalb der größeren Gruppe von „anerkannten" Fällen – aus der Gesamtzahl der abgeschlossenen Vorgänge („entschieden").

Für die verschiedenen BKen-Gruppen werden die prozentualen Anteile am Gesamtaufkommen in der folgenden Übersicht dargestellt:

Einwirkungen/Gruppe	Fälle (%)	
	angezeigter Verdacht	neue BK-Renten
1. Chemisch	4	4
2. Physikalisch	44	39
3. Biologisch-infektiös	4	4
Zielorgan:		
4. Atemtrakt	20	41
5. Haut	23	11
6. Sonstige	5	1
Summe (%)	100	100
(N)	91562	7585

Zwischen den einzelnen BKen-Gruppen bestehen z. T. beachtenswerte Unterschiede. Generell sind folgende Feststellungen zulässig: BKen nach **chemischen Einwirkungen** werden vergleichsweise selten angezeigt und berentet. In diesem Zusammenhang erfolgt der Hinweis auf Sachverhalte, die zu beachten sind, z. B. Häufigkeit und Ausmaß der Expositionsmöglichkeiten, Maßnahmen des technischen, sozialen und medizinischen Arbeitsschutzes, Art der Erkrankung; die Reversibilität von Gesundheitsschäden erleichtert die Umsetzung des Grundsatzes: Rehabilitation vor Rente.

BKen infolge **physikalischer Einwirkungen** nehmen zahlenmäßig eine Spitzenposition ein. In dieser Gruppe mit überwiegend „orthopädischen" BKen finden sich zwei der am häufigsten gemeldeten Verdachtsfälle: Lärmschwerhörigkeit und Wirbelsäulenerkrankungen (Bandscheibenschäden, BK Nr. 2108 ff., S. 345). Das Verhältnis zwischen angezeigten und erstmals berenteten Fällen ist bei einzelnen BKen dieser Gruppe besonders ausgeprägt, z. T. bedingt durch sog. ➤ Listenvorbehalte.

BKen durch **infektiöse Einwirkungen** erscheinen hinsichtlich Meldung und Berentung ausgewogen. Dieser Sachverhalt kann durch den relativ großen Anteil von ärztlichen Anzeigen mit hoher Bestätigungsquote begründet sein. BKen des **Atemtraktes** und der **Haut** nehmen aufgrund ihrer Häufigkeit Spitzenpositionen ein. Erwartungsgemäß ist die Relation der gemeldeten und berenteten Fälle besonders ausgeprägt zwischen den Pneumokoniosen (chronische Verläufe, etablierte Vorsorgeuntersuchungen) und den Hautekzemen (sog. Listenvorbehalt, S. 347).

Beteiligung der Haltungs- und Bewegungsorgane

Berufskrankheiten finden sich im orthopädischen Fachgebiet nach unterschiedlichen Einwirkungen und aus verschiedenen Gründen:

- die berufliche Schädigung (meist physikalische Kräfte) betrifft unmittelbar die Haltungs- und Bewegungsorgane (z. B. BK Nr. 2101, S. 345, 353 ff),
- die Symptome einer BK können sich u. a. auch an Stütz- und Bewegungsorganen manifestieren (z. B. bei chemischen Noxen wie den Listen-Stoffen Blei, Cadmium, Fluor S. 344, 373 ff),
- Infektionskrankheiten als BKen (z. B. Nr. 3101) können sich mit Spätfolgen (➤ mittelbarer Schaden) am Haltungssystem manifestieren (z. B. Tbc, S. 345, 371 ff).

Berufskrankheiten werden darüber hinaus im orthopädischen Krankengut relativ häufig – wenn auch oftmals unbegründet – vermutet: Führen berufs*un*abhängige Erkrankungen oder Abnutzungserscheinungen des Skelettsystems infolge der Beanspruchung durch die Berufstätigkeit zu Beschwerden oder werden festgestellte Schäden auf eine berufliche Beanspruchung der Haltungs- und Bewegungsorgane zurückge-

führt, so scheitert die Anerkennung als BK – auch abgesehen von allen Kausalitätsbetrachtungen – meist daran, daß eine sog. Listenerkrankung nicht vorliegt oder die sog. Listenvorbehalte nicht erfüllt sind.

Dauer der beruflichen Schädigung, Berufsanamnese
(4, 15, 19, 39, 47 f., 59, 67, 69 f.)

Gesundheitsschäden, die durch zeitlich begrenzte (z. B. innerhalb einer Arbeitsschicht) von außen auf den Körper einwirkende Ereignisse verursacht werden, gelten als **Arbeitsunfall** (§ 8 SGB VII), sofern der Versicherte eine den Versicherungsschutz begründende Tätigkeit ausübte (§ 2, 3 oder 6 SGB VII).

Berufskrankheiten sind in der Regel das Ergebnis länger andauernder schädigender Einwirkungen. Sie können jedoch auch durch einmalige, kurzzeitige (z. B. Intoxikation) oder wiederholte und länger (mitunter Jahrzehnte) andauernde Einwirkungen verursacht werden. Falls der Tatbestand des Arbeitsunfalls auch erfüllt wird, ist verfahrensmäßig eine BK anzunehmen. Auch nach einem expositionsfreien Intervall (z. B. BK Nr. 2103) und nach längerer Latenzzeit, mitunter erst nach Jahrzehnten (z. B. BK Nr. 4105, S. 346), können BKen auftreten.

Von entscheidender Bedeutung für die Beurteilung, ob eine BK vorliegt, ist daher die **Berufsanamnese** – und zwar über das gesamte Arbeitsleben. Die notwendigen Ermittlungen über die Arbeitsverhältnisse und ihre besonderen Gegebenheiten sind zwar grundsätzlich Aufgabe der Unfallversicherungsträger bzw. der Gerichte (Abklärung der haftungsbegründenden Kausalität). Häufig vermögen diese Verwaltungsstellen die Bedeutung früherer Berufstätigkeiten bzw. der ätiopathogenetisch bedeutsamen Belastungen für die streitige Berufskrankheit aber nicht zu erkennen, so daß die entscheidenden Hinweise von ärztlicher Seite kommen können. Entsprechendes gilt für schädigende außerberufliche Einwirkungen (z. B. Sport oder Hobbyarbeiten) und berufsfremde Risikokonstellationen. Darüber hinaus muß der ärztliche Gutachter auch den Wandel der Technik in den verschiedenen Tätigkeitsbereichen berücksichtigten: Buchdrucker arbeiten heute kaum noch mit Blei, Maler nur noch in speziellen Fällen mit Bleifarben, und Untertagetätigkeiten sind heute durchaus nicht mehr immer mit Zwangshaltungen oder besonderen Belastungen der Menisken verbunden, welche andererseits durchaus übertage bestehen können (BK Nr. 2102). Hilfreich ist in diesen Fällen die Kontaktaufnahme mit dem zuständigen Betriebs- oder Werksarzt.

In diesem Zusammenhang wird auf die **Merkblätter** zu den einzelnen BKen hingewiesen. Hier werden Vorkommen und Gefahrenquellen für den anzeigenden Arzt dargestellt. Die vom Bundesministerium für Arbeit und Sozialordnung im Bundesarbeitsblatt veröffentlichten Merkblätter sind mit ihren Fundstellen in Tab. 14.**1** (S. 344ff) aufgeführt.

Zusammenhangsbeurteilung bei einer BK

(4, 7, 15f., 26, 39, 44, 48, 59, 70)

Die BK muß mit hinreichender Wahrscheinlichkeit mit den schädigenden Einwirkungen der versicherten Tätigkeit in einem rechtlich wesentlichen **ursächlichen Zusammenhang** stehen. Für die Beurteilung dieses Zusammenhangs (haftungsausfüllende Kausalität) sind die Grundsätze der sozialrechtlichen ➤ **Kausalitätslehre** maßgebend.

Hiernach ist nicht erforderlich, daß die schädigenden beruflichen Einwirkungen die alleinige oder wenigstens überwiegende Ursache der BK sind; es genügt, daß sie eine ➤ **wesentliche Teilursache** bilden.

Bei der Zusammenhangsbeurteilung ist daher hinsichtlich der ➤ **haftungsbegründenden Kausalität** zu prüfen, ob die schädigenden Einwirkungen aus der versicherten Tätigkeit zumindest eine solche wesentliche Teilursache für den Eintritt der BK bilden, ob daneben – ggf. parallel wirkend – auch Einwirkungen aus unversicherten Tätigkeiten oder der privaten Lebenssphäre (z. B. Sport, Hobby, Urlaub usw.) ursächlich wesentlich beteiligt sind und welche kausale Bedeutung diesen einzelnen Kausalreihen zukommt. Die Vollständigkeit der Anamnese – der beruflichen ebenso wie der außerberuflichen – hat hier häufig entscheidende Bedeutung.

Ein rechtlich wesentlicher Zusammenhang mit der versicherten Tätigkeit ist nur – aber auch immer dann – zu verneinen, wenn die Einwirkungen aus derartigen unversicherten Tätigkeiten an Bedeutung in *dem* Maße überwiegen, daß sie bei der gebotenen objektiven, vernünftigen und lebensnahen Würdigung als die allein wesentliche Ursache anzusehen sind (d. h. „nicht hinweggedacht werden können").

Auch im Rahmen der **haftungsausfüllenden Kausalität** bedarf es der Prüfung, ob die schädigende Einwirkung aus der versicherten Tätigkeit zumindest eine wesentliche Teilursache i. S. der sozialrechtlichen Kausalitätslehre bildet oder ob die als BK geltend gemachte Krankheit eindeutig überwiegend auf anderen – berufsfremden – Ursachen beruht.

Bei häufig vorkommender gleichartiger beruflicher Belastung tritt immer nur in einigen – oft sehr wenigen – Fällen eine BK auf. Die Beanspruchung ist ggf. so gering, daß sie von den meisten Betroffenen ohne besondere Reaktion verkraftet wird. Es besteht also – besonders auf orthopädischem Fachgebiet – fast immer eine Prädisposition zu Art und Schwere der Reaktion auf die spezielle berufliche Belastung. Jugendliche (vor Abschluß der Wachstumsphase), aber auch alternde und bereits vorgeschädigte Personen sind schädigenden Berufseinwirkungen gegenüber häufig anfälliger. Bei der sozialmedizinischen Beurteilung erhebt sich daher nicht selten die Frage, ob die speziellen beruflichen Noxen oder der besonderen individuellen Disposition die überwiegende ursächliche Bedeutung zukommt.

Hier ist zu beachten, daß die versicherte Person durch die Gesetzliche Unfallversicherung (GUV) **grundsätzlich** in dem Gesundheitszustand geschützt ist, in dem sie sich bei Beginn der schädigenden beruflichen Einwirkungen befunden hat, mit allen ihren Anlagen, konstitutionellen Schwächen und Krankheitsdispositionen. Trifft also eine berufliche Noxe, die bei der überwiegenden Mehrzahl aller gleichartig Belasteten keine Schäden verursacht, auf eine solche anlagemäßig vorgegebene Krankheitsdisposition, so kann die Anerkennung einer BK in aller Regel nicht mit der Begründung abgelehnt werden, diese Disposition und nicht die berufliche Schädigung bilde die wesentliche Ursache einer Erkrankung. Etwas anderes gilt nur, wenn diese Disposition gegenüber den beruflichen Einwirkungen an Bedeutung für die Entstehung der Krankheit so eindeutig überwiegt, daß sie bei lebensnaher Betrachtung als die allein wesentliche Ursache des gesamten Krankheitsgeschehens angesehen werden muß, insbesondere also, wenn auch normale Belastungen des täglichen Lebens den Krankheitsprozeß mit hinreichender Wahrscheinlichkeit zu annähernd gleicher Zeit und in annähernd gleicher Schwere ausgelöst hätten (sog. **Gelegenheitsursache**).

Eine BK kann i. S. der ➤ **Entstehung** oder i. S. der ➤ **Verschlimmerung** verursacht sein. Im Regelfall wird die BK aber durch die Einwirkungen der versicherten Tätigkeit erstmalig zur Entstehung gelangt sein. Eine Anerkennung i. S. der Verschlimmerung kommt nur in Betracht, wenn die nunmehr als BK zu beurteilende Erkrankung als Grundleiden schon bei Beginn der schädigenden beruflichen Noxen nachweislich als Krankheit im Rechtssinne bestanden hat. Insbesondere berechtigt die ursächliche Beteiligung einer Disposition oder einer Vorschädigung an der Entstehung der BK nicht zu einer Anerkennung nur i. S. der Verschlimmerung. Ist die BK – wie im Regelfall – i. S. der Entstehung anzuerkennen, ist bei der **Bewertung der ➤ MdE** stets die volle MdE zu berücksichtigen, die durch die BK insgesamt bewirkt wird, auch wenn an deren Entstehung in nicht wesentlichem Umfang andere Ursachen aus *un*versicherten Bereichen mitgewirkt haben. Es ist daher – anders als in der privaten UV – hier nicht zulässig, die ursächliche Beteiligung derartiger schädigungs*un*abhängiger Kausalfaktoren bei der Bewertung der MdE mindernd zu berücksichtigen, auch wenn diese im Einzelfall quantitativ abgrenzbar sein sollten. Eine Begrenzung der MdE auf den beruflich bedingten Anteil ist nur zulässig, wenn das Leiden bereits bei Beginn der Einwirkung beruflicher Noxen als Krankheit im Rechtssinne vorgelegen hat und diese beruflichen Noxen lediglich eine Verschlimmerung des berufs*un*abhängig vorgegebenen Grundleidens bewirkt haben.

Die zu einer BK disponierenden Faktoren sollten auch bei arbeitsmedizinischen **Vorsorge-** und **Einstellungsuntersuchungen** sorgfältig geprüft und beachtet werden und ggf. den Einsatz in gefährdenden Tätigkeiten ausschließen.

Todesfall infolge einer BK
(4, 15ff., 19, 37, 39, 44, 48, 59)

Stirbt der Versicherte an den Folgen einer BK, erhalten die Angehörigen **Hinterbliebenenversorgung**, sofern die BK und ihre Folgen zumindest eine wesentliche Teilursache für den Eintritt des Todes bilden, d. h. ein Versicherungsfall vorliegt (§ 63 SGB VII).

Ein rechtlich wesentlicher Ursachenzusammenhang liegt auch dann vor, wenn der Tod durch die BK um wenigstens ein Jahr vorverlegt worden ist (sog. **Lebensverkürzung um ein Jahr**). Ein solcher Fall liegt insbesondere vor, wenn der Tod zwar eindeutig überwiegend durch schädigungs*un*abhängige Ursachen (z. B. Krebserkrankung, Herzinfarkt usw.) bewirkt wurde, infolge der BK aber um wenigstens ein Jahr früher als bei normalem Krankheitsverlauf eingetreten ist.

Eine ➤ **Leichenöffnung** ist nach dem Recht der GUV nur mit Zustimmung der Hinterbliebenen zulässig. Erfolgt eine Obduktion aus anderem Anlaß (z. B. auf Veranlassung der Staatsanwaltschaft), dürfen die hierbei gewonnenen Erkenntnisse nur mit Zustimmung der Hinterbliebenen verwertet werden. Der UV-Träger kann diese Zustimmung aber ggf. verlangen, (vgl. § 60 Abs. 1 Nr. 1 SGB I).

Krankheitsbild der Berufskrankheiten – Diagnostik
(4, 15, 19, 37, 39, 43, 47f., 59, 66, 70, 73)

Im Bereich der Haltungs- und Bewegungsorgane ist eine sichere Feststellung, ob eine BK vorliegt oder nicht, in besonderer Weise erschwert. Die individuell verschiedenen Reaktionen der Beschäftigten auf gleichartige Belastungen im beruflichen Bereich, die vielfältigen Überschneidungen der beruflichen Belastungen mit denen aus dem berufs*un*abhängigen Leben (Hobby, Sport, Nebenarbeiten usw.), die verbreiteten Krankheitsdispositionen und physiologische Alters- bzw. Abnutzungserscheinungen machen eine gesicherte Aussage darüber, ob die vorliegende Erkrankung eine BK ist oder nicht, oft schwierig. So erfordert z. B. die Beurteilung der **Ätiopathogenese** einer Arthrose im Ellenbogengelenk (Folge von Einwirkungen i. S. der BK Nr. 2103, eines Sportschadens, einer sonstigen Verletzung oder Entzündung, rein degenerativer Prozeß) eine genaue **differentialdiagnostische Abklärung** und die Berücksichtigung detaillierter anamnestischer Angaben und Vorbefunde. Kann das Vorliegen einer BK nicht von vornherein ausgeschlossen werden, so müssen systematisch Anamneseerhebung, klinische, röntgenologische, ggf. histologische, Operations-, Labor- und sonstige Befunde erhoben werden im Hinblick auf die zur Diskussion stehende BK mit den aktenkundigen und anamnestisch verifizierten beruflichen Belastungen sowie etwaigen besonderen Voraussetzungen für die Anerkennung als BK. Etwaige Risikofaktoren und berufsunabhängige Ursachen sind abzuklären. Zu beachten ist, daß für die Zusammenhangsbeurteilung nur solche Faktoren berücksichtigt werden dürfen, die i. S. des sog. Vollbeweises nachgewiesen sind.

Ist die **Diagnose** eindeutig, sind spezifische berufliche Belastungen nachgewiesen, stimmt der **Zeitpunkt der Manifestation** nach solchen Belastungen mit der medizinischen Erfahrung überein und liegen auch keine nachweisbaren berufsunabhängigen pathogenetischen Faktoren vor, die die beruflichen Belastungen an Bedeutung klar überwiegen, so ist die Erkrankung zur Anerkennung als BK vorzuschlagen.

Soll eine Krankheit gemäß § 9 **Absatz 2** SGB VII als ➤ **Versicherungsfall** anerkannt werden, so bedarf es eingehender Begründung anhand der Umstände des Einzelfalls, daß diese Krankheit durch besondere Einwirkungen verursacht ist, denen bestimmte Personengruppen durch ihre Arbeit in erheblich höherem Grade als die übrige Bevölkerung ausgesetzt sind. Diese Einwirkungen müssen nach den Erkenntnissen der medizinischen Wissenschaft generell geeignet sein, eine spezielle Erkrankung zu verursachen. Derartige Erkenntnisse sind **neu**, d. h. sie

– bestehen erst seit Inkrafttreten der z. Z. gültigen BKV,
– waren zwar vorhanden, jedoch dem Verordnungsgeber nicht bekannt,
– sind zwar bekannt, aber nicht erkennbar geprüft worden,
– waren bekannt, haben sich aber erst mit weiteren, nachträglich gewonnenen Erkenntnissen zur „Berufskrankheitenreife" verdichtet.

Anzeige bei begründetem Verdacht auf eine BK

(Vgl. hierzu Übersichtsschema, S. 352)
(2, 3, 4, 13, 15ff., 19, 37, 44, 48, 59, 69f.)

Hierzu regelt die Rechtsgrundlage:

§ 202 SGB VII: *Anzeigepflicht von Ärzten bei Berufskrankheiten.*

Haben **Ärzte** oder Zahnärzte den begründeten Verdacht, daß bei Versicherten eine BK besteht, haben sie dies dem **Unfallversicherungsträger** oder der für den medizinischen Arbeitsschutz **zuständigen Stelle** in der für die Anzeige

von Berufskrankheiten vorgeschriebenen **Form** (§ 193 Abs. 8) **unverzüglich** anzuzeigen. Die Ärzte oder Zahnärzte haben die Versicherten über den **Inhalt** der Anzeige zu unterrichten und ihnen den Unfallversicherungsträger und die **Stelle** zu nennen, denen sie die Anzeige übersenden. § 193 Abs. 7 Satz 3 und 4 gilt entsprechend (d. h. wechselseitige Unterrichtung der genannten beiden Stellen).

§ 193 Abs. 8 SGB VII: *Pflicht zur Anzeige eines Versicherungsfalles durch die* **Unternehmer**. Das Bundesministerium für Arbeit und Sozialordnung bestimmt durch Rechtsverordnung mit Zustimmung des Bundesrates den für Aufgaben der Prävention und der Einleitung eines Feststellungsverfahrens erforderlichen **Inhalt** der Anzeige, ihre **Form** sowie die **Empfänger**, die Anzahl und den Inhalt der Durchschriften.

Die gesetzlichen Vorgaben werden z. T. in der Berufskrankheiten-Verordnung wiederholt und präzisiert (§ 7 BKV).

Die Vordrucke sind einheitlich gestaltet hinsichtlich Inhalt, Form und Farbe. Dies erleichtert die Bearbeitung und Auswertung. Ein Erläuterungsblatt und je drei Anzeigen sind zu einem Satz zusammengefaßt; ein Anzeigenformular verbleibt bei dem Arzt, zwei sind für den Adressaten bestimmt.

Der Träger der Unfallversicherung zahlt dem Arzt oder Zahnarzt für die Anzeige ohne Rücksicht darauf, ob sie ihm oder der für den medizinischen Arbeitsschutz zuständigen Stelle zugegangen ist, eine **Gebühr** (z. Z. 24,80 DM). Die Verbände der Träger der Unfallversicherung und die Kassenärztliche Bundesvereinigung können Abweichendes vereinbaren.

Demnach ist eine Formular-Anzeige an den Staatlichen Gewerbearzt/Landesgewerbearzt oder die nach Branche und Region zuständige Berufsgenossenschaft oder sonstigen UV-Träger zu senden (Abb. 14.1). Anzeigen und Merkblätter können von diesen Institutionen angefordert werden. Beide Stellen unterrichten sich gegenseitig und veranlassen ggf. die Begutachtung des Versicherten, entsprechend den Regelungen des § 9 Abs. 6 SGB VII bzw. § 4 (4) BKV.

§ 4f BKV: Die für den medizinischen Arbeitsschutz zuständige Stelle hat den Versicherten, wenn sie es für erforderlich hält, unverzüglich zu **untersuchen** oder für Rechnung des Trägers der Unfallversicherung durch einen Arzt

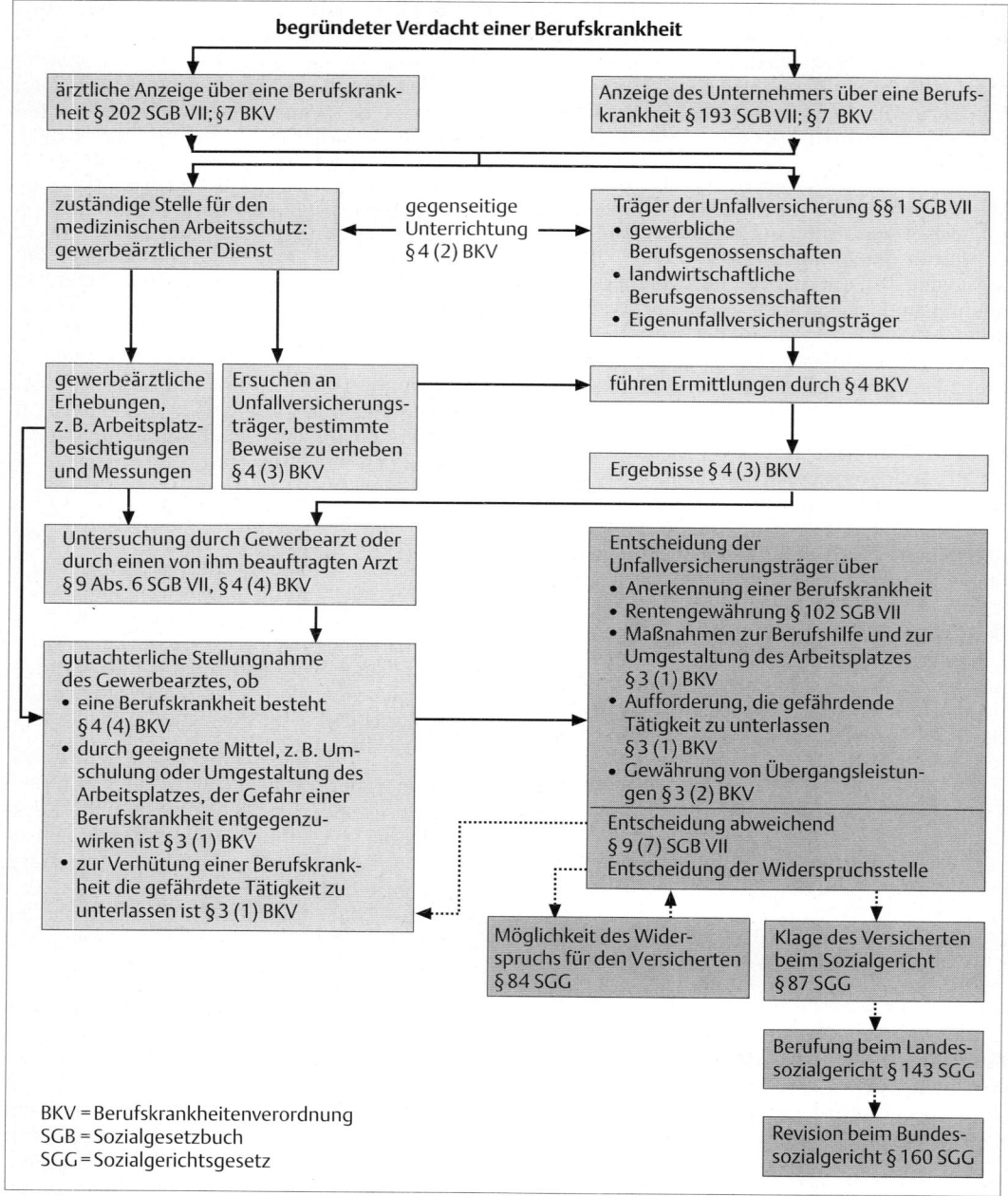

Abb. 14.**1**   Berufskrankheiten-Feststellungsverfahren: Ablaufschema (nach Thürauf: Berufskrankheiten − exogen verursachte Gesundheitsschäden. In: Marx, H. H., H. Klepzig: Medizinische Begutachtung innerer Krankheiten. Thieme, Stuttgart 1997)

untersuchen zu lassen und dem Träger der Unfallversicherung ein **Gutachten** zu erstatten.

§ 200 Abs. 2 SGB VII: Vor Erteilung eines Gutachtenauftrags soll der Unfallversicherungsträger dem Versicherten **mehrere Gutachter zur Auswahl** benennen; der Betroffene ist außerdem auf sein **Widerspruchsrecht** nach § 76 Abs. 2 des 10. Buches hinzuweisen und über den Zweck des Gutachtens zu informieren.

Verhütung einer BK

(3ff., 15ff., 26, 37, 39, 44, 47f., 59)

Der Auftrag zur Prävention ist für die Unfallversicherungsträger gesetzlich geregelt und weit gefaßt:

§ 14 Abs. 1 SGB VII: *Grundsatz.* Die Unfallversicherungsträger haben **mit allen geeigneten Mitteln** für die Verhütung von Arbeitsunfällen, Berufskrankheiten und arbeitsbedingten Gesundheitsgefahren und für eine wirksame Erste Hilfe zu sorgen. Sie sollen dabei auch den Ursachen von arbeitsbedingten Gefahren für Leben und Gesundheit nachgehen.

In Analogie hierzu lautet

§ 3 Abs. 1 BKV: Besteht für Versicherte die Gefahr, daß eine BK entsteht, wieder auflebt oder sich verschlimmert, haben die Träger der Unfallversicherung dieser Gefahr **mit allen geeigneten Mitteln** entgegenzuwirken. Ist die Gefahr gleichwohl nicht zu beseitigen, haben die Träger der Unfallversicherung darauf hinzuwirken, daß die Versicherten die gefährdenden Tätigkeiten unterlassen. Den für medizinischen Arbeitsschutz zuständigen Stellen ist Gelegenheit zur Äußerung zu geben.

Der Nachweis des Vorliegens einer BK ist hier nicht erforderlich; es genügt die Gefahr der Entstehung usw. Diese muß **konkret** bestehen, damit das vielfach gestaffelte System des technischen, organisatorischen und medizinischen Arbeitsschutzes gezielt zum Einsatz kommt. Vorbeugende Maßnahmen gegen eine BK müssen im Einzelfall auch die individuelle Reaktion des Berufstätigen berücksichtigen. Ein innerbetrieblicher Arbeitsplatzwechsel ist nicht immer durchführbar; ggf. sind daher weiterreichende berufliche Rehabilitationsmaßnahmen einzuleiten. Ein etwaiger Minderverdienst nach Arbeitsplatz- oder Berufsaufgabe wird – zeitlich begrenzt auf 5 Jahre – ausgeglichen (§ 3 Abs. 2 BKV).

Spezieller Teil

Vorbemerkung

Zahlreiche BKen manifestieren sich an Haltungs- und Bewegungsorganen – isoliert oder kombiniert mit anderen Lokalisationen. Bei der Begutachtung müssen die speziellen medizinischen und sozialrechtlichen Voraussetzungen der einzelnen BK berücksichtigt werden.

I. Berufskrankheiten durch mechanische/physikalische Einwirkungen an Haltungs- und Bewegungsorganen (Druck, Erschütterung, Zug, Biegung, Überlastung)

BK Nr. 2101 (Sehnenscheiden, S. 353 f),
2102 (Meniskusschäden, S. 355 f),
2103 (Erschütterung durch Druckluftwerkzeuge, S. 356 ff).
2105 (Schleimbeutel, S. 358 f),
2106 (Drucklähmungen der Nerven, S. 359 ff),
2107 (Wirbelfortsätze, S. 361 f),
2108 (Lendenwirbelsäule, Heben und Tragen, S. 361 f, 363 ff),
2109 (Halswirbelsäule, S. 361 f, 366 ff),
2110 (Lendenwirbelsäule, Ganzkörperschwingungen, S. 361 f, 369 f),
2201 (Arbeit in Druckluft, S. 370 f).

BK Nr. 2101: Erkrankungen der Sehnenscheiden oder des Sehnengleitgewebes sowie der Sehnen- oder Muskelansätze, die zur Unterlassung aller Tätigkeiten gezwungen haben, die für die Entstehung, die Verschlimmerung oder das Wiederaufleben der Krankheit ursächlich waren oder sein können
(4, 10 f., 13, 15 f., 19, 37, 39, 43, 48, 59, 66, 70, 73)

Berufliche Belastung: Das Entscheidende für die Entstehung der Erkrankung im Bereich der funktionellen Einheit „Sehnen und Gleitgewebe" ist nicht die Schwere der Arbeit, sondern die maximale Zahl der Bewegungen, die in einer bestimmten Zeiteinheit geleistet werden müssen. Die gefährdenden Tätigkeiten zeichnen sich durch **gleichförmig anhaltende, schnell hintereinander** ausgeführte Bewegungen aus, z. B. bei Monteierinnen, Tänzerinnen. Bedienungsfreundliche moderne Geräte in Büro und Haushalt entlasten die ehemals häufig von der Erkrankung betroffenen Schreibkräfte (an mechanischen Schreibmaschinen) sowie Büglerinnen, die besonders zur Epicondylopathia humeri ulnaris neigen. Maurer, Packer, Transportarbeiter, Tischler u. a. neigen eher zur Epicondylopathia humeri radialis.

Diese berufliche Beanspruchung muß mehrere Stunden täglich bestehen, um die Qualität einer wesentlichen Teilursache für die Entstehung der Erkrankung zu erlangen. Die beanspruchende Tätigkeit wird meist zu Beginn weniger toleriert, so daß oft in der **Anfangs- bzw. Umstellungsphase** Beschwerden vorgebracht werden. Eine akute seröse Sehnenscheidenentzündung kann bei raschen monotonen Bewegungen bei allen Bewegungsarten, z. B. aktive Anstrengung, Bremsung, ruckartige Bewegung, auftreten. Prellungen und Quetschungen der Gewebe erfüllen im allgemeinen nicht die Bedingungen der BK. Häufig entstehen die Erkrankungen im Sehnenbereich bei körperlich leichten Arbeiten. Für die Entstehung der Muskelansatzerkrankungen bzw. Insertionstendopathien genügt bei entsprechender Disposition die Belastung von einigen Tagen. Im allgemeinen klingen beim Vorliegen einer BK nach Unterbrechung der Tätigkeit die Beschwerden ab und verstärken sich nach Wiederaufnahme der Tätigkeit (z. B. Schreiben mit mechanischer Schreibmaschine). Außerberufliche Schädigungsmöglichkeiten, z. B. durch Sport (Tennisellenbogen), sind auszuschließen bzw. in ihrer Bedeutung gegenüber den berufsbedingten Belastungen abzuwägen.

Diagnose und Verlauf: Es handelt sich hier um die Erkrankung der passiven Überträger der Muskelkraft und ihrer Gleitgewebe, die bei langandauernder gleichförmiger und ungewohnter Beanspruchung und konstitutionell bedingter geminderter Beanspruchbarkeit zu Krankheitserscheinungen führen können. Die in der BK-Bezeichnung angegebenen Krankheitsbegriffe sind so umfassend gehalten, daß eine besondere Differenzierung der Sehnenscheidenerkrankungen von den Muskelansatzerkrankungen in der Beurteilung nicht erforderlich wird. Neben dem lokalen Druck- und Bewegungsschmerz beim Anspannen der entsprechenden Muskeln wird zur Objektivierung ein lokales Infiltrat bei Periostosen und ein Krepitieren bei Sehnenscheidenerkrankungen gefordert. Betroffen sind vor allem die Strecksehnen der Langfinger mit Paratenonitis sowie Veränderungen im Füllgewebe um die Sehnenscheiden. Eine Tendovaginitis (selten ste-

nosans) Typ de Quervain, besonders nach ständiger ulnarer Überdehnung der Hand mit besonderer Beanspruchung des ersten Sehnenfachs, betrifft die Sehnen des M. abductor longus und des M. extensor pollicis brevis. Schließlich kommen Insertionstendopathien an den Sehnenansätzen (am Epicondylus lateralis humeri, dem Ursprung der Handstrecker, sowie am Epicondylus medialis humeri, am Processus styloideus radii) als Überanstrengungsreaktionen in Betracht. Andere Insertionstendopathien und Sehnenscheidenerkrankungen sind selten. Bei der Tendovaginitis vom Typ de Quervain verstärken sich die Schmerzen bei der Abduktion und Streckung des Daumens, bei der Epicondylopathia humeri radialis wird der Schmerz beim Faustschluß und bei Dorsalflexion gegen Widerstand erzeugt, bei der Epicondylopathia humeri ulnaris durch Faustschluß und Handgelenkbeugung gegen Widerstand sowie Außenrotation des Unterarmes. Die Therapieresistenz mit rezidivierenden Befunden bei erneuten Arbeitsversuchen ist entscheidend für die Anerkennung.

Disposition: Die BK Nr. 2101 ist wegen entlastender Arbeitsmittel und -techniken selten. Gleichartige Veränderungen finden sich in der übrigen, nicht speziell belasteten Bevölkerung häufiger. Für die Entstehung der BK ist eine Disposition mitverantwortlich: Neben der Durchführung einer ungewohnten Tätigkeit unter den oben angegebenen Bedingungen ist eine konstitutionell geminderte Beanspruchbarkeit anzunehmen. Die Annahme einer BK muß in der Eigenart der beruflichen Tätigkeit objektiv begründet sein und darf sich nicht ausschließlich als das Ergebnis einer besonders schwachen Konstitution des Versicherten darstellen.

Insertionstendopathien sind auch ohne die berufliche stärkere Beanspruchung sehr häufig; die besondere berufliche Belastung führt dann zu einer Verstärkung der subjektiven Beschwerden, ohne daß in jedem Fall die Erkrankung selbst durch die Tätigkeit objektiv wesentlich beeinflußt wird.

Vorschaden und Differentialdiagnose: Außerberufliche Schädigungsmöglichkeiten, z. B. durch Sport, sind als andere pathogenetisch wichtige Faktoren auszuschließen bzw. in ihrer Bedeutung gegen die beruflichen Schädigungseinflüsse abzuwägen, z. B. rheumatische, toxische, infektiöse oder lokal-mechanische Ursachen. Sowohl bei Insertionstendopathien als auch bei Sehnenscheidenerkrankungen lassen sich nicht selten vorangegangene oder gleichzeitig bestehende andere Beschwerden aufgrund eines nervalen Reizzustandes bei einer Osteochondrose der HWS nachweisen, so daß eine hinreichende Wahrscheinlichkeit der berufsbedingten Verursachung nur schwer zu begründen ist.

Beurteilung: Auch unter der Voraussetzung der beruflichen Beanspruchung über längere Zeit ist der objektive Nachweis einer lokalen Erkrankung gemäß der BK Nr. 2101 erforderlich. Andere Ursachen müssen ausgeschlossen bzw. in ihrer Bedeutung abgewogen werden. Dazu gehört auch der sekundäre Reizzustand im Bereich der Sehnen und der Muskelansätze bei der Osteochondrose der HWS. Die Erkrankung muß zur Unterlassung aller schädigenden Tätigkeiten gezwungen haben.

Prognose und Therapie: Wesentliche Folgen der BK verbleiben nur selten. Nach physikalischer und medikamentöser Therapie, Vermeiden der Überbeanspruchung, Corticosteroidinjektionen bei Insertionstendopathien, vorübergehender Ruhigstellung und schließlich Operation kann eine Erwerbstätigkeit wieder aufgenommen werden, bei der der Patient nicht wieder gleichartigen beruflichen Belastungen ausgesetzt ist.

BK Nr. 2102: Meniskusschäden nach mehrjährigen andauernden oder häufig wiederkehrenden, die Kniegelenke überdurchschnittlich belastenden Tätigkeiten
(4, 10f., 13, 15f., 19, 37, 39, 43, 48, 52, 59, 66, 70, 73)

Vorbemerkung: Die Definition der BK Nr. 2102 wurde 1988 geändert. Bis dahin konnten Meniskusschäden nur nach mindestens 3jähriger regelmäßiger Tätigkeit *untertage* als BK anerkannt werden. Nunmehr sind auch andere, durch mehrjährige andauernde oder häufig wiederkehrende, die Kniegelenke überdurchschnittlich belastende Tätigkeiten bewirkte chronische Meniskusschäden als BK anzuerkennen.

Berufliche Belastung: Durch Zwangshaltungen und Zwangsbewegungen in den Kniegelenken beim Knien und Hocken werden die Kniegelenke sehr stark beansprucht. Besonders der mediale Meniskus kann bei entsprechender Disposition durch anhaltende Deformierung übermäßig belastet werden. Die Forderung nach mehrjähriger belastender Tätigkeit soll u. a. auch ungerechtfertigte Anerkennung, z. B. von Sportschäden, verhindern. Die Einschränkung und Begrenzung auf Tätigkeiten untertage wurde 1988 aufgehoben. Der Meniskus ist bei vielen Berufen nicht nur der Deformierung durch anhaltendes Knien und Hocken, sondern auch einer häufigen Mikrotraumatisierung durch Einknicken und erhebliche Drehbeanspruchung im gebeugten Kniegelenk ausgesetzt. Beim Knien wird der hintere Meniskusabschnitt zusammengepreßt, am vorderen dagegen starker Zug ausgeübt. Die tätigkeitsbedingten Voraussetzungen sind in der Benennung der BK aufgeführt und damit entscheidend für die Anerkennung. Diese erfordert in jedem Fall eine belastende Dauerzwangshaltung, speziell Hocken oder Knien mit gleichzeitigem Kraftaufwand oder wiederholte erhebliche Bewegungsbeanspruchung, insbesondere Laufen und Springen mit Scherbewegungen auf unebener Unterlage.

Neben Bergleuten kommen auch Beschäftigte unter bergbauähnlichen Arbeitsbedingungen, z. B. Tunnelbau, Brunnenbau, Bauberufe untertage, in Betracht. Seit 1988 finden auch Personen Berücksichtigung mit gleichartiger Beanspruchung der Kniegelenke, z. B. Fliesen-, Parkettverleger, Ofenmaurer, Rangierarbeiter, Artisten, Berufsfußballspieler etc.

Diagnose und Verlauf: Der Elastizitätsverlust des Meniskus bei zunehmenden degenerativen Gewebsveränderungen kann zu jahrelangen Beschwerden führen. Andererseits können auch plötzlich eingetretene Einklemmungserscheinungen nach Meniskusriß ohne vorausgegangene Beschwerden auftreten. Das Erkrankungsalter der bis 1988 auf den Bergbau beschränkten Berufskrankheit erhöhte sich in den letzten Jahren infolge der Spezialisierung im Bergbau. Der Nachweis des Meniskusschadens erfolgt meist durch **Arthroskopie** und histologische Untersuchung. Spezifische degenerative Veränderungen oder bestimmte Rißformen im Vergleich zu Sportschäden gibt es nicht. Die schweren Degenerationserscheinungen des Meniskus mit Verflüssigungszonen, blasigen Knorpelzellansammlungen im kapselnahen Meniskus treten besonders im hinteren Abschnitt auf. Dazu kommen Bindegewebswucherungen mit Kapillareinsprossung und dadurch Blutbeimengung im Gelenkerguß bei der Ablösung des Meniskus. Der Blutbeimengung im Erguß kommt daher keine Beweiskraft zu für einen zusätzlichen Knielenkbinnenschaden beim Riß eines degenerierten Meniskus. Bei den Rissen handelt es sich meistens um Hinterhornrisse oder auch Längsrisse. Im weiteren Verlauf können auch Verwachsungen im Kniegelenk, eine Vergrößerung des Fettkörpers, Meniskusganglien und eine Arthrosis deformans im Bereich des geschädigten Meniskus auftreten. Der Verlauf der BK ist uncharakteristisch. Die Chondropathia patellae, die Osteochondrosis dissecans und Kniekehlenganglien sind keine Berufskrankheiten.

Disposition: Trotz der früheren zeitlichen und beruflichen Voraussetzungen sind nur bei wenigen Prozent der exponierten Bergleute Meniskusschäden als BK anerkannt worden. Die Zwangshaltung ist nicht alleinige Ursache der Meniskopathie, sondern führt bei entsprechender Disposition zu einem zeitlich früheren Auftreten und zu einem beschleunigten Ablauf. Auch bei anlagebedingten Meniskusveränderungen, z. B. Scheibenmeniskus, sowie statischer Fehlbelastung, Meniskusverletzung und beim Vorliegen anderer Ausgangsbedingungen wie altersbedingten Verschleißerscheinungen wird bei Bestehen der oben bezeichneten beruflichen Voraussetzungen in der Regel die Anerkennung eines degenerativen Meniskusschadens als BK erfolgen müssen, es sei denn, daß diese berufliche Beanspruchung als wesentliche Teilursache ausgeschlossen werden kann.

Vorschaden und Differentialdiagnose: Der Meniskusschaden kann als BK auch mittelbar über die Verschlimmerung einer Arthrose als Vorschaden verursacht werden. Die nicht degenerativen Meniskusveränderungen allein stellen ebenso wie die Chondropathia patellae und Osteochondrosis dissecans keine BK dar. Jedoch kann der akute Meniskusriß Folge eines Arbeitsunfalls sein.

Beurteilung: Sind mehrjährige und in ihrer Qualität besonders belastende Tätigkeiten mit Zwangshaltung und Zwangsbewegungen in den Kniegelenken nachgewiesen, liegen die Voraussetzungen für die Anerkennung eines bestehenden degenerativen Meniskusschadens als BK im allgemeinen vor. Eine BK kommt auch dann in Betracht, wenn die gefährdende Tätigkeit den Meniskusschaden nur mittelbar über die Verschlimmerung einer BK-*un*abhängigen Arthrose verursacht hat. Andere gefährdende Beanspruchungen aus der privaten Lebensphäre (z. B. Sport, Hobby) müssen ausgeschlossen bzw. bei Zusammenwirken von beruflichen und außer-

beruflichen Noxen in ihrer Bedeutung abgewogen werden. Auch nach Beendigung der belastenden mehrjährigen Tätigkeit ist ein Meniskusschaden als BK anzuerkennen, falls diese Tätigkeit als wesentliche Teilursache nicht ausgeschlossen werden kann.

Prognose und Therapie: Die Behandlung erfordert die Entfernung der veränderten, vor allem der eingerissenen und abgelösten Anteile des Meniskus. Je früher die Operation nach dem Auftreten des ersten Reizzustandes durch den Meniskusschaden oder nach dem Meniskusriß durchgeführt wird, um so geringer werden die Spätschäden. Eine Arthrosis deformans kann sich als Knorpelzerstörung in den Gelenkflächen entwickeln, denen der geschädigte Meniskus anliegt. Meniskuszysten und Meniskusganglien können aus dem degenerierten Meniskusgewebe entstehen, ebenso freie Körper nach Ablösung von Meniskusteilen. Bei entsprechender Disposition zu trophischen Störungen kommt es nach Manifestation des Meniskusschadens in einigen Fällen zu einem chronischen Reizknie über mehrere Monate. Die Entwicklung einer Arthrosis deformans außerhalb des Meniskusbereiches ist anlagebedingt.

BK Nr. 2103: Erkrankungen durch Erschütterungen bei der Arbeit mit Druckluftwerkzeugen oder gleichartig wirkenden Werkzeugen oder Maschinen
(4, 10f., 13, 15f., 19, 37, 39, 43, 45, 48, 58f., 66, 70, 73)

Berufliche Belastung: Die kurzzeitigen hohen Beschleunigungswerte durch den Rückstoß bei Arbeit mit Preßlufthämmern oder ähnlichen Werkzeugen werden auf die gesamte obere Extremität bis zum Schultergürtel übertragen. Vor allem der Frequenzbereich von etwa 10–50 Hz kann bei entsprechender Intensität traumatisch wirken. Die Tätigkeit mit dem Handhammer entspricht auch bei Arbeiten am Stein nicht den Voraussetzungen einer BK. Als gleichartig wirkendes Werkzeug ist nicht die technische Bezeichnung, sondern die medizinische Wirkung auf den Körper anzusehen.

Gefährdet sind vor allem Beschäftigte, die überwiegend mit Preßlufthammer, -meißel, -stampfer sowie mit Anklopfmaschinen oder gleichartigen Maschinen arbeiten. Vibrationseinwirkungen durch ortsfest automatisch arbeitende Maschinen, Druckluftmotoren, Motorrammen kommen als Ursache der BK nicht in Frage.

Als Schädigung durch höher frequente Vibrationen (etwa 50 Hz bis 1 kHz) kann die **Vibrationsangiopathie** infolge Gefäßspasmus der Hand- und Fingerarterien auftreten (BK Nr. 2104, vgl. S. 345). Doppelseitigkeit und Befallensein der Gegenseite des Arbeitsarmes ist nicht entscheidend für die Beurteilung. Die vasomotorischen Durchblutungsstörungen, die besonders am 3. bis 5. Finger entstehen, kommen bei der Bedienung von Motorsägen u. a. Geräten vor.

Diagnose und Verlauf: Nach wenigen Arbeitstagen treten beim Anfänger oft Mattigkeit und Schlaflosigkeit auf. Später kommen Ermüdungsgefühl, Kraftlosigkeit, Druckschmerz und Bewegungsbehinderung in der betroffenen Extremität dazu. Charakteristisch ist der Anfangsschmerz bei der Arbeitsaufnahme und der Ruheschmerz bei Arbeitsende im entsprechenden Gelenkbereich. Beugung und Streckung im Ellenbogengelenk sind beeinträchtigt, Pro- und Supination auch in fortgeschrittenen Fällen in der Regel nicht. Daneben finden sich vasomotorische Störungen, selten dagegen Nervenstörungen. Röntgenologisch läßt sich eine unspezifische Arthrosis deformans, eine Osteochondrosis dissecans in allen Ausprägungen bzw. eine typische Lunatummalazie oder Kahnbeinpseudarthrose nachweisen. Glatte Schliffflächen bei der Kahnbeinpseudarthrose, Randwulstbildungen an arthrotisch veränderten Gelenken, Vergrößerung des Processus coronoideus oder des Speichenköpfchens, Verkalkungen im Gelenkbereich sind nicht pathognomonisch.

Veränderungen treten am häufigsten in Form degenerativer Erscheinungen an beiden Ellenbogengelenken und Schultereckgelenken auf, vereinzelt im distalen Radioulnargelenk, kaum im Schultergelenk. Dabei ist für die Anerkennung einer Arthrose als BK eine Mindestarbeitszeit von mehr als 2 Jahren erforderlich, wobei die Arthrose auch längere Zeit nach Aufgabe der Arbeit eintreten kann. Die gleiche Mindestarbeitszeit wird auch bei der Entstehung der Mondbeinnekrose vorausgesetzt. Bei der Mondbeinerkrankung handelt es sich um eine Erkrankung, deren Ursache nach allgemeiner Ansicht in einer Störung der Ernährung durch Drosselung der Blutzufuhr zu suchen ist. Es ist auch unumstritten, daß die Mondbeinmalazie zumeist auf körpereigener Grundlage beruht. Die Erkrankung

kommt nicht überzeugend häufiger bei Preßluftarbeitern vor im Vergleich zur Häufigkeit bei Hausfrauen und Büroangestellten.

Bei dem Nachweis einer Kahnbeinpseudarthrose ist eine Mindestarbeitszeit nicht erforderlich, da hier völlig andere Voraussetzungen i. S. einer primär mechanischen Schädigung durch die Arbeit vorliegen. Die Kahnbeinpseudarthrose entsteht durch Zerrüttung und örtliche Durchblutungsstörungen. Diese Schädigung kann, wenn sie erstmals 1,5 Jahre nach Tätigkeitsaufgabe eintritt, nicht mehr auf die Arbeit zurückgeführt werden. Beschrieben werden auch Veränderungen im Daumensattelgelenk und im Handgelenk, Veränderungen am Processus styloideus radii und anderen Handwurzelknochen.

Disposition: Von den Arbeitern an Preßluftwerkzeugen erkrankt weniger als 1% an Preßluftschäden. Den Gelenkveränderungen bei einer BK muß eine erhebliche Disposition mit spontaner Entwicklungsbereitschaft einer Arthrose zugrunde liegen. Die Arbeit ist selten die primäre Krankheitsursache. Sie wirkt an den Gelenkflächen als wesentlicher Beschleunigungseffekt bei Entwicklung der Arthrose. Die mechanische Beanspruchbarkeit ist bei Erschütterungen individuell sehr unterschiedlich. Dennoch sind entsprechende Schäden, wenn sie berufsbedingt auftreten, als BK anzuerkennen.

Vorschaden und Differentialdiagnose: Andere Entstehungsursachen der Arthrosis oder Osteochondrosis dissecans müssen ausgeschlossen bzw. bei Zusammentreffen mit beruflichen Noxen in ihrer Bedeutung abgewogen werden, z. B. Verletzungsfolgen, rheumatische und entzündliche Erkrankungen. Zahlreiche Krankheiten während der Tätigkeit mit Preßlufthämmern verursachen Schmerzen, stehen aber mit dieser nicht in kausalem Zusammenhang und werden nicht als BK anerkannt: Die Dupuytren-Kontraktur ist im allgemeinen anlagebedingt; Wirbelsäulenschäden, besonders im Bereich der Halswirbelsäule, können während der Preßluftarbeit zu Beschwerden führen. Muskelerkrankungen, primäre Nervenlähmungen, Sehnenscheidenentzündungen, Sehnenrupturen, Sehnenansatzerkrankungen, z. B. Epicondylitis humeri, sind ebenfalls keine BK, auch wenn die Preßluftarbeit deswegen aufgegeben werden mußte, ggf. ist eine Überprüfung hinsichtlich einer BK Nr. 2101 (S. 353 ff) vorzunehmen.

Differentialdiagnostisch ist bei der Kahnbein-pseudarthrose an das Naviculare bipartitum zu denken. Kleinzystische Aufhellungen am Lunatum stellen keine Nekrose, sondern typische Degenerationszysten der Handwurzelknochen dar. Auch sie erfordern eine Unterbrechung der gefährdenden Tätigkeit.

Beurteilung: Die Anerkennung einer BK Nr. 2103 ist in jedem Fall von den technischen und zeitlichen Voraussetzungen bestimmt. Als entscheidender Faktor bei der Anerkennung einer Arthrose sowie der Mondbeinerkrankung gilt eine Mindestarbeitszeit von zwei Jahren, nicht jedoch bei der Kahnbeinpseudarthrose.

Die Arthrose kann sich auch längere Zeit nach Aufgabe der Preßluftarbeit manifestieren. Andere Entstehungsursachen der Arthrosis sind jedoch auszuschließen bzw. in ihrer Bedeutung abzuwägen.

Prognose und Therapie: Bei entsprechenden Schäden ist im allgemeinen eine Aufgabe der gefährdenden Tätigkeit erforderlich. Die Mondbeinnekrose kann in 10 bis 15 Jahren ausheilen, wenn keine wesentliche Deformierung bestand. Prognose und Therapie der Arthrose als BK unterscheiden sich nicht von der anderer Arthrosen.

BK Nr. 2105: Chronische Erkrankungen der Schleimbeutel durch ständigen Druck

(4, 10f., 13, 15f., 19, 37, 39, 43, 48, 59, 66, 70, 73)

Berufliche Belastung: Einige Schleimbeutel werden beruflich durch ständig wiederkehrenden Druck stärker beansprucht: Bursa subcutanea praepatellaris, Bursa subcutanea olecrani, Bursa subcutanea acromialis, Bursa infrapatellaris profunda sowie andere im Bereich der Knie-, Ellenbogen- und Schultergelenke. Die **Druckbeanspruchung** muß – soll sie rechtserheblich sein – tätigkeitstypisch sein. So kommt z. B. eine Bursitis am Kalkaneus, entstanden durch Schuhdruck, nicht als BK in Betracht. Der Nachweis einer Dauerdruckbeanspruchung ist für die Anerkennung der BK nicht erforderlich. Immer wieder auftretende kurze Druckbelastungen oder häufiges Anstoßen erfüllen die Voraussetzungen ebenfalls, Erschütterungen z. B. durch Arbeit an Preßluftwerkzeugen (vgl. BK Nr. 2103, S. 356ff) oder muskuläre Überanstrengungen dagegen nicht. Folgende Berufsgruppen können einer derartigen Belastung, z. B. durch Arbeiten im Knien sowie durch Tragen schwerer Lasten, ausgesetzt sein: Bergleute, Boden- und Fliesenleger, Steinsetzer, Reinigungspersonal, Glas- und Steinschleifer u. a.

Diagnose und Verlauf: Schleimbeutel befinden sich an zahlreichen Stellen der Haltungs- und Bewegungsorgane, die einer besonderen physiologischen Beanspruchung ausgesetzt sind. Sie entwickeln sich aber auch durch äußere Einflüsse, besonders an Knochenvorsprüngen als Reaktion auf Schereinwirkungen der aufliegenden bindegewebigen Weichteile. Ein gesunder Schleimbeutel ist weder sichtbar noch als Resistenz tastbar. Die Einwirkung des ständigen Drucks i. S. einer unphysiologischen Belastung ist in entsprechenden Berufsgruppen meist durch eine Verdickung der Haut und Hyperkeratose auch äußerlich zu erkennen. Nur in wenigen Fällen der so beruflich Beanspruchten kommt es ohne weiteren Anlaß zu der Entwicklung eines serösen Exsudats im Schleimbeutel unter der belasteten Region mit den klinischen Symptomen einer chronisch rezidivierenden Bursitis. Dieser **chronische Verlauf** ist maßgeblich, nicht ein akutes oder allmähliches Auftreten. Eine chronische Erkrankung muß längere Zeit dauern, sie kann zu **Rückfällen** neigen. Bei Bergarbeitern wurde als kürzester Zeitraum für das Auftreten der BK eine Tätigkeit von 5 Monaten angesehen.

Klinisches Bild und Verlauf der Erkrankung sind unspezifisch. Sie entsprechen der chronischen Bursitis mit zunächst serösem, später fibrinösem Exsudat oder Entwicklung eines Schleimbeutelhygroms. Kapillare Einsprossungen in zottenartige Granulationen können bei Einwirkung eines leichten mechanischen Traumas einen blutigen Erguß erzeugen. Die Kapsel wandelt sich später schwielig fibrös um. Hyalinumgewandelte reiskornähnliche Zotten werden in den Innenraum abgestoßen. Die Bildung mehrerer Kammern ist möglich. Verkalkungen können eintreten. Sekundär entstehen bisweilen Infektionen mit Schleimbeutelvereiterungen. Primäre Verkalkungen der Schleimbeutel sind selten.

Disposition: Die geringe Zahl der entschädigten BK-Fälle bei der großen Zahl der in den entsprechenden Berufen Beschäftigten weist auf die erhebliche Bedeutung der Disposition bei der Entstehung hin. Auch der Verlauf der BK wird durch die Disposition entscheidend beeinflußt. Beim Vorliegen entsprechender beruflicher Voraussetzungen muß trotz der Disposition, z. B. bei Nachweis eines Olekranonsporns, eine BK anerkannt werden.

Differentialdiagnose und Vorschaden: Außerberufliche Entstehungsursachen der chronischen Bursitis müssen ausgeschlossen bzw. bei Zusammenwirken von beruflichen und außerberuflichen Noxen in ihrer Bedeutung abgewogen werden. Akute und spezifische Schleimbeutelentzündungen, unfallbedingte Serome und andere Verletzungsfolgen, z. B. Infektionen durch kleine Hautwunden, Calciumstoffwechselstörungen bzw. Lipokalzinogranulomatose, Bursitis durch außerberufliche mechanische Einwirkungen, Geschwülste, Exostosen.

Beurteilung: Beim Nachweis einer chronischen oder rezidivierenden Bursitis und beim Vorliegen einer entsprechenden beruflichen Beanspruchung ist (trotz bestehender erheblicher Disposition) die Anerkennung als BK vorzuschlagen. Nur der Nachweis, daß außerberufliche Noxen gegenüber der beruflichen Belastung die eindeutig überwiegende Ursache bilden, würde eine andere Entscheidung zulassen.

Prognose und Therapie: Selten treten Komplikationen oder wesentliche Folgen ein. Eine Sekundärinfektion ist möglich. Therapeutische und prophylaktische Anwendung, z. B. von Knieschonern, verhindern im allgemeinen auch bei entsprechender Disposition Krankheitserscheinungen. Die Therapie unterscheidet sich nicht von der chronischen Bursitis berufsfremder Genese. Eine MdE ist kaum zu erwarten.

BK Nr. 2106: Drucklähmung der Nerven
(4, 10f., 13, 15f., 19, 37, 39, 43, 48, 59, 66, 70, 73)

Berufliche Belastung: Periphere Nerven können durch äußere mechanische Einwirkungen dort geschädigt werden, wo sie dieser Einwirkung nicht ausweichen können, z. B. unmittelbar über einer knöchernen Unterlage oder innerhalb eines festen fibrösen Kanals. Während eine Nervenreizung durch übermäßige Beanspruchung nicht zu Nervenschäden führt, besteht eine erhebliche Empfindlichkeit gegen länger andauernde oder wiederholte Dehnung bzw. Druckeinwirkung, ohne daß es zu einer unmittelbaren Unterbrechung des Achsenzylinders kommt. Wahrscheinlich handelt es sich um eine ischämische Reaktion. Auch beim Gesunden kann es zu einer Schädigung kommen, z. B. des

– N. ulnaris bei lang andauernder Beugung des Ellenbogengelenks,
– N. ulnaris bei der Elevation und Abduktion des Armes im Schultergelenk,
– N. medianus beim Abstützen auf die Hohlhand sowie
– im N. ischiadicus-Bereich bei bestimmten Beinhaltungen.

Diese Störungen werden an Gesunden meist rechtzeitig bemerkt und sind im allgemeinen vorübergehend. Der Druck von außen kann länger anhalten oder auch intermittierend bestehen. Für die zeitliche Einwirkung der Schädigung bestehen keine Einschränkungen. Durch bestimmte Gelenkstellungen, die lange Zeit beibehalten werden müssen, sowie durch Druck von übermäßig beanspruchten Muskeln kann es ebenfalls zu Funktionsstörungen der Nerven kommen. Erschütterungen rufen dagegen keine Lähmungen hervor. Für beruflich bedingte länger anhaltende Nervenveränderungen ist eine Disposition erforderlich.

Folgende Tätigkeiten können zu derartigen Nervenfunktionsstörungen führen: Arbeiten mit **Aufstützen der Ellenbogen** oder Druck von Werkzeugen gegen die Hohlhand zu N. ulnaris- und N. medianus-Schäden (Graveure, Glasschneider, Zuschneider, Telefonisten), **Arbeiten im Knie** bei extrem gebeugtem Kniegelenk zu N. peronaeus-Schäden (landwirtschaftliche Tätigkeit, Fliesen- oder Fußbodenlegen, Asphaltieren), Arbeiten im Knien mit rückverlagerter Körperstellung zu N. tibialis-Schäden, Druck auf den Plexus cervicalis zur Steinträger- und Tornisterlähmung.

Lokalisation der Schädigung: Sie ist unterschiedlich entsprechend den Prädilektionsstellen:

Der **N. ulnaris** wird durch Druck im Bereich des Ellenbogens und gleichzeitige Dehnung beeinträchtigt, seltener im Bereich der Karpalloge (Guyon-Loge). Bei einer Schädigung im Sulcus nervi ulnaris bleiben der ulnare Handbeuger und die ulnare Portion der tiefen Fingerbeuger häufig verschont. Bei Druck oder Dehnung im Bereich der Handwurzel ist sowohl eine isolierte Funktionsstörung des R. superficialis als auch des R. profundus möglich.

Der **N. medianus** kann im Canalis carpi durch Druck, seltener im Engpaß in Höhe des M. pronator teres am Rande des M. flexor digitorum superficialis durch entsprechend stark gehäufte Drehbewegungen des Unterarmes geschädigt werden. Bei der Nervenveränderung im Karpaltunnel kommt es vor allem zu Sensibilitätsstörungen, besonders am Zeige- und Mittelfinger, sowie zu motorischen Ausfallserscheinungen der kleinen Handmuskeln; auch trophische Störungen sind relativ häufig. Bei der Schädigung des N. medianus am Unterarm besteht eine typische örtliche **Druckempfindlichkeit** und ein **Pronatorsyndrom** (Ausfälle wie beim Karpaltunnelsyndrom und zusätzlich Lähmung der Mm. pronator quadratus und flexor pollicis longus).

Funktionsstörungen des **N. radialis** finden sich extrem selten als BK.

Im Bereich der Achselhöhle gehen Schäden mit einer Lähmung der Hand- und Fingerstrecker einschließlich des M. triceps brachii einher. Durch häufige Drehbewegungen des Unterarmes (Ellenbogenstreckung mit Pronation und Handgelenk-Palmarflexion) ist eine Schädigung des R. profundus möglich. Dieser verläuft in einem fibrösen Schlitz unter dem proximalen Rand des M. extensor carpi radialis brevis durch den M. supinator hindurch. Unmittelbarer Druck auf den oberen Teil des Plexus brachialis führt zu Ausfällen des **N. thoracicus longus** mit Lähmung des M. serratus anterior sowie des **N. suprascapularis** mit Lähmung der Mm. supra- und infraspinatus. Eine Lähmung des **N. peronaeus** kann nach längerem Knien auftreten. Hierbei drückt der M. biceps femoris den N. peronaeus gegen das Wadenbein. Auch der **N. tibialis** kann durch Druck des Oberschenkels beim Knien an der Eintrittsstelle zwischen den Gastroknemiusköpfen betroffen sein.

Diagnose und Verlauf: Die neurologischen Befunde müssen mit der Lokalisation der mechanischen Einwirkung übereinstimmen. Zunächst bestehen Anzeichen eines unvollständigen Nervenschadens in Form von Ermüdungsgefühl, Parästhesien und Herabsetzung der Sensibilität. Später kommen abgeschwächte Sehnenreflexe hinzu, gelegentlich auch vasomotorische Störungen. Von entscheidender Bedeutung sind das **Elektromyogramm** sowie die Bestimmung der **Nervenleitgeschwindigkeit**. Die elektrische Erregbarkeit ist herabgesetzt. Später zeigt die Reizstromdiagnostik eine Entartungsreaktion. Schließlich bestehen Denervierungspotentiale in der entsprechenden Muskelgruppe. Der Ninhydrintest bestätigt den objektiven Befund. Spezielle Röntgenaufnahmen, z. B. tangential zum Sulcus nervi ulnaris oder Karpaltunnel, sind oft unerläßlich.

Disposition: Lähmungserscheinungen sind auch bei den gefährdenden Tätigkeiten sehr selten, d. h., individuelle Disposition und konstitutionelle Faktoren sind für die Entstehung einer Lähmung von Bedeutung. Eine mechanische Disposition liegt vor bei Abnormität des Nervenverlaufs, z. B. bei der Luxation des N. ulnaris, bei Abweichung der Gelenkstellung, z. B. Valgusstellung des Ellenbogengelenks, bei Abweichungen der Nervenlage in der Muskulatur sowie bei Einengung des Nervenlagers. Stoffwechselbedingte Dispositionen (z. B. Diabetes mellitus, bei chronischen Intoxikationen, z. B. chronischem Alkoholabusus) verursachen nicht selten Nervenlähmungen nach mechanischem Druck, die dann von einer Neuritis abgegrenzt werden müssen. Sind entsprechende berufliche Belastungen aber eindeutig nachgewiesen, wird diesen die Bedeutung einer rechtlich wesentlichen Teilursache in aller Regel zugesprochen werden können.

Vorschaden und Differentialdiagnose: Außerberufliche Ursachen für Nervenschädigungen müssen ausgeschlossen bzw. bei Zusammenwirkung von beruflichen und außerberuflichen Noxen in ihrer Bedeutung abgewogen werden: mechanische Faktoren, z. B. Fehlstellungen nach Frakturen, Arthrosen, raumfordernde Erkrankungen und Geschwülste, Entzündungen der Sehnenscheiden, Nervenwurzelschädigungen im Bereich der Wirbelsäule, z. B. bei Osteochondrose, Skalenussyndrom, Kostoklavikularsyndrom; Nervenschäden infolge Stoffwechselerkrankungen, z. B. toxischer Art, sowie Neuritiden, aber auch Nervenschäden durch Erkrankungen des zentralen Nervensystems, z. B. multiple Sklerose, Syringomyelie und Vorderhornprozesse. Sind derartige Ursachen als Vorschaden gegeben, muß die Berufskrankheit anerkannt werden, wenn die beruflichen Faktoren eine wesentliche Teilursache für die Entstehung des vorliegenden Krankheitsbildes sind.

Beurteilung: Die Lokalisation der Nervenschädigung ist meistens exakt zu bestimmen. Eine BK ist anzuerkennen, wenn der Ort der Nervenschädigung und der beruflich bedingten Druckbelastung übereinstimmen. Wegen der besonderen Bedeutung von Disposition und Vorschaden ist hier jedoch besonders sorgfältig abzuwägen, ob die berufliche Belastung tatsächlich zumindest eine wesentliche Teilursache oder nur eine Gelegenheitsursache bildet.

Prognose und Therapie: Bei Vorliegen eines bestehenden Nervenschadens mit Verdacht auf eine BK ist die Arbeit zu unterbrechen. Eine Entlastung des Nervs durch eine Operation kann das Krankheitsbild bessern, z.B. die Neurolyse des N. radialis oder Spaltung des Karpaltunnels.

Schäden des N. peronaeus und N. tibialis als BK haben eine ungünstige Prognose. Eine Operation ist hier im allgemeinen nicht indiziert. Therapeutisch gelangen die bei peripheren Nervenschäden bewährten Grundsätze zur Anwendung. Wiederaufnahme der früheren Tätigkeit ist nur unter Umstellung der Arbeitsweise möglich.

BK Nr. 2107: Abrißbrüche der Wirbelfortsätze
(4, 10f., 13, 15f., 19, 37, 39, 43, 48, 59, 66, 70, 73)

Berufliche Belastung: Als „Schipperkrankheit" betrafen früher Dornfortsatzabbrüche nahezu ausschließlich **Schaufelarbeiter** mit mangelnder Arbeitsübung bzw. Anpassung an die Tätigkeit. Die häufige, ungewohnte Belastung der Dornfortsätze führte hier zu Strukturveränderungen. Bei der Arbeit oder bei einer Gelegenheitsbeanspruchung brach dann der Dornfortsatz ohne wesentliche Gewalteinwirkung ab. Eine kurze Zeit der Arbeitsbelastung von 1 bis 2 Wochen reichte zur Entstehung aus. Nach 11 Monaten Tätigkeit entstand im allgemeinen keine Schipperkrankheit mehr. Am häufigsten betroffen waren der 7. Halswirbel und der 1. Brustwirbel, weniger der 6. Halswirbel und der 2. Brustwirbel. Selten war der Abriß von weiteren Fortsätzen nacheinander. An den beschriebenen Dornfortsätzen setzt der M. trapezius mit seiner kürzeren und gewöhnlich stärkeren mittleren Portion an. Die BK tritt wegen moderner Fördertechniken heutzutage kaum noch auf.

Diagnose und Verlauf: Die Erkrankung ist jetzt sehr selten. Leichte Beschwerden im Bereich der oberen BWS und der unteren HWS können dem Abriß vorausgehen, oder es treten sofort der plötzliche, auch hörbare „Knacks" und eine Bewegungssperre des Kopfes mit Zwangshaltung auf. Die Beschwerden im Bereich des Dornfortsatzes sowie erhebliche Druckempfindlichkeit halten meist nicht länger als 4 bis 8 Wochen an. Die **Röntgenaufnahme** kann bereits vor dem

Abriß Strukturveränderungen in dem entsprechenden Dornfortsatz zeigen. Der Bruchspalt verläuft senkrecht, das Bruchstück ist nach unten verzogen. Der Dornfortsatzabriß, besonders am 1. und 2. BWK ist auf den üblichen Röntgenaufnahmen oft nur sehr undeutlich zu erkennen.

Disposition: Der Körperbau hat offensichtlich keinen maßgeblichen Einfluß auf die Entstehung der Erkrankung, bedeutsamer sind Arbeitstechnik und -organisation.

Vorschaden und Differentialdiagnose: Die Wirbeldornfortsatzfraktur nach Unfall, die sog. angeborene Pseudarthrose, persistierende Apophysen, Entzündungen und Tumoren müssen ausgeschlossen bzw. hinsichtlich ihrer ursächlichen Bedeutung gegenüber der tätigkeitsbezogenen Überlastung abgewogen werden.

Beurteilung: Beim Vorliegen der beruflichen Voraussetzungen und dem Nachweis des klinischen Befundes ist der Wirbeldornfortsatzabriß auch bei einem außerberuflichen Anlaß kurz nach der belastenden beruflichen Tätigkeit eine BK.

Prognose und Therapie: Die Prognose ist günstig, wenn die schädigende Tätigkeit in der Ausheilungsphase unterbleibt. Operative Behandlung ist nicht erforderlich. Die Heilung erfolgt meist bindegewebig. Beschwerden, die nach Monaten noch bestehen, werden in der Regel durch außerberufliche Erkrankungen (Zervikalsyndrom) oder Behandlungsfolgen, operative Eingriffe verursacht.

BK Nr. 2108, 2109 und 2110: Bandscheibenbedingte Wirbelsäulenerkrankungen als Berufskrankheiten
(7ff., 12, 14, 19–21, 24f., 28, 33–36, 39–43, 46, 48, 53, 56, 59ff., 63f., 71ff.)

Vorbemerkung: Wirbelsäulenerkrankungen, insbesondere degenerativer Art, sind Körperschäden infolge multifaktorieller Ursachen, d.h. genetische, morphologische, physiologische, mechanische, entzündliche, psychosoziale u.a. Faktoren sind zu beachten. Angesichts dieser Sachverhalte ist es offenkundig, daß eine Berufskrankheit am Zielorgan Wirbelsäule präzise definiert und einschränkende Bedingungen formuliert werden müssen. Vergleichbare Feststellungen treffen bemerkenswerterweise auch zu für das Bronchialasthma und die seit Jahren etablierte BK Nr. 4301 (Atemwegsobstruktion allergischer Genese, S. 346). Im Rahmen des Einigungsvertrages war die Berufskrankheitenverordnung zu überprüfen hinsichtlich der in der ehemaligen DDR bestehenden Berufskrankheit Nr. 70 „Verschleißkrankheiten der Wirbelsäule (Bandscheiben, Wirbelkörperabschlußplatten, Wirbelfortsätze, Bänder, kleine Wirbelgelenke) durch langjährige mechanische Überlastungen", wobei „erhebliche Funktionseinschränkungen des Bewegungsapparates mit Aufgabe der schädigenden Tätigkeit" Voraussetzung für die Anerkennung als BK waren. Zahlenmäßig hatte diese BK nicht die Bedeutung wie dann hierzulande die BKen Nr. 2108 ff. bei und nach ihrer Einführung: Bereits 1993 wurden über 27000 Verdachtsanzeigen und 19 erstmals berentete Fälle der BK Nr. 2108 registriert – während in der ehemaligen DDR im Zeitraum von 1982 bis 1990 auf die BK Nr. 70, welche weiter gefaßt war, lediglich 6757 angezeigte und 3003 erstmals entschädigte Fälle entfielen.

Mit der 2. Verordnung zur Änderung der BKVO vom 18. 12. 1992 wurden die BKen Nr. 2108, 2109 und 2110 eingeführt. Die Begründung findet sich in der Bundesrats-Drucksache 773/92, wobei auf Ursache-Wirkungs-Beziehungen und Dosis-Häufigkeits-Beziehungen, insbesondere aber auf epidemiologische Studien verwiesen wird, neue medizinisch-klinische Erkenntnisse zu den bekannten Krankheitsbildern finden sich nicht. Die Bandscheiben werden als bradytrophes Gewebe bereits durch die Alltagsbelastungen infolge Kompression erheblich belastet. Mechanische Belastungen erhöhen den intradiskalen Druck um ein Mehrfaches. Experimentell lassen sich unter mechanischer Belastung Deckplatteneinbrüche und Einrisse am Anulus fibrosus der Bandscheibe herbeiführen. Diese degenerativen Veränderungen werden durch Laktatanhäufung und zytolytische Enzyme eingeleitet oder beschleunigt, reparative Prozesse gehemmt. Instabilität im Bewegungssegment, Bandscheibenprotrusion, -prolaps und andere Veränderungen führen zu entsprechenden Funktionsstörungen. Mit wachsender mechanischer Belastung der Wirbelsäule nimmt in epidemiologischen Studien die Häufigkeit bandscheibenbedingter Erkrankungen zu.

Die Rückwirkungsregelung (Art. 2 der ÄnderungsVO) erfaßt Personen, bei denen der Versicherungsfall nach dem 31. 3. 1988 eingetreten ist. Neben anderen Gründen führte u. a. eine

sachlich nicht begründbare, übersteigerte Erwartungshaltung (z. B. irrtümliche Gleichsetzung der BK mit einer Dorsopathie als psychosomatisches Leiden in Sitzberufen) dazu, daß auf die 1993 neu eingeführten „Wirbelsäulenerkrankungen" bereits fast 30% der Verdachtsmeldungen entfielen. Dieser Anteil reduzierte sich erwartungsgemäß (1994: <25%, 1995 <21%). Die fast 20000 Anzeigen (100%) im Jahr 1995 verteilten sich auf die 3 BKen wie folgt: 85% Nr. 2108, 8% Nr. 2109 und 7% Nr. 2110. Die Bestätigungsquoten der Anzeigen waren gering.

Unabhängig davon war die Mehrbelastung für Unfallversicherungsträger und staatliche Arbeitsschutzbehörden enorm und kann weitreichende Folgen haben, denn es ist seitdem für aufmerksame Beobachter de facto ein Trend zum Rückzug in der Bearbeitung von BKen bei den für die Gesundheitspolitik zuständigen Bundesländern anhand der vorgelegten Jahresberichte feststellbar.

Generell lassen sich für die Gruppe der besonders schwierig zu begutachtenden bandscheibenbedingten Erkrankungen der Wirbelsäule folgende Feststellungen treffen:

Eine **BK** beinhaltet eine **ätiopathogenetisch abgesicherte**, sozialrechtlich, also auch sozialpolitisch etablierte Diagnose, d. h. keine Verdachts- oder Ausschlußdiagnose. Die durch klinische und röntgenologische Befunde, Befindens- und Funktionsstörungen (diese Aufzählung ist *kumulativ*, nicht alternativ) objektivierte BK muß zudem folgende **Merkmale** aufweisen:

– chronischer oder chronisch rezidivierender Verlauf,
– therapeutisch keine Kompensierbarkeit der Gesundheitsstörungen erreichbar,
– Unterlassungstatbestand.

Die Diskussion, ob die BK eine mono-, bi- oder polysegmentale Erkrankung ist, führt nicht weiter, weil verschiedene Befundkonstellationen nebeneinander bestehen können und kein Ausschlußkriterium darstellen.

Hilfreich sind die **Konsenskriterien** nach Hansis (20, 21, „Hamburger Formel", vgl. http://chir. meb.uni-bonn.de). Grundsätzlich ist die BK nachzuweisen anhand der

Arbeitsanamnese (mit der erforderlichen langjährigen und intensiven mechanischen Belastung: Dauer, Häufigkeiten, Lastgewichte bzw.

extreme Rumpfbeugehaltung, verifiziert durch die im Regelfall vorausgegangenen Ermittlungen des Technischen Dienstes der Unfallversicherungsträger),

Krankheitsanamnese (Schmerzangaben, Behandlungen, Zeiten der Arbeitsunfähigkeit usw.),

Funktionsstörungen bzw. -ausfälle (entsprechende orthopädische und neurologische Befunde),

krankhaften **morphologischen Befunde** (Röntgenaufnahmen u. a. bildgebende Verfahren).

Zudem müssen **örtliche und zeitliche Bedingungen** erfüllt sein:

– Die nachgewiesenen Veränderungen an der LWS/HWS müssen am **Ort** der schädigenden Einwirkung auftreten und ausgeprägter sein als in anderen Wirbelsäulenabschnitten (d. h. Vergleichsaufnahmen erforderlich).
– Die dokumentierten Veränderungen an der LWS/HWS haben der **Altersnorm** vorauszueilen und ihr Auftreten bzw. die Verschlimmerung hat **nach** bzw. während der LWS/HWS-belastenden Tätigkeit aufzutreten.
– Die berufliche Belastung ist desto eher als wesentliche (Teil)Ursache zu beurteilen, je länger sie andauerte und je näher die **Manifestation** der Bandscheibenerkrankung zum Zeitpunkt des Ablaufs der geforderten Belastungsdauer liegt.

BK Nr. 2108: Bandscheibenbedingte Erkrankungen der Lendenwirbelsäule durch langjähriges Heben oder Tragen schwerer Lasten oder durch langjährige Tätigkeiten in extremer Rumpfbeugehaltung, die zur Unterlassung aller Tätigkeiten gezwungen haben, die für die Entstehung, die Verschlimmerung oder das Wiederaufleben der Krankheit ursächlich waren oder sein können
(Vgl. hierzu Vorbemerkung S. 361ff)
(1, 6, 15, 18f., 22f., 25, 29, 31f., 37, 39, 48ff., 54f., 59ff, 71)

Berufliche Belastung: Folgende berufliche Tätigkeiten können – neben zahlreichen außerberuflichen Faktoren – bandscheibenbedingte Erkrankungen der Lendenwirbelsäule (LWS) wesentlich (mit)verursachen oder verschlimmern:

– fortgesetztes Heben, Tragen und Absetzen schwerer Lasten,

– häufiges Arbeiten in extremer Beugehaltung des Rumpfes.

Eine hierbei eingenommene verdrehte Körperhaltung stellt einen zusätzlichen Risikofaktor dar. Die Einwirkung mechanischer Ganzkörperschwingungen ist ein weiterer Schädigungsfaktor (vgl. BK Nr. 2210, S. 369).

Die **arbeitstechnischen Voraussetzungen** dieser BK als wesentliche (Teil)Ursache zu objektivieren und zu qualifizieren ist ein Kardinalproblem und oftmals der kritische Punkt in der Begutachtung.

Als Lösungsansätze gibt es unterschiedliche Vorgehensweisen, z. B. die Forderung einer bestimmten Anzahl und Dauer von Hebevorgängen (innerhalb einer Schicht und einer Tätigkeitsperiode) von **Lasten** eines Gewichts, dessen Höhe nach Alter und Geschlecht des Versicherten variiert. Als gefährdend gelten z. B. 40 Hebevorgänge pro Schicht von Lasten über 20 kg bei Männern (Frauen: 10 kg) ab 40 Jahren. Die entsprechenden Lastgewichte betragen für die Altersgruppe 15 bis 17 Jahre 15 kg (Frauen: 10 kg) und für die Altersklasse 18 bis 39 Jahre 25 kg (Frauen: 15 kg). Hierbei wird vorausgesetzt, daß die Lasten nahe am Körper getragen werden, d. h. kurze Hebelarme bestehen.

Nach anderen Quellen sind die Voraussetzungen der beruflichen Gefährdungen erfüllt bei 16 Patiententransfers pro Schicht (entsprechend 12% der Arbeitszeit) während einer Tätigkeitsdauer von 10 Jahren im Pflegedienst. Aus weiteren Studien ergeben sich 500 Hebevorgänge von Lastgewichten bis 25 kg, entsprechend einer belastenden Tätigkeit von über einem Drittel während der Arbeitsschicht. Zur Abschätzung der arbeitstechnischen Voraussetzungen wurden zudem verschiedene Modelle und Werte einer kumulativen **Gesamtdosis** bzw. **Dosisrichtwerte** erarbeitet. Eine kumulative Gesamtdosis von über 12×10^{10} Ns errechneten Pangert u. Hartmann (49) für das Kollektiv aus einer Gesenkschmiede. Unter Verwendung eines Modells der NIOSH berechneten Jäger u. Luttmann (32) einen tolerablen Maximalwert von 3×10^7 bis 6×10^8 Ns (entsprechend 8×10^3 bis $1,7 \times 10^5$ Nh). Der Dosisrichtwert zur Beurteilung der **Gesamt-Belastungsdosis** von 12,5 (Frauen: 9,5) $\times 10^6$ Nh nach Hartung u. Dupuis (23) wird häufig verwendet. Hierbei werden folgende Bedingungen vorausgesetzt: Druckbelastung der Bandscheibe L5/S1 von 3400 N (Frauen: 2600), Expositionsdauer 100 Minuten/Tag, 220 Arbeitsschichten/Jahr, Gesamtdauer der belastenden Tätigkeit 10 Jahre.

Die unterschiedlichen Ansätze, Voraussetzungen, Ergebnisse und z.T. auch methodischen Mängel (z.B. fehlende Altersstandardisierung, variable Arbeitsbedingungen und Körperhaltungen) sollten von einer Überschätzung der Genauigkeit dieser Richtwerte abhalten. Als Hilfsmittel zur Abschätzung der beruflichen Gefährdung durch das Heben und Tragen schwerer Lasten sind sie indes brauchbar.

Eine extreme **Rumpfbeugehaltung** fand sich bei Bergleuten untertage, die in Streben mit einer Höhe von unter 1 m arbeiteten. Stahlbetonbauer im Hochbau müssen oftmals mit einer Beugung des Oberkörpers aus der aufrechten Haltung von 90 und mehr Grad tätig sein. Diese Körperhaltungen stellen erwiesenermaßen einen beruflichen Risikofaktor dar.

Hinsichtlich der zeitlichen **Dauer** der belastenden beruflichen Tätigkeit werden gefordert eine gewisse **Regelmäßigkeit** und **Häufigkeit** in der überwiegenden Zahl der Arbeitsschichten, in denen bestimmte Lastgewichte gehoben oder getragen werden bzw. die beschriebenen Zwangshaltungen eingenommen werden müssen. Derartige Tätigkeiten sind in der Regel **10 Jahre** lang auszuüben, um als Ursache des Bandscheibenschadens anerkannt zu werden.

Belastungen dieser Art finden sich bei **Beschäftigten** in der Baubranche (Maurer, Stahlbetonbauer, Steinsetzer), Kranken-, Alten-, Behindertenpflege, Land- und Forstwirtschaft sowie im Transportgewerbe (Möbel-, Fleisch-, Lastenträger, Schauerleute). Tätigkeiten mit einem vergleichbaren Belastungsprofil **ohne moderne Fördertechnik** müssen als Gefahrenquelle ebenfalls beachtet, technische Hilfsmittel, Hebehilfen usw. entsprechend berücksichtigt werden. Nicht versicherte außerberufliche und sportliche Fehlbelastungen der Wirbelsäule sind als konkurrierende Faktoren abzuklären.

Die Prüfung der **arbeitstechnischen Voraussetzungen** im BK-Feststellungsverfahren ist Aufgabe des Technischen Aufsichtsdienstes der Unfallversicherungsträger. Die haftungsbegründende Kausalität hat nicht der ärztliche Gutachter zu prüfen. Es empfiehlt sich jedoch im Hinblick auf die ärztlich erhobene Arbeitsanamnese ein Vergleich aus Plausibilitätsgründen. Offenkundige

Widersprüche sind aufzuzeigen und ggf. Nachermittlungen zu veranlassen.

Diagnose und Verlauf: Bandscheibenbedingte Erkrankungen der LWS können sich in verschiedenen **Formen** manifestieren: Bandscheibendegeneration (Diskose), Instabilität im Bewegungssegment, Bandscheibenvorfall (Prolaps), degenerative Veränderungen der Wirbelkörperabschlußplatten (Osteochondrose), Ausziehungen der Wirbelkörperrandleisten (Spondylose), degenerative Veränderungen der Wirbelgelenke (Spondylarthrose) und die dadurch bedingten LWS-Syndrome und Funktionseinschränkungen, d.h. lokales Lumbalsyndrom, mono- oder polyradikuläres Wurzelsyndrom (Ischias) und Kaudasyndrom:

Das **Lumbalsyndrom** wird hervorgerufen durch eine Irritation des hinteren Längsbandes, der Wirbelgelenkkapsel oder des Wirbelperiosts und ist mit akuten (Lumbago) oder chronisch rezidivierenden Beschwerden in der Kreuz-Lenden–Gegend verbunden. Neben Schmerz, Bewegungseinschränkungen, Kraftabschwächung und Sensibilitätsstörungen können vegetative Symptome auftreten. Auch eine pseudoradikuläre Schmerzausstrahlung in die Oberschenkelmuskulatur ist möglich. Die Diagnose wird gesichert unter den Aspekten der Topographie bzw. Lokalisation, der beteiligten Strukturen und der aktuellen Symptomatik. Differentialdiagnostisch sind wirbelsäulenbedingte und extravertebrale Beschwerden und Ursachen abzugrenzen.

Lumbale Wurzelsyndrome werden verursacht durch eine Irritation der Nervenwurzel L3 bis S1, seltener L1, L2, und führen zu mono- oder polyradikulären, ein- oder beidseitig in das Bein ausstrahlenden Schmerzen, entsprechend dem Verlauf des N.ischiadicus. Zudem können auftreten eine Fehlhaltung, Reflexabweichungen (Lasègue-Zeichen), motorische und sensible Störungen, auch in Verbindung mit Zeichen des Lumbalsyndroms.

Das **Kaudasyndrom** stellt eine Sonderform des polyradikulären Wurzelsyndroms dar, verbunden mit Sensibilitätsstörungen, Muskelschwäche (Wade, Blase, Mastdarm bzw. Fuß-, Zehenheber) und Reflexabweichungen (ASR, PSR).

Basis der Diagnosestellung sind Krankheitsvorgeschichte, Inspektion, Palpation, Funktionsprüfung sowie Röntgenaufnahmen, Ergänzende diagnostische Verfahren (Elektromyographie, Myelographie, CT, Kernspintomographie, MRT, Diskographie) kommen relativ selten zum Einsatz. Die Dokumentation der Beweglichkeit ist sorgfältig durchzuführen mittels Neutral-Null-Methode.

Weder Befunde noch Verlauf dieser BK zeigen Besonderheiten im Vergleich zu den entsprechenden LWS-Erkrankungen aus berufsfremder Ursache.

Bandscheibendegeneration beruflicher und außerberuflicher Genese zeigen gleichartige Verteilungsmuster und überlagern sich gegenseitig.

Disposition: In der Gesetzlichen Unfallversicherung ist der individuelle Gesundheitszustand des Versicherten zum Zeitpunkt der Exposition Grundlage für die Beurteilung einer Einwirkung als rechtlich wesentliche (Teil)Ursache. Demnach ist die Reduzierung der für den Versicherten kritischen Belastungsdosis aufgrund seiner Disposition bei den Ermittlungen zu berücksichtigen (7).

Risikofaktoren für das Auftreten von bandscheibenbedingten Erkrankungen sind das Lebensalter sowie degenerative Veränderungen infolge Instabilität im Bewegungssegment und prädiskotische Deformitäten (s. unten).

Eine berufliche Fehl- oder Überbelastung führt zu einem Vorauseilen der Befunde gegenüber der „Altersnorm" (sog. Linksverschiebung). Eine ausgeprägte individuelle Minderbelastbarkeit der Wirbelsäule infolge genetischer oder metabolischer Abnormitäten hat bei der Beurteilung der BK keine praktische Bedeutung, weil die geforderte langjährige belastende Tätigkeit mit dieser Disposition nicht vereinbar ist.

Vorschaden und Differentialdiagnostik: Erkrankungen der LWS können sich nicht nur durch berufliche Fehlbelastung, sondern auch aus Vorerkrankungen entwickeln. Derartige **prädiskotische Deformitäten** besitzen einen höheren prädiktiven Wert für künftige krankhafte Veränderungen im Bereich der LWS, wenn sie funktionell bedeutsam sind (18, 29, 41). In diesem Zusammenhang sind zu nennen: Beckenschiefstand, Beinlängendifferenz, Fehlstellungen nach Wirbelfrakturen, -entzündungen, Flachrücken, Hyperlordose der LWS, hypersegmentale LWS, Morbus Scheuermann, Oberschenkelamputation, Skoliose, Spondylolisthesis, Spondylolyse.

Das Bestehen dieser orthopädischen Anomalien als Vorbefund erfordert ggf. die Klärung der Frage einer Verschlimmerung der bandscheibenbe-

dingten Erkrankung durch berufliche Fehlbelastungen.

Die BK Nr. 2108 ist *differentialdiagnostisch* gegen eine Vielzahl von Erkrankungen abzugrenzen:

Beschwerden wie bei dieser BK können auch **extravertebral** hervorgerufen werden. In diesem Zusammenhang sind urologische, gynäkologische, psychosomatische und neurologische Erkrankungen zu nennen, ferner Krankheiten des Verdauungssystems und Tumoren, z. B. retroperitoneal. Auch arterielle Durchblutungsstörungen der Beine, Aortenaneurysma und diabetische Neuropathie können zu vergleichbaren Symptomen führen. Zu beachten sind weiterhin ggf. bestehende Erkrankungen des Hüft- oder Ileosakralgelenks bzw. eine Spritzenschädigung oder Beschwerden infolge Fußdeformierungen oder Beinlängendifferenzen.

Das Spektrum der von dieser BK differentialdiagnostisch abzugrenzenden Erkrankungen **vertebraler** Art ist ebenfalls umfangreich. Es umfaßt angeborene oder erworbene Fehlbildungen der LWS sowie Entzündungen, Frakturen, Osteoporose und Tumoren bzw. Metastasen. Selten findet sich eine Fluorose (BK Nr. 1308, s. S. 374) und Kokzygodynie. Auf die Spondylolisthesis wurde bereits hingewiesen als möglicher Vorschaden.

Nicht versicherte außerberufliche und sportliche Fehlbelastungen und die daraus resultierenden Folgeschäden sind ebenfalls abzuklären.

Beurteilung: Von entscheidender Bedeutung ist die sachgerechte Beurteilung der **arbeitstechnischen Voraussetzungen**, vorzugsweise durch den Technischen Aufsichtsdienst der Unfallversicherungsträger. Die vorgenommene eindeutige Bewertung mit der abschließenden Feststellung, ob die haftungsbegründende Kausalität erfüllt ist oder nicht, sollte mit der ärztlich erhobenen Arbeitsanamnese bezüglich der Dauer und Intensität der beruflichen Fehl- oder Überbelastung verglichen werden im Hinblick auf die erforderliche Plausibilität. Ggf. auftretende Widersprüche sollten durch Nacherhebungen geklärt werden.

Falls die technischen Ermittlungen im Einzelfall mit unverhältnismäßig hohem Aufwand verbunden sind, kann *ausnahmsweise* zuvor ärztlicherseits geprüft werden, ob die medizinischen Voraussetzungen zur Anerkennung dieser BK erfüllt sind.

Die **Arbeitsanamnese** hat die wirbelsäulenbelastenden Tätigkeiten unter dem zeitlichen Aspekt zu erfassen. Gefordert werden eine gewisse Regelmäßigkeit und Häufigkeit in der überwiegenden Zahl der Arbeitsschichten sowie eine Gesamtdauer der belastenden Exposition in einem gefährdenden Beruf von in der Regel **10 Jahren**. Dabei sind Teilzeittätigkeiten und unterschiedlich belastende Arbeiten (parallel oder einander nachfolgend) zu addieren, z. B. Heben von Lasten, Zwangshaltung und Ganzkörpervibration. Der quantitative Aspekt der Beurteilung der Lastengewichte und Zwangshaltungen kann unter Verwendung der bereits angegebenen Modelle und Dosisrichtwerte (S. 363) erfolgen.

Der Einsatz von Hebehilfen und sonstigen Hilfsmitteln ist zu berücksichtigen. Unversicherte, berufsfremde oder sportliche Fehlbelastungen sind zu ermitteln. Die berufliche Belastung ist desto eher als wesentliche (Teil)Ursache zu beurteilen, je länger sie andauerte und je näher die Manifestation der Bandscheibenerkrankung zum Zeitpunkt des Ablaufs der geforderten Belastungsdauer liegt.

Das ärztliche Gutachten fordert eine ätiopathogenetisch abgesicherte Diagnose. Verdachts- oder Ausschlußdiagnosen sind rechtsunerheblich.

Degenerative Veränderungen an der LWS als alleiniger Befund, d. h. *ohne* Funktionsausfälle, begründen keine BK. Zur Anerkennung als BK werden gefordert Therapieversuche und ein dem entsprechend chronischer bzw. chronisch rezidivierender Krankheitsverlauf. Zudem muß der **Unterlassungstatbestand** aus medizinischen Gründen auch retrospektiv erfüllt sein.

Lumbale Schmerzsyndrome können hervorgerufen werden durch eine Vielzahl von Erkrankungen, die nicht bandscheibenbedingt sind, z. B. muskuläre, tendinotische, ligamentäre sowie entzündliche oder tumoröse Veränderungen. Deshalb muß eine sorgfältige und umfassende **Diagnosestellung** und **differentialdiagnostische Abklärung** erfolgen (vgl. Diagnose und Verlauf, S. 364, und Vorschaden und Differentialdiagnostik, S. 365).

Zur Abschätzung der **MdE** finden sich teilweise unterschiedliche Vorschläge (28, 48, 51, 57, 60, 73). Demnach werden bei Funktionseinschränkungen und pseudoradikulären Ausstrahlungen ohne Nervenausfälle oftmals 10% angesetzt. Bei neurologischen Ausfällen (Lähmungen) erreicht die BK in der Regel ein entschädigungspflichtiges Ausmaß (≥ 20%). Funktionsstörungen an Blase und Mastdarm werden mit 50% eingeschätzt. Weitere Begründungen und ein breiterer Konsens zur MdE-Abschätzung erscheinen wünschenswert.

Prognose und Therapie: Die BK beinhaltet degenerative Bandscheibenveränderungen, die irreversibel sind und zu chronischen oder chronisch rezidivierenden Funktionsstörungen führen können. Mit fortschreitendem Alter ist in der Regel keine Befundbesserung zu erwarten. Die Definition der BK beinhaltet den Unterlassungstatbestand. Bei Vorliegen entsprechender Risikokonstellationen und Vorschäden (S. 365) sollten präventive Maßnahmen durchgeführt werden. Die Therapie der BK unterscheidet sich nicht von der bei Erkrankungen aus berufsfremder Ursache.

BK Nr. 2109: Bandscheibenbedingte Erkrankungen der Halswirbelsäule durch langjähriges Tragen schwerer Lasten auf der Schulter, die zur Unterlassung aller Tätigkeiten gezwungen haben, die für die Entstehung, Verschlimmerung oder das Wiederaufleben der Krankheit ursächlich waren oder sein können

(Vgl. hierzu Vorbemerkung S. 361ff)
(4, 6-11, 15, 19, 28, 30f., 37, 39ff., 48, 56, 59, 63, 66, 71, 74)

Berufliche Belastung: Ursächlich für die Entstehung oder Verschlimmerung von bandscheibenbedingten Erkrankungen der Halswirbelsäule (HWS) können – neben zahlreichen außerberuflichen Faktoren – intensive mechanische Einwirkungen sein in Form von

– fortgesetztem Tragen schwerer Lasten auf der Schulter, verbunden mit einer statischen Belastung der zervikalen Bewegungssegmente und einer ungewöhnlichen Zwangshaltung der HWS.

Eine nach vorn und seitwärts erzwungene Kopfbeugung mit maximaler Anspannung der Nackenmuskulatur bedingen eine Hyperlordosierung und Verdrehung der HWS. Zug- und Druckbelastungen im Bereich der Wirbel-Gelenk-Facetten, kombiniert mit einer Seitenverbiegung und Verdrehung können zu degenerativen Veränderungen oberhalb von C5/C6 (bis zu C2/C3) führen, welche in der Allgemeinbevölkerung seltener zu finden sind.

Derartige kombinierte Belastungen der HWS finden sich z. B. bei **Fleischträgern**, die Tierhälften oder -viertel auf Kopf und/oder Schultergürtel transportieren.

Tätigkeiten mit vergleichbarem **Belastungsprofil** (z. B. Sackträger **bei fehlender moderner Fördertechnik**) sind entsprechend zu berücksichtigen.

Hinsichtlich der arbeitstechnischen Voraussetzungen dieser BK ist festzustellen: Als **schwer** sind Lasten ab **50 kg** zu beurteilen. Das im Vergleich zur BK Nr. 2108 höhere Gewicht ergibt sich aus der achsennah einwirkenden Belastung, d. h. kurzer Hebelarm (s. S. 363). Frauen führen derartige Arbeiten in der Regel nicht aus. Die zeitliche Dauer der belastenden beruflichen Tätigkeit muß eine gewisse **Regelmäßigkeit** und **Häufigkeit** in der überwiegenden Zahl der Arbeitsschichten, in denen Lastgewichte von über 50 kg auf der Schulter getragen wurden, aufweisen. Derartige Tätigkeiten müssen in der Regel **10 Jahre** lang ausgeübt worden sein, um als wesentliche (Teil)Ursache der BK anerkannt zu werden.

Im Vergleich mit der BK Nr. 2108 ist das Spektrum der möglichen bandscheibengefährdenden Tätigkeiten weniger umfangreich und besser beurteilbar.

Nicht versicherte, außerberufliche und sportliche Fehlbelastungen der HWS sind als konkurrierende Faktoren auszuschließen bzw. abzuwägen.

Die Prüfung der arbeitstechnischen Voraussetzungen im BK-Feststellungsverfahren ist Aufgabe des **Technischen Aufsichtsdienstes** der Unfallversicherungsträger. Die haftungsbegründende Kausalität hat nicht der ärztliche Gutachter zu prüfen. Im Hinblick auf die ärztlich erhobene Arbeitsanamnese empfiehlt sich jedoch ein Vergleich aus Plausibilitätsgründen. Offenkundige Widersprüche sind aufzuzeigen und ggf. Nachermittlungen zu veranlassen.

Diagnose und Verlauf: Bandscheibenbedingte Erkrankungen der HWS können sich in verschiedenen **Formen** manifestieren, z. B. als Degeneration der Bandscheibe oder Spornbildungen im Bereich der Processus uncinati mit Beeinträchtigung von Spinalnerven, Halssympathikus, A. vertebralis oder Instabilität im Bewegungssegment.

Die BK Nr. 2109 kann beinhalten:

Lokales Zervikalsyndrom. Es wird hervorgerufen infolge Irritation des hinteren Längsbandes, der Wirbelgelenkkapseln und des Wirbelperiosts. Betroffen sind die sensiblen Fasern der Rr. meningei und dorsales der Spinalnerven. Die chronisch rezidivierenden Beschwerden sind meist auf die Halsregion beschränkt und beinhalten positionsabhängig Nacken- und Schulterschmerzen, Muskelverspannungen und Bewegungseinschränkungen der HWS.

Zervikobrachiales Syndrom. Verursacht wird es durch die Irritation des R. ventralis der Spinalnerven infolge Diskusprolaps, Osteophyten oder Segmentlockerung. Schmerzen im Bereich der Dermatome sowie motorische und sensible Störungen, von den Segmenten C5/C6 ausgehend, oft verbunden mit Symptomen des Zervikalsyndroms (s. oben). Am häufigsten betroffen sind C6 bis C8.

Zervikozephales Syndrom. Verursacht durch Kompression der A. vertebralis und Irritation des Halssympathikus durch degenerative Veränderungen im Bewegungssegment; Kopfschmerzen und Schwindel, oftmals kombiniert mit den Symptomen des lokalen Zervikalsyndroms.

Basis der **Diagnosestellung** sind Krankheitsvorgeschichte, Inspektion, Palpation und Funktionsprüfung. Aufgrund der peripheren Dermatome, Kennmuskeln und Reflexe kann bei dem zervikalen Wurzelreizsyndrom die topographische Zuordnung erfolgen. Die Prüfung der Beweglichkeit ist nach der Neutral-Null-Methode zu dokumentieren und sollte den Extensionstest einschließen. Ein neurologischer Status ist zu erheben, röntgenologische Untersuchungen, ggf. Funktionsaufnahme sind unverzichtbar. CT und Kernspintomogramm können indiziert sein, ebenso Elektromyographie und Prüfung der Nervenleitungsgeschwindigkeit sowie ophthalmologische, HNO-ärztliche oder internistische Zusatzuntersuchungen.

Weder die Befunde (abgesehen von der vergleichsweise häufigeren Beteiligung kranialer Bandscheiben bis C2) noch der Verlauf dieser BK zeigen Besonderheiten im Vergleich zu den entsprechenden HWS-Schäden aus berufsfremder Ursache. Bandscheibendegenerationen beruflicher und außerberuflicher Genese zeigen gleichartige Verteilungsmuster und überlagern sich gegenseitig.

Disposition: In der Gesetzlichen Unfallversicherung ist der Gesundheitszustand des Versicherten zum Zeitpunkt der Exposition Grundlage für die Beurteilung der Einwirkung als rechtlich wesentliche (Teil)Ursache. Demnach ist die Reduzierung der für den Versicherten kritischen Belastungsdosis aufgrund seiner Disposition bei den Ermittlungen zu berücksichtigen (7).

Als **Risikofaktor** für das Auftreten von bandscheibenbedingten Erkrankungen sind das Lebensalter und degenerative Veränderungen infolge Instabilität im Bewegungssegment bedeutsam. Eine berufliche Fehl- oder Überbelastung führt zu einer Vorverlegung der krankhaften Befunde im Vergleich zur Altersnorm, d. h. eine „Linksverschiebung" ist zu beobachten.

Vorschaden und Differentialdiagnostik: Bandscheibenbedingte Erkrankungen der HWS können sich nicht nur aus beruflichen Fehlbelastungen, sondern auch aus Vorerkrankungen entwickeln. Derartige **prädiskotische Deformitäten** besitzen einen höheren prädiktiven Wert für künftige HWS-Beschwerden, wenn sie funktionell bedeutsam sind. In diesem Zusammenhang sind zu nennen Fehlstellungen infolge Blockwirbelbildung, Zustand nach Wirbelfrakturen und -entzündungen, Narbenzug, Oberarmamputation und Schiefhals (41). Das Bestehen der genannten Anomalien als Vorbefund erfordert ggf. die Klärung der Frage einer Verschlimmerung der Bandscheibenerkrankung durch berufliche Fehlbelastungen.

Die BK Nr. 2109 ist **differentialdiagnostisch** gegen eine Vielzahl von Erkrankungen abzugrenzen. Bei dem *lokalen Zervikalsyndrom* sind auszuschließen Myalgien anderer Genese, akute und chronische Entzündungen, z. B. Spondylitiden, Tendopathien an Dorn- und Querfortsätzen sowie Morbus Bechterew und Tumoren (Neurinome) bzw. Metastasen.

Das *zervikozephale Syndrom* ist differentialdiagnostisch abzugrenzen gegenüber posttraumatischen Folgezuständen, arteriellen Durchblutungsstörungen anderer Genese und Tumoren.

Das *zervikobrachiale Syndrom* erfordert ebenfalls eine eingehende Differentialdiagnostik. Hier sind auszuschließen andere Syndrome (Skalenus-, Kostoklavikular-, Karpaltunnel- oder Ulnariskompressionssyndrom), Insertionstendopathien der Schulterregion und des Armes, extravertebrale Entzündungsprozesse, Thrombose der V. axillaris, koronare Herzkrankheit, Wirbelfraktur, Spondylitis, Morbus Paget, Tumoren (z. B. Pancoast-Tumor).

Nicht versicherte außerberufliche und sportliche Fehlbelastungen und daraus resultierende Folgeschäden sind ebenfalls abzuklären.

Beurteilung: Grundlage der ärztlichen Begutachtung der BK ist die sachgerechte Beurteilung der arbeitstechnischen Voraussetzungen, vorzugsweise durch den **Technischen Aufsichtsdienst** der Unfallversicherungsträger. Die vorgenommene eindeutige Bewertung mit der abschließenden Feststellung, ob die haftungsbegründende Kausalität erfüllt ist oder nicht, sollte auf ihre Plausibilität anhand der ärztlich erhobenen Arbeitsanamnese verglichen werden im Hinblick auf die Dauer und Intensität der beruflichen Fehl- oder Überbelastung.

Die **Arbeitsanamnese** hat die belastenden Tätigkeiten (Tragen von Lastgewichten über **50 kg** auf der Schulter) unter den zeitlichen Aspekten zu erfassen. Gefordert werden eine gewisse Regelmäßigkeit und Häufigkeit in der überwiegenden Zahl der Arbeitsschichten sowie eine Gesamtdauer der belastenden Exposition in prädisponierenden Berufen von in der Regel **10 Jahren**.

Der Einsatz von Hebehilfen und sonstigen Hilfsmitteln zeitgemäßer Fördertechnik ist zu berücksichtigen. Die berufliche Belastung ist desto eher als wesentliche (Teil)Ursache zu beurteilen, je länger sie andauerte und je näher die Manifestation der Bandscheibenerkrankung zum Zeitpunkt des Ablaufs der geforderten Belastungsdauer liegt.

Nicht versicherte außerberufliche und sportliche Fehlbelastungen sind als konkurrierende Mitursachen zu beachten.

Das ärztliche Gutachten erfordert eine **ätiopathogenetisch abgesicherte Diagnose;** Verdachts- oder Ausschlußdiagnosen sind rechtsunerheblich. Degenerative Veränderungen an der HWS als alleiniger Befund, ohne Funktionsausfälle, begründen keine BK. Zur Anerkennung als BK werden gefordert Therapieversuche und ein dementsprechend chronischer oder chronisch rezidivierender Krankheitsverlauf. Zudem muß der **Unterlassungstatbestand** aus medizinischen Gründen auch retrospektiv erfüllt sein.

Schmerzsyndrome der HWS können hervorgerufen werden durch eine Vielzahl von Erkrankungen, teils vertebraler, teils extravertebraler Genese und unterschiedlichster Art, z.B. entzündlich, degenerativ oder tumorös. Deshalb muß eine sorgfältige und umfassende **Diagnosestellung** und **differentialdiagnostische Abklärung** erfolgen (vgl. Diagnose und Verlauf, S. 367, Vorschäden und Differentialdiagnostik, S. 368).

Prognose und Therapie: Die BK beinhaltet degenerative Bandscheibenveränderungen, die irreversibel sind und zu chronischen oder chronisch rezidivierenden Funktionsstörungen führen können. Mit fortschreitendem Alter ist in der Regel keine Befundbesserung zu erwarten. Die Definition der BK beinhaltet den Unterlassungstatbestand. Bei Vorliegen entsprechender Risikokonstellationen und Vorschäden (S. 370) sollten präventive Maßnahmen durchgeführt werden. Die Therapie der BK unterscheidet sich nicht von der bei Erkrankungen aus berufsfremder Ursache.

BK Nr. 2110: Bandscheibenbedingte Erkrankungen der Lendenwirbelsäule durch langjährige, vorwiegend vertikale Einwirkung von Ganzkörperschwingungen im Sitzen, die zur Unterlassung aller Tätigkeiten gezwungen haben, die für die Entstehung, Verschlimmerung oder das Wiederaufleben der Krankheit ursächlich waren oder sein können.
(Vgl. hierzu Vorbemerkung S. 361 ff)
(4, 6-11, 15, 19, 28, 33, 37, 41, 48, 50, 59, 66, 71)

Berufliche Belastung: Folgende berufliche Tätigkeiten können – neben zahlreichen außerberuflichen Faktoren – bandscheibenbedingte Erkrankungen der Lendenwirbelsäule (LWS) wesentlich mitverursachen oder verschlimmern:

– langjährige, vorwiegend vertikale Einwirkung von Ganzkörperschwingungen im Sitzen.

Eine hierbei eingenommene verdrehte Körperhaltung stellt einen zusätzlichen Risikofaktor dar (das langjährige Heben und Tragen schwerer Lasten ist ein weiterer Schädigungsfaktor, vgl. BK Nr. 2108 S. 363 f).

Derartige Belastungen der LWS finden sich insbesondere bei **Fahrern** bestimmter Fahrzeuge und Arbeitsmaschinen, z.B. Baustellen-LKW, Bagger, Grader, Scraper, Muldenkipper, Rad- und Kettenlader, Raddozer – sofern der Einsatz in **unebenem Gelände** erfolgt. Auch Schlepper in Land- und Forstwirtschaft sowie Forstmaschinen und Militärfahrzeuge im Gelände können

entsprechende schädliche Auswirkungen auf die LWS haben. Diese Feststellung gilt nicht für Taxis, Gabelstapler auf ebenen Fahrbahnen sowie LKW mit zeitgemäßen schwingungsgedämpften **Fahrersitzen**. Die BK wird verursacht durch die kumulative berufliche **Schwingungsbelastung**. Diese setzt sich zusammen aus der Gesamtzahl der Expositionstage mit Beurteilungsschwingstärken $K_r > 16{,}2$ nach VDI 2057/ISO 2631/1 (Tagesdosis). Bei zusätzlichen **Risikofaktoren** (z.B. stoßhaltige Schwingungen, d.h. Beschleunigungsspitzen oberhalb der Grundschwingung, Körperhaltung verdreht oder stark gebeugt, zur Seite geneigter Rumpf) sind bereits Werte von $> 12{,}5$ zu berücksichtigen. Diese Grenzwerte für die **tägliche** Beurteilungsschwingstärke berücksichtigen die für die arbeitstechnische Beurteilung relevanten Parameter Frequenz, Schwingungsbeschleunigungs- und Expositionsdauer. Bei Vibrationen der Frequenzen von 3 bis 5 Hz sind Reaktionen an Wirbelgelenken und Bandscheiben zu erwarten. Schwingungen im Resonanzbereich der Wirbelsäule werden höher bewertet als die anderer Frequenz, aber gleicher Beschleunigung (64).

Als Dosis-Richtwert für die **Gesamtbelastung** gelten $D_{DVRI} > 580 \times 10^3$ (39). Die Schwingungsbelastung ist meßtechnisch zu erfassen, entsprechende **Schwingungskataster** stehen dem Technischen Aufsichtsdienst der Unfallversicherungsträger bei der Prüfung der arbeitstechnischen Voraussetzungen im Berufskrankheiten-Feststellungsverfahren zur Verfügung. Der ärztliche Gutachter wäre mit entsprechenden Ermittlungen meist überfordert.

Hinsichtlich der zeitlichen **Dauer** der belastenden beruflichen Tätigkeit werden gefordert eine gewisse Regelmäßigkeit und Häufigkeit in der überwiegenden Zahl der Arbeitsschichten, in denen die o.g. kritischen Grenzwerte erreicht wurden. Derartige Steuertätigkeiten auf den genannten Fahrzeugen und Geräten in unebenem Gelände müssen in der Regel **10 Jahre** lang ausgeübt werden, um als wesentliche (Teil)Ursache der BK anerkannt zu werden. Nicht versicherte außerberufliche und sportliche Fehlbelastungen der LWS sind als konkurrierende Faktoren auszuschließen bzw. abzuwägen.

Die haftungsbegründende Kausalität hat nicht der ärztliche Gutachter zu prüfen. Im Hinblick auf die ärztlich erhobene Arbeitsanamnese empfiehlt sich jedoch ein Vergleich aus Plausibilitätsgründen. Offenkundige Widersprüche sind aufzuzeigen und ggf. Nachermittlungen zu veranlassen.

Diagnose und Verlauf s. S. 364f (BK Nr. 2108).

Disposition: s. S. 365 (BK Nr. 2108).

Vorschaden und Differentialdiagnostik: s. S. 365 (BK Nr. 2108).

Bei den unversicherten, berufsfremden oder sportlichen Belastungen ist hier u. a. der Motocross-Sport zu nennen (hingegen steht der Kraftsport bei der BK Nr. 2108 im Vordergrund).

Beurteilung: s. S. 365 (BK Nr. 2108).

Die quantitative Beurteilung der Schwingungsbelastung kann der Technische Aufsichtsdienst der Unfallversicherungsträger mit Hilfe von **Schwingungskatastern** vornehmen (s. S. 369).

Prognose und Therapie: s. S. 366 (BK Nr. 2108).

BK Nr. 2201: Erkrankungen durch Arbeit in Druckluft

(4, 11, 15, 19, 37, 43, 48, 59, 66, 70, 73)

Berufliche Belastung: Unter Einwirkung eines anhaltend hohen Luftdruckes erfolgt eine entsprechende **Stickstoffaufnahme** in ungebundener Form in allen Körperflüssigkeiten, besonders auch in Fettsubstanzen des Knochenmarks und des Nervengewebes. Die Stickstoffsättigung tritt nach 7–9 Stunden ein, in Bereichen bevorzugter Durchblutung etwas früher. Bei zu schneller **Dekompression** werden Stickstoffgasbläschen in den Zellen oder in den Körperflüssigkeiten freigesetzt, die zu Schäden führen. Das fetthaltige Knochenmark ist besonders anfällig. Während der Arbeiten unter längerer Einwirkung eines atmosphärischen Überdrucks treten weder Körperschäden noch Beschwerden ein. Durch vorsichtige Dekompression nach Vorschrift (vgl. DruckluftVO, Bek. des BMA; BArbBl. 12/1994, S. 52ff.) d. h. in der **Druckschleuse** wird der unter Druck gelöste Stickstoff abgeatmet. Bei zu schneller Dekompression [Werte unter 1 atü (1 atm = 101325 Pa = 760 Torr = 1,01325 bar) genügen] können Gasbläschen in Geweben sowie als **Gasembolie** in Gefäßen auftreten. Die akut einsetzende Symptomatik geht einher mit stechenden Schmerzen, vor allem im Kniegelenk, Unterschenkel, Oberarm, Schulter, usw. Ferner treten Ödeme, Störungen des Zentralnervensystems und des Kreislaufs sofort oder nach einem stundenlangen Intervall in Erscheinung. Die akuten Symptome verschwinden nach 3 bis 5 Tagen oder aber nach **Rekompression**. Sekundäre **Knochen-** und **Gelenkveränderungen** sind am häufigsten in den Oberarmköpfen, danach im Kniegelenkbereich und in den Schenkelköpfen, vereinzelt auch im Becken oberhalb der Hüftgelenkpfanne, in der Handwurzel, im Kalkaneus, im distalen Tibiadrittel, im Wadenbeinköpfchen und an anderen Stellen nachzuweisen.

Gefährdend sind **Tätigkeiten**, die für kürzere oder längere Zeit mit Arbeiten in erhöhtem Luftdruck verbunden sind, z. B. Caisson-Arbeiten, Tauchen, Arbeiten im Tunnelbau unter dem Wasserspiegel. Voraussetzung für die Anerkennung als BK sind diese besonderen Arbeitsbedingungen, die bereits **Jahre zurückliegen** können, bevor die sekundären Veränderungen im Knochensystem diagnostiziert werden.

Bei Beschäftigten, die als Taucher bzw. in Druckluft arbeiten, sind arbeitsmedizinische Vorsorgeuntersuchungen durchzuführen gemäß Grundsatz G 31 (VBG 39) bzw. Druckluftverordnung (vom 4. 10. 1972, BGBl. I, S. 1909 und vom 12. 4. 1976, BGBl. I, S. 965) sowie Bekanntmachung des BMA vom 26. 10. 1994; BArbBl. 12/1994, S. 52ff.).

Diagnose und Verlauf: Es können verschiedene Verlaufstypen unterschieden werden: Der kontinuierliche Übergang der **akuten** Osteoarthralgie in die **chronische** Form, die chronische Form nach einer akuten Erkrankung mit einem beschwerdefreien Intervall, eine chronische Gelenkerkrankung nach wiederholten leichten Gelenkerkrankungen, eine chronische Erkrankung ohne vorausgegangene akute Erscheinungen.

Die Wahrscheinlichkeit des Auftretens von Skelettveränderungen ist größer nach akuten Tauchzwischenfällen, die als Arbeitsunfall gelten. Einmal nachgewiesene Skelettveränderungen entwickeln sich im allgemeinen weiter. Meist besteht ein polyostotischer Befall, so daß beim Verdacht auf diese BK auch die Oberarmköpfe röntgenologisch untersucht werden sollten.

Es lassen sich einzelne Stadien im Verlauf der BK röntgenologisch unterteilen: **Initialstadium** mit einer leichten subchondralen Sklerose, verbunden mit Knochenrarefizierung und Entmineralisation weiter Gebiete in der Gelenkumgebung.

2. Stadium, charakterisiert durch erbsengroße helle Flecken bzw. scharf begrenzte Zysten mit sklerotischem Rand und pagetartige Verdichtungen,

3. Stadium mit Skleroseherden, z. B. in den Oberarmköpfen bis in die Diaphyse hineinreichend, sowie multiple große Höhlen bzw. Zysten, Infarkte der langen Röhrenknochen und Veränderungen der Gelenkflächen,

4. Stadium, gekennzeichnet durch sekundäre Arthrosen mit Osteophyten und freien Körpern bei wabenartiger Struktur, z. B. des Oberarmkopfes.

Eine Gesetzmäßigkeit für das Auftreten der Skelettveränderungen besteht nicht: Das klinische und röntgenologische Bild der aseptischen Nekrose, besonders in den Schenkelköpfen, ist uncharakteristisch. Beschwerden treten insbesondere bei der chronischen Form eher im Hüftgelenk auf, sonst auch im Schultergelenk. Die **Schmerzen** können sehr erheblich sein, z. T. sind sie jedoch trotz schwerer röntgenologischer Veränderungen gering. Die Entwicklung von Muskelhärten durch Nekrosen im Muskel wird von einigen Autoren angenommen, ferner Neuralgien und Sensibilitätsstörungen.

Disposition: Ein Vorschaden ist für die Entwicklung der BK ohne wesentliche Bedeutung. Ungenügende Lüftung des Arbeitsraumes und Zwangshaltung der Extremitäten bei der Arbeit werden als begünstigender Faktor aufgeführt, ebenso Fettsucht oder Kreislaufstörungen.

Differentialdiagnose und Vorschaden: Berufsfremde Ursachen für die Druckluftschädigung (z. B. privates Sporttauchen) müssen ausgeschlossen bzw. bei Zusammenwirken von beruflichen und außerberuflichen Noxen in ihrer Bedeutung abgewogen werden. Die Schenkelkopfnekrose nach Fraktur läßt sich im allgemeinen ätiologisch klären. Differentialdiagnostische Schwierigkeiten ergeben sich bei einer Hüftkopfnekrose und zugleich bestehenden Nieren- oder Stoffwechselleiden.

Beurteilung: Bei Vorliegen einer Veränderung des Skelettsystems mit aseptischen Knochennekrosen und beim Nachweis einer entsprechenden Berufsanamnese sind andere Befunde wie Nieren- oder Stoffwechselleiden für die Beurteilung ohne wesentliche Bedeutung. Eine Einschränkung für das zeitliche Auftreten **nach** Aufgabe der Berufstätigkeit besteht nicht.

Prognose und Therapie: Der Verlauf der chronischen Gelenkveränderungen kann therapeutisch nicht kausal beeinflußt werden. Die Behandlung bleibt symptomatisch und wird durch die sekundären Gelenkveränderungen bestimmt. Diese Gelenk- und Knochenveränderungen verschwinden nicht, sondern nehmen im allgemeinen noch zu. Die betroffenen Personen sind arbeitsmedizinisch/taucherärztlich zu untersuchen und dürfen meist nicht mehr unter Überdruckbedingungen arbeiten.

II. Berufskrankheiten durch Infektionserreger mit sekundärer Beteiligung der Haltungs- und Bewegungsorgane: BK Nr. 3101, 3102, 3104

BK Nr. 3101: Infektionskrankheiten, wenn der Versicherte im Gesundheitsdienst, in der Wohlfahrtspflege oder in einem Laboratorium tätig oder durch eine andere Tätigkeit der Infektionsgefahr in ähnlichem Maße besonders ausgesetzt war
(4, 10f., 15, 19, 26, 37, 39, 48, 59)

Berufliche Belastung: Zu den Tätigkeiten im Gesundheitsdienst gehören ausschließlich die unmittelbare Betreuung und Pflege von Kranken, so in der Praxis eines Arztes, Zahnarztes, Heilpraktikers, im Medizinischen Dienst, in Apotheken, Laboratorien und auf Krankenhausstationen. Nicht in den Kreis der hier Versicherten gehört in der Regel das Büropersonal. Die Gefahr der berufsbedingten Infektion kann im Rahmen der Arbeit dauernd und gewohnheitsmäßig oder gelegentlich und vorübergehend bestanden haben. Der Nachweis der individuellen Infektionsquelle ist nicht erforderlich, die Berufstätigkeit muß aber mit besonderen, über das normale Maß hinausgehenden Gefahren der Infektion verbunden sein. Der Infektionsweg ist für die Beurteilung ohne Bedeutung.

Die Tuberkulosemorbidität ist statistisch bei den in der Krankenpflege Offentuberkulöser Beschäftigten wesentlich höher als beim Personal in allgemeinen Krankenhäusern. Das **Tuberkuloserisiko** der Schwestern steht an der Spitze, dann folgt das der Stationshilfen, Ärzte, Krankenpfleger, Handwerker, des Fahrpersonals der Tuberkuloseheilstätten und der Angestellten im allgemeinen Gesundheitsdienst.

Mitarbeiter von Fremdfirmen, die z. B. im Klinik-
oder Laborbereich einem überdurchschnittli-
chen Infektionsrisiko ausgesetzt sind, fallen unter den Versicherungsschutz. Einzelheiten der
zahlreichen Infektionserkrankungen werden
hier nicht dargestellt (vgl. 59).

Diagnose und Verlauf: Nach der Übertragung
von Krankheitserregern von Mensch zu Mensch
werden im allgemeinen Symptome außerhalb
der Stütz- und Bewegungsorgane im Vordergrund stehen und zu beurteilen sein. Bei folgenden Erkrankungen können Frühsymptome auftreten in offenen Wunden oder am Stütz- und
Bewegungsapparat: Erysipel, Gasbrand, Tetanus,
Sepsis, Poliomyelitis, Tuberkulose, Brucellosen.

Bei **Wundinfektionen** besteht eine unüberseh-
bare primäre Schädigung, oft mit entsprechendem Erregernachweis. In einigen Fällen handelt
es sich hier um sehr virulente Erreger mit einer
erheblichen Resistenz. Typische Verlaufsformen
für die BK entfallen sonst.

Offene Hautwunden sind auch für die Infektion
durch Tuberkulosebakterien empfänglich und
können Leichentuberkel oder Sehnenscheiden-
tuberkulose zur Folge haben. Die Tuberkulose
der Stütz- und Bewegungsorgane, die Extrapul-
monaltuberkulose, ist fast immer Folge einer hämatogenen Streuung vom tuberkulösen Lungen-
herd, der bei der Manifestation in Stütz- und Bewegungsorganen bereits ausgeheilt sein kann.
Die Absiedlung erfolgt allerdings meist bei der
Primärinfektion. Die Latenzzeit der klinisch
nachweisbaren extrapulmonalen Tuberkulose-
form beträgt

- mehr als *3 Monate* bei der Wirbeldornfort-
  satztuberkulose, extraartikulären Kortikalis-
  herden, Spondylitis der HWS;
- mehr als *6 Monate* bei der Tuberkulose der
  Rippen-Sternum-Region, der Iliosakralfugen,
  des Fersenbeines, des Schulterblattes;
- mehr als *9 Monate* bei der Brustwirbeltuber-
  kulose, beim Fungus am Kniegelenk, bei extraartikulären Herden in Meta- und Diaphy-
  sen, Handgelenktuberkulose;
- mehr als *12 Monate* bei der Tuberkulose des
  Schultergelenks, der Lendenwirbelsäule sowie
  der Coxitis-Tbc. Dabei kann sich die Latenzzeit
  auf 3 bis 7 Jahre, z. B. bei der Hüfttuberkulose,
  ausdehnen. Zusätzlich ist eine spätere endogene Exazerbation der Lungenherde möglich.

Sekundäre Veränderungen durch **Morbus Bang**
kommen im Bereich der Wirbelsäule vor.

Disposition: Grundsätzlich ist die Entstehung
hämatogener Streuherde als Abwehrinsuffizienz
des Organismus aufzufassen. Die Disposition ist
daher für die Erkrankung mitentscheidend,
rechtlich aber ohne Bedeutung. Aus präventiven
Gründen sind ggf. arbeitsmedizinische Vorsorgeuntersuchungen nach G 42 durchzuführen.

Vorschaden und Differentialdiagnose: Spezielle Besonderheiten der BK bestehen nicht. Differentialdiagnostisch sind zu beachten außerberufliche Infektionsrisiken, Inkubationszeiten
und Listen-Vorbehalte.

Beurteilung: Die in der BKV bezeichnete berufliche Tätigkeit in einem infektionsgefährdeten
Bereich und der zeitliche Zusammenhang der
Erkrankung (Inkubationszeit) sind für die Anerkennung der BK erforderlich. Außerberufliche
Infektionsquellen (z. B. in Urlaub oder Wohnge-
meinschaft) müssen ausgeschlossen werden.

BK Nr. 3102: Von Tieren auf Menschen übertragbare Krankheiten
(4, 10f., 15, 19, 37, 39, 48, 59, 70)

Berufliche Belastung: Zahlreiche Erreger von
Tierkrankheiten (Zoonosen) sind auch für den
Menschen pathogen und werden übertragen
(Zooanthroponosen) beim Umgang mit infizier-
ten Tieren, tierischen Erzeugnissen, infiziertem
tierischem Eiweiß, tierischen Ausscheidungen
und Behältnissen für tierisches Material, häufig
auch bei der Fleischverarbeitung. Alle Personen,
die beruflich dem oben angegebenen Infektionsrisiko ausgesetzt sind (Tierpfleger, Schlachter,
Tierärzte, Laboranten u. a.), gelten als gefährdet.
Die Übertragung einer tierischen Infektionskrankheit mittelbar vom Menschen entspricht
nicht dieser BK.

Eine Infektion ist möglich im Bereich von Wunden (Rotlauf, Sodoku, Viruserkrankungen u. a.)
mit meist typischem klinischem Bild. Sekundäre
Manifestation der Erkrankung an den Stütz- und
Bewegungsorganen und hämatogene Streuung
kann nach Infektion über Haut, Schleimhaut,
Atemwege und Verdauungstrakt erfolgen.

Bei Beschäftigung in tuberkulosefreien Rinder-
ställen ist die Infektion eines Tierpflegers mit
Mycobacterium bovis eine BK, wenn nicht der
begründete Verdacht auf eine Infektion vom
Menschen vorliegt. Die Knochen-Tbc des Typ

Bovinus tritt vorwiegend bei Schlachtern und Tierärzten auf. Diese berufsbedingte Erkrankung bestimmter Organe soll überwiegend durch den Infektionstyp bedingt sein. Besonderheiten weist diese Erkrankung als BK sonst nicht auf.

Die häufigste Zoonose in Deutschland stellt der **Morbus Bang** aus der Gruppe der **Brucellosen** dar. Der Verlauf ist wechselnd. In der 1. Phase treten Schwellungen der regionären Lymphknoten und Allgemeinerscheinungen auf. Die Inkubationszeit beträgt Tage bis Monate. Die 2. Phase der Keimausstreuung mit Fieber kann Wochen bis viele Monate anhalten. In der 3. Phase kommt es zur Organmanifestation mit Knochennekrosen, besonders an den Wirbelkörpern.

Beurteilung: Auch wenn die individuelle Disposition zur Manifestation der tierischen Infektionskrankheit (ebenso wie bei der BK Nr. 3101) von Bedeutung ist, so verhindert diese Disposition und eine ggf. bestehende Resistenzschwäche keineswegs die Anerkennung der Infektionskrankheit als BK beim Vorliegen der beruflichen und zeitlichen Voraussetzungen (Inkubationszeiten).

BK Nr. 3104: Tropenkrankheiten, Fleckfieber
(4, 10 f., 15, 19, 37, 39, 48, 59, 70)

Bei versicherten Beschäftigten der Seefahrt, Luftfahrt und bei im Ausland tätigen Personen kommt die Anerkennung dieser BK in Betracht. Krankheiten durch Fehl- oder Mangelernährung, Klimaeinflüsse und aufgrund von Erkrankungen, die auch in Europa vorkommen, sind keine BK. Differentialdiagnostisch sind zu beachten außerberufliche Infektionsrisiken und Inkubationszeiten.

Die Manifestation an Haltungs- und Bewegungsorganen ist selten. Eine Begutachtung wird deshalb in der Regel nicht durch den orthopädischen Fachvertreter erfolgen.

III. Berufskrankheiten durch chemische Einwirkungen mit Beteiligung der Haltungs- und Bewegungsorgane
(z. B. BK Nr. 1101, 1104, 1302, 1308 vgl. S. 344)

Gefahrstoffe können trotz gleichartiger Zusammensetzung und Konzentration bei den einzelnen exponierten Berufstätigen individuell unterschiedliche krankhafte Veränderungen hervorrufen, die auch direkt oder indirekt den Stütz- und Bewegungsapparat betreffen. Als pathogene Mechanismen sind zu nennen

- eine Beeinflussung des Calcium-Phosphor-Stoffwechsels mit Veränderungen der Knochenstruktur,
- eine Speicherung im Knochen,
- eine kapillartoxische Wirkung,
- eine neurotoxische Wirkung mit Neuritis und ZNS-Schäden sowie
- eine allgemeine Wirkung auf den Zellmetabolismus.

Es handelt sich bei dem Vorliegen derartiger berufsbedingter Schäden **nicht um akute** Vergiftungen, die innerhalb einer Arbeitsschicht aufgetreten sind und den Bedingungen eines Arbeitsunfalls entsprechen würden (sofern es sich nicht um sog. Listen-Stoffe handelt), sondern hauptsächlich um **Einwirkung meist geringer Dosen über längere Zeiträume,** die je nach Disposition des Beschäftigten zu entsprechenden Veränderungen führen, u. U. erst nach Aufgabe der beruflichen Tätigkeit.

Strukturveränderungen in Knochen
(4, 10 f., 15, 19, 26, 37, 39, 48, 59, 70)

Derartige Veränderungen finden sich in unterschiedlicher, röntgenologisch nachweisbarer Form. Ursache kann eine Speicherung der Substanz in meist stabilen Verbindungen im Knochen sein, aus dem die Substanz, z. B. durch Ansäuerung, wieder mobilisiert werden kann und so rezidivierend Vergiftungssymptome erzeugt, z. B. **BK Nr. 1101** (Erkrankungen durch **Blei** und seine Verbindungen). Am wachsenden Skelett können bei der chronischen Bleiaufnahme Verdichtungslinien in den Metaphysen auftreten, ähnlich dem Bild der Überdosierung von Vitamin D. Beim Erwachsenen finden sich nach Bleispeicherung homogene Verdichtungen in der Metaphyse sehr selten.

Auch nach **Beryllium**aufnahme **(BK Nr. 1110)** können bei einem Teil der Exponierten **Periostverdickungen** der Rippen und der langen Röhrenknochen und in Einzelfällen eine Berylliumrachitis auftreten neben der allgemeinen Berylliose. Diese Erscheinungen entstehen oft erst viele Jahre nach den akuten Vergiftungserscheinungen. Auch **Arsen** kann im Knochen angereichert werden **(BK Nr. 1108)**.

Bei der Verwendung **radioaktiver Substanzen** können „bone-seeker" im Knochen gespeichert werden und zu einer Akkumulation der Strahlenwirkung führen, z.B. Plutonium, Radium, Strontium, Phosphor, Calcium, Yttrium **(BK Nr. 2402)**. Substanzen mit einer besonderen Affinität zum Knochengewebe führen zu Veränderungen der Knochenstruktur bzw. des Knochenstoffwechsels.

Strahlenschäden treten bei langer physikalischer oder biologischer Halbwertszeit mit spezifischer Wirkung (Induktion von **Knochentumoren**) und unspezifischer Wirkung (Herabsetzung der Resistenz mit **Osteomyelitis**) auf.

Fluor (BK Nr. 1308) führt zunächst zu einer **Auflockerung** der Knochenstruktur mit einem osteoporoseähnlichen Bild, besonders am Becken und an der LWS. In den späteren Stadien entsteht eine **Verdichtung** und Verbreitung der Spongiosabälkchen und der Kortikalis mit Eburnisation, periostalen Auflagerungen, Verkalkungen an Band- und Sehnenansätzen, mit Einschränkung der Beweglichkeit der Wirbelsäule. Hände und Füße bleiben im allgemeinen frei. Diese Erscheinungen traten (vor der Einführung der Vorsorgeuntersuchungen nach G 34*) erst nach vieljähriger Arbeit mit Fluorexposition frühestens nach 2 bis 4 Jahren, auf. Nach Unterbrechung der Fluorbelastung können sich die Knochenstrukturveränderungen zurückbilden. Im allgemeinen bleiben jedoch die Bandverkalkungen bestehen.

Knochenveränderungen im Sinne einer **Osteoporose** treten nach mehrjähriger, intensiver, d.h. hierzulande kaum zu beobachtender **Cadmium**belastung **(BK Nr. 1104)** ohne Speicherung der Substanz im Knochen auf. Röntgenologisch bestehen transversale Aufhellungszonen und eventuell Tibiaverdickungen. Die Osteoporose kann Gangstörungen verursachen (Itai-Itai-Erkrankung in Japan).

Akroosteolysen der Endphalangen und trommelschlegelartige Auftreibungen der Fingerspitzen werden auch bei klinisch manifesten Fällen von **Vinylchlorid**krankheit **(BK Nr. 1302)** beobachtet. Es finden sich drei verschiedene Formen, die meist nebeneinander und multipel auftreten:

- intraossäre Zysten,
- peripher-marginale Kortikalisusuren,
- bandförmige Knochendurchtrennungen.

Davon sind die beiden erstgenannten uncharakteristisch und vieldeutig. Immer sind die Hände mitbefallen, die Osteolysen greifen nie kontinuierlich auf die proximalen Phalangen oder Gelenke über. Hautbiopsien zeigen – auch ohne tastbare Infiltrate – eine deutliche bis erhebliche Rarefizierung der elastischen Fasern. Hautulzera werden nie beschrieben.

Das Monomer Vinylchlorid (VC) ist Ausgangsprodukt für Kunststoffe (PVC), Kältemittel und Treibmittel in Spraydosen. Inzwischen erfolgte bundesweit eine technische Sanierung mit Beseitigung der Gefährdungsmöglichkeiten. Arbeitsmedizinische Vorsorgeuntersuchungen (G 36*) werden gezielt durchgeführt. Im Vordergrund der VC-Krankheit stehen narkotische Wirkungen, Thrombozytopenie, Sklerodermie, Raynaud-Phänomen, Ösophagusvarizen, Erhöhung der Leberenzymwerte sowie das Hämangioendothelsarkom der Leber.

Die Knochenveränderungen durch **Phosphor** und seine anorganischen Verbindungen **(BK Nr. 1109)** erfolgen über Störungen zellulärer Enzyme, besonders über die Störung des Phosphat-Calcium-Stoffwechsels. Zunächst ist röntgenologisch eher eine **Verdichtung** nachweisbar, später eine Kalkresorption mit **Osteoporose** oder Knochenatrophie. Die Appositionsphase kann beim Erwachsenen fehlen. Gefäßveränderungen mit nachfolgenden Ernährungsstörungen im Knochen führen zur verminderten Widerstandskraft mit **Spontanfrakturen**, Knochennekrosen, Sekundärinfektionen mit Osteomyelitis. Diese kann erst viele Jahre nach dem Ende der Phosphorbelastung in Erscheinung treten.

Von diagnostischer Bedeutung ist der **Nachweis der Gefahrstoffe** im biologischen Material (Blut, Urin: sog. Biological Monitoring unter Beachtung der **B**iologischen **A**rbeitsstoff**t**oleranzwerte, der BAT-Werte, vgl. TRGS 900**). Bei der Inspektion der Zähne zeigen sich u.U. ein Bleisaum (grau, gingival) oder Cadmiumsaum (gelb, an den Zahnhälsen), weiße Flecken an den Zähnen (Fluor) oder Säume (bläulich) am Zahnfleisch (Quecksilber). Diese Farbveränderungen sind zur Frühdiagnostik nicht verwertbar und wegen gezielter arbeitsmedizinischer Vorsorgeuntersuchungen (G 2, 9, 32, 34*) kaum noch zu beobachten.

---

* G Nr.: Berufsgenossenschaftliche Grundsätze für arbeitsmedizinische Vorsorgeuntersuchungen (Nr. 1–43) (26).
** TRGS: Technische Regeln für Gefahrstoffe (5, 26)

Erkrankungen durch Schädigung des Blut- und Gefäßsystems

Diese treten bei einigen Berufskrankheiten mit unterschiedlicher Lokalisation und klinischer Manifestation auf.

Nach **Arsen**einwirkung (**BK Nr. 1108**) kann eine auffällige Kapillarlähmung bis zur Akrozyanose und Gangrän führen. Bei **Phosphor**erkrankungen (**BK Nr. 1109**) sind überwiegend Knochengefäße betroffen. Eine hämorrhagische Diathese mit Blutungen tritt nach Einwirkung von **Benzol** und seinen Homologen (**BK Nr. 1303**) auf, ebenso nach Einwirkung von knochenaffinen und **radioaktiven** Substanzen (**BK Nr. 2402**).

Gefahrstoffe mit neurotoxischer Wirkung
(4, 10f., 15, 19, 26, 37, 39, 48, 59, 68)

Bestimmte Chemikalien können sehr unterschiedliche neurologische Ausfälle verursachen. **Lähmungen** durch chronische Einwirkung verschiedener Chemikalien kommen wegen der arbeitsmedizinischen Vorsorgeuntersuchungen kaum noch vor [periphere und zentrale Störungen durch **Arsen** (**BK Nr. 1108**), symmetrisch mit heftigen Schmerzen, sensiblen und motorischen Ausfällen; die seltene **Blei**lähmung (**BK Nr. 1101**) besonders der Streckmuskeln des Unterarmes, aber auch im Bereich der Schulter- und Beinmuskeln, wobei der M. abductor pollicis longus meist nicht betroffen ist und selten Sensibilitätsstörungen bestehen]. Zentralnervöse Veränderungen können auftreten nach **Mangan**einwirkung (**BK Nr. 1105**; Morbus Parkinson-ähnlich), nach **Methanol-** (**BK Nr. 1306**) und **Quecksilber**aufnahme (**BK Nr. 1102**; Erethismus mercurialis), nach **Schwefelkohlenstoff**einwirkung (**BK Nr. 1305**; Pyramidenbahnausfälle, Polyneuropathie, Morbus Parkinson-ähnliches Bild, selten Lähmungen, fehlende Reflexe), nach Aufnahme von **Thallium** (**BK Nr. 1106**; Polyneuritis ascendens, Parästhesien, burning feet), **organischen Phosphorverbindungen** (**BK Nr. 1307**) und **Halogenkohlenwasserstoffen** (**BK Nr. 1302**). Zusätzlich können auch rheumatische Beschwerden auftreten, die von den Neuritisschmerzen kaum zu unterscheiden sind.

Die **Beurteilung** einer BK, die durch chemische Substanzen verursacht wird, erfordert eine Abklärung der neurologischen und internen medizinischen Symptome sowie entsprechende Laboruntersuchungen, die hier nicht im einzelnen aufgeführt werden sollen. Die berufliche Exposition ist vom Träger der Unfallversicherung (Technischer Aufsichtsbeamter) oder Gewerbeaufsichtsamt zu ermitteln und wegen der ständigen Veränderungen der technisch-chemischen Verfahren in der Industrie besonders bedeutsam. Die Erhebung der Berufsanamnese erfordert große Sachkenntnis und Sorgfalt. In einigen Industriezweigen können erfahrungsgemäß Gefährdungsmöglichkeiten bestehen; wie zB Verarbeitung von Mineralien, Farbindustrie, chemische Industrie, Schädlingsbekämpfungsmittelindustrie, keramische und glasverarbeitende Industrie, Verarbeitung von Lösungsmitteln, Kunststoffindustrie. Hinzu kommen jene Betriebe, die mit chemischen Verfahren, Lösemitteln, Farben, Kunststoffen, Mineralien, Gasen und radioaktiven Stoffen arbeiten. Bemerkenswerterweise machen in dieser Branche die „chemie-typischen" Unfälle (z. B. Vergiftungen oder Verätzungen) bei den meldepflichtigen Unfällen nur 0,3 bzw. 2,3% aus. Noch geringer ist der Anteil der erstmals berenteten Fälle (0,7 bzw. 1,7%). Demnach dürften sich in diesem Bereich orthopädische Fragestellungen auf wenige Einzelfälle beschränken.

Literatur

Weitere Literaturhinweise finden sich zusätzlich in den jeweiligen *Merkblättern* der einzelnen Berufskrankheiten, die Fundstellen sind in Tab. 14.1 (S. 346ff) genannt. Literatur mit Übersichtscharakter und zahlreichen Literaturzitaten ist mit * ausgezeichnet.

1 Badke, A., H. Bilow: BK 2108 – Praxis der Begutachtung. Akt. Traumatol. 25 (1995) 279
2 Barrot R.: Was ist eine begründete Berufskrankheiten-Verdachts-Anzeige? BG 7 (1996) 494–495
3 Berufskrankheiten-Verordnung (BKV) vom 31. 10. 1997 (BGBl. I S. 2623)
4 * Blome, O.: Leistungen bei drohenden Berufskrankheiten – Entschädigungspflichtige Berufskrankheiten. Leistungen und Erstattungsansprüche, 3. Aufl. Schriftenreihe Wege zur Sozialversicherung Nr. 32. Asgard, Sankt Augustin 1994
5 Blome, H., D. Wolf: Expositions- und Belastungsermittlung im Rahmen der betrieblichen Prävention und des Berufskrankheiten-Verfahrens. Verh. der DGAUM. Rindt, Fulda 1995 (S. 521–529)
6 * Bolm-Audorff, U.: Berufskrankheiten der Wirbelsäule durch Heben oder Tragen schwerer Lasten. In: Konietzko, H. J., D. Dupuis: Handbuch der Arbeitsmedizin IV, 7.8.3. Ecomed, Landsberg 1993 (S. 1–29)
7 Brandenburg, S.: Wirbelsäulenerkrankungen als Berufskrankheit. Anerkennungsvoraussetzungen, Rückwirkungsklausel, vorbeugende Maßnahmen und Minderung der Erwerbsfähigkeit. BG 12 (1993) 791–800

8   Brandenburg, S.: Merksätze zu den Berufskrankheiten 2108 bis 2110. BG 10 (1994) 658–660

9 * Bundesanstalt für Arbeitsmedizin: Erkrankungen der Wirbelsäule bei körperlicher Schwerarbeit und Ganzkörperschwingungen. Sonderschrift 3. Berlin 1992

10 * Bundesanstalt für Arbeitsmedizin: Berufskrankheiten im Gebiet der neuen Bundesländer (1973–1990). Schriftenreihe der BAfAM, Sonderschrift 11. Berlin 1996

11 Bundesministerium für Arbeit und Sozialordnung: Arbeitssicherheit '96. Bonn 1997

12 Bundesregierung: Berufskrankheiten-Verordnung – Anspruch und Wirklichkeit. (Drucksache 11/6445, Antwort vom 14. 2. 1990). Arbeitsmed. Sozialmed. Präventivmed. 25 (1990) 551–561

13 Butz, M.: Die Belastung der Berufe durch Berufskrankheiten. Schriftenreihe des HVBG, Bonn 1986

14 Erlenkämper A.: Sozialrechtliche Erwägungen zur Zusammenhangsbeurteilung der Berufskrankheiten Nr. 2108 bis 2110. BG (1996) 846–859. Diskussion: (1997) 145–146

15 * Florian, H. J., E. Stollenz, H. Valentin, M. A. Zober: Arbeitsmedizin aktuell. Loseblattsammlung. Fischer, Stuttgart 1978ff (Stand 1997)

16 * Gercke, W., u. a.: Medizin im Sozialrecht. Luchterhand, Neuwied 1973ff

17 Gesetz zur Einordnung des Rechts der gesetzlichen Unfallversicherung in das Sozialgesetzbuch (Unfallversicherungs-Einordnungsgesetz – UVEG) BGBl. 1996 I. 1254–1317

18 Gibson, E. S.: The value of preplacement screening radiography of the low back. Occup. Med. 3 (1988) 91–107

19 Giesen, T., G. Zerlett: Berufskrankheiten und medizinischer Arbeitsschutz, 8. Aufl. Kohlhammer, Stuttgart 1988 ff

20 Hansis, M.: BK 2108. Vorschlag für ein ärztliches Beurteilungsschema. BG 9 (1993)

21 Hansis, M., B. C. Heinz, J. Bruns, F. Rinke: BK 2108. Erste Erfahrungen mit unserem Schema für die ärztliche Beurteilung. BG 8 (1995). 433

22 Hartmann, B.: Vorgehen bei Verdacht der Berufskrankheit Nr. 2108 der BeKV: „Bandscheibenbedingte Erkrankungen der Lendenwirbelsäule…" Zbl. Arbeitsmed. 44 (1994) 86–92

23 Hartung, E., H. Dupuis: Verfahren zur Bestimmung der beruflichen Belastung durch Heben oder Tragen schwerer Lasten oder extremer Rumpfbeugehaltung und deren Beurteilung in Berufskrankheiten-Feststellungsverfahren. BG 7 (1994) 452–458

24 * Hauptverband der gewerblichen Berufsgenossenschaften (**HVBG**): Erfahrungsbericht über die Anwendung von § 551 Abs. 2 RVO bei beruflichen Erkrankungen. Bonn 1983, 1989 u. 1996

25 HVBG: Leitfaden für die Beurteilung von Hebe- und Tragetätigkeiten, Gesundheitsgefährdung, gesetzliche Regelungen, Meßmethoden, Beurteilungskriterien und Beurteilungsverfahren. Sankt Augustin 1995

26 HVBG: Berufsgenossenschaftliche Grundsätze für arbeitsmedizinische Vorsorgeuntersuchungen. Gentner, Stuttgart 1995

27 HVBG: Übersicht über die Geschäfts- und Rechnungsergebnisse der gewerblichen Berufsgenossenschaften im Jahre 1995. Sankt Augustin 1997

28 Hierholzer, G., P.-M. Hax: Anmerkungen zu den Berufskrankheiten Nr. 2108–2110 aus ärztlicher Sicht. BG (1994) 72–76

29 Hofmann, F., U. Stößel, M. Michaelis, M. Nübling, A. Siegel: Die Freiburger Wirbelsäulenstudie. Projektberichte im Auftrag der Berufsgenossenschaft für Gesundheitsdienst und Wohlfahrtspflege. Freiburg 1996

30 Hohmann, D., B. Kügelen, K. Liebig: Erkrankungen des zervikookzipitalen Übergangs. Spondylolisthesis. Wirbelsäule in Arbeit und Beruf. Springer, Berlin 1988

31 Holtstraeter, R.: Das Problem divergenter MdE-Beurteilung in der gesetzlichen Unfallversicherung und im sozialen Entschädigungsrecht. Med. Sachverständ. 85 (1989) 86–89

32 Jäger, N., A. Luttmann: Möglichkeiten der biomechanischen Modellrechnung und Beurteilung von Wirbelsäulenbelastungen bei Lastenmanipulation. In: Ministerium für Soziales und Gesundheit: Bericht der Tagung „Heben und Tragen von Lasten" am 20. bis 21. 10. 1994 in Luisenthal. Erfurt 1995 (S. 15–30)

33 Jerosch, J., U. Witting, D. Brunsmann: Berufsbedingte Erkrankungen der Wirbelsäule. Die Berufskrankheiten 2108, 2109, 2110 – Arbeitsplatzgestaltung und orthopädische Begutachtung. Enke, Stuttgart 1996

34 * Junghanns, H.: Die Wirbelsäule in der Arbeitsmedizin. Hippokrates, Stuttgart 1979

35 Junghanns, H.: Wirbelsäule und Beruf. Hippokrates, Stuttgart 1980

36 Junghanns, H.: Die Wirbelsäule unter den Einflüssen des täglichen Lebens, der Freizeit, des Sportes. Hippokrates, Stuttgart 1986

37 * Koch, B.: Berufskrankheiten. In Schulin, B.: Handbuch des Sozialversicherungsrechts, Bd. II. Beck, München 1996

38 Köhler, Th.: Das Berufskrankheitenrecht in der aktuellen Diskussion. Med. Sachverständ. 92 (1996) 101–104

39 * Konietzko, J., H. Dupuis: Handbuch der Arbeitsmedizin, Bd. I–III. Ecomed, Landsberg 1989 ff

40 Krämer, J., S. Brandenburg: Anerkennung von Wirbelsäulenschäden als Berufskrankheit. Dtsch. Ärztebl. 92 (1995) A-2482: Diskussion: 93 (1996) B-657 f

41 * Krämer, J., R. Schleberger, A. Hedtmann: Bandscheibenbedingte Erkrankungen – Ursachen, Diagnose, Behandlung, Vorbeugung, Begutachtung, 3. Aufl. Thieme, Stuttgart 1994

42 Kristen, H.: Orthopädische Erkrankungen der Wirbelsäule als Folge beruflicher Belastungen? Med.-orthop. Techn. 112 (1992) 290–292

43 * Laarmann, A.: Berufskrankheiten nach mechanischen Einwirkungen, 2. Aufl. Enke, Stuttgart 1977

44 * Lauterbach, H., F. Watermann: Unfallversicherung – Kommentar. Kohlhammer, Stuttgart 1995

45 Leyhe, A.: Das sekundäre Raynaud-Syndrom beim Vibrationssyndrom. Dtsch. med. Wschr. 111 (1986) 871–876

46 Ludolph, E., F. Schröter: Die Berufskrankheit „Wirbelsäule". Gutachterliche Überlegungen. Arbeitsmed. Sozialmed. Umweltmed. 28 (1993) 457–461

47 * Marx, H. H., H. Klepzig: Medizinische Begutachtung innerer Krankheiten, 7. Aufl. Thieme, Stuttgart 1997

48 * Mehrtens, G., E. Perlebach: Die Berufskrankheitenverordnung (BeKV). Kommentar. Loseblattsammlung. Schmid, Berlin 1977 ff

49 Pangert, R., H. Hartmann: Epidemiologische Bestimmung der kritischen Belastung der Lendenwirbelsäule beim Heben von Lasten. Zbl. Arbeitsmed. 41 (1991) 193–197

50 Pangert, R., H. Hartmann: Kritische Dosis für die berufliche Belastung der Lendenwirbelsäule als gutachterliche Entscheidungshilfe. Zbl. Arbeitsmed. 44 (1994) 124–130

51 Pense, U.: Die Rechtsnatur von MdE-Tabellen. Bedeutung, Anwendung und Bindungswirkung von Tabellen der MdE. Schmidt, Berlin 1996

52 Pressel, G.: Der chronische Meniskusschaden als Berufskrankheit. Bau-Berufsgenossenschaft, Frankfurt a. Main 1985

53 Raspe, H., Th. Kohlmann: Rückenschmerzen – eine Epidemie unserer Tage. Dtsch. Ärztebl. 90 (1993) A-2920–2925

54 Rompe, G.: Begutachtungsprobleme und berufliche Aspekte der Rehabilitation von Bandscheibenschäden. Prakt. Orthop. 6 (1975) 217–225

55 Rompe, G.: Probleme eines Orthopäden bei der Begutachtung bandscheibenbedingter Berufserkrankungen der Lendenwirbelsäule. Arbeitsmed. Sozialmed. Präventivmed. 28 (1993) 86–88

56 Scheuch, K., A. Edelmann, R. Wolff: Erkrankungen und Beschwerden des Stütz- und Bewegungssystems – Prävention und Gesundheitsförderung im Arbeitsprozeß. Technische Universität, Dresden 1995

57 Schmidt, H. W.: Begutachtung der bandscheibenbedingten Erkrankungen der Wirbelsäule. Soziale Sicherheit in der Landwirtschaft 1 (1994) 10–16

58 Schöllner, D.: Orthopädie und Arbeit. 27. Fortbildungstagung des Berufsverbandes der Ärzte für Orthopädie. Praktische Orthopädie, Bd. 18. Stork, Bruchsal 1987

59 * Schönberger, A., G. Mehrtens, H. Valentin: Arbeitsunfall und Berufskrankheit. Rechtliche und medizinische Grundlagen, 5. Aufl. Schmidt, Berlin 1993 (Neuauflage 1998)

60 Schröter, F.: Die Berufskrankheit „Wirbelsäule" – Leitfaden zur Begutachtung. Soziale Sicherheit in der Landwirtschaft 1 (1994) 17–31

61 Schröter, F., P. Tändler: Die Berufskrankheiten „Wirbelsäule" – Leitfaden zur Begutachtung. Unfallchirurg 98 (1995) 87

62 Seehausen, U.: Gutachterliches Procedere bei der Anwendung der Nr. 2108 Berufskrankheitenverordnung. Med. Sachverständ. 91 (1995) 203–206

63 Seehausen, U.: Bandscheibenbedingte Erkrankungen und ihr Zusammenhang mit schädigenden beruflichen Einflüssen im Sinne der Berufskrankheiten-Verordnung. BG 6 (1996) 444–446

64 Solbach, T. W. Römer: Berufsbedingte Erkrankungen der Wirbelsäule als neue Berufskrankheiten: Ärztliche und juristische Aspekte zu Prävention, Rehabilitation und Kompensation. Zbl. Arbeitsmed. 44 (1994) 378–387.

65 Stadtmüller, K., T. M. Fliedner: Berufsbedingte degenerative Diskopathien im Lendenwirbelsäulenbereich. Arbeitsmed. Sozialmed. Umweltmed. 28 (1993) 297–300

66 Steinhäuser, J., W. Bolt: Die entschädigungspflichtigen Berufskrankheiten und Arbeitsschäden der Haltungs- und Bewegungsorgane. In: Witt, A. N, H. Rettig, K. F. Schlegel, M. Hackenbroch, W. Hupfauer: Orthopädie in Praxis und Klinik Bd. I. Thieme, Stuttgart 1980

67 Thürauf, J.: Freizeitkrankheiten und -unfälle. Dtsch. Ärztebl. 82 (1985) 588–591

68 Thürauf, J.: Notification of adverse health effects due to chemicals – two different ways in Germany. Medichem. 1995 Proceedings. Int. Arch. occup. environ. Hlth. 68 (1996) 436–441

69 Thürauf, J.: Praktische Hinweise zur Begutachtung in der gesetzlichen Unfallversicherung. – Berufskrankheiten – exogen verursachte Gesundheitsschäden. In: Marx, H. H., H. Klepzig: Medizinische Begutachtung innerer Krankheiten. Grundlagen und Praxis, 7. Aufl. Thieme, Stuttgart 1997

70 * Valentin, H., G. Lehnert, H. Petry, J. Rutenfranz, K. Stadler, G. Weber, H. Wittgens, H.-J. Woitowitz: Arbeitsmedizin, 3. Aufl., Bd. I u. II. Thieme, Stuttgart 1985

71 Weber, M., J. Krämer: Zur Beurteilung und Begutachtung der Berufskrankheiten 2108, 2109, 2110. Orthop. Prax. 31 (1995) 731–742

72 Weber, M., M. Morgenthaler: Röntgenologische Veränderung der Wirbelsäule von Schwerarbeitern. Med. Sachverständ. 92 (1996) 112–116

73 * Witt, A. N., H. Rettig, K. F. Schlegel, M. Hackenbroch, W. Hupfauer: Orthopädie in Praxis und Klinik Bd. I–VII. Thieme, Stuttgart 1980ff

74 Wolter, D., C. Eggers: Berufsbedingte Wirbelsäulenerkrankungen. (im Druck)

75 * Wolter, D., K. Seide: Berufskrankheit 2108. Kausalität und Abgrenzungskriterien. Springer, Berlin 1995

15 Kurzhinweise zu häufigen medizinischen Fragestellungen in alphabetischer Reihenfolge

G. Rompe

Adoleszentenkyphose (Morbus Scheuermann)

Zwar werden als Minimalform der Scheuermann-Kyphose einerseits Fortentwicklungsstörungen oder Reifungsverzögerungen der Wirbelkörper, andererseits charakteristische röntgenologische Veränderungen an einzelnen Wirbelkörpern ohne begleitende Fixation des Rundrückens gewertet, die klassische Diagnose stützt sich aber auf die Symptomtrias: segmentäre Fixation, Verlagerung des Brustkyphosescheitels nach kaudal und Wirbelkörperschlußplattenstörungen.

Über das Ausmaß der Belastungsbeeinträchtigung einschließlich der Bedeutung für vorzeitige BU/EU liegen bisher keine statistisch abgesicherten Erkenntnisse der Rentenversicherungsträger vor. Leichte Kyphosen mit entsprechender ventraler Erniedrigung einzelner Wirbelkörper und Schmorl-Knötchen bedingen erfahrungsgemäß keine wesentliche Funktionsbeeinträchtigung, können jedoch im Zusammenwirken mit anderen Veränderungen zu einer Funktionsstörung des gesamten Achsenorgans führen. Um zu vermeiden, daß sich aus dem Anlagefaktor „Scheuermann-Kyphose" eine Krankheit entwickelt, ist eine besondere Gefährdung für Schwerarbeit mit häufigem Bücken und Heben sowie für langjährige Tätigkeiten in erheblicher Vorbeugung (Friseur, Zahnarzt) und bei bestimmten Leistungssportarten (Turnen, Radfahren) anzunehmen. In diesen Fällen ist auch die Tauglichkeit für die Bundeswehr beeinträchtigt.

Bei der Zusammenhangsbeurteilung wird sich i. d. R. nur die Frage einer Verschlimmerung stellen. Die Differentialdiagnose zwischen Unfallfolge und unfallunabhängigen Wirbelveränderungen kann nur am Einzelfall unter Analyse des Unfallherganges und Auswertung der Röntgenaufnahmen vom Unfalltag gestellt werden und erfordert oft die lückenlose Kenntnis der röntgenologischen Verlaufsserie. Es kommen nicht nur Wirbelsäulenverletzungen vor, die in ihrem Heilungsverlauf Röntgenbefunde der Scheuermann-Kyphose imitieren (Rompe 1970 u. 1989), sondern es gibt bekanntlich auch typische Verlaufsformen der Adoleszentenkyphose, die leicht als Verletzungsfolge fehlgedeutet werden (retromarginale Hernien, Vorderkantenabtrennung).

Aggravation – Verdeutlichungstendenz (s. auch Simulation)

Bewußte oder un(ter)bewußte Betonung der Beschwerden sind Ausdruck von („natürlichen"; Fredenhagen 1994) Begehrungstendenzen. Liegen solche vor, sollte das im Gutachten angemessen zum Ausdruck gebracht werden.

Arbeitsbelastung siehe Tab. 15.1

➤ **Arbeitsunfähigkeit** ➤ **Dienstunfähigkeit**

Arbeitsunfähigkeit (Dienstunfähigkeit) liegt dann vor, wenn der Patient aufgrund seiner Erkrankung seine zuletzt ausgeübte oder eine ähnlich geartete Beschäftigung oder Tätigkeit überhaupt nicht mehr oder nicht mehr ohne Gefahr der Verschlimmerung seines Zustandes ausüben kann. Der Arzt muß deshalb den Patienten nach seiner Beschäftigung/Tätigkeit befragen. Bei Arbeitslosen ist bei Prüfung der Frage, ob Arbeitsunfähigkeit vorliegt, auch von der zuletzt ausgeübten Beschäftigung im Hinblick auf die jetzige ➤ Vermittlungsfähigkeit auszugehen.

Neben Krankheitsauswirkungen und Schmerzen müssen auch Therapie und deren Folgen berücksichtigt werden. Schmerzbedingte Minderung der Erholungsfähigkeit tangiert auch die psychomentale Leistung, woraus sich Fragen zur Straßenverkehrsteilnahme, der Personenbeförderung sowie der pädagogischen Eignung und Bewältigung von Publikumsverkehr ergeben.

Gerade im Beamtenrecht müssen viele Tätigkeiten nach dem Alles-oder-nichts-Prinzip begutachtet werden, wegweisend ist dabei die Fremdgefährdung (Piloten, Lokomotivführer, Soldaten, Personen in Land- und Forstwirtschaft, Reaktoranlagen, Steuerungszentren [Ritter 1995]).

Bei der Beurteilung der Voraussetzungen der Arbeitsunfähigkeit steht dem Arzt kein Ermessen

Tabelle 15.**1** Arbeitsbelastung (nach Schian u. Kring, Schuetz)

	Ausdauerbelastung	Einzelhöchstbelastung	Freizeit-belastung
Schwere Arbeit **> 75 W**	Graben im Garten lockere Erde schaufeln Heben und Tragen eng am Körper: Männer > 20 kg, Frauen > 10 kg Heben und Tragen bei Rumpfbeuge	40 kg für Männer (20 kg für Frauen) – Tragen bis 50 m – Heben bis 120 cm 25–40 kg bei Männern (12–20 kg bei Frauen) – Heben 1 Stunde/Schicht – Tragen 0,5 Stunden/Schicht 6 kg (Männer und Frauen) – Heben 6 Stunden/Schicht – Tragen 3 Stunden/Schicht	6–7 km/h Gehen
Mittelschwere Arbeit **> 50 W**	Ziegel legen, Verputzen Motor zusammenbauen Lkw fahren Pkw im Stadtverkehr (Taxi) Maler, Maurer, Tapezierer Pförtner, Kranführer Hausarbeit Montage am Fließband		5–6 km/h Gehen 1–2 km/h Schwimmen Trabreiten Holzhacken Gymnastik
Leichte Arbeit **0–50 W**	Schreibtischarbeit Maschineschreiben Autofahren Reparatur von Radio und Fernsehgeräten Ziegel mauern	6 kg bei Männern bis ⅛ der Arbeitszeit – Heben – oder Tragen	

zu, da es ihm nicht freisteht, einen Patienten nach Belieben krank zu schreiben oder auch nicht. Aber der Arzt hat selbstverständlich einen Beurteilungsspielraum, denn bei den Begriffen Arbeitsunfähigkeit/Dienstunfähigkeit handelt es sich um unbestimmte Rechtsbegriffe. Die Entscheidung des Arztes ist in vollem Umfang gerichtlich nachprüfbar, letztendlich hat ein Gericht verbindlich zu entscheiden, ob Arbeitsunfähigkeit vorliegt/vorlag.

Dabei ist zu berücksichtigen, daß in der Ärzteschaft ganz unterschiedliche, jeweils ärztlich wohlbegründete Auffassungen darüber bestehen, wann ein Patient als arbeitsunfähig anzusehen ist. Solche Unterschiede sind auch den Patienten bewußt. Es entspricht der allgemeinen Lebenserfahrung, daß ein und derselbe Patient von dem einen Arzt wegen seiner Erkrankung für arbeitsunfähig gehalten wird, während ein anderer Arzt ihn noch für arbeitsfähig ansieht. Dies hat zur Folge, daß ein Arzt, der eine Arbeitsunfähigkeitsbescheinigung ausstellt, ohne an den Nachweis der Arbeitsunfähigkeit aller-

strengste Anforderungen zu stellen, stets damit rechnen muß, daß seine Auffassung von anderen Kollegen oder von Sachverständigen nicht geteilt wird (Schell 1991).

Der Arzt muß deshalb im Streitfall nachweisen, daß er sich mit der notwendigen Sorgfalt und in nachvollziehbarer, vertretbarer Weise seine ärztliche Überzeugung von dem Vorliegen der Voraussetzung der Arbeitsunfähigkeit verschafft hat. In Zweifelsfällen ist der Arzt befugt, bis zur einwandfreien Klärung den Arbeitnehmer arbeitsunfähig krank zu schreiben (LG Darmstadt AZ.: 9 O 21/89).

Die Bescheinigung über Arbeitsunfähigkeit/ Dienstunfähigkeit erfordert im Hinblick auf ihre Bedeutung besondere Sorgfalt. Deshalb darf sie nur aufgrund einer ärztlichen Untersuchung ausgestellt werden, nicht allein aufgrund eines Telefonanrufs oder einer Vorsprache eines Angehörigen des Patienten.

Die voraussichtliche Dauer der Arbeitsunfähigkeit ist möglichst genau für den einzelnen Fall abzuschätzen, im Zweifelsfall eher für einen zu kurzen als für einen zu langen Zeitraum, zum Zweck der Erlangung von Krankengeld i. d. R. nicht für mehr als 7 Tage. Eine Arbeitsunfähigkeit kann an jedem Kalendertag enden.

Arthrose (Gelenkverschleißerscheinungen)

Erkrankungen an Arthrosen verschiedener Körpergelenke stellen nicht ohne weiteres eine Arbeitsunfähigkeit wegen der „gleichen Krankheit" dar (L 14 Kr 955/93 – LSG Hessen am Beispiel doppelseitiger Hüftgelenkoperationen).

Sekundärarthrosen nach Verletzungen und/oder Infektionen eines Gelenks, nach Dystrophie oder langjähriger Kompensation von posttraumatischen Funktionsstörungen der kinetischen Kette sind Unfall- bzw. Schädigungsfolge, wenn das Primärereignis ein Arbeits- bzw. Dienstunfall war.

Schwieriger ist die Beurteilung einer posttraumatischen Arthrose nach Verletzungen mit negativem Röntgenbefund, wobei Blutergüssen und Knorpelverletzungen eine besondere Bedeutung zukommt.

Chronische Schäden durch Vibrationen können ggf. als ➤ Berufskrankheit anerkannt werden.

Problematisch ist die Zusammenhangsbeurteilung, wenn Arthrosen als degenerative Vorschädigung eine wesentliche Bedingung für den Eintritt von Unfall- oder Schädigungsfolgen bilden und ihre Bedeutung im Verhältnis zu den Unfalleinwirkungen abgewogen werden muß. Schwierig ist häufig auch die Unterscheidung zwischen chronischen degenerativen Entwicklungen und der (weiteren) Verschlimmerung einer anerkannten Sekundärarthrose. Es ist bisher nicht hinreichend möglich, reine Alterungsvorgänge von sekundär-deformierenden Entwicklungen zuverlässig abzugrenzen, und es gibt auch keine statistisch einwandfreien Unterlagen über die quantitative und qualitative Auswirkung äußerer Ereignisse auf den Gelenkverschleiß, wenn man von den unmittelbaren unfallbedingten Gelenkveränderungen absieht.

Hinzukommen Schwierigkeiten bei der Früherfassung der Arthrose (am Kniegelenk z. B. Schmerzen, Reibegeräusche, tastbare Osteophyten; Graf u. Mitarb. 1980) und ein deutlicher Wechsel der klinischen Symptomatik (so daß in einer 4jährigen Verlaufsbeobachtung die Zahl der klinischen Arthrosen abnahm (Willauschuss

u. Mitarb. 1995). Bekanntlich sind ca. 40% der radiologischen Arthrosen klinisch stumm.

Unbestritten ist die gelenkverschleißende Bedeutung, z. B. von posttraumatischen Achsenfehlern ab 10 Grad.

Als Lehrmeinung gilt: Die degenerativen Veränderungen an Wirbelsäule und Gliedmaßen sind in ihrer Mehrzahl Ausdruck eines normalen Altersverschleißes bei alltagsphysiologischen Beanspruchungen.

Bandscheibenvorfall (s. auch Wirbelsäule)

Die Bandscheiben unterliegen vor allem in den besonders beanspruchten Bereichen der unteren HWS und LWS einem ausgeprägten degenerativen Verschleiß. Je nach Disposition und Belastung kommt es unterschiedlich früh durch Katabiose (Flüssigkeits- und Elastizitätsverlust) zur Degeneration: Der Bandscheibenkern (Nucleus pulposus) wird mürbe, insbesondere der Faserring (Anulus fibrosus) wird spröde und in seinen Verankerungen gelockert, es kommt mit zunehmender Degeneration zu kleinen, später auch größeren Faserrissen, bis schließlich der Bandscheibenkern bei entsprechendem Druck herausgepreßt werden kann. Dabei kann es zu erheblichen sensiblen und motorischen Nervenwurzelreizerscheinungen bis hin zu kompletten Lähmungen kommen, die im Extremfall ein sofortiges operatives Vorgehen erfordern.

Der Bandscheibenprolaps entsteht also meistens auf dem Boden solcher degenerativer Veränderungen durch alltagsphysiologische Belastungen. Traumatische Bandscheibenvorfälle sind demgegenüber seltener. Sie kommen vor nach Brüchen benachbarter Wirbelkörper, bei Einwirkung erheblicher Kräfte auf die gebeugte Wirbelsäule, die die Beugung zu verstärken trachten, bei Verdrehungen des Rumpfes unter gleichzeitigem Heben und Bewegen schwerer Lasten (Junghanns 1979), bei direkten Gewalteinwirkungen oder Verletzungen (z. B. Stich, Schuß), an der Halswirbelsäule auch nach sog. Schleuderverletzungen.

Ein Unfallzusammenhang setzt voraus:

- erhebliche Unfalleinwirkung der vorgenannten Art,
- Ausbildung deutlicher, für den Bandscheibenvorfall typischer Symptome (z. B. Wurzelreizsyndrome, Ischialgie, Lähmungen der abhän-

gigen sensiblen oder motorischen Nerven) in unmittelbarem zeitlichem Anschluß,
– alsbaldige Einstellung belastender körperlicher Tätigkeiten.

Die Zusammenhangsbeurteilung ist schwierig und umstritten.

In der privaten Unfallversicherung sind Bandscheibenvorfälle seit den AUB 88 nur noch unter besonderen Bedingungen versichert (s. Fitzek: Begutachtung in der privaten Unfallversicherung).

Im Sozialrecht galt der Bandscheibenvorfall lange Zeit als Musterbeispiel der Gelegenheitsursache. Im Sozialrecht ist zu prüfen, ob ein Unfall im Rechtssinne vorliegt, ob das Ereignis den Bandscheibenschaden verursacht oder mitverursacht hat und welche einschlägigen Vorerkrankungen nachgewiesen sind.

Als Unfall sind auch erhebliche Kraftanstrengungen (z. B. Heben und Tragen, insbesondere Abfangen schwerer Lasten) versichert.

Bezüglich des Vorschadens kommt es nicht nur auf altersentsprechende Verschleißerscheinungen an, sondern auf den Nachweis der dadurch bedingten Funktionseinbuße vor dem jetzigen Unfall.

Auch wenn der Nachweis einer mitwirkenden degenerativen Vorschädigung überzeugend geführt ist, bedeutet das noch nicht, daß der Vorschaden nunmehr die rechtlich allein wesentliche Ursache des Bandscheibenvorfalls bildet. Denn nach den Grundsätzen der sozialrechtlichen Kausalitätslehre genügt es für die Bejahung eines rechtlichen wesentlichen Ursachenzusammenhangs, daß der Unfall eine (von evtl. mehreren) wesentliche Teilursache bildet.

Der degenerativen Vorschädigung ist nur dann eine eindeutig überwiegende Bedeutung zuzumessen (der aktuelle Unfall als ➤ Gelegenheitsursache zu werten), wenn die Bandscheibendegeneration zum Zeitpunkt des Unfalls schon soweit fortgeschritten war, daß es für die Auslösung der jetzigen Beschwerden nur geringer auch im unversicherten Alltagsleben ständig vorkommender Belastungen bedurft hätte, so daß die Symptomatik zu annähernd gleicher Zeit und mit annähernd gleichen Folgen auch ohne das konkrete Unfallereignis zu erwarten gewesen wäre.

Es ist zwar bekannt und wiederholt nachgewiesen worden, daß jenseits des 35. Lebensjahres bei 60 v. H. der Männer und 44 v. H. der Frauen entsprechende degenerative Veränderungen an Wirbelsäule und Bandscheiben bestehen und die röntgenologischen Hinweise proportional zum Lebensalter steigen, es ist aber noch viel zu wenig bekannt, daß ungefähr in gleichem Ausmaß auch klinisch stumme, zum Teil erhebliche Bandscheibenvorfälle durch moderne bildgebende Verfahren (CT, NMR) nachzuweisen sind. Die Bilddokumentation eines „Bandscheibenvorfalls" nach einem konkreten Ereignis kann einen Zusammenhang mit diesem Ereignis nur dann begründen, wenn auch der klinische und insbesondere neurologische Befundverlauf dazu paßt.

➤ *Befangenheit, Besorgnis der*

Wie im juristischen Teil dieses Buches dargestellt, kann ein vom Gericht beauftragter (ärztlicher) Sachverständiger nicht erst bei nachgewiesener Befangenheit, sondern bereits dann von einer Partei abgelehnt werden, wenn diese nachvollziehbar Bedenken gegen Neutralität und Objektivität des Sachverständigen vorbringt.

Zur Ablehnung wegen Besorgnis der Befangenheit kann es auch führen, wenn der Sachverständige über den Rahmen der beauftragten Begutachtung hinausgehende Erkundigungen einholt.

Wenn der Sachverständige aufgrund seiner Untersuchungen zu dem Ergebnis kommt, der Untersuchte stelle seine Beschwerden schwerwiegender dar, als sie in Wirklichkeit seien, oder er simuliere, wird dies grundsätzlich die Besorgnis der Befangenheit nicht begründen, denn es gehört zu den Pflichten des Sachverständigen, im Rahmen seines Gutachtenauftrages derartige Schlußfolgerungen dem Gericht mitzuteilen.

➤ *Behinderung*

Bei folgenden Funktionsbeeinträchtigungen wird erst ein Grad der Behinderung von 10 erreicht, und erst dann liegt eine Behinderung im Sinne des Schwerbehindertengesetzes vor:

– Bei entsprechenden Beschwerden in der Wade oder im Fuß bei raschem Gehen aufgrund einer arteriellen Verschlußkrankheit oder eines Pulsausfalls.

– Wenn bei einem Krampfaderleiden bereits Ödeme und entsprechende Stauungsbeschwerden nachgewiesen sind.
– Wenn an der Wirbelsäule rezidivierende mittelschwere Nerven- und Muskelreizerscheinungen vorliegen bei rezidivierender Ischialgie/Lumbalgie.
– Bei einem völligen Verlust des Zeige-, Mitteloder Ringfingers (nicht aber beim Verlust des Kleinfingers).
– Wenn Hebung und Senkung im Handgelenk nur noch jeweils um 40 Grad möglich sind.
– Wenn bei einem Streckdefizit von 30 Grad die Beugung im Ellenbogengelenk nur noch bis 120 Grad möglich ist.
– Wenn das Vorheben des Armes im Schultergelenk nicht über 120 Grad möglich ist.
– Wenn die Beinverkürzung mehr als 2,5 cm beträgt.
– Wenn im Sprunggelenk die Fußhebung nicht über Neutralstellung und die Fußsenkung nur noch um 30 Grad möglich ist.
– Wenn die Beugung im Kniegelenk nur noch bis 90 Grad möglich ist.
– Wenn die Beugung im Hüftgelenk nur noch bis 90 Grad möglich ist.

Schwierigkeiten bereitet häufig auch die Beurteilung und Bewertung von Personen mit Mehrfachbehinderungen. Hinweise dazu finden sich unter den Stichworten ➤ *Schwerstpflegebedürftigkeit* (s. Heinzelmann: Orthopädische Aspekte der gesetzlichen und der privaten Pflegeversicherung), ➤ *Pflegegeld* und vor allem bei der *Schwerstbeschädigtenzulage des BVG* (s. Anhaltspunkte 1996). Die Punktbewertung für die Schwerstbeschädigtenzulage dient der Korrektur der MdE-Maßstäbe, um auch den an mehreren Körperteilen und Organsystemen Geschädigten über die 100% MdE hinaus gerecht zu werden, nicht zuletzt durch die Gewährung von Zusatzpunkten bei Schädigungen an mehreren Gliedmaßen oder Organsystemen.

Ein daran orientiertes morphologisches Punktsystem in Kombination mit von der Morphologie unabhängigen wichtigen, objektiv meßbaren und gut reproduzierbaren Funktionsverlusten (Rest- und Ersatzfunktion) wurde 1973 für die Begutachtung von Thalidomidschäden entwickelt (Huenges u. Mitarb. 1973).

➤ Berufsunfähigkeit

Zur Berufsunfähigkeit in der gesetzlichen Rentenversicherung ist auf den juristischen Teil dieses Buches zu verweisen.

Berufsunfähigkeit im Sinne der Musterbedingungen für die private Berufsunfähigkeitszusatzversicherung ist ebenfalls ein Tatbestand, der sich nicht allein aus gesundheitsbedingten Komponenten zusammensetzt. Maßgebend ist nicht die Beeinträchtigung der allgemeinen Leistungsfähigkeit oder Belastbarkeit schlechthin, sondern wie sich die gesundheitlichen Beeinträchtigungen in einer konkreten Berufsausübung auswirken. Für seine Begutachtung ist dem medizinischen Sachverständigen vorzugeben, wie das Arbeitsverhältnis des betreffenden Versicherten tatsächlich beschaffen ist und welche Anforderungen es an ihn stellt.

Faszienriß

Faszienrisse können durch direkte oder indirekte Gewalteinwirkung hervorgerufen werden und mit Muskelrissen kombiniert sein. Tritt durch einen Faszienriß Muskulatur vor, spricht man von einem Muskelbruch.

Ereignen sich Faszienrisse aufgrund angeborener Bindegewebsschwäche oder degenerativer Veränderungen unter normaler Beanspruchung (Spontanruptur), ist bei der Zusammenhangsbeurteilung zu prüfen, ob die Einwirkungen aus dem Arbeits- oder Dienstunfall eine wesentliche Teilursache oder nur eine Gelegenheitsursache bilden.

Endoprothesen

Siehe Hüftgelenkendoprothesen.

➤ Fibromyalgie, generalisierte
➤ Tendomyopathie (GTM)

Extraartikuläres Krankheitsbild aus dem sog. „weichteilrheumatischen" Formenkreis, betrifft vorwiegend Frauen zwischen 35 und 65 Jahren, wobei die subjektive Betroffenheit des Patienten im Vordergrund steht mit Überallschmerz, Schlafstörung, Leistungsminderung. Es fehlen objektivierbare Befunde, und es gibt keine gesicherten Prognosekriterien. 34 Punkte in dem gewichteten Anamnese-Score von Ströbel u. Köhler (1995) erlauben die anamnestische Abgrenzung von anderen Schmerzkrankheiten (s. Tab. 15.**2**).

Tabelle 15.**2** Auf 7 Items optimierter Fragebogen zur GTM-Diagnostik mit Gewichtung der Antworten (nach Ströbel u. Köhler)

Item-Nr.	Itemtext	Punktzahl bei den Antworten			
		nie	manch-mal	oft	fast immer
1	Ich fühle mich am Morgen ausgeruht	4	0	0	0
2	Ich wache nachts häufig auf	0	5	6	12
3	Ich ermüde leicht	0	0	0	6
4	Ich bin tagsüber müde und nicht leistungsfähig	0	0	11	15
5	Ich habe Schmerzen im Nacken und in den Schultern	0	0	0	5
6	Ich habe ein morgendliches Steifigkeitsgefühl	0	0	0	6
7	Ich habe Schmerzen in Muskeln und Gelenken	0	0	0	6

Gliedmaßen- und Wirbelsäulengelenke sind aktiv und passiv unauffällig, richtungweisende Röntgen- oder Laborbefunde gibt es nicht. Als semiobjektive Befunde gelten die auffallend gesteigerte Druckempfindlichkeit an anatomisch definierten Körperoberflächenpunkten nach den Kriterien des American College of Rheumatology (ACR) 1990 an 11 von 18 Druckpunkten (tender points) bei digitaler Palpation mit einem Druck von ca. 4 kg/cm^2 (Tab. 15.**3**) (Hoffmann u. Mitarb. 1996).

Beschwerden und Befunde weisen eine große Konstanz auf, therapeutische und spontane Remissionen sind selten.

Die sozialmedizinische Beurteilung, insbesondere die Einschätzung der Leistungsfähigkeit ist außerordentlich schwierig, weil der Gutachter auf subjektive Angaben des Patienten weitgehend angewiesen ist. Somatische objektivierbare Befunden fehlen, psychosomatische Effekte sind bisher nicht eindeutig definiert und werden bezweifelt. Die psychologische Evaluation leistet keine sicheren richtungweisenden Beiträge. Das subjektive Schmerzerleben und Schmerzverhalten der Patienten spielt eine Rolle.

Tabelle 15.**3** Kriterien des American College of Rheumatology zur Klassifikation des Fibromyalgiesyndroms (nach Hoffmann u. Mitarb.)

1. Generalisierte Schmerzen
Schmerzen gelten als generalisiert, wenn folgende Punkte erfüllt sind:

- Schmerzen in der linken Körperhälfte
- Schmerzen in der rechten Körperhälfte
- Schmerzen ober- und unterhalb der Taille
- Schmerzen im Knochenapparat der Halswirbelsäule, der vorderen Thoraxwand oder tiefer Rückenschmerz

2. Mindestens 11 von 18 schmerzhaften Druckpunkten
digitale Palpation mit einem Druck von 4 kg an folgenden 18 Punkten:

– okzipital	bilateral, an den subokzipitalen Muskelansätzen
– Hals	bilateral, vorderer Intertransversalspalt in Höhe C5–C7
– M. trapezius	bilateral, freier oberer Raum
– M. supraspinatus	bilateral, über dem Ursprung auf der Skapula
– zweite Rippe	bilateral, Knorpel-Knochen-Übergang
– Epicondylus lateralis	bilateral, 2 cm distal des Epikondylus
– glutäal	bilateral, im oberen äußeren Quadranten
– Trochanter major	bilateral, dorsal der Trochanterspitze
– Knie	bilateral, proximal des medialen Gelenkspalts

Bei gesicherter Diagnose Fibromyalgie und erheblichem Leidensdruck ist die Leistungsfähigkeit oft auf Dauer beeinträchtigt. Körperlich schwere Arbeiten oder Arbeiten in Zwangshaltung sind dann nicht mehr zumutbar, monotone Arbeitsabläufe und Akkordarbeit sollten vermieden werden. Dagegen bleibt vollschichtige Leistungsfähigkeit für leichte bis gelegentlich mittelschwere Tätigkeiten (ohne die o. g. Merkmale) in aller Regel erhalten. Im Gegenteil gelten Aktivierung und Motivation zu einem Belastungstraining als besonders erfolgversprechende Therapie.

Als *sekundäre* Fibromyalgie werden die gleichen Befunde bezeichnet, wenn sie bei Polyarthrose, rheumatischer Arthritis oder Depression auftreten. Differentialdiagnostisch ist an Frühstadien von ➤ Spondylarthritiden, ➤ Polymyalgia rheumatica, Myositiden und Myopathien, Hypothyreoidismus und Encephalomyelitis disseminata zu denken.

Eine ausgeprägte Erschöpfbarkeit findet sich auch beim „chronischen ➤ Erschöpfungssyndrom" (chronisches Müdigkeitssyndrom, Chronic-fatigue-Syndrom, CFS). Das Müdigkeitssyndrom tritt überwiegend bei vorher völlig gesunden Frauen auf, und zwar plötzlicher als bei Fibromyalgie und ohne Druckschmerz über den Triggerpunkten. Bei einem kleinen Teil der Patientinnen wird ein Zusammenhang mit (viralen) Infektionen angenommen.

Die Ätiopathogenese beider Erkrankungen ist ungeklärt. Wegen der Klagen über Depressionen, Angstzustände und andere psychische Störungen werden diese Syndrome auch als maskierte Depression oder psychogener Rheumatismus bezeichnet.

➤ Gebrauchshand, ➤ Händigkeit, Seitigkeit, Hilfshand

Seit 1996 erfolgt auch in der gesetzlichen Unfallversicherung keine unterschiedliche Bewertung mehr von Gebrauchshand und Hilfshand (Spohr u. Rompe 1995).

Schon in früheren Auflagen hatten wir erwartet, daß die Emanzipation der Hilfshand sich im Laufe der Zeit durchsetzen werde, denn der Begriff gründete sich offensichtlich hauptsächlich auf sozialpolitische Vorstellungen. Er führte vor allem dort zu Schwierigkeiten, wo sich die Dominanz einer Hand nicht überzeugend nachweisen ließ (dabei muß man nicht in erster Linie an sprichwörtliche Personen mit „zwei linken Händen" denken, sondern vor allem an Personen, für die auch im Alltagsleben beide Hände gleichwertig und wechselseitig einsetzbar sind [Ambi-Dexter]).

➤ Gebrauchsstellung, günstige

Als günstige Gebrauchsstellung wird diejenige bezeichnet, aus der ein Maximum an Funktionen möglich ist und die ein Minimum an Hilfen bzw. Hilfsmitteln benötigt.

Schulter: 40 Grad Abduktion, 30 Grad Vorhebung, mittlere Rotation. Bei erhaltener Schultergürtelfunktion ist aus dieser Position des Schultergelenks eine aktive Schultervor-/-seithebung bis ca. 70 Grad und die Adduktion bis zur Neutral-Null-Stellung unter Ausnutzung der Schwerkraft erzielbar.

Ellenbogen: 90 Grad Beugung. Aus dieser Stellung ist z. B. das Essen mit Besteck möglich.

Unterarm: 45 Grad Pronation erlauben Schreiben, Handarbeit und Besteckführung.

Hand und Finger: Die Kugelgriffstellung (bei auf dem Tisch liegendem Unterarm umschließen Hand und Finger einen Tennisball) erlaubt durch die Dorsalflexion im Handgelenk optimale Realisation der Griffkraft bei gleichzeitig kurzen Wegen für den Spitzgriff zwischen den Fingerkuppen.

Hüftgelenk: 30 Grad Beugung, 10 Grad Außenrotation und mittlere Spreizstellung erlauben (bei Versorgung mit einem Arthrodesenstuhl zur Linderung der Sitzbeeinträchtigung) ausreichendes Geh- und Stehvermögen.

Kniegelenk: 10 bis 15 Grad Beugestellung gewährleisten eine gute Abrollfunktion des oberen Sprunggelenks bei ausreichender funktioneller Beinverkürzung für ein flüssiges Gangbild.

Oberes Sprunggelenk: 10 Grad Plantarflexion sind – abgesehen vom Barfußgang – günstiger als die Neutralposition, da dann Kaufschuhe mit der üblichen Absatzhöhe von ca. 2 cm getragen werden können.

Unteres Sprunggelenk: Neutralstellung gewährleistet einen plantigraden Auftritt.

Zehen: Bedingung für eine unbehinderte (passive) Dorsalflexion beim Abrollvorgang sind Überstreckung oder Resektion des Grundgelenks.

➤ Gehbehinderung, ➤ Gehfähigkeit, ➤ Wegefähigkeit,

Zur Erwerbsfähigkeit gehört auch das Vermögen, eine Arbeitsstelle aufzusuchen. 500 m Fußweg werden als übliche Anforderung angesehen (Abstand zwischen 2 Haltestellen eines öffentlichen Verkehrsmittels). Der konkrete Weg (Unebenheiten, Steigungen, Glatteis) bleibt außer Betracht. Zu berücksichtigen sind erhebliche Schmerzen (auch unter Verwendung von Hilfsmitteln wie Gehstützen) und übermäßige körperliche Anstrengungen, die die Restgesundheit gefährden.

Eine *Gehbehinderung* liegt im Schwerbehindertenrecht vor, wenn 2000 m nicht im üblichen Zeitaufwand von 30 Minuten (einschließlich kurzer Wartezeiten und Zeiten des Herumstehens) zurückgelegt werden können.

In der gesetzlichen Rentenversicherung gilt als zumutbar, wenn für den Weg von 500 m (statt der aus dem Schwerbehindertenrecht abgeleiteten Zeit von 7,5 Minuten) mehr als das Doppelte der normalen Gehzeit zu veranschlagen wäre, für 500 m also etwa 20 Minuten benötigt werden (zumal ein Arbeitnehmer solche Wege 4mal täglich von und zum öffentlichen Verkehrsmittel zurückzulegen hat).
➤ *Parkerleichterungen* können Schwerbehinderten mit außergewöhnlicher Gehbehinderung und Blinden gewährt werden.

Unabhängig von der Feststellung einer außergewöhnlichen Gehbehinderung können Ohnhänder, Ohnarmer und kleinwüchsige Menschen mit einer Körpergröße von 139 cm und darunter *spezielle Parkerleichterungen* nach der allgemeinen Verwaltungsvorschrift zur Straßenverkehrsordnung (VwV-StVO) erhalten.

Gesamt-GdB

Liegen mehrere einzelne Behinderungen vor, ist bei Bildung des Gesamt-GdB zu beachten, wie weit die Auswirkungen der einzelnen Behinderungen voneinander unabhängig sind und damit ganz verschiedene Bereiche im Ablauf des täglichen Lebens betreffen, ob sich eine Behinderung auf eine andere Behinderung besonders nachteilig auswirkt, wie weit sich die Auswirkungen der Behinderungen überschneiden und daß das Ausmaß einer Behinderung durch hinzutretende Gesundheitsstörungen oft gar nicht verstärkt wird (Anhaltspunkte 1996).

Geschwülste, bösartige

Siehe Rompe, J.-D.: Begutachtung von bösartigen Tumoren der Haltungs- und Bewegungsorgane.

Gleichstellung mit Schwerbehinderten

Nach § 2 SchwbG kann die ➤ Schwerbehindertengleichstellung vom Arbeitsamt ausgesprochen werden bei einem GdB von 30, aber weniger als 50, wenn ohne Gleichstellung Erwerb oder Erhalt eines Arbeitsplatzes gefährdet sind. Voraussetzung ist die Gefährdung des Arbeitsplatzes durch die Behinderung (nicht wegen ungünstiger Beschäftigungslage). Erreicht werden mit der Gleichstellung erweiterter Kündigungs-

schutz (§ 15 SchwbG) und Anrechenbarkeit auf die Beschäftigungspflicht des Arbeitgebers (§ 5 SchwbG), nicht jedoch Zusatzurlaub oder andere Nachteilsausgleiche.

Gurtanlegepflicht im ➤ Kraftfahrzeug

Von der Anlegepflicht können Personen im Ausnahmeweg befreit werden,

– wenn das Anlegen der Gurte aus gesundheitlichen Gründen nicht möglich ist (Arztattest),
– wenn die Körpergröße weniger als 150 cm beträgt und mangels anderweitiger Verankerungen ein nennenswerter Anteil des Gurtes am Hals liegt (Strangulationsgefahr),
– wenn bei Sitzriesen die obere Verankerung des Diagonalgurtes nicht am Schultergelenk oder darüber liegt, sondern der Gurt über den Oberarm des Fahrzeuginsassen verläuft

und

– ein amtlich anerkannter Sachverständiger oder Prüfer dies befürwortet.

➤ Heilungsbewährung

Bei Krankheiten, die zu Rezidiven (chronische Osteomyelitis) oder Metastasen (bösartige Geschwülste) neigen und/oder bei denen die Belastbarkeit noch nicht absehbar ist (Herzinfarkt), ist auch bei gleichbleibenden Symptomen sowohl in der ges. UV wie auch in der ges. RV und im sozEntschR eine spätere Neubewertung zulässig, wenn sich der Befund als stabil erwiesen hat, weil die Heilungsbewährung eine wesentliche Änderung der Verhältnisse darstellt.

Hüftgelenkendoprothesen

Nach Implantation herkömmlicher Prothesen (Metallschaft und -kopf, Polyäthylenpfanne, Benutzung von Knochenzement) werden Lockerungsraten von 4% nach 1jähriger Funktion und 11–20% nach 10jähriger Funktion angegeben.

Ob die zementfreie Implantation wesentliche Vorzüge mit sich bringt, bedarf noch der Bewährungszeit. Voraussetzung für die Dauerhaftigkeit des Implantats ist, daß sich zwischen Implantat und Lager ein biologischer und mechanischer Gleichgewichtszustand einstellt. Dazu ist anzustreben, daß die Kräfte, die auf die Prothese einwirken, vor allem als Druckkräfte vom Implantat auf den Knochen übertragen werden und keine oder nur minimale Relativbewegungen an den Grenzflächen auftreten.

Ganganalytische Untersuchungen haben gezeigt, daß sich das Bewegungsverhalten nach totalendoprothetischem Ersatz des Hüftgelenks zwar der Form gesunder Probanden annähert, diese jedoch bei weitem nicht erreicht.

Zu den grundsätzlichen Problemen zwischen Lager und Implantat kommt also eine unphysiologische Belastung hinzu. Dementsprechend sind altersadäquate Gehbelastungen zur Schulung der Koordination zu empfehlen, dagegen ist vor zusätzlichen stärkeren Belastungen (auch im Breitensport) zu warnen.

Die Hüftendoprothesen erlauben durchschnittlich einen Bewegungsradius, welcher 90 Grad Hüftbeugung sicher beinhaltet, Dreh- und Spreizfähigkeit von summarisch 40 Grad zuläßt und die üblichen Komplexbewegungen ermöglicht, die notwendig sind, um selbständig Zehennägel zu schneiden und Schuhe und Strümpfe anzuziehen. Nach einer Eingewöhnungsphase von etwa 1/2 Jahr ist schmerz- und hinkfreies Gehen, Treppensteigen und Wandern möglich.

Auch bei optimaler Funktion der ➤ Endoprothese verbleibt eine Behinderung, nicht nur, was die körperliche Integrität betrifft (Verlust des Hüftgelenks), sondern auch wegen der Notwendigkeit zu risikobewußtem, eine Austauschoperation möglichst hinauszögerndem Verhalten.

In der ges. UV und im sozEntschR beträgt die MdE – nach Anpassung und Gewöhnung, also etwa 6 Monate nach Wiederherstellung der Arbeitsfähigkeit – i. d. R. 20 v. H., auch bei der Notwendigkeit, einen Handstock zu benutzen (Rompe 1972b, Mouret u. Zichner 1992). In der privaten UV wird für die Invaliditätsentschädigung bei Totalendoprothesen 1/3 Beinwert, bei Hemialloarthroplastiken 4/7 Beinwert empfohlen.

In der ges. RV besteht i. d. R. nur vorübergehende Arbeitsunfähigkeit, keine Berufs- oder Erwerbsunfähigkeit. Nach Anpassung und Gewöhnung sind bei regelrechter Funktion leichte bis mittelschwere Arbeiten im Sitzen oder im Wechsel zwischen Sitzen, Gehen und Stehen ohne schweres Heben und Tragen oder häufiges Bükken zumutbar. Wegstrecken von 2000 m und mehr können i. d. R. zurückgelegt werden. Die Benutzung öffentlicher Verkehrsmittel ist zumutbar. Für die Gewährung von Kraftfahrzeughilfe besteht i. d. R. kein Anlaß.

➤ Infektionen am Haltungs- und Bewegungsapparat

Exogene Infektionen

In der ges. UV sind exogene Infektionen i. d. R. versichert, wenn die Infektion nicht durch natürliche Körperöffnungen (Nase, Mund, Hautporen, intakte Haut- und Schleimhaut) erfolgt, sondern durch eine unfallmäßig gesetzte Wunde, durch Operationsfolge oder durch Superinfektion (Hospitalismus). Infektionen auf natürlichem Wege kommen darüber hinaus als mittelbarer Schaden in Betracht, wenn der Versicherte durch seine versicherte Tätigkeit oder den Unfall seinem bisherigen Lebenskreis entrissen worden ist (Infektion an Virushepatitis oder Tuberkulose durch Mitpatienten). Krankheiten durch Infektionserreger oder Parasiten sind in bestimmten Fällen als ➤ Berufskrankheit anerkannt.

In der privaten UV fallen Gesundheitsschädigungen durch Infektionen grundsätzlich nicht unter den Versicherungsschutz, es sei denn, die Krankheitserreger sind durch eine Unfallverletzung in den Körper gelangt. Jedoch kann durch eine „Infektionsklausel" Versicherung gegen bestimmte berufstypische Infektionen (unter bestimmten Bedingungen) begründet werden.

Ist in Zweifelsfällen eine äußere Infektion nicht nachzuweisen (Panaritium, Blutergußinfektion), sind für die Zusammenhangsbeurteilung die Kriterien der Mitverursachung hämatogener Infektionen heranzuziehen.

Hämatogene Infektion

Unfallfolgen können Mitursache für das Angehen der Infektion in traumatisiertem Gewebe sein (Vereiterung eines Hämatoms, Gelenkempyem, Osteomyelitisherd).

Zur Abgrenzung gelten seit Liniger folgende Richtsätze:

1. Der Unfall muß einwandfrei erwiesen sein.
2. Es muß sich um ein erhebliches Ereignis gehandelt haben, das zu einer Gewebsschädigung geführt hat.
3. Ort der Lokalinfektion und Ort der unfallbedingten Gewebsschädigung müssen übereinstimmen.

4. Die lokale Infektion muß sich in engem zeitlichem Zusammenhang (innerhalb weniger Tage) entwickelt haben. Je später die lokale Infektion, um so unwahrscheinlicher ein Unfallzusammenhang.

➤ Osteomyelitis

Exogene Infektionen (offene Verletzungen, insbesondere offene Verletzungen mit Knochenbeteiligung, aber auch im Rahmen operativer Versorgung von geschlossenen Knochenverletzungen) sind die häufigste Ursache für die chronische Osteomyelitis im Erwachsenenalter. Sie ist i. d. R. als mittelbarer Schaden zu werten und als Unfall- bzw. Schädigungsfolge besonders zu bezeichnen. Bei der Einschätzung der MdE ist u. a. die Rezidivgefahr besonders zu berücksichtigen.

Informationen zur Sozialmedizin

Das Institut für Dokumentation und Information, Sozialmedizin und öffentliches Gesundheitswesen (IDIS), Postfach 201012, 33548 Bielefeld (in Vertragsgemeinschaft mit der Fakultät für Gesundheitswissenschaften der Universität Bielefeld und als WHO-Documentation Center) unterhält eine eigene Bibliothek und die Datenbank Somed. Es kann bei schwierigen Fragen mit einer ausführlichen Literaturrecherche helfen zu den Themenbereichen: Sozialmedizin, öffentliches Gesundheitswesen, Arbeitsmedizin, Versicherungsmedizin, medizinische Soziologie, medizinische Statistik, Epidemiologie, Präventivmedizin, Sozial-, Umwelt- und Arbeitshygiene, Arbeitstoxikologie, Berufskrankheiten, Arbeitsphysiologie.

Kapsel-Band-Läsionen

Unbehandelte oder unzureichend behandelte Kapsel-Band-Rupturen und sog. Bandschäden haben eine Funktionsstörung der Gelenke zur Folge mit Instabilität, ggf. Bewegungseinschränkung und Schmerzhaftigkeit und sind fast immer Ursache für vorzeitigen Verschleiß von Gliedmaßengelenken bzw. eines Wirbelsegmentes nach diskoligamentärer Verletzung.

Es werden unterschiedliche Klassifikationen verwendet. Früher sprach man von Zerrung, Dehnung, Teilruptur und Ruptur eines Bandes. Jäger u. Wirth (1978) unterteilen in Elongation, Ruptur, Bandschaden. Als Bandschaden bezeichnen sie die Verlängerung durch Narbengewebe im Rupturbereich.

Als Elongation definieren sie eine Ruptur einzelner Faserbündel an verschiedenen Stellen im Bandverlauf, also eine Bandteilruptur, bei der noch unverletzte elastische Fasern eine traumatische Bandverlängerung verhindern und zu einer klinisch vollständigen Heilung führen können, sofern rechtzeitig konsequent ruhiggestellt wurde.

Hierholzer (1982) unterteilt pragmatisch entsprechend den Operationsindikationen in Bandläsionen ohne Stabilitätsverlust, Bandläsionen mit einfachem Stabilitätsverlust und Bandläsionen mit komplexem Stabilitätsverlust.

Kleider- oder Wäscheverschleiß, außergewöhnlicher

In der ges. UV und im sozEntschR besteht ggf. ein Anspruch auf eine Pauschalvergütung für außergewöhnlichen Verschleiß von Kleidung und Wäsche, u. a.

- bei Amputationen,
- bei dauerndem Gebrauch von 2 Stockstützen oder 2 Krücken,
- bei Benutzung von Prothesen und Orthesen,
- bei Benutzung von Krankenfahrzeugen,
- bei ausgedehnten, stark absondernden Hauterkrankungen,
- bei Kunstafter, Schließbandage, Urinfänger oder Afterschließbandage,
- bei Fisteleiterungen,
- während Behandlung mit Fixateur externe.

Die Vergütung wird pauschal nach bestimmten Beschädigungsgruppen und Verschleißtatbeständen berechnet.

Im Gutachten sollten deshalb die benötigten Hilfsmittel und Verbände prägnant beschrieben werden, um der Verwaltung die Kategorisierung des Pauschbetrages zu erleichtern.

Knie ➤ Endoprothese

Bewertung und Beurteilung von Knieendoprothesen basieren auf den gleichen Gedankengängen wie bei der Hüftendoprothese.

Knochenbruchheilung, verzögerte

Nach Mollowitz sind für die Knochenbruchheilung folgende Mindestzeiten anzunehmen:

Finger	2–4 Wochen
Rippen	3 Wochen
Klavikula	4 Wochen
typischer Speichenbruch	3–4 Wochen

Speiche, Elle	5 Wochen
Wadenbein isoliert	5 Wochen
beide Unterarmknochen	8–10 Wochen
Oberarm	6 Wochen
Schienbein	8–10 Wochen
beide Unterschenkelknochen	8 Wochen
Knöchelbrüche	6–12 Wochen
Oberschenkel	2–3 Monate
Schenkelhals	3–6 Monate

Erfolgt die Heilung wesentlich später als in diesen Zeiträumen, spricht man von verzögerter Bruchheilung.

➤ Kraftfahrtauglichkeit

siehe: Orthopädische Begutachtung von Fahrerlaubnisbewerbern

Lunatummalazie (Mondbeinnekrose)

Wesentliche Voraussetzung einer Lunatummalazie sind offensichtlich endogene Faktoren (aseptische Osteonekrose).

Bei der Realisation der akuten nekrotisierenden Durchblutungsinsuffizienz spielen vermehrter Blutbedarf, vermehrte mechanische Beanspruchung und mechanisch-traumatische Schädigung der Gelenkkapsel mit Kompression, Zerreißung und/oder Thrombose der Kapselgefäße eine entscheidende Rolle.

Es besteht eine auffällige Diskrepanz zwischen der Geringfügigkeit des Realisationsfaktors und gravierenden konstitutionellen Momenten (Menges 1975).

Bei der Zusammenhangsbeurteilung wird daher die konstitutionsbedingte Anlage vielfach an Bedeutung eindeutig überwiegen, die etwaige Auslösung durch einen Arbeits- bzw. Dienstunfall nur Gelegenheitsursache sein. Als Kriterien für die Anerkennung eines ursächlichen Zusammenhangs zwischen Unfall und Lunatummalazie kommen in Betracht:

– schwere Kontusion der Handwurzel mit sofortigem erheblichem klinischem Befund,
– regelrechter Röntgenbefund (keine Formvarianten und keine Handwurzelarthrose),
– Fissur- oder Frakturnachweis innerhalb von 4 Wochen.

Bezüglich der Anerkennung als ➤ Berufskrankheit siehe Orthopädische Aspekte bei Berufskrankheiten.

Luxation, habituelle

(s. auch Beurteilung von Zusammenhangsfragen für den Bereich des Sozialrechts am Beispiel der habituellen Patellaluxation)

Ein großer Teil der „habituellen" Luxationen, vor allem im Bereich des Schultergelenks, entsteht nicht primär oder überwiegend aus innerer Ursache (Rompe u. Correl 1981). Zumeist ist das Bild durch eine Kapsel- oder Bandinstabilität geprägt, die Folge früherer traumatischer Luxationen ist, auch wenn klinisch eine Abgrenzung nicht mehr möglich ist.

Die Zusammenhangsbeurteilung hat sich einerseits an Ausmaß und Schweregrad der durch Konstitution, Degeneration und frühere nicht versicherte Luxationsvorgänge bewirkten Vorschädigung, andererseits an Art und Schwere der Unfalleinwirkungen zu orientieren.

Meniskusschäden/-verletzungen

Meniskusschäden

Die früher geltende Definition der BK-Nr. 2102 „Meniskusschäden nach mindestens 3jähriger regelmäßiger Tätigkeit Untertage" ist 1988 erweitert worden in: „Chronische Meniskusschäden durch mehrjährige andauernde oder häufig wiederkehrende, die Kniegelenke überdurchschnittlich belastende Tätigkeiten".

Bisher wurden als wesentliche Ursache für die Meniskusschäden des Bergmanns die der Untertagetätigkeit eigentümlichen Haltungs- und Bewegungsmechanismen angesehen, die durch Hockstellung, Drehbewegungen in der Hocke, insbesondere aber Fortbewegung in Hockstellung auf unebenem Untergrund charakterisiert sind, wobei Scherkräfte auf die Menisken einwirken. Da gleichartige Belastungen auch in zahlreichen anderen Berufen vorkommen und zu Meniskusschäden führen, ist 1988 die genannte Erweiterung erfolgt.

Als Beispielsfälle für überdurchschnittliche Kniebelastungen werden insbesondere genannt: Tätigkeiten als Fliesen-, Boden- oder Parkettleger, als Ofenmaurer sowie Tätigkeiten unter besonders beengten Raumverhältnissen mit Hinweisen auf eine belastete Dauerzwangshaltung (z.B. Kesselschweißer), harte Bewegungsbeanspruchungen bei ungünstigen Gelenkstellungen (z.B. bei bestimmten Berufssportlern, vor allem im Fußball) und besonders häufige unkoordinierte Fehlbewegungen ohne ausreichenden Sichtkontakt, wie sie bei Steigern und Rangierarbeitern beschrieben sind (Pressel 1983, Greinemann 1983).

Meniskusverletzungen

Bei der Zusammenhangsbegutachtung der isolierten Meniskusverletzung ist (ähnlich wie bei den Rupturen von Muskeln und Sehnen) zu beachten, daß altersphysiologische Veränderungen versichert sind, andererseits normale alltägliche Vorgänge (z. B. Aufrichten aus der Hocke) keinen Unfall darstellen. Nur Vorgänge wie gewaltsame Verdrehungen des Unterschenkels gegenüber dem Oberschenkel bei gleichzeitiger Kniebeuge-/-streckbewegung, also plötzliche oder wuchtige entgegengesetzte Bewegungsabläufe (Beuge-Dreh-Sturz des Fußballspielers bei durch Stollen fixiertem Fuß (Ludolph u. Heitemeyer 1984, Weber 1994), sind als Unfall zu werten und werden dann i. d. R. auch die Bedeutung einer wesentlichen Ursache bzw. – bei mitwirkenden degenerativen oder sonstigen unfallfremden Vorschädigungen – einer wesentlichen Teilursache besitzen. Eine Meniskusverletzung im Rahmen einer ernsten Verletzung des Kniebandapparates ist in aller Regel Unfallfolge. Eine Gelegenheitsursache kann nur angenommen werden, wenn eine unfallfremde Vorschädigung von solchem Ausmaß nachgewiesen ist, daß die akute Meniskusverletzung wahrscheinlich auch ohne das konkrete Unfallereignis zu annähernd gleicher Zeit eingetreten wäre.

Für die Bestimmung des Rißalters innerhalb von 6 Monaten kann die histologische Untersuchung hilfreich sein (Könn u. Mitarb. 1985). Schwierigkeiten der histologischen Beurteilung ergeben sich vor allem bei arthroskopisch gewonnenem Meniskusmaterial (Müller 1988).

Muskelkraft, Messung der

Subjektive Meßmethoden zur Beurteilung der Muskelkraft haben gegenüber den semiobjektiven Methoden den Vorteil, schnell und ohne spezielle Apparatur ausgeführt werden zu können. Gerade in Anbetracht der enormen Standardabweichung der Muskelkraft und der Schwierigkeiten, Täuschungsmanöver zu erfassen, hat sich das Benotungssystem bewährt, das 1946 vom Comittee on After-Effects, National Foundation for Infantile Paralysis Inc. empfohlen

wurde (Jerosch u. Mitarb. 1993 u. 1994, Rompe 1972a).

Punkte	Note	Kraft	Kriterium
5	normal	100%	Bewegungsausschlag gegen Schwere und maximalen Widerstand
4	gut	75%	Bewegungsausschlag gegen Schwere und etwas Widerstand
3	ausreichend	50%	Bewegungsausschlag gegen die Eigenschwere
2	schwach	25%	Bewegungsausschlag nur unter Abnahme der Eigenschwere
1	Muskelzuckung	10%	Zeichen geringer Kontraktion ohne Bewegungsausschlag
0			keine Kontraktion
S			Spasmus
K			Kontraktur

Muskel- und Sehnenrupturen

Muskelrisse

Subkutane Rupturen von Muskeln sind selten und finden sich vor allem an langen Muskeln der Oberschenkel- und Wadenmuskulatur. Die Begutachtung erfolgt nach den gleichen Grundsätzen wie bei Sehnenrupturen. Dabei ist zu beachten, daß bei schweren Allgemeinerkrankungen auch spontane Muskelrupturen beobachtet werden können. Abzugrenzen sind Muskelhernien (Einriß der Muskelfaszie und Vorquellen der Muskulatur bei Anspannung).

Sehnenrupturen

(s. auch Rotatorenmanschettenruptur)

Eine subkutane Ruptur ist Folge eines Mißverhältnisses zwischen Beanspruchung und Zerreißfestigkeit. Die Beanspruchung kann auf der einen Seite erhöht sein durch

– unphysiologisch starke Muskelkontraktion (z. B. elektrische Verletzung, reflektorische Kontraktion,
– unkoordinierte Bewegungen (z. B. Stolpern, Fallen sowie Angst- und Abwehrreaktionen) oder

– durch hinzutretende physikalische Kräfte, wie Last und kinetische Energie (z. B. beim Halten oder Abfangen schwerer Lasten mit der Ellenbogenbeugemuskulatur, bei Beschleunigung und plötzlicher Abbremsung der von der Achillessehne bewegten Körpermasse).

Andererseits kann die Reißfestigkeit der Sehne herabgesetzt sein durch

– Involution (reine Altersveränderungen),
– Degeneration (Versorgungsstörungen) oder
– Erkrankungen (Entzündungen, Geschwülste, neurogene Dystrophien).

Es ergeben sich fließende Übergänge vom Spontanriß einer erheblich vorgeschädigten Sehne bis zu einer Unfallzerreißung.

Um echte Unfallrisse handelt es sich wohl immer bei den durch Gewalteinwirkung auf die gespannte Sehne auftretenden Rupturen der Achillessehne (Fußballspieler), des Lig. patellae (Armaturenbrett) und bei Sehenausrissen am Knochenansatz (Fingerstrecksehne an der Nagelphalanx, Trizepssehne am Ellenhaken, kurze Bizepssehne am Radius, Iliopsoas am Trochanter minor, Lig. patellae an der Kniescheibe oder an der Tuberositas tibiae).

Als Beispiel einer Sehnenruptur als mittelbarer Unfallschaden ist die Durchscheuerung der langen Daumenstrecksehne nach typischen Speichenbrüchen zu erwähnen. Zu Rupturen der langen Bizepssehne (Arthrose des Bizepssehnenkanals) und der Rotatorenmanschette des Schultergelenks (Supraspinatussyndrom) kommt es auch ohne äußere Gewalteinwirkung.

In der privaten UV (sowie unter bestimmten Voraussetzungen nach dem BEG) besteht Versicherungsschutz auch bei erheblichen vorbestehenden pathologischen Veränderungen; ggf. sind aber die entsprechenden Leistungseinschränkungen bei mitwirkenden Krankheiten und Gebrechen zu beachten.

Bei Spontanrupturen infolge einer Vorschädigung durch langjährige berufsbedingte unphysiologische Beanspruchung (z. B. Achillessehne u. a. bei Tänzern, Akrobaten und Sportlern; lange Daumenstrecksehne u. a. bei Trommlern, Schuhmachern und Kellnern) ist – sofern nicht die Voraussetzung der BK 2101 schon unmittelbar erfüllt sind – die Anerkennung als sog. Quasi- ➤ Berufskrankheit diskutabel.

Navikularpseudarthrose der Hand

(Skaphoidpseudarthrose, Falschgelenkbildung des Hand-Kahnbeins)

Angeborene Zweiteilungen des Kahnbeins sind selten und auf Funktionsaufnahmen meist an einer straffen Verbindung untereinander erkennbar. Frische knöcherne Verletzungen sind auf Aufnahmen des Handgelenks in 2 Ebenen ohnehin kaum und selbst auf Spezialaufnahmen nach 2 Wochen nicht eindeutig zu beurteilen. Erst Röntgenaufnahmen in 3 Ebenen 3 Wochen nach der Gewalteinwirkung erlauben den Verdacht auf einen Kahnbeinbruch sicher zu widerlegen.

Vergleichsaufnahmen der anderen Hand und vor allem die Dreiphasen-Skelettszintigraphie erleichtern die Diagnose sehr.

Osteochondrosis dissecans
(Gelenkmausbildung)

Wie bei den aseptischen Osteochondrosen ist auch bei der Osteochondrosis dissecans die Ursache unbekannt, die nicht traumatische Entstehung die Regel. Umschriebene Knorpelschädigung durch Druck, subchondrale Gefäßerreißung oder Abscherung (flake fracture) können aber zu einer traumatischen Gelenkmausbildung führen und sind dann Unfallfolge.

Multiple freie Körper (die an eine Chondromatose erinnern können) werden nicht selten in häufig traumatisierten Gelenken (Judo-Ellenbogen) beobachtet, wobei die Frage eines Unfallzusammenhangs schwierig zu klären ist (Güssbacher 1988).

Jeder freie Gelenkkörper beinhaltet das Risiko einer Gelenksperre. Hat ein solcher freier Gelenkkörper als unfallfremde Vorschädigung nachweisbar vorgelegen, ist auch bei einer als Unfall zu wertenden äußeren Einwirkung diese Vorschädigung i. d. R. die allein wesentliche Ursache für den dadurch eintretenden Schaden, die Unfalleinwirkung selbst nur Gelegenheitsursache. Ist der freie Gelenkkörper dagegen Folge eines früheren Arbeitsunfalls, wird dieser i. d. R. zumindest eine wesentliche Teilursache und der nunmehrige Schaden eine mittelbare Folge des früheren Arbeitsunfalls bilden.

➤ *Osteomyelitits/Ostitis*

(s. auch Infektionen)

Bei der Einschätzung einer Knochenentzündung sind Beeinträchtigungen des Allgemeinzustandes, Aktivität des Prozesses und die Funktionsstörungen zu berücksichtigen. Bei häufig und/oder stark wechselnden Befunden ist eine Durchschnittsbeeinträchtigung zu schätzen. Der Nachweis anhaltender Beruhigung des Prozesses über mehrere (3–5) Jahre erlaubt die Annahme einer wesentlichen Besserung (➤ *Heilungsbewährung*).

Noch viele Jahre nach scheinbarer Ausheilung kann es zu Rezidiven kommen. Bei chronischer Osteomyelitis ist deshalb der Begriff „Ausheilung" zu vermeiden. In schweren Fällen wird der Gesamtorganismus in Mitleidenschaft gezogen (z. B. Amyloidose).

➤ *Parkerleichterung*

(s. Gehbehinderung)

Pflegegeldzulage

Das ➤ Pflegegeld der gesetzlichen Unfallversicherung und die ➤ Pflegezulage im sozialen Entschädigungsrecht werden in verschiedenen Stufen (GUV: A–F; SER: I–IV) gewährt. Ähnliches gilt für das Pflegegeld nach dem BSHG und private Versicherungen.

Voraussetzung ist, daß die Person hilflos ist, nicht ohne fremde Wartung und Pflege sein kann. ➤ Hilflosigkeit liegt vor, wenn ein Behinderter für die gewöhnlichen und regelmäßig wiederkehrenden Verrichtungen im Ablauf des täglichen Lebens in erheblichem Umfang fremder Hilfe dauernd bedarf. Verrichtungen, die nicht unmittelbar zum Ablauf des täglichen Lebens gehören (z. B. große Wäsche, größere Haushalts- oder Reparaturarbeiten usw.) bleiben außer Betracht. Wird Hilfe nur zu einzelnen Verrichtungen benötigt (z. B. beim Anziehen von Schuh und Strumpf, als Begleitung auf Spaziergängen oder Reisen, als gelegentliche Hilfe im Straßenverkehr), können die übrigen Verrichtungen des täglichen Lebens aber im wesentlichen noch selbst bewältigt werden, liegt Hilflosigkeit noch nicht vor.

Nachfolgend eine Übersicht über Pflegegeldstufen, bezogen auf die Haltungs- und Bewegungsorgane:

Hilflosigkeit begründende Behinderung	SER[1] Stufe	Ges. UV[2] Kategorie
Gliedmaßenverluste		
4 Gliedmaßen	VI	A
2 Hände und 2 Oberschenkel	V	?
beide Oberarme und 1 Oberschenkel	IV	B
1 Oberarm und 2 Oberschenkel	IV	C
2 Oberarme	IV	C
1 Oberarm und 1 Unterarm	III	D
2 Unterarme	III	E
2 Oberschenkel	II	F
2 Unterschenkel	0	0
Querschnittlähmungen		
vollständige Halsmarklähmung	VI	A
unvollständige Halsmarklähmung	?	B
Teilquerschnittlähmung mit Blasen- und Mastdarmlähmung	V	C
Teilquerschnittlähmung ohne Blasen- und Mastdarmlähmung	I	F
Hirnschädigungen		
Hirnschädigung mit Anfällen oder organischen Hirnleistungsstörungen (sog. Werkzeugstörungen)	I	E
wie oben, zusätzlich Teillähmungen an Gliedmaßen	V	C
wie oben, zusätzlich Lähmungen aller Gliedmaßen	VI	A

[1] VV Nr. 5ff. zu § 35 BVG: Anhaltspunkte 1996 S. 199

[2] Rundschreiben VB 10/86 vom 23. 01. 1986 des Hauptverbands der gewerblichen Berufsgenossenschaften

Polizeidienstfähigkeit, -tauglichkeit

Da im Polizeivollzugsdienst der Bewegungsapparat statisch und funktionell erheblich beansprucht wird, müssen die Gliedmaßen voll gebrauchsfähig und die Wirbelsäule muß ausreichend belastbar sein. Abweichungen von der Norm dürfen nicht auffällig sein. Sie dürfen die Ausübung des Polizeivollzugsdienstes, das Tragen von Dienstkleidung und der Ausrüstung sowie deren Gebrauch nicht behindern. Dabei dürfen Normabweichungen nicht überbewertet werden. Veränderungen im Bereich der Hände dürfen die Anwendung des unmittelbaren Zwanges und den Gebrauch der Waffe nicht beeinträchtigen und beim Maschineschreiben nicht wesentlich behindern. Die unteren Gliedmaßen müssen frei beweglich und gut belastbar sein. Meniskus- oder Kreuzbandoperationen schließen die Tauglichkeit nicht aus, wenn 2 Jahre nach der Operation keine Beschwerden trotz Belastung aufgetreten sind, keine Funktionsbehinderung besteht und keine röntgenologischen Veränderungen nachweisbar sind. Bewegungseinschränkung eines größeren Abschnitts der Wirbelsäule, Wirbelgleiten, Torsionsskoliosen, Spondylarthrosen, Bandscheibenoperationen und rezidivierende Lumbalgien beeinträchtigen die Verwendungsfähigkeit erheblich.

Prognose, medizinische

Einer medizinischen Prognose kommt so gut wie immer nur ein statistisch ermittelter und sich auf Empirie stützender Wahrscheinlichkeitswert zu. Eine weitgehende Sicherheit in der Vorhersage gibt es eigentlich nur in den allerleichtesten und in den ganz aussichtslosen Krankheitsfällen.

Wird der Arzt zur Gesundheitsprognose als Sachverständiger befragt, soll er auf den Grad der Unsicherheit seiner Prognose und seine Restzweifel deutlich hinweisen.

Von besonderer (sozialrechtlicher) Bedeutung ist die Gesundheitsprognose im Kündigungsschutzprozeß. Dort ist die soziale Rechtfertigung einer ordentlichen Kündigung wegen häufiger Kurzerkrankungen zunächst unter dem Aspekt zu prüfen, ob eine für den Arbeitnehmer ungünstige Gesundheitsprognose zum Zeitpunkt der Kündigung vorlag. An die Feststellung der Besorgnis häufiger krankheitsbedingter betrieblicher Fehlzeiten in der Zukunft werden hohe Beweisanforderungen gestellt (Wendler u. Mitarb. 1992).

Besondere Probleme ergeben sich dann, wenn den früheren Arbeitsunfähigkeiten nach den Unterlagen der behandelnden Ärzte und der zuständigen Krankenversicherer nur unscharfe Diagnosen oder Pseudodiagnosen ohne umschriebenes klinisches Korrelat und ohne objektive Befunde zugrundeliegen.

Repetitive strain injury (RSI)

Als arbeitsbedingte Armbeschwerden, arbeitsbedingte Bewegungsschmerzen, Computerarmsyndrom, Work-related (neck and) upper limb disorders wird ein Weichteilleiden bezeichnet, das durch Überlastung verschiedener Muskelgruppen durch ständig wiederholten Gebrauch oder unnatürliche Dauerhaltungen verursacht wird.

Beziehungen zum Schreibkrampf Anfang dieses Jahrhunderts werden angesprochen. Bisher konnte kein pathologisches Substrat bestimmt werden. Es handelt sich nicht um ein Gelenksyndrom und nicht um Muskel- oder Sehnenansatzbeschwerden einer Muskelgruppe, auch nicht um eine Muskelkrankheit (Langendoen-Sertel 1959, Kimner 1991, Sorgatz 1992).

Die epidemieähnliche Ausbreitung begann ca. 1985 in Australien und wird als Grund für häufige Beschwerden und Arbeitsunfähigkeiten in USA, England und Japan genannt bei Büroarbeitern (Bedienen von Computertastaturen) und anderen Tätigkeiten mit wiederholten und monotonen Arbeitsabläufen (Fließbandarbeit, Stickerei, Klavierspielen, Übersetzer für Gebärdensprachen). Ursächlich werden diskutiert: verringerte Durchblutung des Muskels bei dauerhafter statischer Muskelarbeit, muskuläre Fehladaptation bei falschem psychomotorischem Arbeitstempo, in Spätstadien auch veränderte Schmerzverarbeitung.

In Frühstadien sind ergonomische und arbeitsmedizinische Hilfen sowie Ausgleichsgymnastik hilfreich.

Im übrigen s. auch BK Nr. 2101.

Rotatorenmanschettenruptur

Die Rotatorenmanschetten unterliegen einem ausgeprägten degenerativen Verschleiß bei primär ungünstigen Perfusionsverhältnissen, die durch Dehnung und Impingement verstärkt werden. Rupturen der Rotatorenmanschette entwickeln sich daher meist spontan. Schultereckgelenk und Schultergelenk werden von den degenerativen Veränderungen mit erfaßt.

Der Begriff Ruptur (Zerreißung) ist insofern irreführend, weil er für den Patienten die Entstehung durch einen „Unfall" signalisiert, obwohl der Rotatorenmanschettendefekt meist spontan im Rahmen alltäglicher Belastungen auftritt. Zudem sind meist nicht primär die Sehnen der rotatorischen Muskulatur betroffen, sondern die des Supraspinatus.

Eine traumatische Zerreißung erfordert unphysiologische dehnende oder torquierende Einwirkungen. Stauchende Einwirkungen und nicht penetrierende direkte Traumatisierung (Schlag, Tritt) können auch eine vorgeschädigte Rotatorenmanschette nicht zerreißen.

Als Unfallursachen kommen in Betracht:

Abduktionsbewegungen gegen plötzlichen Widerstand, passive Rotation, Translation oder Retroversion, insbesondere

– Sturz mit festgehaltenem Arm aus unkontrollierter Beschleunigung (Motorradfahrer, Skifahrer, stehender Omnibusfahrgast, der sich mit erhobenem Arm festhält, wenn das Fahrzeug eine Vollbremsung macht),
– Absturz aus der Höhe mit Festhalteversuchen,
– Einzug des Armes in eine laufende Maschine,
– Sturz auf Hand oder Ellbogen mit Überschlag über den festgestellten Arm,
– Hineinfallen einer Last in den Arm.

Eine traumatische Zerreißung führt in der Regel zur alsbaldigen Arbeitsaufgabe. Insbesondere sind Überkopfarbeiten und Tätigkeiten mit Armauslagebelastung (Heben, Tragen; auch Autofahren, Maschineschreiben) stark beeinträchtigt.

Häufig wird mit der Diagnose „Rotatorenmanschettenruptur" ein Irrweg dank moderner diagnostischer und therapeutischer Möglichkeiten eröffnet, gewissermaßen der zufällige Nachweis einer Rotatorenmanschettenruptur voreilig mit dem Ereignis in Verbindung gebracht.

Unabhängig von der Frage des Kausalzusammenhangs mit einem Rotatorenmanschettendefekt sind Funktionsstörungen des Schultergelenks nach Schulterdistorsionen (mit und ohne Vorschaden) nicht selten (Hierholzer 1996, Weber u. Rompe 1987).

Schleimbeutel

Chronische Erkrankung der Schleimbeutel durch ständigen Druck ist als Berufskrankheit Nr. 2105 anerkannt.

Aktivierung und rezidivierende Entzündung kommen bei chronischer Bursitis häufig vor. Bezüglich der Beurteilung von Schleimbeutelinfektionen nach stumpfen, nicht penetrierenden Verletzungen s. unter Infektionen.

Schleudertrauma, sog. (Beschleunigungsverletzung von Hals und Kopf, HWS-Distorsion)

Das Schleudern eines PKW führt in der Regel nicht zum Schleudertrauma, und es sind auch nicht in erster Linie Zentrifugalkräfte, die die Kopfbewegung bei Verkehrsunfällen beeinflussen. Der nichtssagende Begriff Schleuderverletzung oder Schleudertrauma sollte durch den Oberbegriff Beschleunigungsverletzung (von Hals und Kopf) ersetzt werden. Medizinisches Substrat sind die Distorsion des Halses einschließlich der Halswirbelsäule und ein neurologisches Defizit in der Frühphase (Keidel u. Mitarb. 1997, Spitzer u. Mitarb. 1995) als Folge der Beschleunigung des Kopfes.

Eine Beschleunigungsverletzung setzt voraus, daß

– ein äußerer Impuls auf einen mehrteiligen Körperabschnitt trifft, dessen einzelne Teile nicht starr miteinander verbunden sind, und
– ein oder mehrere Körperteile im Augenblick der Impulsübertragung frei oder gedämpft gegeneinander beweglich sind und
– der äußere Impuls erhebliche Beschleunigungskraft besitzt und die Körperteile gegeneinander bewegt.

Durch geeignete Abstützung (z. B. Kopf und Rumpf in einer Sitzschale) können wesentlich größere Beschleunigungen, als im Straßenverkehr zu erwarten sind, z. B. in der Raumfahrt, ohne Verletzung überstanden werden. Ähnliches gilt für die axiale Einleitung des Impulses auf Wirbelkörper und Bandscheibe.

Der Begriff Schleuderverletzung des Halses (Peitschenschlagverletzung, Whiplash injury) war ursprünglich rasch aufeinanderfolgenden Doppelimpulsen (z. B. Heckkollision mit Aufschieben des Fahrzeugs auf den Vordermann) vorbehalten und wird heute vor allem für das freie Schleudern des Kopfes (ohne Kopfanprall, Non-contact-Läsion) verwendet.

Die Schäden, die im Einzelfall eintreten können, hängen ab von

- Stärke des Impulses auf das Körpersegment,
- Haltung des beweglichen Körperteils im Augenblick der Impulsübertragung,
- Zerreißfestigkeit der Verbindung zwischen den beweglichen Körperteilen,
- Stärke der aktiven (muskulären) Stabilisierung im Augenblick der Impulsübertragung.

Dabei kommt es je nach Schweregrad zu Weichteildistorsionen, diskoligamentären Verletzungen, Bandscheibenzerreißungen, Verrenkungen und Brüchen von Wirbeln.

Probleme bereiten vor allem die Folgen leichter Beschleunigungsverletzungen an der Halswirbelsäule, also von Verletzungen, bei denen beim derzeitigen Stand der medizinischen Wissenschaft strukturelle Unfallfolgen nicht nachgewiesen werden können.

Bei den schweren Beschleunigungsverletzungen von Kopf und Hals, die mit knöchernen Verletzungen, Wirbelverrenkungen oder gar Querschnittsymptomatik einhergehen, werden Ausheilungsergebnisse (und Dauerschäden) beobachtet, die allgemeiner Erwartung entsprechen.

Dies gilt aber nicht für einen großen Teil der leichten Beschleunigungsverletzungen, auch wenn nur geringe Impulse auf das Fahrzeug eingewirkt haben. Zweifellos sind die Unfallabläufe (Frontalaufprall, Heckaufprall, Rotationskomponente, Gurt- und Nackenstütze, momentane Rumpf- und Kopfhaltung zum Unfallzeitpunkt) und die daraus resultierenden Belastungen bei der Abbremsung der einwirkenden Gewalt individuell sehr verschieden und in vielen Details schwer zu vergleichen.

Aber bei diesen leichten Beschleunigungsverletzungen (bei denen definitionsgemäß gewissermaßen durch Ausschlußdiagnostik strukturelle Veränderungen auch mit modernen bildgebenden Verfahren nicht als Unfallfolge nachgewiesen werden) finden sich Beschwerdeangaben, die nicht selten eine vieldeutige Erklärung erlauben. Aus der gutachtlichen Perspektive zeichnen sich diese „leichten" Beschleunigungsverletzungen von Kopf und Halswirbelsäule aus durch unerwartet heftige, ungewöhnlich lang anhaltende und starke subjektive Beschwerden, die

nicht selten erst nach einem beschwerdefreien Intervall von 1–3 Tagen auftreten.

Ein Teil der Kopfschmerzen, Schwindel und Antriebsverarmung läßt sich als Stammhirnirritation begreifen. Offen ist aber die Zuordnung der häufig geklagten enzephalen Symptomatik mit Nackenschmerzen, Kopfschmerzen, Schwindel, Antriebsverarmung bis zum algogenen Psychosyndrom. Dazu wird die besondere Vulnerabilität der Hals-/Kopfgelenke (mit deren Bedeutung als peripheres Gleichgewichtsorgan) ins Gespräch gebracht, ohne daß sich bisher eindeutige Zusammenhänge erkennen ließen.

Wir unterscheiden drei Schweregrade:

1. Bei der *leichten* Beschleunigungsverletzung der Halswirbelsäule (Grad I und II in der Einteilung nach Erdmann 1973), die das Gros aller Fälle ausmacht, kann der Verletzte selbst nach dem Trauma aus seinem Fahrzeug aussteigen, an der polizeilichen Abwicklung des Unfallherganges aktiv teilnehmen, legt oft auch noch einen erheblichen Weg nach Hause zurück. Erst im Laufe von Stunden kommt es dann (durch das sich zunehmend entwickelnde Hämatom in den Weichteilen?) zu reflektorischen Verspannungen und Beschwerden, gelegentlich auch zu vegetativen Irritationen (Stammhirnsymptomatik) und mehr oder minder diffusen und unterschiedlich schweren Hinterkopfschmerzen.

   Die Symptome pflegen – wie bei Distorsionen ohne Kapsel-Band-Zerreißungen an anderen Körperabschnitten und bei Commotio cerebri – in der Mehrzahl der Fälle rasch abzuheilen, ohne nach einem Jahr meßbare Folgen zu hinterlassen.

   Warum in einem Teil der Fälle (u. U. erhebliche) bleibende Beschwerden geklagt werden, ist bisher nicht geklärt. Objektive Befunde konnten bisher nicht aufgezeigt werden. In der einschlägigen Literatur wird auf den Hintergrund von Versicherungsansprüchen und den oft jahrelangen Gang des Rechtsstreites in solchen Fällen ebenso hingewiesen wie darauf, daß nicht-versicherte Personen und Selbständige in dem Kollektiv mit bleibenden Beschwerden unterrepräsentiert seien.

2. Bei den *mittelgradigen* Beschleunigungsverletzungen (Grad III nach Erdmann) kommt es zu Rissen des Bandapparates bis hin zu Bandscheibenzerreißungen und/oder Kapseleinrissen (der kleinen Wirbelgelenke). Im Falle einer diskoligamentären Verletzung kann der

Verletzte nicht aus seinem Fahrzeug aussteigen, er verspürt sofort eine Haltungsinsuffizienz, es kommt verhältnismäßig rasch zu reflektorischer Steife oder Zwangshaltungen, oft auch zu Schluckbeschwerden.

Sofern keine Instabilität zurückbleibt, ist Ausheilung innerhalb von 6 Monaten zu erwarten, so daß nach dieser Zeit im allgemeinen die Erwerbsbeeinträchtigung bereits unter 20 v. H. liegt. Theoretisch sind Instabilitäten auf Funktionsaufnahmen (für C3–C7 auf Röntgenaufnahmen, für C0–C2 auf CT- und NMR-Aufnahmen) nachweisbar. Da es sich dabei aber um eine semiobjektive Untersuchungsmethode handelt, sind die Ergebnisse vor allem bei Bewegungsbehinderungen nur eingeschränkt verwertbar.

3. *Schwere* Beschleunigungsverletzungen (Grad IV nach Erdmann) resultieren aus Gewalteinwirkungen, die zu Wirbelkörperbrüchen, Wirbelbrüchen mit Bandscheibenbeteiligung, Absprengung der Wirbelkörperrandleisten und Verletzungen der Wirbelbögen und/oder -gelenke oder zu Luxationsfrakturen mit Schäden nervaler Strukturen im Bereich des Rückenmarks und der Nervenwurzeln geführt haben.

Solche Verletzungen ziehen nicht selten (anhaltende) Funktionseinbußen nach sich. Obwohl es sich um die schwerste Form der (überlebbaren) Beschleunigungsverletzungen handelt, unterscheiden sich Heilverlauf und Bewertung der Funktionsbeeinträchtigung nicht von gleichartigen Verletzungen aus anderen Ursachen.

Durchschnittlicher Verlauf:

Leichte HWS-Distorsion:
Arbeitsunfähigkeit bis 6 Wochen, danach
MdE 20 v. H. für 2–3 Monate,
MdE 10 v. H. ca. 1 weiteres Jahr.

Mittelgradige HWS-Distorsion:
Arbeitsunfähigkeit 3–4 Monate, danach
MdE 30 v. H. 3–6 Monate,
MdE 20 v. H. 12 weitere Monate,
MdE 10 v. H. 12 weitere Monate.

Schwere HWS-Verletzung:
Arbeitsunfähigkeit mehrere Monate.
Die MdE nach Beschleunigungsverletzungen unterscheidet sich nicht von den Ausheilungsergebnissen anderer Unfallursachen.

Simulation

Vortäuschung tatsächlich nicht bestehender Beschwerden und/oder Funktionsstörungen. Eine klassische Anweisung zur Simulation findet sich bei Mende. Liegt eine Simulation eindeutig vor, sollte dies im Gutachten angemessen zum Ausdruck gebracht werden (s. Befangenheit). Vielfach kann der erforderliche Nachweis durch das Fehlen sonst zu erwartender Sekundärsymptome (z. B. Muskelatrophien), durch elektrophysiologische Untersuchungen oder schlicht durch Beobachtung der Bewegungsabläufe innerhalb (auf Veranlassung des Gutachtenauftraggebers auch außerhalb) der Untersuchungssituation geführt werden.

Nicht immer liegt eine Simulation oder Aggravation vor, wenn der objektive Befund die geklagten Beschwerden nach Art und/oder Ausmaß nicht erklärt. Psychosomatische und psychiatrische Krankheitsbilder sind ggf. abzugrenzen.

Skoliose

Zur Unterscheidung von schmerzbedingten Fehlhaltungen wird als Skoliose definiert die auch in Narkose nicht ausgleichbare Seitausbiegung der Wirbelsäule. Es gibt Skoliosen verschiedener Ätiologie, so daß unter Umständen das Grundleiden (z. B. Kinderlähmung) wesentlichen Einfluß auf die Leistungsfähigkeit haben kann.

In der Mehrzahl der Fälle (ca. 90%) handelt es sich um im Wachstumsalter aus unbekannter Ursache entstandene Wirbelsäulenseitausbiegungen mit Krümmungsverformungen der Wirbelkörper (Torsionsdeformität) im Rahmen einer *idiopathischen* Skoliose, die jenseits des 10. Lebensjahres überwiegend Mädchen betrifft und überwiegend thorakal rechtskonvex verläuft. Das Ausmaß der Leistungseinbuße ist im großen und ganzen an den Schweregrad der Skoliose gekoppelt (Hopf u. Heine 1988).

In schweren Fällen wird die Einschränkung der Lungenfunktion den für die Beurteilung entscheidenden Parameter abgeben. Eine Einschränkung der Vitalkapazität unter 70% des Sollwertes ist mit einer MdE von 30% zu bewerten; schwere körperliche Arbeiten sind solchen Personen nicht mehr zumutbar. Bei einer Einschränkung der Vitalkapazität unter 50% des Sollwertes sind nur noch leichte körperliche Arbeiten vollschichtig zuzumuten, die MdE liegt bei 60%. Bei latenter pulmonaler Hypertension steigt die MdE auf 80%, bei pulmonaler Hypertension unter Ruhebedingungen auf 100%. Beträgt die Vitalkapazität weniger als 70% des Sollwertes, ist eine lungenfachärztliche Untersuchung zu empfehlen.

Im übrigen wird auf den tabellarischen Teil verwiesen.

Skoliose durch Fehlstatik: Durch langanhaltende Fehlstatik kann es selbst im Erwachsenenalter zu so erheblichen knöchernen Veränderungen kommen, daß eine eindeutige Unterscheidung von im Wachstumsalter erworbenen Skoliosen Schwierigkeiten bereitet. Ein Teil der fixierten Wirbelsäulenseitausbiegungen stellt eine optimale natürliche Kompensation an geänderte statische Verhältnisse dar (nach Verlagerung des Oberkörperteilschwerpunktes beim Teilverlust einer oberen Gliedmaße). Nicht nur bei Oberarmamputationen und Schulterexartikulationen, sondern auch bei Unterarmamputationen und erheblichen Gebrauchsbeeinträchtigungen einer Hand sind kompensatorische Wirbelsäulenseitausbiegungen als Anpassungsvorgänge zu erwarten (Greitemann u. Mitarb. 1996, Rompe u. Niethard 1980).

Ein Beckenschiefstand führt regelmäßig zu einer kompensatorischen Seitausbiegung der Lendenwirbelsäule mit häufigen kompensatorischen Gegenschwingungen der übrigen Wirbelsäulenabschnitte aus statisch-orthoptischen Gründen. Bei einem Teil der Patienten führt dies (im Laufe von ca. 10 Jahren) zu einer nicht mehr ausgleichbaren (fixierten) Wirbelsäulenverbiegung (die dann die Definition der Skoliose erfüllt).

Krankheitswert oder behindernde Bedeutung kommt einer Skoliose unter 20 Grad in der Regel nicht zu. Sie erwachsen dagegen (auch ohne fixierte Skoliose) infolge asymmetrischer Wirbelsäulenbelastung aus einseitig überwiegender Spondylose und Spondylarthrose.

Spondylolisthese

Geringgradige Verschiebungen von Wirbelkörpern gegeneinander treten auch bei erhaltener Interartikularportion auf dem Boden degenerativer Bandscheibenveränderungen auf und werden bei Verschiebung eines Wirbelkörpers nach vorn zur Unterscheidung von der echten Spondylolisthese als Pseudospondylolisthese bezeichnet bzw. bei Verschiebung des Wirbelkörpers nach hinten als Retrolisthese.

Ausgeprägtes Wirbelgleiten (Spondyl-olisthesis) setzt eine Unterbrechung der Interartikularportion (s. Spondylolyse) voraus und ist Ausdruck der Instabilität in diesem Segment, gemessen am Ausmaß der Vorverlagerung des gleitenden Wirbels gegenüber der Hinterkante des nächsttieferen Wirbels. Eine zusätzliche Ventralabkippung (Spondylo-ptose) des Gleitwirbels verstärkt die Fehlstatik.

Personen mit Wirbelgleiten (Spondylolisthese bei Spondylolyse) sind schwere körperliche Arbeiten nicht zuzumuten. Der Behinderungsgrad wird geschätzt auf 10 v. H. bei Spondylolisthese mit Gleiten bis $1/4$ Wirbelkörpertiefe, um 20 v. H. bei Wirbelgleiten bis $1/2$ Wirbelkörpertiefe und um 30 v. H. bei Wirbelgleiten um mehr als $1/2$ Wirbelkörpertiefe. Besondere Situationen (neurologische Ausfälle, Spondylarthrose, Spondyloptose) sind zusätzlich zu bewerten (Rompe u. Pfeil 1990).

Spondylolyse

Die Unterbrechung des Zwischengelenkstückes eines Wirbelbogens (Interartikulärportion) wird nur bei Menschen und hier nur postnatal, dann aber bei ca. 6% der Bevölkerung beobachtet, davon 80% im Bogen des 5. und 15% im Bogen des 4. Lendenwirbels, meist doppelseitig.

Der Einfluß des aufrechten Ganges und insbesondere von reklinierenden Wirbelsäulenbelastungen auf die Spondylolysebildung wird kontrovers diskutiert. Eine Häufung von Spondylolyseträgern wird von Leistungssportdisziplinen berichtet, die eine maximale Reklinationsbewegung der Wirbelsäule fordern, sei es zur Schwerkraftverlagerung (beim Hochsprung), zur Gewinnung von Schnellkraft (beim Speerwurf und Delphinschwimmen), sei es aus artistisch-ästhetischen Gründen (beim Turnen, Turm- und Trampolinspringen und bei Kontorsionisten) oder sei es durch unsaubere Technik beim Gewichtheben. Der Kombination von Hyperlordosierung und Torsion ist dabei eine besondere Rolle zuzuerkennen. Es sind wiederholt Röntgenbildserien veröffentlicht worden, die die Entstehung einer Spondylolyse während des Leistungssports nahelegen. Jugendlichen mit Spondylolyse und -olisthese sollte vom Leistungssport in den genannten stark reklinierenden Disziplinen abgeraten werden (Güssbacher u. Mitarb. 1985).

Den genannten Leistungssportarten vergleichbare berufliche Belastungen oder eine Häufung von Spondylolyseträgern in bestimmten Berufen sind bisher nicht bekannt (Rompe u. Pfeil 1990).

Obwohl es sich bei der doppelseitigen Spondylolyse häufig um röntgenologische Zufallsbefunde handelt (die vielfach im Leistungssport anläßlich von Reihenuntersuchungen, also ohne Leistungsbeeinträchtigung gesehen werden), gelten ➤ Wehrdiensttauglichkeit und ➤ Polizeidienstfähigkeit als beeinträchtigt.

Unfallbedingte doppelseitige Spondylolysen sind bisher nicht belegt. Offensichtlich kommt es (auch unter experimentellen Bedingungen) unter erheblichen einmaligen Gewalteinwirkungen eher zu Mehrfachverletzungen der Wirbel und Wirbelbögen.

Spontanverformung, Spontanfraktur, „pathologische Fraktur"

Die Festigkeitsminderung des Knochens durch angeborene oder erworbene Erkrankungen kann soweit gehen, daß der Knochen bei physiologischen Belastungen (alltäglichen Verrichtungen) einbricht (Osteogenesis imperfecta, Osteopenie, ➤ Osteoporose, Knochengeschwülste).

Häufig kommt es bei Spontanfrakturen nicht zur vollständigen Frakturierung, sondern zu rasch aufeinanderfolgenden Infraktionen und damit Deformierungen (Fischwirbelbildung, Glasknochendeformierung), ohne daß der Betroffene die einzelnen Deformationsphasen als „Ereignis" erlebt. Man spricht deshalb von Spontanverformung.

Tuberkulose des Skeletts

(s. auch Infektion und Osteomyelitis)

In seltenen Fällen ist die direkte Kontamination einer offenen Verletzung an den Haltungs- und Bewegungsorganen mit Tuberkuloseerregern denkbar, vor allem wenn gleichzeitig die Bedingungen herrschen, die zur Anerkennung einer ➤ Berufskrankheit gefordert werden.

Ist es zu einem Primäreffekt gekommen, ergibt sich grundsätzlich das Risiko einer sekundären Keimverschleppung durch hämatogene Streuung. Ist der Primäraffekt als Unfallfolge, Schädigungsfolge, Berufskrankheit anerkannt, ergibt sich daraus die Hauptursache für die Sekundäraffektionen, Befall von Wirbelkörpern und/oder Gliedmaßenknochen und/oder -gelenken.

Besondere Probleme bereitet die Frage, ob Unfallfolgen für die Manifestation eines Sekundärherdes von Bedeutung waren. Ähnlich wie bei der Begutachtung der Osteomyelitis ist auch für die Skelettuberkulose einer anhaltenden Gewebsschädigung die Bedeutung einer Mitursache für die Keimabsiedlung zuzuordnen, wenn das Trauma während einer hämatogenen Streuung wegen des Gewebsschadens als Lokalisationsfaktor angesprochen werden muß.

Bei der Beurteilung eines zeitlichen Zusammenhangs ist folgendes zu beachten: Man kann annehmen, daß nach röntgenologisch feststellbarer Destruktion der tuberkulöse Herd bereits 6–12 Monate besteht (Anleitung BEG, D 1.22). Im Knochengewebe läßt im Anfangsstadium oft sogar die Tomographie im Stich. Große Sequester sprechen für eine Krankheitsdauer von 1–2 Jahren, kleinere Sequester sind eher älter. Röntgenologisch nachweisbare diffuse Atrophien sprechen für ein akutes Geschehen. Paravertebrale und paraartikuläre Abszeßschatten können bei der erstmaligen Röntgendiagnose bis 2 Jahre alt sein. Spangenbildungen an der Wirbelsäule entwickeln sich bereits 1–2 Jahre nach Krankheitsbeginn.

Venenerkrankungen

Die Ursache der *primären Varikose* ist noch weitgehend unklar. Sie wird in Zusammenhang mit einer angeborenen Gewebsschwäche (Eingeweidebrüche, Senkfuß, Hämorrhoiden) gesehen. In der Regel ist das tiefe Venensystem weitgehend normal.

Dagegen ist die *sekundäre Varikose* immer mit Veränderungen des tiefen Venensystems verbunden, mit den Zeichen der chronisch venösen Insuffizienz (Ödeme, subkutane Induration, Pigmentierungen und schließlich Narbenbildungen und Ulzera).

Nach entzündlichen und traumatischen Schädigungen der Venen und ihrer unmittelbaren Nachbarschaft kann es zur tiefen Beinvenenthrombose *(Phlebothrombose)* kommen. Sie ist oft symptomlos. Klinische Zeichen einer chronisch venösen Insuffizienz brauchen erst nach Jahren zu folgen. Das Phlebogramm allein kann Auskunft über die topographische Beziehung von Gewalteinwirkung und pathologischem Befund geben. Ein Drittel der Unterschenkelbrüche geht mit phlebographisch erfaßbaren Phlebothrombosen einher.

Der Rückschluß auf eine asymptomatische Phlebothrombose erfordert die Analyse folgender Gesichtspunkte:

lokale Gewebsschädigung, ungünstige Strömungsverhältnisse bei Gehunfähigkeit (Immobilisierung im Bett oder Gipsverband), (abortive) Lungenembolie, Beinschwellung.

Die chronisch venöse Insuffizienz beginnt sich nach 3–6 Monaten abzuzeichnen und nimmt frühestens 6–12 Monate nach der Schädigung ein schweres Ausmaß an (Waibel 1972).

Eine vorbestehende Varikose wird als Mitursache einer Phlebothrombose betrachtet.

Unkomplizierte Krampfadern bedingen keine Beeinträchtigung; lediglich von ausschließlich stehenden Tätigkeiten ist abzuraten. Die chronisch venöse Insuffizienz bedingt eine Funktionsbeeinträchtigung. Sie schließt ausschließlich stehende Tätigkeiten zumeist aus. Auch eine ausschließlich sitzende Tätigkeit ist zu vermeiden; die Möglichkeit zum Wechsel der Körperhaltung sollte hier gewährleistet sein. Tätigkeiten, überwiegend im Gehen (z. B. Briefträger) oder mit der Möglichkeit zu häufigem Umhergehen (z. B. Lehrer, Boten), werden als besonders günstig angesehen.

➤ Vibrationsschäden

Erkrankungen durch „Erschütterung bei Arbeit mit Druckluftwerkzeugen" und „vibrationsbedingte Durchblutungsstörungen an den Händen" sowie „bandscheibenbedingte Erkrankungen der Lendenwirbelsäule" durch Vibrationseinflüsse sind als ➤ Berufskrankheiten anerkannt.

Als Schwingungsbelastung läßt sich eine sehr häufig wiederholte, an ein und derselben Stelle des menschlichen Körpers eingeleitete Kraft definieren. Eingeleitet werden die Kräfte in den menschlichen Körper häufig an der Stelle, die die Verbindungsstelle zwischen vibrationserzeugendem technischem Gerät und dem bedienenden Menschen ist (Sitz des Fahrzeugs, Griff des Preßlufthammers usw.).

Als Schwingungsbeanspruchung bezeichnet man die Auswirkung einer Schwingungsbelastung auf den menschlichen Körper, die sich als Belästigung, als akute physiologische Reaktion, als Leistungsminderung oder als Gesundheitsschädigung äußern kann. Wesentlich für das Ausmaß der Schwingungsbeanspruchung sind Amplitude, Frequenz, Ankopplungsbedingungen und offensichtlich individuelle Faktoren des beanspruchten menschlichen Körpers. Arbeitsmedizinisch werden die Frequenzen der Schwingungsbelastung in 3 Bereiche eingeteilt:

0,1–   1 Hz (Kinetosen),
1,0–   80 Hz (Ganzkörperschwingungen),
16 –1000 Hz (Hand- und Armschwingungen).

Besondere Bedeutung kommt vermutlich Resonanzphänomenen zu. Resonanz tritt dann ein, wenn die Eigenfrequenzen des resonanzfähigen Gebildes und die Frequenz des Schwingungserregers übereinstimmen oder zumindest sehr nahe beieinanderliegen. Charakteristisch für ein Resonanzphänomen ist die Tatsache, daß auch bei sehr kleinen oder über eine längere Zeit in den Körper eingeleiteten periodischen Kräften eine sehr hohe Schwingungsbeanspruchung entstehen kann und daß die größten Zerstörungen dabei an ganz anderen Stellen auftreten als an der Einleitungsstelle periodischer Schwingungsbelastungen.

Warum die BK 2110 auf bandscheibenbedingte Erkrankungen der Lendenwirbelsäule begrenzt wurde, ist nicht bekannt. Zweifellos ist das schwächste Glied im System Wirbelsäule bei Schwingungsbeanspruchung die Zwischenwirbelscheibe. Sie ist nur bis zum Ende des 2. Lebensjahres durch Gefäße versorgt. Später wird das Knorpelgewebe der Bandscheibe nur durch Diffusion von den Kapillaren der benachbarten Wirbelkörper ernährt. Vibrationen scheinen in den Diffusionsprozeß einzugreifen. Durch den häufigen schnellen Wechsel von Zug und Druck scheinen die Diffusionssäfte im Bereich der Bandscheibengrenzbezirke hin- und hergeschoben zu werden, ohne in die Tiefe des Bandscheibengewebes gelangen zu können, so daß Stoffwechselnot in der Bandscheibe auftritt.

Es sind aber auch vermehrte Beanspruchungen der Wirbelbogengelenke und der Strukturen in diesen (meniskusartiges Gewebe) und der Wirbelsegmente oberhalb der Lendenwirbelsäule anzunehmen.

Für den Zusammenhangsnachweis waren bisher vor allem epidemiologische Untersuchungen maßgeblich, die eine Häufung von Arbeitsunfähigkeiten wegen Kreuzschmerzen und die Vermutung vermehrter röntgenologischer Verschleißerscheinungen im Bereich der Lendenwirbelsäule bei Schwingungseinleitung über den Sitz (z. B. bei Fahrern von Erdbaumaschinen – Köhne u. Mitarb. 1982) aufzeigten.

Wegefähigkeit

(s. Gehbehinderung) (Gebauer 1995, Majerski-Pahlen 1995)

Wirbelbrüche

Wegen der statisch-dynamischen Auswirkungen ist eine Wirbeldeformierung in der Mitte eines lordotischen oder vor allem kyphotischen Abschnitts wesentlich weniger bedeutsam als eine gleichartige Wirbeldeformierung an der Grenze eines Wirbelsäulenabschnitts. Verlagerung des Kyphosescheitels, Desäquilibrierung und Skoliosierung der Wirbelsäule sind eher ungünstige Folgen eines Wirbelbruchs. Je tiefer der Kyphosescheitel sinkt, um so geringer sind die Kompensationsmöglichkeiten der Lendenwirbelsäule, vor allem dann, wenn schon eine Funktionseinschränkung des untersten Lendensegments (z. B. Übergangswirbelbildung, Spondylolyse, Spondylolisthesis) vorbestanden hat.

Gelegentlich kommt es infolge von Traumen auch einmal zur Besserung des Vorzustandes, z. B. wenn eine schmerzhafte Spondylarthrose durch eine Wirbelsegmentverblockung abgestützt wird.

Hinweise auf eine Segmentinstabilität liefert die manualmedizinische Funktionsdiagnostik. Röntgenologisch ist eine pathologische Beweglichkeit auf Funktionsaufnahmen zu erwarten; als deren Folge entwickelt sich eine reaktive Sklerosierung der Grenzplatten und eine Spondylarthrose. Erhaltene Stabilität im hinteren Wirbelsäulenabschnitt führt im allgemeinen zu einer stabilen (ggf. manschettenartigen) vorderen Spondylose (Rompe 1989, 1993, 1997).

Stabile und ohne wesentliche Deformität verheilte Wirbelbrüche bedingen eine MdE von 10 v. H., Wirbelbrüche mit Instabilität und/oder statisch erheblicher Achsenabweichung eine solche von 20–30 v. H. nach Ablauf des 2. Unfalljahres.

In jüngster Zeit haben Weber u. Wimmer (1991) ein Begutachtungskonzept vorgelegt, welches sich am Bewegungssegment orientiert. Für jedes Bewegungssegment wird analog zur physiologischen Beweglichkeit der prozentuale Anteil an der Wirbelsäulengesamtbeweglichkeit (welche mit 100% gesetzt wurde) dargestellt (Tab. 15.**4**).

Dieser Prozentsatz der segmentalen Beweglichkeit wird pro Segment

- bei stabil verheilten Frakturen   1fach
- bei leichten Instabilitäten
  (bis ¼ Wirbelverschiebung)   4fach
- bei schweren Segmentinstabilitäten   6fach
- bei Hypomobilitäten und Ankylosen   3fach
- für den Bereich der posttraumatischen Wirbelsäulenseitausbiegung
  - in der Hauptkrümmung   2fach
  - in der Gegenkrümmung   1fach

bewertet.

Dabei wird jedes Bewegungssegment nur einmal, dann allerdings mit dem höchsten in Betracht kommenden Faktor angesetzt. Die so errechneten Werte decken sich erstaunlich gut mit den bisher bekannten Literaturangaben.

Die Begutachtung **operativ versorgter Wirbelsäulenfrakturen** hat auch Operationsfolgen, also z. B. die zugangsbedingten Schäden an der Muskulatur oder die Einschränkung der Lungenfunktion zu berücksichtigen. Nach ventralem Zugang zur Wirbelsäule muß mit segmentalen Innervationsstörungen der Bauchmuskulatur und narbenbedingten Funktionseinbußen gerechnet werden, die zu Seitendifferenzen und muskulären Dysbalancen führen können.

Bei dorsalem Zugang ist die Ablösung der Rückenmuskulatur auch ein Segment ober- und unterhalb der Versteifungsstrecke in Rechnung zu stellen.

Von Deimling u. Mitarb. (1992) empfehlen für mono- und bisegmentale Fusionen bei regelrechter Achsenstellung in Frontal- und Transversalebene und für leichte Kyphoseverstärkung von nicht mehr als 10 Grad nach Cobb eine MdE von 10 v. H. für den Bereich der Brustwirbelsäule und der Lendenwirbelsäule, aber von 20 v. H. für den Bereich Th 11–L2 unter der Voraussetzung, daß Lungenfunktion, ventrale Muskulatur und angrenzende Segmente nicht beeinträchtigt sind.

Tabelle 15.**4** Prozentualer Anteil der Segmentbeweglichkeit an der Gesamtbeweglichkeit Wirbelsäule (nach Weber u. Wimmer)

Segment	Grad	%
C0/C1	50	7,8
C1/2	46	7,2
C2/3	37	5,8
C3/4	39	6,1
C4/5	46	7,2
C5/6	42	6,6
C6/7	39	6,1
C7/T1	32	5,0
T1/2	14	2,2
T2/3	14	2,2
T3/4	14	2,2
T4/5	14	2,2
T5/6	14	2,2
T6/7	16	2,5
T7/8	12	1,8
T8/9	12	1,8
T9/10	12	1,8
T10/11	14	2,2
T11/12	12	1,8
T12/L1	23	3,6
L1/2	21	3,3
L2/3	23	3,6
L3/4	29	4,5
L4/5	36	5,6
L5/S1	30	4,7

Wirbelsäule, Bewegungssegment, Bandscheibe

(s. auch Bandscheibenvorfall)

Bandscheibenbedingte Erkrankungen der Halswirbelsäule (durch langjähriges Tragen auf Kopf oder Schulter) und bandscheibenbedingte Erkrankungen der Lendenwirbelsäule (durch langjähriges Heben und Tragen bzw. durch Vibrationseinleitung über das Gesäß) können als ➤ Berufskrankheit anerkannt werden.

Im Vordergrund der Pathologie des Kreuzschmerzes (Lumbago, Lumbalgie) steht die Zwischenwirbelscheibe (Bandscheibe). In der altersentsprechenden Katabiose (Flüssigkeits- und Elastizitätsverlust) sind die wesentlichen Voraussetzungen für die Osteochondrose, Spondylose und Spondylarthrose zu suchen, die die untere Halswirbelsäule und die untere Lendenwirbelsäule bevorzugt befallen, auch bei Personen, die niemals schwere körperliche Arbeit geleistet haben (Krämer 1994, McFarlane u. Mitarb. 1997, Papageorgiou u. Mitarb. 1997, Spitzer u. Mitarb. 1995).

Bei der Entwicklung eines lumbalen Bandscheibenvorfalls (mit radikulärer Symptomatik einer Ischialgie) kommt akuten Gewalteinwirkungen nur äußerst selten Bedeutung zu. Einschlägige Diskussionen werden aus dem ausländischen Schrifttum angeheizt, wenn die dortige Bezeichnung „traumatisch" mit unserem Begriff „unfallbedingt" statt „mechanisch" übersetzt wird.

Für das Auftreten großer Kräfte sind vor allem dynamische Vorgänge verantwortlich. Bewegte Massen besitzen Impulse, die erzeugt oder vernichtet werden müssen. Dabei sind nicht die Dimensionen der beteiligten Körper, sondern große Kräfte charakteristisch: Schlag, Stoß und Druck (Während es einem 80 kg schweren Mann unter Aufbietung aller seiner Muskelkräfte nicht gelingt, einen 50 mm langen Nagel in einen Balken zu drücken, genügt ein Hammer von 400 g, ein $^2/_{100}$ der Masse des Mannes, um den Nagel in den Balken zu treiben. Denn die außerordentlich geringe Bremszeit des Hammerkopfes beim Auftreffen auf den Nagel erzeugt eine sehr große Kraft).

Lendenbandscheiben werden am stärksten beansprucht, wenn die Wirbelsäule nach vorn gebeugt ist und eine Kraft einwirkt, welche die Beugung zu verstärken trachtet (Junghanns 1979).

Literatur

American Medical Association (AMA): Guides to the Evaluation of Permanent Impairment, 2nd ed. AMA, Chicago 1984

Baur, E., H. Nigst: Versicherungsmedizin. Huber, Bern 1972

Bayerisches Staatsministerium der Finanzen: Anleitung für die ärztliche Gutachtertätigkeit im Rahmen des Bundesentschädigungsgesetzes. Rehm, München 1967

Blankenburg, H., H. Müller-Stephann: Zur Begutachtung berufsbedingter Wirbelsäulenerkrankungen. Beitr. Orthop. Traumatol. 33 (1986) 12

Breitenfelder, J.: Negative Beeinträchtigung des Skelettsystems durch einseitige Oberschenkelamputation. Orthop. Prax. 27 (1991) 654

Buckup, K.: Klinische Tests an Knochen, Gelenken und Muskeln. Thieme, Stuttgart 1995

Bundesarbeitsgemeinschaft Rehabilitation: Rehabilitation Behinderter, 2. Aufl. Deutscher Ärzteverlag, Köln 1994

Bundesministerium für Arbeit und Sozialordnung: Anhaltspunkte für die ärztliche Gutachtertätigkeit im sozialen Entschädigungsrecht und nach dem Schwerbehindertengesetz. Köllen, Bonn 1996

von Deimling, U., Th. Hallbauer, K. J. Münzenberg: Begutachtung von operativ versorgten Wirbelsäulenfrakturen der BWS und LWS ohne neurologische Komplikationen. Z. Orthop. 131 (1993) 270

Erdmann, H.: Die Schleuderverletzung der Halswirbelsäule. Die Wirbelsäule in Forschung und Praxis, Band 56. Hippokrates, Stuttgart 1973

Erlenkämper, A.: Sozialrecht – Leitfaden für die Praxis, 3. Aufl. Heymann, Köln 1996

Fredenhagen, H.: Das ärztliche Gutachten, 3. Aufl. Huber, Bern 1994

Friedebold, G., J. Koppelmann: Begutachtung. In Witt, A. N., H. Rettig, K. F. Schlegel, M. Hackenbroch, W. Hupfauer: Orthopädie in Praxis und Klinik, 2. Aufl. Bd I. Thieme, Stuttgart 1984 (S. 14.1)

Gebauer, E.: Feststellung der Wegefähigkeit im Schwerbehinderten- und Rentenrecht aus medizinischer Sicht. Med. Sachverständ. 91 (1995) 53

Graf, J., F.U. Niethard, H. Cotta: Zur Begriffsbestimmung von Chondropathia und Chondromalacia patellae. Z. Orthop. 128 (1990) 289

Greinemann, H.: Prädestinieren Kniescheibenhochstand, Knie- und Kniescheibenfehlformen sowie Beinachsenfehlstellungen bei kniebelastenden Berufen zur vorzeitigen Verschleißschäden? Bundesanstalt für Arbeitsschutz, Dortmund. Fortsetzungsbericht Nr. 362. Verlag für Neue Wirtschaft, Bremerhaven 1983

Greitemann, B., V. Güth, R. Baumgartner: Asymmetrie der Haltung und der Rumpfmuskulatur nach einseitiger Armamputation – eine klinische elektromyographische, haltungsanalytische und rasterphotogrammetrische Untersuchung. Z. Orthop. 134 (1996) 498

Güssbacher, A.: Der Judo-Ellenbogen – ein typischer Sportschaden. Judo-Mag. 3 (1988) 51

Güssbacher, A., G. Rompe, H.M. Sommer: Die jugendliche Wirbelsäule im Leistungs- und Hochleistungssport. Prakt. Orthop. 17 (1985) 427

Herrmann, J., G. Hofmann, B. Kladny, W.F. Beyer, K. Glückert, G. Weseloh: Die Klinik degenerativer Meniskusveränderungen. Orthop. Prax. 28 (1992) 317

Hierholzer, G.: Diskussion zur Rotatorenmanschettenruptur. In Hierholzer, G., G. Kunze, D. Peters: Gutachtenkolloquium 11 (1996) 37

Hierholzer, G., E. Ludolph: Die Begutachtung der posttraumatischen/postoperativen Osteomyelitis. Gutachtenkolloquium 1. Springer, Berlin 1986

Hoffmann, A., R. Linder, B. Kröger, A. Schnabel, G.R.R. Krüger: Fibromyalgie-Syndrom und Chronic-Fatigue-Syndrom. Dtsch. med. Wschr. 121 (1996) 1165

Hopf, Chr., J. Heine: Neueinteilung der Empfehlung zur gutachterlichen Bewertung von Personen mit Skoliosen. Z. Orthop. 126 (1988) 211

Hoppenfeld, St.: Orthopädische Neurologie. Enke, Stuttgart 1980

Huenges, E., H. Immich, E. Marquardt, G. Rompe, Chr. Gressmann, H. Mau: Dokumentation und Begutachtung von Thalidomid-Schäden. Z. Orthop. 111 (1973) 93

Imhäuser, G., E. Steinhauser: Verursachen Amputationen Spätschäden am Bewegungssystem? Orthop. Prax. 18 (1982) 665

Izbicki, W., N. Neumann, H. Spohr: Unfallbegutachtung, 9. Aufl. de Gruyter, Berlin 1992

Jäger, M., C.J. Wirth: Kapselbandläsionen. Thieme, Stuttgart 1978

Janda, V.: Muskelfunktionsdiagnostik. Acco, Leuven 1979

Jayson, M.I.V.: Why does acute back pain become chronic? Spine 22 (1997) 1053

Jerosch, J.:, W.H.M. Castro, H. Halm, J. Assheuer: Kernspintomographische Meniskusbefunde bei asymptomatischen Probanden. Unfallchirurg 96 (1993) 457

Jerosch, J., M. Schröder, J. Steinbeck, J. Assheuer: Belastungsabhängige Langzeitveränderungen der Menisci. Sportverl. Sportschad. 8 (1994) 38

Junghanns, H.: Die Wirbelsäule in der Arbeitsmedizin. Die Wirbelsäule in Forschung und Praxis, Band 78 u. 79. Hippokrates, Stuttgart 1979

Keidel, M.: Der posttraumatische Verlauf nach zerviko-zephaler Beschleunigungsverletzung. Seite in Kügelgen, B. Neuroorthopädie 6. Springer, Berlin 1995

Köhne, G., G. Zerlett, H. Dutze: Ganzkörperschwingungen auf Erdbaumaschinen. VdI-Verlag, Düsseldorf 1982 (Schriftenreihe HdA, Band 32)

Könn, G., W.P. Oellig, M. Willet-Bleich: Möglichkeiten und Grenzen der histologischen Altersbestimmung von Zusammenhangstrennungen des Meniskus. Unfallchirurg 88 (1985) 1

Krämer, J.: Bandscheibenbedingte Erkrankungen, 3. Aufl. Thieme, Stuttgart 1994

Krösl, W., G. Zrubecky: Die Unfallrente, 4. Aufl. Enke, Stuttgart 1992

Laarmann, A.: Berufskrankheiten nach mechanischen Einwirkungen, 2. Aufl. Enke, Stuttgart 1977

Langendoen-Sertel, J.: Repetitive Strain Injury – Überblick und Behandlung. Krankengymnastik 48 (1996) 1321

Lob, A.: Die Wirbelsäulenverletzungen und ihre Ausheilung, 2. Aufl. Thieme, Stuttgart 1954

Ludolph, E., U. Heitemeyer: Die Begutachtung des Meniskusschadens. Unfallchirurgie 12 (1984) 215

Macfarlane, G.J., E. Thomas, A.C. Papageorgiou, P.R. Croft, M.I.V. Jayson, A.J. Silman: Employment and physical work activities as predictors of future low back pain. Spine 22 (1997) 1143

Majerski-Pahlen, M.: Die Feststellung der Wegefähigkeit im Schwerbehinderten- und Rentenrecht. Med. Sachverständ. 91 (1995) 50

Marx, H.H.: Medizinische Begutachtung, 6. Aufl. Thieme, Stuttgart 1997

Mende, J.: Dokumentation „Wege zu Wissen und Wohlstand" oder „Lieber krankfeiern als gesundschuften". Prolit, Lollart (ohne Jahresangabe)

Mollowitz, G.G.: Der Unfallmann, 11. Aufl. Springer, Berlin 1993

Mouret, P., L. Zichner: Postoperative Behandlung, Rehabilitation und gutachterliche Beurteilung von Endoprothesenträgern des Hüftgelenkes. Versicherungsmedizin 44 (1992) 7

Müller, K.H., J. Rehn: Begutachtung nach Sehnenrupturen. Chirurg 55 (1984) 11

Müller, K.M.: Meniskusschaden aus der Sicht des Pathologen. Prak. Orthopädie 18 (1988) 131

Papageorgiou, A.C., G.J. Macfarlane, E. Thomas, P.R. Croft, M.I.V. Jayson, A.J. Silman: Psychosocial factors in the workplace: do they predict new episodes of low back pain? Spine 22 (1997) 1137

Perret, W.: Was der Arzt von der privaten Unfallversicherung wissen muß, 3. Aufl. Springer, Berlin 1980

Pieper, W.: Begutachtung. In Nigst, H., D. Buck-Gramcko, H. Millesi: Handchirurgie, Bd. II. Thieme, Stuttgart 1983 (S. 45.01)

Pressel, G.: Die Bedeutung der beruflichen Exposition für die Ätiologie des chronischen Meniskusschadens (Meniskopathie). Arbeitsmed. Sozialmed. Präventivmed. 18 (1983) 43

Rauschelbach, H.-H., K.-A. Jochheim: Das neurologische Gutachten, 2. Aufl. Thieme, Stuttgart 1995

Rimner, G.: Eine neue Krankheit? Zur Entwicklung des „RSI-Problems". BAD-Prax. 1 (1991) 1

Ritter, G.: Neurologische Begutachtung nach dem Beamtenrecht. Nervenheilkunde 14 (1995) 237

Rocher, Ch., A. Rigaud: Guide-barème indicatif des invalidités. In: Fonctions et Bilans Articulaires. Masson, Paris 1964 (p. 887)

Roesler, H., G. Rompe: Beinlängendifferenz und Verkürzungsausgleich. Z. Orthop. 110 (1972) 623

Rohe, K., G. Rompe: Krankheiten des Stütz- und Bewegungssystems. In Verband Deutscher Rentenversicherungsträger: Sozialmedizinische Begutachtung in der gesetzlichen Rentenversicherung, 5. Aufl. Fischer, Stuttgart 1995

Rompe, G. Röntgenologische Differentialdiagnose traumatischer Wirbelsäulenschäden, Orthop. Praxis 6 (1970) 239

Rompe, G.: Beurteilung der Muskelkraft in Gutachten. Z. Orthop. 110 (1972a) 392

Rompe, G.: Empfehlungen zur gutachterlichen Bewertung der Hüftgelenksalloarthroplastik. Z. Orthop. 110 (1972b) 121

Rompe, G.: Empfehlungen zur gutachterlichen Bewertung von Sprunggelenksversteifungen. Med. Sachverständ. 70 (1974) 30

Rompe, G.: Beurteilung der Berufsunfähigkeit bei Wirbelsäulenerkrankungen und -verletzungen. Z. ges. Versicher.-Wiss. 70 (1981) 455

Rompe, G.: Fragen der Begutachtung bei Kapselbandläsionen an der oberen Extremität. Prakt. Orthop. 24 (1985a) 95

Rompe, G.: Fragen der Begutachtung bei Folgezuständen der Kapselbandläsionen des Kniegelenkes. Prakt. Orthop. 24 (1985b) 353

Rompe, G.: Gliedmaßenverletzungsfolgen und Arthrose. Med. Sachverständ. 82 (1986) 17

Rompe, G.: Probleme der Wirbelsäulenbeurteilung bei Unfallfolgen im Bereich der gesetzlichen Unfallversicherung. Med. Sachverständ. 85 (1989) 126

Rompe, G.: Begutachtung der Wirbelsäule. In Witt, A.N., H. Rettig, K.F. Schlegel: Orthopädie in Praxis und Klinik (Handbuch der Orthopädie, 2. Aufl.), Bd. V. Thieme, Stuttgart 1993

Rompe, G.: Probleme eines Orthopäden bei der Begutachtung bandscheibenbedingter Berufserkrankungen an der Lendenwirbelsäule. Arbeitsmed. Sozialmed. Präventivmed. 28 (1993) 86

Rompe, G.: Begutachtung von Rückenleiden. In Bernau, A.: Wirbelsäule und Statik. Prakt. Orthop. 28 (1997) 206

Rompe, G., J. Corell: Zur Begutachtung von Verletzungsfolgen am Schultergelenk. Med. Sachverständ. 77 (1981) 108

Rompe, G., F.U. Niethard: Aktuelle Gesichtspunkte zum Thema Gliedmaßenverlust – Wirbelsäule – Fehlbelastung. Med. Sachverständ. 76 (1980) 8

Rompe, G., J. Pfeil: Zur Begutachtung der isthmischen Spondylolisthesis. Seite 21–28 in Matzen, K.A. Wirbelsäulenchirurgie Spondylolisthesis. Thieme, Stuttgart 1990

Schell, W.: Anforderungen an das Ausstellen einer Arbeitsunfähigkeitsbescheinigung. Krankengymnastik 43 (1991) 727

Schian, H.M., R. Kring: Arbeitsmedizinische und berufskundliche Grundlagen. In Verband Deutscher Rentenversicherungsträger: Sozialmedizinische Begutachtung in der gesetzlichen Rentenversicherung, 5. Aufl. Fischer, Stuttgart 1995

Schütz, I.: Sozialmedizinische Beurteilung der Leistungsfähigkeit bei Atemwegserkrankungen. Med. Sachverständ. 81 (1995) 26

Sorgatz, H.: Repetitive Strain Injury. Keine Krankheit, aber auch kein Mysterium. Therapiewoche 42 (1992) 1783

Spitzer, W.O., M.L. Skovron, L.R. Salmi, J.D. Cassidy, J. Duranceau, S. Suissa, E. Zeiss: Scientific monograph of the Quebec Task Force on Whiplash-Associated Disorders: redefining „whiplash" and its management. Spine 20, Suppl. 8S (1995)

Spohr, H., G. Rompe: Vorschläge zur MdE-Bewertung nach Aufhebung der Unterscheidung zwischen Arbeits- und Beihand. In Hierholzer, G., G. Kunze, D. Peters: Gutachtenkolloquium 11. Springer, Berlin 1995 (S. 153)

Ströbel, G., A. Köhler: Diagnostische Kriterien der generalisierten Tendomyopathie (Fibromyalgie). Präv.-Rehab. 7 (1995) 188

Verband Deutscher Rentenversicherungsträger: Sozialmedizinische Begutachtung in der gesetzlichen Rentenversicherung, 5. Aufl. Fischer, Stuttgart 1995

Waibel, P.: Beurteilung traumatischer Folgezustände des Gefäßsystems. In Baur, E., H. Nigst (Hrsg) Versicherungsmedizin, Huber, Bern 1972, Seite 223

Weber, M.: Die Begutachtung von Frakturen und Rupturen des Beckens. Z. Orthop. 130 (1992) 157

Weber, M.: Die Beurteilung des Unfallzusammenhanges von Meniskusschäden. Orthopäde 23 (1994) 171

Weber, M., G. Rompe: Die Entstehung und Beurteilung der sogenannten Rotatorenmanschettenrupturen. Z. Orthop. 125 (1987) 108

Weber, M., B. Wimmer: Die klinische und röntgenologische Begutachtung von Wirbelsäulenverletzungen nach dem Segmentprinzip. Unfallchirurgie 17 (1991) 220

Wendler, D., G. Mahle-Wendler, F.W. Schmahl: Das medizinische Gutachten im Kündigungsschutzprozeß – eine kritische Analyse zum Beweisthema. Med. Sachverständ. 88 (1992) 22

Willausschuss, W., J. Herrmann, P. Wirtz, G. Weseloh: Die Früherfassung der Arthrose aus klinischer Sicht. Z. Orthop. 135 (1995) 507

16 Begutachtung in der privaten Unfallversicherung

J. M. Fitzek

Grundlagen

Die Grundlage der privaten Unfallversicherung (PUV) ist im Gegensatz zu den gesetzlichen Personenversicherungen nicht irgendein bestimmtes Gesetz, sondern ein privatrechtlicher Vertrag. Die Rechte und die Pflichten des Versicherers einerseits und des Versicherungsnehmers andererseits werden in den allgemeinen Unfallversicherungsbedingungen (AUB) bestimmt.

Seit dem 1. Januar 1988 gelten zwei Unfallversicherungsbedingungen nebeneinander, nämlich diejenigen aus dem Jahr 1961 und die neuen von 1988. Dieser Umstand hat sich auch jetzt noch nicht geändert, da immer noch alte Verträge auf der Grundlage der Bedingungen von 1961 existieren. Bei der Begutachtung ist daher zu beachten, welche Fassung der AUB für den jeweiligen Einzelfall maßgebend ist. Die Versicherungsbedingungen neuer Fassung (AUB 88) dienen vor allem der besseren Rechtsklarheit und allgemeinen Verständlichkeit durch Straffung des Bedingungstextes, sie dienen aber auch der Neubestimmung des Invaliditätsbegriffs und der Erweiterung des Versicherungsschutzes. Diese Änderungen sind demnach auch für den ärztlichen Gutachter von Bedeutung.

Die AUB alter Fassung und die AUB neuer Fassung (1988) sind bis zu einem gewissen Grade variabel. Diese Variabilität muß in der Versicherungspolice dokumentiert sein. So kann für bestimmte Berufe eine Gliedertaxe mit höheren Sätzen vereinbart werden; vertraglich kann eine Infektionsklausel in den Versicherungsvertrag eingeschlossen oder eine sog. progressive Invaliditätsversicherung vereinbart werden. Alle diese Varianten sind für den ärztlichen Gutachter ohne besondere Bedeutung.

Im Gegensatz zur gesetzlichen Unfallversicherung, die durch gesetzliche Bestimmungen vorwiegend Arbeitnehmer gegen Arbeitsunfälle und Berufskrankheiten versichert und die ursprünglich eine Art Gefährdungshaftung des Arbeitgebers ist, steht die private Unfallversicherung einem jeden offen. Sie ist ein freiwillig gewählter Schutz gegen Folgen beruflicher und außerberuflicher Unfälle, wobei die Höhe der jeweiligen Versicherungssumme für das Krankenhaustagegeld, das Tagegeld, für die Übergangsentschädigung, für den Invaliditäts- und den Todesfall den Einkommensverhältnissen angepaßt sein soll.

Die AUB a. F. kennt Einschränkungen für Personen mit bestimmten Krankheiten und Leiden oder bei Überschreitung einer bestimmten Altersgrenze oder eines bestimmten Invaliditätsgrades des Versicherungsnehmers. Dagegen schließt die AUB 88 insoweit vom Versicherungsschutz nur noch jene Personen aus, die überwiegend pflegebedürftig sind. Versicherbar sind demnach jetzt auch erwerbsunfähige Personen und Personen mit schweren Nervenleiden. Dagegen sind Unfälle aus bestimmten Gefahrenquellen und gewisse Gesundheitsschäden jetzt eindeutiger als nach den AUB a. F. ausgeschlossen.

Den begutachtenden Arzt interessieren nur jene Bestimmungen der AUB, die für seine Gutachtertätigkeit relevant sind.

Umfang des Versicherungsschutzes

Der Umfang des Versicherungsschutzes wird, soweit es sich um den klassischen Unfall handelt, in den AUB 88 unverändert übernommen.

Unfallbegriff

§ 2 Abs. 1 der AUB a. F.

„Ein Unfall liegt vor, wenn der Versicherte durch ein plötzlich von außen auf seinen Körper wirkendes Ereignis unfreiwillig eine Gesundheitsschädigung erleidet."

§ 1.III AUB 88 lautet:

„Ein Unfall liegt vor, wenn der Versicherte durch ein plötzlich von außen auf seinen Körper wirkendes Ereignis (Unfallereignis) unfreiwillig eine Gesundheitsschädigung erleidet."

Der Unfallbegriff definiert ein plötzliches, unerwartetes, unfreiwilliges, von außen einwirkendes Ereignis. Zur Betonung dieses Unfallbegriffs wird das Wort „Unfallereignis" neu eingeführt. Damit soll die Gesundheitsschädigung, also die Unfallereignisfolge, von dem Unfallvorgang selbst abgegrenzt werden.

Diesen Unfallbegriff erfüllen auch Ereignisse, die durch unwillkürliche eigene Bewegungen hervorgerufen werden, wenn diese durch unerwartete äußere und plötzliche Einwirkungen entstanden sind. Auch Eigenverletzungen erfüllen den Unfallbegriff, wenn sie ungewollt und plötzlich und unerwartet bei irgendwelchen Tätigkeiten entstehen (z. B. Schnittwunde durch Abgleiten eines Messers, Sägeverletzung durch Abgleiten einer Säge).

Körpereigene Verletzungen

Eine sehr weitgehende Erweiterung des Unfallbegriffs erfährt die PUV in der Anerkennung von Gesundheitsstörungen durch körpereigene Verletzungen. Die Erweiterung dieses Unfallbegriffs wird in den AUB a. F. und den AUB 88 unterschiedlich definiert:

§ 2 Abs. 2 AUB a. F.

„Unter den Versicherungsschutz fallen auch durch Kraftanstrengung des Versicherten hervorgerufene Verrenkungen, Zerrungen und Zerreißungen an Gliedmaßen und Wirbelsäule."

§ 1.IV AUB 88

„Als Unfall gilt auch, wenn durch eine erhöhte Kraftanstrengung an Gliedmaßen oder Wirbelsäule

1. ein Gelenk verrenkt wird oder

2. Muskeln, Sehnen, Bänder oder Kapseln gezerrt oder zerrissen werden."

Als körpereigene Verletzungen gelten alle jene Unfallereignisfolgen, die durch willkürliche, gezielte, beabsichtigte oder sogar vorhersehbare körperliche Reaktionen entstehen. Während aber nach den AUB a. F. jede Zerreißung eines degenerierten Muskels, jede Zerrung einer Achillessehne, jede Zerrung einer Quadrizepssehne und jeder Meniskusschaden, ja sogar jedes durch ein sog. Verheben entstandene Lumbalsyndrom von der privaten Unfallversicherung gedeckt wurde, verlangt die AUB 88 jetzt eine *erhöhte* Kraftanstrengung für die Verursachung derartiger Schäden. Gewebezerreißungen und Gewebezerrungen, entstanden durch körpereigene Bewegungen, fallen demnach nur dann unter den Versicherungsschutz, wenn sie durch ein

Übermaß an Kraftanstrengung bei fehlender Kräfteäquivalenz dieses Gewebes, also durch eine unphysiologische Kraftanstrengung, entstanden sind.

Nach den AUB 88 fallen isolierte Schädigungen an den *Bandscheiben,* hervorgerufen durch Kraftanstrengungen, gleichgültig welcher Art, überhaupt nicht mehr unter den Versicherungsschutz, Schädigungen der Menisci nur noch, soweit sie unmittelbar durch ein Unfallereignis i. S. des § 1.III AUB 88 verursacht wurden, nicht auch, soweit sie infolge einer erhöhten Kraftanstrengung i. S. des § 1.IV AUB 88 eingetreten sind. Denn die Menisci sind weder als Muskel, Sehnen, Bänder oder Kapseln qualifizierbar, noch fallen sie unter den Begriff der Gelenkverrenkung. Damit sind isolierte *Meniskusschäden* aus dem Versicherungsschutz gleichfalls ausgeschlossen. Nur dann, wenn weitere strukturelle Schäden am Kniegelenk durch ein von außen wirkendes Ereignis entstanden sind, sind auch Meniskusrupturen im Versicherungsschutz eingeschlossen.

Vorschaden

Die PUV soll und will nur für Gesundheitsschäden eintreten, die durch einen Unfall oder eine erhöhte Kraftanstrengung verursacht worden sind, und zwar nur in dem Ausmaß, wie sie durch ein solches Ereignis tatsächlich bewirkt worden sind. Dieser Grundgedanke der PUV verlangt zwingend die Berücksichtigung und Bewertung pathologischer Vorschäden an den geschädigten Organen, auch wenn diese dem Versicherten nicht bekannt sind.

Diese Berücksichtigung des Vorschadens sehen die AUB in zweifacher Hinsicht vor: einmal bei der (haftungsausfüllenden) Kausalität, also bei der Prüfung der Frage, ob solche Vorschäden bei der Entstehung der durch das Unfallereignis hervorgerufenen Gesundheitsschädigung kausal mitgewirkt haben, zum anderen bei der Bemessung der Entschädigung, soweit durch den Unfall eine Funktion betroffen war, die schon vorher dauerhaft beeinträchtigt war.

Hinsichtlich der Berücksichtigung von mitwirkenden Vorschäden bei der Kausalitätsprüfung bestimmt § 10 Abs. 1 AUB a. F.:

„Haben bei den Unfallfolgen Krankheiten oder Gebrechen mitgewirkt, so ist die Leistung entsprechend dem Anteil der Krankheit oder des Gebrechens zu kürzen, sofern dieser Anteil mindestens 25% beträgt."

Demgegenüber lautet § 8 AUB 88 nunmehr:

„Haben Krankheiten oder Gebrechen bei der durch ein Unfallereignis hervorgerufenen Gesundheitsschädigung oder deren Folgen mitgewirkt, so wird die Leistung entsprechend dem Anteil der Krankheit oder des Gebrechens gekürzt, wenn dieser Anteil mindestens 25% beträgt."

Diese unfallfremden Mitwirkungsfaktoren werden – wie sich dies inzwischen der Einfachheit halber eingebürgert hat – mit geringgradig (25–33%), mittelgradig (50%) oder hochgradig (75–90%) eingeschätzt.

Die Bewertung des pathologischen Vorzustandes erfolgt im Vergleich zu anderen Versicherungsformen, z. B. der ges. UV oder der Haftpflichtversicherung, unter völlig diametralen Gesichtspunkten. Der Begriff der unfallbedingten Verschlimmerung eines Leidens und der Begriff der überholenden Kausalität sind in der PUV unbekannt. Das in der ges. UV geltende Prinzip der wesentlichen Bedingung, die in einer besonderen Beziehung zum Schaden stehen muß, gilt für die PUV überhaupt nicht, das zivilrechtliche der Adäquanz nur mit erheblichen Modifikationen. Hier wird die klinisch bedeutsame Vorschädigung in den Versicherungsschutz nicht einbezogen, sondern ausgeklammert: *Die Leistung aus einem Versicherungsfall wird bei Mitwirkung eines Vorschadens gekürzt, sofern sein Anteil mindestens 25 v. H. beträgt.*

Die Beurteilung des Vorschadens orientiert sich nicht an der körperlichen Gesamtintegrität, sondern an der Organintegrität. Gewichtet werden muß dabei die Mitwirkung eines Vorschadens an dem Eintritt der Unfallereignisfolgen. Auch muß der Vorschaden, soll er die genannten Rechtswirkungen auslösen, am Ort der Schädigung bestanden haben. Die Unfallereignisfolgen müssen also durch das Zusammenwirken eines Unfallereignisses und eines am Ort der Schädigung bereits als Vorschaden vorliegenden Leidens oder Gebrechens entstanden sein, wenn ein Mitwirkungsfaktor angerechnet werden soll. Entfällt eine der Ursachen, sind entweder die Unfallfolgen im vollen Umfang anzuerkennen, oder es muß ein Unfallzusammenhang vollständig abgelehnt werden. Bei der Beurteilung eines körperlichen Gesundheitsschadens muß also zwischen unfallfremden und unfallbedingten Mitverursachungen unterschieden werden, deren Anteile am gesundheitlichen Gesamtschaden gutachterlich zu gewichten sind. Denn *nur*

der unfallbedingte Anteil an dem entsprechenden Gesundheitszustand kann entschädigt werden.

Aus diesen Definitionen über den Unfallbegriff (Unfallereignis) und über den Begriff der Unfallfolgen (Unfallereignisfolgen) geht hervor, daß in der PUV die Adäquanztheorie nur mit wesentlichen Einschränkungen und Änderungen, dagegen die sozialrechtliche Kausaltheorie der wesentlichen Bedingung überhaupt nicht gilt. Ebenso sind die Begriffe der verschiedenen Verschlimmerungsarten oder Mitverursachungen, die eine Anerkennung eines gesundheitlichen Gesamtschadens unter Einschluß eines unfallfremden Vorschadens beinhalten würden, hier nicht anwendbar.

Ist der unfallfremde gesundheitliche Vorschaden, der pathologische Vorzustand, eine an den Unfallereignisfolgen mitwirkende Partialkausalität, muß der Mitwirkungsfaktor, soll er nach § 10 Abs. 1 AUB a. F. bzw. § 8 AUB 88 Bedeutung erlangen, als Partialkausalität einen Krankheitswert besitzen. *Krankheitswert* hat aber dieser Vorzustand nur dann, wenn er im Vergleich zu einer gleichaltrigen Population signifikant vom Durchschnitt abweicht. Eine Sehnendegeneration bei einem 30jährigen verlangt als Partialkausalität eine ganz andere Gewichtung wie eine gleiche Gewebsdegeneration bei einem 60jährigen, bei dem derartige Veränderungen im Rahmen einer Beurteilung eines unfallbedingten körperlichen Schadens als altersphysiologisch sogar unter Umständen ganz unberücksichtigt bleiben können.

Die Mitwirkung eines Vorschadens bei der Entstehung eines Unfalls selbst führt dagegen nicht zu einer solchen Kürzung der Leistung. Leiden oder Gebrechen, die lediglich das Unfallereignis bewirkt bzw. mitgewirkt haben (z. B. Sturz infolge einer Behinderung) und somit nur im Rahmen einer haftungsbegründeten Kausalität wirksam waren, bleiben unberücksichtigt. Rechtliche Bedeutung hat der Vorschaden nur, wenn er die Unfallereignisfolgen wesentlich mitbestimmt hat, wenn und soweit er also bei der Entstehung der Unfallfolgen aus dem Unfallereignis mitgewirkt hat. Eine Kausalkette, wie dies im Haftpflichtrecht gegeben sein kann, ist demnach auf die PUV nicht übertragbar.

Eine Einschränkung der Leistungspflicht bewirken pathologisch bedeutsame Vorschäden aber nicht nur bei kausaler Mitwirkung an dem Eintritt der Unfallereignisfolgen. Auch wenn ein solcher Vorschaden an der Entstehung der Unfallereignisfolge kausal nicht beteiligt, der Versicherte hierdurch aber schon vor dem Unfallereignis dauerhaft beeinträchtigt war, ist ein Abzug bei der Bemessung der Invaliditätsentschädigung zu machen. Allerdings sind die Voraussetzungen für einen solchen Abzug durch die AUB 88 gegenüber den AUB a. F. entscheidend geändert worden:

§ 10 Abs. 4 AUB a. F. bestimmt insofern:

„Wenn vor Eintritt des Unfalls der Versicherte schon durch Krankheit oder Gebrechen in seiner Arbeitsfähigkeit dauernd behindert war oder Körperteile oder Sinnesorgane ganz oder teilweise verloren oder gebrauchsunfähig gewesen sind, so wird von der nach dem Unfall vorhandenen Gesamtinvalidität ein Abzug gemacht, der der schon vorher vorhanden gewesenen Invalidität entspricht. Für dessen Bemessung werden die Grundsätze unter § 8.II mit der Maßgabe angewandt, daß ggf. auch ein höherer Grad der Gesamtinvalidität als 100% anzunehmen ist, sofern der Unfall Körperteile oder Sinnesorgane betrifft, die nicht schon vor diesem Unfall beschädigt waren."

Demgegenüber bestimmt § 7.1.3 AUB 88 nunmehr:

„Wird durch den Unfall eine körperliche oder geistige Funktion betroffen, die schon vorher dauernd beeinträchtigt war, so wird ein Abzug in Höhe dieser Vorinvalidität vorgenommen. Diese ist nach (2) (§ 7.1.2) zu bemessen."

Nach § 10 Abs. 4 AUB a. F. ist also von der körperlichen Gesamtintegrität vor und nach dem Unfall auszugehen. Entschädigt werden die Unfallereignisfolgen nach dieser Vorschrift nur, soweit die Beeinträchtigung der vorbestehenden körperlichen Gesamtintegrität durch die Unfallereignisfolgen erhöht worden ist. Verwirklicht wird diese Einschränkung der Leistungspflicht in der Weise, daß von der nach dem Unfall vorhandenen Gesamtinvalidität ein Abzug gemacht wird, der der schon vorher vorhanden gewesenen Invalidität entspricht.

Demgegenüber läßt § 7.1.3 AUB 88 diese Gesamtintegrität außer Betracht und schreibt einen Abzug in Höhe der Vorinvalidität nur vor, wenn die Unfallereignisfolgen auf einen Vorschaden am selben Organ bzw. Organsystem getroffen sind und der Vorschaden eine dauernde Beeinträchtigung an diesem Organ bewirkt hatte.

Wundinfektionen

Wundinfektionen fallen nur unter bestimmten Voraussetzungen unter den Versicherungsschutz. Die Erreger einer Wundinfektion müssen durch eine offene Wundverletzung in den Körper gelangt sein. Der Versicherungsschutz bezieht sich aber nur auf derartige Wundinfektionen, nicht z. B. auch auf durch Insektenstiche übertragene Erkrankungen. Eine Hepatitis oder eine hämatogene Osteomyelitis kann nur unter ganz bestimmten Voraussetzungen als Unfallfolge anerkannt werden. Definiert wird der Umfang des Versicherungsschutzes in § 2, 2b AUB a. F.:

„Unter den Versicherungsschutz fallen auch Wundinfektionen, bei denen der Ansteckungsstoff durch eine Unfallverletzung im Sinne der Ziffer (1) (§ 2 Abs. 1) in den Körper gelangt ist."

Dagegen heißt es im § 2.II Abs. 3 AUB 88:

„Nicht unter den Versicherungsschutz fallen Infektionen. Versicherungsschutz besteht jedoch, wenn die Krankheitserreger durch eine unter diesen Vertrag fallende Unfallverletzung in den Körper gelangt sind. Nicht als Unfallverletzungen gelten dabei Haut- oder Schleimhautverletzungen, die als solche geringfügig sind und durch die Krankheitserreger sofort oder später in den Körper gelangen; für Tollwut und Wundstarrkrampf entfällt diese Einschränkung."

Mittelbare Unfallfolgen, die durch Heilmaßnahmen und Eingriffe als Folge eines unter den Versicherungsschutz fallenden Ereignisses entstanden sind, also auch Infektionen als Folge dieser Heilmaßnahmen, sind selbstverständlich auch in der PUV gedeckt.

Versicherungsausschlüsse

Der Umfang der Versicherungsausschlüsse wird in den AUB a. F. in den §§ 2 und 3, in den AUB 88 in § 2 definiert. Die neuen Versicherungsbedingungen enthalten eine sorgfältigere Auffächerung und eine genauere Umschreibung der Versicherungsausschlüsse. Für den ärztlichen Gutachter sind nur die medizinisch relevanten Ausschlüsse wichtig.

Nach § 2 Abs. 3 AUB a. F. fallen nicht unter den Versicherungsschutz:

a) Berufs- und Gewerbekrankheiten,
b) Erkrankungen infolge psychischer Einwirkung,
c) Vergiftung infolge Einführung fester oder flüssiger Stoffe durch den Schlund, Malaria, Flecktyphus und sonstige Infektionskrankheiten; Gesundheitsschädi-

gungen durch energiereiche Strahlen mit einer Härte von mindestens 100 Elektronenvolt, durch Neutronen jeder Energie, durch Laser- oder Maserstrahlen und durch künstlich erzeugte ultraviolette Strahlen; Gesundheitsschädigungen durch Licht-, Temperatur- und Witterungseinflüsse.

Entstehen jedoch die unter c genannten Gesundheitsstörungen als unfreiwillige Folge eines unter den Versicherungsschutz fallenden Ereignisses, so sind auch diese in die Unfallversicherung mit eingeschlossen. Unfreiwillige Vergiftungen durch Gase fallen ebenfalls unter den Versicherungsschutz.

Nach § 3 AUB a. F. sind von der Versicherung ausgeschlossen fernerhin u. a.:

– Gesundheitsschädigungen durch Heilmaßnahmen und Eingriffe, die der Versicherte an seinem Körper vornimmt oder vornehmen läßt, soweit die Heilmaßnahmen nicht durch ein unter die Versicherung fallendes Unfallereignis veranlaßt waren (Nr. 3).
– Unfälle infolge von Schlaganfällen, epileptischen Anfällen und solchen Krampfanfällen, die den ganzen Körper des Versicherten ergreifen, von Geistes- und Bewußtseinsstörungen, auch soweit diese durch Trunkenheit verursacht sind. Die Ausschlüsse gelten nicht, wenn diese Anfälle oder Störungen durch ein unter die Versicherung fallendes Unfallereignis hervorgerufen waren (Nr. 4).
– Krampfadern und Unterschenkelgeschwüre, die durch einen Unfall herbeigeführt oder verschlimmert worden sind (Nr. 5).

Zwei dieser Ausschlüsse bereiten dem begutachtenden Arzt nicht selten Schwierigkeiten: Unfälle infolge von Schlaganfällen und Krampfanfällen, von Geistes- oder Bewußtseinsstörungen, auch durch Trunkenheit, sowie Krampfadern und Unterschenkelgeschwüre. Gefragt ist in solchen Fällen eine besonders sorgfältige Erhebung der Anamnese.

Wenn demnach Unfälle im Zusammenhang mit einer Bewußtseinsstörung entstehen – und hierzu gehören auch Trunkenheitsfälle – so sind die Unfallfolgen aus dem Versicherungsschutz ausgeschlossen. Anamnestisch sind diese Bestimmungen von besonderer Wichtigkeit. Gutachtlich ist demnach ggf. zu klären, ob eine Bewußtseinsstörung vor dem Unfallereignis oder als Folge des Unfallereignisses eingetreten ist.

Offene Unterschenkelverletzungen, die eine unverhältnismäßig lange Heildauer benötigen und somit bereits als Unterschenkelgeschwüre angesprochen werden, fallen besonders dann, wenn vor dem Unfall bereits Blutumlaufstörungen vorgelegen haben, ebenfalls nicht unter den Versicherungsschutz. Kommt es jedoch als Folge eines Unfallereignisses zu einem postthrombotischen Syndrom, so muß dieses als mittelbare Unfallfolge ganz anerkannt werden. Hier bedarf es unter Berücksichtigung einer sorgfältig erhobenen Anamnese und einer verfeinerten Diagnostik vor allem einer besonderen Erfahrung des Gutachters, um ein unfallbedingtes postthrombotisches Syndrom beweiskräftig zu belegen.

In den AUB 88 sind Ausschlußbestimmungen über Unterschenkelgeschwüre nicht mehr enthalten. In der Praxis kam ihnen ohnehin keine Bedeutung zu. Gegebenenfalls muß, falls nach Unterschenkelverletzungen Unterschenkelgeschwüre entstehen, der § 8 der AUB 88 herangezogen werden.

In den AUB 88 werden die Ausschlüsse, die in den AUB a. F. zum Teil verdeckt in mehreren Paragraphen verstreut definiert sind, übersichtlich zusammengefaßt.

Von besonderer Wichtigkeit sind die Ausschlußbestimmungen § 2.III AUB 88. Demnach fallen Bauch- oder Unterleibsbrüche nur dann unter den Versicherungsschutz, wenn sie durch eine gewaltsame, von außen kommende Einwirkung entstanden sind. Das gleiche gilt nunmehr auch für Schädigungen an den *Bandscheiben* sowie Blutungen aus inneren Organen und Gehirnblutungen. Schädigungen der Bandscheiben können nur dann entschädigt werden, wenn ein plötzlich von außen auf den Körper direkt wirkendes Unfallereignis die überwiegende Ursache für die Entstehung eines isolierten Bandscheibenvorfalls ist. Isolierte Bandscheibenschäden im Zusammenhang mit Verhebetraumen – also hervorgerufen durch eine Kraftanstrengung – fallen aus dem Versicherungsschutz heraus, wie schon oben kurz vermerkt wird. Auch über den erweiterten Versicherungsschutz (§ 1, IV) ist ein isolierter Bandscheibenschaden im Versicherungsschutz nicht mehr eingeschlossen. Denn eine gesunde Zwischenwirbelscheibe ist gegenüber Verhebetraumen ganz wesentlich widerstandsfähiger als ein Wirbelkörper. Die extrem selten auftretenden isolierten Bandscheibenzerreißungen sind nicht Folgen von flexionsbedingten Krafteinflüssen, sondern Folgen von plötzlichen, *von außen* einwirkenden, extremen Kräften.

Versicherungsleistungen

Der Versicherungsnehmer kann den Versicherungsschutz auf verschiedene Versicherungsleistungen ausdehnen oder einschränken. Die versicherbaren Leistungen sind in den AUB a. F. bzw. in § 7 AUB 88 geregelt.

Versichert werden können:

1. Krankenhaustagegeld und Genesungsgeld,
2. Tagegeld,
3. die unfallbedingte Beeinträchtigung der Leistungsfähigkeit von mehr als 50 % über 6 Monate hinaus (Übergangsentschädigung),
4. die dauernde Invalidität,
5. der unfallbedingte Tod.

Krankenhaustagegeld, Genesungsgeld

Wird ein Unfallverletzter stationär behandelt, so stehen ihm, falls in der Versicherung eingeschlossen, für die Dauer des Krankenhausaufenthalts ein Krankenhaustagegeld und Genesungsgeld in der von ihm abgeschlossenen Höhe zu.

Keineswegs selten wird dem Versicherer vom Versicherungsnehmer eine ärztliche Bescheinigung vorgelegt, in der es heißt, daß wegen der Unfallfolgen zwar eine stationäre Behandlung notwendig gewesen wäre, wegen Bettenmangels hätte jedoch der Patient in häusliche Behandlung entlassen werden müssen. Manchmal enthält diese Bescheinigung auch die erforderlich gewesene, aber nicht in Anspruch genommene Dauer einer solchen Krankenhausbehandlung. Eine derartige Bescheinigung soll eine Krankenhaustagegeldzahlung des Versicherers auch ohne Krankenhausaufenthalt bewirken. Mit Recht stellen sich die Versicherer auf den Standpunkt, eine Krankenhausbehandlung ist entweder notwendig und muß dann unbedingt durchgeführt werden, oder sie ist nicht erforderlich. Dann kann auch nicht bescheinigt werden, daß sie notwendig wäre. Ähnliches gilt auch für das ambulante Operieren. Genutzte ambulante Operationsmöglichkeiten ersetzen heute erfolgreich stationäre Behandlungsmaßnahmen. Um jeglichem Mißbrauch ärztlicher schriftlicher Äußerungen vorzubeugen, empfiehlt es sich, Attestierungen entsprechenden Inhalts zu unterlassen.

Nicht zur Krankenhausbehandlung zählt eine Behandlung in den Krankenrevieren der Bundeswehr. Diese Behandlung, die sich auf Leichtverletzte beschränkt, ist gleichzusetzen mit der häuslichen Behandlung eines Arbeitsunfähigen im Zivilleben. Nur die stationäre Behandlung in Bundeswehrlazaretten oder von Bundeswehrsoldaten in zivilen Krankenhäusern entspricht einer Krankenhausbehandlung im Sinne der Vertragsbestimmungen. Die Behandlung im Krankenrevier dient lediglich der Herausnahme des Soldaten aus dem täglichen Dienstbetrieb.

Zur Krankenhausbehandlung zählen auch nicht Aufenthalte in Sanatorien, Erholungsheimen und Kuranstalten. Derartige Heilverfahren in geschlossenen Anstalten sind nicht gleichzusetzen mit einem regulären Krankenhausaufenthalt, selbst dann nicht, wenn dieses Heilverfahren vom Kurarzt als Krankenhausaufenthalt oder als notwendige Krankenhausbehandlung deklariert wird. In besonderen Fällen kann Krankenhaustagegeld im Rahmen von Rehabilitationsmaßnahmen in unmittelbarer Fortsetzung eines Krankenhausaufenthalts (sog. Anschlußheilbehandlung) anerkannt werden. In solchen Fällen empfiehlt sich stets eine vorherige Rückfrage beim Versicherer.

Tagegeldversicherung

In der gesetzlichen Unfallversicherung ("Verletzungsgeld") ebenso wie in der gesetzlichen Krankenversicherung ("Krankengeld") ist die Problematik der Beeinträchtigung der Arbeitsfähigkeit sehr einfach gelöst: Der Patient ist entweder "arbeitsfähig" oder "arbeitsunfähig". Die Problematik wird dort also nach dem Motto "Alles oder nichts" entschieden, Abstufungen der Beeinträchtigung der Arbeitsfähigkeit kennen ges. UV und ges. KrV grundsätzlich nicht.

Anders ist es in der privaten Unfallversicherung. Maßstab für die Bemessung des Tagegeldes ist der Grad der Beeinträchtigung der Arbeitsfähigkeit des Versicherten unter Berücksichtigung der Berufstätigkeit oder Beschäftigung. Das Tagegeld wird dementsprechend nicht nach dem Motto "Ganz oder gar nicht", sondern abgestuft nach dem Grad einer solchen beruflichen Beeinträchtigung gewährt. Der Begriff der "Arbeitsunfähigkeit" gilt in der Tagegeldversicherung der PUV überhaupt nicht.

Der Begriff der "Beeinträchtigung der Arbeitsfähigkeit" deckt sich auch nicht mit dem der "Minderung der Erwerbsfähigkeit" (MdE) in der ges.

UV und im sozEntschR. Bei der MdE handelt es sich um eine dauerhafte Beeinträchtigung der Erwerbsfähigkeit im allgemeinen Erwerbsleben; sie begründet eine abstrakte Bestimmung des körperlichen Versehrtheitgrades, mit dem der Schaden an körperlicher Integrität weitgehend ohne Rücksicht auf die konkrete berufliche Tätigkeit bemessen wird. Die „Beeinträchtigung der Arbeitsfähigkeit" i.S. der PUV erfaßt dagegen nur eine vorübergehende, vom Ausheilungsvorgang abhängige, abgestufte Beeinträchtigung nach einem versicherten Unfallereignis und richtet sich nach der Berufstätigkeit bzw. Beschäftigung des einzelnen Versicherten.

Die „Beeinträchtigung der Arbeitsfähigkeit" i.S. der PUV ist somit einmal konkret auf den jeweiligen Versicherten und seine Berufstätigkeit bzw. Beschäftigung zu beziehen. Unerheblich ist dabei allerdings, ob eine solche Tätigkeit – gleichgültig aus welchen äußeren oder persönlichen Gründen auch immer – tatsächlich ausgeübt wird oder überhaupt werden kann. Wird eine Tätigkeit de facto nicht ausgeübt, kommt es daher auf die an sich möglichen Berufstätigkeiten ohne Berücksichtigung ihrer Realisierung an.

Zum anderen ist das Tagegeld nach dem „Grad der Beeinträchtigung" für die Dauer der ärztlichen Behandlung, längstens jedoch die Dauer eines Jahres seit dem Unfall, abzustufen. Dabei kann – auch nach Zeiträumen verschieden – eine völlige (100 v.H.), aber auch nur eine teilweise Beeinträchtigung bestehen. Abzustellen ist auch insoweit auf die konkrete – reale oder hypothetische – Berufstätigkeit des einzelnen Versicherten und die dort gegebenen Möglichkeiten, nicht auf Verhältnisse des allgemeinen Erwerbslebens.

Für die ärztliche Beurteilung kommt es wesentlich darauf an, ob der Versicherte im jeweiligen Zeitraum ausgehen, reisen, stehen, in seiner konkreten beruflichen Tätigkeit Aufsicht führen, schriftliche oder leichte körperliche Arbeiten verrichten kann.

So wird z.B. eine Wadenbeinfraktur, die mit einem ruhigstellenden Gipsverband versorgt ist, bei einem Arbeiter oder bei einem mitarbeitenden Handwerksmeister für die gesamte Gipsbehandlungsdauer mit einer Beeinträchtigung der Arbeitsfähigkeit von 100% einzuschätzen sein. Bei einem am Schreibtisch sitzenden Versicherten wird diese berufliche Beeinträchtigung mit 100% nur für eine geringe Dauer festgesetzt wer-

den können; anschließend wird selbst dann, wenn eine Arbeitsunfähigkeit i.S. der ges. KrV festgestellt ist, die berufliche Beeinträchtigung auf 40–60% herabgesetzt werden können. Der Weg von der Wohnung zur Arbeitsstelle und zurück kann nur untergeordnet eine Berücksichtigung finden.

Ähnliches gilt für einen Radiusbruch. Auch hier wird der vorwiegend manuell tätige Versicherte in seiner beruflichen Tätigkeit wesentlich stärker und länger beeinträchtigt bleiben als ein vorwiegend geistig tätiger Versicherter, wobei noch zusätzlich bei der Beurteilung der Beeinträchtigung der Berufstätigkeit der rechte und der linke Arm durchaus verschieden gewertet werden sollten. Auch hier kann trotz Vorliegens einer Arbeitsunfähigkeit i.S. der ges. KrV die Beeinträchtigung der beruflichen Tätigkeit unter Umständen bereits nach 2–3 Wochen auf unter 50% festgesetzt werden.

Anhand dieser beiden Beispiele wird die völlig unterschiedliche Bewertungsgrundlage zwischen der PUV einerseits und der ges. UV und ges. KrV andererseits deutlich. Das bedeutet aber auch, daß eine berufliche Beeinträchtigung selbst dann noch vorliegen kann, wenn der Versicherte bereits längst voll arbeitsfähig i.S. der ges. KrV ist. Diese berufliche Beeinträchtigung führt zu einer Tagegeldzahlung bis zum Abschluß der ärztlichen Behandlung, höchstens aber für einen Gesamtzeitraum von einem Jahr nach dem Unfalltag.

Invaliditätsversicherung

Im Gegensatz zu der Tagegeldversicherung, die auf berufliche Tätigkeit des Versicherten abgestellt ist, wird in der Regel bei der Versicherung der Invalidität nach abstrakten Werten, der sog. Gliedertaxe, nach Arm- oder Beinwerten bzw. nach Hand- oder Fußwerten bemessen.

Eine Prüfung und Entschädigung eines gesundheitlichen Dauerschadens setzt voraus, daß dieser seitens des Versicherten geltend gemacht wird. Dies muß innerhalb der Jahresfrist, spätestens jedoch 15 Monate nach dem Unfalltag erfolgen.

Für die Invaliditätsbestimmung gelten folgende Bestimmungen:

AUB a.F. § 8.II Abs. 1:

„Eine dauernde Beeinträchtigung der Arbeitsfähigkeit (Invalidität) als Unfallfolge muß innerhalb eines Jahres, vom Unfalltag an gerechnet, eingetreten sein; sie muß spätestens vor Ablauf einer Frist von weiteren 3 Monaten nach dem Unfalljahr ärztlich festgestellt und geltend gemacht sein. Der Versicherer zahlt bei Ganzinvalidität die volle, für den Invaliditätsfall versicherte Summe, bei Teilinvalidität den dem Grade der Invalidität entsprechenden Teil gemäß den nachfolgenden Bestimmungen."

AUB 88 § 7 Abs. 1 Teil 2:

„Die Invalidität muß innerhalb eines Jahres nach dem Unfall eingetreten sowie spätestens vor Ablauf einer Frist von weiteren 3 Monaten ärztlich festgestellt und geltend gemacht sein."

Als feste Invaliditätsgrade unter Ausschluß des Nachweises eines höheren oder geringeren Grades werden angenommen:

a) bei Verlust

eines Armes im Schultergelenk	70%
eines Armes bis oberhalb des Ellenbogengelenks	65%
eines Armes unterhalb des Ellenbogengelenks	60%
einer Hand im Handgelenk	55%
eines Daumens	20%
eines Zeigefingers	10%
eines anderen Fingers	5%

b) bei Verlust

eines Beines über Mitte des Oberschenkels	70%
eines Beines bis zur Mitte des Oberschenkels	60%
eines Beines bis unterhalb des Knies	50%
eines Beines bis zur Mitte des Unterschenkels	45%
eines Fußes im Fußgelenk	40%
eines Fußes mit Erhaltung der Ferse (nach Pirogoff)	30%
einer großen Zehe	5%
einer anderen Zehe	2%

In die AUB 88 ist der Verlust eines Fußes mit Erhaltung der Ferse (nach Pirogoff) nicht mehr übernommen worden, da diese Amputationsform keine praktische Bedeutung mehr hat.

Die Grundlage der Bewertung eines jeden körperlichen Schadens an den Extremitäten ist der Verlustwert eines Gliedes. Teilverluste und Funktionsbeeinträchtigungen richten sich stets nach diesen abstrakten Verlustwerten. Die in der Synopse enthaltenen Bewertungen von Funktionsbehinderungen oder Teilverlusten von Gliedern sind, soweit es sich um die Bewertung in der privaten Unfallversicherung handelt, mittlere Richtsätze, die dem Gutachter die Beurteilung erleichtern sollen, ihm aber auch bei entsprechender Begründung eine Abweichung nach unten und nach oben durchaus erlauben. Nur die Verlustwerte der Fingerendglieder sind meines Erachtens Höchstwerte, zumal sie den Verlust an

Taktilität bereits mit berücksichtigen. Gelenkinstabilitäten, Achsenfehlstellungen, Pseudarthrosen, Parästhesien, Dysästhesien oder Hyperästhesien müssen zusätzlich zu den Bewegungseinschränkungen angemessen berücksichtigt werden.

Die Freiheit des Gutachters – ein besonders hohes Gut – darf durch solche oder ähnliche Bewertungsrichtlinien jedoch keineswegs eingeengt werden. Jeder Sachverständige muß sein Votum, gestützt auf die wissenschaftliche Lehrmeinung, so eingehend begründen, daß es sowohl für den Versicherungsnehmer als auch für den Versicherer plausibel und akzeptabel ist.

In den AUB wird die Art der Funktionsbewertung wie folgt definiert:

§ 8.II.3 AUB a. F.:

„Die vollständige Gebrauchsunfähigkeit eines Körperteils oder Sinnesorgans bemißt sich nach dem für den Verlust geltenden Satz. Bei teilweisem Verlust oder teilweiser Gebrauchsunfähigkeit wird der entsprechende Teil des Satzes nach Ziffer (2) angenommen."

§ 7.I. Abs. 2b AUB 88 lautet inhaltlich ähnlich:

„Bei Teilverlust oder Funktionsbeeinträchtigung eines dieser Körperteile oder Sinesorgane wird der entsprechende Teil des Prozentsatzes nach a) angenommen."

Bei glatten Gließmaßenverlusten wird der gesundheitliche Dauerschaden ohne Schwierigkeiten schon innerhalb eines Jahres nach dem Unfalltag ärztlicherseits festgestellt werden können.

Häufig ist jedoch eine endgültige Beurteilung einer dauernden Gesundheitsschädigung auch nach Ablauf von 15 Monaten nach dem Unfall nicht möglich. In diesem Fall muß der Gutachter den im Zeitpunkt der Untersuchung bestehenden Invaliditätsgrad feststellen und den voraussichtlichen zukünftigen Gesundheitsschaden mit einer entsprechenden Begründung voraussschätzen. Dem Versicherten und dem Versicherer steht es aufgrund einer solchen Beurteilung oder in Erwartung einer Verschlimmerung oder Besserung des Gesundheitsschadens zu, den Grad der Invalidität jährlich, längstens jedoch bis 3 Jahre, vom Unfalltag an gerechnet, neu feststellen zu lassen.

§ 13.3a AUB a. F.:

„Der Versicherer und der Versicherungsnehmer sind berechtigt, den Grad der dauernden Arbeitsunfähigkeit während der ersten 2 Jahre nach Abschluß der ärztlichen Behandlung, längstens jedoch 3 Jahre vom Unfalltage an, jährlich neu feststellen zu lassen."

§ 11.IV AUB 88:

„Versicherungsnehmer und Versicherer sind berechtigt, den Grad der Invalidität jährlich, längstens bis zu 3 Jahren nach Eintritt des Unfalls, erneut ärztlich bemessen zu lassen."

Entschädigt wird also nur derjenige gesundheitliche Dauerschaden, der nach erfolgter Geltendmachung seitens des Versicherten innerhalb eines Jahres und spätestens 3 Jahre nach dem Unfallereignis ärztlicherseits festgestellt wird. Eine nach Ablauf von 3 Jahren eintretende Besserung oder Verschlimmerung der Unfallfolgen, gerechnet vom Unfalltag an, ist in späterer Zeit nicht mehr von Bedeutung. Jeder Versicherungsfall ist demnach spätestens 3 Jahre nach dem Unfallereignis endgültig abgeschlossen.

Die selten vorkommenden glatten Gliedmaßenverluste bereiten dem Gutachter keine Schwierigkeiten, es sei denn, daß die Funktion der proximal gelegenen Gelenke beeinträchtigt ist. Bei teilweiser Gebrauchsunfähigkeit einer Extremität muß beurteilt werden, wie groß der gesundheitliche Dauerschaden an der verletzten Gliedmaße im Vergleich zu einer gesunden Gliedmaße einer gleichaltrigen Person ist. Der Gliedertaxwert bezieht sich also ausschließlich nur auf die verletzte Gliedmaße in Form einer abstrakten Wertung ohne Berücksichtigung der Berufstätigkeit oder des Gesamtversehrtheitsgrades.

Die Gliedertaxwerte, bezogen auf die verletzte Gliedmaße, werden stets in Bruchteilen ausgedrückt. In Anbetracht des Umstandes, daß inzwischen auch höhere Summen für Gliedverluste seitens der Versicherungswirtschaft angeboten werden, empfiehlt es sich, die Bruchteile in Zehntel und Zwanzigstel auszudrücken.

Die Synopse der Gliedertaxbewertungen in der PUV (s. dort) ergibt einen Überblick über die derzeitig durchschnittlichen Bewertungsmaßnahmen. Ältere Bewertungstabellen wurden daher, da überholt, nicht berücksichtigt.

Die vergleichende Gegenüberstellung gesunder und geschädigter Gliedmaßen zeigt, daß sich der Gliedertaxwert mit den Bemessungskriterien, die in der ges. UV und im sozEntschR üblich sind, überhaupt nicht vergleichen läßt. Die MdE drückt den auf die ganze Person bezogenen Versehrtheitsgrad aus. Der Gliedertaxwert bezieht sich ausschließlich nur auf die verletzte Glied-

maße. Selbst Bruchteile von Prozenten müssen in der PUV entschädigt werden. Eine Vermengung der in der gesetzlichen und in der privaten Unfallversicherung bestehenden Bemessungsnormen, etwa in der Form einer *Umrechnung der prozentualen MdE in Gliedertaxwerte, ist daher völlig abwegig* und eine nicht statthafte Methode.

In der PUV wird die Entschädigung manchmal höher und manchmal niedriger als in der ges. UV sein. Eingebürgert hat sich in der privaten Unfallversicherung, daß bei den Verletzungsfolgen an einer Gliedmaße oberhalb des Hand- oder Fußgelenkes von dem vollen Arm- oder Beinwert, bei Verletzungsfolgen im Hand oder Fußbereich vom vollen Hand- oder Fußwert und bei Finger- und Zehenverletzungen vom jeweiligen Finger- oder Zehenwert ausgegangen wird. Verletzungsfolgen an mehreren Fingern sind also stets und ausnahmslos nach dem Fingerwert der einzelnen Finger zu bewerten. Eine willkürliche gutachterliche Bewertung nach dem Handwert – auch wenn die Gebrauchsfähigkeit der Hand durch die Verletzungsfolgen an mehreren Fingern wesentlich beeinträchtigt ist – ist demnach unzulässig. Bei Beeinträchtigungen von zwei oder mehreren Gliedern sind zunächst die jeweiligen Gliedertaxwerte getrennt zu ermitteln und dann zu addieren. Jedoch werden mehr als 100 Prozent nicht entschädigt. Die Bemessung erfolgt in Zahlenwerten, die in Bruchform ausgedrückt werden.

Schmerzhafte Funktionseinschränkungen eines Gelenkes können, je nach Ausmaß der Funktionseinbuße, durchaus höher bewertet werden, als schmerzfreie Gelenkversteifungen in günstiger Gebrauchsstellung.

Im Falle eines Bruchschadens einer eingesetzten Hüftprothese (Prothesenschaftbruch), hervorgerufen durch ein Unfallereignis, handelt es sich um eine entschädigungspflichtige Gesundheitsschädigung mit der Folge eines Prothesenwechsels. Das Krankenhaustagegeld ist daher – vergleichbar mit einem Oberschenkelschaftbruch – voll zu leisten. Bei der Bewertung eines eventuellen gesundheitlichen Dauerschadens ist der pathologische Vorzustand entsprechend der Bestimmungen des § 8 AUB 88 bzw. § 10 Abs. 1 AUB a. F. zu berücksichtigen.

Für jene Fälle, in denen Verletzungsfolgen zu beurteilen sind, die die Gliedertaxe nicht enthält, z. B. *Unfallfolgen im Wirbelsäulen- oder Beckenbereich,* liegen dem Gutachter jetzt zwei verschiedene Definitionen des Invaliditätsbegriffes vor:

§ 8.II.5 AUB a. F.:

„Soweit sich der Invaliditätsgrad nach Vorstehendem nicht bestimmen läßt, wird bei der Bemessung in Betracht gezogen, inwieweit der Versicherte imstande ist, eine Tätigkeit auszuüben, die seinen Kräften und Fähigkeiten entspricht und die ihm unter billiger Berücksichtigung seiner Ausbildung und seines bisherigen Berufs zugemutet werden kann."

§ 7.1.2c AUB 88 lautet demgegenüber:

„Werden durch den Unfall Körperteile oder Sinnesorgane betroffen, deren Verlust oder Funktionsfähigkeit nicht nach a) oder b) geregelt sind, so ist es für diese maßgeblich, inwieweit die normale körperliche oder geistige Leistungsfähigkeit unter ausschließlicher Berücksichtigung medizinischer Gesichtspunkte beeinträchtigt ist."

Nach den alten AUB ist der Maßstab der Beurteilung die Berufstätigkeit des Versicherten. Der Gutachter muß daher neben der medizinischen auch eine sorgfältige soziale Anamnese berücksichtigen, um die Tätigkeitsmerkmale im ausgeübten Beruf in seiner endgültigen Bewertung des unfallbedingten Dauerschadens würdigen zu können. Diese Schädigungsfolgen müssen also im Rahmen der ausgeübten beruflichen Tätigkeit gewertet werden. Der gleiche Gesundheitsschaden kann also, wird die berufliche Tätigkeit des Geschädigten gewürdigt, durchaus verschieden beurteilt werden. So müssen mit Verformungen ausgeheilte Wirbelkörperbrüche bei vorwiegend körperlich tätigen Versicherten höher bewertet werden, als bei vorwiegend geistigen Berufen mit sitzender Tätigkeit. Nur so ist es zu verstehen, daß gleiche Unfallfolgen mit einem verschieden hohen, durch die unterschiedlichen beruflichen Verhältnisse bedingten Invaliditätsgrad bemessen werden.

Nach den AUB 88 fällt diese berufliche Berücksichtigung weg. Die neue Invaliditätsdefinition verzichtet auf die Anbindung an die berufliche Tätigkeit. Die Bemessungskriterien lehnen sich nunmehr an den Begriff „normale körperliche oder geistige Leistungsfähigkeit" an. Beurteilt wird demnach jetzt der Verlust an körperlicher und geistiger Integrität, bezogen auf eine normale, gesunde, gleichaltrige Person.

Für den Gutachter bedeutet dies insofern eine Erleichterung, als er jetzt die *Kriterien des Schwerbehindertengesetzes* für seine Beurteilung heranziehen kann.

§ 3 Abs. 1 SchwbG lautet:

„Behinderung im Sinne dieses Gesetzes ist die Auswirkung einer nicht nur vorübergehenden Funktionsbeeinträchtigung, die auf einem regelwidrigen körperlichen, geistigen oder seelischen Zustand beruht. Regelwidrig ist der Zustand, der von dem für das Lebensalter typischen abweicht."

Da in zunehmendem Maße auch Kinder und Nichtberufstätige versichert sind, erleichtern die neuen Bestimmungen wesentlich die Beurteilung der körperlichen oder geistigen Versehrtheit.

Ist bereits vor dem Unfall die körperliche oder geistige Gesamtintegrität im Vergleich zu einer gleichaltrigen normalen Person herabgesetzt, so ist dieser pathologische Vorzustand gemäß § 10.4 AUB a. F. bzw. § 7.I.3 AUB 88 bei der Bewertung zu berücksichtigen. An den Unfallereignisfolgen direkt mitwirkende pathologische Vorzustände, z. B. eine Osteoporose, müssen leistungseinschränkend nach § 10, Abs. 1 AUB a. F. oder nach § 8 AUB 88 berücksichtigt werden.

Todesfallentschädigung

Die Todesfallentschädigung fällt dann an, wenn der Tod unmittelbar nach dem Unfall oder im mittelbaren Zusammenhang mit einem erlittenen Unfall steht.

§ 8.I AUB a. F. lautet:

„Führt ein Unfall innerhalb eines Jahres, vom Unfalltage an gerechnet, zum Tode, so wird Entschädigung nach der versicherten Todesunfallsumme geleistet."

Dem entspricht § 7.IV. AUB 88:

„Führt der Unfall innerhalb eines Jahres zum Tode, so entsteht Anspruch auf Leistung nach der für den Todesfall versicherten Summe."

Schwierig wird die Beurteilung eines Zusammenhangs zwischen Unfall und Tod dann, wenn der Tod Wochen oder Monate nach dem Unfall eingetreten ist und andere Erkrankungen oder Leiden am Tod des Unfallopfers mitgewirkt haben. Aufgabe des Gutachters ist es dann, Art und Ausmaß der unfallfremden Faktoren, die den Unfalltod mitbeinflußt haben, festzustellen und die Kausalitätsanteile prozentual festzusetzen. Eine Aufteilung der Kausalitäten kommt allerdings nur dann zum Zuge, wenn wiederum mindestens 25% des Ursachenanteils auf unfallfremde Gesundheitsstörungen entfallen. Es gelten also auch hier die Bestimmungen des § 10 AUB a. F. und des § 8 AUB 88, ferner ergänzend § 7.I.5 AUB 88.

Auch bei der Todesfallentschädigung geht es keineswegs um den Einfluß unfallabhängiger Vorbefunde auf den Eintritt des Unfallereignisses, sondern ausschließlich um die Mitgestaltung und Mitwirkung von unfallfremden Krankheiten oder Gebrechen auf den Eintritt der Unfallfolge, also hier des Todes.

Übergangsentschädigung

Dauert die unfallbedingte Arbeitsunfähigkeit länger als 6 Monate, so wird eine versicherte Übergangsentschädigung ausgezahlt. Ist eine verbesserte Übergangsleistung versichert, so erhält der Versicherte einen Teil der Versicherungssumme schon nach 3 Monaten. Während in den alten Unfallversicherungsbedingungen, wie im Invaliditätsbegriff definiert, die Berufstätigkeit als Maßstab der Bewertung galt, gilt nunmehr als Maßstab die normale körperliche oder geistige Gesamtintegrität.

§ 8.VII.I AUB a. F. lautet:

„Besteht nach Ablauf von 6 Monaten, vom Eintritt des Unfalls an gerechnet, ohne Mitwirkung von Krankheiten oder Gebrechen noch eine unfallbedingte Beeinträchtigung der Arbeitsfähigkeit von mehr als 50% und hat diese Beeinträchtigung bis dahin ununterbrochen bestanden, so wird die versicherte Übergangsentschädigung gezahlt. Für die Bemessung des Grades der Beeinträchtigung der Arbeitsfähigkeit ist die Berufstätigkeit oder Beschäftigung des Versicherten maßgebend."

§ 7.II AUB 88 bestimmt demgegenüber:

„Besteht nach Ablauf von 6 Monaten seit Eintritt des Unfalls ohne Mitwirkung von Krankheiten oder Gebrechen noch eine unfallbedingte Beeinträchtigung der normalen körperlichen oder geistigen Leistungsfähigkeiten von mehr als 50% und hat diese Beeinträchtigung bis dahin ununterbrochen bestanden, so wird die im Vertrag vereinbarte Übergangsleistung erbracht."

Auch wenn sich diese neue Definition an das Alles-oder-nichts-Prinzip anlehnt, so ist sie dennoch nicht mit der Arbeitsunfähigkeit i. S. der ges. KrV gleichzusetzen. Bei der Arbeitsunfähigkeit i. S. der ges. KrV spielen durchaus auch andere, individuelle Momente eine Rolle. Bei der Bewertung der Übergangsentschädigung sollte sich die allgemeine Durchschnittsbewertung auf jene Arbeitsunfähigkeitszeit ausrichten, die eine normale, körperlich und geistig gesunde, gleichaltrige Person zur Gesundung braucht.

Schlußbemerkung

In der privaten Unfallversicherung gilt, wie übrigens für die gesamte ärztliche Gutachtertätigkeit, daß der Gutachter sämtliche erreichbaren Vorgutachten und Vorbefunde in seinem Gutachten mitverwertet. Von den Versicherungsgesellschaften werden stets alle Unterlagen vorgelegt werden, damit eine möglichst objektive Darstellung und Bewertung des unfallbedingten Gesundheitsschadens erfolgen kann. Diese gutachterliche Objektivität dient im gleichen Maße dem Versicherten und dem Versicherer.

Literatur

Arens, W.: Die Begutachtung von Gelenkverletzungen bei Vorschäden des Gelenks. H. Unfallheilk. 121 (1974) 263–265

Büdenbender, U.: Zur Auslegung des Unfallbegriffes in § 2 AUB. VersR 25 (1974) 211–213

Conradi, K. H.: Neue Versicherungsbedingungen in der Allgemeinen Unfallversicherung. Versicher.-Med. 40 (1988) 76–80

Fitzek, J. M.: Die Bedeutung des Vorschadens an der Brust- und Lendenwirbelsäule in der privaten Unfallversicherung. Orthop. Prax. 10 (1975) 738–740

Fitzek, J. M.: Begutachtung von Folgeschäden nach Fußverletzungen für die private Unfallversicherung. Orthop. Prax. 13 (1977) 515–517

Fitzek, J. M.: Der Vorschaden in der privaten Unfallversicherung. Lebensversicher.-Med. 39 (1987) 61–63

Fitzek, J. M.: Begutachtung der Haltungs- und Bewegungsorgane in der privaten Unfallversicherung. In Rompe, G., A. Erlenkämper: Begutachtung der Haltungs- und Bewegungsorgane, 2. Aufl. Thieme, Stuttgart 1992 S. 204–216

Friedebold, G., J. Koppelmann: Begutachtung in verschiedenen Versicherungs- und Rechtsbereichen. In Witt, A. N., H. Rettig, K. F. Schlegel, M. Hackenbroch, W. Hupfauer: Orthopädie in Praxis und Klinik, Bd. I., Thieme, Stuttgart 1980 (S. 14.20–14.30)

Gaidzik, B. W.: Die Begutachtung des Causalzusammenhangs durch den Arzt in der privaten Unfallversicherung. Europäische Hochschulschriften, Reihe 2, Rechtswissenschaft, Bd. 579 (1986)

Grewing, H.: Entstehungsgeschichte der AUB von 1961. Verlag der Versicherungswirtschaft, Karlsruhe 1962

Grewing, H., H. Riebesell: Besondere Versicherungslehre – Unfallversicherung, 3. Aufl. Gabler, Wiesbaden 1983

Grimm, W.: Die neuen allgemeinen Unfallversicherungsbedingungen (AUB 88). Versicherungswirtschaft II/1988 S. 132–137

Grimm, W.: Kommentar zu den Allgemeinen Unfallversicherungsbedingungen (AUB) mit Sonderbedingungen, 2. Aufl. Beck, München 1994

Grobs, J.: Die Begutachtung von Sehnenschädigungen in der privaten Unfallversicherung. H. Unfallheilk. 91 (1967) 76–280

Günther, E., R. Hymmen: Unfallbegutachtung, 7. Aufl. de Gruyter, Berlin 1980

Hierholzer, G., E. Ludolph: Das ärztliche Gutachten in der privaten Unfallversicherung. Gutachtenkolloquium 7. Springer, Berlin 1992

Hierholzer, G., H. Scheele: Die Begutachtung von Unfallfolgen an den oberen Gliedmaßen mit Ausnahme der Finger. In Hierholzer, G., E. Ludolph: Das ärztliche Gutachten in der privaten Unfallversicherung. Gutachtenkolloquium 7. Springer, Berlin 1992

Hofmann, E.: Die private Unfallversicherung. Verlag der Versicherungswirtschaft, Karlsruhe 1970

Jungmichel, G.: Private Unfallversicherungen. In Störring, G. E., W. Schellworth: Einführung in die Unfall- und Rentenbegutachtung. Fischer, Stuttgart 1958

Jurda, F.: Beeinträchtigung der Arbeitsfähigkeit in der privaten Unfallversicherung. Dtsch. Ärztebl. 64 (1967) 2506–2507

Ludolph, E.: Schadensanlage und Vorschaden aus ärztlicher Sicht. In Hierholzer, G., E. Ludolph, E. Hamacher: Gutachtenkolloquium 3. Springer, Berlin 1988

Mayr, S.: Praxis der Begutachtung. Maudrich, Wien 1954

Meyer, P.: Medizinischer Leitfaden zur privaten Unfall- und Haftpflichtversicherung. Huber, Bern 1953

Mollowitz, G. G.: Der Unfallmann, 11. Aufl. Springer, Berlin 1993

Mouret, P., L. Zichner: Postoperative Behandlung, Rehabilitation und gutachterliche Beurteilung von Endoprothesenträgern des Hüftgelenkes. Versicher.-Med. 44 (1992) 7–10

Perret, W.: Die private Unfallversicherung. In Lob, A.: Handbuch der Unfallbegutachtung, Bd. I. Enke, Stuttgart 1961 (S. 240–266)

Perret, W.: Grade der Arbeitsunfähigkeit in der privaten Unfallversicherung. H. Unfallheilk. 71 (1962) 116–120

Perret, W.: Die Bedeutung des Vorzustandes für die Beurteilung der Unfallfolgen in der privaten Unfallversicherung. H. Unfallheilk. 94 (1968) 120–125

Perret, W.: Zur Geschichte und Praxis der privaten Unfallversicherung. Mschr. Unfallheilk. 73 (1970) 480–483

Perret, W.: Die private Unfallversicherung – Grundsatzfragen und Terminologie. Chirurg 42 (1972) 301–304

Perret, W.: Die Begutachtung der Folgen von isolierten Brüchen an der Brust- und Lendenwirbelsäule. H. Unfallheilk. 129 (1977) 287

Perret, W.: Was der Arzt von der privaten Unfallversicherung wissen muß, 3. Aufl. Springer, Berlin 1980

Probst, J.: Die Begutachtung von Sehnenschäden in der sozialen Unfallversicherung. H. Unfallheilk. 91 (1967) 276–280

Pürckhauer, H.: Das Merkmal der „Plötzlichkeit" im Unfallbegriff. VersR. 34 (1983) 11–13

Raestrup, O.: Unfallbegriff und Kausalität aus versicherungsmedizinischer Sicht. Lebensvers.-Med. 17 (1965) 32–35

Reichenbach, M.: Die Begutachtung von Sehnenzerreißung in der privaten Unfallversicherung. H. Unfallheilk. 91 (1967) 273–276

Reichenbach, M.: Fragen der Begutachtung bei Sehnenrupturen der oberen Extremitäten aus der Sicht der gesetzlichen und der privaten Versicherung. Prakt. Orthop. 15 (1985) 111–118

Reichenbach, M.: Invalidität in der privaten Unfallversicherung. Deutscher Anwaltsverlag, Bonn 1995

Ricklin, P.: Die private Unfall- und Haftpflichtversicherung. In Baur, E., H. Nigst: Versicherungsmedizin. Huber, Bern 1972

Rompe, G.: Begutachtung der subcutanen Sehnenruptur. Orthop. Prax. (1971) 271–277

Rompe, G., G. Moellhoff, O. Pongratz: Die Begutachtung der verletzten Wirbelsäule. Orthopädie, H. 9. Jahrg. 84. Springer, Berlin 1980

Schröter, F.: Vorzustand und Vorinvalidität in der privaten Unfallversicherung. In Hierholzer, G., E. Hamacher, E. Ludolph: Gutachtenkolloquium 6. Springer, Berlin 1991 (S. 37)

Schröter, F.: Bewertung von Fingerschäden in der privaten Unfallversicherung. In Hierholzer, G., E. Ludolph, E. Hamacher: Gutachtenkolloquium 7. Springer, Berlin 1991

Schröter, F.: Die Bewertung von Unfallfolgen an den Fingern. In Hierholzer, G., E. Ludolph: Das ärztliche Gutachten in der privaten Unfallversicherung. Gutachtenkolloquium 7. Springer, Berlin 1992

Schütz, R.: Das ärztliche Gutachten im privaten Versicherungswesen. Maudrich, Wien 1956

Spier, W.: Begutachtung von Wirbelsäulenverletzungen. H. Unfallheilk. 149 (1980)

Streck, W.: Die Bewertung von Unfallfolgen an den unteren Gliedmaßen. In Hierholzer, G., E. Ludolph: Das ärztliche Gutachten in der privaten Unfallversicherung. Gutachtenkolloquium 7. Springer. Berlin 1992

Verband der Haftpflichtversicherer, Autoversicherer und Rechtsschutzversicherer e. V., HUK-Verband, Hamburg: Motive und Erläuterungen zu den AUB 88. Okt. 1987

Wagner, K.: Unfallversicherung. In Bruck-Möller: Kommentar zum Versicherungsvertragsgesetz, 8. Aufl., Bd. VI/1. Halbband. de Gruyter, Berlin 1978

Wagner, K.: Grenzfälle und Ausschlüsse in der privaten Unfallversicherung. Z. ges. Versicher. Wiss. 64 (1975) 619–647

Weber, M., G. Rompe: Die Entstehung und Beurteilung der sogenannten Rotatorenmanschettenrupturen Z. Orthop. 125 (1987) 108

Weber, M., B. Wimmer: Die klinische und röntgenologische Begutachtung von Wirbelsäulenverletzungen nach dem Segmentprinzip. Unfallchirurgie 17 (1991) 220

Weber, M.: Die Beurteilung des Unfallzusammenhanges von Meniskusschäden. Orthopäde 23 (171–178) (1994)

Wussow, W., H. Pürckhauer: Allgemeine Unfallversicherungsbedingungen, Kommentar, 5. Aufl. Heymanns, Köln 1985; 6. Aufl. 1990

Anhang

Vergleichende Synopse der Gliedertaxbewertungen in der privaten Unfallversicherung

J. M. Fitzek

Obere Extremitäten

	Fitzek	Mollowitz	Reichenbach	Perret
I. Verlust				
Exartikulation im Schultergürtel oder Schultergelenk	70%	70%	70%	70%
Oberarm Kurzstumpf	65%	65%	65%	65%
Exartikulation				
– im Ellenbogengelenk	60%	60%	60%	60%
– im Handgelenk	55%	55%	55%	55%
– im Daumensattelgelenk	5/10 H		9/20 H	2/5 H
– im Daumengrundgelenk	20%	20%	20%	20%
– im Zeigefingergrundgelenk	10%	10%	10%	10%
– im Grundgelenk eines Langfingers (III–V)	5%	5%	5%	5%
– im Daumenendgelenk	6/10 D		6/10 D	1/2 D
– im Zeigefingerendgelenk oder Fingerendgelenk	4/10 F		4/10 F	
– im Zeigefinger- oder Fingermittelgelenk	7/10 F		7/10 F	4/5 F
Adelmann-Amputation des Zeigefingers*	2/10 H			
Adelmann-Amputation des Kleinfingers*	1/10 H			
II. Versteifung				
Schulter (30° Abduktion)	4/10 A	2/5 A	4/10 A	1/2 A
Ellenbogen: (0-90-90) und Verlust	5/10 A		4/10 A	2/5–1/2 A
der Unterarmdrehbewegung				
– bei freier Unterarmdrehung (0-90-90)	5/20 A		1/3 A	1/3 A
– Unterarmdrehung bei freier Scharnierbewegung	5/20 A		4/10 A	3/10–1/3 A
Handgelenk (10-10-0) bei freier Unterarmdrehung	2/10 A	1/4 A	2/10 A	
Daumensattelgelenk	5/20 H		1/4 H	
Daumengrundgelenk	2/10 D		2/10 D	
Daumenendgelenk	2/10 D		2/10 D	
Daumensattel- und -grundgelenk	3/10 H		3/10 H	
Daumengrund- und -endgelenk	4/10 D		4/10 D	
Daumensattel-, -grund- und -endgelenk	7/20 H		1/3 H	
Fingergrundgelenk	3/10 F		1/4 F	
Fingermittelgelenk	4/10 F		3/10 F	
Fingerendgelenk	2/10 F		2/10 F	
Fingergrund- und -mittelgelenk*	6/10 F			
Fingermittel- und -endgelenk*	5/10 F		4/10 F	
alle drei Gelenke*	7/10 F		6/10 F	
III. Funktionsstörung				
Schulter vorheben bis 120°	1/10 A	1/10 A	1/10 A	1/10 A
Schulter vorheben bis 90°	2/10 A	1/5 A	2/10 A	1/4 A
hälftige konzentrische Einengung	7/20 A		1/4 A	
Ellenbogengelenk				
– Bewegungseinschränkung 0-30-120	1/10 A		1/10 A	
– 0-30-90	3/20 A		2/10 A	
Handgelenk				
– Bewegungseinschränkung 30-0-30	1/10 A	1/10 A		
Daumen, ulnare Instabilität	2/10–3/10 D			
Strecksehnenabriß am Daumen	1/10 D			
an einem Langfinger	1/10 F		1/10 A	1/10 A

Fortsetzung

	Fitzek	Mollowitz	Reichenbach	Perret
IV. Lähmungen				
N. accessorius	1/10 A		1/10 A	
N. axillaris	5/20 A	1/4 A	2/10 A	1/5 A
N. thoracicus longus	3/20 A		2/10 A	
N. musculocutaneus	3/10 A		3/10 A	
komplette obere Plexuslähmung	1/1 A	1/1 A	1/1 A	1/1 A
Nn. medianus und ulnaris	6/10 A	3/5 A		
Nn. medianus und radialis	6/10 A			
Nn. ulnaris und radialis	6/10 A			
N. radialis	4/10 A	2/5 A	4/10 A	2/5 A
N. medianus	4/10 A	2/5 A	1/3 A	1/3 A
N. ulnaris	4/10 A		1/3 A	1/3 A
V. Sensibilitätsstörungen der Finger				
beide volaren Fingerbeerennerven	3/10 F		3/10 F	
beide volaren Daumenbeerennerven	4/10 D			
beide volaren Nerven am Daumen bzw. Finger ab Grundgelenk	6/10 D/F		6/10 D/F	
ellenseitiger volarer Daumennerv	3/10 D		1/3 D	
speichenseitiger volarer Daumennerv	2/10 D		1/4 D	
ein volarer Fingernerv	2/10 F		1/4 F	
VI. Sonstiges				
Oberarmpseudarthrose:				
– straff	3/10 A			
– mit Orthese	6/10 A	2/5–2/3 A	6/10 A	
Bizepssehnenruptur	1/10 A	1/10 A	1/10 A	

Untere Gliedmaßen

	Fitzek	Mollowitz	Perret	Reichenbach	Streck
VII. Verlust					
Exartikulation im Hüftgelenk	70%	70%	70%	70%	70%
Kurzstumpf	70%	70%	70%	70%	70%
über Mitte Oberschenkel	70%	70%	70%	70%	70%
langer OS-Stumpf	60%	60%	70%	60%	70%
Exartikulation im Kniegelenk	60%	60%	60%	60%	60%
US-Kurzstumpf	50%	50%	50%	50%	50%
US-Stumpf bis Mitte Unterschenkel	45%	45%	45%	45%	45%
Sprunggelenkexartikulation	40%	40%	40%	40%	40%
Verlust des Fußes mit erhaltener Ferse	30%	30%	30%	30%	30%
in Fußwurzel (Chopart)	6/10 F	1/2 F			
in Fußwurzel (Lisfranc)	5/10 F	2/5 F			
im Mittelfuß (Sharp)	4/10 F	1/3 F			
Verlust der Großzehe und Köpfchen 1. MFK	2/10 F		1/5 F		
Verlust der Großzehe	5%	5%	5%	5%	5%
Verlust einer Zehe	2%	2%	2%	2%	2%
Verlust aller Zehen	13%	13%	13%	13%	13%

Fortsetzung

	Fitzek	Mollowitz	Perret	Reichenbach	Streck
VIII. Versteifungen					
Hüftversteifung in günstiger Stellung	4/10 B	2/5 B	1/3–2/5 B	4/10 B	2/5 B
Versteifung in ungünstiger Stellung (Beugung über 30°)	5/10–6/10 B	2/3 B	1/2–3/4 B	2/3 B	2/3 B
Kniegelenkversteifung (0-10-10)	4/10 B	2/5 B		1/3 B	2/5 B
Knieversteifung:					
– (0-20-20)	9/20 B	1/2 B		4/10 B	3/7 B
– (0-30-30)	5/10 B	3/5 B		5/10 B	1/2 B
Versteifung oberes Sprunggelenk	3/10 B			4/10 B	
OSG-Versteifung in Spitzfußstellung (mehr als 20°)	4/10 B	2/5 B		1/3 B	1/3 B
Versteifung des oberen und unteren Sprunggelenks	4/10 B		2/5–2/3 B	3/7 B	3/7 B
USG-Versteifung ohne Chopart	5/20 F	1/4–1/3 F	1/4 F	1/4 F	1/4 F
USG-Versteifung mit Chopart	7/20 F			1/3 F	1/3 F
Großzehenversteifung:					
– in Überstreckstellung	1/20 F				1/20 F
– in Neutralstellung	1/10 F				1/10 F
IX. Funktionsstörung					
Bewegungseinschränkung der Hüfte:					
0-0-90	1/10 B			1/10 B	1/10 B
0-30-90	5/20 B			1/4 B	1/4 B
Bewegungseinschränkung des Kniegelenks:					
0-0-90	1/10 B	1/7 B	1/5 B	1/10 B	1/10 B
0-20-90 (-80)	5/20 B			1/4 B	1/4 B
0-30-90	7/20 B			1/3 B	1/3 B
Instabilität nach vorderer Kreuzbandruptur anteromediale, anterolaterale	3/20 B	1/10–1/5 B	1/5 B	1/10 B	1/10 B
Knieinstabilität	5/20 B			4/10 B	
– mit Orthese	3/10–4/10 B	1/2 B	2/5 B	5/10 B	1/2 B
Fersenbeinbruchfolgen je nach Tubergelenkwinkel und Funktionseinengung	4/10–6/10 F		1/4–3/4 F		
Traumatischer Plattfuß nach Mehrfachbrüchen von Mittelfußknochen	5/10 F		1/2 F	2/3 F	2/3 F
X. Pseudarthrosen					
– Oberschenkel mit Entlastungsapparat	8/10 B		4/5 B	8/10 B	4/5 B
– – straff – ohne Entlastungsapparat	7/20 B		1/3 B		1/3 B
– Unterschenkel mit Stützapparat	5/10 B		4/5 B	5/10 B	1/2 B
– Unterschenkel ohne Stützapparat	2/10 B				1/5 B
XI. Sonstiges					
Beinverkürzung:					
– 0–1,0 cm	–				
– 1,5–3,0 cm	1/20 B	1/10 B	1/10 B	1/20 B	1/10 B
– 3,1–6,0 cm	1/10–2/10 B	1/5–1/3 B	1/3 B	2/10–3/10 B	1/5 B
TEP-Hüfte	2/10–4/10	1/4 B	1/5–2/5 B	1/3 B	1/3 B
Hüftgelenkresektion	7/10 B		4/5 B	2/3 B	2/3 B
Hemialloarthroplastik	11/20 B			6/10 B	4/7 B
Osteomyelitis mit Fistel:					
– ohne Stützapparat	3/10 B		1/3 B		1/3 B
– mit Stützapparat	5/10–8/10 B		4/5 B		1/2–3/4 B
Achsenfehler	1/20–4/10 B				0–2/5 B
Patellektomie	2/10 B		1/5 B	2/10 B	1/5 B
Achillessehnenruptur (geheilt)	1/10 B		1/10 B		1/10 B
Postthrombotisches Syndrom	1/10–2/10 B				1/5–2/5 B

Fortsetzung

	Fitzek	Mollowitz	Perret	Reichenbach	Streck
XII. Lähmungen **(ohne trophische Störungen)**					
N. glutaeus inferior	2/10–7/20 B			2/7 B	2/7 B
N. glutaeus superior	2/10–7/20 B			2/7 B	2/7 B
N. femoralis	4/10–5/10 B	1/2 B		5/10 B	1/2 B
N. ischiadicus	8/10 B	4/5 B	1/1 B	8/10 B	4/5 B
Nn. tibialis und peronaeus communis	4/10–5/10 B			3/7 B	3/7 B
N. tibialis	7/20 B	1/3 B		1/3 B	1/3 B
N. peronaeus superficialis	1/10 B	1/4 B		1/10 B	1/10 B
N. peronaeus profundus	7/20 B	1/3 B		1/3 B	1/3 B
N. peronaeus communis	4/10 B	1/3–2/5 B	1/3–2/5 B	4/10 B	2/5 B

* nach Schröter

Synopse der Bewertung von Leistungs-beeinträchtigungen in den verschiedenen Gebieten der Sozialversicherung in Deutschland

G. Rompe

Die Beurteilung der Leistungsfähigkeit stützt sich auf Erörterungen der Mitglieder des Arbeitskreises „Begutachtungsfragen" der Deutschen Gesellschaft für Orthopädie und Traumatologie.

Erläuterungen

SchwbG (Schwerbehindertengesetz)
GUV (gesetzliche Unfallversicherung)
Ges. RV (gesetzliche Rentenversicherung)
MdE (Minderung der Erwerbsfähigkeit) in %
GdB (Grad der Behinderung) in Graden
SER (soziales Entschädigungsrecht)

Zur Rubrik SER/SchwbG/GUV

y   unter 10 v. H.

Zur Rubrik SchwbG

Vergünstigungsmerkmale, Nachteilsausgleiche

H   Hilflosigkeit
G   Gehbehinderung
aG   außergewöhnliche Gehbehinderung

Zur Rubrik Bemerkungen

a   apparative Maßnahmen
ef   Einlage oder Fußbett
g   günstige Gebrauchsfähigkeit des Stumpfes und der erhaltenen Gelenke vorausgesetzt
gF   günstige Gebrauchsfähigkeit der Gliedmaße vorausgesetzt (vgl. gG)
gG   günstige ➤ Gebrauchsstellung
hi   Hilfsmittel, z. B. Arthrodesenstuhl
o   operative Wiederherstellungsmaßnahmen
oS   orthopädische Schuhe
pf   Pflegegeldzulage
pr   Prothese
r   Rollstuhlversorgung
rÜ   regelmäßige medizinische und rehabilitative Betreuung (Nachsorge)
rM   regelmäßige medizinische Überwachung
sZ   orthopädische Schuhzurichtung am Kaufschuh

Zur Rubrik GesRV

(durchschnittliches positives Leistungsvermögen, vollschichtig soweit Einschränkungen nicht besonders erwähnt oder im Einzelfall begründet):

1	leichte Greiftätigkeit mit dem beschädigten Arm, keine Überkopfarbeit
2	leichte Greiftätigkeit mit dem beschädigten Arm, keine Überkopfarbeit, keine Feinmotorik
3	wie Verlust der Gliedmaße
4	leichte körperliche Tätigkeiten, überwiegend sitzend
5	stundenweise sitzende Tätigkeiten
6	behinderungsgerechter Arbeitsplatz einschließlich Sanitäreinrichtungen, behinderungsgerechter Arbeitsweg für querschnittgelähmte Rollstuhlfahrer
7	nicht in Lebensmittelbetrieben usw.
8	keine Beeinträchtigung
9	Schwerstarbeit mit Bücken und schwerem Heben nicht zumutbar
10	keine nennenswerte Tätigkeit zumutbar
11	nur leichte, überwiegend sitzende, nicht anstrengende Tätigkeit in zugfreien, gut gelüfteten Räumen
12	leichte bis mittelschwere Tätigkeiten im Gehen, Stehen und/oder Sitzen ohne häufiges Bücken oder Heben
13	leichte bis mittelschwere Tätigkeiten im Gehen, Stehen und/oder Sitzen
14	leichte körperliche Tätigkeiten in zugfreien Räumen, vollschichtig bei Möglichkeit zu selbständiger Arbeits- und Pauseneinteilung
15	kein Publikumsverkehr
16	leichte bis mittelschwere Tätigkeiten (mit zeitweisem Sitzen, ohne Gehstrecken auf Leitern, Gerüsten und unebenem Gelände)
17	leichte bis mittelschwere Tätigkeiten ohne Gehstrecken auf Leitern und Gerüsten
18	rollstuhlgerechter Arbeitsplatz und -weg
19	ausschließlich sitzende Tätigkeit
20	weit überwiegend sitzende Tätigkeit
21	Gehstrecke begrenzt
22	leichte bis mittelschwere Tätigkeiten
23	leichte körperliche Tätigkeiten, vollschichtig bei Möglichkeit zu selbständiger Arbeitspauseneinteilung
24	leichte körperliche Tätigkeiten halbschichtig im Sitzen
25	leichte körperliche Tätigkeiten, überwiegend sitzend
26	zeitweise sitzend
27	Möglichkeit, Bein auf Schemel zu lagern
28	ohne Gehen auf Leitern, Gerüsten
29	ohne Gehen auf unebenem Gelände
30	halbschichtig
31	im Wechsel zwischen Stehen, Gehen und Sitzen
32	behinderungsgerechter Arbeitsplatz und -weg
50	als Beihand
51	deutliche Beeinträchtigung beim Grobgriff
52	Spitz- und Schlüsselgriff möglich

54   Grobgriff möglich
55   Ausfall wesentlich bei Tätigkeiten, die eine Fingerfertigkeit erfordern
56   Tätigkeiten mit 1 Arm
57   Armrest nur zu gelegentlichen Haltefunktionen einsetzbar
58   Armrest zur Haltefunktion einsetzbar
59   bei gelungener prothetischer Versorgung auch einfache Greiffunktion

60   bei prothetischer Versorgung wegen erhaltener Unterarmdrehfähigkeit
61   deutliche Beeinträchtigung bei Spitzgriff
62   sitzende Einarmtätigkeit
64   Breit-(Schlüssel-)griff ausgefallen
65   keine Überkopfarbeit
66   kein schweres Heben

Hand und Arm

	SER/SchwbG MdE/GdB	GUV MdE	Ges. RV	SchwbG	Bemerkungen
Verluste					
Exartikulation	80	80	56		
im Schultergürtel					
– im Schultergelenk	80	80			
Oberarm, Kurzstumpf	80	75			
– sonstige Amputationshöhe	70	75	58/59		g, pr
Ellenbogenexartikulation	70	70			g, pr
Unterarmamputation, Kurzstumpf	60	65			g, pr
– sonstige Amputationshöhe	50				
Handgelenkexartikulation	50	60	50		g
Handamputation bei erhaltenem Handgelenk	50	60			g
Verlust aller 5 Finger einer Hand	50	55			g
– von 4 Fingern einschl. Daumen	50	50			g
– von 4 Fingern (Daumen erhalten)	40	45			g
Daumen					
– Verlust im Sattelgelenk	30	25	54		g
– – Grundgelenk	25	20	61		g
– – Endgelenk	y	10	61		g
Zeigefinger					
– Verlust im Karpometakarpalgelenk	10	15	55		g
– – Grundgelenk	10	10			g
– – Mittelgelenk	y	y			g
– – Endgelenk	y	y			g
Finger 3–5					
– Verlust 1 Fingers	10	10			g
– – im Grundgelenk					
– – im Mittelgelenk					g
– – im Endgelenk					g

Hand und Arm (Forts.)

	SER/SchwbG MdE/GdB	GUV MdE	Ges. RV	SchwbG	Bemerkungen

Verluste (Forts.)

Verlust von 2 Fingern im Grundgelenk

I	II	III	IV	V	SER/SchwbG MdE/GdB	GUV MdE	Ges. RV		Bemerkungen
×	×				30	30	54		g
×		×			30	30	51		g
×			×		30	30	51		g
×				×	30	30	51, 52		g
	×	×			30	30			g
	×		×		30	25	51, 52		g
	×			×	25	25			g
		×	×		25	25			g
		×		×	25	25			g
			×	×	25	20			g

Verlust von 3 Fingern einer Hand im Grundgelenk

I	II	III	IV	V	SER/SchwbG MdE/GdB	GUV MdE	Ges. RV		Bemerkungen
×	×	×			40	40	50		g
×	×		×		40	45	50		g
×	×			×	40	45	50		g
×		×	×		40	45			g
×		×		×	40	40			g
	×	×	×		40	35			g
	×	×		×	30	30			g
	×		×	×	30	25			g

					SER/SchwbG MdE/GdB	GUV MdE			
Verlust aller 10 Finger					100	90			
Verlust beider Hände					100	100			

Funktionsstörungen

Schultergelenk

	SER/SchwbG MdE/GdB	GUV MdE	Ges. RV	SchwbG	
– Versteifung, Schultergürtel nur eingeschränkt	30	30	65, 66	gG	
– Bewegungseinschränkung, Vorhebung bis 90 Grad	20	20	22, 65, 66	fR	
– Bewegungseinschränkung, Vorhebung bis 120 Grad	10	10	22, 65, 66	fR	
– konzentr. Bewegungseinschränkung um die Hälfte	30	30	22, 65, 66		

Ellenbogengelenk

	SER/SchwbG MdE/GdB	GUV MdE	Ges. RV	SchwbG	
– Versteifung 0-90-90 + Verlust der Unterarmdrehung	30	35	22, 66	gG	
– Versteifung 0-90-90	20	20	22	gG, fR	
– Bewegungseinschränkung 0-30-90	20	20	22	fR	
– Bewegungseinschränkung 0-30-120	10	10	22	fR	

Unterarmdrehfähigkeitsversteifung

	SER/SchwbG MdE/GdB	GUV MdE	Ges. RV	SchwbG	
bei freier Ellenbogenstreckung/-beugung	10	20		gG	

Hand und Arm

	SER/SchwbG MdE/GdB	GUV MdE	Ges. RV	SchwbG	Bemerkungen
Verluste (Forts.)					
Handgelenk					
Versteifung S/B 10-10-0					gG
Unterarmdrehung frei	20	20	22		
Bewegungseinschränkung					
Handhebung/-senkung 40-0-40	10	20			
Daumen					
Versteifung					
– im Daumensattelgelenk	0–10	10			gG
– im Daumengrundgelenk	0–10	y			gG
– im Daumenendgelenk	0–10	y			gG
– im Daumensattel- u. -grundgelenk		15			gG
– im Daumengrund- und -endgelenk		10			gG
– im Daumensattel-, -grund- u. -endgelenk	20	20			gG
Finger					
Versteifung					
– im Grundgelenk		y			gG
– im Mittelgelenk		y			gG
– im Endgelenk		y			gG
– aller 3 Gelenke	0–10	10			gG
Streckensehnenabriß Fingerendgelenk		y	55		
Ausfall					
– beider volaren Fingerbeeren- nerven eines Fingers		y			
– beider volaren Nerven eines Fingers		y			
– – oder Daumens		15			
– ellenseitiger volarer Daumennerv		10			
– speichenseitiger volarer Daumennerv		y			
– eines volaren Fingernervs		y			

Fuß und Bein

	SER/SchwbG MdE/GdB	GUV MdE	Ges. RV	SchwbC	Bemerkungen
Verluste an einer unteren Gliedmaße					
Exartikulation im Hüftgelenk	80	70		G, aG	g Pr
OSA-Kurzstumpf	80	70			g Pr
über Mitte OS	70	70	4		g Pr
bis Mitte OS	70	60		G	g Pr
langer OS-Stumpf	70	60			g Pr
Knieexartikulation	60	50			g Pr

Fuß und Bein

	SER/SchwbG MdE/GdB	GUV MdE	Ges. RV	SchwbG	Bemerkungen
Verluste an einer unteren Gliedmaße (Forts.)					
USA-Kurzstumpf					
– bis Mitte US	50	40			g Pr
Sprunggelenkexartikulation	50	35	16		g Pr
Verlust eines Fußes					
– mit erhaltener Ferse (Pirogoff)	40	30			g Pr/oS
– in Fußwurzel (Chopart)	40	30			g Pr/oS
– in Fußwurzel (Lisfranc)	30	25			g/oS
– im Mittelfuß (Sharp)	30	25			g/oS
Verlust einer Großzehe	10	0			g
– + Köpfchen 1. MFK	20	10	16		g/sZ
Verlust einer Zehe (2–5)	0	0	8		g
– dreier Zehen (2–5)	10	0	8		g
– aller 5 Zehen	20	10	16		g/sZ/ef
Verluste an beiden unteren Gliedmaßen					
Verlust beider Beine					
– im OS	100	100	18, 21	H, G, aG	r + pr g
– im US	80	80	20, 21	G, aG	pr g
Verlust beider Füße					
– nach Pirogoff	70		20, 21	G	oS g
– nach Chopart	60		16, 21	G	oS g
– nach Lisfranc	50		16		oS/ef g
– nach Sharp	50		17		ef/sZ g
Verlust beider Großzehen	10		17		sZ g
– + MFK	20		17		sZ g
Verlust aller 10 Zehen	30		17		sZ/ef g
– 1 Bein im OS und 1 Bein im US	100	100	20,21	H, G, aG	pr g
– 1 Bein und 1 Arm	100	100	20, 56, 59	H, G, aG	pr g
Bewegungseinschränkung, Versteifung					
Hüfte, Versteifung	40	30	16, 23, 21	G	hi gG
– – doppelseitig	100	100	24, 21	H, G, aG	hi gG/o
– Bewegungseinschränkungen					
– – Streckung/Beugung 0/10/90	10	10	17		hi
– – – 0/30/90	30	20	16		hi
Knie, Versteifung einseitig, einschl. Beinverkürzung	30	30	17		gG
– – doppelseitig, einschl. Beinverkürzung	80	80	16, 21	G	gG/o
– Bewegungseinschränkung einseitig,					
– – Streckung/Beugung 0/0/90	10	10	17		
– – Streckung/Beugung 0/30/90	30	20			

Fuß und Bein (Forts.)

	SER/SchwbG MdE/GdB	GUV MdE	Ges. RV	SchwbG	Bemerkungen
Bewegungseinschränkung, Versteifung (Forts.)					
Oberes Sprunggelenk, Versteifung	20	20	4		oS/gG
– Bewegungseinschränkung Hebung/ Senkung 0/0/30	10	10			
Oberes u. unteres Sprunggelenk, Ver- steifung einseitig	30	30	4		oS/gG
Unteres Sprunggelenk – ohne Chopart, Versteifung – mit Chopart, Versteifung	10 25	10 25	16 4, 16		oS/sZ/ef/gG oS/sZ/gG
Großzehengrundgelenk, Versteifung – in Überstreckstellung – in Neutralstellung	0 10	0 10			gG oS
Zehengrundgelenke 2–5, Versteifung – in Überstreckstellung – in Neutralstellung	10 20	10 20			oS/o oS/o
Instabilität, Verkürzung					
Völlige Gebrauchsunfähigkeit eines Beines (einschl. Hüftgelenke)	80	80	20, 27, 21	G	
Oberschenkelpseudarthrose mit Entlastungsapparat (Tubersitz + feststellbares Kniegelenk)	70	70			
Unterschenkelpseudarthrose – mit Stützapparat – ohne Stützapparat	40 20	40 20			
Lockerung des Kniebandapparates – muskulär kompensierbar – unvollständig kompensierbar, Gangunsicherheit – – Knieführungsschiene	10 20 30	10 20 30	13 26, 28, 29 26, 28, 29		
Stützapparat Oberschenkel – Fuß, Bein axial, belastbar	40	40			

Beinverkürzung
  0–1,0
  1,1–2,5
  2,6–4,0
  4,1–6,0
  6,1 und mehr
	o
	y
	10
	20
	30
		o
		y
		10
		20
		30
					sZ
					sZ, oS
					oS
					oS, a
					oS, a

Fuß und Bein (Forts.)

	SER/SchwbG MdE/GdB	GUV MdE	Ges. RV	SchwbG	Bemerkungen
Sonstiges					
Hüftgelenkresektion	50	50	19, 23	G, aG	rü, gF
Hüftgelenk, Totalendoprothese	20	20	20, 21, 28, 29		rM, gF
– Hemialloarthroplastik	30		20, 21, 28, 29	G	rM, gF
Osteomyelitis mit Fistel					
– – mit OS-Stützapparat	70	60	25		
– – ohne OS-Stützapparat	20	20	25		
Achsenfehler, leichter		10	13		
– erhebliche Fehlstellung		30	26		sZ
Rezidiv Kniegelenkerguß	30	30	20		0
Entfernung eines Meniskus	y	y	9		
Patellektomie, volle aktive Streckung	0–15	0–15	16, 26		sZ
Achillessehnenruptur, geheilt	5	5	9, 28		sZ
Mittelfußbrüche	y	y	9–8		
Narbe, Fußsohle, empfindliche	10	10	9		oS
Chronisches Geschwür, je nach Belastungsfähigkeit	10–50	10–50	20		
AVK, ausreichender Kollateralkreislauf einseitig oder doppelseitig	10		31		
AVK, nicht ausreichender Kollateralkreislauf					
– Gehstrecke unter 500 m	40				
– Gehstrecke 100 m	60				
– und trophische Störung	80–100				
Postthrombotisches Syndrom einseitig oder doppelseitig	0–10		31		
– mit chronischem Geschwür	30–50				
Krampfadern, rezidivierende	y		30/31		

Wirbelsäule und Rumpf

	SER/SchwbG MdE/GdB	GUV MdE	Ges. RV	SchwbG	Bemerkungen
Brüche					
Rippen, Brustbein					
– verheilt, unwesentliche Funktionsstörung	0–10	0	8		
– mit Defekt verheilt, unwesentliche Funktionsstörung	10–20	0–10	9		

Wirbelsäule und Rumpf (Forts.)

	SER/SchwbG MdE/GdB	GUV MdE	Ges. RV	SchwbG	Bemerkungen
Brüche (Forts.)					
Dornfortsätze, Querfortsätze – verheilt, unwesentliche Funktionsstörung	y	y	8		
Dorn- und Querfortsätze – mit Defekt verheilt, unwesentliche Funktionsstörung	10	0–10	9		
Wirbelbruch oder Bandscheibenruptur – stabil verheilt mit statisch unbedeutender Deformität					
– – 1. Jahr	20	20	9		
– – im 2. Jahr	10	0–10	8		
– instabiles Bewegungssegment (Funktionsaufnahmen!)	10–20	10–20	4		
– stabil verheilt mit erheblicher Störung des WS-Aufbaus	10–20	10–20	12		
Kreuzbeinbruch		y	8–9		
Steißbeinbruch		y	8–9		
Darmbeinbruch, ein oder mehrere		0–10	8		
Schambeinbruch		0–20	8–9		
Sitzbeinbruch		0–20	8–9		
Schmetterlingsfraktur ohne neurologische Komplikationen		0–30	8, 13		
Hüftpfannenfraktur		0–40	4		

Wirbelsäulenschäden

	SER/SchwbG MdE/GdB	GUV MdE	Ges. RV	SchwbG	Bemerkungen
– mit geringen funktionellen Auswirkungen (Verformung, rezidivierende oder anhaltende Bewegungseinschränkung oder Instabilität geringen Grades, seltene und kurzdauernd auftretende leichte Wirbelsäulensyndrome)	10				
– mit mittelgradigen funktionellen Auswirkungen in einem Wirbelsäulenabschnitt (Verformung, häufig rezidivierende oder anhaltende Bewegungseinschränkung oder Instabilität mittleren Grades, häufig rezidivierende und Tage andauernde Wirbelsäulensyndrome)	20				

Wirbelsäule und Rumpf (Forts.)

	SER/SchwbG MdE/GdB	GUV MdE	Ges. RV	SchwbG	Bemerkungen
Wirbelsäulenschäden (Forts.)					
– mit schweren funktionellen Auswirkungen in einem Wirbelsäulenabschnitt (Verformung, häufig rezidivierende oder anhaltende Bewegungseinschränkung oder Instabilität schweren Grades, häufig rezidivierende und Wochen andauernde ausgeprägte Wirbelsäulensyndrome)	30				
– mit besonders schweren Auswirkungen (z. B. Versteifung großer Teile der Wirbelsäule: anhaltende Ruhigstellung durch Rumpforthese, die drei Wirbelsäulenabschnitte umfaßt [z. B. Milwaukee-Korsett])	50-70				

Verkrümmungen

	SER/SchwbG MdE/GdB	GUV MdE	Ges. RV	SchwbG	Bemerkungen
Skoliose			13		
30–60° Cobb	10–30		12		
61–70	30–50		14		
über 70	50–70		14		
– Milwaukee-Korsett	50		14		
– Derotationsorthese	30		12		
– statisch-dekompensierte WS	50–80		14, 15		
– nach Spondylodese oberhalb oder bis L4 (entspricht der Restkrümmung)			13		
– unterhalb L4	40		13		
– VK < 70% des Sollwertes	30		12		
– VK < 50% des Sollwertes	80		14		

Wirbelgleiten

	SER/SchwbG MdE/GdB	GUV MdE	Ges. RV	SchwbG	Bemerkungen
Doppelseitige Spondylolyse	unter 10				
Gleiten bis ¼ WK-Breite	10				
bis ½ WK-Breite	20				
mehr als ½ WK-Breite	30				

Entzündlich-rheumatische Krankheiten

Entzündlich-rheumatische Krankheiten der Gelenke und/oder der Wirbelsäule (z. B. Bechterew-Krankheit)

	SER/SchwbG MdE/GdB	GUV MdE	Ges. RV	SchwbG	Bemerkungen
wesentliche Funktionseinschränkung mit leichten Beschwerden	10				

Wirbelsäule und Rumpf (Forts.)

	SER/SchwbG MdE/GdB	GUV MdE	Ges. RV	SchwbG	Bemerkungen
Entzündlich-rheumatische Krankheiten (Forts.)					
mit geringen Auswirkungen (leichtgradige Funktionseinbußen und Beschwerden, je nach Art und Umfang des Gelenkbefalls, geringe Krankheitsaktivität)	20–40				
mit mittelgradigen Auswirkungen (dauernde erhebliche Funktionseinbußen und Beschwerden, therapeutisch schwer beeinflußbare Krankheitsaktivität)	50–70				
mit schweren Auswirkungen (irreversible Funktionseinbußen, hochgradige Progredienz)	80–100				
Auswirkungen über 6 Monate anhaltender aggressiver Therapien sind ggf. zusätzlich zu berücksichtigen					

Lähmungen

	SER/SchwbG MdE/GdB	GUV-MdE rechts	links	Ges. RV	Bemerkungen
Obere Gliedmaßen					
Vollständige Lähmung ohne trophische Störungen					
N. accessorius (M. trapezius)	30	20	15	1	
N. axillaris (Mm. deltoideus, teres minor)	30	35	30	1	
N. thoracicus longus (M. serratus anterior)	20	25	20	1	
N. musculocutaneus (M. biceps brachii, M. brachialis)	20	25	20	1	
Komplette Plexuslähmung (N. radialis +, N. ulnaris +, N. medianus)	80	75	70	3	
Nn. medianus + ulnaris	50	60	50	3	
Nn. medianus + radialis	50	60	50	3	
Nn. ulnaris + radialis	50	50	40	3	
N. radialis	30	25	20	2	a
N. medianus	40	35	30	2	
N. ulnaris	30	25	20	2	a

Lähmungen (Forts.)

	SER/SchwbG	GUV MdE	Ges. RV	Bemerkungen
Untere Gließmaßen				
Vollständige Lähmung ohne trophische Störungen				
N. glutaeus inferior (M. glutaeus maximus)	20	15–25	4	o
N. glutaeus superior (Mm. glutaei medii et minimi)	20	15	4	
N. obturatorius (M. adductor longus, M. gracilis)		5	4	
N. femoralis (Mm. quadriceps femoris, iliopsoas, sartorius)	40	30–40		
N. cutaneus femoris lateralis	10	5–10		
N. ischiadicus	60	40–50	3	
Nn. tibialis + peronaeus communis	50	45	3	
N. tibialis (Mm. gastrocnemius, tibialis posterior, flexor hallucis longus)	30	25	4	a
N. peronaeus superficialis (M. fibularis longus + brevis)	20	15	4	a
N. peronaeus profundus (M. extensor hallucis longus et brevis, tibialis anterior)	30	25	4	
N. peronaeus communis (superficialis + profundus)	30			
Lähmung eines Beines (ohne Mm. glutaei)	80	50	3	a
Lähmung beider Beine		100	32	pf
Rückenmarklähmungen				
Vollständige Halsmarkschädigung mit vollständiger Lähmung beider Beine und Arme mit Störungen der Blasen- und Mastdarmfunktion	100	100	6, 7, 10	Pf, rü
Vollständige Brustmark-, Lendenmark- oder Kaudaschädigung mit vollständigen Lähmungen des Stammes und der Beine, mindestens von Segment L abwärts mit Störungen der Blasen- und Mastdarmfunktion	100	100	6, 7, 10	Pf, rü
Unvollständige leichte Halsmarkschädigung mit gewichtigen Teillähmungen beider Arme und Beine mit Störungen der Blasen- und Mastdarmfunktion	80–100	80–100	5, 6, 7	Pf, rü
Unvollständige leichte Halsmarkschädigung mit beidseits geringen motorischen und sensiblen Restausfällen ohne Störungen der Blasen- und Mastdarmfunktion	40–60	30–60	5, 6	Pf, rü
Unvollständige Brustmark-, Lendenmark- oder Kaudaschädigung mit Teillähmung beider Beine, mit Störungen der Blasen- und Mastdarmfunktion	60–80	60–80	6, 7, 24	Pf, rü
Unvollständige Brustmark-, Lendenmark- oder Kaudaschädigung mit Teillähmung beider Beine ohne Störung der Blasen- und Mastdarmfunktion	40–60	30–60	18	Pf, rü

Sachverzeichnis